MEDICINA FETAL

INSTITUTO DE MEDICINA INTEGRAL
PROF. FERNANDO FIGUEIRA – IMIP

2ª Edição

MEDICINA FETAL

INSTITUTO DE MEDICINA INTEGRAL
PROF. FERNANDO FIGUEIRA – IMIP

2ª Edição

Organizadores

Alex Sandro Rolland Souza

Doutor em Saúde Materno-Infantil. Especialista em Medicina Fetal. Preceptor da Residência Médica em Medicina Fetal do Instituto de Medicina Integral Prof. Fernando Figueira – IMIP – Recife (PE). Professor do Programa de Pós-Graduação *Stricto Sensu* do Instituto de Medicina Integral Prof. Fernando Figueira – IMIP – Recife (PE). Professor Adjunto do Departamento Materno-Infantil da Universidade Federal de Pernambuco – UFPE – Recife (PE). Professor do Departamento de Medicina do Centro de Ciências Biológicas e da Saúde da Universidade Católica de Pernambuco – UNICAP – Recife (PE).

Marcelo Marques Souza Lima

Mestre em Saúde Materno-Infantil. Especialista em Medicina Fetal. Preceptor da Residência Médica em Ginecologia e Obstetrícia do Hospital Dom Malan – HDM – Petrolina (PE). Professor do Departamento de Medicina da Universidade Federal do Vale do São Francisco – UNIVASF – Petrolina (PE).

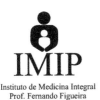

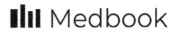

MEDICINA FETAL – 2ª edição
Direitos exclusivos para a língua portuguesa
Copyright © 2021 by MEDBOOK Editora Científica Ltda.

Nota da editora: Os organizadores desta obra verificaram cuidadosamente os nomes genéricos e comerciais dos medicamentos mencionados, assim como conferiram os dados referentes à posologia, objetivando fornecer informações acuradas e de acordo com os padrões atualmente aceitos. Entretanto, em virtude do dinamismo da área da saúde, os leitores devem prestar atenção às informações fornecidas pelos fabricantes para que possam se certificar de que as doses preconizadas ou as contraindicações não sofreram modificações, principalmente em relação a substâncias novas ou prescritas com pouca frequência.

Os organizadores e a editora não podem ser responsabilizados pelo uso impróprio nem pela aplicação incorreta de produto apresentado nesta obra. Apesar de terem envidado esforço máximo para localizar os detentores dos direitos autorais de qualquer material utilizado, os organizadores e a editora estão dispostos a acertos posteriores caso, inadvertidamente, a identificação de algum deles tenha sido omitida.

Editoração Eletrônica e Capa: ASA Editoração e Produção Gráfica

Reservados todos os direitos. É proibida a duplicação ou reprodução deste volume, no todo ou em parte, sob quaisquer formas ou por quaisquer meios (eletrônico, mecânico, gravação, fotocópia, distribuição na Web ou outros), sem permissão expressa da Editora.

CIP-BRASIL. CATALOGAÇÃO NA PUBLICAÇÃO
SINDICATO NACIONAL DOS EDITORES DE LIVROS, RJ

M442

    Medicina fetal / organização Alex Sandro Rolland Souza, Marcelo Marques Souza Lima; colaboração Adolfo Liao ... [et al.]. – [2. ed]. – Rio de Janeiro: Med Book; Recife [PE]: Instituto de Medicina Integral Prof. Fernando Figueira – IMIP, 2021.

    380 p.; 28 cm.

    Apêndice
    Inclui bibliografia
    ISBN 978-85-83690-82-5

    1. Perinatologia. 2. Diagnóstico pré-natal. 3. Feto - Desenvolvimento. 4. Feto – Doenças – Diagnóstico. 5. Feto – Anomalias. I. Souza, Alex Sandro Rolland. II. Lima, Marcelo Marques Souza. III. Liao, Adolfo.

21-69376   CDD: 618.32
                          CDU: 618.2

Leandra Felix da Cruz Candido – Bibliotecária – CRB-7/6135

18/02/2021 18/02/2021

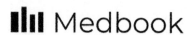

MEDBOOK – Editora Científica Ltda.
Avenida Treze de Maio 41/sala 804 – Cep 20.031-007 – Rio de Janeiro – RJ
Telefone: (21) 2502-4438 – www.medbookeditora.com.br
contato@medbookeditora.com.br – vendasrj@medbookeditora.com.br

Dedicatória

*Dedicamos este livro à memória do
Professor Fernando Figueira,
fundador e idealizador do IMIP, e do
Dr. Luiz Carlos Santos, fundador do Centro de
Atenção à Mulher do IMIP, pelo incentivo à
Medicina Fetal e por torná-la parte da assistência
perinatal, o que permitiu a
criação do serviço de Medina Fetal,
berço de nosso aprendizado.*

Agradecimentos

Agradecemos com amor, respeito e muito carinho a nossos pais, cônjuges, filhos, netos e amigos que nos fizeram crescer na vida acadêmica.

Agradecemos ao Prof. Eduardo Isfer e a todos os seus colaboradores que, com muita paciência, entusiasmo e humildade, nos transmitiram todos os seus conhecimentos.

Amamos muito todos vocês.

Homenagem

Este trabalho é dedicado à memória do Dr. Luiz Carlos Santos, que, com sua capacidade técnica e o talento para aglutinar pessoas, organizou e coordenou o Centro de Atenção à Mulher do IMIP com maestria, favorecendo o crescimento de seus colaboradores e contribuindo, assim, para a formação de gerações de ginecologistas e obstetras de excelente qualidade técnica e humanista para prestar assistência à mulher em sua plenitude.

Gláucia Virgínia de Queiroz Lins Guerra

Colaboradores

Adolfo Liao

Graduação em Medicina. Doutorado e Livre-Docência pela Universidade de São Paulo. *Fellowship* no King's College Hospital – Universidade de Londres – Reino Unido. Especialista em Medicina Fetal pela Federação Brasileira de Ginecologia e Obstetrícia.

Adriana Acácia Araújo Lima de Alencar

Residência Médica em Medicina Fetal. Preceptora da Residência Médica em Medicina Fetal do Instituto de Medicina Integral Prof. Fernando Figueira – IMIP – Recife (PE).

Adriana Suely de Oliveira Melo

Médica Especialista em Medicina Fetal e Ultrassonografia em Ginecologia e Obstetrícia. Mestre em Saúde Coletiva. Doutora em Tocoginecologia e em Saúde Materno-Infantil. Pós-Doutorado em Saúde da Mulher. Professora da Universidade Federal de Campina Grande. Pesquisadora da UNIFACISA. Médica do Instituto Paraibano de Diagnóstico – EMBRION Diagnóstico por Imagem. Ultrassonografista do Instituto de Saúde Elpídio de Almeida – ISEA – Campina Grande – PB. Pesquisadora e Presidente do Instituto Paraibano de Pesquisa Professor Joaquim Amorim Neto – IPESQ.

Alex Sandro Rolland Souza

Doutor em Saúde Materno-Infantil. Especialista em Medicina Fetal. Preceptor da Residência Médica em Medicina Fetal do Instituto de Medicina Integral Prof. Fernando Figueira – IMIP – Recife (PE). Professor do Programa de Pós-Graduação *Stricto Sensu* do Instituto de Medicina Integral Prof. Fernando Figueira – IMIP – Recife (PE). Professor Adjunto do Departamento Materno-Infantil da Universidade Federal de Pernambuco – UFPE – Recife (PE). Professor do Departamento de Medicina do Centro de Ciências Biológicas e da Saúde da Universidade Católica de Pernambuco – UNICAP – Recife (PE).

Alexandre Silva Cardoso

Médico Especialista em Ginecologia e Obstetrícia e em Medicina Fetal. Médico da Saúde da Família pela Secretaria Municipal de Saúde da Prefeitura Municipal de Aracaju. Médico Emergencista do Serviço de Atendimento Móvel de Urgência – SAMU 192 – Sergipe.

Altina Castelo Branco Almeida

Médica Especialista em Ginecologia e Obstetrícia, Histeroscopia e Reprodução Humana. Mestre em Tocoginecologia. Doutora em Saúde Materno-Infantil. Médica do Instituto de Medicina Integral Prof. Fernando Figueira – IMIP – Recife (PE).

Alvaro José Correia Pacheco

Médico Especialista em Ginecologia e Obstetrícia e Medicina Fetal. Mestre em Saúde Materno-Infantil. Coordenador do Curso de Medicina da Faculdade Estácio de Juazeiro (BA). Professor da Fundação Universidade Federal do Vale do São Francisco – Petrolina (PE).

Ana de Fátima de Azevedo Ferreira

Especialista em Medicina Fetal. Preceptora da Residência Médica em Medicina Fetal do Instituto de Medicina Integral Prof. Fernando Figueira – IMIP – Recife (PE). Médica Ultrassonografista do Hospital das Clínicas da Universidade Federal de Pernambuco – UFPE – Recife (PE).

Ana Patrícia Santos de Queiroz

Médica Especialista em Gravidez de Alto Risco e Medicina Fetal e em Tocoginecologia. Mestre em Tocoginecologia pela Universidade de Pernambuco.

Anne Karollyne Silva Moura do Nascimento

Residência Médica em Medicina Fetal. Preceptora da Residência Médica em Medicina Fetal do Instituto de Medicina Integral Prof. Fernando Figueira – IMIP – Recife (PE).

Antonio Carlos Vieira Lopes

Professor Emérito da Faculdade de Medicina da Universidade Federal da Bahia – UFBA – Salvador (BA).

Carlos Antonio Barbosa Montenegro

Médico. Livre-Docente em Obstetrícia pela Universidade Federal do Rio de Janeiro e pela Universidade Federal Fluminense. Doutor em Medicina (Clínica Obstétrica). Membro Emérito da Academia Nacional de Medicina.

Carlos Augusto Alencar Júnior

Graduação em Medicina. Mestrado e Doutorado em Medicina (Obstetrícia). Professor do Departamento de Saúde da Mulher, da Criança e do Adolescente da Universidade Federal do Ceará. Diretor Assistencial e Gerente de Atenção à Saúde da Maternidade-Escola Assis Chateaubriand do Complexo Hospitalar da Universidade Federal do Ceará.

Carlos Noronha Neto

Secretário Adjunto de Saúde de Aracaju. Doutor em Saúde Materno-Infantil pelo Instituto de Medicina Integral Prof. Fernando Figueira – IMIP. Mestre em Tocoginecologia pela UPE. Graduado em Medicina com Área de Atuação em Tocoginecologia e Medicina Fetal.

Carlos Reinaldo Carneiro Marques

Médico Especialista em Ginecologia e Obstetrícia. Mestre em Tocoginecologia. Preceptor da Residência de Tocoginecologia da Universidade de Pernambuco – UPE.

Carolina Carvalho Mocarzel

Medica Especialista em Ginecologia e Obstetrícia e em Medicina Fetal. Mestre em Ciências Médicas. Chefe de Clínica da Unidade Materno-Fetal do Hospital Federal Servidores do Estado e Professora da Universidade Estácio de Sá.

Carolina Prado Diniz

Mestre em Medicina. Especialista em Medicina Fetal. Preceptora da Residência Médica em Ginecologia e Obstetrícia do Hospital Dom Malan – HDM – Petrolina (PE).

Cleusa Cavalcanti Lapa Santos

Médica com Especialização em Cardiologia e Cardiologia Infantil pelo Instituto Dante Pazzanese de Cardiologia. Médica do Instituto de Medicina Integral Prof. Fernando Figueira – IMIP. Médica Assistente da Universidade de Pernambuco. Médica da Universidade Federal de Pernambuco. Médica Assistente do Instituto do Coração de Pernambuco. Professora da Universidade Católica de Pernambuco.

Cristiani Regina Ferreira Suzuki

Médica Ginecologista e Obstetra. Especialização em Medicina Fetal pela Santa Casa – São Paulo. Médica do Setor de Medicina Fetal do Hospital e Maternidade São Luiz e do Hospital Samaritano – São Paulo.

Cynthia Coelho de Medeiros

Mestre em Tocoginecologia. Residência Médica em Medicina Fetal. Preceptora da Residência Médica em Medicina Fetal do Instituto de Medicina Integral Prof. Fernando Figueira – IMIP – Recife (PE).

Danielle Sousa Santoro

Residência em Ginecologia e Obstetrícia pelo Centro Integrado de Saúde Amaury de Medeiros – CISAM – da Universidade de Pernambuco – UPE – Recife (PE). Residência em Medicina Fetal pelo IMIP. Médica da Faculdade de Ciências Médicas da UPE.

Denise Araújo Lapa Pedreira

Doutora em Obstetrícia. Diploma Internacional de Medicina Fetal pela Fetal Medicine Foundation – FMF – Londres – Inglaterra. Coordenadora da Rede Fetal Brasileira.

Eduardo Borges da Fonseca

Médico Especialista em Ginecologia e Obstetrícia e em Medicina Fetal. Mestre e Doutor em Medicina (Obstetrícia e Ginecologia). Professor Adjunto da Universidade Federal da Paraíba. Médico Assistente-Doutor da Universidade de São Paulo.

Eduardo Valente Isfer

Médico Especialista em Ginecologia e Obstetrícia e em Medicina Fetal. Diretor Clínico do FETUS – Centro de Diagnóstico Pré-Natal & Medicina Fetal. Diretor-Presidente do Centro de Estudos em Medicina Fetal – FETUS.

Edward Araujo Júnior

Doutor em Medicina. Especialista em Medicina Fetal. Professor Associado Livre-Docente do Departamento de Obstetrícia da Escola Paulista de Medicina – EPM – Universidade Federal de São Paulo – UNIFESP – São Paulo (SP).

Emanuelle Menezes Honorato

Pós-Graduanda em Saúde Materno-Infantil – Mestrado. Residência Médica em Medicina Fetal. Médica Obstetra do Hospital das Clínicas da Universidade Federal de Pernambuco – UFPE – Recife (PE).

Enoch Quinderé de Sá Barreto

Doutor e Mestre pelo Departamento de Obstetrícia da Escola Paulista de Medicina – EPM – da Universidade de São Paulo – UNIFESP – São Paulo (SP). Médico Especialista em Ginecologia e Obstetrícia (GO) e em Ultrassonografia em GO pela FEBRASGO. Especialista em Medicina Fetal pela UNIFESP. Médico Colaborador do Ambulatório de Neurologia Fetal da UNIFESP.

Eugenia C. S. Batista

Médica Especialista em Ginecologia e Obstetrícia e em Tocoginecologia. Mestrado em Tocoginecologia. Médica da Irmandade Beneficente Santa Casa de Misericórdia de Fortaleza – SCMF – Ceará.

Eugenio Marcelo Pita Tavares

Médico Obstetra. Especialista em Ginecologia e Obstetrícia pela FEBRASGO. Especialista em Medicina Fetal pela FEBRASGO. Diretor e Fundador do Centro de Medicina Fetal do Recife – BIOFETO. Integrante da Rede Fetal Brasileira.

Fernanda Torres Figueirôa de Albuquerque Maranhão

Residência Médica em Medicina Fetal. Preceptora da Residência Médica em Medicina Fetal do Instituto de Medicina Integral Prof. Fernando Figueira – IMIP – Recife (PE).

Fernando Maia Peixoto Filho

Médico Especialista em Obstetrícia e Ginecologia e em Gestão Hospitalar. Mestre e Doutor em Ciências Médicas. Tecnologista da Fundação Oswaldo Cruz – Instituto Fernandes Figueira. Diretor Acadêmico da IETECS – Escola de Ultrassonografia. Consultor em Medicina Fetal da Laranjeiras Clínica Perinatal.

Francisco Edson de Lucena Feitosa

Médico Especialista em Obstetrícia e Ginecologia. Mestre em Cirurgia. Doutor em Tocoginecologia. Professor Adjunto do Departamento de Saúde Materno-Infantil da Universidade Federal do Ceará – UFC. Membro do Corpo Editorial da Revista Brasileira de Ginecologia e Obstetrícia (RBGO) – Federação Brasileira das Sociedades de Ginecologia e Obstetrícia – e da Revista de Medicina da UFC. Chefe da Divisão de Gestão do Cuidado da Maternidade-Escola Assis Chateaubriand da Universidade Federal do Ceará.

Francisco Herlânio Costa Carvalho

Médico Especialista em Ginecologia e Obstetrícia. Mestrado e Doutorado em Medicina (Obstetrícia) pela Universidade Federal de São Paulo. Fellowship de Medicina Fetal no King's College e na Universidade de Barcelona. Professor Associado do Departamento de Saúde da Mulher, da Criança e do Adolescente e Professor Permanente do Mestrado Profissional em Saúde da Mulher e da Criança e do Programa de Pós-Graduação em Saúde Coletiva da Faculdade de Medicina da Universidade Federal do Ceará. Coordenador do Setor de Medicina Fetal da Maternidade-Escola Assis Chateaubriand – EBSERH-UFC.

Gabriela Ferraz Leal

Médica Especialista em Pediatria e em Genética Médica. Mestre em Genética. Doutora em Ciências Biológicas. Médica Geneticista da Universidade de Pernambuco e do Instituto de Medicina Integral Prof. Fernando Figueira – IMIP.

Helvécio Neves Feitosa

Médico Especialista em Ginecologia e Obstetrícia. Mestre em Medicina (Obstetrícia). Doutor em Bioética e em Medicina (Obstetrícia). MBA Executivo em Administração – Gestão de Saúde. Professor Adjunto da Universidade Federal do Ceará. Professor Assistente do Curso de Medicina da Universidade de Fortaleza. Médico do Ministério da Saúde e atividade docente no Hospital Geral de Fortaleza.

Herbene José Figuinha Milani

Pós-Graduando em Medicina – Doutorado. Mestre pelo Departamento de Obstetrícia da Escola Paulista de Medicina – EPM – da Universidade de São Paulo – UNIFESP. Médico Especialista em Ginecologia e Obstetrícia e em Medicina Fetal. Médico Colaborador do Ambulatório de Neurologia Fetal da UNIFESP.

Heron Werner Júnior

Médico Especialista em Medicina Fetal, Ultrassonografia, Obstetrícia e Ginecologia. Mestre em Obstetrícia. Doutor em Radiologia. Membro Fundador da Academia Brasileira de Ultrassonografia. Membro da Academia Latino-Americana de Ultrassonografia. Médico na Clínica de Diagnóstico por Imagem (CDPI), Alta Excelência Diagnóstica e CLINISUL.

Horácio Mário Fittipaldi Júnior

Médico Especialista em Anatomia Patológica. Mestre em Patologia. Médico do Serviço de Patologia do Instituto de Medicina Integral Prof. Fernando Figueira – IMIP – Recife (PE). Professor do Curso de Medicina e Fisioterapia da Universidade Federal de Pernambuco – UFPE.

Igor Faquini

Médico Especialista em Neurocirurgia e em Neurocirurgia Pediátrica. Fellow em Neurocirurgia da Base do Crânio pela Universidade de Verona. Neurocirurgião Pediátrico do Instituto de Medicina Integral Prof. Fernando Figueira – IMIP. Neurocirurgião Preceptor da Residência do Hospital da Restauração – HR/UPE.

Jorge de Rezende Filho

Médico Especialista em Ginecologia e Obstetrícia. Mestre e Doutor em Medicina. MBA em Saúde. Livre-Docência em Clínica Obstétrica pela Faculdade de Medicina da Universidade de São Paulo. Professor Titular e Chefe do Departamento de Tocoginecologia da Escola de Medicina da Fundação Técnico-Educacional Souza Marques. Professor Titular de Obstetrícia da Escola de Pós-Graduação Médica da Pontifícia Universidade Católica do Rio de Janeiro. Professor Titular do Departamento de Ginecologia e Obstetrícia da Faculdade de Medicina da Universidade Federal do Rio de Janeiro – UFRJ. Membro Titular da Academia Nacional de Medicina. Diretor da Maternidade-Escola da UFRJ. Autor das obras Rezende-Obstetrícia e Rezende-Obstetrícia Fundamental.

José Araújo de Holanda Filho

Mestre em Saúde Materno-Infantil. Especialista em Ultrassonografia em Ginecologia e Obstetrícia. Preceptor da Residência Médica em Ginecologia e Obstetrícia do Instituto de Medicina Integral Prof. Fernando Figueira – IMIP – Recife (PE).

Juliana Araujo de Carvalho Schettini

Doutora em Saúde Materno-Infantil. Professora do Departamento de Medicina do Centro de Ciências Biológicas e da Saúde da Universidade Católica de Pernambuco – UNICAP – Recife (PE).

Karina Reis de Melo Lopes

Doutora em Saúde Materno-Infantil. Especialista em Cardiologia Fetal. Preceptora da Residência Médica em Medicina Fetal do Instituto de Medicina Integral Prof. Fernando Figueira – IMIP – Recife (PE). Professora da Graduação em Medicina da Faculdade Pernambucana de Saúde – FPS – Recife (PE).

Leuridan Cavalcante Torres

Graduada em Ciências Biomédicas. Mestrado e Doutorado na Área de Imunologia. Pós-Doutorado em Biologia Celular e Molecular. Docente do Instituto de Medicina Integral Prof. Fernando Figueira – IMIP – e do Hospital do Câncer de Pernambuco. Diretora de Pesquisa do IMIP. Coordenadora do Laboratório de Pesquisa Translacional do IMIP. Coordenadora Executiva do DINTER em Medicina Translacional – UNIFESP/IMIP. Pesquisadora Colaboradora da Faculdade de Medicina da USP, da UNIFESP e do Hospital A.C. Camargo.

Luiz Eduardo Schuler da Cunha

Médico Especialista em Ginecologia e Obstetrícia e em Medicina Fetal. Médico Obstetra do Hospital das Clínicas da Universidade Federal de Pernambuco – UFPE – Recife (PE).

Manoel Sarno

Professor Adjunto da Faculdade de Medicina da Universidade Federal da Bahia – UFBA – Salvador (BA).

Marcelo Aquino

Professor Adjunto da Faculdade de Medicina da Universidade Federal da Bahia – UFBA – Salvador (BA).

Marcelo Cavalcante

Graduado em Medicina pela Universidade Federal do Ceará. Residência Médica em Ginecologia-Obstetrícia pela Universidade de Campinas – UNICAMP. Felowship em Imunologia da Reprção pela Finch University, Chicago Medical School/ USA. Mestrado em Tocoginecologia pela Universidade Federal do Ceará. Doutorado em Ciências Médicas pela Universidade Federal do Ceará.

Marcelo Marques de Souza Lima

Mestre em Saúde Materno-Infantil. Especialista em Medicina Fetal. Preceptor da Residência Médica em Ginecologia e Obstetrícia do Hospital Dom Malan – HDM – Petrolina (PE). Professor do Departamento de Medicina da Universidade Federal do Vale do São Francisco – UNIVASF – Petrolina (PE).

Marcílio Leite

Especialista em Ginecologia e Obstetrícia e em Medicina Fetal. Diretor Médico da UNIFETOS – Feira de Santana (BA).

Marcos Nakamura Pereira

Médico Especialista em Obstetrícia e Ginecologia. Mestre em Saúde da Criança e da Mulher. Doutorado em Epidemiologia. Médico Obstetra do Instituto Nacional de Saúde da Mulher, da Criança e do Adolescente Fernandes Figueira (FIOCRUZ).

Maria Carolina Santos Andrade

Especialista em Medicina Fetal.

Maria do Carmo Valgueiro Costa

Graduação em Farmácia e Bioquímica. Especialista em Imuno-hematologia. Mestre em Ciências da Saúde. Chefe de Ensino e Pesquisa da Fundação de Hematologia e Hemoterapia de Pernambuco – HEMOPE.

Maria Judite Pontual

Especialista em Ultrassonografia em Ginecologia e Obstetrícia. Preceptora da Residência Médica em Ginecologia e Obstetrícia do Instituto de Medicina Integral Prof. Fernando Figueira – IMIP – Recife (PE).

Olímpio Barbosa de Moraes Filho

Médico Especialista em Obstetrícia e Ginecologia. Mestre e Doutor em Tocoginecologia. Membro da Câmara Técnica de Ginecologia e Obstetrícia do Conselho Federal de Medicina. Professor Adjunto de Obstetrícia e Ginecologia da Faculdade de Ciências Médicas da Universidade de Pernambuco. Gestor Executivo do Centro Integrado de Saúde Amaury de Medeiros – CISAM.

Patrícia Chagas Pessôa de Mello Morais Moriel

Residência Médica em Medicina Fetal. Preceptora da Residência Médica em Medicina Fetal do Instituto de Medicina Integral Prof. Fernando Figueira – IMIP – Recife (PE).

Pedro Pires Ferreira Neto

Médico Especialista em Ginecologia e Obstetrícia. Mestre em Tocoginecologia. Doutor em Ciências Médicas. Professor Adjunto da Faculdade de Ciências Médicas da Universidade de Pernambuco. Professor da Faculdade de Ciências Médicas do Centro de Ensino Superior e Desenvolvimento.

Priscila Borba de Souza

Médica Especialista em Ginecologia e Obstetrícia pela Universidade de Pernambuco e em Medicina Fetal pelo Instituto de Medicina Integral Professor Fernando Figueira – IMIP – Recife (PE).

Raiane Negreiros Brandt

Residência Médica em Medicina Fetal. Preceptora da Residência Médica em Medicina Fetal do Instituto de Medicina Integral Prof. Fernando Figueira – IMIP – Recife (PE).

Rebeca Torquato Callou

Residência Médica em Medicina Fetal. Preceptora da Residência Médica em Medicina Fetal do Instituto de Medicina Integral Prof. Fernando Figueira – IMIP – Recife (PE).

Renata Almeida Assunção

Médica com Especialização em Ginecologia e Obstetrícia, Medicina do Trabalho, Medicina Fetal e Perícias Médicas. Mestre e Doutora em Ciências Médicas. Médica Assistente no Setor de Medicina Fetal no Hospital Municipal Vila Santa Catarina/Sociedade Beneficente Israelita Brasileira Albert Einstein. Médica do Setor de Medicina Fetal na empresa Diagnósticos da América (DASA). Médica Ginecologista em Atenção Primária na Prefeitura de Cajamar (SP).

Renato A. Moreira de Sá

Obstetra pela Universidade Federal do Rio de Janeiro e Doutorado em Ginecologia e Obstetrícia pela Universidade Federal de Minas Gerais. Pós-Doutorado em Medicina Fetal na Unidade de Paris V. Professor Associado da Universidade Federal Fluminense. Pesquisador em Medicina Fetal da Unidade de Pesquisa Clínica do IFF/Fiocruz.

Ricardo Barini

Médico Especialista em Ginecologia e Obstetrícia e em Ultrassonografia. Doutor em Tocoginecologia. Professor Colaborador do Departamento de Tocoginecologia da Universidade Estadual de Campinas.

Rievani de Sousa Damião

Mestrado em Ginecologia, Obstetrícia/Neonatologia (Perinatóloga pelo Instituto de Assistência Médica ao Servidor Público Estadual). Professora Assistente do Curso de Medicina da Universidade Federal da Paraíba (UFPB). Coordenadora do Internato Hospitalar do Curso de Medicina da UFPB.

Roberto Cardoso

Doutor em Ciências. Chefe do Serviço de Medicina Fetal do FEMME – Laboratório da Mulher, São Paulo (SP).

Sandra S. Mattos

Médica Especialista em Cardiologia Pediátrica e Fetal e em Ecocardiografia. Doutora em Biotecnologia. Diretora da Unidade de Cardiologia Materno-Fetal e Centro de Estudos – Caduceus – do Real Hospital Português de Beneficência em Pernambuco. Presidente do Círculo do Coração de Pernambuco.

Silvia Faquini

Pós-Graduanda em Saúde Materno-Infantil – Mestrado. Residência Médica em Medicina Fetal. Coordenadora do Setor de Medicina Fetal e da Residência Médica em Medicina Fetal do Instituto de Medicina Integral Prof. Fernando Figueira – IMIP – Recife (PE). Médica Ultrassonografista do Hospital das Clínicas da Universidade Federal de Pernambuco – UFPE – Recife (PE).

Sonia Regina Figueiredo

Médica Especialista em Ginecologia e Obstetrícia. Mestre em Saúde Materno-Infantil pelo Instituto de Medicina Integral Prof. Fernando Figueira – IMIP - Recife (PE). Doutorado em Medicina Tropical pela Universidade Federal de Pernambuco – UFPE. Tutora da Faculdade Pernambucana de Saúde. Preceptora do Ambulatório de Ensino do IMIP.

Stênio Galvão de Freitas

Médico Especialista em Ginecologia e Obstetrícia e em Medicina Fetal. Coordenador da Residência Médica em Ginecologia e Obstetrícia do Hospital Dom Malan – Petrolina (PE). Preceptor do Internato Médico da Universidade Federal do Vale do São Francisco – UNIVASF – Petrolina (PE).

Suelen Clementino

Médica Especialista em Ginecologia e Obstetrícia e em Medicina Fetal. Pós-Graduação em Imaginologia e em Ecocardiografia Fetal. Professora Auxiliar da Disciplina de Ginecologia da Universidade Federal de Campina Grande (PB). Preceptora do Internato e da Graduação do Curso de Medicina do Centro de Ensino Superior e Desenvolvimento – CESED-UNIFACISA.

Suzane Almeida Campos

Graduada em Medicina pela Escola Baiana de Medicina Pública. Especialização em Medicina Fetal.

Thaís Valéria e Silva Maciel Monteiro

Pós-Graduanda em Saúde Materno-Infantil – Mestrado. Residência Médica em Medicina Fetal. Médica Obstetra do Hospital das Clínicas da Universidade Federal de Pernambuco – UFPE – Recife (PE).

Thaynara Soares Lima

Médica Especialista em Ginecologia e Obstetrícia pelo Centro Integrado de Saúde Amaury de Medeiros – CISAM/UPE. Especialista em Medicina Fetal pelo Instituto de Medicina Integral Prof. Fernando Figueira – IMIP – Recife (PE).

Thayse Araújo Luz

Residência Médica em Medicina Fetal. Preceptora da Residência Médica em Medicina Fetal do Instituto de Medicina Integral Prof. Fernando Figueira – IMIP – Recife (PE).

Viviane Lopes

Mestre em Ciências. Chefe do Setor de Ultrassonografia do FEMME – Laboratório da Mulher, São Paulo (SP).

Prefácio da Primeira Edição

O notável desenvolvimento observado nos campos da genética humana e da tocoginecologia tem contribuído sobremaneira para a evolução das técnicas de diagnóstico em medicina fetal. Nos últimos 35 anos, os grandes avanços laboratoriais em termos de genética molecular, bioquímica e citogenética foram acompanhados pelo surgimento dos mais recentes avanços em gineco-obstetrícia. As necessidades dos casais de risco para doenças genéticas, bem como de suas proles, impulsionaram e guiaram o aparecimento de novas opções para avaliação pré-natal do feto, opções essas que seguramente tornar-se-ão mais numerosas no futuro.

Através do diagnóstico pré-natal, uma associação cada vez mais ampla de novas técnicas laboratoriais passa a ter relevância clínica, já que o espectro das doenças abrange todos os campos da medicina.

No diagnóstico pré-natal, dúvidas éticas, problemas médico-legais e questões de saúde pública passam a representar uma coluna central multifacetada na qual estão refletidas todas as disciplinas médicas e que vinculam o laboratório à paciente por intermédio de modernas técnicas reprodutivas.

Este livro discute uma série de tópicos atuais relacionados com a medicina fetal. Estou agradecido a cada autor por torná-lo possível, especialmente a Alex e Marcelo, que coordenaram conosco sua elaboração. Os leitores, obstetras e ginecologistas, apreciarão a clareza e a profundidade expostas nos vários capítulos, cada qual apresentando as aplicações clínicas dos novos recursos atualmente disponíveis.

A possibilidade de visualizar com segurança o feto em seu ambiente intrauterino é mais um dos elementos que contribuem para a revolução da medicina fetal. À medida que formos definindo as bases do diagnóstico pré-natal, seremos capazes de identificar as pacientes, os fetos e muito provavelmente os embriões acometidos. Essa pesquisa diagnóstica irá expandir-se de tal forma que poderemos identificar as doenças genéticas graves e suscetíveis de tratamento intrauterino.

A medicina fetal é um campo em franca evolução que estimula os conselheiros genéticos, os cientistas e os médicos a enfrentarem os desafios clínicos dos casais e das próprias famílias.

Enquanto estivermos desenvolvendo novas maneiras de responder questões relativas aos estados mórbidos, continuaremos a experimentar um gratificante e inevitável aprimoramento de conhecimentos sobre a fisiologia fetal básica.

A pesquisa com células fetais e o potencial de se utilizar tecido fetal para tratar doenças de adultos se constituem em um assunto de controvérsias. Em geral, admite-se que a terapia genética em crianças ou adultos é aceitável quando envolve apenas células somáticas e o objetivo é terapêutico. Os riscos são semelhantes àqueles associados ao processo natural da doença ou da terapia convencional, não acrescentando riscos para os indivíduos sãos e mantendo-se os princípios de justiça, participação voluntária, privacidade, confidencialidade e não discriminação.

A terapia genética do feto origina várias outras questões, incluindo a aceitação do risco pela mãe. O provável é que possa haver benefícios éticos e sociais importantes da terapia genética somática no feto. A terapia ideal para muitas patologias, hereditárias ou congênitas, pode exigir intervenções antes que ocorram alterações irreversíveis na formação física ou no potencial de desenvolvimento do feto, sem contudo esquecer os dilemas éticos e sociais.

Ainda precisamos aprender muita coisa acerca dos efeitos em longo prazo, se é que existem, nas crianças submetidas a algum procedimento propedêutico ou terapêutico intrauterino.

Essas questões realçam a importância do *obstetra* responsável pela condução do pré-natal, em conjunto com uma equipe multidisciplinar composta de geneticistas, fetólogos, neonatologistas, cirurgiões pediátricos, psicólogos, terapeutas, enfermeiros e outras especialidades da área da saúde. Isso torna possível ao profissional oferecer o acesso a esses procedimentos, bem como discutir as implicações, os riscos e benefícios, com as famílias, que assumirão papéis ativos na reflexão, determinação da aplicabilidade, e da utilidade, analisando as questões éticas e dos custos e benefícios no uso de tais técnicas.

Luiz Carlos Santos

Prefácio da Segunda Edição

Nos dias atuais são sabidamente conhecidos os avanços tecnológicos na área da saúde. Com a obstetrícia não tem sido diferente, e com essa evolução surgiu a necessidade de desenvolvimento de uma área de conhecimento hoje consagrada e conhecida como medicina fetal. Os avanços nas mais diversas áreas, tanto nas básicas (obstetrícia e pediatria) como nas subespecialidades (neonatologia, neurocirurgia, genética humana, bioquímica, biologia molecular, citogenética, entre outras), fizeram da medicina fetal uma área de concentração da obstetrícia com novos conhecimentos a serem desvendados.

A medicina não é uma ciência exata, e os conhecimentos alcançados se modificam a cada dia. Assim, é notória a evolução do conhecimento, particularmente quando se compara a primeira edição desta obra com a atual.

Os equipamentos de ultrassonografia cada vez mais sofisticados tornaram possível a visualização do feto com tanta perfeição quanto a de um recém-nascido para assim tratá-lo como um paciente e não apenas como parte do corpo materno. Assim, as possibilidades de tratamento intrauterino são expressivas, havendo ainda a esperança de que novas formas terapêuticas em estudo ou reservadas a grandes centros especializados venham, daqui a algum tempo, tornar-se realidade.

Apesar dos evidentes avanços da perinatologia, como a terapia genética, o tratamento com células-tronco, a cirurgia fetal, a nanotecnologia e a robótica, desafios éticos e humanísticos da prática médica persistem na medicina fetal.

Os alicerces estabelecidos e consolidados no IMIP pelo Professor Fernando Figueira, segundo o qual o primeiro pediatra seria o obstetra, dignificam e engrandecem nosso desafio atual de oferecer ao "paciente não nascido" os mesmos recursos e possibilidades inerentes a todo paciente, buscando aperfeiçoar os recursos disponíveis com a mesma responsabilidade social que norteia essa instituição.

Diante dessas novas tecnologias, dúvidas éticas irão surgir, e colocá-las em frente à saúde pública, que visa à população e não ao indivíduo, pode gerar conflitos éticos e de interesse para os médicos, pensando em sua profissão e no desejo de cuidar com a melhor conduta o feto (o paciente), para os pais, exigindo que seja feito o impossível por seu filho (o paciente),

e para as instituições de saúde que, por visar ao coletivo, resguardam-se na relação custo-benefício. Tratar uma doença rara com gastos exorbitantes, sem a garantia ou uma grande chance de cura, pode ser passível de críticas, uma vez que o Sistema Único de Saúde (SUS) do Brasil pode não suportar.

Apesar dos conflitos éticos, este livro relata as evidências atuais, resguardando o feto como paciente. Escrita em linguagem simples com o intuito de atingir leitores da graduação, obstetras e especialistas em medicina fetal, além de profissionais de áreas afins e que atuam na obstetrícia, a obra destaca a necessidade de atuação multiprofissional na assistência às mães com fetos portadores de desvios da normalidade e anomalias cromossômicas ou estruturais dos sistemas e órgãos.

Este livro se divide em três partes: a primeira é dedicada às situações obstétricas mais frequentes, cujo manejo é realizado em conjunto com a medicina fetal; a segunda é destinada à propedêutica utilizada na medicina fetal e à interdisciplinaridade; na terceira são descritas as malformações fetais mais frequentes. Essa divisão, apenas didática, visa facilitar o entendimento do leitor.

Agradecemos ao Dr. Luiz Carlos Santos (*in memoriam*) pelo grande incentivo, pela colaboração na primeira edição e por estimular a realização desta segunda edição. Sem sua persistência, incentivo, estímulo e pensamento visionário este projeto não teria vingado. Primeiro coordenador do Centro de Atenção à Mulher do IMIP e grande obstetra, ele sempre deu oportunidades a todos os jovens e priorizava a passagem do conhecimento.

Incluo ainda meus pais, Antonio Ildefonso Souza e Risvanilda Souza, que souberam guiar-me nesse contexto da medicina humanizada e incentivar meu crescimento como ser humano e profissional, e o grande Professor Eduardo Isfer, que me ensinou a ser uma pessoa humana, muito além de um especialista em medicina fetal.

Ainda há muito o que aprender e colocar em prática, e as novas tecnologias demandam custo, recursos humanos especializados e leis que protejam os fetos.

Alex Sandro Rolland Souza

Sumário

SEÇÃO I MEDICINA FETAL E OBSTETRÍCIA, 1

1 Ultrassonografia Obstétrica, 3

Parte A Rotina Ultrassonográfica na Assistência Pré-Natal, 3
Cynthia Coelho de Medeiros
Alex Sandro Rolland Souza

Parte B Líquido Amniótico, 9
Danielle Sousa Santoro
Alex Sandro Rolland Souza

2 Crescimento Fetal, 12

Parte A Propedêutica do Crescimento Fetal, 12
Alex Sandro Rolland Souza
Carolina Prado Diniz

Parte B Feto Pequeno para a Idade Gestacional/Restrição do Crescimento Intrauterino, 18
Alex Sandro Rolland Souza
Marcelo Marques de Souza Lima
Stênio Galvão de Freitas

3 Infecções Congênitas, 27

Parte A Toxoplasmose, 27
Rebeca Torquato Callou
Alex Sandro Rolland Souza

Parte B Rubéola, 31
Priscila Borba de Souza
Alex Sandro Rolland Souza

Parte C Citomegalovirose, 33
Alex Sandro Rolland Souza

Parte D Sífilis, 41
Emanuelle Menezes Honorato
Alex Sandro Rolland Souza

Parte E Herpes, 45
Anne Karollyne Silva Moura do Nascimento
Fernanda Torres Figueirôa de Albuquerque Maranhão

Parte F Outras Infecções Maternas Transmitidas na Gravidez, 48
Sonia Regina Figueiredo
Alex Sandro Rolland Souza

4 Gestação Múltipla, 57
Denise Araújo Lapa Pedreira
Carolina Carvalho Mocarzel
Renato A. Moreira de Sá

5 Predição e Prevenção da Prematuridade, 67
Eduardo Borges da Fonseca
Rievani de Sousa Damião

6 Doença Hemolítica Perinatal, 73
Juliana Araujo de Carvalho Schettini
Maria do Carmo Valgueiro Costa
Leuridan Cavalcante Torres
Alex Sandro Rolland Souza

7 Imunologia da Reprodução e Abortamento Recorrente, 80
Marcelo Cavalcante
Manoel Sarno
Ricardo Barini

8 Hidropisia Fetal não Imune, 89
Eduardo Valente Isfer
Maria Carolina Santos Andrade

xxii SUMÁRIO

SEÇÃO II PROPEDÊUTICA FETAL E MULTIDISCIPLINARIDADE, 103

9 Consultoria Especializada, 105

Parte A Consulta Pré-Concepcional, 105

Olímpio Barbosa de Moraes Filho
Alex Sandro Rolland Souza

Parte B Consulta em Medicina Fetal, 108

Antonio Carlos Vieira Lopes
Marcelo Aquino
Manoel Sarno

Parte C Aconselhamento Genético, 112

Gabriela Ferraz Leal

10 Marcadores Bioquímicos das Aneuploidias, 115

Ana Patrícia Santos de Queiroz
Luiz Eduardo Schuler da Cunha

11 Ultrassonografia de Primeiro Trimestre, 119

Parte A Gestação Inicial e Perfil Embrionário Fetal, 119

Ana de Fátima de Azevedo Ferreira
Raiane Negreiros Brandt

Parte B Translucência Nucal, 126

Renata Almeida Assunção
Adolfo Liao

Parte C Marcadores Ultrassonográficos Adicionais, 131

Adriana Acácia Araújo Lima de Alencar
Ana de Fátima de Azevedo Ferreira
Thayse Araújo Luz

12 Ultrassonografia Morfológica, 137

Carolina Prado Diniz
Marcelo Marques de Souza Lima

13 Ultrassonografia Tridimensional em Obstetrícia, 142

Enoch Quinderé de Sá Barreto
Herbene José Figuinha Milani
Edward Araujo Júnior

14 Perfil Biofísico Fetal, 157

Maria Judite Pontual
Alex Sandro Rolland Souza

15 Cardiotocografia Fetal, 161

Parte A Cardiotocografia Fetal Anteparto, 161

José Araújo de Holanda Filho
Francisco Herlânio Costa Carvalho
Alex Sandro Rolland Souza

Parte B Cardiotocografia Fetal Intraparto, 167

Francisco Herlânio Costa Carvalho
Helvécio Neves Feitosa
Alex Sandro Rolland Souza

16 Dopplervelocimetria Obstétrica, 174

Francisco Herlânio Costa Carvalho
Helvécio Neves Feitosa
Alex Sandro Rolland Souza

17 Ecocardiografia Fetal, 187

Sandra S. Mattos

18 Biópsia de Vilos Coriais, 196

Eugenio Marcelo Pita Tavares

19 Amniocentese, 200

Pedro Pires Ferreira Neto
Carlos Reinaldo Carneiro Marques

20 Cordocentese, 205

Roberto Cardoso
Viviane Lopes
Cristiani Regina Ferreira Suzuki

21 Ressonância Nuclear Magnética Aplicada à Medicina Fetal, 212

Heron Werner Júnior

22 Fertilização *in Vitro*, 219

Altina Castelo Branco Almeida

23 Prevenção de Intercorrências Fetais, 222

Francisco Edson de Lucena Feitosa
Eugenia C. S. Batista
Carlos Augusto Alencar Júnior

24 Terapêutica Clínica Fetal, 229

Marcílio Leite
Suzane Almeida Campos

25 Necropsia em Medicina Fetal, 236

Horácio Mário Fittipaldi Júnior

26 Bioética em Medicina Fetal, 241

Horácio Mário Fittipaldi Júnior

SEÇÃO III MALFORMAÇÕES FETAIS, 249

27 Anomalias do Sistema Nervoso Central, 251

Parte A Sistema Nervoso Central, 251

Alvaro José Correia Pacheco

Parte B Defeitos Abertos do Tubo Neural, 257

Silvia Faquini
Igor Faquini
Alex Sandro Rolland Souza

28 Anomalias da Face, 264

Adriana Suely de Oliveira Melo
Suelen Clementino

29 Anomalias Cardíacas, 268

Karina Reis de Melo Lopes
Cleusa Cavalcanti Lapa Santos

30 Anomalias Torácicas, 284

Jorge de Rezende Filho
Marcos Nakamura Pereira
Fernando Maia Peixoto Filho
Carlos Antonio Barbosa Montenegro

31 Anomalias do Trato Digestório, 292

Carolina Prado Diniz
Marcelo Marques de Souza Lima

32 Anomalias Congênitas da Parede Abdominal, 302

Carlos Noronha Neto
Alex Sandro Rolland Souza

33 Anomalias do Sistema Musculoesquelético, 309

Alexandre Silva Cardoso

34 Anomalias de Partes Moles, 319

Patrícia Chagas Pessôa de Mello Morais Moriel
Thaís Valéria e Silva Maciel Monteiro
Thaynara Soares Lima
Alex Sandro Rolland Souza

35 Anomalias do Sistema Urogenital, 329

Thaís Valéria e Silva Maciel Monteiro
Patrícia Chagas Pessôa de Mello Morais Moriel
Thaynara Soares Lima
Alex Sandro Rolland Souza

36 Anomalias de Placenta e do Cordão Umbilical, 342

Marcílio Leite
Suzane Almeida Campos

Índice Remissivo, 349

SEÇÃO I

Medicina Fetal e Obstetrícia

Ultrassonografia Obstétrica

CAPÍTULO 1

Rotina Ultrassonográfica na Assistência Pré-Natal

Cynthia Coelho de Medeiros • Alex Sandro Rolland Souza

INTRODUÇÃO

Como em diversas outras áreas da medicina, o uso da ultrassonografia em obstetrícia foi fruto, inicialmente, de pesquisas em outros ramos da ciência. A "teoria do som", publicada em 1877 por um cientista inglês, Lord Struh, tornou-se a base da física acústica moderna e muito contribuiu para o desenvolvimento da imaginologia atual.

Em 1880, ao estudarem as propriedades de alguns cristais, os irmãos Pierre & Jaques Curie descreveram a existência do efeito piezoelétrico, princípio básico do funcionamento dos aparelhos de ultrassonografia até os dias atuais. Todavia, foi na Primeira Guerra Mundial que essa teoria começou a ser posta em prática com a utilização de gerador de som de baixa frequência, o qual facilitava a navegação submarina, tornando possível a detecção de *icebergs* à distância de até 5km.

Na Segunda Guerra Mundial, os aparelhos de ultrassom foram utilizados para fins militares com o desenvolvimento do Sonar (*Sound Navigation and Ranging*). O Radar (*Radio Detection and Ranging*) utilizava-se analogamente do eco de ondas de rádio para determinação de distâncias e localização de objetos no ar. Ainda nesse período, o desenvolvimento dos aparelhos de ultrassom para fins não militares foi notável na metalurgia para detecção de fissuras em metais. Esses aparelhos são os precursores dos atualmente utilizados na medicina.

Sua utilização na saúde se deu inicialmente com finalidade terapêutica, tendo sido empregado empiricamente em várias áreas, desde o tratamento da artrite reumatoide até tentativas de remissão da doença de Parkinson em neurocirurgia. Chegou a ser considerado promessa de grande sucesso, entretanto foi praticamente abandonado em virtude da falta de resultados satisfatórios. Nessa mesma década, em 1940, o ultrassom foi utilizado pela primeira vez em medicina diagnóstica. Karl Theodore Dussik, neuropsiquiatra da Universidade de Viena, tentava localizar tumores e verificar o tamanho dos ventrículos cerebrais mediante a mensuração da transmissão dos sons pelo crânio.

Na obstetrícia, a descoberta da ultrassonografia unidimensional, conhecida como modo A, foi útil na mensuração do diâmetro biparietal (DBP), observando a primeira correlação do tamanho da cabeça fetal com a duração da gestação (Donald et al., 1958). A partir daí surgiram tecnologias cada vez mais novas que acloparam ao método mais nitidez e cor. Sua aplicação na obstetrícia é amplamente difundida e associada a uma boa qualidade da assistência pré-natal e ao diagnóstico precoce de uma série de complicações.

PRINCÍPIOS DA ULTRASSONOGRAFIA

O princípio do mecanismo de utilização do ultrassom baseia-se na emissão de um pulso de som (ultrassônico) produzido mediante a estimulação elétrica (campo eletromagnético) de um material com propriedades piezoelétricas (capacidade de emitir ondas sonoras a partir de alterações de suas dimensões quando estimulado). O quartzo e a turmalina, cristais naturais, são materiais piezoelétricos. Esse pulso é gerado por um transdutor, um dispositivo que converte um tipo de energia em outro. Os transdutores ultrassônicos convertem energia elétrica em energia mecânica e vice-versa. Esse pulso ultrassônico, ao chegar a um objeto, retorna como um eco cujas características possibilitam determinar a localização, o tamanho, a velocidade e a textura desse objeto. Essas informações são codificadas e interpretadas por um computador que produz a imagem em escala de cinza, a qual é observada na tela.

A frequência de onda de um feixe ultrassonográfico situa-se muito além daquela audível pelo ser humano (20.000 Hertz). A velocidade e a intensidade de retorno desse feixe determinam as características dessa imagem. O equipamento atual oferece alta definição de imagem em tempo real com sondas de varredura eletrônica ou mecânica.

Assim, torna-se possível avaliar, na obstetrícia e na medicina fetal, os movimentos ativos, como respiração e batimentos cardíacos, além da morfologia do feto, fundamental para o rastreamento de malformações diagnosticadas cada vez mais precocemente em razão do surgimento de sondas (transdutores), principalmente vaginais, com melhor definição de imagem. É possível também avaliar fatores preditores para intercorrências na evolução da gestação, possibilitando o estudo de métodos profiláticos, além de ser fundamental para a realização de procedimentos invasivos, como cordocentese, biópsia de vilo corial e amniocentese.

Os principais efeitos biológicos da ultrassonografia são os térmicos (causados pela absorção do feixe e elevação da temperatura) e a cavitação (produção de bolhas). A temperatura pode ser elevada em até 1°C durante a realização do exame, não havendo evidências científicas de teratogenicidade ou outros efeitos nocivos ao feto. Do mesmo modo, a cavitação (que exige a preexistência de núcleos cheios de gás estáveis) pode ocorrer nas experiências in vitro, embora seja improvável em humanos.

A utilização do Doppler pulsátil no período embrionário, principalmente nos exames endovaginais, tem levado à realização de pesquisas sobre o aumento da temperatura, todavia não têm sido encontradas evidências científicas sobre efeitos nocivos à mãe e ao feto. A European Federation of Societies for Ultrasound in Medicine and Biology (1996), com base nos efeitos biológicos induzidos pelo ultrassom, recomenda que, pelo fato de o período embrionário ser sensível às influências externas, deve-se estar atento aos níveis de energia dissipada e ao tempo de exposição ao Doppler pulsátil ou colorido pelo menos até que futuras informações científicas sejam confiáveis (Murta et al., 2002).

A Food and Drug Administration (FDA), por intermédio da International Electrotechnical Commission (IEC), regulamenta a utilização da ultrassonografia e fixa padrões internacionais para o uso seguro do ultrassom, assim como o American Institute of Ultrasound in Medicine (AIUM), a British Medical Ultrasound Society (BMUS) e as sociedades internacionais representantes dos médicos ultrassonografistas. A FDA exige dos fabricantes a indicação do índice térmico, do risco de lesão térmica e mecânica e do risco de lesão por cavitação dos aparelhos. Assim, destaca-se que, apesar de a maioria dos estudos sugerir segurança na realização do exame ultrassonográfico, este só deve ser realizado mediante indicações bem estabelecidas.

ROTINA ULTRASSONOGRÁFICA NA OBSTETRÍCIA

A ultrassonografia na rotina obstétrica é cada vez mais difundida em todos os meios e quase sempre associada a uma boa assistência obstétrica. Atualmente, ainda não há recomendação do Ministério da Saúde do Brasil quanto à sua realização de rotina, mas, se possível, pode ser usada em todos os trimestres da gestação. Caso contrário, recomenda-se ao menos um exame entre 16 e 20 semanas de gestação.

O primeiro exame ultrassonográfico poderia ser realizado até mesmo na consulta pré-concepcional, porém ainda são raras as pacientes que procuram assistência médica com esse intuito. Nesse momento poderiam ser estabelecidos diagnósticos de infertilidade primária ou malformações uterinas, antecipando tratamentos adequados e diminuindo a ansiedade de muitos casais.

Trata-se de um método de investigação não invasivo, sem efeitos colaterais e teratogênicos relatados até o momento, e de grande auxílio para o diagnóstico de possíveis complicações e malformações fetais. Apresenta como inconveniente o custo elevado para a maioria da população e dos serviços, além de necessitar de profissionais médicos qualificados.

A importância atual da ultrassonografia é indiscutível, tendo em vista que diagnostica até 95% das alterações fetais, quando realizada por operador com treinamento especializado. Na medicina fetal, a ultrassonografia é um instrumento imprescindível para realização de diagnósticos e procedimentos terapêuticos.

Considerando que 2% a 3% dos recém-nascidos são portadores de uma ou mais malformações, as quais são responsáveis por 30% a 50% da mortalidade perinatal, a ultrassonografia também funciona como método auxiliar para a neonatologia.

Em razão do grande número de solicitações ultrassonográficas, vários estudos foram realizados para comparar sua importância para o desfecho da gestação. Os resultados mostram que, como método de rastreio universal, seu custo não justifica seu uso na população em geral, porém é de extrema importância para o acompanhamento pré-natal e tem sucesso nos grupos de risco (Bricker & Neilson, 2015). Sua solicitação, portanto, deve ser fundamentada na indicação médica e não apenas no desejo da paciente.

Em gestações precoces, os estudos sugerem que a ultrassonografia de rotina melhora a determinação da idade gestacional e o diagnóstico de gestações múltiplas e de malformações fetais e diminui a necessidade de indução do trabalho de parto, além de tornar possível o rastreamento de anomalias cromossômicas; entretanto, permanecem incertos os benefícios sobre outras variáveis (Neilson, 2015; Whitworth et al., 2015). Nas gestações tardias (> 24ª semana), a ultrassonografia de rotina não confere benefícios ao binômio mãe-bebê e sua realização está associada a pequeno aumento na incidência de cesarianas. Cabe destacar a ausência de evidências sobre os desfechos psicológicos maternos em longo prazo e para os recém-nascidos e sobre a avaliação placentária (Bricker et al., 2015).

CLASSIFICAÇÃO

Na década de 1990, com intuito de sistematizar a aplicação da ultrassonografia obstétrica, foi proposta a realização de exames em diferentes níveis. O American Institute of Ultrasound in Medicine (AIUM) sugeriu dois tipos de exames:

- **Nível I (exame de rotina, obstétrico):** destinado à avaliação biométrica simplificada, à análise funcional e morfológica superficial, à determinação da estática fetal e à descrição dos anexos.
- **Nível II (exame morfológico):** reservado à pesquisa de anomalias fetais diagnosticadas em exames do nível I.

Posteriormente foi sugerida nova proposta em quatro níveis: os dois primeiros semelhantes aos apresentados pela AIUM, o nível III incluindo o perfil biofísico fetal e o IV, denominado genético-fetal, objetivando o diagnóstico sindrômico ou etiológico das anomalias estudadas.

O American College of Obstetricians and Gynecologists (ACOG, 2009) classifica a ultrassonografia obstétrica em:

- **Ultrassonografias de segundo e terceiro trimestres:** subdivididas em:
  - **Ultrassonografias padrão ou básica (ultrassonografia obstétrica):** inclui todas as etapas ultrassonográficas com avaliação da anatomia fetal simplificada. É necessário avaliar o número de fetos, placenta, idade gestacional, biometria, líquido amniótico, viabilidade e apresentação fetal.
  - **Ultrassonografia limitada:** realizada apenas para confirmação de uma hipótese específica aventada pelo médico assistente (p. ex., avaliar a vitalidade fetal em gestante com sangramento, crescimento fetal ou líquido amniótico).
  - **Ultrassonografia especializada ou detalhada (ultrassonografia morfológica):** realizada habitualmente por especialistas, inclui todas as etapas da ultrassonografia básica, acrescida de um exame minucioso da anatomia fetal. Outros exames especializados, como dopplervelocimetria, ecocardiografia fetal, perfil biofísico fetal, mensuração do líquido amniótico e biometria adicional, podem ser incluídos nesse exame.
- **Ultrassonografia de primeiro trimestre:** realizada antes da 14ª semana de gravidez, por via abdominal ou vaginal. Além das etapas tradicionais, como determinação do número de fetos, gravidez intrauterina, biometria (comprimento cefalonádegas), viabilidade fetal (atividade cardíaca), estimativa da idade gestacional, avaliação do saco gestacional, útero (mioma) e anexos, inclui também a realização do rastreamento de anomalias cromossômicas.

INDICAÇÕES

Como discutido previamente, a realização de rotina da ultrassonografia obstétrica permanece controversa, mas será considerada um exame complementar fundamental com indicações específicas no acompanhamento da gestação, principalmente de alto risco.

As indicações atuais da ultrassonografia na obstetrícia dependem da idade gestacional. Sua realização é recomendada no primeiro trimestre de gravidez, objetivando determinar a localização (tópico ou ectópico) e a forma do saco gestacional, o número de fetos, a corionicidade da placenta em gestações múltiplas, a viabilidade da gravidez, a idade gestacional, avaliar útero, ovários e corpo lúteo, além de rastreamento de cromossomopatias pela translucência nucal, mensuração do osso nasal, dopplervelocimetria do ducto venoso e refluxo tricúspide.

No segundo e terceiro trimestres de gravidez, a ultrassonografia de rotina é recomendada para esclarecimento diagnóstico, possibilitando determinar a idade gestacional (menos acurada que no primeiro trimestre), o volume do líquido amniótico, a localização da placenta, a vitalidade, o crescimento, a estimativa de peso, a situação, a apresentação e a morfologia fetal, além do rastreamento do risco de prematuridade e da orientação de procedimentos invasivos que devem ser realizados preferencialmente por especialistas em medicina fetal durante o exame morfológico.

As ultrassonografias morfológica e tridimensional serão discutidas, respectivamente, nos Capítulos 12 e 13.

ÉPOCA DE REALIZAÇÃO DO EXAME ULTRASSONOGRÁFICO

Existem muitas controvérsias quanto à melhor época e ao número de exames ultrassonográficos realizados durante a gestação. Essa recomendação se encontra na dependência do risco e da idade gestacional. Em gestações de baixo risco, o Ministério da Saúde do Brasil sugere a realização de pelo menos uma ultrassonografia precoce de rotina durante a gravidez, preferencialmente antes da 24ª semana de gravidez, nos centros onde está disponível, com o objetivo de datar melhor a idade gestacional, não sendo exame obrigatório.

O exame também está indicado quando existem indicações específicas. Assim, os exames ultrassonográficos podem ser realizados em qualquer época nas gestações de alto e baixo risco. Apesar das controvérsias, recomenda-se que a primeira ultrassonografia seja realizada entre a 10ª e a 14ª semana de gestação, seguida da ultrassonografia morfológica entre a 20ª e a 24ª semana e as posteriores entre a 26ª e a 28ª semana e entre a 32ª e a 34ª semana. O Royal College of Obstetricians and Gynecologists recomenda dois exames ultrassonográficos para as gestantes de pré-natal de baixo risco: o primeiro entre a 10ª e a 14ª semana e o segundo entre a 18ª e a 20ª semana de gravidez.

Ultrassonografia de segundo e terceiro trimestres

Em 2009, o ACOG recomendou que qualquer exame ultrassonográfico de rotina deveria cumprir as seguintes etapas: determinação da idade gestacional (menos acurada que no primeiro trimestre), estática fetal (situação e apresentação fetais), estimativa de peso e crescimento fetal (biometria mínima: diâmetro biparietal, circunferência cefálica, circunferência abdominal e comprimento do fêmur), volume do líquido amniótico (avaliação quantitativa e qualitativa), estudo da placenta (localização, aspecto e grau de maturidade), vitalidade e estudo da morfologia do feto (Quadro 1.1).

Apesar de realizado no exame de rotina, é recomendado que o rastreamento de malformações e prematuridade seja posteriormente avaliado preferencialmente por especialistas, sendo reservados aos fetólogos o diagnóstico definitivo, as orientações dos procedimentos invasivos e a avaliação minuciosa da anatomia fetal. Nessa avaliação, atenta-se não apenas para estruturas alteradas, mas também para as normais, sempre considerando a idade gestacional. A International Society of Ultrasound in Obstetrics and Gynecology (ISUOG – Salomon et al., 2010) e o ACOG recomendam uma avaliação mínima do estudo morfológico fetal.

Atualmente, é pouco discutida a importância da ultrassonografia no rastreamento de anomalias congênitas, embora se trate de um exame essencialmente dependente do operador. Tem fundamental importância no diagnóstico, prognóstico e acompanhamento da gestação, apresentando sensibilidade de 75% a 100%, dependendo das malformações fetais.

Os anexos fetais também devem ser examinados. Os parâmetros avaliados no exame ultrassonográfico da placenta são: textura, grau de maturidade, localização e espessura. Em relação à textura da placenta, autores sugerem a associação entre o grau de calcificação e a maturidade pulmonar fetal. O grau de maturidade pode ser obtido mediante a avaliação subjetiva,

pelo observador, da intensidade, quantidade e extensão das calcificações placentárias analisadas pelo exame ultrassonográfico e consiste em: grau 0: placenta homogênea, sem calcificação; grau I: pequenas calcificações intraplacentárias; grau II: calcificações na placa basal; grau III: compartimentação da placenta em virtude da presença de calcificações das placas basal e coriônica.

No estudo inicial de Grannum et al., 129 placentas foram estudadas de acordo com o sistema de classificação proposto por meio da ultrassonografia. Os autores observaram que a relação lecitina/esfingomielina > 2 sugere maturidade pulmonar fetal e foi encontrada em 68% das placentas de grau I, 88% de grau II e 100% de grau III.

Posteriormente, foi observada a associação entre o grau placentário e a idade gestacional, identificando-se uma relação entre calcificações placentárias precoces (grau II antes da 32ª semana e grau III antes da 35ª semana de gestação) e o desenvolvimento de restrição do crescimento fetal. Desse modo, médicos obstetras utilizaram a associação descrita por Grannum et al. para a indicação de interrupções da gestação. Entretanto, sabe-se que variações da ecogenicidade placentária podem corresponder a processos normais, não sendo indicativas de comprometimento do bem-estar fetal, principalmente quando isoladas.

Até o momento não foram encontradas evidências de que o aparecimento isolado de placentas de graus II e III antes da 32ª e 35ª semanas de gestação, respectivamente, esteja associado ao aumento da morbidade perinatal. Entretanto, diante desse diagnóstico, está indicado o acompanhamento da vitalidade fetal e não a interrupção da gestação, principalmente quando estão associadas outras complicações, como oligoidrâmnio ou pré-eclâmpsia.

A localização placentária corresponde à posição da placenta na cavidade uterina e pode ser classificada como prévia, se qualquer parte da placenta está implantada sobre o segmento inferior do útero; anterior, quando inserida na parede anterior; posterior, quando na parede posterior; lateral, quando localizada na região lateral direita ou esquerda, ou fúndica, quando no fundo uterino. Com frequência, no início da gestação as placentas se encontram localizadas na porção inferior do útero. Entretanto, apenas 10% das placentas baixas no segundo trimestre permanecem prévias ao termo.

O diagnóstico de placenta prévia é significativamente mais preciso quando realizado pela ultrassonografia transvaginal do que pela transabdominal. A Society of Obstetricians and Gynaecologists of Canada recomenda ao ultrassonografista que, além da descrição da localização placentária, seja informada a distância entre a borda da placenta e o orifício cervical interno.

Quando a placenta alcança ou se sobrepõe ao colo do útero entre a 18ª e a 24ª semana, a ultrassonografia transvaginal deve ser repetida no terceiro trimestre da gestação, pois, caso a placenta se sobreponha e ultrapasse o colo uterino em mais de 15mm, há uma probabilidade aumentada de placenta prévia

QUADRO 1.1 Elementos essenciais no estudo da anatomia fetal no exame de rotina

Cabeça, face e pescoço
Cerebelo
Plexo coroide
Cisterna magna
Ventrículos cerebrais laterais
Cavum do septo pelúcido
Linha média do cérebro
Lábio superior
Tórax
Pulmão (avaliar a ecogenicidade)
Coração (pelo menos o corte de quatro câmaras; se possível, para rastreamento das anomalias cardíacas fazer os cortes das vias de saída)
Abdome
Estômago
Rins
Bexiga
Cordão umbilical (inserção e número de vasos)
Coluna vertebral: cervical, torácica, lombar e sacral
Membros: superiores e inferiores (presença e ausência)
Genitália externa: quando indicado

ao termo. Se a borda placentária se encontra entre 20mm distante do orifício cervical interno e 20mm depois do colo uterino após a 26ª semana de gravidez, a ultrassonografia deve ser repetida a intervalos regulares, dependendo da idade gestacional, pois há uma mudança contínua do local da placenta.

Após a 35ª semana de gravidez, a distância entre a borda placentária e o orifício cervical interno está relacionada com a via de parto. A sobreposição da placenta 20mm após o orifício cervical interno, no terceiro trimestre, é altamente sugestiva da necessidade de parto cesariano. Quando a borda placentária se distancia mais de 20mm do orifício cervical interno, a via de parto normal apresenta altas taxas de sucesso. Distâncias entre zero e 20mm associam-se a taxas de cesariana mais elevadas, embora a via de parto vaginal seja possível, dependendo das circunstâncias clínicas da paciente. Em geral, com qualquer grau de sobreposição da placenta sobre o colo do útero após a 35ª semana de gravidez, a cesariana é a via de parto preferível.

A espessura placentária é obtida por meio da medida da placa basal até a placa corial, no ponto da inserção do cordão umbilical. Assim como em estudos internacionais, no Brasil foi encontrado aumento estatisticamente significativo da espessura da placenta com a evolução da idade gestacional, em média de 1mm por semana. Um aumento exagerado da espessura placentária (placentomegalia) sugere a presença de infecções congênitas e hidropisia fetal.

Quanto ao cordão umbilical, a ultrassonografia avalia a localização da inserção, a área de secção transversa, o número de vasos e a presença de anomalias. O comprimento do cordão umbilical varia entre 60 e 65cm e normalmente está inserido no centro da superfície fetal da placenta, podendo apresentar variações, como inserção velamentosa, a qual se associa a aumento da mortalidade perinatal e outras anomalias da placenta e do cordão umbilical. Outra variação do cordão é a *vasa* prévia, que apresenta taxa de mortalidade perinatal alta quando não diagnosticada no pré-natal. Ambos os diagnósticos são difíceis de estabelecer, mas a ultrassonografia, associada aos aspectos clínicos, pode levantar a suspeita. A inserção do cordão umbilical no segmento inferior do útero é de alto risco para o desenvolvimento de *vasa* prévia. No estudo ultrassonográfico do cordão umbilical deve-se avaliar também a presença de anomalias do cordão umbilical, como aneurisma, hemangiomas e cistos.

O líquido amniótico é um componente importante do ambiente intrauterino. Sua produção e absorção estão sujeitas a uma série de mecanismos interdependentes entre o feto, a placenta, as membranas e o organismo materno. Qualquer alteração em seu volume exige cuidadosa avaliação tanto do feto como da mãe. Existe uma associação significativa entre alterações do volume de líquido amniótico (polidrâmnio e oligoidrâmnio) e anomalias congênitas.

A ultrassonografia é a tecnologia utilizada para avaliação do volume do líquido amniótico. Os métodos ultrassonográficos mais utilizados são a análise subjetiva, o índice de líquido amniótico (ILA) e a medida do maior bolsão. O estudo do volume do líquido amniótico oferece ao examinador uma dedução subjetiva, principalmente na região cervical e nos membros fetais, se o volume é normal para a idade gestacional estimada. Apesar da boa correlação entre o resultado anormal e o prognóstico fetal adverso, a confiabilidade e a reprodutibilidade da técnica subjetiva são dependentes da experiência do examinador.

A mensuração do líquido amniótico de maneira semiquantitativa pode ser feita mediante a mensuração do maior bolsão e do ILA, reduzindo as falhas da subjetividade do diagnóstico de alterações no volume do líquido amniótico. O ILA consiste na medida dos quatro maiores bolsões de líquido após divisão do abdome materno em quatro quadrantes por meio de duas linhas imaginárias perpendiculares que se cruzam à altura da cicatriz umbilical, sendo uma delas posicionada sobre a linha negra. O somatório dos quatro valores determina o valor do índice. Esse método bem padronizado demonstrou boa reprodutibilidade com aprendizado fácil e variação interobservador não significativa.

No IMIP, o diagnóstico ultrassonográfico de alterações do volume amniótico é realizado por meio do ILA (Quadros 1.2 e 1.3) ou da mensuração do maior bolsão (Quadro 1.2).

Na revisão sistemática disponibilizada na Biblioteca Cochrane foram incluídos cinco ensaios clínicos randomizadas com 3.226 gestantes que compararam o ILA à medida do maior bolsão para o diagnóstico de oligoidrâmnio. Não foi observada diferença significativa entre os dois métodos quanto à prevenção de desfechos perinatais desfavoráveis, como admissão na unidade de terapia intensiva neonatal, pH na artéria umbilical < 7,1, presença de mecônio, escore de Apgar < 7 no quinto minuto e incidência de cesarianas. Entretanto, por meio do ILA foram diagnosticados mais casos de oligoidrâmnio (RR: 2,39; IC95%: 1,73 a 3,28), de indução do trabalho de parto (RR: 1,92; IC95%: 1,50 a 2,46) e cesariana por frequência cardíaca fetal não tranquilizadora (RR: 1,46; IC95%: 1,08 a 1,96) (Nabhan & Abdelmoula, 2015).

Outra etapa da ultrassonografia consiste na estimativa do peso fetal, em que é avaliada a evolução do crescimento no decorrer da gestação e verificado indiretamente o bem-estar do concepto. A relação entre o peso fetal e a idade gestacional pode fornecer subsídios para o diagnóstico de condições maternas e fetais que estejam prejudicando o desenvolvimento

QUADRO 1.2 Classificação das alterações do volume de líquido amniótico segundo o índice de líquido amniótico (ILA) e o maior bolsão

Classificação	ILA (cm)	Maior bolsão (cm)
Oligoidrâmnio grave	0 a 1,9	0 a 0,9
Oligoidrâmnio moderado	2,0 a 4,9	1,0 a 1,9
Líquido diminuído	5,0 a 7,9	2,0 a 2,9
Líquido normal	8,0 a 18,0	3,0 a 8,0
Líquido aumentado	18,1 a 25,0	8,1 a 12,0
Polidrâmnio moderado	25,1 a 30,0	12,1 a 16,0
Polidrâmnio grave	> 30,0	> 16,0

SEÇÃO I ■ MEDICINA FETAL E OBSTETRÍCIA

QUADRO 1.3 Índice de líquido amniótico segundo a idade gestacional (Moore et al., 1990)

Idade gestacional (semanas)	ILA (mm) Percentil				
	3	5	50	95	97
16	73	79	121	185	201
17	77	83	127	194	211
18	80	87	133	202	220
19	83	90	137	207	225
20	86	93	141	212	230
21	88	95	143	214	233
22	89	97	145	216	235
23	90	98	146	218	237
24	90	98	147	219	238
25	89	97	147	221	240
26	89	97	147	223	242
27	85	95	146	226	245
28	86	94	146	228	249
29	84	92	145	231	254
30	82	90	145	234	258
31	79	88	144	238	263
32	77	86	144	242	269
33	74	83	143	245	274
34	72	81	142	248	278
35	70	79	140	249	279
36	68	77	138	249	279
37	66	75	135	244	275
38	65	73	132	239	269
39	64	72	127	226	255
40	63	71	123	214	240
41	63	70	116	194	216
42	63	69	110	175	192

do potencial intrínseco de crescimento. Constitui importante variável de risco para mortalidade e morbidade neonatal, sendo clássica a associação entre prematuridade, baixo peso e óbito neonatal, particularmente em decorrência da síndrome de desconforto respiratório.

Para uma boa avaliação do crescimento fetal é importante o conhecimento da idade gestacional, o que pode ser determinado por vários parâmetros: no primeiro trimestre, pelo comprimento cabeça-nádega (CCN), com estimativa de erro de no máximo 5 dias; no segundo e terceiro trimestres, por meio do diâmetro biparietal (DBP), da circunferência cefálica (CC), da circunferência abdominal (CA) e do comprimento do fêmur (CF). Esses múltiplos parâmetros são fundamentais por oferecerem menor margem de erro, a qual varia de 1 a 3 semanas, além da estimativa do peso fetal (veja o Capítulo 2).

A avaliação do colo do útero não é uma etapa obrigatória do exame ultrassonográfico de rotina. Não está bem definido o valor da mensuração ecográfica do colo do útero em gestações de baixo risco, embora existam registros de associação entre colo curto e parto prematuro.

Ultrassonografia de primeiro trimestre

A ultrassonografia de primeiro trimestre é realizada antes da 14ª semana de gravidez e tem várias finalidades, como diagnóstico de gravidez, determinação da melhor idade gestacional, diagnóstico de gestação múltipla e prenhez ectópica, estudo da morfologia, avaliação da viabilidade fetal e perfil embrionário, avaliação de útero e anexos e rastreamento de anomalias cromossômicas e defeitos cardíacos.

A ultrassonografia no primeiro trimestre pode ser realizada por via vaginal ou abdominal. Em caso de não visualização adequada das estruturas por via abdominal, a via vaginal deve ser utilizada para complementação. A gestação intrauterina pode ser facilmente confirmada. O saco gestacional pode ser visto a partir da quarta semana pela via endovaginal e da quinta semana pela via abdominal. Sua associação à dosagem de betagonadotrofina coriônica humana (β-hCG) é de extrema importância para o diagnóstico de prenhez tópica ou ectópica. O valor de β-hCG para visualização do saco gestacional é de 750 a 1.000mUI/mL por via endovaginal e entre 1.500 e 1.800mUI/mL por via abdominal.

Na avaliação do útero devem ser incluídos o colo e os anexos, documentando-se a localização do saco gestacional. O saco gestacional e seu conteúdo devem ser avaliados quanto a forma, regularidade e presença ou ausência da vesícula vitelina e embrião. Quanto à vesícula vitelina, devem ser avaliados e documentados a forma, a regularidade e o tamanho. A vesícula é visualizada quando o saco gestacional atinge o diâmetro médio de 8mm e o embrião quando o diâmetro médio do saco gestacional é de 16mm.

Na avaliação do embrião, a mensuração do CCN é o método mais acurado para a estimativa da idade gestacional, quando comparado à média dos diâmetros do saco gestacional e à biometria realizada no segundo e terceiro trimestres da gravidez. Contudo, quando o embrião não for identificado, pode ser utilizada a média dos diâmetros do saco gestacional. O CCN pode ser mensurado entre a sexta e a 14ª semana de gravidez. Deve-se ter cuidado com o diagnóstico de ausência de embrião e vesícula vitelina, o que pode representar acúmulo de líquido intrauterino, conhecido como pseudossaco gestacional, o qual está associado à prenhez ectópica. Cabe destacar que o embrião deve ser visualizado pela ultrassonografia transvaginal quando a média do diâmetro do saco gestacional for > 20mm.

Os batimentos cardíacos do embrião devem ser documentados no exame ultrassonográfico e observados quando o CCN é > 5mm na via transvaginal. Se o comprimento do embrião for < 5mm em torno de 6 semanas e a atividade cardíaca não for visualizada, é necessário repetir o exame após 7 a 15 dias.

O número de fetos deve ser descrito e, nos casos de gestação múltipla, devem ser definidas a amnicidade e a corionicidade, o que pode ser facilitado pela observação do sinal do lambda e do T. Não se deve esquecer de realizar o estudo morfológico do feto ou embrião. Algumas anomalias congênitas maiores, como anencefalia/acrania, higroma cístico e amputação de membros, podem ser diagnosticadas nessa época.

Nos casos em que ocorre sangramento genital no primeiro trimestre, pode haver dúvidas quanto à viabilidade dessa gestação. A não visualização de material conceptual após sangramento pode, a depender da idade gestacional, significar a presença de abortamento completo ou, na presença de material heterogêneo em cavidade endometrial, abortamento incompleto. A presença de material em forma de vesículas com presença ou não do embrião pode sugerir doença trofoblástica gestacional. Outro sinal ecográfico sugestivo consiste na presença de cistose ovariana.

No útero, a avaliação da presença e do tamanho de leiomiomas deve ser etapa obrigatória. Cabe verificar a quantidade de líquido em fundo de saco posterior, além das estruturas anexiais, observando a presença, a localização e o tamanho das tumorações. O comprimento do colo uterino deve ser mensurado, observando se há abertura do orifício cervical interno e externo, porém essa etapa não é obrigatória, sendo reservada a casos selecionados em que haja risco de prematuridade e incompetência istmocervical.

Nos últimos anos foram descritos vários marcadores ultrassonográficos no primeiro trimestre para rastreamento das anomalias congênitas. Atualmente, os mais utilizados são translucência nucal, presença do osso nasal, dopplervelocimetria do ducto venoso e refluxo tricúspide. Esses marcadores não são objeto de estudo neste capítulo. (Para mais detalhes, veja o Capítulo 11.)

Leitura recomendada

American College Obstetricians and Gynecologists. ACOG Practice Bulletin Number 101. Ultrasonography in Pregnancy. Obstet Gynecol 2009; 113:451-61.

Bly S, Van den Hof MC. Diagnostic Imaging Committee, Society of Obstetricians and Gynaecologists of Canada. Obstetric ultrasound biological effects and safety. J Obstet Gynaecol Can 2005; 27:572-80.

Bricker L, Neilson JP, Dowswell T. Routine ultrasound in late pregnancy (after 24 weeks' gestation). Cochrane Database of Systematic Reviews. In: *The Cochrane Library*, Issue 1, Art. No. CD001451. DOI: 10.1002/14651858.CD001451.pub1.

Chien PFW, Owen P, Khan KS. Validity of ultrasound estimation of fetal weight. Obstet Gynecol 2000; 95:856-60.

Lalor JG, Fawole B, Alfirevic Z, Devane D. Biophysical profile for fetal assessment in high risk pregnancies. Cochrane Database of Systematic Reviews. In: *The Cochrane Library*, Issue 12, Art. No. CD000038.

Moore TR, Jonathan E, Cayle E. The amniotic fluid index in normal human pregnancy. Am J Obstet Gynecol 1990; 162:1168-73.

Nabhan AF, Abdelmoula YA. Amniotic fluid index versus single deepest vertical pocket as a screening test for preventing adverse pregnancy outcome. Cochrane Database of Systematic Reviews. In: *The Cochrane Library*, Issue 1, Art. No. CD006593. DOI: 10.1002/14651858. CD006593.pub3.

Neilson JP. Ultrasound for fetal assessment in early pregnancy. Cochrane Database of Systematic Reviews. In: *The Cochrane Library*, Issue 11, Art. No. CD000182. DOI: 10.1002/14651858.CD000182.pub2.

Salomon LJ, Alfirevic Z, Berghella V et al.; ISUOG Clinical Standards Committee. Practice guidelines for performance of the routine mid-trimester fetal ultrasound scan. Ultrasound Obstet Gynecol 2010: DOI: 10.1002/uog.883.

Whitworth M, Bricker L, Neilson JP, Dowswell T. Ultrasound for fetal assessment in early pregnancy. Cochrane Database of Systematic Reviews. In: *The Cochrane Library*, Issue 11, Art. No. CD007058. DOI: 10.1002/14651858.CD007058.pub4

Líquido Amniótico

Danielle Sousa Santoro • *Alex Sandro Rolland Souza*

PARTE B

INTRODUÇÃO

O líquido amniótico (LA) tem grande valor na gestação por desempenhar funções importantes para o desenvolvimento e o crescimento fetal, atuando na proteção do feto contra traumas externos, possibilitando uma boa movimentação fetal, o que contribui para o desenvolvimento normal dos membros, e ao mesmo tempo diminuindo a sensação materna à movimentação fetal, não causando desconforto ou mesmo sensação de dor na mãe. O LA também participa na manutenção da temperatura dentro da cavidade amniótica, na homeostase hidroeletrolítica e no desenvolvimento e maturação pulmonar do feto.

FISIOLOGIA

A quantidade de LA é resultado de sua produção e absorção. Nesse processo participam o feto, a placenta, as membranas e o organismo materno (Seeds, 1980).

O LA aparece em torno do oitavo dia após a concepção, formando a cavidade amniótica. Origina-se da membrana âmnica através de osmose ou diálise, sendo praticamente um ultrafiltrado do plasma materno. A partir da nona semana ocorre a produção de urina pelos rins fetais, a qual se torna a principal fonte de produção do LA após a 17ª semana, passando a membrana âmnica a contribuir principalmente para a absorção juntamente com a deglutição fetal, principal forma de absorção do LA.

A pele contribui na produção do LA em virtude de sua permeabilidade, e isso ocorre até que se complete sua ceratinização, por volta da 24ª semana. Os pulmões fetais produzem um exsudato que é deglutido pelo feto. O restante que chega à cavidade amniótica é responsável por até 20% do total de LA.

A quantidade e a composição do LA variam conforme o período da gestação em decorrência dos diversos mecanismos de produção e absorção. De modo geral, o LA é composto de 98% a 99% de água e 1% a 2% de sólidos, e sua quantidade aumenta com o avançar da gestação, atingindo o máximo por volta da 34ª semana, quando começa a diminuir.

PROPEDÊUTICA ULTRASSONOGRÁFICA DO LÍQUIDO AMNIÓTICO

A ultrassonografia é o método de escolha para avaliação do volume de LA de maneira subjetiva ou semiquantitativa. No entanto, não se pode deixar de lembrar da avaliação da altura do fundo uterino nas consultas pré-natais: apesar da baixa sensibilidade no diagnóstico das alterações do volume de LA, uma vez que as alterações do crescimento fetal e gemelaridade também modificam a altura do fundo uterino, essa medida ainda é uma forma de rastreamento clínico bastante utilizada.

A avaliação subjetiva é um importante método de avaliação do LA, porém depende da experiência do examinador, necessitando de profissionais qualificados, e dificulta o acompanhamento das situações nas quais se torna necessário o monitoramento do volume de líquido.

Na avaliação semiquantitativa são utilizadas as seguintes técnicas:

- **Medida do maior bolsão vertical:** realiza-se a medida vertical da região com maior quantidade de líquido com o transdutor posicionado perpendicularmente ao plano do chão. Os valores utilizados são iguais durante toda a gestação (Quadro 1.2).
- **Índice de líquido amniótico (ILA):** o abdome materno é dividido em quatro quadrantes com linhas perpendiculares que se cruzam à altura da cicatriz umbilical. Em cada quadrante é medido o maior bolsão vertical, e a soma dos quatro bolsões determina o valor do ILA. Moore et al. (1990) estabeleceram valores de referência de acordo com a idade gestacional, sendo normais os valores situados entre o quinto e o 95º percentis (Quadro 1.3). Caso não estejam disponíveis os valores de normalidade, recomenda-se a classificação modificada (Quadro 1.2).

A avaliação comparada do LA por meio do ILA e da medida do maior bolsão demonstrou frequência maior de oligoidrâmnio quando se utilizou o ILA, sem detectar diferença significativa nos resultados perinatais, porém resultou em maior frequência de indução do trabalho de parto e de cesariana por frequência cardíaca fetal não tranquilizadora. Desse modo, para o diagnóstico de oligoidrâmnio e a prevenção de resultados adversos sem interrupções antecipadas da gravidez recomenda-se a mensuração do maior bolsão (Nabhan & Abdelmoula, 2015). Em gestações gemelares, a avaliação do volume de LA deve ser feita pela medida do maior bolsão de cada cavidade amniótica existente (Magann et al., 1995).

ALTERAÇÕES DO VOLUME DE LÍQUIDO AMNIÓTICO

A manutenção do volume de LA em quantidades normais ao longo da gestação é fundamental para o bem-estar fetal e tem sido usada como indicador de sua normalidade. As alterações da quantidade de LA – tanto a diminuição como o aumento – podem implicar desfechos desfavoráveis para o feto e o neonato (Morris et al., 2014). Assim, essas alterações devem ser investigadas, e a idade gestacional de acometimento orientará a busca das causas. Anormalidades na primeira metade da gestação sugerem causas orgânicas, como obstruções do trato geniturinário ou defeitos do tubo neural, dentre outras. Na segunda metade da gestação, o volume de LA passa a ser um marcador crônico da vitalidade fetal, sendo considerado de grande importância no diagnóstico da insuficiência uteroplacentária.

Oligoidrâmnio

O oligoidrâmnio consiste na diminuição da quantidade de LA para a idade gestacional correspondente. A suspeita clínica pode ser considerada diante de volume uterino diminuído para o tempo de gestação, intenso desconforto à movimentação fetal ou à palpação uterina, redução dos movimentos do feto e desacelerações variáveis da frequência cardíaca fetal. A ultrassonografia confirma o diagnóstico, devendo ser considerados como parâmetros: ILA abaixo do percentil 5 para a idade gestacional e/ou maior bolsão < 2cm.

A ruptura prematura das membranas é a principal hipótese etiológica (Kacerovsky et al., 2014). Quando descartada, outras causas deverão ser aventadas, como:

- **Fetais:** anomalias cromossômicas, anomalias congênitas (principalmente do trato geniturinário, o que ocasiona o desequilíbrio entre a produção e a excreção de urina fetal, normalmente por obstruções), tireoidopatias, restrição do crescimento intrauterino (decorrente da redistribuição circulatória por hipoxemia, levando à diminuição da produção de urina) e pós-datismo (diminuição fisiológica do volume de LA com o avançar da gestação).
- **Maternas:** síndromes hipertensivas, síndrome antifosfolípide, doenças do colágeno, vasculopatia diabética, hipovolemia e uso de agentes inibidores da síntese de prostaglandinas e da enzima de conversão da angiotensina.
- **Anexiais:** ruptura prematura das membranas (normalmente relacionada com infecções e colonizações bacterianas da cérvice uterina).
- **Placentárias:** descolamento prematuro e síndrome de transfusão feto-fetal (comunicações vasculares placentárias nas gestações gemelares)
- **Idiopáticas**.

Confirmado o diagnóstico de oligoidrâmnio, prossegue-se com a identificação da etiologia e seu tratamento, caso seja possível. Como primeiro passo deve-se realizar exame morfológico, investigando principalmente o trato geniturinário. Em alguns casos pode ser necessária amnioinfusão para melhor estudo da morfologia. O procedimento está indicado quando o ILA se encontra abaixo do percentil 5 e é realizado por meio de amniocentese com agulha de calibre 20G. Deve-se infundir soro fisiológico ou Ringer lactato previamente aquecido a 37°C até que o ILA atinja o percentil 50.

Em caso de malformações incompatíveis com a vida é possível a interrupção da gestação após liberação judicial. Nos casos de ruptura prematura de membranas deve ser seguido protocolo de acordo com cada serviço, destacando-se que o repouso e a hidratação materna, seja oral ou venosa, contribuem para o aumento do volume do LA (Ülker & Çiçek, 2013).

Os fetos com redução do volume de LA por doenças maternas e restrição de crecimento intrauterino devem ter rigoroso controle da vitalidade por meio da dopplervelocimetria.

O prognóstico fetal e neonatal está relacionado com o agente etiológico e a prematuridade.

Polidrâmnio

O polidrâmnio consiste no aumento na quantidade de LA e está associado a altas taxas de morbidade materna e morbimortalidade perinatal.

Os principais fatores etiológicos são:

- **Malformações congênitas:** obstrução do trato gastrointestinal (atresias de esôfago ou duodeno, dentre outras, em virtude da diminuição da capacidade de absorção do LA), alterações do sistema nervoso central (comprometimento da deglutição fetal em decorrência dos distúrbios neurológicos), cardiopatias, hérnia diafragmática etc.
- **Diabetes materno.**
- **Isoimunização Rh.**
- **Gestação múltipla:** síndrome de transfusão feto-fetal.
- **Infecções congênitas:** sífilis, toxoplasmose, rubéola, citomegalovirose e parvovirose.

A suspeita clínica se dá em razão do volume uterino aumentado para a idade gestacional, dificuldade na palpação do feto, aumento do tônus uterino e abafamento dos batimentos cardíacos fetais. A confirmação é estabelecida por meio da ultrassonografia com ILA acima do percentil 95 para a idade gestacional. A gestante pode apresentar dispneia, desconforto e dores abdominais em decorrência do aumento do volume abdominal.

Diante de um caso de polidrâmnio, devem ser realizadas ultrassonografia morfológica e ecocardiografia fetal em busca de malformações congênitas, investigado diabetes materno e realizadas sorologias maternas para investigação das infecções congênitas.

Nos casos em que há grande desconforto materno deve-se proceder à amniodrenagem guiada por ultrassonografia. O procedimento é realizado com agulha de raquianestesia, que será conectada ao equipo de soro após introdução na cavidade amniótica. Durante o procedimento, devem ser retirados em torno de 1.500 a 2.000mL de LA ou até o ILA atingir o percentil 50 para a idade gestacional.

Outra opção de tratamento consiste no uso da indometacina, agente anti-inflamatório que inibe a síntese das prostaglandinas com a redução da produção urinária. Sua eficácia é comprovada na presença de disfunções neuromusculares fetais e nos casos idiopáticos. Por ocasionar o fechamento precoce do ducto arterial e hipertensão pulmonar fetal, seu uso só está indicado até a 32ª semana de gestação. A dose recomendada é de 1,5 a 3,0mg/kg/dia, divididos em quatro tomadas (Kramer et al., 1994).

Quanto às complicações, observam-se aumento na frequência de distocias de apresentação, descolamento prematuro de placenta, parto prematuro, parto prolongado em razão da má qualidade da contração uterina, prolapso de cordão e hemorragia puerperal. O prognóstico fetal e neonatal depende da etiologia do polidrâmnio e da prematuridade associada.

Leitura recomendada

Kacerovsky M, Musilova I, Andrys C et al. Prelabor rupture of membranes between 34 and 37 weeks: the intraamniotic inflammatory response and neonatal outcomes. Am J Obstet Gynecol 2014; 210:325.e1-325.e10.

Kramer WB, Van den Veyver IB, Kirshon B. Treatment of polyhidramnios with indomethacin. Clin Perinatol 1994; 21:615-30.

Magann EF, Chauhan SP, Doherty DA et al. The evidence for abandoning the amniotic fluid index in favor of the single deepest pocket. Am J Perinatol 2007; 24:549-55.

Magann EF, Whitworth NS, Bass JD et al. Amniotic fluid volume of third-trimester diamniotic twin pregnancies. Obstet Gynecol 1995;85:957-60.

Moore TR, Cayle JE. The amniotic fluid index in normal human pregnancy. Am J Obstet Gynecol 1990;162:1168-73.

Morris RK, Meller CH, Tamblyn J et al. Association and prediction of amniotic fluid measurements for adverse pregnancy outcome: systematic review and meta-analysis. BJOG 2014 May 121(6):686-99.

Nabhan AF, Abdelmoula YA. Amniotic fluid index versus single deepest vertical pocket as a screening test for preventing adverse pregnancy outcome. Cochrane Database of Systematic Reviews. In: The Cochrane Library, Issue 1, Art. No. CD006593. DOI: 10.1002/14651858. CD006593.pub3.

Seeds AE. Current concepts of amniotic fluid dynamics. Am J Obstet Gynecol 1980; 138:575-86.

Ülker K, Çiçek M. Effect of maternal hydration on the amniotic fluid volume during maternal rest in the left lateral decubitus position: a randomized prospective study. J Ultrasound Med 2013; 32:955-61.

Crescimento Fetal

Propedêutica do Crescimento Fetal

Alex Sandro Rolland Souza • Carolina Prado Diniz

INTRODUÇÃO

Uma situação que leve à alteração da função nutricional da placenta poderá ocasionar a alteração do crescimento fetal. Feto pequeno para a idade gestacional (PIG)/restrição de crescimento fetal ou intraútero (RCIU) pode ser definido como a ocorrência de um crescimento fetal insuficiente, abaixo do percentil 10 para a idade gestacional, sendo considerado uma importante complicação da obstetrícia. Vale lembrar que o feto grande para a idade gestacional (GIG) é aquele que apresenta crescimento acima do percentil 90 para a idade gestacional.

Na maioria das vezes, as alterações do crescimento fetal se refletem, ao nascimento, em recém-nascidos pequenos e grandes para a idade gestacional. Esses fetos não estão isentos de riscos, devendo ser rastreados, diagnosticados e conduzidos adequadamente. Seu acompanhamento exige métodos propedêuticos da vitalidade fetal, de grande importância para um resultado favorável da gravidez, os quais serão discutidos em capítulos específicos. Neste capítulo serão analisados os métodos propedêuticos para rastreamento e diagnóstico das alterações do crescimento fetal.

PROPEDÊUTICA CLÍNICA

Curva de crescimento uterino (altura de fundo uterino)

A medida seriada da altura de fundo uterino (AFU) durante a gravidez constitui um método de avaliação do crescimento fetal, sendo realizada da borda superior da sínfise púbica até o fundo uterino, deslizando a fita entre os dedos indicador e médio da outra mão até alcançar o fundo do útero com a margem cubital dessa mão, tomando o cuidado de não comprimir o útero (Figura 2.1) (Brasil, 2006).

A AFU deve ser mensurada em todas as consultas pré-natais, seguindo o calendário do serviço. A especificidade da metodologia é grande (> 85%), mas a sensibilidade é relativamente baixa, podendo ser tardio o diagnóstico das alterações do crescimento (Martinelli et al., 2004). Assume importante papel em nosso meio em virtude da impossibilidade de avaliação ecográfica seriada de todas as gestações com as seguintes vantagens (Bergman et al., 2011):

- Baixo custo – necessita apenas de uma fita métrica e de um examinador treinado, não necessariamente um médico.
- Tecnologia fácil e universal, de reprodutibilidade garantida.
- Método de rastreamento – encaminhando as pacientes com curvas alteradas para serviços de referência.

Martinelli et al. (2004) construíram uma curva da altura uterina segundo a idade gestacional e encontraram sensibilidade de 64% e 78% e especificidade de 89,9% e 77,1%, considerando uma medida de altura uterina abaixo do quinto e décimo percentis para a idade gestacional, respectivamente. De maneira semelhante, a altura uterina também apresenta

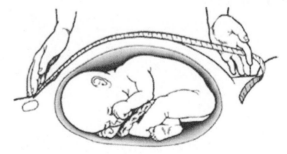

FIGURA 2.1 Medida da altura do fundo uterino. (Brasil, 2006.)

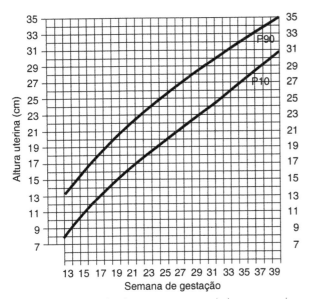

FIGURA 2.2 Curva de altura uterina para a idade gestacional.

baixa sensibilidade, porém alta especificidade para o diagnóstico de fetos grandes para a idade gestacional (> 90º percentil) (Sparks et al., 2011).

No Centro de Atenção à Mulher do Instituto de Medicina Integral Prof. Fernando Figueira (CAM-IMIP) utiliza-se a curva de altura uterina para a idade gestacional adotada pelo Ministério da Saúde – a Curva de Belizán – determinada a partir de dados do Centro Latino-Americano de Perinatologia (CLAP) (Figura 2.2). Abaixo do décimo percentil há risco de baixo peso e/ou oligoidrâmnio e acima do 90º percentil deve-se fazer o diagnóstico diferencial entre fetos grandes para a idade gestacional, macrossomia (> 4.000 ou 4.500g), gemelaridade e polidrâmnio (Bergman et al., 2011).

Altura de fundo uterino e estimativa do peso fetal (regra de Johnson)

A regra de Johnson é determinada a partir da AFU e da altura da apresentação fetal pela seguinte fórmula:

Peso fetal estimado: [AFU (cm) – n] × 155 (constante)

onde n = 13, se a apresentação se encontra alta e móvel; n = 12, se o vértice estiver acima das espinhas ciáticas (plano 0 de DeLee) – fixo; e n = 11, se o vértice estiver abaixo do plano das espinhas ciáticas – insinuado.

Esse cálculo guarda boa correlação clínica e apresenta uma variação de 375g em 75% dos recém-nascidos.

Autores sugerem que a regra de Johnson pode ser utilizada como alternativa à estimativa do peso fetal pela ultrassonografia, particularmente se mensurada por profissional experiente (Khani et al., 2011).

Ganho ponderal materno

O peso materno também constitui um método útil para estimativa do peso fetal e deve ser mensurado em todas as consultas pré-natais, seguindo o calendário da instituição.

Para avaliação do peso materno no CAM-IMIP, além da curva de Rosso (Figura 2.3), utiliza-se o índice de massa corporal (IMC) pela curva de Atalah et al. (1997) (Figura 2.4).

Curva e nomograma de Rosso

Para avaliação do ganho ponderal durante a gestação, inicialmente deve ser definida a porcentagem de peso ideal por altura (%), encontrada a partir de um nomograma em que se utilizam a altura (cm) e o peso (kg) materno. Posteriormente, a porcentagem de peso é inserida em um gráfico, segundo a idade gestacional, descobrindo-se a classificação do peso para a gestante naquele momento (baixo peso, peso adequado e sobrepeso) (Figura 2.3).

Em estudo realizado no CAM-IMIP, esse método mostrou sensibilidade de 66,7% e especificidade de 89% em relação ao baixo peso ao nascimento. A acurácia ficou em torno de 78%. Assim, curvas alteradas (sugerindo alto e baixo peso) impõem a necessidade de investigação minuciosa com propedêutica complementar.

Índice de massa corporal (IMC)

O IMC é definido como peso (kg) dividido pela altura (m) ao quadrado. Após o cálculo do IMC e a determinação da idade gestacional correta, utilizam-se os valores de referência segundo a curva de Atalah et al. (1997) (Figura 2.4). Desse modo, obtém-se a classificação do estado nutricional em baixo peso, peso normal, sobrepeso e obesidade (Quadro 2.1).

De acordo com o IMC pré-gestacional, pode-se ainda classificar o estado nutricional da gestante em baixo peso, peso normal, sobrepeso e obesidade, além de estimar o ganho de peso total ideal durante toda a gravidez (Quadro 2.2) (National Academy of Sciences, 1990).

Estudo sugere que o aumento excessivo do peso materno é um fator predisponente para feto GIG e o baixo peso materno, para feto PIG. Assim, com base nas curvas de peso propostas, deve-se suspeitar de feto PIG e GIG ou macrossomia fetal quando o peso materno não está adequado para a idade gestacional (Melo et al., 2007).

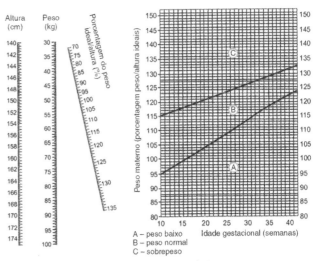

FIGURA 2.3 Nomograma de Rosso.

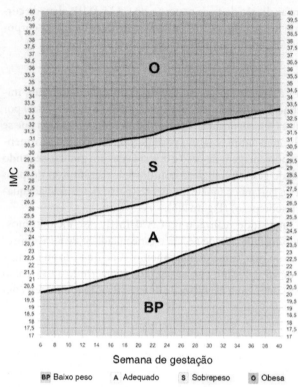

FIGURA 2.4 Curva do índice de massa corporal (IMC) pela idade gestacional (Atalah et al., 1997).

PROPEDÊUTICA ULTRASSONOGRÁFICA

O uso da ultrassonografia está consagrado na obstetrícia, particularmente quando realizado antes da 24ª semana de gravidez, preferencialmente no primeiro trimestre. A correta datação da gravidez e o acompanhamento do crescimento fetal são importantes indicações da ultrassonografia. A determinação da idade gestacional constitui o marco inicial e fundamental para esse acompanhamento (Bricker et al., 2014; Neilson, 2014).

Comprimento cefalonádegas (CCN)

O CCN corresponde à distância da extremidade cefálica à extremidade caudal ou sacral do embrião ou feto, sendo o parâmetro mais preciso para a estimativa da idade gestacional. Realizado no primeiro trimestre da gravidez, apresenta erro de 3 a 5 dias, sendo as melhores medidas realizadas entre a oitava e a 11ª semana, quando as extremidades do embrião se encontram bem delimitadas e o crescimento embrionário é rápido. Após a 12ª semana, em virtude dos movimentos frequentes do feto (extensão e flexão da coluna vertebral), a medida do CCN torna-se menos precisa.

Diâmetro biparietal (DBP)

O DBP foi um dos primeiros parâmetros a serem utilizados para determinação da idade gestacional e ainda hoje é o mais adotado. A melhor época para sua realização é entre a 14ª e a 20ª semana de gestação. A margem de erro na determinação da idade gestacional varia de 1 a 2 semanas, aumentando com

QUADRO 2.1 Avaliação do estado nutricional da gestante com mais de 19 anos de idade segundo o índice de massa corporal (IMC) por semana gestacional

Semana gestacional	Baixo peso IMC	Adequado IMC entre	Sobrepeso IMC entre	Obesidade IMC
6	19,9	20,0 e 24,9	25,0 e 30,0	30,1
8	20,1	20,2 e 25,0	25,1 e 30,1	30,2
10	20,2	20,3 e 25,2	25,3 e 30,2	30,3
11	20,3	20,4 e 25,3	25,4 e 30,3	30,4
12	20,4	20,5 e 25,4	25,5 e 30,3	30,4
13	20,6	20,7 e 25,6	25,7 e 30,4	30,5
14	20,7	20,8 e 25,7	25,8 e 30,5	30,6
15	20,8	20,9 e 25,8	25,9 e 30,6	30,7
16	21,0	21,1 e 25,9	26,0 e 30,7	30,8
17	21,1	21,2 e 26,0	26,1 e 30,8	30,9
18	21,2	21,3 e 26,1	26,2 e 30,9	31,0
19	21,4	21,5 e 26,2	26,3 e 30,9	31,0
20	21,5	21,6 e 26,3	26,4 e 31,0	31,1
21	21,7	21,8 e 26,4	26,5 e 31,1	31,2
22	21,8	21,9 e 26,6	26,7 e 31,2	31,3
23	22,0	22,1 e 26,8	26,9 e 31,3	31,4
24	22,2	22,3 e 26,9	27,0 e 31,5	31,6
25	22,4	22,5 e 27,0	27,1 e 31,6	31,7
26	22,6	22,7 e 27,2	27,3 e 31,7	31,8
27	22,7	22,8 e 27,3	27,4 e 31,8	31,9
28	22,9	23,0 e 27,5	27,6 e 31,9	32,0
29	23,1	23,2 e 27,6	27,7 e 32,0	32,1
30	23,3	23,4 e 27,8	27,9 e 32,1	32,2
31	23,4	23,5 e 27,9	28,0 e 32,2	32,3
32	23,6	23,7 e 28,0	28,1 e 32,3	32,4
33	23,8	23,9 e 28,1	28,2 e 32,4	32,5
34	23,9	24,0 e 28,3	28,4 e 32,5	32,6
35	24,1	24,2 e 28,4	28,5 e 32,6	32,7
36	24,2	24,3 e 28,5	28,6 e 32,7	32,8
37	24,4	24,5 e 28,7	28,8 e 32,8	32,9
38	24,5	24,6 e 28,8	28,9 e 32,9	33,0
39	24,7	24,8 e 28,9	29,0 e 33,0	33,1
40	24,9	25,0 e 29,1	29,2 e 33,1	33,2
41	25,0	25,1 e 29,2	29,3 e 33,2	33,3
42	25,0	25,1 e 29,2	29,3 e 33,2	33,3

Fonte: Atalah et al., 1997.

QUADRO 2.2 Estimativa ideal do ganho de peso total para gestantes de acordo com o índice de massa corporal (IMC) pré-gestacional

IMC (peso pré-gestacional)	Classificação	Ganho de peso total
< 19,8 kg/m²	Baixo peso	12,5 a 18 kg
19,8 a 26,0 kg/m²	Peso normal	11 a 16 kg
26,0 a 29,0 kg/m²	Sobrepeso	7 a 15,5 kg
> 29 kg/m²	Obesidade	7 kg

Fonte: National Academy of Sciences, 1990.

o evoluir da gravidez. No segundo trimestre, a velocidade de crescimento da cabeça fetal é de 4mm/semana, diminuindo para 2mm/semana após a 32ª semana. Desse modo, como a velocidade de crescimento diminui, o erro poderá ser maior, chegando a 3 a 4 semanas no termo.

Para a mensuração do DBP deve ser considerada a avaliação da morfologia (contorno) do crânio, realizada pelo índice cefálico (IC), o qual é calculado pela fórmula:

$$IC = \frac{DBP}{DOF} \times 100$$

onde DBP = diâmetro biparietal; DOF = diâmetro occipitofrontal.

Considera-se normal a variação entre 74,3 e 82,3. Em fetos que se encontram com valores fora dos padrões de normalidade, os ultrassonografistas devem utilizar outros parâmetros biométricos, como circunferência cefálica, comprimento do fêmur e circunferência abdominal, para determinação da idade gestacional, pois, se o IC se encontra acima da normalidade, a mensuração do DBP está aumentada e o feto apresenta-se com o polo cefálico sugerindo braquicefalia; caso o IC esteja abaixo da normalidade, o DBP encontra-se diminuído e o feto apresenta-se com dolicocefalia.

Circunferência cefálica (CC)

A medida da CC é calculada pelo aparelho de ultrassonografia, utilizando-se a seguinte fórmula:

$$CC = (DBP + DOF) \times 1,62$$

A margem de erro para o cálculo da idade gestacional no terceiro trimestre é de 2 a 3 semanas, não sendo mais preciso que o DBP. No entanto, pode ser utilizado nos casos de alteração do índice cefálico ou quando a posição fetal dificulta a mensuração do DBP.

Diâmetro transverso do cerebelo (DTC)

A medida do DTC corresponde à maior distância entre as bordas laterais dos hemisférios cerebelares. Sua mensuração apresenta boa correlação com a idade gestacional, podendo ser utilizada principalmente nos casos em que ocorrem alterações do contorno craniano em razão da pressão extrínseca sobre o polo cefálico do feto, como nas apresentações anômalas, oligoidrâmnio, gestações múltiplas, feto PIG/RCIU, anomalias uterinas e fetos com dolicocefalia ou braquicefalia. Nesses casos, o DBP e o CC não são confiáveis. Essa medida pode ser obtida entre a 13ª e a 15ª semana de gestação, em plano axial um pouco mais caudalmente em relação ao plano utilizado para a medida do DBP (Holanda-Filho et al., 2011).

O cerebelo parece não se alterar nos casos de fetos PIG/RCIU, porém sua medida isolada pode não ser um bom parâmetro de rastreio. A relação DTC/CA (circunferência abdominal) elevada (> 90º percentil) é considerada uma boa forma de rastreamento. A maioria dos autores aponta valores situados entre 15,7 ± 1,7 e 16,7 ± 1,8. Nery et al. (2004) relataram sensibilidade de 74,5%, especificidade de 85,1% e acurácia de 81,9% para uma relação DTC/CA > 14,6 no diagnóstico de RCIU.

Ossos longos

A medida do comprimento da tíbia, úmero e ulna apresenta boa correlação linear com a idade gestacional. Entretanto, o comprimento do fêmur (CF) é o parâmetro mais utilizado por apresentar maior facilidade técnica e melhor precisão. Pode ser medido a partir da 12ª semana de gravidez, em seu eixo longitudinal da diáfise, de uma extremidade à outra, independentemente de sua curvatura.

Circunferência abdominal (CA)

A CA é um importante parâmetro para determinação da idade gestacional, cálculo do peso fetal e avaliação do estado nutricional do concepto. Sua medida pode ser utilizada a partir da 14ª semana de gestação e é obtida no plano transverso do abdome fetal: anteriormente, no nível do fígado, onde a veia umbilical sofre sua bifurcação, originando o ducto venoso e o ramo esquerdo da veia porta; posteriormente, identificam-se o corte transverso da vértebra e da aorta e, à esquerda, a bolha gástrica. Por sofrer facilmente modificações em seu contorno em virtude das compressões extrínsecas, encontra-se maior variabilidade em sua medida, o que pode se refletir em maior erro para a determinação da correta idade gestacional e a estimativa do peso fetal.

A medida da CA reflete o volume hepático e a gordura subcutânea do abdome fetal. Dessa maneira, a diminuição da nutrição do concepto, principalmente nos casos de insuficiência placentária, pode levar à diminuição da CA, pois o fígado é um órgão de armazenamento e seu volume depende da quantidade de glicogênio, que se encontra reduzida nessa situação. De modo semelhante, o diabetes durante a gravidez, quando a gordura subcutânea e o volume hepático se encontram aumentados, pode ocasionar aumento da CA.

A CA pode ser considerada isoladamente o melhor parâmetro para avaliação do crescimento fetal (estimativa do peso fetal) dentre as medidas biométricas do feto: quando < 10º percentil, sugere feto PIG/RCIU e, quando > 90º percentil, sugere feto GIG. Destaca-se sua importância quando realizada seriadamente a cada 15 dias para diagnóstico de alterações do crescimento do concepto. Entretanto, algumas relações biométricas merecem destaque:

- **CC/CA:** diminui com a idade gestacional (Quadro 2.3) (Al Riyami et al., 2011).
  - **RCIU tipo I (simétrico):** a relação se mantém normal.
  - **Feto PIG/RCIU tipo II (assimétrico):** percentil > 95.
  - **Feto GIG:** percentil < 5.
- **CF/CA:** não sofre influência da idade gestacional. Os valores normais se situam entre 20% e 24%. Provavelmente não se altera na RCIU tipo I, torna-se > 24% na RCIU tipo II e < 20% no feto GIG.

Quadro 2.3 Relação CC/CA segundo a idade gestacional (IG)

IG (semanas)	Percentil 5	Média	Percentil 95
13/14	1,14	1,23	1,31
15/16	1,05	1,22	1,39
17/18	1,07	1,18	1,29
19/20	1,09	1,18	1,26
21/22	1,06	1,15	1,25
23/24	1,05	1,13	1,21
25/26	1,04	1,13	1,22
27/28	1,05	1,13	1,22
29/30	0,99	1,10	1,21
31/32	0,96	1,07	1,17
33/34	0,96	1,04	1,11
35/36	0,93	1,02	1,11
37/38	0,92	0,98	1,05
39/40	0,87	0,97	1,06
41/42	0,93	0,96	1,00

CONSIDERAÇÕES DIAGNÓSTICAS

Determinação da idade gestacional

Em virtude da imprecisão frequente da data da última menstruação, o diagnóstico correto da idade gestacional é muitas vezes ecográfico. Deve-se considerar ainda a margem de erro da ecografia em função da idade gestacional. O ideal é que a ultrassonografia seja realizada no primeiro trimestre da gravidez, quando o erro é mínimo, de 3 a 5 dias, ou pelo menos antes da 20ª/24ª semana de gravidez (Neilson, 2014).

Entretanto, observa-se um grande número de pacientes que não fazem o pré-natal ou mesmo que o iniciaram tardiamente, não realizando ultrassonografia precoce para melhor datar a gravidez, o que pode falsear o diagnóstico das alterações do crescimento fetal ou até mesmo de pós-datismo.

Biometria fetal

A biometria fetal mensurada pela ultrassonografia pode ser realizada de maneira isolada ou seriada. Uma ultrassonografia isolada é importante apenas para a determinação da idade gestacional no momento do exame, não se prestando para a avaliação adequada do crescimento fetal, uma vez que é necessário ter em mãos a correta idade gestacional, além de outras ecografias para comparação da estimativa do peso fetal.

As relações biométricas descritas anteriormente, associadas ao percentil de peso fetal estimado e a outros parâmetros descritos, apenas levantam a suspeita clínica para o diagnóstico das alterações do crescimento fetal. O correto diagnóstico se dá por meio de ultrassonografias seriadas e será confirmado apenas após o nascimento.

Para a avaliação do crescimento fetal o ideal é que a ultrassonografia seriada determine a biometria fetal com a consequente estimativa do peso fetal em pelo menos quatro situações diferentes com intervalo de no mínimo 15 dias. Os valores obtidos de cada segmento corporal do feto (biometria), como CC, DBP, CF e CA, servem para avaliação do crescimento daquele segmento mensurado, crânio, ossos longos e abdome. Para cada uma dessas medidas existe uma curva de normalidade para a idade gestacional determinada a partir da população normal. O valor mensurado de cada avaliação biométrica, quando situado abaixo do percentil 10 e acima do percentil 90, exige propedêutica adequada para o diagnóstico das alterações do crescimento fetal.

A partir dos valores biométricos individuais de cada segmento corporal, a estimativa de peso fetal é calculada por meio de modelos matemáticos. Dependendo do modelo utilizado, o percentil de peso é observado em uma curva de normalidade, suspeitando-se de feto PIG/RCIU quando o percentil está abaixo de 10 e de crescimento excessivo quando maior que 90.

Em geral, recomenda-se o intervalo de pelo menos 2 semanas para a avaliação dos parâmetros de crescimento, pois em intervalos menores aumentam as chances de erros nas medidas e a variabilidade biológica invalida essa avaliação.

Estimativa do peso fetal

Por meio da mensuração dos parâmetros da biometria fetal pode ser obtida uma estimativa do peso e, projetando-a em uma curva da população normal, determinado o diagnóstico de feto PIG/RCIU e fetos GIG. O crescimento pode ser considerado adequado quando o peso para determinada idade gestacional se situa entre o 10º e o 90º percentil. A margem de precisão do peso é de aproximadamente 15% a 20%, sendo maior em fetos com peso < 2.500g.

Estudos sugerem que a estimativa do peso fetal calculada a partir de três ou quatro medidas biométricas é mais fidedigna (Mladenovic-Segedi & Segedi, 2005; Melamed et al., 2011). No entanto, em algumas situações, como em casos de oligoidrâmnio, polo cefálico insinuado e outras situações que possam dificultar uma mensuração adequada, pode ser utilizado o modelo matemático apenas com a CA e o CF (Melamed et al., 2011).

Núcleos de ossificação

Os núcleos de ossificação não são considerados métodos de rastreamento das alterações do crescimento fetal e/ou utilizados para a determinação da idade gestacional. Apesar de haver uma determinada idade gestacional média para seu surgimento (Quadro 2.4), seu intervalo é bastante flexível. Verificou-se que o núcleo de ossificação do fêmur pode ser visto tão precocemente quanto na 29ª semana e seu tamanho aumenta linearmente, embora a idade gestacional média para seu aparecimento seja de 32 a 33 semanas.

Quadro 2.4 Idade gestacional média de surgimento dos principais núcleos de ossificação

Núcleo de ossificação	Idade gestacional
Epífise distal do fêmur	32 semanas
Epífise proximal da tíbia	36 semanas
Epífise proximal do úmero	38 semanas

FLUXOGRAMA DE AVALIAÇÃO DO CRESCIMENTO FETAL (CAM-IMIP)

As consultas pré-natais são de grande importância para o rastreamento das alterações do crescimento fetal. Uma vez detectada a suspeita clínica por medida seriada da AFU, avaliação do ganho ponderal ou mesmo ultrassonografia, as pacientes deverão ser encaminhadas a um centro de referência em gestação de alto risco (Figuras 2.5 e 2.6).

Diante da suspeita clínica ou ultrassonográfica das alterações do crescimento fetal e havendo uma ultrassonografia precoce, a biometria, as relações biométricas e a estimativa de peso fetal são, na maioria das vezes, suficientes para o diagnóstico. Caso não esteja disponível uma ultrassonografia precoce que confirme a idade gestacional, a melhor metodologia para o diagnóstico consiste na ecografia seriada com intervalo de 15 dias, acrescida da propedêutica supramencionada.

Em todas as situações, o acompanhamento biométrico e do crescimento fetal dessas gravidezes pela ultrassonografia deve ser realizado com intervalos de 15 dias, caso a conduta seja conservadora. A propedêutica da vitalidade fetal será discutida em outro capítulo.

Leitura recomendada

Al Riyami N, Walker MG, Proctor LK, Yinon Y, Windrim RC, Kingdom JC. Utility of head/abdomen circumference ratio in the evaluation of severe early-onset intrauterine growth restriction. J Obstet Gynaecol Can 2011; 33:715-9.

Atalah E, Castillo CL, Castro RS, Amparo Aldea P. Propuesta de un nuevo estándar de evaluación nutritional de embarazadas. Rev Med Chile 1997; 125:1429-36.

Bergman E, Axelsson O, Petzold M, Sonesson C, Kieler H. Self-administered symphysis-fundus measurements analyzed with a novel statistical method for detection of intrauterine growth restriction: a clinical evaluation. Acta Obstet Gynecol Scand 2011; 90: 890-6.

Brasil. Ministério da Saúde. Pré-natal e puerpério: atenção qualificada e humanizada – manual técnico. Brasília, DF: Centro de Documentação do Ministério da Saúde, 2006. 162p.

Bricker L, Neilson JP, Dowswell T. Routine ultrasound in late pregnancy (after 24 weeks' gestation). Cochrane Database of Systematic Reviews. In: The Cochrane Library, Issue 1, Art. No. CD001451. DOI: 10.1002/14651858.CD001451.pub1.

Holanda-Filho JA, Souza AI, Souza ASR, Figueroa JN, Ferreira ALCG, Cabral-Filho JE. Fetal transverse cerebellar diameter measured by ultrasound does not differ between genders. Arch Gynecol Obstet 2011; 284:299-302.

Khani S, Ahmad-Shirvani M, Mohseni-Bandpei MA, Mohammadpour-Tahmtan RA. Comparison of abdominal palpation, Johnson's technique and ultrasound in the estimation of fetal weight in Northern Iran. Midwifery 2011; 27:99-103.

Martinelli S, Bittar RE, Zugaib M. Predição da restrição do crescimento fetal pela medida da altura uterina. Rev Bras Ginecol Obstet 2004; 26:383-9.

Melamed N, Yogev Y, Meizner I, Mashiach R, Pardo J, Ben-Haroush. A prediction of fetal macrosomia: effect of sonographic fetal weight-estimation model and threshold used. Ultrasound Obstet Gynecol 2011; 38:74-81.

Melo ASO, Assunção PL, Gondim SSR et al. Estado nutricional materno, ganho de peso gestacional e peso ao nascer. Rev Bras Epidemiol 2007; 10:249-57.

Mladenovic-Segedi L, Segedi D. Accuracy of ultrasonic fetal weight estimation using head and abdominal circumference and femur length. Med Pregl 2005; 58:548-52.

National Academy of Sciences. Institute of Medicine. Nutrition during pregnancy: Part I – Weight gain; Part II – Nutrient supplements. Washington, 1990.

Neilson JP. Ultrasound for fetal assessment in early pregnancy. Cochrane Database of Systematic Reviews. In: The Cochrane Library, Issue 11, Art. No. CD000182. DOI: 10.1002/14651858.CD000182.pub2.

Nery L, Moron AF, Kulay Junior L. Predição da restrição do crescimento fetal pela biometria do diâmetro transverso do cerebelo. Rev Bras Ginecol Obstet 2004; 26:349-54.

Sparks TN, Cheng YW, McLaughlin B, Esakoff TF, Caughey AB. Fundal height: a useful screening tool for fetal growth? J Matern Fetal Neonatal Med 2011; 24:708-12.

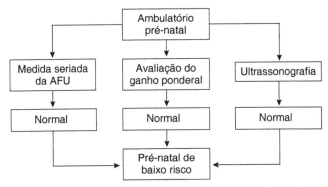

FIGURA 2.5 Fluxograma de acompanhamento pré-natal normal.

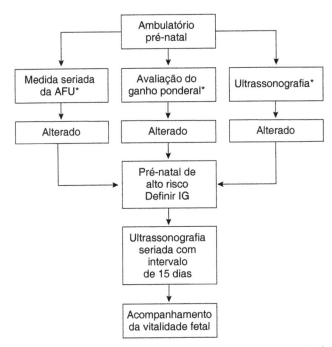

FIGURA 2.6 Fluxograma de acompanhamento pré-natal alterado. (*Qualquer uma das metodologias alterada.)

Feto Pequeno para a Idade Gestacional/ Restrição do Crescimento Intrauterino

Alex Sandro Rolland Souza • Marcelo Marques de Souza Lima
Stênio Galvão de Freitas

INTRODUÇÃO

Feto pequeno para idade gestacional (PIG)/restrição do crescimento intrauterino (RCIU) ocorre quando o feto apresenta peso estimado abaixo do esperado para a idade gestacional. Trata-se de um importante problema da obstetrícia que repercute sobre a morbidade e a mortalidade perinatal, ocorrendo em aproximadamente 7% a 15% das gestações.

Muitas doenças obstétricas são capazes de modificar o potencial de crescimento fetal e de ter consequências no desenvolvimento do concepto em curto e longo prazo. O diagnóstico precoce de feto PIG/RCIU é um desafio na prática obstétrica atual, sendo essencial para prevenção de suas complicações. A atuação sobre os fatores associados poderá promover a diminuição de sua incidência e morbidade, sendo as padronizações do diagnóstico e das condutas obstétricas baseadas em evidências fundamentais na redução da mortalidade.

CONCEITO

A definição clássica de feto PIG/RCIU considera um crescimento fetal abaixo do esperado para a idade gestacional, determinado pelo peso estimado à ultrassonografia, em uma população específica e por meio de uma curva de crescimento. Os parâmetros ultrassonográficos (biometria) são utilizados para a determinação da estimativa de peso fetal, sendo atualmente classificado como feto PIG aquele concepto abaixo do percentil 10 (ACOG, 2000; RCOG, 2003; Chauhan et al., 2009).

Algumas considerações devem ser feitas sobre o conceito de recém-nascido e feto PIG/RCIU. Inicialmente, deve-se diferenciar feto PIG/RCIU de recém-nascido PIG (ACOG, 2000; Chauhan et al., 2009), uma vez que o diagnóstico ultrassonográfico apresenta resultados falso-positivos, sendo os desvios do crescimento fetal confirmados apenas após o nascimento, principalmente porque a maioria dos centros de saúde não se utiliza de uma curva ultrassonográfica de crescimento fetal própria de sua população (Cecatti et al., 2000, 2003).

Feto PIG/RCIU refere-se a concepto com peso estimado à ultrassonografia abaixo de limites determinados, associado ou não à existência de um processo fisiopatológico capaz de modificar o potencial de crescimento do concepto, ao passo que recém-nascido PIG se refere ao neonato com peso ao nascer abaixo de limites determinados. Assim, nem todos os recém-nascidos considerados PIG foram fetos PIG/RCIU, e vice-versa. Por exemplo, recém-nascidos com razões genéticas para o baixo peso ao nascer, o qual é classificado como constitucional, apresentam crescimento sempre no mesmo percentil, porém < 10º percentil. Por outro lado, há fetos ras-

treados intraútero com diagnóstico de RCIU, mas que, após o nascimento, apresentam-se dentro da curva de normalidade (diagnóstico falso-positivo).

Outros limites de percentis para o diagnóstico de RCIU e feto PIG já foram utilizados. O American College of Obstetricians and Gynecologists (ACOG) e o Royal College of Obstetricians and Gynecologists (RCOG) reconhecem a existência de múltiplas definições de RCIU e feto PIG.

A fórmula para cálculo da estimativa do peso fetal foi inicialmente proposta por Hadlock et al. (1991) e consiste em: [Log10(peso ao nascimento)]=1,3596 – 0,00386(CA) (CF) + 0,0064(CC) + 0,00061(DBP)(CA) + 0,0424(CA) + 0,174(CF), onde CA é a circunferência abdominal, CF é o comprimento do fêmur, CC é a circunferência cefálica e DBP é o diâmetro biparietal. Cecatti et al. (2000), utilizando essa fórmula, determinaram uma curva de crescimento fetal para a população brasileira, a qual foi validada para o rastreamento dos recém-nascidos PIG (Cecatti et al., 2003), utilizando como padrão-ouro a curva de crescimento neonatal de Bataglia-Lubchenco (1971).

Atualmente, o uso da expressão RCIU vem sendo reservado a situações relacionadas com a má adaptação placentária e outra causas patológicas, enquanto a expressão feto PIG é utilizada para designar o pequeno constitucional. São considerados com RCIU os fetos com peso < 10º percentil com risco maior de deterioração intraútero, natimorto e resultado perinatal adverso em comparação com os fetos adequados para a idade gestacional (AIG) e PIG. Têm alto risco de hipoxemia em virtude da redistribuição hemodinâmica como reflexo da adaptação fetal. Os critérios diagnósticos determinados para essas situações encontram-se no Quadro 2.5 (Gordijn et al., 2016).

INCIDÊNCIA

A incidência de RCIU varia de 7% a 15% das gestações, dependendo dos critérios utilizados para o diagnóstico. No Brasil, estima-se uma incidência entre 10% e 15% (Moreira-Neto, 2011).

CLASSIFICAÇÃO

O crescimento celular fetal apresenta três fases consecutivas: a fase de hiperplasia, presente do início da gravidez até a 16ª semana e caracterizada por aumento do número de células; a de hiperplasia e hipertrofia, entre a 16ª e a 32ª semana; e a de hipertrofia, após a 32ª semana, caracterizada principalmente pela deposição de gordura resultante do metabolismo do glicogênio.

QUADRO 2.5 Critérios diagnósticos da restrição de crescimento intrauterino (*Delphi procedure*) (Gordijn et al., 2016)

	Restrição de crescimento intrauterino Fetos com morfologia normal		
		Precoce (< 32 semanas)	Tardia (> 32 semanas)
Critérios maiores (individuais)		Peso < p3	Peso < p3
		CA < p3	CA < p3
		Art. umb. com diástole zero	
Critérios menores (combinados)	Peso < p10 ou CA < p10	IP art. ut. (med) > p95 e/ou IP art. umb. > p95	Ao menos dois dos critérios: Peso < p10 ou CA < p10 RCP < p5 ou IP art. umb. > p95 Peso ou CA com queda de 2 quartis na curva

CA: circunferência abdominal; IP: índice de pulsatilidade; art.: artéria(s); umb.: umbilical; ut. (med): média das artérias uterinas; RCP: relação cérebro-placentária; p: percentil.

Assim, de acordo com a idade gestacional e as fases de crescimento celular em que atua o fator causal, feto PIG/RCIU pode ser classificado em três formas clínicas:

- **Tipo I – simétrico, intrínseco, proporcional, harmônico ou hipoplásico:** tem o pior prognóstico. Representa 10% a 20% de todos os casos. O fator causal atua sobre o feto na época da concepção, na fase de crescimento hiperplásico das células, levando à diminuição do número de células dos órgãos e do potencial intrínseco de crescimento. O peso, o comprimento fetal e a circunferência cefálica são os parâmetros usualmente empregados na investigação diagnóstica, os quais são proporcionalmente reduzidos. Em geral, não apresentam hipoxia fetal, podendo ser necessárias propedêutica e terapêutica intraútero. Os fetos pequenos constitucionalmente costumam apresentar-se sob essa forma clínica, o que dificulta o diagnóstico diferencial.
- **Tipo II – assimétrico, desproporcional ou desarmônico:** responde por 70% a 80% de todos os casos. A origem é indefinida em 30% a 40% dos casos (idiopáticos). O prognóstico é melhor. As principais causas são insuficiência placentária, hipertensão arterial e desnutrição materna. São particularmente comuns durante o terceiro trimestre da gestação, na fase de hipertrofia celular, determinando sua hipotrofia. O peso fetal e as relações de proporcionalidade estão alterados, havendo desproporção entre o crescimento do polo cefálico e o do tronco e dos membros. Os conceptos apresentam redução da medida da circunferência abdominal em detrimento do perímetro cefálico que, em alguns casos, pode estar normal ou levemente reduzido. A circunferência abdominal está reduzida, uma vez que o fígado, principal órgão afetado, tem seu crescimento prejudicado pelo maior consumo de glicogênio, podendo ocorrer redução da oferta de oxigênio e de nutrientes, o que determina a

redistribuição do fluxo sanguíneo, privilegiando os órgãos nobres. É a RCIU propriamente dita.
- **Tipo III – intermediário ou misto:** afeta tanto a fase de hipertrofia como a de hiperplasia. Constitui 5% a 10% dos casos. Tem relação com fatores extrínsecos. Surge no segundo trimestre da gestação. As consequências assemelham-se mais com as do tipo I, porém o diagnóstico diferencial é difícil, podendo ser classificado erroneamente como os tipos I e II. O peso e o comprimento fetal estão particularmente comprometidos.

Outra classificação, mais atual, divide a RCIU em precoce (idade gestacional < 32 semanas) e tardia (idade gestacional > 32 semana). Essa diferenciação é importante porque esses tipos apresentam diferentes características bioquímicas, biofísicas e clínicas. Na primeira forma, ocorrida na fase de hiperplasia celular fetal, o feto restrito, quando simétrico, é mais comumente causado por uso de drogas, alterações genéticas e infecções fetais (TORCHS); quando assimétrico, a principal causa é a insuficiência placentária. Vale ressaltar que a maioria dos fetos simetricamente pequenos é constitucional e não apresentará alterações estruturais ou risco de dano fetal, enquanto a RCIU tardia ocorre na fase de hipertrofia celular fetal e sua principal causa é a insuficiência placentária, estando, portanto, ligada à pré-eclâmpsia e sendo caracterizada por assimetria do crescimento fetal. Em geral, não há malformações fetais.

ETIOLOGIA

Os principais fatores etiológicos podem ter origem materna, fetal ou uteroplacentária e podem ser subdivididos segundo o tipo de restrição de crescimento (Quadro 2.6).

QUADRO 2.6 Etiologia da restrição de crescimento fetal ou intrauterino

Tipo I	Tipo II	Tipo III
Cromossomopatias – trissomias (13, 18 e 21), monossomia (XO – Turner), deleções e mosaicismo	Hipertensão	Anemia
	Má adaptação placentária	Desnutrição crônica
Infecções congênitas – rubéola, toxoplasmose, sífilis, citomegalovirose e herpesvírus	Diabetes com vasculopatia (classe D em diante de Priscila White)	Nutrição materna deficiente
		Etilismo
	Gestação múltipla	Tabagismo
	Placenta prévia	Uso de drogas
Uso de drogas	Descolamento prematuro da placenta crônico	Cafeína
Exposição a agentes teratogênicos (radiações)	Envelhecimento placentar precoce	
	Síndrome do anticorpo antifosfolípide	
	Colagenoses	
	Idiopático (40%)	

FATORES DE RISCO

O ACOG (2000) listou 33 fatores de risco para feto PIG/RCIU, os quais são divididos em três categorias: maternos, placentários e fetais. Os principais estão listados no Quadro 2.7.

Em metanálise foi observada uma redução significativa do risco de baixo peso ao nascer em recém-nascidos de mães que receberam suplementação com micronutrientes durante a gestação, comparados a placebo ou aos que receberam ácido fólico e ferro. O peso ao nascer foi também significativamente maior nos recém-nascidos que receberam micronutrientes em comparação com o grupo que recebeu ferro e ácido fólico. Entretanto, não houve diferença significativa quanto aos riscos de nascimentos prematuros ou pequenos para a idade gestacional (Shah et al., 2009).

Um estudo registrou redução na frequência de recém-nascidos PIG de gestantes que pararam de fumar antes da 15ª semana de gravidez. Não foi encontrada nenhuma diferença quanto à frequência de nascimentos prematuros ou recém-nascidos PIG entre o grupo de não fumantes e o das que pararam de fumar. Entretanto, as fumantes tiveram alta incidência de nascimentos prematuros e recém-nascidos PIG (McCowan et al., 2009).

Outro estudo observou que, quanto piores as condições socioeconômicas, maior o risco de recém-nascidos PIG. O tabagismo aumentou em 40% o risco de PIG, ao passo que cuidados neonatais reduzidos aumentam o risco em aproximadamente 5%. Idade materna inferior a 21 anos repercutiu na redução do risco, o qual aumentou em mulheres com mais de 35 anos (Beard et al., 2009).

QUADRO 2.7 Fatores de risco maternos para o desenvolvimento de restrição de crescimento intrauterino (RCIU)

Fatores gerais maternos: idade, peso, raça, volume cardíaco, altura, peso de nascimento e idade da primeira gravidez

Fatores socioeconômicos: nível social, profissão dos pais, moradia e salário

Tempo de trabalho diário e mensal total, tempo de sono diário e estresse no trabalho

Ganho ponderal insuficiente durante a gestação

Nutrição materna deficiente

Peso materno pré-gravídico < 50kg

Idade materna avançada

Fatores tóxicos: substâncias ilícitas, etilismo, tabagismo ativo e passivo (> 5 cigarros/dia) e café

História prévia de recém-nascido com RCIU

História de natimorto ou neomorto

Abortamentos de repetição

Síndromes hipertensivas

Doença renal

Doenças hepáticas

Cardiopatia

Hemoglobinopatias

Endocrinopatias

Síndrome do anticorpo antifosfolípide

Infecções congênitas

Cromossomopatias

Mosaicismo placentar

Dopplervelocimetria: incisura protodiastólica bilateral

Quanto à ingestão de álcool, um estudo observou a prevalência de 2% de consumo alcoólico durante a gravidez. A frequência de recém-nascidos PIG entre as gestantes que não ingeriam álcool foi de 4%, comparada a um risco de 20% nas que ingeriam bebidas alcoólicas. O risco é ainda maior em fumantes que ingeriam mais de cinco doses de álcool por semana. Assim, o risco de PIG é dose-dependente, sendo ainda maior quando associado ao tabagismo durante a gravidez, comparado ao risco de não fumantes (Aliyu et al., 2009).

DIAGNÓSTICO

A suspeita diagnóstica de feto PIG/RCIU pode ser aventada com base na propedêutica clínica e ultrassonográfica aplicada à avaliação do crescimento do concepto (veja a parte A deste capítulo). A vigilância do crescimento fetal se faz necessária em todas as gestações por meio da avaliação clínica e ultrassonográfica, embora seja mais indicada nas gestações de alto risco, utilizando o exame ultrassonográfico seriado. Em gestações de baixo risco, a ultrassonografia apresenta sensibilidade, especificidade, falso-positivo e valores preditivos positivo e negativo de 53%, 81%, 74%, 26% e 93%, respectivamente, para o diagnóstico de recém-nascido PIG (De Reu et al., 2008).

A propedêutica diagnóstica deve ser iniciada com uma anamnese cuidadosa, procurando esclarecer os possíveis fatores de risco, assim como o exame físico (avaliação da altura uterina e do ganho ponderal materno), levando em consideração a idade correta da gravidez (Fonseca, 2013). A ultrassonografia associada à dopplervelocimetria (veja o Capítulo 16), o cariótipo fetal, a PCR do líquido amniótico ou no sangue do cordão umbilical e outros exames complementares maternos são métodos propedêuticos importantes para a detecção do diagnóstico etiológico de feto PIG/RCIU.

O diagnóstico ultrassonográfico é realizado quando o peso estimado fetal se encontra < 10º percentil. A circunferência abdominal isoladamente é o melhor parâmetro para avaliação do crescimento fetal e, quando < 10º percentil, sugere feto PIG/RCIU. Algumas relações biométricas merecem destaque, como as relações CC/CA (> 95º percentil), CF/CA (valor normal: 20% a 24%) e DTC (diâmetro transverso cerebelar)/CA (> 90º/95º percentil).

A ultrassonografia seriada tem sido considerada o método preferido para o diagnóstico de feto PIG/RCIU, pois estabelece a velocidade de crescimento do concepto e por vezes ajuda na determinação de sua etiologia. A avaliação ultrassonográfica seriada é recomendada para todos os fetos PIG ou com RCIU comprovada ou suspeita. O intervalo entre os exames pode variar de acordo com a idade gestacional, a gravidade da doença, o bem-estar do feto, as condições maternas e os resultados dos exames anteriores. No entanto, para a comparação dos parâmetros de crescimento é recomendado o intervalo de pelo menos 2 semanas, uma vez que intervalos menores aumentam as chances de confusão em razão de erros nas medidas e na estimativa do peso fetal.

O ACOG (2000) recomenda dois passos para a realização do diagnóstico de feto PIG/RCIU: a identificação dos fatores de risco com anamnese e aferição do tamanho uterino e, posteriormente, a avaliação ultrassonográfica com mensuração dos parâmetros biométricos, além de propedêutica complementar com exames invasivos para diagnóstico de aneuploidias ou infecções congênitas, quando indicados. A amniocentese e a cordocentese possibilitam o estudo do cariótipo fetal e a investigação de TORCHS. Por sua vez, o RCOG (2003) recomenda cinco propedêuticas que podem ser utilizadas no diagnóstico de fetos PIG/RCIU: palpação abdominal, mensuração da altura uterina, ultrassonografia com mensuração de parâmetros biométricos, estimativa de peso fetal e dopplervelocimetria.

O Quadro 2.8 sintetiza o roteiro diagnóstico utilizado no Centro de Atenção à Mulher (CAM-IMIP) (veja a Parte A deste capítulo).

COMPLICAÇÕES PERINATAIS

A RCIU tem consequências fetais importantes, como natimorto e neomorto, hipoxia intrauterina e neonatal, baixos escores de Apgar, parto prematuro, óbito perinatal, distúrbios

QUADRO 2.8 Diagnóstico de feto pequeno para idade gestacional (PIG)/ restrição de crescimento intrauterino (RCIU)

Determinação da idade gestacional	Dia da última menstruação – DUM USG precoce: preferir primeiro trimestre ou < 24ª semana
Diagnóstico de suspeita	Um ou mais fatores de risco
Diagnóstico de probabilidade	Clínico: alteração da curva de crescimento fetal ou no ganho ponderal materno (curva decrescente ou estacionária) Ecográfico: biometria seriada alterada (DBP, CC, CF e CA) CA < 10ª percentil Relação CC/CA > 95ª percentil Relação CF/CA > 24% Relação DTC/CA > 90ª/95ª percentis Discrepância entre a medida do CF e do DBP Oligoidrâmnio: ILA < 8,0cm Estimativa de peso fetal: < 10ª percentil Dopplervelocimetria das artérias uterinas: persistência da incisura protodiastólica bilateral e/ou aumento da resistência média vascular acima da 20ª à 24ª semana Dopplervelocimetria da circulação fetoplacentária: Artéria umbilical (Art. Umb.): aumento da resistência vascular (> 95ª percentil), diástole zero ou reversa Relação ACM/Art. Umb. (RCP): centralização fetal (< 1) *Delphi Procedure*
Diagnóstico do tipo de RCIU	Avaliação da simetria corporal por meio das relações biométricas e estimativa de peso fetal – Classificação nos tipos I, II e III Classificação em precoce ou tardio
Diagnóstico etiológico	Avaliação clínica materna: identificação de doenças maternas Sorologias maternas (TORCHS) Pesquisa de anticorpo antifosfolípide e outras colagenoses Ecocardiografia fetal: rastreamento de cardiopatias congênitas Amniocentese: cariótipo e PCR para TORCHS

USG: ultrassonografia; DBP: diâmetro biparietal; CC: circunferência cefálica; CF: comprimento do fêmur; CA: circunferência abdominal; DTC: diâmetro transverso cerebelar; ILA: índice de líquido amniótico; RCP: relação cérebro-placentária; TORCHS: toxoplasmose, rubéola, citomegalovírus, herpes e sífilis; PCR: reação em cadeia da polimerase.

metabólicos (hipoglicemia, hipocalcemia e hipocalemia), síndrome de aspiração meconial, hipotermia, policitemia, hemorragia intracerebral, paralisia cerebral e irritabilidade do sistema nervoso, podendo culminar em crises convulsivas.

Outras complicações em longo prazo foram relatadas, como doenças do adulto com raízes na infância (hipertensão arterial crônica, obesidade, diabetes, hipercolesterolemia e síndrome metabólica), diminuição do quociente de inteligência (QI), crescimento somático diminuído, hiperatividade do sistema nervoso central, convulsões, dificuldades na dicção, déficit na coordenação motora, atenção reduzida, distúrbios de aprendizagem, alterações do comportamento e déficit mental.

Na última década tem sido observado profundo interesse pelas doenças crônicas dos adultos que podem ter raízes na infância (Alves & Figueira, 2004). Barker (1986) relatou uma taxa de mortalidade por doenças cardiovasculares inversamente relacionada com o peso ao nascer. Assim, esse estudo foi considerado o marco que despertou o interesse da comunidade científica pela associação de doenças crônicas do adulto com raízes na infância. Atualmente, o baixo peso ao nascimento, a RCIU e o recém-nascido PIG são aceitos como fatores de risco para uma série de doenças crônicas, como hipertensão, diabetes, dislipidemia e síndrome metabólica (De la Calzada et al., 2009).

A justificativa de Barker é a ocorrência de um período de maior sensibilidade na vida fetal e na primeira infância, quando determinados estímulos podem ocasionar alterações estruturais e funcionais do organismo. Admite-se que na luta pela sobrevivência o feto, ao se adaptar à desnutrição, desenvolve mecanismos que levam a alterações permanentes em sua fisiologia e em seu metabolismo celular, reprogramando as relações da glicose com a insulina, o hormônio do crescimento, o fator de crescimento (IGF-1) e o cortisol.

CONDUTA

Uma vez estabelecido o diagnóstico de probabilidade, a conduta consiste em internação na enfermaria de gestação de alto risco, nos casos mais graves, com o objetivo de definir a etiologia, tratar o fator desencadeante, caso possível, e aguardar o melhor momento para o parto.

Diagnóstico etiológico

A finalidade do diagnóstico etiológico é definir a etiologia do feto PIG/RCIU e avaliar o prognóstico fetal, sugerindo uma conduta adequada para cada doença. Os principais exames complementares, que devem ser solicitados de acordo com a suspeita etiológica, são ultrassonografia morfológica, dopplervelocimetria, pesquisa de infecções congênitas, ecocardiografia fetal, dosagem materna de anticorpos antifosfolípides e outras colagenoses e cariótipo fetal (Figura 2.7).

O ACOG (2000) recomenda que, diante da suspeita de RCIU por ultrassonografia, está indicado o exame morfológico para pesquisa de anomalias congênitas. A amniocentese para pesquisa do cariótipo fetal está indicada nos casos de RCIU precoce ou grave ou ainda se associada a malformações, e a investigação de infecções congênitas está recomendada.

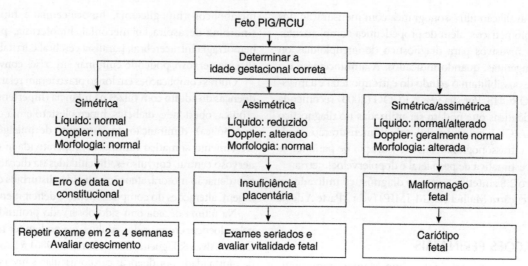

FIGURA 2.7 Diagnóstico etiológico mais provável para feto PIG/RCIU.

O RCOG (2002) sugere que a investigação de cromossomopatias deva ser feita na presença de anomalias associadas e se a circunferência abdominal ou a estimativa do peso fetal se encontrar abaixo do quinto percentil com líquido amniótico e estudo dopplervelocimétrico normais.

Medidas coadjuvantes

Algumas medidas coadjuvantes têm sido propostas na tentativa de melhorar a oxigenação fetal, como:

- **Repouso em decúbito lateral esquerdo:** apesar de não haver evidências suficientes na literatura, o repouso em decúbito lateral esquerdo pode ser recomendado às pacientes com RCIU assimétrica e tardia. Recomendamos repouso relativo, orientando as pacientes para que prefiram sempre o decúbito lateral esquerdo quando estiverem deitadas em repouso, evitando a diminuição do retorno venoso pela compressão da veia cava inferior. A Biblioteca Cochrane disponibiliza uma revisão sistemática que envolveu um único ensaio clínico, não sendo demonstrada evidência suficiente de benefício do repouso hospitalar em comparação com o repouso ambulatorial sobre os desfechos perinatais (Say et al., 2015).
- **Suspensão do fumo e do álcool:** recomenda-se a imediata suspensão do tabagismo e da ingestão de bebidas alcoólicas durante a gravidez, principalmente às pacientes com fetos acometidos de RCIU. Um estudo que comparou gestantes que interromperam o hábito de fumar antes da 15ª semana de gravidez com as que mantiveram o tabagismo e com as que nunca fumaram observou que a suspensão do tabagismo não diferiu significativamente quanto à frequência de RCIU das mulheres que nunca fumaram, sugerindo que o efeito do tabagismo durante a gravidez pode ser reversível se a suspensão do hábito for precoce (McCowan et al., 2009). Da mesma maneira, sabe-se que o uso do álcool durante a gravidez pode causar RCIU (Aliyu et al., 2009).
- **Nutrição materna adequada:** recomenda-se a manutenção de nutrição materna adequada, reservando a suplementação de nutrientes apenas às gestantes com desnutrição. Autores sugerem que a suplementação de micronutrientes durante a gestação reduz significativamente o risco de recém-nascido de baixo peso comparado ao placebo (RR: 0,81; IC95%: 0,73 a 0,91), particularmente a suplementação de ferro e ácido fólico (RR: 0,83; IC95%: 0,74 a 0,93) (Shah et al., 2009). No entanto, uma revisão sistemática disponibilizada na Biblioteca Cochrane, que incluiu quatro pequenos ensaios clínicos, sugere não haver nenhuma evidência que corrobore a suplementação materna de nutrientes para melhorar o crescimento fetal nas gestantes com RCIU (Say et al., 2015).
- **Tratamento da doença de base materna:** deve ser instituído o tratamento adequado da doença de base. No entanto, não há evidências de que o tratamento de manutenção da pré-eclâmpsia com anti-hipertensivos possa reduzir a incidência de RCIU (Souza et al., 2010).
- **Hidratação materna:** com o objetivo de aumentar a quantidade de líquido amniótico nos casos de oligoidrâmnio ou melhorar o fluxo materno fetal, a hidratação materna oral pode ser estimulada, porém não existem evidências suficientes para sua recomendação. Uma revisão sistemática disponibilizada na Biblioteca Cochrane, que incluiu dois pequenos ensaios clínicos, encontrou que a hidratação materna (ingestão de dois litros de água antes da ultrassonografia) em gestantes com ou sem oligoidrâmnio foi associada a aumento do volume amniótico. Destaca-se que essa revisão não foi realizada com fetos com RCIU, havendo a necessidade de ensaios clínicos controlados para que se evidencie o real efeito da hidratação nessas gestações (Hofmeyr et al., 2015).
- **Oxigenação materna:** realizada com o objetivo de melhorar a oxigenação fetal. Entretanto, não há evidências suficientes de que o uso de oxigênio materno melhore o prognóstico fetal com sua administração profilática durante o trabalho de parto ou nas gestações com sofrimento fetal (Fawole & Hofmeyr, 2015) e/ou com RCIU (Say et al., 2015).

- **Expansão do volume plasmático:** não há evidências na literatura para recomendar o uso de expansores do volume plasmático em gestantes com suspeita de fetos com RCIU (Say et al., 2015).
- **Betamiméticos:** não há evidências de que a utilização desses medicamentos promova melhora em fetos com RCIU, devendo também ser considerados seus possíveis efeitos indesejáveis. Em metanálise que incluiu dois ensaios clínicos não foram encontradas diferenças entre os grupos quanto ao uso ou não de betamiméticos em gestações com RCIU (Say et al., 2015).
- **Bloqueadores dos canais de cálcio:** não há evidências de que esses fármacos promovam algum benefício fetal por aumentarem o fluxo sanguíneo fetoplacentário em gestantes com fetos portadores de RCIU, sendo necessários novos estudos (Say et al., 2015).
- **Hormônios:** tem sido sugerido em estudos animais que estrógenos podem melhorar o suporte nutricional fetal por aumentarem o fluxo uterino, aumentando teoricamente o crescimento fetal devido às causas de má adaptação placentária. Entretanto, a revisão sistemática da Biblioteca Cochrane não encontrou nenhum ensaio clínico (Say et al., 2015).
- **Eletroestimulação transcutânea (TENS):** há a suspeita de que a TENS melhore o fluxo sanguíneo uteroplacentário e consequentemente o crescimento fetal. No entanto, em revisão sistemática não foi encontrado nenhum ensaio clínico para ser incluído no estudo (Say et al., 2015).

O ACOG e o RCOG concordam que muitas das sugestões fornecidas por alguns estudos e aqui comentadas não previnem ou melhoram os desfechos perinatais. Ambas as instituições recomendam parar de fumar, destacando que essa medida pode melhorar o peso ao nascer, mas que não resulta na melhora de outros desfechos perinatais. O ACOG ainda ressalta que em áreas endêmicas para malária o tratamento pode beneficiar os recém-nascidos.

Maturidade pulmonar fetal

Na propedêutica da avaliação da maturidade pulmonar fetal, algumas condições devem ser mencionadas:

- Avaliação da correta idade gestacional pela ultrassonografia.
- Avaliação de parâmetros ecográficos (grau placentário, núcleos de ossificação do fêmur e da tíbia).
- Amniocentese para realização de testes da maturidade pulmonar: teste de Clements, dosagem de fosfatidilglicerol e relação lecitina/esfingomielina, entre outros. Entretanto, por se tratar de exame invasivo, não vem sendo recomendado com essa finalidade.
- Corticoterapia é recomendada para aceleração da maturidade pulmonar fetal entre a 24ª e a 34ª semana de gravidez (Roberts & Dalziel, 2015). A betametasona 12mg, repetida após 24 horas (intramuscular), totalizando 24mg (duas doses), e a dexametasona 6mg a cada 12 horas por 24 horas, totalizando 24mg (quatro doses), são os fármacos mais utilizados (Roberts & Dalziel, 2015). Entretanto, não existem

evidências sobre quais seriam o melhor fármaco (Brownfoot et al., 2015) e a melhor via de administração (Utama & Crowther, 2015). A dose pode ser repetida caso o parto venha a ocorrer 7 dias após a última dose, melhorando os resultados perinatais (Crowther et al., 2015). Atualmente, alguns autores sugerem que a corticoterapia possa ser realizada até a 37ª semana.

Avaliação da vitalidade fetal

Com base em revisões sistemáticas, recomenda-se a dopplervelocimetria das artérias umbilicais para o acompanhamento da vitalidade fetal em gestações de alto risco, incluindo fetos com RCIU (veja o Capítulo 16) (Alfirevic & Neilson, 2015). Entretanto, o protocolo de acompanhamento permanece incerto.

Estudo disponibilizado na Biblioteca Cochrane incluiu apenas um ensaio clínico com 167 gestantes apresentando RCIU, o qual comparou a avaliação da vitalidade fetal (perfil biofísico, cardiotocografia e dopplervelocimetria) duas vezes por semana com a realizada quinzenalmente. Os autores sugerem que as evidências são limitadas para recomendar a melhor prática da avaliação da vitalidade fetal nas gestações acometidas por RCIU (Grivell et al., 2015).

O ACOG (2000) recomenda o acompanhamento da vitalidade fetal nas gestações com RCIU não associada a anomalias congênitas por qualquer um dos testes antenatais, como perfil biofísico fetal tradicional ou modificado, testes com e sem estresse (contrações), mensuração do líquido amniótico ou dopplervelocimetria dos vasos fetais. Entretanto, o ACOG reconhece a falta de ensaios clínicos randomizados que identifiquem o melhor exame para o diagnóstico do bem-estar fetal, mas o RCOG (2002) afirma claramente que a cardiotocografia e o perfil biofísico fetal devem ser utilizados estritamente para monitorar fetos com RCIU.

Ambas as instituições reconhecem a importância da dopplervelocimetria da artéria umbilical, porém o RCOG enfatiza seu uso como ferramenta de vigilância primária, podendo ser adotada com segurança antes do parto para predizer desfechos perinatais adversos.

No CAM-IMIP acompanhamos a vitalidade fetal desses fetos preferencialmente com a dopplervelocimetria da artéria umbilical quinzenalmente, se normal (< 95º percentil). Caso a dopplervelocimetria das artérias umbilicais se encontre alterada, o acompanhamento dependerá da gravidade e da idade gestacional (veja o Capítulo 16).

Quando a artéria umbilical se encontrar > 95º percentil (centralização fetal), esse acompanhamento deverá ser realizado em 3 a 5 dias por meio da artéria umbilical até 37 semanas e, caso apresente grave comprometimento placentário (diástole zero ou reversa), a dopplervelocimetria do ducto venoso deverá ser realizada diariamente até 30/34 semanas. Se o ducto venoso estiver alterado, estará indicada a interrupção da gestação, a depender da gravidade. Nessas situações, a cardiotocografia e o perfil biofísico fetal também podem estar indicados (veja o Capítulo 16).

Interrupção da gestação

Como não há tratamento definitivo para feto PIG/RCIU, o momento ideal do parto deve ser determinado de acordo com vários parâmetros obstétricos, como idade gestacional, possível etiologia, tipo da RCIU, presença de oligoidrâmnio, resultados das provas de vitalidade fetal e grau de hipoxia (acidose fetal). É importante manter-se ciente da probabilidade de sobrevida extrauterina do recém-nascido de acordo com as condições da UTI neonatal e o nível tecnológico da instituição onde a interrupção da gravidez será realizada.

Conduta antes da viabilidade fetal

Diante do diagnóstico precoce de feto PIG (antes da 24ª semana), a suspeita diagnóstica recai sobre o tipo I, devendo ser realizados exames complementares que incluam estudo morfológico e citogenético fetal, estudo sorológico materno (TORCHS) e dopplervelocimetria das artérias uterinas. Diante desses exames, podem ser identificadas três possibilidades diagnósticas:

- **Feto pequeno normal (constitucional):** trata-se de um feto com baixo potencial de crescimento, porém absolutamente normal tanto do ponto de vista morfológico como funcional (diagnóstico feito por exclusão e exames seriados). Os resultados dos exames complementares são absolutamente normais. Dificilmente acomete fetos em idade gestacional precoce. O controle ecográfico periódico dessas gestações revela um feto com crescimento sempre < 10º percentil, porém em uma mesma linha de crescimento com volume de líquido amniótico e estudo dopplervelocimétrico normais. Nesses casos não se deve adotar nenhuma ação preventiva ou terapêutica especial, salvo o controle clínico habitual próprio para qualquer gestação.
- **Feto com defeito congênito:** deve-se determinar, em todos os casos, o cariótipo fetal mediante procedimento adequado. A conduta depende do diagnóstico e do período da gestação. Como no Brasil não há amparo legal para a interrupção da gestação, o aconselhamento deve ser individualizado. Não havendo motivo para intervenções por indicação fetal, deverá ser realizado o acompanhamento pré-natal.
- **Tipo I:** os fetos apresentam-se PIG do tipo harmônico, cuja velocidade de crescimento tende a diminuir a cada exame ultrassonográfico. Três mecanismos etiopatogênicos podem ser implicados:
  - **Infecção embrionária:** as mais frequentemente envolvidas são citomegalovirose, rubéola, toxoplasmose, sífilis, herpes e parvovirose, as quais devem ser conduzidas conforme protocolo próprio para cada doença (veja o Capítulo 3).
  - **Insuficiência placentária (precoce):** para se estabelecer o diagnóstico etiológico estão indicadas a pesquisa de anticorpos antifosfolípides (anticardiolipina, anticoagulante lúpico e outros) e a dopplervelocimetria das artérias uterinas.
  - **Mosaicismo confinado à placenta (MCP) e anomalias cromossômicas:** confirmados pelo exame citogenético fetal. No MCP, o estudo da artéria umbilical por meio da dopplervelocimetria pode estar francamente alterado e, em virtude do prognóstico fetal reservado, indica-se a resolução da gestação diante da maturidade pulmonar fetal. As anomalias cromossômicas que se encontram associadas ao feto PIG são principalmente as trissomias do 13 e do 18.

Viabilidade fetal presente

Diante da viabilidade fetal, a conduta nos casos de fetos PIG (constitucional) com diagnóstico confirmado segue o acompanhamento pré-natal normal da gestação. Nos casos de alterações genéticas, anomalias e infecções congênitas, são necessárias condutas específicas para cada situação. Nos casos de insuficiência placentária, alguns elementos de grande importância são necessários para que se estabeleça uma conduta e melhore o prognóstico perinatal, como volume de líquido amniótico e dopplervelocimetria da artéria umbilical e do ducto venoso. A partir da 26ª semana, dependendo da gravidade, o parto pode estar indicado diante dos seguintes resultados:

- **Dopplervelocimetria da artéria umbilical normal:** em caso de suspeita de insuficiência placentária, a vitalidade fetal deve ser acompanhada inicialmente a cada 15 dias pela dopplervelocimetria da artéria umbilical e semanalmente a partir da 32ª semana de gravidez. Caso a dopplervelocimetria da artéria umbilical e o líquido amniótico se mantenham normais, o parto deve ser realizado no termo. Na presença de oligoidrâmnio moderado a grave, o parto será programado para a 34ª semana de gestação.
- **Dopplervelocimetria da artéria umbilical alterada (> 95º percentil):** a dopplervelocimetria da artéria umbilical encontra-se alterada quando > 95º percentil. Nessas situações deve ser realizado acompanhamento a cada 3 a 5 dias com dopplervelocimetria da artéria umbilical e cerebral média fetal até atingir a 37ª semana de gravidez. Nos fetos com oligoidrâmnio moderado a grave, o parto poderá ser antecipado.
- **Dopplervelocimetria da artéria umbilical (zero ou reversa):** na presença de diástole zero ou reversa na artéria umbilical, está confirmada a gravidade do feto. Nessa situação, a conduta deve ser individualizada segundo a idade gestacional e a dopplervelocimetria do ducto venoso, que deve ser realizada diariamente:
  - **> 26ª semana:** na presença de onda "a" zero ou reversa no ducto venoso ou redução do STV (< 3ms) na cardiotocografia computadorizada (cCTG).
  - **> 30ª semana:** na presença de diástole reversa da artéria umbilical ou índice de pulsatilidade do ducto venoso acima do percentil 95 para IG.
  - **> 34ª semana:** na presença de diástole zero.

Via de parto

Quanto à via de parto, convém atentar para a intensidade do acometimento do concepto, assim como verificar as condições clínicas e obstétricas maternas. A alteração da vitalidade fetal é o principal elemento propedêutico nas indicações da via de parto.

Apesar de o feto com RCIU apresentar risco aumentado de morbidade e mortalidade neonatal, o National Collaborating Centre for Women's and Children's Health, do National Institute for Clinical Excellence (NICE), recomenda que a cesariana eletiva não seja rotineiramente indicada a essas gestantes, particularmente porque seu efeito em melhorar esses desfechos ainda não se encontra determinado.

Recomenda-se habitualmente que a cesariana seja realizada particularmente na presença de centralização associada a outras complicações obstétricas, como oligoidrâmnio, e principalmente na presença de fluxo diastólico ausente ou reverso. Entretanto, cabe destacar que não há estudos bem controlados que evidenciem o efeito protetor da cesariana em fetos com centralização.

O parto transpelviano é uma opção em caso de malformação fetal incompatível com a vida extrauterina. Vale lembrar que, quando se opta pela via vaginal, é recomendado o acompanhamento rigoroso da vitalidade fetal por cardiotocografia intraparto.

A cesariana estará indicada nos casos de fetos com menos de 1.500g ou de apresentações pélvicas, intervenções obstétricas eletivas, colo desfavorável e presença de mecônio espesso no período de dilatação do trabalho de parto, assim como nas desacelerações intraparto (DIP) e umbilicais por oligoidrâmnio.

Cabe destacar que uma boa assistência obstétrica durante o trabalho de parto, com clampeamento oportuno do cordão umbilical, acompanhado de assistência neonatal especializada, contribui para um prognóstico bastante favorável do recém-nascido com diagnóstico intraútero de restrição de crescimento.

Leitura recomendada

Alfirevic Z, Neilson JP. Doppler ultrasound for fetal assessment in high risk pregnancies. Cochrane Database of Systematic Reviews. In: The Cochrane Library, Issue 11, Art. No. CD000073. DOI: 10.1002/14651858.CD000073.pub1.

Aliyu MH, Wilson RE, Zoorob R et al. Prenatal alcohol consumption and fetal growth restriction: potentiation effect by concomitant smoking. Nicotine Tob Res 2009; 11:36-43.

Alves JGB, Figueira F. Prevenção na infância de doenças crônicas não-transmissíveis dos adultos. In: Alves JGB, Ferreira OS, Maggi RS. Fernando Figueira Pediatria (IMIP). 3. ed. Rio de Janeiro: Guanabara Koogan, 2004:30-8.

American College of Obstetricians and Gynecologists. Intrauterine growth restriction. Washington, DC: American College of Obstetricians and Gynecologists, 2000.

Barker DJP, Osmond C. Infant mortality, childhood nutrition and ischaemic heart disease in England and Wales. Lancet 1986; 1:1077-81.

Beard JR, Lincoln D, Donoghue D et al. Socioeconomic and maternal determinants of small-for-gestational age births: patterns of increasing disparity. Acta Obstet Gynecol Scand 2009; 88:575-83.

Brownfoot FC, Gagliardi DI, Bain E, Middleton P, Crowther CA. Different corticosteroids and regimens for accelerating fetal lung maturation for women at risk of preterm birth. Cochrane Database of Systematic Reviews. In: The Cochrane Library, Issue 2, Art. No. CD006764. DOI: 10.1002/14651858.CD006764.pub4.

Cecatti JG, Machado MRM, Krupa FG, Figueiredo PG, Pires HMB. Validação da curva normal de peso fetal estimado pela ultra-sonogra-

fia para o diagnóstico do peso neonatal. Rev Bras Ginecol Obstet 2003; 25:35-40.

Cecatti JG, Machado MRM, Santos FFA, Marussi EF. Curva dos valores normais de peso fetal estimado por ultra-sonografia segundo a idade gestacional. Cad Saúde Pública 2000; 16:1083-90.

Chauhan SP, Gupta LM, Hendrix NW, Berghella V. Intrauterine growth restriction: comparison of American College of Obstetricians and Gynecologists practice bulletin with other national guidelines. Am J Obstet Gynecol 2009; 200:409.e1-6.

Crowther CA, McKinlay CJD, Middleton P, Harding JE. Repeat doses of prenatal corticosteroids for women at risk of preterm birth for improving neonatal health outcomes. Cochrane Database of Systematic Reviews. In: The Cochrane Library, Issue 2, Art. No. CD003935. DOI: 10.1002/14651858.CD003935.pub3.

De la Calzada DG, García LO, Remírez JM, Lázaro A, Cajal MD. Study of early detection of cardiovascular risk factors in children born small (SGA) and review of literature. Pediatr Endocrinol Rev 2009; 6:343S-9.

De Reu PA, Smits LJ, Oosterbaan HP, Nijhuis JG. Value of a single early third trimester fetal biometry for the prediction of birth weight deviations in a low risk population. J Perinat Med 2008; 36:324-9.

Fawole B, Hofmeyr GJ. Maternal oxygen administration for fetal distress. Cochrane Database of Systematic Reviews. In: The Cochrane Library, Issue 2, Art. No. CD000136. DOI: 10.1002/14651858.CD000136.pub2.

Fonseca ESVB. Manual de perinatologia. 1. ed. São Paulo: Federação Brasileira das Associações de Ginecologia e Obstetrícia, 2013. 118p.

Gordijn SJ, Beune IM, Thilaganathan B et al. Consensus definition of fetal growth restriction: a Delphi procedure. Ultrasound Obstet Gynecol 2016 Sep; 48(3):333-9. doi: 10.1002/uog.15884. PMID: 26909664.

Grivell RM, Wong L, Bhatia V. Regimens of fetal surveillance for impaired fetal growth. Cochrane Database of Systematic Reviews. In: The Cochrane Library, Issue 2, Art. No. CD007113. DOI: 10.1002/14651858.CD007113.pub1.

Hadlock FP, Harrist RB, Martinez-Poyer J. In utero analysis of fetal growth: A sonographic weight standard. Radiology 1991; 181:129-33.

Hofmeyr GJ, Gülmezoglu AM, Novikova N. Maternal hydration for increasing amniotic fluid volume in oligohydramnios and normal amniotic fluid volume. Cochrane Database of Systematic Reviews. In: The Cochrane Library, Issue 2, Art. No. CD000134. DOI: 10.1002/14651858.CD000134.pub1.

McCowan LM, Dekker GA, Chan E et al.; SCOPE consortium. Spontaneous preterm birth and small for gestational age infants in women who stop smoking early in pregnancy: prospective cohort study. BMJ 2009; 338:b1081.

Moreira-Neto AR, Córdoba JCM, Peraçoli JC. Etiologia da restrição de crescimento intrauterino (RCIU). Ciências Saúde 2011; 22:S21-S30.

Roberts D, Dalziel SR. Antenatal corticosteroids for accelerating fetal lung maturation for women at risk of preterm birth. Cochrane Database of Systematic Reviews. In: The Cochrane Library, Issue 2, Art. No. CD004454. DOI: 10.1002/14651858.CD004454.pub3.

Royal College of Obstetricians and Gynecologists. The investigation and management of the small-for-gestational-age fetus. Guideline No. 31. London, UK: Royal College of Obstetricians and Gynecologists, 2002.

Say L, Gülmezoglu AM, Hofmeyr GJ. Bed rest in hospital for suspected impaired fetal growth. Cochrane Database of Systematic Reviews. In: The Cochrane Library, Issue 2, Art. No. CD000034. DOI: 10.1002/14651858.CD000034.pub1.

Say L, Gülmezoglu AM, Hofmeyr GJ. Betamimetics for suspected impaired fetal growth. Cochrane Database of Systematic Reviews. In: The Cochrane Library, Issue 2, Art. No. CD000036. DOI: 10.1002/14651858.CD000036.pub1.

Say L, Gülmezoglu AM, Hofmeyr GJ. Calcium channel blockers for potential impaired fetal growth. Cochrane Database of Systematic Reviews. In: The Cochrane Library, Issue 2, Art. No. CD000049. DOI: 10.1002/14651858.CD000049.pub1.

Say L, Gülmezoglu AM, Hofmeyr GJ. Hormones for suspected impaired fetal growth. Cochrane Database of Systematic Reviews. In: The Cochrane Library, Issue 2, Art. No. CD000109. DOI: 10.1002/14651858.CD000109.pub1.

Say L, Gülmezoglu AM, Hofmeyr GJ. Maternal nutrient supplementation for suspected impaired fetal growth. Cochrane Database of Systematic Reviews. In: The Cochrane Library, Issue 2, Art. No. CD000148. DOI: 10.1002/14651858.CD000148.pub1.

Say L, Gülmezoglu AM, Hofmeyr GJ. Maternal oxygen administration for suspected impaired fetal growth. Cochrane Database of Systematic Reviews. In: The Cochrane Library, Issue 2, Art. No. CD000137. DOI: 10.1002/14651858.CD000137.pub1.

Say L, Gülmezoglu AM, Hofmeyr GJ. Plasma volume expansion for suspected impaired fetal growth. Cochrane Database of Systematic Reviews. In: The Cochrane Library, Issue 2, Art. No. CD000167. DOI: 10.1002/14651858.CD000167.pub1.

Say L, Gülmezoglu AM, Hofmeyr GJ. Transcutaneous electrostimulation for suspected placental insufficiency (diagnosed by Doppler studies).

Cochrane Database of Systematic Reviews. In: The Cochrane Library, Issue 2, Art. No. CD000079. DOI: 10.1002/14651858.CD000079.pub1.

Shah PS, Ohlsson A, Knowledge Synthesis Group on Determinants of Low Birth Weight and Preterm Births. Effects of prenatal multimicronutrient supplementation on pregnancy outcomes: a meta-analysis. CMAJ 2009; 180:E99-108.

Souza ASR, Amorim MMR, Costa AAR, Noronha Neto C. Tratamento anti-hipertensivo na gravidez. Acta Med Port. 2010; 23(1):77-84.

Utama DP, Crowther CA. Transplacental versus direct fetal corticosteroid treatment for accelerating fetal lung maturation where there is a risk of preterm birth. Cochrane Database of Systematic Reviews. In: The Cochrane Library, Issue 2, Art. No. CD008981. DOI: 10.1002/14651858.CD008981.pub9.

Infecções Congênitas

CAPÍTULO 3

Toxoplasmose

Rebeca Torquato Callou • Alex Sandro Rolland Souza

INTRODUÇÃO

A toxoplasmose é uma doença causada pelo *Toxoplasma gondii*, um parasita intracelular obrigatório da classe dos protozoários que tem a família de felinos como hospedeiro definitivo e pode infectar o ser humano como hospedeiro intermediário. Assume grande importância quando acomete a gestante em virtude do risco de infecção fetal, que pode acarretar sequelas imediatas ou tardias (McAuley, 2014).

A soroprevalência dessa infecção varia consideravelmente de acordo com a idade e a população estudada. Em países desenvolvidos e de clima temperado, sua prevalência tem diminuído nos últimos 30 anos com aproximadamente 10% a 50% dos adultos entre 15 e 45 anos sugerindo evidência de infecção prévia. Taxas de infecção mais altas (> 80%) são encontradas em países tropicais, onde os oocistos sobrevivem por mais tempo no solo, bem como em países onde se costuma ingerir carne crua e em comunidades expostas ao solo ou à água contaminados sem tratamento.

A prevalência de anticorpos específicos para *T. gondii* é diretamente proporcional à idade da população, o que indica que a infecção é adquirida ao longo da vida. No Brasil, as pesquisas mostram alta prevalência de soropositividade para toxoplasmose, variando entre 40% e 80%. Um estudo realizado em gestantes do Instituto de Medicina Integral Prof. Fernando Figueira – IMIP, em Recife, constatou imunidade para a doença em 74,7% das pacientes, suscetibilidade em 22,5% e possível infecção ativa em 2,8% (Porto et al., 2008).

A retinocoroidite é a manifestação permanente mais frequente da infecção pelo toxoplasma na Europa e na América do Norte. Contudo, as manifestações clínicas são mais comuns e graves nos países latino-americanos, provavelmente em razão do predomínio de genótipos mais diversificados e virulentos do parasita (Neu et al., 2015). No Brasil, a infecção pelo *T. gondii* determina altos níveis de doença ocular. Em algumas regiões, mais de 20% da população são acometidos por retinocoroidite toxoplásmica, resultando em níveis altos de dano visual. A toxoplasmose é a principal causa de cegueira na América do Sul.

PATOGÊNESE E FONTES DE INFECÇÃO

O *T. gondii* existe na natureza sob três formas:

- **Oocistos:** presentes nas fezes dos gatos.
- **Taquizoítos:** forma de proliferação rápida presente na fase aguda da infecção.
- **Bradizoítos:** forma latente observada nos cistos teciduais, que caracterizam a infecção crônica.

A infecção humana pode ser adquirida de várias maneiras (Quadro 3.1). As formas de transmissão oral e vertical são as mais comuns em humanos.

Os oocistos eliminados pelas fezes de felinos tornam-se infectantes em 1 a 5 dias após a excreção e podem permanecer infecciosos por mais de 1 ano, principalmente em ambientes quentes e úmidos. Ao serem ingeridos por um hospedeiro intermediário (ser humano, pássaro, roedor e animal doméstico), liberam esporozoítos que originarão os taquizoítos. Para sobreviverem e se multiplicarem, os taquizoítos invadem as células do hospedeiro, principalmente o cérebro e a musculatura, onde serão formados os cistos teciduais contendo bradizoítos, que permanecerão nesses tecidos de maneira latente e possivelmente nunca serão eliminados.

QUADRO 3.1 Formas de transmissão do *Toxoplasma gondii* em humanos

Ingestão de carne crua ou malcozida contendo cistos de *T. gondii*
Ingestão de oocistos pelo consumo de alimentos ou água contaminados pelas fezes de gatos
Passagem transplacentária
Transplante de órgãos ou transfusões sanguíneas
Inoculação acidental de taquizoítos

QUADRO 3.2 Interpretação do resultado dos testes sorológicos para toxoplasmose

Teste sorológico	Interpretação
IgG e IgM negativos	Ausência de infecção (mulher suscetível) ou infecção aguda extremamente recente
IgG positivo e IgM negativo	Imunidade, ou seja, indica infecção remota (há mais de 1 ano, provavelmente) e não representa preocupação para transmissão vertical em mulheres imunocompetentes
IgG e IgM positivos	Infecção recente ou resultado falso-positivo

A infecção fetal se dá por via transplacentária após a infecção primária materna. Essa transmissão ocorre, na maioria das vezes, durante a fase de parasitemia, nos dias que se seguem à infecção materna, antes que se tenha desenvolvido uma resposta sorológica. O risco de infecção fetal aumenta com o avançar da idade gestacional na soroconversão.

INFECÇÃO MATERNA

Incidência

A incidência de soroconversão durante a gestação varia de um a oito casos por 1.000 gestantes suscetíveis.

Manifestações clínicas

A maioria das mulheres (> 90%) que se infectam pelo *T. gondii* não apresenta sinais ou sintomas da doença e se recupera espontaneamente. Apenas uma pequena proporção manifestará sintomas inespecíficos, como fadiga, febre, cefaleia, mal-estar e mialgia, com período de incubação de 5 a 18 dias após a exposição. Linfadenopatia é o sinal mais específico da doença. A apresentação clínica na gestante não é mais grave do que em mulheres não grávidas. Em gestantes imunocomprometidas, a infecção toxoplásmica pode causar encefalite grave, miocardite, pneumonite ou hepatite durante a infecção aguda ou por reativação de uma infecção latente (Neu et al., 2015).

Diagnóstico

O diagnóstico de infecção materna é fundamentado na pesquisa de anticorpos contra o parasita por meio de testes sorológicos. Torna-se mais confiável quando feito a partir de duas amostras de sangue com pelo menos 2 semanas de intervalo, mostrando soroconversão das imunoglobulinas (Ig) G ou M específicas para toxoplasmose, de negativas para positivas (Miranda et al., 2012). O principal desafio consiste em diferenciar entre infecção primária e crônica, já que os anticorpos apresentam formação, ascensão e duração variáveis, tornando de difícil interpretação o resultado dos testes (Quadro 3.2). Por esse motivo, recomenda-se sempre consultar um especialista na área para confirmação diagnóstica.

Os títulos de anticorpos IgM aumentam de 5 dias a semanas após a infecção aguda, alcançando um pico após 1 a 2 meses e declinando mais rapidamente que o IgG. Apesar de os níveis de anticorpos IgM poderem cair, chegando a baixos ou indetectáveis, em muitos casos podem persistir por anos após a infecção aguda. Os anticorpos IgG aparecem depois dos IgM, sendo geralmente detectáveis dentro de 1 a 2 semanas após a infecção com pico alcançado em 12 semanas a 6 meses após a infecção aguda. Eles serão detectáveis por anos após a infecção e geralmente permanecerão presentes por toda a vida.

Vários testes estão disponíveis para detecção de IgG e IgM específicos para toxoplasmose. Em geral, são usados ensaios como provas imunoenzimáticas (ELISA), imunofluorescência indireta (IFI), hemaglutinação passiva e teste do corante de Sabin-Feldman, entre outros (Miranda et al., 2012).

Se há suspeita de infecção aguda, um novo teste deve ser feito dentro de 2 a 3 semanas. Um aumento de quatro vezes nos títulos dos anticorpos IgG pode também indicar infecção recente. Em virtude de os testes sorológicos para toxoplasmose não serem bem padronizados e apresentarem altas taxas de os resultados falso-positivos e falso-negativos, é importante que os resultados positivos sejam confirmados por um laboratório de referência.

Diante de uma paciente com perfil sorológico pré-gestacional desconhecido, a interpretação clínica dos resultados positivos para IgM consiste em um grande desafio para o diagnóstico de infecção recente, visto que, a depender da sensibilidade do teste, os títulos de IgM podem permanecer positivos por mais de 1 ano. Em busca de melhor definição diagnóstica da infecção recente foi desenvolvido o teste de avidez à IgG, que mensura a afinidade da ligação entre os anticorpos IgG e o antígeno do *T. gondii*.

De modo geral, um resultado mostrando alta avidez sugere infecção nos 3 a 5 meses (média de 4 meses) que antecederam o teste, configurando infecção antiga, enquanto o achado de IgG de baixa avidez indica infecção primária recente dentro desse período. Particularmente nas gestantes, como o resultado do exame se modifica de baixa para alta avidez, na maioria dos casos após um período aproximado de 4 meses, esse se apresenta com maior utilidade nas grávidas com resultados positivos para IgG e IgM nos primeiros meses de gestação. Assim, recomenda-se que o teste de avidez seja feito até a 16ª semana de gestação. Cabe ressaltar, contudo, que a avidez dos anticorpos IgG permanece baixa por mais tempo em algumas pessoas, não sendo a avidez baixa uma certeza de infecção recente.

Tradicionalmente, considera-se alta a avidez para IgG > 60%, enquanto resultados < 30% são indicativos de baixa avidez. Os valores entre 30% e 60% são inconclusivos, devendo o exame ser repetido. Vale lembrar que esses limites dependem da técnica utilizada pelo laboratório.

Os casos de toxoplasmose aguda na gestação devem ser notificados à Vigilância Epidemiológica, conforme diretrizes do Ministério da Saúde para os serviços-sentinela (MS, 2006).

Rastreamento

O rastreamento universal para toxoplasmose na gestação permanece controverso. Várias sociedades, como as dos EUA, Canadá e Reino Unido, não recomendam a triagem universal, o que se explica por fatores como a baixa prevalência de infecção primária na gravidez, a baixa sensibilidade do rastreamento (resultados falso-positivos), a falta de um tratamento antenatal com alta eficácia e os custos (Paquet & Yudin, 2013). Nesses locais, a triagem se restringe às pacientes de alto risco, como mulheres imunocomprometidas ou HIV-positivas, ou àquelas com achados ultrassonográficos sugestivos de infecção congênita (Miranda et al., 2012).

Por outro lado, a alta prevalência da doença em determinadas regiões e a possibilidade de o tratamento materno reduzirem a transmissão vertical do parasita motivam alguns países a indicar o rastreio sorológico. Nesses locais, a frequência da repetição dos exames nas pacientes suscetíveis varia de mensal, como na França, a trimestral, como na Áustria.

No Brasil, o Ministério da Saúde e a Federação Brasileira das Associações de Ginecologia e Obstetrícia (MS, 2006; Febrasgo, 2011) recomendam, sempre que possível, o rastreamento sorológico da toxoplasmose por meio da detecção de anticorpos da classe IgM (ELISA ou imunofluorescência) durante a gestação com repetição da sorologia a cada 2 ou 3 meses e no momento do parto, para as pacientes suscetíveis.

TRANSMISSÃO MATERNO-FETAL

A transmissão para o feto ocorre predominantemente em mulheres que adquirem a infecção primária durante a gestação. No entanto, também pode ocorrer em alguns raros casos de gestantes imunocomprometidas cronicamente infectadas nas quais houve a reativação da doença.

O acometimento fetal ocorre entre 1 e 4 meses após a colonização da placenta pelos taquizoítos. A placenta permanece infectada por toda a gestação, representando, portanto, um reservatório de organismos durante todo o período gestacional.

O risco de transmissão para o feto aumenta de maneira importante com o avançar da idade gestacional em que ocorre a soroconversão, variando de aproximadamente 15% quando esta se dá na 13ª semana a 44% na 26ª semana e 71% na 36ª semana. Esses dados dizem respeito a mulheres que receberam tratamento durante a gravidez, mas podem se estender de modo geral às mulheres não tratadas, uma vez que não existem evidências suficientes de que o tratamento administrado durante a gravidez reduza o risco de transmissão vertical.

A gravidade da doença, por outro lado, diminui com o avançar da idade gestacional, sendo as infecções no primeiro trimestre as mais relacionadas com perdas fetais ou sequelas mais graves.

INFECÇÃO FETAL

Incidência

A toxoplasmose congênita acomete em torno de 0,2 a 2 por 1.000 nascidos vivos. A incidência dessa doença relaciona-se diretamente com três fatores: (1) incidência da infecção primária entre as gestantes; (2) idade gestacional em que a gestante adquiriu a infecção; e (3) os programas de saúde pública instituídos para prevenção, detecção e tratamento da infecção durante a gravidez (McAuley, 2014).

Diagnóstico

O principal objetivo do diagnóstico de infecção fetal é definir a substituição do esquema terapêutico pré-natal de prevenção apenas com espiramicina por uma associação com pirimetamina, sulfadiazina e ácido folínico. Como esse diagnóstico exige a realização de amniocentese, procedimento invasivo associado a pequeno risco de perda fetal (< 0,5%), é importante que a gestante seja informada a respeito dos possíveis riscos e benefícios do diagnóstico pré-natal para que possa decidir submeter-se ou não ao procedimento.

A amniocentese deve ser oferecida às gestantes agudamente infectadas, principalmente quando há suspeita de infecção fetal. O melhor exame para esse diagnóstico é a reação em cadeia da polimerase (PCR) no líquido amniótico, por apresentar boas sensibilidade e especificidade (81% a 90% e 96% a 100%, respectivamente), com menos risco para o feto que a cordocentese. A acurácia desse exame varia entre os laboratórios e de acordo com a técnica empregada, e a sensibilidade é menor no início que no final da gravidez. Logo, a amniocentese deve ser realizada após a 18ª semana de gestação para reduzir a chance de resultados falso-negativos.

Sequelas fetais

A ultrassonografia pode ser de grande utilidade para demonstrar achados compatíveis com toxoplasmose congênita grave. Os achados ultrassonográficos mais comuns são calcificações intracranianas e ventriculomegalia, que são sinais de mau prognóstico. A dilatação ventricular, quando ocorre, costuma ser bilateral e simétrica. Anomalias envolvendo outros órgãos são menos específicas para toxoplasmose. Densidades intra-hepáticas, aumento da espessura e da densidade da placenta, ascite e, raramente, derrames pericárdico e pleural têm sido observados. A restrição de crescimento intrauterino (RCIU) e a microcefalia também são descritas, embora para alguns autores não sejam características de toxoplasmose congênita. Achados ultrassonográficos não são suficientes para a definição do diagnóstico, mas a presença de anomalias sugere a necessidade do exame ecográfico mensal.

Quando nenhum tratamento é destinado ao neonato, existe risco substancial dessa criança desenvolver sequelas em longo prazo, como coriorretinite (> 85% das crianças infectadas) e anormalidades neurológicas, como danos mentais e psicomotores. A infecção fetal também pode levar ao óbito intrauterino. A associação observada entre infecção materna precoce e parto prematuro parece estar relacionada com as intervenções obstétricas e não com a toxoplasmose em si.

Estudos têm demonstrado que o início precoce do tratamento pode atuar favoravelmente, diminuindo as chances ou a gravidade das sequelas tanto neonatais como em longo prazo.

TRATAMENTO

Uma revisão sistemática disponibilizada na Biblioteca Cochrane encontrou mais de 3.000 artigos, porém nenhum atingiu os critérios de inclusão. Os autores sugerem que até o momento não existem evidências suficientes sobre a eficácia do tratamento materno em reduzir ou prevenir a infecção fetal (Peyron et al., 2015). Apesar disso, muitos recomendam a prevenção e o tratamento da infecção fetal.

Na vigência de infecção materna aguda, um especialista em medicina fetal ou em doenças infecciosas deve ser consultado (ACOG, 2015). Gestantes agudamente infectadas pelo *T. gondii* devem iniciar tratamento com espiramicina para reduzir a transferência transplacentária do parasita. A espiramicina é um antibiótico da classe dos macrolídeos que se concentra na placenta, parecendo tratar a infecção desta, o que ajuda a prevenir a transmissão para o feto. Esse fármaco não atravessa a placenta, não sendo, portanto, considerado confiável para tratamento da infecção fetal. A dose recomendada é de 1g (3.000.000UI) a cada 8 horas por via oral. A espiramicina deve ser prescrita logo após a viragem sorológica e mantida até o término da gestação, se a PCR do líquido amniótico for negativa para *T. gondii*.

Caso se confirme infecção fetal, o tratamento deve ser feito com uma combinação de pirimetamina, sulfadiazina e ácido folínico, pois esse regime é mais efetivo na erradicação do parasita da placenta e do feto do que a espiramicina isoladamente e pode diminuir a gravidade da infecção fetal. O Ministério da Saúde recomenda o esquema tríplice também nos casos de infecção materna aguda após a 30ª semana em virtude da grande probabilidade de infecção fetal (MS, 2006).

A pirimetamina é um antagonista do ácido fólico que pode levar à aplasia medular, a depender da dose empregada, resultando em anemia, leucopenia e plaquetopenia. Pode também ser teratogênica, quando usada em altas doses, principalmente no primeiro trimestre da gestação.

A sulfadiazina, outro antagonista do ácido fólico, age sinergicamente com a pirimetamina contra os taquizoítos do *T. gondii* e também pode causar aplasia medular, além de insuficiência renal aguda reversível. Em virtude da potencial toxicidade desses medicamentos, seu uso durante a gestação é recomendado apenas quando há infecção fetal documentada ou muito provável.

Vários esquemas posológicos têm sido propostos até mesmo na França, onde o rastreamento pré-natal é feito há mais de 30 anos. Os principais esquemas incluem:

- Pirimetamina (50mg uma vez ao dia ou 25mg a cada 12 horas) e sulfadiazina (3g/dia divididos em duas ou três doses) por 3 semanas, alternando com espiramicina (1g a cada 8 horas) por mais 3 semanas até o parto.
- Pirimetamina (25mg uma vez ao dia) e sulfadiazina (4g/dia divididos em duas a quatro doses), administrados continuamente até o termo.

O ácido folínico (10 a 25mg/dia) é adicionado ao esquema durante a administração de sulfadiazina e pirimetamina para prevenção de aplasia medular. Além disso, deve ser feito monitoramento semanal com hemograma e contagem de plaquetas, e o tratamento deve ser interrompido se for observado um resultado alterado.

O esquema tríplice recomendado pelo Ministério da Saúde (2006) consiste em pirimetamina 25mg a cada 12 horas por via oral, sulfadiazina 3g/dia (divididos em duas doses) por via oral e ácido folínico 10mg/dia.

O tratamento de recém-nascidos com toxoplasmose congênita consiste na administração de pirimetamina, sulfadiazina e ácido folínico por 1 ano, além de acompanhamento com avaliações oftalmológicas, auditivas e neurológicas frequentes para reconhecimento de possíveis sequelas da doença.

PREVENÇÃO

A prevenção da infecção primária materna baseia-se em evitar contato com as fontes de infecção. O acesso a informações sobre essas fontes de infecção é, sem dúvida, de grande importância. Entretanto, uma revisão sistemática não encontrou evidência de boa qualidade de que essas informações mudem o comportamento das mulheres durante a gravidez (Di Mario et al., 2015). Apesar disso, algumas medidas de prevenção devem ser recomendadas às mulheres não imunes (Quadro 3.3).

Em relação ao intervalo de tempo que uma mulher deve esperar após uma infecção aguda por *T. gondii* para poder engravidar, os dados disponíveis são limitados. Apesar de ser frequentemente recomendada uma espera de 6 meses, sabe-se que o período de parasitemia é muito curto e provavelmente a formação dos cistos teciduais ocorre rapidamente em mulheres com função imunológica preservada. Desse modo, mulheres imunocompetentes que engravidam pelo menos 3 meses após a infecção aguda provavelmente não transmitirão a infecção para o feto.

QUADRO 3.3 Medidas para prevenção da toxoplasmose

Não comer carne crua ou malcozida. A carne deve ser cozida a pelo menos 66°C ou congelada por pelo menos 24 horas a −12°C ou menos para ser letal aos taquizoítos e bradizoítos
Lavar bem as mãos, assim como tábuas de corte, facas, bancadas e pias, após contato com carne, frutos do mar ou frutas e vegetais crus e não lavados
Evitar contato com a mucosa dos olhos e da boca ao manusear a carne crua
Não alimentar gatos com carne crua ou malpassada
Evitar contato com alimentos ou água potencialmente contaminados por fezes de gatos
Evitar exposição ao solo potencialmente contaminado por fezes de gatos
Jogar fora o lixo e as fezes de gatos a cada 24 horas
Lavar bem frutas e verduras antes de consumir
Usar luvas ao cuidar da terra na jardinagem e durante qualquer contato com o solo ou areia e lavar bem as mãos e as unhas depois
Evitar contato com gatos ou ambientes que possam conter fezes de gatos

Leitura recomendada

American College of Obstetricians and Gynecologists – ACOG. Cytomegalovirus, parvovirus B19, varicella zoster, and toxoplasmosis in pregnancy. Practice Bulletin 2015; 125:1510-25.

Di Mario S, Basevi V, Gagliotti C et al. Prenatal education for congenital toxoplasmosis. Cochrane Database of Systematic Reviews. In: The Cochrane Library, Issue 8, 2015.

Federação Brasileira das Sociedades de Ginecologia e Obstetrícia – Febrasgo. Manual de Gestação de Alto Risco, 2011.

McAuley LB. Congenital toxoplasmosis. J Pediat Infec Dis Soc 2014; 3:S30-35.

Ministério da Saúde – MS. Manual técnico: pré-natal e puerpério. Brasília (DF), 2006.

Miranda MMS, Souza LMG, Aguiar RALP et al. Rastreamento das infecções perinatais na gravidez: realizar ou não? Femina 2012; 40:13-22.

Neu N, Douchon J, Zachariah P. TORCH infections. Clin Perinatol 2015; 42:77-103.

Paquet C, Yudin MH. Toxoplasmosis in pregnancy: prevention, screening, and treatment. J Obstet Gynaecol Can 2013; 35:S1-7.

Peyron F, Wallon M, Liou C, Garner P. Treatments for toxoplasmosis in pregnancy. Cochrane Database of Systematic Reviews. In: The Cochrane Library, Issue 8, 2015.

Porto AMF, Amorim MMR, Coelho ICN, Santos LC. Perfil sorológico para toxoplasmose em gestantes atendidas no ambulatório pré-natal de uma maternidade-escola do Recife. Rev Assoc Med Bras 2008; 54:242-8.

Rubéola

Priscila Borba de Souza • *Alex Sandro Rolland Souza*

INTRODUÇÃO

Causada por um vírus da família Togaviridae, do gênero *Rubivirus*, a rubéola causa sintomas autolimitados nos hospedeiros, mas tem efeitos devastadores nos fetos, quando adquirida por gestantes, e é responsável por taxas elevadas de perdas perinatais e malformações nos recém-nascidos.

A forma adquirida ocorre por contato direto com gotículas de secreções nasofaríngeas, enquanto a congênita se dá por disseminação hematogênica da viremia materna para o feto através da placenta, resultando em aborto espontâneo, infecção fetal, natimorto ou feto pequeno para a idade gestacional (PIG).

INCIDÊNCIA E EPIDEMIOLOGIA

A rubéola e a síndrome da rubéola congênita (SRC) são doenças de notificação compulsória. Em 2008, no Brasil, foi realizada a maior campanha vacinal contra rubéola no mundo, atingindo uma cobertura vacinal de 94%. Diante dessas medidas, o Brasil alcançou a meta de eliminação da rubéola e da SRC até o ano de 2010, permanecendo erradicada até o momento (Figura 3.1).

QUADRO CLÍNICO

Embora sua forma adquirida seja assintomática em 25% a 50% dos casos, os sintomas aparecem por volta de 14 a 21 dias após a inoculação do vírus. A rubéola caracteriza-se por exantema maculopapular, conjuntivite, febre baixa, coriza, cefaleia, poliartrite e poliartralgia, manchas de Forchheimer, localizadas no palato mole, náuseas e linfadenopatia occipital, retroauricular e cervical.

DIAGNÓSTICO

O diagnóstico clínico é estabelecido por meio de análise sorológica. O anticorpo IgM específico pode ser detectado 4 a 5 dias após o início da sintomatologia e persistir por 8 semanas após o *rash*. O anticorpo IgG sérico pode está elevado em 1 a 2 semanas após o início do *rash* ou em 2 a 3 semanas após o início da viremia, e essa resposta rápida pode interferir no diagnóstico sorológico.

RASTREAMENTO PRÉ-NATAL

O rastreamento universal para rubéola no período pré--concepcional e no pré-natal com a solicitação de sorologias

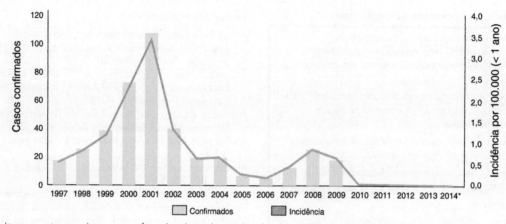

FIGURA 3.1 Incidência e números de casos confirmados de síndrome da rubéola congênita – Brasil, 1997-2014. (Ministério da Saúde do Brasil.) (*Dados preliminares.)

QUADRO 3.4 Interpretação da sorologia

Sorologia	Interpretação
IgG+ e IgM–	Imune
IgG– e IgM–	Suscetível
IgG– e IgM+	Infecção aguda
IgG+ e IgM+	Possibilidade de infecção aguda

(Quadro 3.4) é recomendado com a finalidade de detectar as gestantes suscetíveis à infecção aguda, assim como a orientação para vacinação das pacientes não imunes no período do puerpério ou 30 dias antes da gravidez. Nas pacientes com infecção aguda durante a gestação é indicada a pesquisa de infecção fetal.

INVESTIGAÇÃO FETAL

A transmissão hematogênica materno-fetal varia de acordo com a idade gestacional, sendo maiores a transmissão e a gravidade da rubéola congênita no primeiro trimestre, diminuindo seu risco com o avançar da idade gestacional. Defeitos congênitos graves são improváveis quando a infecção materna ocorre antes da 18ª/20ª semana de gestação. A infecção causada pela rubéola pode ter efeitos sobre o desenvolvimento do feto e causar abortamentos, infecção fetal, natimorto, fetos PIG ou malformações congênitas.

A tríade clássica da rubéola congênita é caracterizada por catarata, surdez e defeitos cardíacos, como persistência do canal arterial, comunicação interatrial, comunicação interventricular e estenose pulmonar, além de outros achados, como microcefalia, hidrocefalia, hepatoesplenomegalia, placentomegalia, anomalias estruturais ósseas, púrpura trombocitopênica, feto PIG, oligoidrâmnio e polidrâmnio. Outras manifestações têm sido consideradas tardias e relacionadas com a rubéola congênita, como diabetes melito tipo 1, disfunção tireoidiana e distúrbios de linguagem, psiquiátricos e do hormônio do crescimento.

A investigação fetal pode ser feita por meio de ultrassonografia seriada (a cada 4 semanas) para detecção de malformações tardias da síndrome, identificadas após a 20ª semana de gravidez. A ausência desses achados não descarta a infecção fetal.

Amniocentese é realizada para detecção do vírus no líquido amniótico por meio da reação em cadeia da polimerase (PCR), que pode ser realizada após a 15ª semana de gestação e com mais de 1 mês da infecção materna (4 semanas).

A cordocentese está indicada para a pesquisa de IgM ou PCR específica no sangue fetal e exames que sugiram infecção, como hematócrito e hemoglobina, plaquetas, desidrogenase lática (DHL) e gama-glutamiltransferase (γ-GT). Deverá ser realizada quando não for possível a amniocentese e após a 22ª semana de gestação.

A ecocardiografia está indicada a partir da 20ª semana de gestação para investigação em razão do risco elevado de malformações cardíacas.

CONDUTA

O tratamento da rubéola pode incluir o uso de paracetamol, glicocorticoides e transfusão de plaquetas, além das medidas adequadas para pacientes que apresentem complicações. No entanto, não existe tratamento que impeça a transmissão do vírus para o feto, havendo controvérsia em relação à imunização passiva por meio das imunoglobulinas.

Após o primeiro trimestre, é recomendada a realização mensal de ultrassonografias para monitoramento do crescimento e das anomalias.

PROFILAXIA

A profilaxia contra rubéola é realizada por meio de programas de vacinação que têm por objetivo prevenir a infecção materna e consequentemente reduzir a transmissão materno-fetal. As vacinas contra rubéola induzem a resposta de anticorpo em 95% das pessoas suscetíveis, porém os títulos obtidos são geralmente inferiores àqueles determinados pela infecção natural.

Há a possibilidade, ainda que pequena, de que a vacina provoque viremia, sendo considerada potencialmente teratogênica, o que leva à sua contraindicação durante a gestação e 1 mês antes de engravidar. Investigações científicas verificaram que o risco fetal após vacinações no início da gravidez é de 1,6%, porém não há evidências de que a vacina induza malformações.

CONSIDERAÇÕES FINAIS

Por ser uma doença que causa danos graves ao feto, com repercussões na vida extrauterina, e como não existe tratamento específico para a rubéola, é recomendada a vacinação de todas as mulheres em idade reprodutiva. As mulheres suscetíveis devem ser investigadas no pré-natal para que sejam encaminhadas à vacinação no puerpério a partir de 48 horas do parto.

Leitura recomendada

Brasil. Ministério da Saúde. Secretaria de Atenção à Saúde. Departamento de Atenção Básica. Atenção ao pré-natal de baixo risco/Ministério da Saúde. Secretaria de Atenção à Saúde. Departamento de Atenção Básica. Brasília: Editora do Ministério da Saúde, 2012:318.

Josefson D. Rubella vaccine may be safe in early pregnancy. Br Med J 2000; 322:695.

Citomegalovirose

Alex Sandro Rolland Souza

INTRODUÇÃO

O avanço no estudo das infecções congênitas foi notável nas últimas três décadas. A sofisticação das técnicas laboratoriais tornou possível a identificação precisa da doença materna e fetal.

Nos países desenvolvidos, aproximadamente 3% dos recém-nascidos apresentam déficit mental e 10% desses casos são atribuídos às doenças infecciosas. Entre elas, a infecção congênita pelo citomegalovírus (CMV) ocupa lugar de destaque.

Na atualidade, o citomegalovírus e o vírus da imunodeficiência humana (HIV) são os mais frequentes causadores de infecção congênita viral no mundo.

AGENTE ETIOLÓGICO

O CMV pertence ao grupo dos herpesvírus humanos (HHV), sendo também denominado HHV-5, da família Herpesviridae, que inclui os vírus herpes simples 1 e 2, o varicela-zoster, o vírus Epstein-Barr e o HHV-8, que foi associado ao sarcoma de Kaposi.

O CMV é um vírus DNA de cadeia dupla cuja síntese ocorre dentro dos núcleos de células exclusivamente humanas. A evidência histológica de replicação viral pode ser observada na forma de corpúsculos de inclusão intranuclear com gigantismo tanto do núcleo como do citoplasma (Figura 3.2).

MODO DE TRANSMISSÃO

A transmissão ocorre por meio de transplantes e a partir de contato íntimo com fluidos biológicos contendo material infectado (saliva, urina, lágrimas, colostro e leite materno, transfusão de sangue, muco endocervical e sêmen). As mulheres em idade fértil que contraem a doença geralmente adquirem o CMV após exposição à urina ou à saliva de crianças infectadas ou através de contato sexual, podendo eliminar o vírus durante meses.

Esses vírus apresentam uma propriedade biológica peculiar, a latência, segundo a qual, após a primoinfecção, o vírus não é eliminado do organismo e permanece em seu interior, podendo ser reativado em diferentes circunstâncias, principalmente nos casos de modificação da resposta imunológica, como na gestação, com o uso de agentes imunossupressores e na síndrome da imunodeficiência adquirida (AIDS).

A transmissão do vírus ao feto pode ocorrer como resultado de infecção materna aguda (primoinfecção) ou por reativação de um vírus endógeno. A presença de anticorpos maternos antes da concepção não previne a transmissão da doença ao feto, mas pode diminuir a ocorrência de lesões graves fetais. Foi observado que a taxa de transmissão fetal é de 1,2% nas gestantes soropositivas e de 19,9% nas soronegativas, indicando que a imunidade materna pré-concepcional pode reduzir em torno de 90% o risco de infecção fetal.

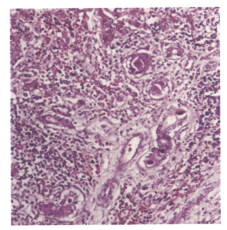

FIGURA 3.2 Cortes histológicos do fígado demonstrando a doença de inclusão citomegálica.

Evidências de infecção fetal são encontradas em 0,2% a 2,5% de todos os neonatos. A transmissão do CMV da mãe para o feto pode se dar: por passagem transplacentária, a via mais comum, ocorrendo replicação viral nos múltiplos tecidos maternos, incluindo o epitélio tubular renal; por via ascendente do trato genital materno, raramente; por transmissão perinatal (contato/ingestão/aspiração com as secreções genitais maternas); e pós-natal, através do leite materno. No momento do parto, aproximadamente 10% das gestantes excretam o CMV na urina e na secreção cervical. Apesar da presença de anticorpos neutralizantes, o vírus pode ser isolado no leite materno em 13% das puérperas, sendo transmitido em 58% dos casos.

Cabe ressaltar que a realização de amniocentese em gestantes infectadas por CMV parece não aumentar o risco de transmissão fetal.

PERÍODO DE INCUBAÇÃO

O período de incubação varia de 4 a 8 semanas (média de 40 dias).

EPIDEMIOLOGIA

Na adolescência, 40% a 50% dos indivíduos são soropositivos para CMV, e essa prevalência aumenta em torno de 1% ao ano. Na população brasileira, a prevalência varia de 66,5% a 92%. Nos países desenvolvidos, metade da população feminina em idade fértil é soronegativa e, portanto, suscetível à infecção.

A citomegalovirose consiste na infecção congênita mais frequente nos países desenvolvidos, acometendo entre 0,2% e 2,5% dos recém-nascidos. No Brasil, embora tenham sido realizados poucos estudos epidemiológicos, foi demonstrada incidência de 0,5% a 6,8% de infecção congênita. Estima-se que 15.000 crianças nascerão anualmente infectadas, das quais 12% morrerão no primeiro ano de vida, e as que sobreviverem apresentarão sequelas em médio e longo prazo. Outras 2.100 crianças apresentarão infecção subclínica ao nascimento e desenvolverão déficits auditivos e mentais até os 7 anos de vida.

A prevalência de mulheres imunes aumenta de acordo com a região geográfica (países em desenvolvimento), a etnia (não hispânicas, negras, mexicanas e americanas), o baixo nível socioeconômico, a maior paridade e idade (> 25 a 30 anos) e os hábitos de vida, como as mulheres que trabalham fora de casa, o que resulta em maior número de crianças em creches e em escolas em tempo integral. Evidências mostram que entre 25% e 80% dessas crianças adquirem a infecção em creches e escolas e permanecem excretando o vírus na saliva e na urina por período prolongado (> 2 anos), podendo transmiti-lo às suas mães e a outros indivíduos. Acredita-se que essas crianças com CMV, quando retornam à residência, o transmitem para 50% de todos os membros da família que são suscetíveis no prazo médio de 6 meses.

Nos países em desenvolvimento, a imunidade contra o CMV é adquirida principalmente na infância. A promiscuidade e o aleitamento materno têm papel importante na imunização dessas populações, e a transmissão ocorre principalmente por via oral e respiratória.

Acredita-se que durante a gravidez seja maior o risco de infecção por CMV nas profissionais como enfermeiras e trabalhadoras de creches, unidade de diálise, de saúde mental e de clínicas de doenças sexualmente transmissíveis e imunodepressão.

QUADRO CLÍNICO

O CMV raramente é virulento em humanos, exceto em imunocomprometidos, nos quais a infecção pode disseminar-se e ser grave. Após o contato, a disseminação se faz por via hematogênica, infectando principalmente os polimorfonucleares, linfócitos T e B e as células endoteliais. A infecção do adulto geralmente é subclínica ou assintomática em 90% casos, podendo assemelhar-se ao resfriado comum ou, em alguns casos, a uma síndrome mononucleose-*like* (semelhante à mononucleose, mas com teste de Paul-Bunnel negativo) com febre, mialgia, faringite, letargia, mal-estar, náusea, diarreia, cefaleia, poliartralgia, esplenomegalia, linfadenopatia, linfocitose atípica e trombocitopenia. O sinal físico mais importante é a adenomegalia cervical. São comuns as evidências bioquímicas de disfunção hepática (especialmente elevação das transaminases), mas raramente é observada hepatite clínica.

Na reinfecção ou na reativação do vírus nas mulheres com anticorpos prévios não costuma haver doença clínica materna.

Em mulheres imunocomprometidas, HIV-positivas, é comum a doença apresentar-se como síndrome mononucleose-*like* ou com miocardite, hepatite, pneumonite, retinite, gastroenterite e/ou meningoencefalite.

REPERCUSSÕES NA GESTAÇÃO

Repercussões maternas

A incidência de soroconversão durante a gestação varia de 1% a 7%, sendo mais alta nas famílias com crianças jovens em creche. A suscetibilidade é maior em pessoas de nível socioeconômico mais alto. No entanto, nessa classe socioeconômica o risco de contrair a doença durante a gestação é menor. A infecção assintomática é bastante frequente, e a gestação não parece aumentar a gravidade da doença. Contudo, a chance de reativação torna-se maior à medida que a gestação avança.

Infecção primária x recorrente x reinfecção

A infecção primária por CMV refere-se à primeira infecção confirmada em um indivíduo previamente soronegativo. Infecção recorrente é definida como uma nova detecção de infecção por CMV em indivíduo imune, no qual o vírus não era detectado durante um período de pelo menos 4 semanas. Essa ocorrência se assemelha à de outros herpesvírus, os quais podem levar à reativação da infecção, especialmente em indivíduos imunodeprimidos. A reinfecção é definida como a detecção de infecção por uma nova cepa de CMV, diferente da cepa que causou a infecção primária. Há relatos de que mais de uma cepa viral pode ser transmitida ao feto.

Assim, a infecção por CMV pode ocorrer a despeito de imunidade humoral prévia, uma vez que os vírus permanecem latentes e podem sofrer reativação. Na gestação observa-se diminuição da imunidade celular específica anti-CMV. Desse modo, pode facilitar a reativação de um vírus latente. Portanto, a infecção congênita pode ocorrer em conceptos de gestantes imunes (1,8%). Felizmente, embora a imunidade materna não consiga eliminar completamente a possibilidade de infecção intrauterina ou perinatal, possivelmente protege contra infecção maciça com acometimento e dano sistêmico grave.

Os quadros de reativação são normalmente assintomáticos. Contudo, 7% a 8% dos recém-nascidos assintomáticos desenvolverão sequelas neurossensoriais (surdez uni ou bilateral com agravamento progressivo mesmo após o segundo ano de vida) e em 5% a 15% dos casos aparecerão nos primeiros 2 anos de vida.

Estudo sugere que o DNA viral do CMV pode permanecer no sangue do indivíduo imunocompetente por até 6 meses após a infecção primária. Assim, alguns especialistas recomendam que a mulher aguarde 6 meses para engravidar. Entretanto, como os dados são pobres e limitados, outros pesquisadores sugerem uma espera de 3 a 4 meses.

Repercussões fetais

A transmissão materna para o feto ou recém-nascido é mais comum na infecção materna primária. Nesta, a taxa de acometimento fetal se situa entre 35% e 40% dos casos. Entre as crianças infectadas, 90% são assintomáticas e, destas, 10% a 15% apresentarão sequelas, como déficits neurossensoriais, epilepsia, paralisia cerebral, atrofia do nervo óptico, microcefalia, atraso no desenvolvimento psicomotor e déficit mental. Assim, aproximadamente 10% das crianças infectadas serão sintomáticas ao nascimento. Destas, 90% desenvolverão sequelas importantes. Por outro lado, apenas 5% a 10% dos neonatos com infecção congênita assintomática irão apresentar diversos graus de complicações nos anos subsequentes (Quadros 3.5).

A maioria dos estudos sugere que o CMV é transmitido ao feto ao longo de toda a gestação com aumento do risco de transmissão no final da gravidez. Uma revisão relatou que as taxas de transmissão materno-fetal nos três trimestres foram de 36%, 40% e 65%, respectivamente. As consequências clínicas para o feto parecem ser mais graves quando a infecção ocorre antes da 20ª semana de gravidez. Quando a infecção aguda ocorre no primeiro trimestre, o risco de sequelas neurossensoriais varia de 35% a 45%, enquanto nos dois últimos trimestres o risco varia entre 8% a 25% e 0 a 7%, respectivamente (Quadro 3.6).

O mecanismo de transmissão para o feto não está completamente esclarecido, mas a contaminação se faz principalmente por via transplacentária, quando leucócitos maternos infectados atingem a circulação fetal. A contaminação fetal acontece geralmente em 2 a 3 semanas após a viremia materna, mas pode ser retardada em casos de transmissão por via ascendente. A viremia fetal pode ocorrer várias semanas após a primoinfecção materna, e esse tempo entre o início da infecção materna e a contaminação fetal pode ser considerado um fator prognóstico. Desse modo, uma passagem tardia do vírus ao feto após a produção de anticorpos maternos diminuiria o risco de lesão cerebral fetal. Por outro lado, uma demora na resposta imunitária fetal por imaturidade poderia agravar a situação.

Ao atingir o feto, o vírus aloja-se predominantemente no epitélio tubular renal, onde inicia sua replicação, ocorrendo excreção do CMV pela urina. Assim, a carga viral no líquido amniótico reflete a carga viral na urina fetal. Esse líquido amniótico infectado ingerido pelo feto permite que o vírus se instale e replique na orofaringe, atingindo a circulação fetal e lesionando outros órgãos.

Infecção perinatal

Aproximadamente 10% das mulheres adultas eliminam o CMV através de suas secreções genitais, resultando em 2% a

QUADRO 3.5 Frequência dos achados clínicos da infecção congênita por CMV

Sistema	Achado	Frequência
Pele	Petéquias	75%
	Púpura/equimose	10%
Hepatobiliar	Bilirrubina direta > 2mg/dL	80%
	ALT > 80UI/mL	80%
	Hepatomegalia	60%
Hematopoético	Trombocitopenia (< 100.000)	77%
	Anemia	50%
	Esplenomegalia	60%
SNC	Microcefalia	53%
	Calcificações intracranianas	54%
Auditivo	Surdez neurossensorial	50%
Visual	Coriorretinite	10%

Fonte: Pass, 2002.

QUADRO 3.6 Manifestações clínicas da infecção congênita por citomegalovírus segundo o trimestre gestacional

Trimestre	Manifestações clínicas
Primeiro	Abortamento espontâneo tardio
	Parto prematuro
	Baixo peso ao nascer
	Malformações congênitas: características das síndromes TORCHS: microcefalia, calcificações intracranianas (periventriculares), coriorretinite, atrofia óptica e hepatoesplenomegalia
	Déficit mental e motor
	Anemia hemolítica
	Coagulação intravascular disseminada
	Trombocitopenia e púrpura trobocitopênica
	Mortalidade perinatal: 50%
Segundo	Microcefalia (associada a microcalcificações)
	Coriorretinite (menos frequente)
	Hepatoesplenomegalia
Terceiro	Geralmente assintomática, podendo, no entanto, cursar com complicações tardias (déficit mental e auditivo)

TORCHS: toxoplasmose, rubéola, citomegalovirose, herpes e sífilis.

10% de crianças infectadas até os 6 meses de idade. No entanto, a infecção assim contraída raramente representa risco relevante para o recém-nascido (pneumonite intersticial), provavelmente em virtude da transferência da imunidade passiva. Contudo, isso não acontece quando recém-nascidos de mães soronegativas adquirem a infecção no período pós-natal através de transfusões ou outras fontes de infecção hospitalar, quando a doença pode ser grave e até fatal.

Sequelas em longo prazo

São complicações tardias da infecção sintomática: convulsões, displegia espástica, atrofia óptica e cegueira, surdez, déficits neurossensoriais, retardo mental e psicomotor e problemas na dentição.

DIAGNÓSTICO LABORATORIAL – INFECÇÃO MATERNA

Indicações

- Quadro clínico materno (infecção semelhante à mononucleose): a realização do diagnóstico, quando presentes sinais e sintomas clínicos maternos, é difícil e pouco viável, pois 90% dos pacientes são assintomáticos e, quando presentes, são inespecíficos.
- Exposição da gestante (comum em profissional de saúde) a indivíduos infectados.
- Evidências ecográficas sugestivas de infecção congênita.
- Solicitação da mulher.
- Mulheres imunocomprometidas.

Rastreamento sorológico pré-natal

Aqueles autores que defendem o rastreamento sorológico materno pré-concepcional e/ou na primeira consulta pré--natal justificam sua defesa com algumas alegações:

- O rastreamento pode diminuir a incidência de infecção aguda, uma vez que gestantes soronegativas poderiam beneficiar-se de medidas profiláticas com boas práticas de higiene.
- O rastreamento pré-natal possibilita o diagnóstico dos casos de doença congênita precoce.
- A identificação pré-natal da infecção congênita tornará possível a adoção de cuidados especiais com o recém-nascido a fim de impedir a disseminação do vírus.
- A determinação do perfil sorológico da paciente poderá ajudar no diagnóstico de infecção recorrente para que se possa promover um aconselhamento adequado.

No entanto, a maioria dos autores concorda que a triagem sorológica rotineira do CMV durante o pré-natal não está indicada (Ministério da Saúde do Brasil e American College of Obstetricians and Gynecologists) principalmente porque:

- Não há vacina efetiva que previna infecções em mulheres soronegativas.
- Nas mulheres soropositivas é difícil diferenciar infecção primária de não primária ou determinar o tempo da

infecção, a qual pode ter ocorrido muitos meses antes da concepção.
- Possibilidade de danos fetais mesmo em soropositivas (infecção recorrente e reinfecção).
- Ausência de terapia efetiva que diminua as sequelas perinatais (McCarthy et al., 2015).
- Embora a infecção fetal possa ser diagnosticada, não há marcador acurado para o feto desenvolver sequela significativa.
- Em razão do alto custo implicado (dosagem inicial de IgG e IgM anti-CMV, repetindo-se mensalmente o teste para detecção de IgM nas soronegativas).

Métodos diagnósticos

O diagnóstico materno é geralmente realizado por meio de testes sorológicos para detecção de anticorpos específicos: imunofluorescência, inibição da hemaglutinação, ELISA (método imunoenzimático) e teste de neutralização.

Infecção primária

Os anticorpos costumam surgir no soro 2 semanas após o início da infecção. Como aproximadamente 50% dos adultos têm anticorpos, um único teste positivo não indica infecção. Amostras pareadas devem ser coletadas, e a infecção primária pode ser evidenciada pela soroconversão. Anticorpos IgM específicos, embora em títulos baixos, podem ser demonstrados na fase aguda da primoinfecção e persistem por 4 a 9 meses.

A presença de anticorpos IgM não ajuda a definir há quanto tempo ocorreu a infecção porque eles estão presentes em 75% a 90% das mulheres com infecção aguda, podem permanecer positivos por mais de 1 ano após a infecção aguda e podem reverter de negativos para positivos em mulheres com reativação ou reinfecção.

Infecção recorrente x reinfecção

O diagnóstico é geralmente difícil, só sendo possível se existirem amostras pré-concepcionais para testes sorológicos. A elevação dos títulos de anticorpos IgG (pelo menos de quatro vezes), associada à falta de resposta IgM, sugere infecção recorrente. Contudo, deve ser lembrado que na reinfecção a IgM pode ser produzida por uma nova cepa do vírus.

De maneira prática, é difícil distinguir entre infecção primária e não primária, pois ambas podem estar associadas à elevação de quatro vezes nos títulos de anticorpos IgG e à presença de anticorpos IgM.

Outros métodos

O isolamento do vírus na secreção cervical pode ser realizado e auxiliar o diagnóstico de infecção recorrente em pacientes com anticorpos positivos (IgG).

A determinação da viremia materna tem recebido pouca importância em virtude da dificuldade de isolamento do vírus, podendo ser encontrada tanto na primoinfecção como na recorrente. A técnica de reação em cadeia da polimerase (PCR), por meio da qual se detecta o genoma do CMV por biologia molecular, é mais utilizada atualmente. A carga viral materna é um fator decisivo no prognóstico da infecção materna, uma vez que mulheres com maior carga viral apresentam risco mais elevado de transmissão do vírus para o feto.

Teste da avidez da IgG

Exame realizado para detectar a avidez da IgG, ajuda na definição de infecção antiga ou recente. Avidez significa afinidade do anticorpo pelo antígeno; logo, a presença de baixa avidez (< 30%) sugere uma infecção primária recente que data de pelo menos 2 a 4 meses, e a alta avidez (> 65%) caracteriza infecção primária antiga, que ocorreu há mais de 2 a 4 meses. Os resultados entre 30% e 65% são inconclusivos.

Outro estudo sugere que a baixa avidez da IgG e a PCR positiva ou o baixo título de IgG em mulheres no primeiro trimestre foram associados à transmissão vertical do CMV.

Atualmente, a avidez da IgG também vem sendo utilizada para determinação de infecção primária. Estudos sugerem que a baixa avidez aos anticorpos IgG do CMV persiste até a 20ª semana de gravidez após a infecção primária. Por isso, a combinação da presença de anticorpos IgM e baixa avidez à IgG com sintomas de infecção materna ou fetal é utilizada como diagnóstico de infecção primária.

DIAGNÓSTICO FETAL

Indicações

- Infecção materna (primária ou não primária).
- Achados ecográficos da síndrome TORCHS em gestantes soropositivas (IgG ou IgM).

Métodos diagnósticos

Imagem

- **Ultrassonografia:** como o exame PCR no líquido amniótico não indica a gravidade da doença, a ultrassonografia tem papel importante na visualização de achados característicos. Apenas fetos gravemente acometidos apresentam alterações. Embora o exame ultrassonográfico normal possa fornecer certa segurança, não é capaz de predizer a evolução clínica fetal. O exame está indicado a cada 2 a 4 semanas.
- **Ressonância magnética:** atualmente, é utilizada para a confirmação dos achados ultrassonográficos, não sendo o método de escolha (Figura 3.3A a C).

Achados característicos

- Ventriculomegalia/hidrocefalia associada ou não à dolicocefalia.
- Calcificações intracranianas, principalmente periventriculares (Figura 3.4A).
- Microcefalia.
- Polimicrogíria.
- Hipoplasia cerebelar.
- Cisterna magna alargada.
- Hepatoesplenomegalia (Figura 3.4B e D).
- Calcificações hepáticas.
- Feto pequeno para a idade gestacional.
- Oligoidrâmnio ou polidrâmnio.
- Hiperecogenicidade intestinal (Figura 3.4C e D).
- Aumento da densidade e tamanho da placenta.
- Alteração da ecogenicidade renal.
- Ascite (Figura 3.4C).
- Hidropisia.

Propedêutica invasiva

- **Amniocentese:** para cultura do vírus no líquido amniótico (em desuso) e detecção viral por meio de hibridização ou PCR. Técnica mais utilizada e mais sensível, a PCR é realizada no líquido amniótico, pois o epitélio tubular renal fetal é o local de maior replicação viral. Embora o CMV possa ser transmitido ao feto tanto nos casos de infecção primária como recorrente, o diagnóstico fetal é proposto apenas às gestantes que apresentam infecção primária. Em virtude da possibilidade de resultados falso-negativos antes da 21ª semana de gestação e da necessidade de um prazo de 6 a 9 semanas após a infecção materna para que o vírus seja encontrado no líquido amniótico, tem sido preconizada sua realização a partir da 22ª semana de gravidez. Novos métodos de avaliação do prognóstico fetal

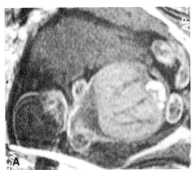 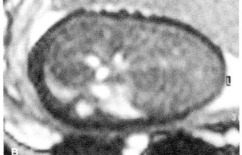 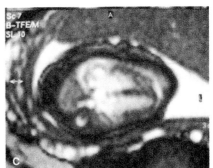

FIGURA 3.3 Ressonância magnética de feto infectado por CMV. **A** Corte longitudinal. Observe placentomegalia e abdome globoso devido à hepatoesplenomegalia. **B** Corte transverso do abdome. Observe a hepatoesplenomegalia e a correspondência com a imagem ultrassonográfica (Figura 3.4B). **C** Corte transverso do tórax. Observe a cardiomegalia com derrame pericárdico e pulmões de dimensões reduzidas.

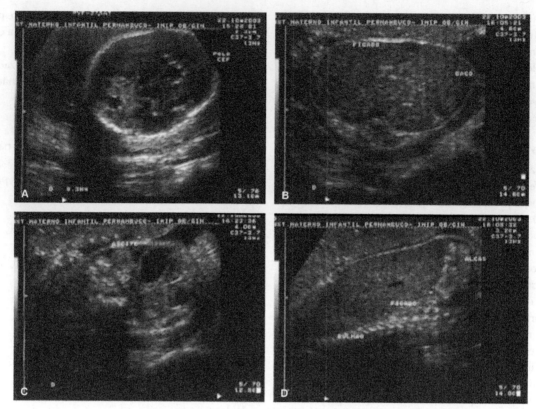

FIGURA 3.4 Achados ultrassonográficos das alterações causadas pela citomegalovirose congênita. **A** Calcificações periventriculares e agenesia parcial do vérmix cerebelar. **B** Hepatoesplenomegalia. **C** Ascite e aumento da ecogenicidade intestinal. **D** Hepatoesplenomegalia e aumento da ecogenicidade intestinal.

têm sido propostos, como a determinação da carga viral no líquido amniótico, que considera que a detecção de uma carga viral > 10^5 cópias/mL está relacionada com o desenvolvimento de doença sintomática no recém-nascido em 100% dos casos.
- **Cordocentese:** tem sido mais utilizada na avaliação do prognóstico fetal e pode ajudar no diagnóstico quando não se dispõe da PCR no líquido amniótico:
  - Análise de sangue fetal: elevação de enzimas hepáticas, anemia e trombocitopenia – doença grave.
  - β_2-microglobulina elevada – doença grave.
  - Detecção de IgM específica e IgM total aumentadas.
  - Cultura viral.
  - Identificação do DNA viral (hibridização ou PCR).

ACONSELHAMENTO PRÉ-NATAL

Após a confirmação diagnóstica, deve-se acompanhar a gestante, responder os questionamentos dos pais e definir o prognóstico fetal (Quadro 3.7). Nos EUA, a primoinfecção durante a gravidez ocorre em aproximadamente 2,5% das gestantes, podendo ocorrer a transmissão vertical em cerca de 40% dessas mulheres. Para as mulheres infectadas antes da concepção, a taxa de transmissão vertical de CMV varia entre 0,2% a 0,5% e 1,5% a 2%, mas pode ser maior, quando o intervalo entre a infecção primária e a concepção é inferior a 2 anos (Figura 3.5).

QUADRO 3.7 Resumo do prognóstico fetal

Infecção materna primária: risco de dano fetal maior que a infecção recorrente
Época da infecção: quanto mais precoce a infecção fetal, maior o comprometimento
Sintomatologia materna: na presença de infecção materna em que ocorreu a sintomatologia da doença, maior é a chance de acometimento do feto
Carga viral: determinada no líquido amniótico, quando > 10^5 cópias/mL, relaciona-se com o desenvolvimento de doença sintomática no recém-nascido em 100% dos casos
Reinfecção materna: risco pequeno de infecção fetal
Alterações ultrassonográficas: prognóstico bastante reservado

CONDUTA

Em gestantes imunocompetentes infectadas pelo CMV devem ser implementados apenas cuidados de suporte, utilizando medicações sintomáticas, quando necessário. O tratamento materno com agentes antivirais é raramente indicado. Não há indicação de antecipação do parto ou realização de cesariana. Nos países em que a interrupção provocada da gestação é legalmente permitida, o diagnóstico de infecção pelo CMV antes da 20ª semana de gestação é indicação para abortamento terapêutico. Até o momento não há uma terapia disponível, curativa ou preventiva, para a infecção pelo CMV na gestante ou no feto. Alguns agentes antivirais têm

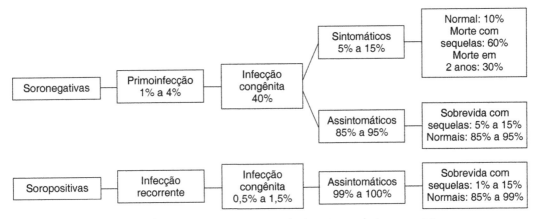

FIGURA 3.5 Fluxograma para o prognóstico fetal na citomegalovirose congênita.

sido utilizados para o tratamento dos neonatos infectados, como ganciclovir, foscarnet, valaciclovir e cidofovir, diminuindo a morbidade e a mortalidade.

Estudos utilizaram medicamentos administrados à mãe no pré-natal para prevenir a transmissão intrauterina de CMV, como imunoterapias e medicamentos antivirais. Essas intervenções diferem em eficácia, efeitos secundários e aceitabilidade. Agentes antivirais têm se mostrado eficazes no tratamento de doença em mulheres adultas não grávidas (Faulds, 1990). Eles inibem a replicação viral, no nível celular, por uma variedade de processos. Seu uso é limitado na gravidez em razão das preocupações com a toxicidade da medula óssea, efeitos mutagênicos e toxicidade gonadal em modelos animais (Faulds, 1990). Tem sido descrita sua utilização durante a gravidez (Acosta, 2007; Kimberlin, 2003). Um estudo-piloto com valaciclovir evidenciou diminuição da carga viral no sangue fetal sem redução da gravidade da doença neonatal.

O uso da globulina hiperimune de CMV no cordão umbilical ou intra-amniótica foi relatado na gravidez (Nigro, 2005). Estudos observacionais detectaram redução dos sintomas maternos, da transmissão materno-fetal e da gravidade da infecção congênita. Entretanto, um ensaio clínico não demonstrou nenhum benefício.

A utilização de outra imunoterapia, como células T autólogas específicas para CMV, foi avaliada em pesquisa em hospedeiros imunocomprometidos (Snydman, 1987). Esses agentes imunomoduladores poderiam teoricamente modificar ou aumentar as respostas imunitárias maternas, limitando assim a replicação viral e/ou a transmissão ao feto, ou ainda melhorar a doença fetal causada por citotoxicidade direta do vírus ou inflamação subsequente.

Enfim, diante das alternativas terapêuticas descritas, uma revisão sistemática sugere que até o momento não existem evidências para a realização de intervenções antenatal com o objetivo de prevenir a transmissão vertical e melhorar os desfechos adversos fetais. Os autores recomendam que futuras pesquisas sejam realizadas com esse objetivo, incluindo o acompanhamento em longo prazo e a análise do custo-benefício (McCarthy et al., 2015).

PREVENÇÃO

Prevenção higiênica

As medidas de prevenção higiênicas estão indicadas para mulheres jovens e que têm contato com crianças menores de 3 anos em creches ou em escolas em tempo integral, uma vez que todas as crianças em idade pré-escolar devem ser consideradas fonte potencial de infecção. Há fortes evidências em ensaios clínicos randomizados de que em gestantes sabidamente soronegativas, as orientações quanto a mudanças dos hábitos de higiene reduziram as taxas de soroconversão em gestantes de alto risco. Algumas regras de higiene recomendadas pelo Centers for Disease Control and Prevention (CDC) devem ser encorajadas até o parto nas gestantes soro-negativas:

- Não utilizar utensílios alimentares ou de toalete de crianças em idade pré-escolar.
- Evitar provar/compartilhar as refeições e bebidas das crianças.
- Manter sempre limpas as bancadas, os brinquedos e outros objetos e superfícies que entram em contato com a saliva e a urina das crianças.
- Evitar beijar crianças com menos de 6 meses na boca ou nas bochechas (beijar a cabeça ou apenas abraçar).
- Lavar cuidadosamente as mãos por pelo menos 15 a 20 segundos, com água e sabão, após contato com fraudas e secreções orais e nasais (particularmente de crianças que estão em creches).

Situações especiais de prevenção

Amamentação

Os benefícios da amamentação superam os riscos de a mãe infectada transmitir o CMV para o recém-nascido. Contudo, a amamentação está contraindicada em mulheres infectadas pelo HIV.

Mulheres que trabalham com crianças

- Essas mulheres devem ser instruídas quanto à transmissão do CMV e às boas práticas de higiene com a lavagem das mãos, o que minimiza os riscos de infecção.

- As que trabalham com crianças jovens devem ser orientadas quanto ao aumento dos riscos de adquirir a infecção por CMV e seus possíveis efeitos sobre o feto.
- Não é recomendado o rastreamento laboratorial nessas gestantes, o qual é possível nas mulheres que desejam conhecer seu *status* imunológico. As gestantes suscetíveis e que trabalham com crianças não necessitam ser transferidas para outras funções, mas as chances de infecção podem ser reduzidas caso trabalhem com crianças com menos de 2 anos e meio e melhorem suas práticas de higiene.

Profissionais da saúde

Estudos sugerem que para as mulheres que trabalham com a saúde parece não haver risco maior de infecção por CMV do que para o público em geral. Isso provavelmente se deve às precauções habitualmente adotadas por essas profissionais, como cuidados com fluidos corporais e menor contato pessoal.

Crianças

Não há necessidade de rastreamento universal de crianças para CMV em escolas ou instituições, uma vez que o vírus é frequentemente encontrado em muitos adultos e crianças saudáveis.

Vacinação

Estudos epidemiológicos sugerem que a imunização prévia para o CMV reduz o risco de transmissão para o feto (de 40% para 2%) e de sequelas (de 20% para 8%) e elimina o risco de sequelas graves. As duas vacinas com vírus vivo atenuado disponíveis são contraindicadas durante a gestação ou em mulheres suscetíveis (a reativação pode ocorrer durante a gravidez e colocar o feto em risco). Contudo, dois problemas têm sido observados: o risco da presença permanente de um vírus da família do herpesvírus, o qual apresenta risco de reativação, e o risco potencial oncogênico desse vírus. Em outra vacina em estudo se utiliza uma subunidade da glicoproteína B do CMV, porém observou-se baixa eficácia (de 50%) em prevenir a infecção por CMV e nenhuma eficácia em prevenir a transmissão materno-fetal.

DIAGNÓSTICO NEONATAL

Anatomopatológico da placenta

A placenta encontra-se grande, pálida e edemaciada, podendo ser identificados corpúsculos de inclusão intranuclear (raros), persistência das células de Hofbauer e vilos edematosos e relativamente avasculares com fibrose focal.

Anatomopatológico do feto

À microscopia, podem ser encontrados sinais de corpúsculos de inclusão intranuclear com gigantismo tanto do núcleo como do citoplasma (doença de inclusão citomegálica) em diversos órgãos acometidos, como rins, fígado, pulmões, baço e sistema nervoso central.

À macroscopia, observam-se alterações referentes ao quadro clínico fetal, como hepatoesplenomegalia e petéquias (Figura 3.6).

Citologia

A urina pode ser coletada para análise citológica, podendo ser diagnosticadas células renais modificadas.

Diagnóstico sorológico

O diagnóstico de infecção congênita pode ser realizado independentemente dos achados clínicos mediante detecção de níveis elevados de IgM no sangue do cordão umbilical ou do recém-nascido. Cerca de um quarto das infecções congênitas não apresenta IgM detectável. Também é utilizada a PCR no sangue.

Cultura viral

O vírus pode ser isolado de material coletado da urina e da garganta. O diagnóstico pelos meios convencionais de cultura

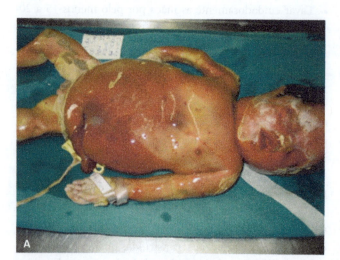
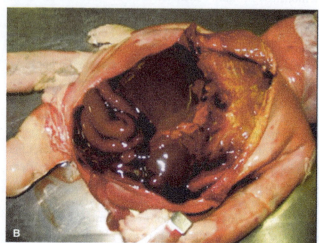

Figura 3.6A e **B** Estudo anatomopatológico de neomorto com citomegalovirose congênita: observe o aumento do volume abdominal e a presença de petéquias, além da hepatoesplenomegalia.

pode levar de 2 a 4 semanas. Recentemente tem sido utilizado um novo teste, o DEAFF (*Detection of Early Antigen by Fluorescent Foci*) com anticorpos monoclonais, por meio do qual o diagnóstico pode ser estabelecido em 48 horas. Para diagnóstico de infecção congênita é necessária a coleta nas primeiras 3 semanas de vida. Nas semanas subsequentes, o isolamento do vírus pode indicar infecção perinatal ou pós-natal.

Outros métodos

O diagnóstico de infecção por CMV pode ser estabelecido também por meio da microscopia eletrônica de um depósito ultracentrifugado de urina nos 6 meses de vida.

Leitura recomendada

Azam AZ, Vial Y, Faer CL et al. Prenatal diagnosis of congenital cytomegalovirus infection. Obstet Gynecol 2001; 97:443-8.

Azevedo PF, Souza ASR, Noronha Neto C, Lima MMS, Cardoso AS, Porto AMF. Citomegalovirose congênita: relato de caso. Rev Bras Ginecol Obstet 2005; 27:750-8.

Bodéus M, Beulné D, Goubau P. Ability of three IgG-Avidity assays to exclude recent cytomegalovirus infection. Eur J Clin Microbiol Infect Dis 2001; 20:248-52.

Brandão RS, Guerzet EA, Sousa E, Camano L. Citomegalovírus: diagnóstico e conduta na infecção fetal. Femina 2003; 31:551-3.

Couto JCF, Rodrigues MV, Melo GEBA, Menezes GA, Leite JM. Citomegalovírus e gestação: um antigo problema sem novas soluções. Femina 2003; 31:509-16.

Gouarin S, Palmer P, Cointe D et al. Congenital HCMV infection: a collaborative study of virus detection in amniotic fluid by culture and by PCR. J Virol 2001; 21:47-55.

Maingi Z, Nyamache AK. Seroprevalence of cytomegalovirus (CMV) among pregnant women in Thika, Kenya. BMC Res Notes 2014; 7:794.

McCarthy FP, Giles ML, Rowlands S, Purcell KJ, Jones CA. Antenatal interventions for preventing the transmission of cytomegalovirus (CMV) from the mother to fetus during pregnancy and adverse outcomes in the congenitally infected infant. Cochrane Database of Systematic Reviews. In: *The Cochrane Library*, Issue 6, Art. No. CD008371. DOI: 10.1002/14651858.CD008371.pub3

Pass R. Cytomegalovirus infection. Pediatrics Review. American Academy of Pediatrics 2002; 23.

Sífilis

Emanuelle Menezes Honorato • *Alex Sandro Rolland Souza*

INTRODUÇÃO

A sífilis é doença infectocontagiosa transmitida por contato sexual direto entre indivíduos que apresentem lesões ativas e verticalmente durante a gestação. Caracteriza-se por períodos de atividade e latência, pelo acometimento sistêmico disseminado e pela evolução para complicações graves em parte dos pacientes que não se trataram ou que foram tratados inadequadamente.

Seu agente etiológico, o *Treponema pallidum*, nunca foi cultivado e, apesar de descrito há mais de 100 anos e tratado desde 1943 por meio da penicilina, permanece um problema de saúde importante em países desenvolvidos ou subdesenvolvidos (Avelleira et al., 2006).

Os resultados adversos causados pela sífilis materna durante a gravidez, se não tratada, são evitáveis e curáveis, pois as intervenções para diagnóstico e tratamento da sífilis na gestação podem reduzir substancialmente a morbidade e a mortalidade dessa doença no concepto.

CLASSIFICAÇÃO

Quando não tratada, a doença alterna períodos sintomáticos e assintomáticos, apresentando características clínicas, imunológicas e histopatológicas diferentes e classificadas em três fases: primária, secundária e terciária. Após a sífilis secundária, não havendo tratamento, pode haver dois períodos de latência: um recente, com menos de 1 ano, e outro de latência tardia, com mais de 1 ano de doença (Avelleira et al., 2006; CDC, 2015).

Sífilis primária (cancro duro)

Caracteriza-se pela presença do cancro duro ou protossifiloma, uma lesão ulcerada, em geral única, de bordos duros e fundo limpo, indolor, acompanhada por linfonodos aumentados, firmes e indolores, que aparecem em torno de 10 dias após o cancro. Pode ocorrer em grandes lábios, vulva, vagina, colo uterino, ânus e, mais raramente, nos lábios e mamilos. Surge, em geral, 3 semanas após o contato (10 a 90 dias) e persiste por 1 a 5 semanas, desaparecendo sem deixar cicatriz.

Sífilis secundária

Apresenta-se como erupção cutânea generalizada (*roséola sifilítica*), que surge de 2 semanas a 6 meses depois do aparecimento da lesão primária, caracterizando-se por lesões papuloescamosas difusas que acometem face, tronco, regiões palmar e plantar e mucosas. Na área genital pode ser encontrado o condiloma *lato*. Todas as lesões podem desaparecer espontaneamente sem deixar cicatrizes.

Sífilis latente

Com a resolução espontânea das lesões primárias e secundárias inicia-se o período de latência sem qualquer sintomatologia. Nos primeiros 2 anos de latência, os portadores são infectantes, apesar da ausência de lesões. A sífilis latente pode ser dividida em um período de latência recente, com menos de 1 ano, e outro tardio, com mais de 1 ano de doença. Nesse período já pode haver neurossífilis assintomática.

Sífilis terciária

Tem início, em média, após o terceiro ano da doença, podendo manifestar-se com 10, 20 ou mais anos, com a presença de lesões tegumentares (gomas e sifílides) e extrategumentares (sífilis neurológica, óssea e cardiovascular).

Sífilis na gestação

O curso da sífilis na gestação segue inalterado, mas o diagnóstico costuma ser estabelecido de maneira inadequada, uma vez que as lesões genitais raramente são encontradas ou podem ser confundidas com outras infecções sexualmente transmissíveis (IST). A infecção placentária determina uma placenta hidrópica, aumentada, edemaciada e pálida.

O *Treponema* atravessa a placenta e pode determinar a infecção congênita. A imunoincompetência do concepto evita o aparecimento de lesões teciduais até a 15ª/18ª semana de gestação, razão pela qual a sífilis não determina abortamento ou malformações precoces. As fases primária, secundária e latente precoce da sífilis cursam com espiroquetemia, aumentando a possibilidade de transmissão para o feto. Estudo sugere que a gestante sifilítica, na fase primária ou secundária não tratada, terá uma criança contaminada em 100% dos casos, sendo 50% desses casos prematuros ou natimortos e o restante de sífilis neonatal.

Pode ocorrer ainda a transmissão direta, perinatal, do *T. pallidum* ao feto pelo contato direto com o canal de parto, se existirem lesões genitais na mãe. A sífilis pode determinar abortamentos tardios (a partir da 16ª semana), natimortos, hidropisia fetal, polidrâmnio, parto prematuro e acometimento do recém-nascido com sífilis congênita. No período do aleitamento, a contaminação do lactente ocorrerá apenas na presença de lesões sifilíticas mamárias (MS, 2005).

Sífilis congênita

A sífilis congênita ainda é importante causa de mortes fetais, prematuridade e graves sequelas nos nascidos vivos. O controle da doença encontra numerosas barreiras de ordem demográfica, socioeconômica e comportamental, assim como relacionadas com a qualidade da assistência à saúde (Hebmuller, 2015). O rastreamento laboratorial da sífilis congênita é universal para todas as gestantes.

Segundo os critérios do Ministério da Saúde, o diagnóstico de sífilis congênita precoce é feito quando a síndrome clínica da sífilis congênita precoce surge até o segundo ano de vida, devendo ser estabelecido por meio de uma avaliação epidemiológica criteriosa da situação materna e de avaliações clínica, laboratorial e de estudos de imagem na criança. Esse diagnóstico na criança representa um processo complexo, pois a maioria delas é assintomática ao nascimento e naquelas com expressão clínica os sinais podem ser discretos ou pouco específicos, não existindo uma avaliação complementar que possa determinar com precisão o diagnóstico da infecção nesses pacientes. Nessa perspectiva, ressalta-se que a associação de critérios epidemiológicos, clínicos e laboratoriais deve ser a base para o diagnóstico da sífilis na criança (MS, 2005).

Além da prematuridade e do baixo peso ao nascimento, as principais características dessa infecção intrauterina são: malformações congênitas, hepatoesplenomegalia, osteocondrite ou periostite, icterícia, petéquias ou lesões cutâneas purpúricas, linfadenopatia, hidropisia, edema, ascite, rinite, pneumonia, miocardite, nefrose e paralisia pseudobulbar.

Incluem-se ainda outras situações clínicas da sífilis congênita:

- **Óbito fetal (natimorto) por sífilis:** define-se como natimorto por sífilis todo feto morto após a 22ª semana de gestação ou com peso > 500g, cuja mãe portadora de sífilis não foi tratada ou foi inadequadamente tratada.
- **Aborto por sífilis:** define-se como aborto por sífilis toda perda gestacional ocorrida antes da 22ª semana de gestação ou com peso < 500g, cuja mãe seja portadora de sífilis e não foi tratada ou foi inadequadamente tratada.

DIAGNÓSTICO LABORATORIAL

O diagnóstico da sífilis é realizado de maneiras diferentes de acordo com a fase da doença. No cancro, deve ser feita a pesquisa do *Treponema* em campo escuro, enquanto nas fases secundária e latente são utilizados os testes sorológicos, que se apresentam positivos em 100% dos casos.

Testes não treponêmicos avaliam os níveis de anticorpos não específicos e servem tanto para o diagnóstico como para o controle de cura, sendo os principais o VDRL (*Venereal Disease Research Laboratory*) e o RPR (*Rapid Plasmatic Reagin*). Após o tratamento, os títulos do VDRL e do RPR devem negativar. Quando isso não ocorre, caracteriza-se falha no tratamento, reinfecção ou, se os títulos se mantiverem baixos, uma cicatriz sorológica.

Outra situação possível é o chamado efeito prozona, quando ocorre resultado falso-negativo, que é decorrente do excesso de anticorpos, sendo necessário diluir o soro e repetir o teste.

Os testes treponêmicos, como FTA-abs (*Fluorescent Treponemal Antibody-absorption*), TPHA (*T. pallidum Haemagglutination Assay*), ELISA (*Enzyme Linked Imunoassay*) e TPI (*T. pallidum Immobilization*), são qualitativos e confirmam o diagnóstico. Em 90% das pacientes tratadas de maneira correta os testes treponêmicos permanecem positivos durante toda a vida.

O CDC (2006) recomenda que a sorologia para sífilis seja solicitada no início do pré-natal e, nas mulheres com risco aumentado para adquirir sífilis, repetida na 28ª semana e no momento do parto. O Ministério da Saúde do Brasil adotou critério semelhante com rastreamento nos três momentos para todas as gestantes (rastreio universal), utilizando os testes não treponêmicos.

O diagnóstico da sífilis congênita (recém-nascido), quando clinicamente evidente ao nascimento, representa uma infecção materna presente no início da gestação, enquanto infecções maternas emergentes no terceiro trimestre geralmente serão assintomáticas no recém-nascido.

O diagnóstico de sífilis no feto e no recém-nascido, em mais de 50% dos casos, é estabelecido a partir da triagem sorológica das mães, já que a maioria das crianças infectadas é assintomática ao nascimento, com o aparecimento dos primeiros sintomas nos primeiros 3 meses de vida (MS, 2005).

Entre as reações não treponêmicas, a mais utilizada é o VDRL, realizada na mãe, na gestação e no trabalho de parto. O FTA-abs pode detectar IgM e confirmar a infecção intra-útero. O FTA-abs IgM tem sensibilidade de apenas 73% na avaliação de soros de natimortos em virtude de sua formação tardia, levando a resultados falso-negativos.

Entre as alterações laboratoriais da sífilis congênita incluem-se anemia, trombocitopenia, leucocitose (podem ocorrer reação leucemoide, linfocitose e monocitose) ou leucopenia.

Em muitos casos, o diagnóstico é factível apenas após 15 meses de idade, quando há persistência do teste reativo. As crianças com menos de 15 meses apresentam IgG de origem materna que atravessou a placenta (Peeling & Ye, 2004).

Critérios de diagnóstico

Para o diagnóstico de caso de sífilis congênita o Ministério da Saúde (2015) considera:

- **Primeiro critério:**
  - Criança cuja mãe apresente, durante o pré-natal ou no momento do parto, teste para sífilis não treponêmico reagente com qualquer titulação e teste treponêmico reagente na que não tenha sido tratada ou tenha recebido tratamento inadequado.
  - Criança cuja mãe não foi diagnosticada com sífilis durante a gestação e, na impossibilidade de a instituição realizar o teste treponêmico, apresente teste não treponêmico reagente com qualquer titulação no momento do parto.
  - Criança cuja mãe não foi diagnosticada com sífilis durante a gestação e, na impossibilidade de a instituição realizar o teste não treponêmico, apresente teste treponêmico reagente no momento do parto.
  - Criança cuja mãe apresente teste treponêmico reagente e teste não treponêmico não reagente no momento do parto, sem registro de tratamento prévio.
- **Segundo critério:**
  - Todo indivíduo com menos de 13 anos de idade com pelo menos uma das seguintes evidências sorológicas:
    - ○ Titulações ascendentes (testes não treponêmicos).

    - ○ Testes não treponêmicos reagentes após 6 meses de idade (exceto em situação de seguimento terapêutico).
    - ○ Testes treponêmicos reagentes após 18 meses de idade.
    - ○ Títulos em teste não treponêmico maiores em lactentes do que os da mãe.
    - ○ Teste não treponêmico reagente com pelo menos uma das alterações: clínica, liquórica ou radiológica de sífilis congênita.
- **Terceiro critério:** aborto ou natimorto cuja mãe apresente teste para sífilis não treponêmico reagente com qualquer titulação ou teste treponêmico reagente, realizados durante o pré-natal, no momento do parto ou curetagem, e que não tenha sido tratada ou tenha recebido tratamento inadequado.
- **Quarto critério:** toda situação de evidência de infecção pelo *T. pallidum* em placenta ou cordão umbilical e/ou amostra da lesão, biópsia ou necropsia de criança, aborto ou natimorto.

TRATAMENTO

A sífilis pode ser curada com o antibiótico correto, porém o tratamento não vai curar as sequelas que a doença já tenha causado (CDC, 2015). Uma vez a gestante seja diagnosticada com sífilis, o tratamento preconizado consiste em penicilina benzatina por ser o único fármaco capaz de prevenir a transmissão vertical (MS, 2015; CDC, 2015). Não existe consenso quanto à dose de penicilina benzatina a ser utilizada. Algumas falhas terapêuticas têm sido descritas na literatura. Questiona-se se o aumento da volemia observado durante a gravidez, sem o aumento concomitante da dose de penicilina, poderia ser responsável pelas falhas terapêuticas registradas. Outra hipótese seria o desenvolvimento de cepas de treponemas resistentes à penicilina. Até o momento inexistem dados comparativos suficientes para estabelecer a terapia ideal para o concepto.

Os esquemas usuais de tratamento materno são os preconizados pelo CDC (2015), como mostra o Quadro 3.8.

Não é aceito o esquecimento ou o atraso de doses em gestantes no curso do tratamento da sífilis tardia. Nesses casos, o tratamento deve ser repetido por inteiro (CDC, 2015).

A reação de Jarisch-Herxheimer é uma reação de hipersensibilidade provocada pelo contato antígeno-anticorpo e observada nos pacientes submetidos a tratamento para sífilis com qualquer treponemicida. Os sintomas mais comuns são febre, cefaleia, calafrios, mialgias e acentuação das manifestações clínicas da doença. Os sinais e sintomas começam em 2 a 8 horas após o tratamento e duram até 24 horas. Nas gestantes, a reação pode ocasionar contrações uterinas, diminuição do movimento fetal, anormalidades na frequência cardíaca fetal e óbito intrauterino.

O CDC avaliou que 19% dos casos de sífilis congênita ocorreram por falhas de tratamento, em que pode ter havido falta de resposta à penicilina benzatina. Essas falhas ocorreram, principalmente, na sífilis secundária, no tratamento

QUADRO 3.8 Esquemas terapêuticos para tratamento da gestante com sífilis (MS, 2015)

	Sífilis primária	Sífilis secundária	Sífilis latente precoce	Sífilis latente tardia ou ignorada	Sífilis terciária
Droga	Penicilina benzatina	Penicilina benzatina	Penicilina benzatina	Penicilina benzatina	Penicilina cristalina
Dose	2.400.000UI	2.400.000UI	2.400.000UI	2.400.000UI	18 a 24 milhões UI/dia
Via de administração	Intramuscular	Intramuscular	Intramuscular	Intramuscular	Intravenosa
Período	Dose única	Dose única	Dose única	Repetir semanalmente (três doses)	2 a 4 milhões UI/dose a cada 4 horas por 14 dias

Fonte: MS, 2015.

realizado no final da gravidez e com o uso da dose de 2.400.000UI em aplicação única. Assim, na ausência de sinais clínicos e na impossibilidade de estabelecer a evolução da doença e a classificação adequada da sífilis, deve-se considerar como de duração ignorada, sendo preconizado o tratamento com três doses de penicilina benzatina (MS, 2015).

SEGUIMENTO

Durante a gestação, o VDRL deve ser repetido, no mínimo, entre a 28ª e a 32ª semana de gestação e no momento do parto. Em mulheres com risco alto de reinfecção ou naquelas que moram em locais com alta prevalência da doença, o exame deve ser realizado mensalmente (CDC, 2015). O acompanhamento pós-parto das pacientes tratadas deve ser rigoroso com a repetição das reações sorológicas quantitativas.

Idealmente, os testes devem ser feitos pelo mesmo laboratório e com a mesma técnica, sendo considerada uma diferença significativa quando ocorre diminuição de quatro vezes no título (duas diluições) em 3 meses. Na sífilis latente recente, a resposta pode ser mais lenta: duas diluições em 12 meses. Em caso de estabilização ou ascensão dos títulos, novo tratamento deverá ser instituído. A vigilância deve ser mantida por pelo menos 24 meses (Pao et al., 2002).

O tratamento é considerado inadequado se o parto ocorrer em até 30 dias após o tratamento, se a gestante apresentar sinais clínicos de infecção no momento do parto ou se o título estiver maior durante o parto do que aquele detectado no momento do diagnóstico (CDC, 2015).

A fisiopatologia da transmissão materno-fetal ainda não está totalmente esclarecida. Essas lacunas na compreensão da infecção fetal e da resposta ao tratamento prejudicam o estabelecimento da terapêutica ideal durante a gestação.

Ainda não é possível prever antecipadamente e com segurança em quais casos de sífilis materna o recém-nascido será afetado. Como a gestação tem duração limitada, há pouco tempo para o acompanhamento dos títulos sorológicos e para a determinação da eficácia do tratamento.

Em gestantes alérgicas à penicilina (5% a 10%) não existem tratamentos alternativos satisfatórios, sendo conveniente realizar dessensibilização quando, após teste cutâneo, for confirmada a alergia. Uma alternativa é a doxiciclina (não gestantes) ou a cefriaxona (gestantes e não gestantes).

PROGNÓSTICO

A morte fetal e a morbidade decorrentes da sífilis congênita são preveníveis caso as mulheres infectadas sejam tratadas apropriadamente até a metade do segundo trimestre da gestação (Peeling & Ye, 2004). Alguns autores descreveram que o tratamento realizado no terceiro trimestre pode não prevenir a sífilis congênita. McFarlin et al. (1994) encontraram diferença estatisticamente significativa na prevenção da sífilis congênita em mulheres que receberam tratamento para sífilis antes ou no início da gestação em relação àquelas tratadas posteriormente.

As recomendações para o tratamento da sífilis têm sido fundamentadas na opinião de *experts*, em séries de casos, em alguns ensaios clínicos e em 50 anos de experiência clínica (Pao et al., 2002). Não existem, até o momento, estudos prospectivos que forneçam evidências para a mudança das recomendações no tratamento da sífilis recente com penicilina benzatina. Também não estão disponíveis ensaios clínicos randomizados e prospectivos que tenham comparado os diversos regimes de tratamento na gravidez (Walker, 2007).

Leitura recomendada

Avelleira JCR, Bottino G. Sífilis: diagnóstico, tratamento e controle. An Bras Dermatol 2006; 81(2):111-26.

Brasil. Ministério da Saúde. Secretaria de Ciência, Tecnologia e Insumos Estratégicos. Comissão Nacional de Incorporação de Tecnologias no SUS. Protocolo clínico e diretrizes terapêuticas/Infecções sexualmente transmissíveis. Ministério da Saúde, 2005:121.

Brasil. Ministério da Saúde. Secretaria de Vigilância em Saúde. Programa Nacional de DST e Aids. Diretrizes para o Controle da Sífilis Congênita/Ministério da Saúde. Secretaria de Vigilância em Saúde. Programa Nacional DST e Aids: Ministério da Saúde, 2005.

Centers for Disease Control and Prevention. Sexually Transmitted Diseases Treatment Guidelines, 2015. MMWR Recomm Rep 2015; 64:1-137.

Centers for Disease Control and Prevention. Sexually Transmitted Diseases Treatment Guidelines, 2015. MMWR 2006; 55:22-35.

Hebmuller MG, Fiori HH, Lago EG. Subsequent pregnancies in women with previous gestational syphilis. Cien Saude Colet 2015; 20:2867-78.

Pao D, Goh BT, Bingham JS. Management issues in syphilis. Drugs 2002; 62:1447-61.

Peeling RW, Ye H. Diagnostic tools for preventing and managing maternal and congenital syphilis: an overview. Bull World Health Organ 2004; 82:439-46.

Walker GJA. Antibiotics for syphilis diagnosed during pregnancy. Cochrane Database of Systematic Reviews 2001, Issue 3. Art. No.: CD001143. DOI: 10.1002/14651858.CD001143.

Herpes

Anne Karollyne Silva Moura do Nascimento
Fernanda Torres Figueirôa de Albuquerque Maranhão

INTRODUÇÃO

O vírus do herpes simples humano (HSV) é responsável por uma infecção cutânea crônica. Entre 1999 e 2004, a soroprevalência nos EUA foi de 55,5% para o tipo 1 e de 17% para o tipo 2. O grande número de mulheres em idade fértil acometidas por ambos os sorotipos torna o vírus responsável por infectar um em cada 3.200 nascidos vivos naquele país. Apesar de sua baixa prevalência, a infecção neonatal é responsável por 2% das hospitalizações e 6% das mortes em UTI neonatal e está relacionada com importantes gastos na área da saúde (Bradley et al., 2014).

AGENTE ETIOLÓGICO

O vírus pertence à família Herpesviridae e apresenta dois tipos sorológicos: HSV-1 e HSV-2, ambos DNA vírus e dermoneurotrópicos. O HSV-1, primariamente localizado na orofaringe, é adquirido com frequência na infância mediante a autoinoculação de objetos contaminados e compromete o gânglio trigêmeo, mas também pode ser encontrado em lesões genitais em 10% a 30% dos casos. O HSV-2, primariamente genital, é adquirido pela iniciação sexual na adolescência e compromete o gânglio sacral, mas também pode ser localizado em lesões orais.

A prevalência do HSV-1 é maior em relação ao HSV-2, pois os anticorpos contra o HSV-1 atenuam a intensidade das manifestações clínicas ou diminuem o risco de infecção pelo HSV-2 (Moreira et al., 2002).

Nos EUA, o HSV-2 era responsável pela maioria dos casos de herpes genital confirmados sorologicamente; contudo, o HSV-1 tem aumentado de frequência e vem sendo considerado responsável pela maioria dos novos casos de herpes genital naquele país (Bernstein et al., 2013).

FISIOPATOLOGIA

O vírus penetra por microtraumas na mucosa ou na pele e multiplica-se no local da inoculação. Após a instalação da infecção primária, segue pelas terminações nervosas periféricas, atingindo os gânglios da raiz dorsal, onde fica em estado latente até que algum estímulo (estresse, menstruação, imunossupressão, luz solar, febre, entre outros) promova sua reativação. A replicação viral acarreta a translocação de partículas virais de volta ao sítio de inoculação (recidiva), podendo causar também viremia e disseminação para órgãos distantes por via linfática, sanguínea e nervosa, principalmente em pacientes imunocomprometidos.

MANIFESTAÇÕES CLÍNICAS

O período de incubação varia de 2 a 26 dias (média de 7 dias). A primeira infecção pode ser muito agressiva e longa, ao passo que as recidivas costumam ser menos graves em virtude da presença de anticorpos capazes de tornar a doença autolimitada. Os pródromos caracterizam-se por aumento da sensibilidade local, ardor, prurido, formigamento, mialgias e adenomegalia, que podem anteceder a erupção cutânea.

As lesões caracterizam-se inicialmente por pápulas eritematosas de 2 a 3mm, seguidas de vesículas agrupadas com conteúdo citrino, as quais se rompem e dão origem a ulcerações e posteriormente são cobertas por crostas sero-hemáticas. A adenopatia inguinal dolorosa bilateral pode estar presente em 50% dos casos de infecção genital. As lesões cervicais uterinas, frequentemente subclínicas, podem estar associadas a corrimento genital aquoso. Podem ocorrer sintomas gerais, como febre e mal-estar (Torloni et al., 2002).

As lesões na gestante são iguais às encontradas em não gestantes. Os achados neonatais mais comuns são lesões mucocutâneas (vesículas e úlceras) e oculares (ceratites), podendo, em casos mais graves, cursar com pneumonia e quadros infecciosos semelhantes à sepse e convulsões neonatais.

Com frequência, o diagnóstico de herpes é embasado na história clínica e nas características das lesões. Entretanto, convém ressaltar a possibilidade de lesões subclínicas e/ou de difícil visualização.

CLASSIFICAÇÃO

Infecção genital primária

Infecção genital primária refere-se à primoinfecção. Nesses casos, os pacientes não apresentam anticorpos preexistentes contra HSV-1 e HSV-2, que geralmente só se desenvolvem dentro das primeiras 12 semanas após o contágio e persistem indefinidamente (Workowski & Berman, 2010).

A frequência de infecção primária por HSV durante a gravidez foi avaliada em estudo prospectivo com 7.000 mulheres grávidas que eram soronegativas para HSV-1 e/ou HSV-2 na primeira consulta pré-natal. Amostras séricas para anticorpos contra HSV-1 e HSV-2 foram coletadas na 16ª e 24ª semanas de gestação e durante o trabalho de parto. A soroconversão ocorreu em 94 mulheres (1,3%) com frequência similar em todos os trimestres. Dessas, 34 mulheres eram sintomáticas e 60 assintomáticas (Brown et al., 1997).

A principal consequência da infecção primária na gestação é a transmissão materno-fetal no momento do nascimento (infecção perinatal). Os riscos de outras complicações na gravidez, como aborto espontâneo, anomalias congênitas, parto prematuro e feto pequeno para a idade gestacional (PIG), provavelmente não aumentam porque a infecção uteroplacentária é rara (infecção congênita) (Brown et al., 1996, 1997).

Infecção não primária/primeiro episódio genital

A infecção não primária consiste na primeira infecção genital em pacientes portadores de anticorpos HSV preexistentes de sorotipo diferente do responsável pela infecção atual (p. ex., infecção genital por HSV-2 em pacientes com anticorpos preexistentes para HSV-1 ou vice-versa).

Infecção genital recorrente

A infecção genital recorrente designa uma nova infecção genital pelo mesmo sorotipo do vírus. O risco de transmissão neonatal ao nascimento é mais baixo do que em pacientes com infecção primária ou primeiro episódio de infecção genital. Infecção recorrente não tem sido associada a aborto espontâneo ou embriopatia e apresenta taxas menores de acometimento fetal (Harger et al., 1989; Brown et al., 2003).

DIAGNÓSTICO

O diagnóstico clínico de lesão primária ou recorrente tem baixas sensibilidade e especificidade, pois a forma clássica de múltiplas lesões vesiculares e ulceradas está ausente na maioria dos pacientes. O diagnóstico laboratorial pode ser feito por cultura, reação em cadeia da polimerase (PCR), imunofluorescência direta e testes sorológicos tipo-específicos. A escolha dependerá da apresentação clínica.

A sensibilidade da cultura para o vírus HSV de lesões genitais alcança cerca de 80% na infecção primária e 35% na recorrente (Boggess et al., 1997). A PCR é mais sensível do que a cultura e tem se tornado o teste de escolha em pacientes sintomáticos e para detecção da transmissão viral (Cone et al., 1994). As sorologias tipo-específicas para HSV identificam as glicoproteínas G2 (HSV-2) e G1 (HSV-1) e apresentam sensibilidade alta (80% a 90%) com resultados falso-negativos mais frequentes em estágios iniciais; além disso, são úteis para a classificação da infecção materna em primária, não primária e recorrente (Kimberlin et al., 2013).

Há poucos relatos sobre a infecção intraútero pelo HSV, visto que a maioria dos casos de transmissão materno-fetal ocorrerá durante o nascimento. As sorologias para HSV-1 e HSV-2 deverão ser solicitadas em caso de suspeita clínica ou diante de achados ultrassonográficos sugestivos de infecção congênita, como placentomegalia, hepatoesplenomegalia, feto PIG, distúrbios do líquido amniótico e derrames cavitários, dentre outros.

O diagnóstico diferencial deve ser feito com outras infecções que cursam com úlceras genitais, como sífilis, cancro mole, linfogranuloma, donovanose, piodermite e quadros agudos de vulvovaginites.

TRATAMENTO

Para que o tratamento clínico seja considerado é necessário identificar a classificação infecciosa da paciente, bem como o tempo de ocorrência da infecção em relação ao parto. Independentemente do risco de transmissão vertical, o tratamento medicamentoso diminui o risco de lesões graves ou doença materna prolongada e está indicado tanto na primoinfecção como nas infecções recorrentes.

Em não gestantes, ensaios clínicos randomizados indicaram que três medicamentos antivirais promovem benefício clínico contra a infecção ativa pelo herpes genital: aciclovir, valaciclovir e famciclovir.

O agente de escolha na gestação é o aciclovir, utilizado por via oral e cuja posologia dependerá de cada caso. O aciclovir é um medicamento testado na gestação e classificado como categoria B pelo Food and Drug Administration (FDA). Para as pacientes com primoinfecção viral está indicada a dose de 400mg, via oral, em três tomadas diárias, por 7 a 10 dias, sendo possível aumentar esse tempo caso perdurem os sintomas (ACOG, 2007).

Nas pacientes com infecção recorrente, o tratamento está indicado a partir da 36ª semana ou antes, caso muito sintomáticas, com a mesma dosagem mencionada anteriormente, porém por menos tempo. Para a quimioprofilaxia da infecção no período periparto a dose é a mesma usada no tratamento, sendo mantida da 36ª semana até o parto.

Uma metanálise que incluiu sete estudos randomizados, comparando o uso de aciclovir com placebo como profilaxia do herpes neonatal, observou que o aciclovir reduziu significativamente a lesão ativa recorrente durante o parto (RR: 0,28; IC95%: 0,18 a 0,43), a ativação viral durante o parto (RR: 0,14; IC95%: 0,05 a 0,39) e a taxa de cesariana (RR: 0,30; IC95%: 0,20 a 0,45). Os autores concluem não haver evidências suficientes de que a profilaxia com um antirretroviral reduza a infecção neonatal, apesar dos benefícios maternos, como redução na incidência de infecção genital recorrente e nas taxas de cesariana (Hollier & Wendel, 2008).

O valaciclovir (1g, via oral, duas vezes ao dia) pode ser utilizado na gravidez com a vantagem da posologia, embora haja poucos estudos disponíveis, e o custo-benefício é maior. Já o famciclovir (250mg, via oral, três vezes ao dia) não é recomendado na gestação em razão da inexistência de estudos em humanos.

VIA DE PARTO

As taxas de transmissão vertical do HSV são diretamente influenciadas pelo manejo intraparto da gestante acometida. A infecção por herpes genital, quando ocorre próximo ao parto, apresenta risco de 30% a 50% de transmissão ao recém-nascido, sendo menor que 1% entre as mulheres com história de recorrência no termo ou que adquiriram o herpes no começo da gestação (CDC, 2006). O reconhecimento de lesões genitais ativas, a indicação correta da cesariana e os cuidados com a pele do recém-nascido são de extrema importância para evitar a transmissão. Contudo, a cesariana não elimina completamente o risco de transmissão ao neonato.

Embora a transmissão vertical possa ocorrer durante a gravidez, 80% a 90% das infecções por HSV em recém-nascidos ocorrem durante a passagem do feto através do canal de parto infectado, resultado do contato fetal com os vírus eliminados das lesões ativas do trato genital inferior (vulva, vagina e colo) (Jaiyeoba et al., 2012).

Assim, recomenda-se o questionamento de todas as gestantes admitidas em trabalho de parto acerca de história pregressa de infecção por herpes genital. Nessas mulheres deve ser investigada cuidadosamente a presença de sintomas, incluindo os prodrômicos, além de realizada a busca ativa de lesões herpéticas genitais. Na ausência de sinais ou sintomas de infecção genital pelo HSV, o parto vaginal poderá ser realizado mesmo nas mulheres sabidamente soropositivas para o HSV. Outra medida de prevenção do herpes neonatal consiste em orientar as gestantes a evitar, no terceiro trimestre, relações sexuais com parceiros infectados ou suspeitos.

Dados de um estudo de coorte multicêntrico, realizado por mais de duas décadas nos EUA, mostraram que a cesariana diminuiu a transmissão vertical do HSV principalmente naquelas pacientes com lesões genitais ativas. Nas mulheres apenas soropositivas para o HSV, a cesariana de rotina não deve ser empregada em razão da baixa taxa de transmissão encontrada nessas pacientes.

A cesariana está recomendada ainda para todas as mulheres soropositivas ou com quadro infeccioso anterior quando, ao entrarem em trabalho de parto, apresentam lesões ativas por herpes genital ou sintomas prodrômicos, como dor e prurido vulvar (ACOG, 2007).

ASSISTÊNCIA NEONATAL

Define-se como infecção congênita pelo HSV aquela que ocorre durante o nascimento ou dentro das primeiras 72 horas de vida, principalmente após rotura precoce das membranas ovulares.

O tratamento do HSV neonatal com terapia antiviral melhora a sobrevida e os desfechos neonatais, especialmente se o tratamento é iniciado precocemente no curso da doença (Kimberlin et al., 2001). O agente de escolha é o aciclovir, administrado por via intravenosa e iniciado assim que for levantada a suspeita de infecção pelo HSV. Esse fármaco deve ser iniciado diante dos achados de vesículas mucocutâneas, convulsões, letargia, trombocitopenia, coagulopatia, sepse, hepatomegalia, ascite ou aumento importante das transaminases.

O aciclovir profilático está indicado para os recém-nascidos assintomáticos em caso de história de infecção materna recorrente e outros fatores de risco associados (tempo de bolsa rota > 6 horas, gestação < 37ª semana e/ou lesões cutâneas maternas). Nos assintomáticos cujas mães apresentem história de infecção pelo HSV, bem como lesão ativa durante o parto, mas sem os fatores de risco citados anteriormente, a medicação não deve ser iniciada. Quando indicado nesses casos, o aciclovir deve ser usado por 3 a 5 dias, até que se obtenha o resultado das culturas coletadas no pós-parto (Kimberlin et al., 2013).

Em todos os recém-nascidos expostos ao HSV materno, porém assintomáticos ao nascimento, deve ser realizado monitoramento ao longo das primeiras 6 semanas de vida. Os cuidadores devem ser orientados a comunicar imediatamente caso ocorra o aparecimento de algum sinal suspeito.

CATAPORA

O agente etiológico da catapora é o vírus *Varicella zoster*, herpesvírus DNA. As mulheres adultas, em 95% dos casos, são imunes ao vírus por terem adquirido a doença na infância.

A infecção primária pelo vírus da varicela zoster é responsável pela catapora, causando viremia com *rash* difuso e acometimento de múltiplos gânglios sensoriais, onde o vírus pode permanecer em latência após a remissão do quadro agudo. A reativação do vírus no nervo cranial ou em gânglio da raiz dorsal resulta em infecção cutânea localizada, conhecida como herpes zoster (Cohen, 2013).

Existem evidências de que a catapora é mais grave quando adquirida na gestação, podendo evoluir com meningite, encefalite, artrite, glomerulonefrite aguda e pneumonia. As complicações aparecem em até 7 de cada 10.000 gestações.

A varicela materna, contraída na primeira metade da gravidez, pode causar malformações congênitas por infecção transplacentária. As principais são: surdez, catarata, coriorretinite, atrofia cortical cerebral, hidronefrose e defeitos cutâneos ou ósseos dos membros. A infecção contraída no terceiro trimestre pode determinar o nascimento de crianças com a síndrome da varicela congênita, que é um quadro grave com mortalidade elevada (30% nos primeiros meses de vida – Quadro 3.9).

O diagnóstico da infecção fetal é estabelecido pela PCR no líquido amniótico ou a detecção de IgM específica em sangue coletado por cordocentese. O diagnóstico pós-natal pode ser confirmado mediante o isolamento viral das lesões de pele ou pela presença de IgM e IgG específicas em amostras de sangue obtidas no primeiro ano de vida.

A cesariana não beneficia o recém-nascido. Para o tratamento devem ser usadas medicações sintomáticas. As pacientes com comprometimento pulmonar devem ser tratadas com aciclovir. A vacina (com vírus vivo atenuado) não é recomendada para gestantes. A vacinação das puérperas suscetíveis deve ser realizada no pós-parto, pois os vírus não passam para o leite materno.

QUADRO 3.9 Sintomas relacionados com a síndrome da varicela congênita

Lesões de pele em dermátomos específicos
Alterações neurológicas: retardo mental, microcefalia, hidrocefalia e convulsões
Alterações oculares: atrofia do nervo óptico, catarata, coriorretinite, microftalmia e nistagmo
Alterações gastrointestinais: refluxo gastroesofágico, atresia ou estenose intestinal
Baixo peso ao nascimento

HERPES ZOSTER OU VARICELA ZOSTER

A infecção é causada por reativação do vírus *Varicella zoster* no nervo cranial ou em gânglio da raiz dorsal, resultando em infecção cutânea localizada conhecida como herpes zoster (Cohen, 2013).

A incidência anual do herpes zoster varia de 1,3 a 3,4 para cada 1.000 adultos, sendo mais comum em mulheres, pessoas mais velhas e imunocomprometidas e podendo ocorrer durante a gestação (Robert, 2002).

Esse subtipo de infecção da varicela zoster na gestante não está associado a risco significativo da síndrome da varicela congênita, transmitida aos recém-nascidos por algumas mães acometidas pela catapora (Quadro 3.9).

O quadro clínico do herpes zoster é composto por *rash* vesicular distribuído por dermátomos específicos, bastante doloroso, com duração de aproximadamente 15 dias. Sua principal sequela em longo prazo é a neuralgia crônica no dermátomo acometido. Os cuidados incluem terapia antiviral (aciclovir por via oral) e medicamentos para a dor. O tratamento é recomendado para pessoas com ou em risco aumentado para complicações, pessoas imunodeprimidas, maiores de 50 anos e naquelas com dores ou erupção cutânea grave.

Leitura recomendada

American College of Obstetricians and Gynecologists (ACOG). Management of herpes in pregnancy. Obstet Gynecol 2007; 109:1489-98.

Bernstein DI, Bellamy AR, Hook EW 3rd et al. Epidemiology, clinical presentation, and antibody response to primary infection with herpes simplex virus type 1 and type 2 in young women. Clin Infect Dis 2013; 56:344.

Boggess KA, Watts DH, Hobson AC et al. Herpes simplex virus type 2 detection by culture and polymerase chain reaction and relationship to genital symptoms and cervical antibody status during the third trimester of pregnancy. Am J Obstet Gynecol 1997; 176:443.

Bradley H, Markowitz LE, Gibson T et al. Seroprevalence of herpes simplex virus types 1 and 2 – United States, 1999-2010. J Infect Dis 2014; 209 (3).

Brown ZA, Benedetti J, Selke S et al. Asymptomatic maternal shedding of herpes simplex virus at the onset of labor: relationship to preterm labor. Obstet Gynecol 1996; 87:483.

Brown ZA, Selke S, Zeh J et al. The acquisition of herpes simplex virus during pregnancy. N Engl J Med 1997; 337:509.

Brown ZA, Wald A, Morrow RA et al. Effect of serologic status and cesarean delivery on transmission rates of herpes simplex virus for mother to infant. JAMA 2003; 289:203.

Centers for Disease Control and Prevention. Sexually Transmitted Diseases Treatment Guidelines 2006. MMWR 2006; 55:22-35.

Cohen J. Herpes zoster. NEJM 2013; 369:255-63.

Cone RW, Hobson AC, Brown Z et al. Frequent detection of genital herpes simplex virus DNA by polymerase chain reaction among pregnant women. JAMA 1994; 272:792.

Harger JH, Amortegui AJ, Meyer MP et al. Characteristics of recurrent genital herpes simplex infections in pregnant women. Obstet Gynecol 1989; 73:367.

Hollier LM, Wendel GD. Third trimester prophylaxis for preventing maternal genital herpes simplex virus (HSV) recurrences and neonatal infection. Cochrane Database Syst Rev 2008; CD004946.

Jaiyeoba O, Amaya MI, Soper DE et al. Preventing neonatal transmission of herpes simplex virus. Clin Obstet Gynecol 2012; 55:510.

Kimberlin DW, Baley J, Committee on Infectious Diseases, Comittee on Fetus and Newborn. Guidance on management of asymptomatic neonates born to women with active genital herpes lesions. Pediatrics 2013; 131:e635.

Kimberlin DW, Lin CY, Jacobs RF et al. Safety and efficacy of high-dose intravenous acyclovir in the management of neonatal herpes simplex virus infections. Pediatrics 2001; 108:203.

Moreira LC, Merly F, Moleri AB et al. A boca como órgão de práticas sexuais e alvo de DST/AIDS. J Bras Doenças Sexualmente Transmissíveis 2002; 14:37-52.

Robert WJ. Consequences and management of pain in herpes zoster. J Infect Dis 2002; 186.

Torloni MR, Oliveira TA, Souza E. Prematuridade e infecções congênitas. Femina 2002; 30:351-5.

Workowski KA, Berman S, Centers for Disease Control and Prevention (CDC). Sexually transmitted diseases treatment guidelines, 2010. MMWR Recomm Rep 2010; 59:1.

Outras Infecções Maternas Transmitidas na Gravidez

PARTE F

Sonia Regina Figueiredo • *Alex Sandro Rolland Souza*

ARBOVIROSES

O Zika vírus foi isolado pela primeira vez em 1947 a partir de um macaco Rhesus na Floresta de Zika, localizada em Uganda. Trata-se de um vírus transmitido por artrópode (arbovírus) e pertencente à família Flaviviridae e ao gênero *Flavivirus* (Kirya, 1977). Desde 1960, os casos em humanos foram esporadicamente relatados na Ásia e na África (Hayes, 2009). Entretanto, o primeiro grande surto documentado ocorreu em 2007, em Yap Island, Micronésia, no Pacífico Norte, onde os médicos relataram um surto caracterizado por erupção cutânea, conjuntivite e artralgia (Duffy et al., 2009).

O vírus é transmitido por mosquitos, especialmente as espécies *Aedes* (Hayes, 2009). A transmissão inter-humana direta, provavelmente por relação sexual, já foi descrita (Foy et al., 2011), assim como a perinatal (Besnard et al., 2014). No entanto, ainda necessita ser confirmada. A transmissão perinatal de arbovírus foi relatada para a dengue, o vírus chikungunya, o vírus do Nilo Ocidental e o vírus da febre amarela. A transmissão pelo leite materno tem sido relatada nos casos de dengue e do vírus do Nilo Ocidental, havendo a suspeita também de transmissão do vírus da febre amarela e da Zika (Barthel et al., 2013; Besnard et al., 2014).

A infecção pelo Zika vírus costuma causar uma doença semelhante à dengue, porém com sintomatologia mais leve. Autolimitada, é caracterizada por exantema, febre baixa, conjuntivite e artralgia. Relatos sugerem aumento na taxa da síndrome de Guillain-Barré durante os surtos de Zika vírus (Musso et al., 2014).

No Brasil, o aumento de casos de doença exantemática aguda foi observado em várias regiões no final de 2014. Em abril de 2015 o Zika vírus foi identificado como o agente etiológico (Campos et al., 2015) e em maio o Ministério da Saúde reconheceu a circulação desse vírus no Brasil. Em estudo realizado de fevereiro a junho de 2015, com o total de 14.835 casos de doença exantemática aguda indeterminada em 12 distritos sanitários de Salvador, a taxa de infecção global foi de 5,5 casos/1.000 pessoas. O pico desses casos foi registrado 1 semana após o diagnóstico molecular por reação em cadeia da polimerase (PCR) do Zika vírus (Cardoso et al., 2015).

Consequências graves da transmissão materno-fetal dos arbovírus têm sido relatadas, nomeadamente para chikungunya, causando febre hemorrágica e encefalopatia, e dengue, levando a parto prematuro, morte fetal, baixo peso ao nascer, anomalias fetais, prematuridade e sofrimento fetal agudo (Tan et al., 2008; Basurko et al., 2009). Entretanto, até 2015 não havia relatos na literatura sobre a associação do Zika vírus a anomalias congênitas, particularmente a microcefalia (Melo et al., 2016).

Não há mais dúvida quanto à associação entre Zika vírus e microcefalia fetal, mas novos estudos necessitam ser realizados para a determinação dos cofatores associados a infecção congênita, tratamentos, prevenção e vacinas.

O diagnóstico materno deve ser realizado o mais precocemente possível, pois a circulação do vírus no corpo humano pode durar pouco tempo. Diante do quadro clínico suspeito, o exame de PCR para o Zika vírus deve ser realizado dentro de 5 dias no sangue materno ou até 7 dias na urina materna, após o início do *rash* cutâneo. Nos casos de alterações morfológicas fetais, principalmente microcefalia, pode ser sugerido o exame no líquido amniótico, por meio da amniocentese, para investigação fetal por PCR.

Ainda não existe consenso sobre o acompanhamento dessas gestantes. Diante de uma gestante com suspeita de infecção por Zika vírus, ou seja, com quadro clínico compatível e particularmente apresentando *rash* cutâneo, recomenda-se a coleta de sangue e/ou urina para a pesquisa dos vírus Zika, dengue, chikungunya, rubéola, parvovírus B19 e citomegalovírus e para toxoplasmose e sífilis. Afastadas essas infecções, o acompanhamento deve ser ultrassonográfico com exames entre a 20ª e a 24ª, entre a 28ª e a 32ª entre a 35ª e a 37ª semanas. Confirmada a infecção por Zika vírus, o acompanhamento ultrassonográfico deve ser realizado a cada 15 dias.

Na gestante que refere *rash* cutâneo, mas que no momento se encontra sem sintomatologia, o acompanhamento ultrassonográfico deve ser realizado da mesma maneira descrita anteriormente. Caso a gestante apresente o diagnóstico de microcefalia intraútero, o acompanhamento ultrassonográfico deve ser realizado a cada 15 dias e está indicada a coleta do líquido amniótico.

A prevenção está centrada nas medidas de combate ao mosquito. São recomendadas algumas medidas principais, como monitoração constante das residências quanto ao acúmulo de água parada e ao descarte do lixo e o uso de repelentes e de roupas que cubram os braços e as pernas.

A microcefalia pode ser definida como tamanho do crânio abaixo da normalidade para a média da idade gestacional em feto ou recém-nascido. Assim, é considerada quando o perímetro cefálico (PC) se encontra abaixo de 2 desvios padrões (DP) das curvas apropriadas para idade e sexo (Leibovitz et al., 2015). Esses parâmetros de normalidade são determinados por meio de tabelas de referência. Para os recém-nascidos prematuros (< 37ª semana) recomenda-se a curva de Fenton & Kim (2013), que considera microcefalia quando < 3º percentil. Para os recém-nascidos de termo é mais utilizada a curva adotada pela OMS (WHO, 2007). O diagnóstico intraútero é definido por circunferência cefálica (CC) < 3DP abaixo da média para a idade gestacional (Leibovitz et al., 2015).

O diagnóstico pré-natal costuma levar ao sobrediagnóstico, ou seja, é superestimado, pois até o momento não existe uma curva ideal. Estudo que incluiu três diferentes curvas da CC – *Intergrowth*, *Israeli reference* e Chervenak – observou que os valores preditivos positivos foram estatisticamente semelhantes: 61,5%, 66,7% e 57,1%, respectivamente. Assim, observa-se que os gráficos de crescimento comumente utilizados para o diagnóstico pré-natal de microcefalia são considerados de baixa precisão. A imprecisão está essencialmente relacionada com a metodologia inconsistente de medição e a ausência de estudos bem elaborados que visem à otimização de estratégias para predizer o diagnóstico pré-natal da anomalia (Leibovitz et al., 2015).

A microcefalia é frequentemente associada à deficiência intelectual e a alterações neurológicas. Aproximadamente 90% das microcefalias estão associadas a retardo mental, exceto as constitucionais de origem familiar, que podem apresentar desenvolvimento cognitivo normal (Leibovitz et al., 2015).

PARVOVÍRUS B19

O parvovírus B19 é um vírus DNA de cadeia única responsável pelo eritema infeccioso, doença exantemática frequente na criança. Esse vírus foi descoberto acidentalmente em 1975, em doadores de sangue, durante uma pesquisa orientada para o vírus da hepatite B (Machado, 2008).

Epidemiologia

A incidência de infecção por parvovírus na gravidez é estimada em torno de 1 em cada 400 gestações. Aproximadamente 50% a 65% das mulheres em idade reprodutiva se apresentam imunes para o vírus, e essa imunidade permanece por toda a vida.

A prevalência de parvovirose atinge o máximo na infância, pois o risco de infecção aguda no adulto depende do contato com crianças. As grávidas suscetíveis apresentam risco mais elevado quando têm filhos de 6 a 7 anos de idade, especialmente quando têm mais de um filho nessa faixa etária, ou trabalhadoras da área de saúde ou de estabelecimentos de ensino pré-escolar e fundamental. Cabe destacar que as estratégias para diminuir a exposição ocupacional nas mulheres suscetíveis mostraram-se ineficazes, uma vez que o risco é maior na residência (Machado, 2008).

Quadro clínico materno

A transmissão do parvovírus B19 ocorre principalmente por via respiratória, mas em raras situações pode ser decorrente de derivados do sangue ou da passagem transplacentária. O período de incubação é de 15 dias, e a possibilidade de contágio alcança o nível máximo em 1 semana antes do início dos sintomas.

O vírus tem afinidade elevada por células do sistema hematopoético, preferencialmente células eritrocitárias, causando hemólise e aplasia medular, o que leva ao desenvolvimento de anemia e crise de aplasia transitória. Pode ainda infectar leucócitos e megacariócitos, causando neutropenia e trombocitopenia, e miócitos, podendo originar miocardite.

O parvovírus B19 causa uma infecção aguda, geralmente autolimitada, assintomática em 20% a 25% dos adultos, e apresenta quadro clínico variado. A manifestação clínica mais comum é o eritema infeccioso, frequente nas crianças, mas esporádico nos adultos. No adulto, na primeira fase da infecção surgem febre, mal-estar e cefaleias, seguidas por eritema bifásico em 1 a 4 dias. Inicialmente ocorre uma erupção malar eritematosa fotossensível com halo de palidez na periferia que não atinge o nariz nem a região periorbitária e posteriormente, cerca de 1 semana depois, se estende para o tronco e os membros sob a forma de *rash* maculopapular. O *rash* torna-se progressivamente menos perceptível, mas pode manter-se durante algumas semanas.

A segunda fase da doença não é transmissível e caracteriza-se por eritema e artralgia, surgindo 2 semanas após o contágio e durando aproximadamente 3 a 4 dias. O sintoma mais comum no adulto é a artropatia, que ocorre em 60% a 80% dos indivíduos, podendo persistir por 1 a 3 semanas e desaparecendo sem deixar sequelas. A artropatia apresenta-se como uma poliartralgia simétrica nas articulações periféricas, principalmente em mãos, punhos, tornozelos e joelhos.

Infecções persistentes podem ocorrer nos indivíduos imunodeprimidos e em pacientes transplantados ou com anemia crônica durante a crise de aplasia transitória, além dos fetos, que apresentam hidropisia ou morte fetal em caso de infecção intrauterina.

A anemia também pode ocorrer, mas tem pouco significado clínico em crianças e adultos saudáveis. Contudo, pode ser crítica no feto, particularmente antes da 20ª semana de gestação, e em pacientes com doenças hematológicas, como anemia falciforme, esferocitose e talassemias. O acometimento do miocárdio é uma complicação rara, porém transitória, mas implica a necessidade de avaliação e vigilância cardíaca por vezes prolongada.

Quadro clínico fetal

A gravidez não afeta o curso natural da parvovirose, mas a infecção pode ter um efeito desastroso sobre o feto. A imunidade materna confere proteção ao feto, pois não está descrita a existência de transmissão fetal nessas gestantes imunes. A transmissão vertical varia entre 17% e 33%. Apesar de ser difícil determinar o momento preciso da transmissão ao feto, é provável que a passagem placentária ocorra na fase de maior carga viral. O parvovírus B19 infecta os tecidos placentários desde as fases mais precoces da gravidez e pode persistir até o termo ou após o nascimento.

O risco de desfecho fetal desfavorável é de aproximadamente 10%, sendo maior quando a infecção ocorre antes da 20ª semana de gestação. A perda espontânea de fetos infectados antes da 20ª semana ocorre em torno de 14,8% dos casos e, após, em 2,3%. A razão é incerta, mas parece estar relacionada com a extensão das lesões nos vários órgãos e com a capacidade de resposta da medula óssea do feto. A infecção no primeiro trimestre pode resultar em morte do concepto, tendo sido descrita a presença do parvovírus B19 em 2% a 3% dos abortamentos espontâneos.

Não existe evidência segura de que a parvovirose aumente o risco de anomalias congênitas em humanos. Um feto infectado no segundo ou terceiro trimestre pode apresentar anemia, miocardite, insuficiência cardíaca de alto débito, hidropisia e morte. Os fatores determinantes do desfecho perinatal necessitam de mais esclarecimentos. Esses fatores podem ser a carga viral, o potencial infeccioso do vírus (virulência), a via de transmissão e as respostas imunológicas fetal e materna.

O momento da infecção pode ser um importante preditor do desenvolvimento da hidropisia. Um feto infectado no terceiro trimestre raramente desenvolve hidropisia. A hidropisia fetal frequentemente se encontra associada ao polidrâmnio e ao edema placentário. O principal mecanismo responsável pela hidropisia é a anemia grave, que ocasiona insuficiência cardíaca de alto débito e hipoxia. O parvovírus também pode infectar células miocárdicas e originar miocardite ou necrose miocárdica no feto, causando falência cardíaca, que também é potencialmente responsável pelo desenvolvimento da hidropisia.

Com a hidropisia o desfecho é variável, havendo igual probabilidade de resolução espontânea, morte fetal ou melhora com terapêutica transfusional intraútero.

Diagnóstico

É necessário um índice elevado de suspeição para o diagnóstico de uma infecção por parvovírus B19 durante a gravidez. O estudo sorológico é realizado apenas após o contato da grávida com uma criança com eritema infeccioso ou quando é detectada hidropisia fetal não imune.

Recomenda-se que toda gestante exposta ou que tenha desenvolvido sinais ou sintomas de infecção por parvovírus conheça seu estado imune, o qual é determinado pelas IgM e IgG específicas. A IgM pode ser identificada 2 a 3 dias após a infecção aguda, mais frequentemente após 10 a 14 dias (início da fase de viremia), e pode persistir por mais de 6 meses. A IgG surge poucos dias após a IgM (final da segunda semana) e mantém-se detectável durante toda a vida. Essas imunoglobulinas promovem proteção contra novas infecções pelo mesmo vírus nos indivíduos imunocompetentes. Destaca-se que o início da sintomatologia coincide com o aparecimento de IgM específica na circulação, o que sugere a existência de uma mediação imunológica na origem do *rash* cutâneo.

Nas grávidas são possíveis algumas situações sorológicas:

- **Presença de IgG e ausência de IgM:** sugere imunidade. Acompanhamento de baixo risco e esclarecimento à gestante quanto à ausência de risco de transmissão vertical.
- **Presença de IgM e ausência de IgG:** sugere infecção muito recente ou resultado falso-positivo. Recomenda-se a reavaliação sorológica em 2 semanas. Acompanhamento em casos de alto risco; se a IgG ficou positiva, está confirmada a infecção.
- **IgM e IgG negativas:** gestante não imune, suscetível de contrair a infecção ou, se teve contato recente com paciente infectado, pode estar no período de incubação e as sorologias devem ser repetidas após 2 a 4 semanas. Acompanhamento em caso de baixo risco.
- **IgM e IgG positivas:** infecção recente. Com a repetição da sorologia, se os títulos de IgG forem mais elevados, confirma-se a aquisição recente da infecção. Entretanto, se os títulos forem estáveis, pode ter havido uma infecção passada, provavelmente nos últimos 6 meses.

Uma possibilidade adicional é a detecção ecográfica de hidropisia fetal sem exposição ou sintomas conhecidos. Nessa situação é recomendada a coleta de líquido amniótico por amniocentese para pesquisa do DNA viral pela técnica de PCR.

Seguimento e tratamento

Não existem intervenções que evitem a infecção ou a lesão fetal. Em virtude do baixo risco de acometimento fetal, não se recomenda a interrupção da gravidez nem a amniocentese para diagnóstico de infecção assintomática. No entanto, a tentativa de detecção de anemia fetal antes do desenvolvimento da hidropisia tem como vantagens a intensificação da vigilância e o preparo de potenciais intervenções terapêuticas.

Os níveis de hemoglobina fetal dependem da idade gestacional e foram estabelecidos a partir de coletas de sangue fetal. Assim, as anemias foram classificadas em leves, moderadas e graves. A cordocentese é a técnica padrão para diagnóstico de anemia fetal, porém é passível de complicações.

Autores têm tentado obter parâmetros ecográficos para avaliação da anemia fetal, sendo a velocidade do pico sistólico da artéria cerebral média o mais utilizado. Um estudo multicêntrico sugeriu que essa técnica não invasiva para detecção de anemia fetal para aloimunização eritrocitária revela anemia moderada quando > 1,50 múltiplos da mediana (MoM) com sensibilidade de 100% e falso-positivo (FP) de 12% e > 1,55 MoM para anemia grave com sensibilidade de 100% e FP de 15%. Após a 35ª semana de gestação, o número de resultados FP passa a ser mais elevado, o que desaconselha a utilização desse teste.

O tratamento da hidropisia fetal por infecção por parvovírus depende da idade gestacional. Em caso de feto próximo ao termo, deve-se ponderar quanto ao término da gravidez. Nos fetos prematuros, o tratamento pode ser expectante ou ser realizada transfusão intrauterina. O tratamento expectante consiste na avaliação regular do bem-estar fetal e parece ser uma alternativa segura nos casos de anemia leve. Nas situações mais graves, a transfusão vascular intrauterina é considerada a melhor opção. A transfusão intraperitoneal pode ser realizada nos casos em que a transfusão intravascular não é tecnicamente possível.

A hidropisia costuma ser revertida após a transfusão intrauterina, sendo a placentomegalia a última característica a desaparecer. No entanto, quanto mais grave a anemia e menor a idade gestacional, pior a tolerância à transfusão. Uma revisão da literatura sobre a utilização da transfusão intrauterina para tratamento da hidropisia fetal por parvovirose revelou mortalidade fetal de 11% após o procedimento. Outro estudo, realizado com 1.018 fetos infectados pelo parvovírus B19, encontrou sobrevida fetal de 84,6% pós-transfusão, nas situações de hidropisia associada a anemia grave, comparada com 100% de mortalidade dos fetos nas mesmas circunstâncias acompanhados pela conduta expectante.

A avaliação em longo prazo tem sido pouco estudada nas crianças submetidas à transfusão intrauterina após infecção fetal por parvovirose. Nos estudos existentes não foram encontradas alterações do desenvolvimento psicomotor dessas crianças.

LISTERIOSE

O agente etiológico da listeriose é a *Listeria monocytogenes*, um bacilo gram-positivo, aeróbico e móvel, que provoca infecção no ser humano e também em bovinos, suínos e caprinos. A listeriose pode ser transmitida por via respiratória ou pela via digestiva mediante a ingestão de vegetais crus, produtos lácteos, queijos, carnes cruas, patês, comidas processadas e salsichas. Na transmissão homem a homem, os portadores assintomáticos são as principais fontes de contágio.

A infecção é mais frequente em gestantes do que na população em geral, provavelmente devido à diminuição da imunidade celular inerente à gestação, e também nas pacientes imunocomprometidas. Os relatos de casos de listeriose na gravidez têm aumentado na literatura nos últimos anos em razão do melhor reconhecimento da *L. monocytogenes* e de diagnósticos mais apurados. Os grupos mais expostos são os dos veterinários, tratadores de animais e habitantes em áreas rurais (Milan et al., 2003).

A incidência geral é de 0,7 por 100.000 habitantes, alcançando 12,7 por 100.000 nascidos vivos no período neonatal. A listeriose durante a gravidez pode ser assintomática ou exibir quadro inespecífico com febre alta, cefaleia, dor abdominal e diarreia que excepcionalmente evolui para meningite, meningoencefalite, pielonefrite e endometrite. Quando ocorre a infecção materna, o feto é gravemente afetado (Milan et al., 2003).

Em geral, a listeriose ocorre no terceiro trimestre de gestação, provavelmente devido ao declínio acentuado na imunidade celular observado entre a 26ª e a 30ª semana. O desfecho da infecção intrauterina está relacionado com a idade gestacional no momento da transmissão. O óbito intrauterino ocorre com quase todos os fetos infectados durante o primeiro e especialmente no segundo trimestre de gestação. Por outro lado, a listeriose pode acometer exclusivamente a gestante, sem infecção fetal ou neonatal, particularmente no final da gestação (Milan et al., 2003).

A infecção fetal pode ocorrer por via transplacentária, ascendente, ou por contaminação na passagem pelo canal do parto. O acometimento do concepto acarreta parto prematuro, sofrimento crônico intraútero, lesões granulomatosas com formação de microabscessos e corioamnionite, podendo evoluir para casos de abortamento, natimorto ou sepse neonatal. Pode ocorrer hidropisia fetal não imune, além de derrame pleural, ascite, edema subcutâneo ou polidrâmnio (Milan et al., 2003).

O diagnóstico sorológico materno é possível, mas deve ser levada em consideração a possibilidade de reação cruzada com anticorpos de outras bactérias, como estreptococos e estafilococos. O diagnóstico bacteriológico da listeriose é feito mediante o isolamento e a identificação do agente a partir de cultura. O material a partir do qual serão realizados o isolamento e a identificação dependerá da manifestação clínica do paciente: sangue materno, líquor, secreção vaginal e secreção conjuntival para o diagnóstico materno e sangue do cordão umbilical, placenta e líquido amniótico para o diagnóstico de infecção fetal (Milan et al., 2003).

A capacidade reprodutiva materna, em geral, não fica comprometida após a infecção, ocorrendo a cura espontânea. O tratamento na gestação consiste no uso de ampicilina (4 a 6g/dia por 2 semanas) associado à gentamicina, quando fora da gravidez ou em imunodeprimidos. Nas pacientes alérgicas à penicilina e não gestantes pode ser usada a associação trimetoprima-sulfametoxazol. O tratamento materno correto previne a doença no feto. As gestantes devem ser orientadas a evitar contato com animais e a não ingerir os alimentos que podem transmitir a doença.

Como não existe vacina disponível para a listeriose, a única maneira de prevenção é por meio de medidas higienodietéticas.

VÍRUS DA IMUNODEFICIÊNCIA HUMANA (HIV – AIDS)

A prevalência da infecção pelo HIV entre as gestantes brasileiras tem se mantido > 1% em todo o território nacional, sendo de 0,2% na região Nordeste do Brasil (MS, 2006).

O teste anti-HIV deve ser oferecido a todas as gestantes na primeira consulta de pré-natal e repetido no terceiro trimestre, utilizando o teste rápido. A coleta do sangue deve ser sempre precedida pelo aconselhamento pré-teste e realizada com o consentimento verbal da mulher. Ao ser informada do resultado do teste, a paciente deve receber o aconselhamento pós-teste. A testagem anti-HIV consiste em dois testes ELISA por meio de técnicas diferentes ou *kits* distintos e um teste confirmatório.

Idealmente, o pré-natal deveria ser acompanhado em serviço de referência, havendo a preocupação de formalizar igualmente a referência para o parto e o planejamento familiar pós-parto. O mais breve possível, devem ser solicitadas carga viral e CD4, que serão fundamentais na decisão áurea da profilaxia ou do tratamento a ser instituído. O acompanhamento pré-natal ideal dessas pacientes deve ser multiprofissional, incluindo obstetra, infectologista, enfermagem, nutricionista, assistente social e psicólogo(a).

A taxa de transmissão vertical é de 25,5% sem nenhuma intervenção. Quando utilizados antirretrovirais e realizada a cesariana eletiva, ficando a carga viral < 1.000 cópias/mL, a transmissão vertical cai para zero a 2% (MS, 2006). A transmissão do vírus HIV da mãe para o filho ocorre principalmente nos períodos de trabalho de parto e parto (65%). Os casos restantes (35%) ocorrem intraútero, em geral nas últimas semanas da gestação, com risco adicional representado pela amamentação (7% a 22%).

A profilaxia medicamentosa com antirretrovirais deve ser iniciada a partir da 14ª semana de gestação e continuar até o clampeamento do cordão umbilical. Se a medicação profilática não for iniciada nesse período, poderá ter início em qualquer idade gestacional, inclusive no parto e até mesmo para o recém-nascido. Estudos mostram que a zidovudina (AZT), a lamivudina (3TC) e a nevirapina (NVP) têm boa passagem transplacentária. A terapia com antirretrovirais pode ser feita de maneira profilática ou especificamente para tratamento. Os esquemas combinados utilizados na gestação devem conter AZT e 3TC, associados ao nelfinavir (NFV) ou à NVP.

No parto da gestante HIV-positiva são necessários alguns cuidados, como:

- Proceder à ligadura do cordão umbilical, sem ordenha, em 3 a 5 minutos após a expulsão do recém-nascido.
- Administrar AZT por via intravenosa desde o início do trabalho de parto ou 3 horas antes do início da cesariana até o clampeamento do cordão umbilical. Mesmo as mulheres que receberam AZT oral durante a gestação devem receber AZT injetável durante o trabalho de parto e o parto.

- Manter a bolsa das águas íntegra até o período expulsivo ou realizar o parto empelicado (retirada do neonato mantendo íntegra a bolsa das águas).
- Realizar episiotomia criteriosa.
- Abolir todos os procedimentos invasivos (amniocentese, cordocentese, amniotomia, escalpo cefálico, uso de fórceps e vácuo-extrator).
- Usar rotineiramente o partograma.
- Evitar rotura prematura das membranas por mais de 4 horas ou trabalho de parto prolongado, sendo indicado o uso parcimonioso de ocitocina.
- Utilizar antibioticoterapia profilática com cefazolina 2g administrada em dose única na indução anestésica para cesariana, seja eletiva ou intraparto.
- Manter a paciente HIV-positiva com as demais puérperas, não sendo necessário isolamento.

A via de parto deve ser indicada, obedecendo aos seguintes parâmetros:

- Em caso de carga viral > 1.000 cópias/mL ou desconhecida, em gestação ≥ 34ª semana, o parto deve ser por cesariana eletiva (realizada antes do início do trabalho de parto com membranas amnióticas íntegras).
- Em caso de carga viral ≤ 1.000 cópias/mL ou indetectável, a via de parto terá indicação obstétrica.

A quimioprofilaxia durante o parto e o trabalho de parto deve ser realizada com zidovudina injetável (frasco-ampola de 200mg com 20mL – 10mg/mL). Convém iniciar com 2mg/kg na primeira hora em acesso venoso individualizado. Em seguida, deve-se proceder à infusão contínua de 1mg/kg/h até que o cordão umbilical seja clampeado. Caso o AZT injetável não esteja disponível no momento do parto, utilizam-se 300mg de zidovudina oral no começo do trabalho de parto e, a partir daí, 300mg a cada 3 horas até o clampeamento do cordão umbilical.

No seguimento pós-parto, a paciente deve ser reavaliada em até 30 dias após o parto para ajuste da medicação. A reavaliação clínica/laboratorial pós-parto deverá ser feita por médico clínico/infectologista, o qual se decidirá pela suspensão ou manutenção da terapêutica antirretroviral combinada no período puerperal.

A lactação não deve ser iniciada em virtude do risco de possível transmissão viral. Sua inibição pode ser conseguida por meio de medidas clínicas (enfaixamento das mamas com atadura) ou farmacológicas. No entanto, a melhor opção nas mulheres HIV-positivas é a cabergolina, usada na dose de dois comprimidos de 0,5mg em dose única. Se ocorrer lactação de rebote, fenômeno presente em mais de 10% das mulheres, pode-se prescrever uma nova dose do inibidor.

A puérpera deverá ser orientada quanto à importância de seu acompanhamento clínico e ginecológico e do acompanhamento da criança até a definição de sua situação sorológica, lançando-se mão de busca ativa, se necessário.

O seguimento obstétrico da mulher com HIV no puerpério é igual ao de qualquer outra puérpera, ou seja, retorno no oitavo e no 42º dia pós-parto.

Convém fornecer orientações sobre a prevenção das infecções sexualmente transmissíveis e infecção pelo HIV, aconselhando a paciente quanto ao uso de preservativo (masculino ou feminino) em todas as relações sexuais. No caso de parceiro com situação sorológica desconhecida, cabe aproveitar a oportunidade para fazer seu aconselhamento e testagem. O casal deve ser orientado a respeito da contracepção (planejamento familiar).

HEPATITES VIRAIS

Hepatite A

A hepatite A é causada pelo vírus da hepatite A (HAV) e seu período de incubação é de 28 dias. O HAV produz uma doença autolimitada e que não leva à doença hepática crônica. Infecção sintomática ocorre em mais de 80% dos adultos como uma hepatite viral aguda. Os anticorpos produzidos em resposta à infecção persistem por toda a vida e conferem imunidade contra reinfecção, porém não protegem de outros tipos de hepatite (MS, 2006).

A transmissão se dá principalmente pela via fecal-oral, mas também por contato pessoa a pessoa e pelo consumo de alimentos e água contaminados. A transmissão por via parenteral é rara em virtude do curto período de viremia (MS, 2006). Raramente evolui para hepatite fulminante e morte (0,1%).

Dependendo da fase da doença, o diagnóstico clínico é difícil, podendo confundir-se com outras doenças virais. Antecedentes de viagem recente para áreas endêmicas, contato com pessoas doentes e consumo de alimentos suspeitos, como ostras, podem auxiliar o diagnóstico. Quando há sintomatologia sugestiva, deve-se solicitar dosagem das aminotransferases (que atingem níveis superiores a 10 vezes o valor normal) e das bilirrubinas. Para o diagnóstico etiológico faz-se a pesquisa do anticorpo IgM para HAV que, se presente, indica infecção aguda.

O tratamento é sintomático, sem restrições na dieta ou nas atividades físicas, observando um repouso relativo.

A prevenção é promovida pela vacinação para hepatite A, produzida com vírus inativado, para administração em duas doses por via intramuscular (IM). Também é utilizada imunoglobulina, aplicada IM, na dose de 0,2mL/kg, antes ou dentro de 2 semanas depois da exposição ao vírus, sendo efetiva em mais de 85% dos casos na prevenção da infecção.

A transmissão vertical é excepcional, porém, se a gestante tem hepatite aguda próximo ao parto, está indicado o tratamento com imunoglobulina do recém-nascido.

Hepatite B

A hepatite B é a infecção do fígado causada por um vírus DNA, o vírus da hepatite B (HBV). De distribuição universal, é a mais prevalente entre as hepatites virais, sendo a principal determinante da doença hepática aguda e crônica no mundo, especialmente se contraída por transmissão vertical. O período de incubação varia de 6 semanas a 6 meses. O vírus é encontrado em grandes concentrações no sangue e reduzidas em outros fluidos orgânicos, como sêmen e secreção vaginal. Apenas 50% dos adultos infectados apresentam sintomas. As principais vias de transmissão são a parenteral, a sexual (é considerada uma infecção sexualmente transmissível) e da mãe para o feto na gestação (MS, 2006).

No período agudo, a doença pode variar desde uma virose inespecífica até um quadro clássico de icterícia, febre, náuseas, vômitos, fadiga, dor em hipocôndrio direito e alterações das enzimas hepáticas. Com a cronificação (doença com mais de 6 meses de evolução) pode apresentar-se como hepatite crônica assintomática (antígeno de superfície do vírus da hepatite B [HbsAg] positivo e função hepática normal), hepatite crônica persistente (função hepática anormal) ou hepatite crônica ativa (sintomas semelhantes aos da hepatite aguda). Os pacientes com hepatite crônica podem evoluir com cirrose hepática e carcinoma hepatocelular.

O diagnóstico etiológico é estabelecido a partir da sorologia com o antígeno HBsAg (antígeno do envelope viral) e com os dois antígenos do nucleocapsídeo interno (*core*) – HBcAg e HBeAg – e seus anticorpos correspondentes – anti-HBs, anti-HBc e anti-HBe. As aminotransferases (ALT e AST) atingem níveis de 500UI/L ou mais na fase aguda. Os níveis de bilirrubina e das enzimas colestáticas, fosfatase alcalina e gama-glutamiltranspeptidase também se encontram elevados. Para o diagnóstico diferencial com as icterícias obstrutivas é recomendada a realização de uma ultrassonografia de abdome superior.

No pré-natal, o rastreamento deve ser feito com HBsAg e anti-HBs solicitados na primeira consulta. Se forem negativos, convém repetir o HBsAg no terceiro trimestre. Pacientes de alto risco para a aquisição da infecção, como usuárias de substâncias intravenosas, parceiras de usuários de substâncias intravenosas ou de portadores do vírus HBV, trabalhadoras do sexo, profissionais de saúde e pacientes em hemodiálise, devem ter os marcadores rastreados a cada 3 meses.

O tratamento deve ser instituído com repouso relativo e retorno às atividades quando os valores das aminotransferases atingirem níveis inferiores a duas vezes os padrões normais. Alguns autores recomendam a utilização de interferon-2-alfa, que alcança resposta terapêutica em 30% a 50% dos casos, na dose de 4,5 a 5 milhões de unidades por via subcutânea, três vezes por semana, durante 4 a 6 meses.

A infecção crônica acomete 90% dos indivíduos que foram infectados até os 5 anos de idade. Portanto, a melhor prevenção é a vacinação na infância. A vacina deve ser aplicada em três doses IM, no músculo deltoide, com zero, 30 e 180 dias. Indivíduos com ocupação de risco também devem ser vacinados.

Para a prevenção da transmissão vertical deve-se fazer a vacinação do recém-nascido associada à aplicação de imunoglobulina hiperimune (0,5mL), IM, nas primeiras 12 horas de vida. Apesar da possível transmissão pelo leite materno, se o neonato estiver imunizado não é necessário suspender o aleitamento.

O HBV não acarreta risco aumentado de malformações congênitas, aborto, natimortos ou restrição do crescimento fetal. A transferência placentária do vírus é rara. A infecção do concepto ocorre mediante a exposição a material infectado, como sangue, secreções e líquido amniótico, durante o parto ou após o nascimento. Mães com antígenos HBsAg e HBeAg são capazes de transmitir a doença. Se negativas para HBsAg e positivas para anti-HBe, não transmitem o vírus. O vírus não atravessa a placenta. O HBeAg e o anti-HBc IgG passam pela placenta e no feto determinam imunotolerância. Após o nascimento, o vírus se multiplica no fígado fetal sem ser bloqueado pelo sistema imunológico. Não há evolução para doença ativa, porém o vírus permanece no organismo, incorporando seu genoma aos cromossomos dos hepatócitos e desenvolvendo suscetibilidade ao carcinoma hepatocelular.

Grávidas com hepatite B aguda diagnosticada até o segundo trimestre transmitem a infecção em 5% a 10% dos casos. Quando a infecção ocorre no terceiro trimestre ou em portadoras crônicas, a transmissão acontece em 60% dos casos.

A maioria dos recém-nascidos infectados é assintomática. Se não receberem a profilaxia, 85% tornar-se-ão portadores crônicos e de alto risco para o desenvolvimento de cirrose ou câncer primário de fígado durante a vida.

Hepatite C

A hepatite C tem como agente etiológico um *Flavivirus* RNA da hepatite C (HCV). A transmissão ocorre principalmente por via parenteral. Em percentual significativo dos casos não se consegue determinar a via de infecção. O período de incubação dura em média 8 semanas. A infecção em geral é assintomática e anictérica em dois terços dos casos. Podem surgir sintomas inespecíficos, como cefaleia, mialgia, febre e artralgia. Metade dos indivíduos infectados apresenta hepatite crônica e 10% a 20% podem evoluir para cirrose e carcinoma hepatocelular.

As populações de risco para a hepatite C são os indivíduos que receberam transfusão de sangue e/ou hemoderivados antes de 1993, usuários de substâncias intravenosas ou usuários de cocaína inalada que compartilham os equipamentos para a prática, pessoas tatuadas, que usam *piercing* ou que apresentem outras formas de exposição percutânea (manicures, pedicures etc.). A transmissão sexual é pouco frequente (risco de 2% a 6% para casais estáveis) e ocorre principalmente entre pessoas com múltiplos parceiros e que não usam preservativos (MS, 2006). A transmissão vertical pode ocorrer quando a mãe tem infecção crônica ou infecção aguda no terceiro trimestre (3% a 5% dos casos). Relatos mostram a facilitação da transmissão do HCV quando existe coinfecção com o HIV, o que provavelmente resulta do efeito sinérgico entre os vírus ou de alterações no sistema imunológico do recém-nascido. Assim, ocorre maior transferência de carga viral da mãe para o bebê com consequente aumento da transmissão vertical do HCV de 3% para 36% (MS, 2006).

O diagnóstico é estabelecido a partir da detecção do anticorpo anti-HCV pelo ELISA e confirmado pelo RIBA (*recombinant immunoblot assay*) ou por PCR. A pesquisa do anticorpo no pré-natal deve ser limitada às pacientes de risco (usuárias e/ou parceiras de usuários de substâncias intravenosas, hemodialisadas e hemotransfundidas).

Como não existe vacina contra o HCV para a prevenção, conta-se apenas com a testagem do sangue nos bancos de sangue e o uso de preservativos e seringas descartáveis entre os usuários de drogas.

PAPILOMAVÍRUS HUMANO (HPV)

O HPV pertence à família Papovaviridae e é constituído por uma molécula de DNA. Foram identificados mais de 100 subtipos de HPV, cada um com local e morfologia característicos. Os tipos 6, 11, 42, 43 e 44 são considerados de baixo risco, enquanto os tipos 16, 18, 31, 33, 35, 39 e 45 são de alto risco e frequentemente relacionados com as neoplasias intraepiteliais e invasoras, especialmente no colo uterino, sendo considerados uma infecção sexualmente transmissível.

A maioria das infecções é assintomática ou inaparente. Outras podem apresentar-se como lesões exofíticas, chamadas condilomas acuminados, verrugas genitais ou "cristas de galo". Parceiras de homens infectados são acometidas em 80% dos casos.

Na gravidez, a incidência da forma clínica situa-se em torno de 1,5%, enquanto lesões subclínicas ocorrem em 8% a 15% das gestantes. Em razão do déficit de imunidade celular, a gravidez facilita a progressão das lesões pelo HPV. Gestantes HIV-positivas têm maior prevalência de infecções genitais pelo HPV com incidência de quatro a oito vezes maior em relação às soronegativas.

A infecção pelo HPV no trato genital feminino apresenta-se sob três formas: clínica, subclínica e latente. A forma clínica caracteriza-se pela presença dos condilomas acuminados que são tumorações papilomatosas pediculadas ou sésseis localizadas na vulva, vestíbulo vaginal, períneo e região perianal. Durante a gravidez, aumentam muito rapidamente de volume, ficam muito vascularizadas e sangram facilmente ao contato. Os condilomas são determinados pelos tipos 6 e 11, de baixo poder oncogênico.

A forma subclínica é observada comumente no colo uterino, ficando visível após aplicação de ácido acético. Pela colposcopia é possível identificar e avaliar a extensão e a evolução das lesões induzidas pelo HPV nos genitais, além de direcionar biópsias.

A forma latente é diagnosticada apenas por técnicas laboratoriais, como citologia oncótica, histopatologia e biologia molecular. O diagnóstico citológico baseia-se na presença de alterações morfológicas decorrentes do HPV, sendo as mais sugestivas a coilocitose e a disqueratose, além de outras alterações menores, como núcleo hipercromático, binucleação e multinucleação. O estudo histopatológico define a gravidade da lesão, mas não identifica o subtipo do HPV. A hibridização molecular e a PCR detectam o DNA e identificam o HPV.

A simples presença do vírus HPV, sem atipias celulares demonstrada na citologia oncótica ou na biópsia, deve determinar o acompanhamento do casal com aconselhamento sobre a frequência da infecção, transmissão entre os parceiros sexuais e possibilidade de cura espontânea, não sendo recomendado tratamento. Na presença de lesões epiteliais, o tratamento deve ser embasado nos achados histopatológicos.

A transmissão vertical do HPV durante o parto determina, além das verrugas anais e perineais, o desenvolvimento de papilomatose de laringe na criança. O papiloma de laringe é tumor benigno raro. Ainda não está determinado se a transmissão é transplacentária, perinatal ou pós-parto (CDC, 2006).

O objetivo do tratamento da infecção clínica pelo HPV é a remoção das lesões condilomatosas. Se deixados sem tratamento, os condilomas podem desaparecer e permanecer inalterados ou aumentar em tamanho e número. A maioria das pacientes com verrugas responde ao tratamento dentro de 3 meses.

As principais opções terapêuticas são:

- **Ácido tricloroacético (ATA) 80% a 90% em solução alcoólica:** esse agente cáustico coagula as proteínas dos condilomas e deve ser aplicado sobre a lesão, que ficará esbranquiçada. Convém repetir o procedimento semanalmente, se necessário. Pode ser utilizado durante a gestação em áreas pouco extensas.
- **Imiquimod 5%, podofilina 10% a 25% e podofilotoxina 0,15%:** não devem ser utilizados durante a gestação.
- **Eletrocauterização, criocauterização e vaporização a *laser*:** promovem a destruição das lesões.
- **Exérese cirúrgica:** indicada quando existe grande quantidade de lesões ou extensa área acometida.

Não há evidências de que a cesariana proteja a criança do papiloma de laringe. O parto abdominal deve ser indicado se os condilomas funcionarem como tumores prévios e/ou se suas localizações puderem determinar sangramento excessivo no parto (CDC, 2006; WHO, 2002).

Leitura recomendada

Barthel A, Gourinat AC, Cazorla C, Joubert C, Dupont-Rouzeyrol M, Descloux E. Breast milk as a possible route of vertical transmission of dengue virus? Clin Infect Dis 2013; 57:415-7.

Basurko C, Carles G, Youssef M, Guindi WE. Maternal and foetal consequences of dengue fever during pregnancy. Eur J Obstet Gynecol Reprod Biol 2009; 147:29-32.

Besnard M, Lastère S, Teissier A, Cao-Lormeau VM, Musso D. Evidence of perinatal transmission of Zika virus, French Polynesia, December 2013 and February 2014. Euro Surveill 2014; 19:207-51.

Campos GS, Bandeira AC, Sardi SI. Zika virus outbreak, Bahia, Brazil. Emerg Infect Dis 2015; 21:1885-6.

Cardoso CW, Paploski IAD, Kikuti M et al. Outbreak of acute exanthematous illness associated with Zika, chikungunya, and dengue viruses, Salvador, Brazil [letter]. Emerg Infect Dis 2015; 21.

Centers for Disease Control and Prevention. Sexually Transmitted Diseases Treatment Guidelines 2006. MMWR 2006; 55:22-35.

Duffy MR, Chen TH, Hancock WT et al. Zika virus outbreak on Yap Island, Federated States of Micronesia. N Engl J Med 2009; 360: 2536-43.

Fenton TR, Kim JH. A systematic review and meta-analysis to revise the Fenton growth chart for preterm infants. BMC Pediatr 2013; 13:59.

Fenton TR. A new growth chart for preterm babies: Babson and Benda's chart updated with recent data and a new format. BMC Pediatr 2003; 3:13.

Foy BD, Kobylinski KC, Chilson Foy JL et al. Probable non-vector-borne transmission of Zika virus, Colorado, USA. Emerg Infect Dis 2011; 17:880-2.

Hayes EB. Zika virus outside Africa. Emerg Infect Dis 2009; 15:1347-50.

Kirya BG. A yellow fever epizootic in Zika Forest, Uganda, during 1972: Part 1: Virus isolation and sentinel monkeys. Trans R Soc Trop Med Hyg 1977; 71:254-60.

Leibovitz Z, Daniel-Spiegel E, Malinger G et al. Microcephaly at birth – the accuracy of three references for fetal head circumference. How can we improve prediction? Ultrasound Obstet Gynecol 2015; 10. doi: 10.1002/uog.15801.

Machado AP. Infecção congénita por parvovírus B19. Acta Obstet Ginecol Port 2008; 2:123-30.

Melo ASO, Malinger G, Ximenes R, Szejnfeld PO, Alves Sampaio S, Bispo de Filippis AM. Physician alert. Ultrasound Obstet Gynecol 2016; 47:6-7.

Milan C, Farina G, Barbosa FS, Krahe C. Listeriose na gestação: apresentação de caso, revisão de diagnóstico e conduta. RBM Rev Bras Med 2003; 12:264-6.

Ministério da Saúde – Recomendações para profilaxia da transmissão vertical do HIV e terapia anti-retroviral em gestantes – MS – Brasília, 80p – 2006.

Musso D, Nilles EJ, Cao-Lormeau V-M. Rapid spread of emerging Zika virus in the Pacific area. Clin Microbiol Infect 2014; 20:O595-6.

Tan PC, Rajasingam G, Devi S, Omar SZ. Dengue infection in pregnancy: prevalence, vertical transmission, and pregnancy outcome. Obstet Gynecol 2008; 111:1111-7.

WHO – World Health Organization – Guidelines for the Management of Sexually Transmitted Infections, 2002.

WHO Multicentre Growth Reference Study Group. WHO Child Growth Standards: Head circumference-for-age, arm circumference-for-age, triceps skinfold-for-age and subscapular skinfold-for-age: Methods and development. Geneva: World Health Organization 2007. 217 p.

Gestação Múltipla

CAPÍTULO 4

Denise Araújo Lapa Pedreira
Carolina Carvalho Mocarzel
Renato A. Moreira de Sá

INTRODUÇÃO

A gestação gemelar ou múltipla é caracterizada pela presença simultânea de mais de um concepto no ambiente intrauterino e classificada de acordo com seu número como dupla, tripla, quádrupla, quíntupla etc.

Segundo dados de 2011 do Instituto Nacional de Excelência Clínica (NICE), órgão britânico, sua incidência vem aumentando nos últimos 30 anos. No momento, o nascimento de múltiplos corresponde a 3% do total de nascimentos (Visintin et al., 2011).

Em 1980, 10 em cada 1.000 mulheres na Inglaterra e no País de Gales tinham gestações múltiplas. Esse cenário sofreu uma modificação importante em 2009, quando os números passaram para 16 em 1.000. As técnicas de reprodução assistida têm papel importante nesse aumento considerável, uma vez que mais de 24% das fertilizações que têm êxito resultam em gestações gemelares, muito embora se observe a tendência de progressiva redução das taxas de gestações múltiplas oriundas dessas técnicas.

As gestações múltiplas estão associadas a risco elevado para a mãe e para os fetos. Do ponto de vista materno, há a associação a maiores taxas de abortamento, anemia, desordens hipertensivas, hemorragia pós-parto, parto operatório e enfermidades pós-natais. Segundo Visintin et al. (2011), a mortalidade materna na gestação múltipla é 2,5 vezes maior que na gestação única.

Do ponto de vista fetal, a taxa de natimortalidade é maior nas gestações com mais de um saco gestacional. Em 2009, essa taxa era de 12,3 por 1.000 gemelares e 31,1 por 1.000 trigemelares, comparada a 5 por 1.000 das gestações únicas. Da mesma maneira, a prematuridade é consideravelmente elevada, com taxas de aproximadamente 50% quando há dois fetos.

Na avaliação de risco de uma gestação múltipla, indubitavelmente a corionicidade e a amnionicidade têm papéis importantes nesse cenário, sendo as gestações monocoriônicas as mais suscetíveis a alterações de crescimento, distúrbio de líquido amniótico e anomalias congênitas.

CLASSIFICAÇÃO

As gestações gemelares são oriundas de gestações dizigóticas (DZ) ou monozigóticas (MZ). Gestações DZ ocorrem em função de uma ovulação dupla; assim, cada oócito é fecundado por um espermatozoide, dando origem a dois embriões geneticamente distintos. Todas as gestações DZ são dicoriônicas (duas placentas) e diamnióticas (dois âmnios).

O mecanismo envolvido na origem das gestações MZ é mais obscuro. Os gêmeos podem ser identificados não somente por suas características físicas similares, mas também por seu material genético idêntico. Um oócito é fertilizado por um espermatozoide, dando origem a um embrião que se divide é dá origem a dois embriões idênticos. O momento dessa clivagem é de suma importância, pois determinará a corionicidade (número de placentas) e a amnionicidade (número de cavidades amnióticas) ou as gemelaridades imperfeitas. Assim, quando a clivagem ocorre nas primeiras 72 horas, a gestação será dicoriônica (DC) e diamniótica (DA), entre 4 e 8 dias, monocoriônica (MC) e DA, e, por fim, entre 8 e 12 dias, MC e monoamniótica (MA); quando acima desse período, ocorrerá a gemelaridade imperfeita (Figura 4.1).

FATORES DE RISCO

A ocorrência de DZ está associada a idade materna, paridade, nutrição e localização geográfica. Em geral, essa incidência é baixa em asiáticos e mais alta em negros (p. ex., na Nigéria, 45 em 1.000 nascimentos). Em contrapartida, os monozigóticos (MZ) têm incidência constante de 4 em 1.000 nascimentos em todo o mundo. As técnicas de reprodução assistida influenciam a frequência tanto dos MZ como dos DZ. Em linhas gerais, são considerados fatores de risco:

- **Raça:** em mulheres brancas, a taxa de dizigóticos é de 1 em 100 gestações; em negras, 1 em 80; entre as asiáticas, 1 em 155.
- **Idade materna:** a frequência de gêmeos dizigóticos aumenta com o aumento da idade materna até 37 anos. Após essa

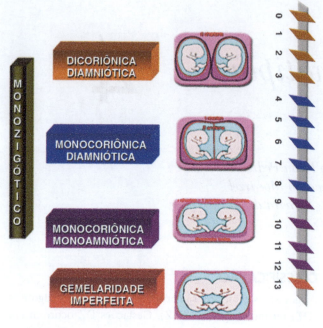

FIGURA 4.1 Influência da divisão do embrião na gestação monozigótica. Quando esta ocorre em até 3 dias, a gestação será dicoriônica/diamniótica; quando a divisão ocorre em 4 a 8 dias, monocoriônia/diamniótica; entre 10 e 12 dias, monocoriônica/monoamniótica. A partir do 13º dia há a gemelaridade imperfeita (gêmeos fundidos).

idade, a taxa é decrescente como resultado da redução da produção hormonal.
- **Paridade:** o aumento da paridade aumenta a frequência de gestações gemelares, sendo em torno de 1,5% nas primigestas e de aproximadamente 3% para quatro gestações.
- **Tratamento de infertilidade:** o uso de agentes indutores da ovulação aumenta a chance de ovulação múltipla e consequente gestação múltipla.

DIAGNÓSTICO

O diagnóstico da gestação gemelar deverá ser feito idealmente no primeiro trimestre. O obstetra que acompanha essas gestações deve ter a profunda noção de que a correta definição da corionicidade determina diferentes rumos no seguimento dessas gestações.

Entre a sexta e a sétima semana de gestação, quando os embriões podem ser identificados, nas gestações dicoriônicas haverá um embrião em cada saco gestacional e nas monocoriônicas haverá um único saco gestacional contendo dois embriões. A membrana amniótica nem sempre é visualizada com facilidade nessa idade gestacional, mas entre a 10ª e a 12ª semana essa avaliação é feita com segurança.

Outro dado importante no estudo das gestações gemelares no primeiro trimestre envolve o conhecimento de que as gestações MC monoamnióticas têm somente uma vesícula vitelínica, enquanto as MC diamnióticas apresentam duas vesículas.

Ainda no primeiro trimestre, em torno da 10ª semana, por meio da ultrassonografia é possível observar o sinal do lambda (λ – *twin peak sign*), que é a projeção triangular do cório que se estende entre as duas camadas do âmnio. O sinal do λ diagnostica a gestação DC. Na MC, a orientação do âmnio se dá em T ou ⊥.

Outra maneira de diferenciar a gemelaridade pela ultrassonografia é por meio da espessura ou da diferenciação das membranas: quatro camadas na dicoriônica e duas na monocoriônica, bem como a identificação de sexos diferentes entre os fetos (dizigóticos, logo, dicoriônicos e diamnióticos), embora possa haver raras exceções a essa regra.

PRÉ-NATAL NA GESTAÇÃO GEMELAR

O diagnóstico precoce da gestação gemelar e a corionicidade são dados fundamentais para a boa condução do pré-natal, que deverá ser considerado de alto risco e conduzido em unidades com suporte de medicina fetal, principalmente no caso de monocoriônicas.

Os centros que se propõem a conduzir as gestações gemelares devem promover fácil acesso à ultrassonografia e ter amplo conhecimento das possíveis consequências que as envolvem e equipe de neonatologia bem treinada, tendo em vista o risco maior de prematuridade e complicações.

Nas gestações MC, tendo em vista o risco de desenvolvimento da síndrome de transfusão feto-fetal entre a 16ª e a 26ª semana, as avaliações ultrassonográficas deverão ser realizadas a cada 2 semanas. Admite-se que sejam realizadas a cada 4 semanas, se intercaladas com consultas clínicas com obstetra experiente em gestação múltipla e que esteja atento aos sinais clínicos de polidrâmnio. Na suspeita de aumento de líquido amniótico, o intervalo deve ser encurtado. Nas gestações DC, especialmente na primeira metade, pode haver um intervalo maior entre os exames de imagem (4 semanas).

A ultrassonografia no primeiro trimestre para rastreio de aneuploidias, que consiste na avaliação da translucência nucal (TN), osso nasal e ducto venoso, é realizada no mesmo intervalo preconizado para as gestações únicas. A sensibilidade da TN para detecção da trissomia do 21 é similar à das gestações únicas, porém a taxa de falso-positivos é 8% maior nas gestações MC, possivelmente por estarem associadas a outras condições, como a síndrome da transfusão feto-fetal (STFF). Cabe ressaltar a possível discordância das medidas da TN em 25% dos casos de MC. Se a discordância da medida for maior que 20%, o risco de desenvolver a STFF ultrapassa os 30%. Caso a discordância seja menor que 20%, o risco de complicação é inferior a 10%. O rastreamento de aneuploidias por meio da bioquímica materna (proteína plasmática A associada à gravidez [PAPP-A] e β-gonadotrofina coriônica humana [β-hCG]) não é recomendado nas gestações múltiplas (Nicolaides, 2011).

O aconselhamento genético não apresenta particularidades quando o quesito é a idade materna: o avançar da idade aumenta tanto a prevalência de gestação gemelar como a de aneuploidias fetais. Convém observar que nas gestações monozigóticas os fetos têm o mesmo cariótipo, sendo o risco final igual para ambos os fetos. Entretanto, para as dizigóticas, em que o material genético dos fetos é diferente, há um risco final para cada feto. Por exemplo, o risco de pelo menos um feto ser afetado é estabelecido pela soma dos riscos (risco de 1/100 + risco de 1/100 = risco de 1/50), e o risco de os dois fetos serem afetados é obtido pela multiplicação dos riscos (risco de 1/100 × risco de 1/100 = risco de 1/10.000).

Nos procedimentos invasivos, o risco de perda fetal é maior nas gestações múltiplas do que em fetos únicos. É imperativa a avaliação dos riscos antes da realização do procedimento (taxa de perda estimada de 1 para 56). Em tese, nas gestações MC uma única punção seria necessária para estabelecer o diagnóstico de alterações genéticas. No entanto, embora bastante rara, pode ocorrer a não disjunção pós-meiótica dos cromossomos, o que justificaria a punção das duas cavidades amnióticas mesmo nas gestações sabidamente MC. Por outro lado, nas gestações dicoriônicas diamnióticas cada feto merece um estudo separado (duas punções realizadas obrigatoriamente). Se a opção for a biópsia de vilo corial, esta deve ser realizada próximo à inserção do cordão umbilical para confirmar qual dos fetos está sendo examinado em cada uma das amostras.

Entre a 16ª e a 26ª semana, como ressaltado previamente, as MC serão reavaliadas a cada 2 semanas e as DC, a partir da segunda metade da gestação, seguem esse mesmo perfil de acompanhamento. Alguma intercorrência materna ou fetal pode alterar esse intervalo.

Cabe ressaltar que a taxa de detecção de defeitos maiores ainda no primeiro trimestre pela ultrassonografia é de 40%. O estudo morfológico é realizado seguindo o mesmo intervalo da gestação única, e nesse exame deverá ser realizada a medida do comprimento do colo uterino via transvaginal com o intuito de avaliar o risco de prematuridade.

A ultrassonografia anteparto é importante para a avaliação dos pesos fetais, para o acompanhamento do crescimento e para a definição da apresentação dos fetos, o que pode interferir na escolha da via de parto. A ultrassonografia intraparto assume papel cada vez mais importante nas situações em que a via baixa é a de escolha, garantindo um acompanhamento mais seguro ao segundo gemelar.

Com a incorporação da pesquisa do DNA fetal livre na circulação materna como um dos métodos de rastreamento no primeiro trimestre, é importante ressaltar que para os monozigóticos o cálculo do risco se dá de maneira mais precisa, mas para os dizigóticos, se o afetado contribuir com uma fração de DNA inferior a 4%, poderá ser causa de falso-negativo (Bevilacqua et al., 2015).

Prevenção e/ou tratamento do trabalho de parto prematuro

A avaliação do comprimento do colo uterino via transvaginal deve integrar a rotina nas pacientes com gestações gemelares no momento do exame morfológico. Segundo uma revisão, aproximadamente 80% das pacientes na 23ª semana apresentaram colo uterino < 25mm e realizaram o parto com

idade gestacional ≤ 30 semanas (Crane & Hutchens, 2008). Nessa situação, a progesterona estaria indicada.

Corticoide não deve ser prescrito como rotina para aceleração da maturidade pulmonar fetal entre a 28ª e a 34ª semana de gestação, exceto se houver risco de parto prematuro. A cerclagem cervical e o repouso absoluto também não devem integrar a rotina de condução das gestações múltiplas – o repouso absoluto não é recomendado em razão da possibilidade de aumento do risco de trombose. As tocólises oral e profilática também estão proscritas (Visintin et al., 2011).

COMPLICAÇÕES DAS GESTAÇÕES GEMELARES

Óbito de um dos gemelares

A gravidez gemelar que prossegue a despeito do óbito de um dos fetos é observada em 5 a cada 100 pares de gêmeos, sendo o risco de morte duas vezes maior nos monocoriônicos. Quando o óbito acontece no início da gestação, a absorção do feto morto (*vanishing twin*), em geral, ocorre sem problemas. A prevalência de morte fetal para o remanescente, quando o óbito se dá no segundo e terceiro trimestres, é de 25% nos casos dos monocoriônicos e de 2,5% nos dicoriônicos.

O diagnóstico da morte de um dos gêmeos é estabelecido com facilidade pela ultrassonografia. A conduta depende basicamente da corionicidade, sendo o prognóstico mais reservado nas gestações MC.

Nas gestações MC, o óbito fetal ocasiona queda abrupta da resistência vascular nesse feto e consequentemente ocorre a perda sanguínea do feto vivo para o morto através das anastomoses placentárias. Isso causa hipotensão e isquemia importantes no feto sobrevivente. Aproximadamente 50% dos óbitos dos monocoriônicos se devem a esse evento. A avaliação de órgãos nobres, principalmente do sistema nervoso central, por meio da ressonância nuclear magnética pode ser realizada 4 semanas após o decesso fetal. A proposta de acompanhamento envolve avaliação fetal semanal e interrupção da gestação na 34ª semana por meio da cesariana eletiva em centro terciário em virtude dos riscos da prematuridade (Visintin et al., 2011). O prognóstico depende do tempo decorrido e da causa do óbito do outro gemelar, do grau de compartilhamento da circulação fetal e da idade gestacional. Metade dos monocoriônicos (sobrevivente) apresenta anemia quando o óbito acontece após o segundo trimestre.

Nas gestações DC, uma vez excluídas as doenças maternas que poderiam causar o óbito fetal, nenhuma medida imediata deve ser realizada. Os líquidos orgânicos do feto que foi a óbito podem ser absorvidos ou se incorporar às membranas fetais (feto *papiráceo* ou gêmeo *membranáceo*). A atenta monitoração fetal mediante avaliação semanal é uma das propostas de seguimento inicial, podendo posteriormente ser realizada a intervalos maiores. A interrupção deverá ser considerada a partir da 34ª semana, mas, ao contrário dos MC, pode chegar à 37ª semana se todas as condições forem favoráveis. A princípio, o óbito de um gemelar

DC não é por si só uma indicação de via alta. O parto deve ocorrer em centro terciário em razão da necessidade de atendimento especializado por parte da neonatologia.

O risco de complicações maternas relacionadas com a coagulação intravascular disseminada, no caso de morte unifetal, parece ser muito baixo, a despeito do que se pensava antigamente. Portanto, não há um protocolo definido quanto ao intervalo para solicitação do coagulograma e dosagem de fibrinogênio, se é que elas seriam realmente necessárias.

Restrição do crescimento intrauterino seletiva (RCIUs)

Na prática clínica, o padrão de crescimento das gestações gemelares é avaliado por meio das curvas aplicadas às gestações únicas, condição mais aceita pela maioria dos autores. É de extrema importância lembrar que a velocidade de crescimento desses fetos tende a sofrer redução a partir da 32ª semana, fazendo parte de um fenômeno denominado adaptação uterina.

Define-se RCIUs quando um dos gemelares apresenta peso fetal estimado abaixo do percentil 10. A discordância de peso fetal acima de 25%, calculada como peso do maior feto – peso do menor feto/peso do maior feto, comumente acompanha essa condição (Gratacós et al., 2007; Chmait & Quintero, 2008; Visintin et al., 2011).

A RCIUs ocorre em 10% a 15% das gestações monocoriônicas e apresenta importante contribuição na morbidade e mortalidade perinatal. Está associada a alto risco de comprometimento neurológico em ambos os fetos. Se a discordância do peso for maior que 25%, a mortalidade perinatal associada é de 6,5%. Em contrapartida, quando menor que 25%, a mortalidade é de apenas 1%.

No momento do diagnóstico do crescimento discordante entre os fetos, o primeiro passo na investigação e na condução envolve a confirmação da corionicidade e, obviamente, a idade gestacional e a etiologia (Quadro 4.1).

RCIU isolada na gestação monocoriônica

Nas gestações monocoriônicas, a massa placentária única, que caracteriza todas as gestações MC, faz com que a circulação dos fetos esteja em constante interação. Um desequilíbrio entre essas circulações pode levar a alguns cenários que justificariam um padrão de crescimento desigual entre os fetos: (1) assimetria de territórios placentários – na mesma massa placentária, territórios diferentes são responsáveis pelo suporte sanguíneo de cada um dos fetos e com essa desigualdade de suporte de oxigênio e nutrientes o crescimento também poderá ser discrepante; (2) presença de inserção velamentosa de cordão; e (3) transfusão de sangue entre os fetos, que caracteriza a STFF, o gemelar acárdico (sequência TRAP – *twin reverse artery perfusion*) e a sequência transitória anemia-policitemia ou TAPS (*transient anemia-polycytemia sequence*).

A principal responsável pelo desenvolvimento de RCIUs em gestações monocoriônicas é a assimetria de território placentário. A inserção velamentosa ou excêntrica do cordão umbilical acompanha mais de 45% dos casos e parece contribuir para a condição, mas a relação de causa e efeito ainda está para ser entendida.

Na prática clínica, o equilíbrio entre território placentário e padrão das anastomoses vasculares (arteriovenosas [AV], arterioarteriais [AA] e venovenosas [VV]) é o que vai determinar a magnitude e o grau de interferência na evolução da RCIU (Figura 4.2). Em geral, grandes discordâncias de território placentário associam-se a maior quantidade de anastomoses, resultando em maior dependência do menor gêmeo em relação à circulação do maior.

O aumento da resistência placentária reflete-se em progressiva redução do fluxo diastólico da artéria umbilical, podendo chegar a um fluxo ausente ou reverso. Assim, levando em consideração o padrão dopplervelocimétrico da artéria umbilical do feto menor, avaliada em região de alça livre, foi proposta a seguinte classificação (Gratacós et al., 2007):

- **Tipo I:** fluxo diastólico presente.
- **Tipo II:** fluxo diastólico ausente persistente em ambas as artérias.
- **Tipo III:** fluxo diastólico ausente intermitente ou reverso.

O tipo I apresenta resultados perinatais favoráveis com maior peso ao nascimento e menor discrepância de peso. As taxas de óbito intrauterino estão abaixo de 3%, e não há nenhum caso de lesão neurológica no gemelar sobrevivente. O manejo expectante e o acompanhamento ultrassonográfico a cada 1 ou 2 semanas são suficientes para surpreender

QUADRO 4.1 Etiologias da restrição de crescimento intrauterino seletiva em função da corionicidade

Gestações monocoriônicas	Gestações dicoriônicas
Assimetria de territórios placentários	Potenciais genéticos diferentes
Síndrome de transfusão feto-fetal	Insuficiência placentária
Inserção velamentosa do cordão	Inserção velamentosa do cordão
Disjunção pós-meiótica	Alteração genética no feto restrito

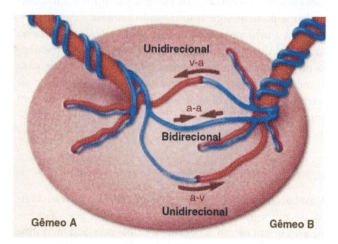

FIGURA 4.2 Representação das anastomoses placentárias que ocorrem em todas as gestações monocoriônicas.

uma eventual evolução desfavorável na dopplervelocimetria da artéria umbilical. Em mais de 90% dos casos ambos os fetos sobrevivem com idade gestacional média de 36 semanas no momento do parto.

O tipo II associa-se a insuficiência placentária precoce, com menor território placentário e número menor de anastomoses. A alteração dopplervelocimétrica do ducto venoso e do perfil biofísico fetal está presente em 90% dos casos com idade gestacional média de 30 semanas no momento do parto e lesão cerebral em 14% dos casos no menor gemelar. Nesse tipo é raro haver dano neurológico no gêmeo maior.

O tipo III é próprio das gestações monocoriônicas e se caracteriza pela ausência ou reversão cíclica ou intermitente da onda diastólica, reflete a existência de grande anastomose AA e apresenta evolução clínica menos previsível. Estudos observaram uma discrepância de peso de 36% e idade gestacional média de 32 semanas no momento do parto. A morte inesperada do feto menor ocorreu em 15% dos casos com a consequente morte do gemelar maior em 6%. Lesão cerebral do gemelar maior foi observada em 20% dos casos, a maioria com ambos os fetos vivos.

A evolução clínica atípica reflete a instabilidade hemodinâmica criada pela presença de grande anastomose AA. O grande dilema na condução desses casos reside no alto risco que corre o gemelar de crescimento normal, se ocorrer a morte do feto com restrição do crescimento, uma vez que a presença das anastomoses placentárias "conecta" as circulações. Portanto, se um feto morrer, o sobrevivente pode transferir parte de sua volemia para o território vascular do feto em óbito e morrer também (Figura 4.3) ou apresentar sequelas neurológicas graves consequentes a um acidente vascular cerebral isquêmico (Gratacós et al., 2007).

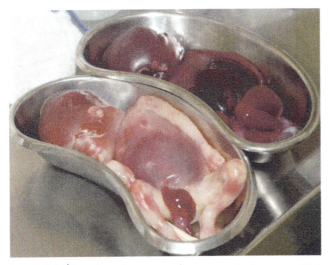

FIGURA 4.3 Óbito de ambos os gemelares em gestação monocoriônica com restrição de crescimento intrauterino isolada na 22ª semana. Note que o gemelar com peso normal encontra-se anêmico e o outro policitêmico, sugerindo que, rompido o equilíbrio estabelecido através das anastomoses placentárias ("conectando" as duas circulações), após a morte do feto restrito e agora policitêmico, o de crescimento normal e agora anêmico deve ter esvaziado a maior parte de sua volemia no território sem resistência vascular do feto que morreu inicialmente.

RCIU isolada na gestação dicoriônica

Em caso de RCIUs em gestações diocoriônicas devem ser consideradas as seguintes hipóteses diagnósticas: (1) potenciais genéticos diferentes entre os fetos, levando a padrões de crescimento distintos; (2) insuficiência placentária na placenta que nutre o feto menor; (3) inserção velamentosa de cordão; e (4) alterações genéticas no feto menor, sobretudo se a restrição do crescimento for precoce e com alterações morfológicas.

COMPLICAÇÕES ESPECÍFICAS DOS MONOCORIÔNICOS

Síndrome de transfusão feto-fetal

A STFF, que também pode ser denominada síndrome transfusor-transfundido (STT), síndrome da transfusão gemelogemelar (STGG) ou, mais recentemente, sequência oligoidrâmnio-polidrâmnio (*twin oligohydramnios-polyhydramnios sequence* [TOPS]), ocorre em aproximadamente 15% das gestações monocoriônicas e apresenta mortalidade fetal de até 90%, se a doença não for tratada.

A STFF é decorrente de anastomoses AA, que sempre estão presentes nas placentas dos gemelares monocoriônicos, porém em condições habituais há equilíbrio na troca sanguínea entre os fetos. Uma vez que essas anastomoses apresentam fluxo unidirecional, desenvolve-se o desequilíbrio da transfusão sanguínea em favor de um dos fetos e se estabelece a STFF (Figura 4.2). O feto doador, por ter seu fluxo sanguíneo direcionado ao outro gemelar, torna-se hipovolêmico/anêmico e o receptor, hipervolêmico/policitêmico.

Em virtude da sobrecarga circulatória a que ambos os fetos ficam submetidos e à presença de polidrâmnio progressivo (feto receptor), podem ocorrer complicações, como trabalho de parto prematuro, rotura prematura das membranas, hidropisia e/ou o óbito de um ou de ambos os fetos.

A alteração do volume de líquido amniótico (polidrâmnio/oligoidrâmnio) é o dado mais importante no diagnóstico da STFF, deixando em papel secundário a discordância dos pesos fetais e os níveis de hemoglobina. Assim, na presença de gestação MC e diamniótica, quando o maior bolsão vertical (MBV) de um dos fetos tem mais de 8cm (receptor) e ao mesmo tempo o MBV do outro (doador) tem menos de 2cm, é estabelecido o diagnóstico da síndrome.

A terapia deve ser realizada idealmente entre a 16ª e a 26ª semana de idade gestacional, podendo ser realizada até a 28ª semana em algumas situações especiais. A partir da viabilidade fetal, o parto torna-se uma boa alternativa.

De acordo com sua gravidade, a STFF foi classificada por Quintero et al. (1999) em cinco estádios (Quadro 4.2). No estádio I existe controvérsia em relação à indicação de terapia fetal. Desse modo, esses casos devem ser sempre encaminhados a centros de referência em terapia fetal. Os estádios I e II têm melhor prognóstico com sobrevida geral de 86%, enquanto os estádios III e IV têm sobrevida geral de 66% (Senat et al., 2004). O encaminhamento precoce dos casos suspeitos (mesmo que haja dúvida quanto ao diagnóstico)

QUADRO 4.2 Estadiamento para a síndrome de transfusão feto-fetal*

Estadiamento	Características
Quintero I	Presença de polidrâmnio (receptor) e oligoidrâmnio (doador)
Quintero II	Bexiga do doador não visualizada e a do receptor aumentada de volume
Quintero III	Presença de alterações dopplervelocimétricas
Quintero IV	Presença de hidropisia fetal
Quintero V	Óbito de um dos fetos

Fonte: Quintero et al., 1999.
*O diagnóstico se baseia no encontro da sequência polidrâmnio/oligoidrâmnio.

deve ser realizado, pois quanto menor o estadiamento no momento do tratamento, melhor o prognóstico fetal.

Até o início da década de 1990, várias abordagens foram propostas para o manejo da STFF, como o sacrifício seletivo de um dos fetos (feticídeo), a perfuração da membrana que separa os gêmeos (septostomia) e a amniodrenagem seriada. No entanto, nenhuma tratava efetivamente a fisiopatologia da doença.

Em 1992, Ville et al. relataram o primeiro caso de sucesso terapêutico utilizando o *laser*, mediante uma nova abordagem percutânea, menos invasiva e sonoendoscópica denominada fetoscopia. Atualmente, é considerada o padrão-ouro para o tratamento da doença e consiste na coagulação a *laser* dos vasos da superfície placentária (Senat et al., 2004).

A amniodrenagem e a septostomia já foram tratamentos propostos. A septostomia é fortemente desaconselhada, pois, além de ter nível de evidência inferior ao do *laser*, aumenta o risco de enovelamento dos cordões (introduzindo um novo fator de risco), ao passo que a amniodrenagem pode ser realizada apenas em casos selecionados ou na impossibilidade de realização da ablação a *laser* dos vasos placentários.

O seguimento ultrassonográfico após a fetoscopia com *laser* deve ser semanal, principalmente para a avaliação do retorno da transfusão entre os fetos (desequilíbrio), que pode acontecer na evolução pós-operatória. Também devem ser avaliados o crescimento fetal e as alterações de sua vitalidade, que indicariam a antecipação do parto.

Dentre as causas conhecidas para o retorno da transfusão encontram-se as dificuldades em identificar e coagular todas as anastomoses durante a cirurgia. Estudo anatomopatológico das placentas após *laser* mostrou que 4% a 20% das anastomoses permanecem patentes, dependendo também da técnica utilizada na coagulação.

Recentemente foi descrita uma sequência de achados neonatais denominada sequência anemia-policitemia (TAPS), que pode ocorrer como complicação do tratamento da STFF. As principais complicações surgem durante a cirurgia, principalmente o sangramento, que pode levar ao óbito um ou ambos os fetos. Na evolução pós-operatória, a rotura prematura das membranas ocorre em 10% a 20% dos casos. Os riscos maternos são raros e estão relacionados com sangramento uterino no local da punção e infecção.

O óbito de um ou de ambos os fetos após o procedimento pode ocorrer em qualquer momento até o parto, sendo suas causas pouco conhecidas, mas que devem estar principalmente relacionadas com o novo equilíbrio cardiocirculatório das unidades fetoplacentárias, "dicorionizadas" após a terapia a *laser*. A antecipação do parto eletivo entre a 34ª e a 35ª semana de gestação é indicada por alguns autores, mas não é um consenso.

Os índices de sucesso são altos, mas a doença é grave, e mesmo quando o *laser* é utilizado a possibilidade de óbito de ambos os fetos pode chegar a 20%. Como regra geral, é possível afirmar que a sobrevida de pelo menos um feto varia de 70% a 80% e que a sobrevida de ambos depende do estadiamento inicial (Pedreira et al., 2005; Chmait et al., 2011).

Dificuldades no diagnóstico da STFF

Cabe lembrar que, quando o oligoidrâmnio no doador é acentuado, torna-se difícil a identificação da membrana que separa os gêmeos e é possível a falsa impressão de que a gestação é monoamniótica. Nesses casos particularmente difíceis foi descrito um sinal ultrassonográfico chamado "sinal do casulo" (*cocoon-sign*), chamando a atenção para o local correto em que deve ser medido o maior bolsão de líquido (Figura 4.4). Nessa situação, como está "colada" ao feto, a membrana se sobrepõe a ela própria e o ultrassonografista pode medir o bolsão de líquido abaixo dela, o que corresponderia ao bolsão do feto receptor e não do doador. A ausência de líquido no feto doador tornaria impossível a medida do maior bolsão e a não identificação desse sinal levaria a pensar que não se trata de STFF, impedindo a indicação correta da terapia fetal (Quintero & Chmait, 2004; Quintero et al., 2004).

Muitas vezes, o diagnóstico diferencial de STFF e RCIUs pode ser difícil na gestação gemelar. Na primeira observa-se

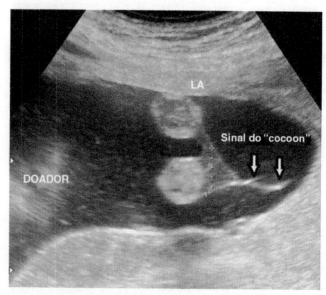

FIGURA 4.4 Ultrassonografia demonstrando o sinal do casulo (*cocoon sign*). Note onde deve ser realizada a medida do bolsão de líquido. Neste caso de oligoidrâmnio grave, a membrana "abraça" o feto, tornando difícil a distinção do maior bolsão do feto doador em caso de síndrome de transfusão feto-fetal.

obrigatoriamente polidrâmnio em um feto e oligoidrâmnio no outro. Em situações intermediárias, alterações ultrassonográficas não possibilitam fechar o diagnóstico de transfusão feto-fetal, quais sejam:

- Observa-se diferença na quantidade de líquido amniótico entre as bolsas e/ou diferença entre o tamanho das bexigas fetais, porém a medida do maior bolsão de líquido amniótico não atinge 8cm e a do menor bolsão não é inferior a 2cm.
- Com menos de 16 semanas o diagnóstico da STFF deve ser considerado com cautela. Entre a 16ª e a 18ª semana pode ser necessário indicar a terapia sem que o maior bolsão de líquido tenha atingido 8cm.
- A diferença entre os pesos dos fetos não é considerado critério para o diagnóstico da STFF, ou seja, os pesos fetais podem ser muito próximos ou até iguais.
- Pode haver oligoidrâmnio isolado ou polidrâmnio isolado, e essa condição não se caracteriza ou evoluirá para STFF.

No entanto, todas essas situações intermediárias merecem acompanhamento em centro de terapia fetal, pois podem necessitar de tratamento e seu seguimento deve ser semanal.

Transfusão arterial reversa (sequência TRAP)

O gêmeo acárdico apresenta incidência de 0,3 em 10.000 nascimentos. O mecanismo fisiopatológico responsável está relacionado com a presença das anastomoses placentárias, quando se estabelece um desequilíbrio hemodinâmico nas anastomoses AA, levando à inversão no fluxo do sangue através da artéria umbilical no cordão umbilical do feto acárdico. A artéria umbilical do acárdico, em vez de levar para a placenta o sangue a ser oxigenado, acaba por ter seu fluxo invertido, levando o sangue já utilizado (pobre em oxigênio) pelo gêmeo normal para o feto acárdico.

O feto acárdico é perfundido por via retrógrada por esse sangue pobremente oxigenado proveniente do feto "bomba", acarretando todo o espectro de anomalias letais no feto acárdico que caracterizam a doença: acardia, acefalia, anormalidades graves na parte superior do corpo, redução variável dos membros e órgãos e edema do tecido conjuntivo. O feto "bomba" é estruturalmente normal.

O diagnóstico pré-natal baseia-se na ultrassonografia com Doppler, quando se observa fluxo invertido na artéria umbilical única do feto acárdico (Figura 4.5). Desse modo, o fluxo arterial nesse vaso dirige-se da placenta para a inserção abdominal do cordão e não em sentido oposto, como ocorre na circulação fetoplacentária normal. Esses achados se associam à presença de malformações do gêmeo acometido, ocasionando alterações principalmente no desenvolvimento do polo cefálico, dos membros superiores e das vísceras, enquanto os membros inferiores costumam estar preservados. Apesar de a maioria dos fetos acárdicos não apresentar atividade cardíaca, sua ausência não faz parte dos critérios diagnósticos.

O gêmeo normal acaba tendo de suprir sangue para si e para o feto acárdico, entrando em insuficiência cardíaca em aproximadamente 50% dos casos.

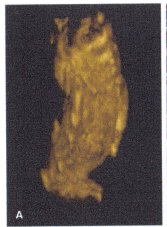
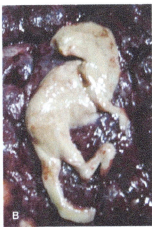
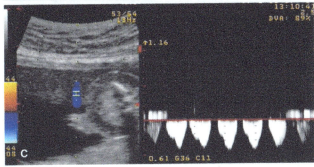

FIGURA 4.5 A Imagem tridimensional do feto acárdico. **B** Imagem do acárdico no momento do parto, na 39ª semana de gravidez. **C** Doppler pulsátil demonstrando a presença de fluxo invertido na artéria umbilical única do acárdico.

O objetivo do tratamento nesse tipo de doença é interromper de maneira mecânica o fluxo de sangue para o feto acárdico (Chmait & Quintero, 2008). Algumas técnicas podem ser empregadas para esse fim, a saber:

- **Ligadura do cordão umbilical com fio de sutura:** consiste em inserir um trocarte de 3,5mm na cavidade uterina, preferencialmente no saco amniótico do acárdico, com posterior introdução do fio para ligadura (Vicryl 3-0). O fio deve ser passado em torno do cordão umbilical do acárdico, próximo da inserção abdominal, para a realização da ligadura. Esse procedimento é feito sob guia ultrassonográfica e visualização fetoscópica.
- **Coagulação do cordão do acárdico com pinça bipolar:** consiste na eletrocoagulação do cordão umbilical do acárdico com pinça bipolar sob guia ultrassonográfica e visualização endoscópica direta. A principal limitação da técnica é a espessura do cordão, estreitamente relacionada com a idade gestacional e a hidropisia do próprio cordão.
- **Oclusão do cordão por fotocoagulação:** coagulação dos vasos do cordão umbilical do acárdico com *laser* sob visão endoscópica direta.
- **Interrupção do fluxo de sangue pelo cordão do acárdico através do *laser* "intersticial":** por meio de punção guiada pela ultrassonografia, o *laser* é disparado na região da inserção abdominal do feto acárdico com o objetivo de

coagulação dos tecidos perivasculares, levando à oclusão vascular. A fibra *laser* é introduzida através de uma agulha de 14G, porém um estudo recente demonstrou a presença de aplasia cútis no feto normal com a utilização dessa técnica.

- **Ligadura e secção do cordão umbilical:** após a ligadura do cordão do acárdico com fio cirúrgico, este é seccionado a *laser* ou com tesoura endoscópica. Essa técnica foi desenvolvida para ser utilizada preferencialmente nas gestações monoamnióticas, visando evitar o entrelaçamento dos cordões.
- **Coagulação das anastomoses AA e VV:** consiste na utilização do *laser* para coagulação das anastomoses placentárias com o objetivo de "dicorionizar" a placenta. Essa técnica está indicada nos casos de fácil identificação das anastomoses e na impossibilidade de acesso ao cordão do acárdico.
- **Radioablação:** técnica mais recentemente descrita e semelhante ao *laser* intersticial, utiliza um equipamento da radiologia intervencionista para tratamento de tumores hepáticos mediante a geração de energia térmica. No entanto, seus resultados não parecem superiores aos da coagulação bipolar do cordão, apesar do menor calibre do instrumento utilizado.

A melhor conduta permanece incerta. Alguns casos de sequência TRAP podem apresentar oclusão espontânea do cordão umbilical, o que tornaria possível considerar a conduta expectante. No entanto, até o momento as evidências científicas não possibilitam concluir sobre a melhor técnica para tratamento dos casos com insuficiência cardíaca, existindo controvérsias sobre o tratamento de todos os casos após o diagnóstico no primeiro trimestre sem esperar que se estabeleça algum desequilíbrio hemodinâmico.

A intervenção cirúrgica pode estar indicada quando se observam sinais de insuficiência cardíaca congestiva no feto normal (gêmeo "bomba"), como polidrâmnio, placentomegalia e insuficiência tricúspide, ou se a gestação é monoamniótica. A cirurgia deve ser realizada o mais rápido possível para evitar o desenvolvimento acentuado do feto acárdico. A mortalidade perinatal chega a 50% no feto normal. A hidropisia de ambos os fetos é critério de pior prognóstico, pois dificulta as intervenções mecânicas para interrupção do fluxo no cordão do feto acárdico. A circunferência abdominal do acárdico maior ou igual à do feto normal, o polidrâmnio (maior bolsão vertical de líquido amniótico > 8cm) e a dopplervelocimetria da artéria umbilical anormal ou hidropisia do feto normal são também indicadores de pior prognóstico.

Sequência anemia-policitemia (TAPS)

A TAPS é uma alteração recentemente descrita em gêmeos monocoriônicos, onde se detecta uma grande diferença de taxa de hemoglobina entre os gêmeos, porém sem alterações de volemia.

O volume de líquido amniótico pode ser muito semelhante em ambas as bolsas, e o diagnóstico é basicamente suspeitado quando se encontra uma diferença importante na velocidade do pico sistólico da artéria cerebral média (ACM) entre os gêmeos. O sangue mais viscoso do feto com policitemia flui mais lentamente e a velocidade fica < 1 múltiplo da mediana (MoM) (feto receptor), enquanto no outro a velocidade está > 1,5MoM em virtude da presença de anemia (feto doador), utilizando-se a curva de Mari et al. (1995). A TAPS pode ocorrer espontaneamente ou após a realização de fetoscopia com *laser* para tratamento da STFF, quando pequenas anastomoses permanecem patentes, possibilitando a troca contínua de pequenas quantidades de sangue (Figura 4.6).

Dependendo da gravidade (Quadro 4.3), a melhor conduta para o tratamento dessa doença ainda está por ser estabelecida, pois o risco de morte de ambos os gêmeos está aumentado nessa situação. A transfusão intrauterina, a exsanguineotransfusão e a fetoscopia com *laser* para coagulação das anastomoses placentárias são as principais intervenções em investigação, quando ainda não foi atingida a idade

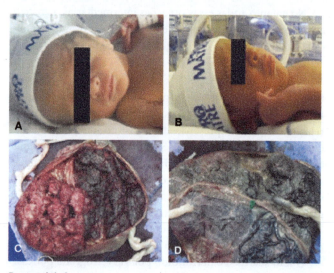

FIGURA 4.6 Sequência anemia-policitemia na quinta semana após o tratamento com *laser* em caso de síndrome de transfusão feto-fetal. Ao nascimento, um feto encontra-se anêmico (**A**) e o outro policitêmico (**B**). Na placenta observa-se a diferença de coloração entre os dois territórios placentários (**C**). Na superfície fetal da placenta (**D**) observa-se um vaso de pequeno calibre que deve ter sido responsável pela transfusão crônica de pequeno volume sanguíneo (ponto verde).

QUADRO 4.3 Estadiamento para a sequência anemia-policitemia em gemelar

Estadiamento	Características (ultrassonografia com dopplervelocimetria)
Estádio I	Artéria cerebral média – velocidade do pico sistólico > 1,5MoM no doador e < 1,0MoM no receptor sem outros sinais de comprometimento fetal
Estádio II	Artéria cerebral média – velocidade do pico sistólico > 1,7MoM no doador e < 0,8MoM no receptor sem outros sinais de comprometimento fetal
Estádio III	Estádio I ou II com comprometimento cardíaco fetal do doador, definido como fluxo anormal crítico
Estádio IV	Hidropisia fetal no doador
Estádio V	Óbito de um ou de ambos os fetos

MoM: múltiplos da mediana.

gestacional que asseguraria a viabilidade com boa sobrevida (Slaghekke et al., 2014, 2015.)

Gestação monoamniótica

A gestação gemelar é considerada monoamniótica quando se observa uma única cavidade amniótica contendo os dois fetos. Trata-se de um evento exclusivo de gestações monocoriônicas e acontece quando a divisão da massa embrionária se dá a partir do nono dia de fertilização.

A gemelaridade monoamniótica é evento raro e ocorre em aproximadamente 1% das gestações monozigóticas, com prevalência estimada entre 1:5.000 e 1:25.000 gestações. Estima-se uma taxa de perda perinatal que pode variar de 8% a 42%. Altas taxas são atribuídas principalmente ao entrelaçamento de cordão umbilical, quando há comprometimento da circulação fetal devido à oclusão dos vasos umbilicais. Sua evolução pode ser complicada por STFF e RCIUs.

A prematuridade e a presença de malformações associadas também estão aumentadas nas gestações monoamnióticas. A sequência TRAP não é incomum, e a gemelaridade imperfeita só ocorre nesse tipo de gestação (gêmeos coligados).

Uma gestação gemelar inicialmente diamniótica também pode ser transformada em pseudomonoamniótica quando há rotura do septo que divide as duas cavidades intencionalmente por septostomia, acidentalmente por fetoscopia ou, com menos frequência, espontaneamente. Nesses casos, as maiores complicações estão relacionadas com o risco de entrelaçamento de cordão.

Atribui-se risco de 5% de malformações cardíacas congênitas quando a gemelaridade é monoamniótica, o que representa uma taxa nove vezes acima do esperado para gestações com feto único. Portanto, é apropriado incluir na rotina a realização de ecocardiografia fetal nessas gestações.

Como os fetos ocupam um ambiente fechado e estão ligados por dois cordões a uma mesma placenta por 9 meses, sem restrição de movimento, o entrelaçamento de cordão é frequente e pode ser demonstrado pela ultrassonografia desde o primeiro trimestre. Alguns autores referem que esse evento pode ser visto no período pré-natal em todas as gestações gemelares monoamnióticas, desde que seja investigado.

O manejo dos casos com entrelaçamento de cordão umbilical diagnosticado permanece controverso. Alguns autores ressaltam que, como ocorre em fases iniciais da gestação, suas complicações são imprevisíveis e podem acontecer abruptamente. A cesariana eletiva deveria ser recomendada para evitar a compressão dos vasos umbilicais, porém não foi possível determinar o momento ótimo para sua realização. Outros autores recomendam conduta expectante com hospitalização da gestante para monitoramento fetal contínuo e parto imediato se houver algum sinal de perigo.

Não foi possível demonstrar que a detecção ultrassonográfica do entrelaçamento de cordão melhora os resultados perinatais, já que se observou sobrevida de aproximadamente 88% nos casos diagnosticados. Esse achado confirma que tanto a morbidade neonatal como a mortalidade fetal nas gestações monoamnióticas estão mais relacionadas com outros fatores, como transfusão feto-fetal, RCIUs, prematuridade e anomalias congênitas, do que com a presença de entrelaçamento do cordão umbilical.

No entanto, quando existe alguma indicação de feticídio seletivo, o procedimento cirúrgico a ser adotado tem de ser modificado, pois, além da ligadura ou coagulação do cordão do feto acometido, é necessário também "cortar" esse cordão. Como o entrelaçamento está presente na maioria dos casos, o cordão do ocluído torna-se "mais rígido" que o outro, levando quase que invariavelmente à morte do outro gemelar.

Recomenda-se que o acompanhamento pré-natal das gestações gemelares monocoriônicas, tanto as monoamnióticas como as diamnióticas, consista na avaliação ultrassonográfica mais frequente do crescimento, vitalidade fetal e volume de líquido amniótico, idealmente a cada 2 semanas.

REDUÇÃO SELETIVA EM CASO DE GESTAÇÃO MÚLTIPLA

A incidência de gestação com três ou mais fetos tem aumentado nos últimos anos com as técnicas de reprodução assistida. Observa-se uma taxa de gestação tripla que varia de zero a 8,2% entre os países do continente europeu (Visintin et al., 2011). As gestações com três ou mais fetos têm preocupado bastante em razão da elevada morbimortalidade.

A redução seletiva é uma técnica por meio da qual se tenta reduzir uma gestação com mais de três embriões para uma gestação tripla ou dupla. Bastante dolorosa para o casal que tem infertilidade, implica riscos de abortamento, parto prematuro e restrição do crescimento fetal (Chaveeva et al., 2014). O risco de uma gestação tripla ou maior desenvolver paralisia cerebral é pelo menos 25 vezes maior do que na gestação única, além de aumentar significativamente a morbidade materna.

Leitura recomendada

Bevilacqua E, Gil MM, Nicolaides KH et al. Performance of screening for aneuploidies by cell-free DNA analysis of maternal blood in twin pregnancies. Ultrasound Obstet Gynecol 2015; 45:61-6.

Chaveeva P, Kosinski P, Birdir C et al. Embryo reduction in dichorionic triplets to dichorionic twins by intrafetal laser. Fetal Diagn Ther 2014; 35:83-6.

Chmait RH, Kontopoulos EV, Korst LM et al. Stage-based outcomes of 682 consecutive cases of twin-twin transfusion syndrome treated with laser surgery: the USFetus experience. Am J Obstet Gynecol 2011; 204:393.e1-6.

Chmait RH, Quintero RA. Operative fetoscopy in complicated monochorionic twins: current status and future direction. Curr Opin Obstet Gynecol 2008; 20:169-74.

Crane JM, Hutchens D. Transvaginal sonographic measurement of cervical length to predict preterm birth in asymptomatic women at increased risk: a systematic review. Ultrasound Obstet Gynecol 2008; 31:579-87.

Gratacós E, Lewi L, Muñoz B et al. A classification system for selective intrauterine growth restriction in monochorionic pregnancies according to umbilical artery Doppler flow in the smaller twin. Ultrasound Obstet Gynecol 2007; 30:28-34.

Mari G, Adrignolo A, Abuhamad AZ et al. Diagnosis of fetal anemia with Doppler ultrasound in the pregnancy complicated by maternal blood group immunization. Ultrasound Obstet Gynecol 1995; 5:400-5.

Nicolaides KH. Screening for fetal aneuploidies at 11 to 13 weeks. Prenat Diagn 2011; 31:7-15.

Pedreira DA, Acácio GL, Drummond CL et al. Laser for the treatment of twin to twin transfusion syndrome. Acta Cir Bras 2005; 20: 478-81.

Quintero RA, Chmait RH. The cocoon sign: a potential sonographic pitfall in the diagnosis of twin-twin transfusion syndrome. Ultrasound Obstet Gynecol 2004; 23:38-41.

Quintero RA, Morales WJ, Allen MH. Staging of twin-twin transfusion syndrome. J Perinatol 1999; 19:550-5.

Senat MV, Deprest J, Boulvain M et al. Endoscopic laser surgery versus serial amnioreduction for severe twin-to-twin transfusion syndrome. N Engl J Med 2004; 351:136-44.

Slaghekke F, Favre R, Peeters SH et al. Laser surgery as a management option for twin anemia-polycythemia sequence. Ultrasound Obstet Gynecol 2014; 44:304-10.

Slaghekke F, van den Wijngaard JP, Akkermans J et al. Intrauterine transfusion combined with partial exchange transfusion for twin anemia polycythemia sequence: Modeling a novel technique. Placenta 2015; 36:599-602.

Visintin C, Mugglestone MA, James D et al. Antenatal care for twin and triplet pregnancies: summary of NICE guidance. BMJ 2011; 343:d5714.

Predição e Prevenção da Prematuridade

CAPÍTULO 5

Eduardo Borges da Fonseca
Rievani de Sousa Damião

INTRODUÇÃO

O nascimento pré-termo, que ocorre antes da 37ª semana de gestação (< 259 dias), é a principal causa de morbidade e mortalidade neonatal, sendo responsável por 75% a 95% de todos os óbitos neonatais não associados a malformações congênitas (Goldenberg et al., 2008; Iams et al., 2008). Dos sobreviventes, até 15% apresentam sequelas significativas, como alterações do desenvolvimento neuropsicomotor, doenças respiratórias crônicas, predisposição para doenças infecciosas e distúrbios oftalmológicos (Goldenberg et al., 2008). Assim, as ações para a redução da mortalidade infantil nos países em desenvolvimento devem focar principalmente no componente neonatal.

O parto pré-termo pode ser espontâneo, decorrente do trabalho de parto prematuro (TPP) ou da rotura prematura das membranas pré-termo (RPMPT), ou eletivo, quando indicado por intercorrências maternas, obstétricas e/ou fetais. A prevenção da prematuridade eletiva é mais difícil e se faz principalmente por melhoria nas condições maternas pré-concepcionais e durante o pré-natal.

Dentre as estratégias preventivas do parto pré-termo espontâneo, duas ações são importantes: a identificação dos fatores de risco (Quadro 5.1) e a utilização profilática de progesterona exógena (Goldenberg et al., 2008; Iams et al., 2008).

A prevenção de TPP apenas com a identificação de fatores de risco não seria eficaz, pois mais da metade dos partos pré-termo não tem um fator de risco identificável. Por isso, com o objetivo de melhorar a capacidade preditiva na identificação de gestantes que evoluirão para o parto pré-termo espontâneo, foram desenvolvidos sistemas de pontuação que classificam as mulheres em baixo, médio e alto risco de acordo com a presença de fatores sociodemográficos, ginecológicos, obstétricos e clínicos (Iams et al., 2008). Todavia, esses sistemas se revelaram ineficazes na predição de gestantes sob risco maior de parto prematuro (Iams et al., 2008).

A utilização de outros testes de rastreamento, como marcadores bioquímicos do parto pré-termo e avaliação das contrações uterinas pela cardiotocografia e do encurtamento do colo

QUADRO 5.1 Fatores de risco associados à prematuridade

Epidemiológicos

Baixo nível socioeconômico
Ambientais
Nutrição inadequada
Idade materna (extremos etários)
Estresse físico e psicológico
Fumo
Drogas

Obstétricos

Rotura prematura das membranas ovulares
Parto prematuro anterior
Gemelaridade
Incompetência cervical
Sangramentos de primeiro e segundo trimestres
Alterações hormonais
Síndromes hipertensivas da gravidez
Descolamento prematuro de placenta
Placenta prévia
Restrição do crescimento fetal
Polidrâmnio ou oligoidrâmnio
Malformações fetais

Ginecológicos

Alterações anatômicas do colo uterino
História de amputação do colo uterino
Malformações uterinas
Miomatose

Clínico-cirúrgicos

Infecções
Doenças maternas
Procedimentos cirúrgicos na gravidez

Genéticos

Materno e/ou fetal

Iatrogênicos

Desconhecidos

uterino pela ultrassonografia endovaginal, aumentou a capacidade preditiva (Goldenberg et al., 2008; Iams et al., 2008).

Diante dessas gestantes de risco, intervenções terapêuticas foram pesquisadas com o objetivo de reduzir o nascimento pré-termo ou as complicações neonatais. Dentre as intervenções utilizadas para diminuir a prevalência de nascimento prematuro destacam-se a cerclagem do colo uterino em caso de incompetência cervical e o uso da progesterona (Bittar et al., 2007; Goldenberg et al., 2008; Iams et al., 2008).

Caso as intervenções descritas não produzam o resultado esperado e a gestante entre em trabalho de parto pré-termo, a tocólise é necessária, objetivando postergar o parto e possibilitar o uso dos glicocorticoides para aceleração da maturidade pulmonar. Essas medidas não serão abordadas neste capítulo.

TESTES DE RASTREAMENTO

Monitoração das contrações uterinas

A monitoração das contrações uterinas é mais eficaz em pacientes sintomáticas, ou seja, com provável diagnóstico de TPP, podendo ser uma arma importante para excluir o falso trabalho de parto prematuro, evitando medidas e/ou internação desnecessárias (Iams et al., 2008).

A atividade uterina está presente durante toda a gravidez. A ocorrência de quatro ou mais contrações por hora em idade gestacional ≥ 30ª semana ou seis ou mais contrações por hora < 30ª semana aumenta o risco de parto pré-termo (Fonseca et al., 1999). O tocodinamômetro externo é um método simples e eficaz. As gestantes predispostas ao TPP apresentam aumento da frequência das contrações uterinas nos dias ou semanas que antecedem o trabalho de parto (Fonseca et al., 1999; Goldenberg et al., 2008; Iams et al., 2008). Por apresentar elevado valor preditivo negativo (VPN), valores abaixo desse padrão podem tranquilizar o obstetra e a gestante, evitando internações desnecessárias. Entretanto, em virtude do número elevado de falso-positivos, quando o número de contrações está acima desse padrão, resultando positivo, é necessário relacioná-lo a outros indicadores de parto prematuro.

Avaliação do comprimento do colo uterino

O encurtamento cervical e a abertura de seu orifício interno (OI) podem ter início semanas antes do TPP e resultar de modificações bioquímicas do tecido cervical. Apesar de o mecanismo envolvido nessa modificação ainda ser desconhecido, acredita-se que haja a participação de contrações uterinas silenciosas ou de eventual processo inflamatório local.

O encurtamento cervical pode ser detectado clinicamente pelo toque vaginal seriado, todavia esse recurso não é útil na predição do parto prematuro, pois apresenta baixa sensibilidade e baixo valor preditivo positivo.

A ultrassonografia endovaginal com avaliação do colo uterino tornou-se mais eficaz, aumentando a acurácia preditiva em comparação com o toque vaginal (Figura 5.1). Estudo sugere que a avaliação cervical seja realizada entre a 18ª e a 24ª semana, na mesma ocasião da ultrassonografia morfológica, uma vez que o colo curto deveria ser encarado como um fator de risco a ser pesquisado e não como um teste de predição (Romero, 2007). Quando o comprimento cervical (CC) – a medida linear entre o OI e o orifício externo (OE) – é < 25mm (Figura 5.1), considera-se que a gestante tem risco significativo de parto pré-termo espontâneo, valendo lembrar que, quanto menor o CC, maior o risco (Carvalho et al., 2003; Fonseca et al., 2007; Rao et al., 2008). Apesar de primariamente indicada para pacientes assintomáticas, a avaliação do colo uterino pela ultrassonografia endovaginal seria, segundo alguns estudos, ferramenta útil na diferenciação entre o falso e o verdadeiro TPP em pacientes sintomáticas.

A normatização do melhor momento e da frequência de avaliação do comprimento do colo uterino para predição do parto prematuro permanence incerta. Um estudo do tipo coorte com 641 grávidas, selecionadas de um pré-natal geral, procedeu à mensuração do comprimento do colo uterino entre a 11ª e a 16ª semana e entre a 23ª e a 24ª semana de gravidez. Não houve diferença significativa entre os dois grupos na frequência de parto prematuro ou a termo. Entretanto, a média do CC foi de 39,3mm no grupo de gestantes com parto a termo e de 26,7mm entre as que tiveram parto pré-termo (Carvalho et al., 2002).

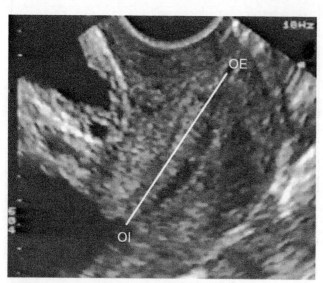
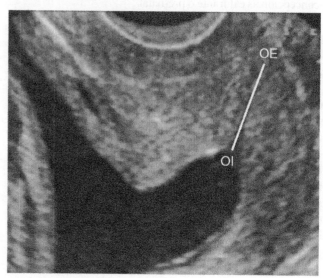

FIGURA 5.1 Avaliação do colo uterino por ultrassonografia endovaginal. **A** Colo uterino longo (baixo risco). **B** Colo curto (< 25mm). (OE: orifício externo; OI: orifício interno.)

Até o momento não há recomendação para o rastreamento no primeiro trimestre, especialmente com menos de 14 e 16 semanas. Nesse período há dificuldade em diferenciar o segmento inferior do útero do canal endocervical, mas os estudos que avaliaram o CC precocemente evidenciaram que, quando é encontrado colo curto, o risco de parto pré-termo aumenta (Carvalho et al., 2002; Berghella et al., 2007).

O limite superior da idade gestacional em que pode ser realizada a mensuração do comprimento do colo uterino deve estar diretamente relacionado com o limite superior em que se possa realizar alguma intervenção que diminua a incidência de parto pré-termo e/ou melhore os resultados perinatais. Vinte e cinco semanas são consideradas a maior idade gestacional em que as pacientes têm participado dos grandes ensaios clínicos randomizados para o uso da progesterona vaginal ou injetável ou cerclagem do colo uterino (Carvalho et al., 2003; Fonseca et al. 2007; Rao et al., 2008; Conde-Agudelo et al., 2013).

Em relação às mulheres de baixo risco com gestações únicas e sem antecedentes de parto pré-termo, não há dados sobre a eficácia do rastreio universal com a ultrassonografia endovaginal para mensuração do colo uterino. Os autores que recomendam o rastreamento universal se fundamentam em análises de custo-efetividade que avaliaram as mulheres de baixo risco submetidas ao rastreamento mediante mensuração do CC e uso de progesterona (Werner et al., 2011).

Segundo a Fetal Medicine Foundation, para predição do trabalho de parto prematuro em mulheres com história prévia de parto pré-termo e naquelas com anomalias uterinas, como útero unicorno, o comprimento uterino deve ser medido a cada 2 semanas entre a 14ª e a 24ª semana. Nas mulheres sem história prévia, a medida do comprimento cervical deve ser realizada entre a 20ª e a 24ª semana de gravidez.

Técnica da ultrassonografia endovaginal

A medida transvaginal do comprimento cervical é altamente reprodutível, e em 95% dos casos a diferença entre duas medidas realizadas pelo mesmo examinador ou por dois examinadores diferentes é de 4mm ou menos, ou seja, existe boa reprodutibilidade da técnica quando executada por pessoal capacitado e seguindo o rigor técnico. A Fetal Medicine Foundation recomenda que o exame obedeça aos seguintes princípios (veja a Figura 5.1):

- A mulher deve esvaziar a bexiga e posicionar-se em decúbito dorsal na posição litotômica.
- Utiliza-se o transdutor multifrequencial (5 a 9MHz), revestido por preservativo estéril não lubrificado, com pequena quantidade de gel transmissor em seu reservatório e externamente no momento da inserção.
- O transdutor deve ser introduzido com delicadeza e direcionado ao fórnix anterior, obtendo visão sagital completa do colo, incluindo o OI e o OE funcionais e o canal cervical. Deve-se tomar cuidado para evitar exercer pressão indevida na cérvice, o que pode aumentar artificialmente seu comprimento.

- Um corte sagital da cérvice deve ser obtido, e a mucosa endocervical hiperecogênica deve ser utilizada como um guia para a verdadeira posição do orifício (OI) do colo, evitando assim confusão com o segmento inferior do útero.
- O transdutor deve ser lentamente recuado até que a imagem fique borrada, reaplicando-se pressão suficiente para restaurar a imagem.
- A imagem é magnificada (75% da tela) de modo que o colo e os orifícios externo e interno sejam bem visualizados.
- Os *calipers* são usados para medir a distância linear entre a área triangular mais ecogênica no OE e a incisura em formato de V no OI.
- A cada exame devem ser realizadas três mensurações (e considerada a mais curta) ao longo de 2 a 3 minutos. Em cerca de 1% dos casos, o CC pode sofrer alterações em virtude das contrações uterinas; nesses casos, deve ser utilizada a medida mais curta.

Marcadores bioquímicos

Dentre os principais marcadores bioquímicos (Iams et al., 2008; Romero et al., 2006), o mais utilizado é a fibronectina fetal (fFN), uma glicoproteína de alto peso molecular produzida pelo trofoblasto e que tem a função de assegurar a aderência do blastocisto à decídua (Romero et al., 2006). Normalmente, a fFN está presente no conteúdo cervicovaginal durante as primeiras 20 ou 22 semanas de gestação. Após a 22ª semana ocorre a fusão do âmnio com o cório, e a fFN desaparece da vagina, estando presente novamente próximo ao parto ou após a 36ª semana. A presença da fFN entre a 24ª e a 36ª semana aumenta o risco de parto pré-termo (Romero et al., 2006).

Na população sob risco de parto pré-termo, a fFN apresenta bons resultados de predição quando comparada com os outros marcadores bioquímicos. Sua sua grande aplicabilidade se deve ao elevado VPN, o que a torna útil para afastar o risco de prematuridade nas 2 a 3 semanas que se seguem à realização do teste.

A fFN e a medida do comprimento do colo uterino pela ultrassonografia endovaginal apresentam valores preditivos equivalentes. Entretanto, quando os dois métodos são simultaneamente associados, o poder de predição torna-se maior (Iams et al., 2008).

ESTRATÉGIA NA PREVENÇÃO DO PARTO PREMATURO

Na condução dos casos de risco de TPP adota-se a classificação de Hobel (1984), que estabelece quatro estádios evolutivos (Quadro 5.2), sendo as medidas preventivas mais largamente utilizadas nos estádios I, II e III.

Estádio I

Gestantes assintomáticas com fatores de risco para o parto prematuro. Nesse estádio, o importante é a boa assistência pré-natal, que deve ser a mais completa possível, contando

QUADRO 5.2 Estádios evolutivos do parto prematuro

Nível	Característica
Estádio I	Presença de fatores de risco
Estádio II	Útero irritável
Estádio III	Trabalho de parto prematuro reversível Contrações uterinas Alterações cervicais
Estádio IV	Trabalho de parto prematuro irreversível

Fonte: Hobel, 1984.

com a participação de profissionais das áreas de saúde relacionadas com os problemas mais comuns.

As orientações consistem em bons hábitos de higiene, de modo a evitar vulvovaginites e corioamnionites, orientações nutricionais diante da desnutrição calórico-proteica e suporte psicológico quando necessário.

O exame ultrassonográfico deve ser realizado o mais precocemente possível a fim de se estabelecer com precisão a idade gestacional e diagnosticar situações de risco, como a presença de malformações uterinas, miomas e gestação gemelar. Uma conduta pertinente seria a avaliação ultrassonográfica endovaginal em todas as gestantes, idealmente entre 18 e 24 semanas, por ocasião da ultrassonografia morfológica, com o intuito de avaliar o comprimento do colo uterino. Aquelas com comprimento do colo < 25mm devem ser consideradas sob risco maior e necessitam de maiores cuidados (Figura 5.1).

Apesar de não haver fortes evidências científicas de que o rastreamento de vaginose reduza a incidência de parto prematuro na população em geral, no grupo de risco pode haver algum benefício em rastrear e tratar gestantes assintomáticas que apresentaram partos prematuros em gestações anteriores (Brocklehurst et al., 2015). O diagnóstico pode ser presumido pelo exame especular, por meio da medida do pH vaginal com fita apropriada aplicada entre 2 e 3cm do introito vaginal, na parede lateral da vagina, e pela presença de odor de amina de peixe que se desprende quando uma gota do conteúdo vaginal é misturada a uma gota de hidróxido de potássio a 10%. A análise microscópica do conteúdo vaginal pelo Gram é o método definitivo de diagnóstico com o aparecimento das células-pista (clue-cells). O tratamento deverá ser semelhante ao preconizado em gestantes sintomáticas: metronidazol via oral (250mg três vezes ao dia por 7 dias ou 500mg duas vezes ao dia por 7 dias) ou clindamicina via oral (300mg duas vezes ao dia por 7 dias) e/ou local durante 7 dias.

As infecções do trato urinário (ITU) também devem ser investigadas e tratadas adequadamente, destacando-se a importância da bacteriúria assintomática. Gestantes com bacteriúria assintomática deveriam ser tratadas com antibióticos para reduzir o risco de parto prematuro. Metanálise com 14 estudos randomizados em gestantes com bacteriúria assintomática demonstrou que o tratamento com antibiótico foi eficaz na eliminação da bacteriúria assintomática (OR: 0,25; IC95%: 0,14 a 0,48) e na redução da incidência de pielonefrite (OR: 0,23; IC95%: 0,13 a 0,41) e do nascimento de recém-nascidos prematuros ou de baixo peso ao nascer (OR: 0,66; IC95%: 0,49 a 0,89) (Smaill & Vazquez, 2015).

Apesar de não haver uma definição de quando e quantas vezes rastrear a bacteriúria assintomática no pré-natal, recomenda-se sua realização por ocasião da primeira consulta com a repetição entre a 24ª e a 28ª semana de gestação ou se houver sintomas sugestivos de ITU. Para as que apresentam alto risco de bacteriúria assintomática (p. ex., mulheres com traço falciforme, infecções do trato urinário, diabetes melito e doença renal subjacente), recomenda-se rastrear regularmente durante todo o pré-natal.

Não se deve preconizar rotineiramente a cerclagem nas mulheres com anomalias uterinas congênitas (útero didelfo, bicorno e septado); nessa situação, sugere-se avaliação cervical rotineira entre a 14ª e a 24ª semana de gestação e, caso haja encurtamento do colo, esse procedimento está indicado (ACOG, 2003; Berghella & Mackeen, 2011).

Nas anomalias congênitas do útero sem incompetência cervical, em portadoras de miomas, na presença de colo curto detectado pela ultrassonografia transvaginal e nos partos prematuros de repetição, a progesterona natural pode ser utilizada entre a 16ª e a 36ª semana na dose de 100 a 400mg/dia por via vaginal ou 100 a 200mg três vezes ao dia por via oral. Nessas duas formas de administração deve ser empregada a progesterona micronizada. Meis et al. (2003) demonstraram que o uso do caproato de 17-alfa-hidroxiprogesterona na dose de 250mg/semana, intramuscular, entre a 16ª e a 36ª semana de gestação, também é eficaz em evitar a prematuridade. Entretanto, a forma injetável causa desconforto e dor e não há disponibilidade do produto no mercado brasileiro.

Nos casos confirmados de incompetência cervical (três ou mais perdas fetais indolores no segundo trimestre), indica-se a cerclagem profilática do colo uterino entre a 12ª e a 16ª semana de gestação (ACOG, 2003; Berghella & Mackeen, 2011).

Cabe ressaltar que, considerando os riscos do procedimento cirúrgico, o bom senso deve prevalecer para sua indicação, não devendo ser indicado para o tratamento do colo curto rastreado pela ultrassonografia nem como rotina na gestação gemelar. Naqueles casos em que há dúvida quanto ao diagnóstico de incompetência cervical pode ser preconizada a ultrassonografia endovaginal semanal entre a 16ª e a 24ª semana (ACOG, 2003; Berghella & Mackeen, 2011).

Diante de situações mais específicas, como na gestação gemelar assintomática, a paciente é orientada a permanecer em repouso físico a partir da 25ª semana. Até o momento não há evidências de que a progesterona possa evitar o parto prematuro nesses casos (Brizot et al., 2015). No entanto, em gestações gemelares com CC ≤ 25mm, a utilização de progesterona se associou à melhora do resultado neonatal (Schuit et al., 2015).

É importante que as gestantes de risco conheçam os sintomas e sinais do trabalho de parto, como o surgimento de contrações uterinas regulares, pelo menos uma por hora, mesmo que indolores, sensação de peso no baixo ventre e alteração no fluxo vaginal.

Estádio II

Esse estádio se caracteriza por eventos bioquímicos envolvidos com o TPP. A contratilidade uterina é anormal, mas as alterações cervicais podem ser pequenas ou mesmo estar ausentes. O aparecimento de contrações uterinas sem repercussão cervical é denominada *útero irritável*, situação em que a gestante deverá ser mantida em repouso, podendo receber progesterona natural e/ou ser sedada (diazepam, via oral, 5mg/dia, à noite).

As intercorrências clínicas, quando presentes, devem ser tratadas especificamente e, em virtude de sua ocorrência frequente, as infecções do trato urinário e vaginais devem ser sempre investigadas e adequadamente tratadas.

Em gestantes sem ultrassonografia prévia é imprescindível a realização desse exame com a finalidade de avaliar a idade gestacional, as estruturas anatômicas e o crescimento fetal. Desde que haja viabilidade (> 26ª semana), deve-se analisar a vitalidade fetal. Nesse estágio, a avaliação pela ultrassonografia endovaginal e/ou a fFN são necessárias para evitar intervenções desnecessárias, como internação, tocólise e uso de corticoides para aceleração da maturidade do pulmão fetal (Gomez et al., 2005; Tsoi et al., 2006).

O uso profilático de uterolíticos por via oral ou parenteral não está indicado. A principal intervenção nesse estádio consiste em manter o repouso físico-psicológico e a vigilância contínua. A prescrição de progesterona natural e/ou diazepam é preconizada em alguns serviços. Diante do aumento das contrações uterinas e de mudança progressiva do colo, convém atuar como no estádio III.

Estádio III

Esse estádio é caracterizado por trabalho de parto pré-termo e contrações uterinas rítmicas e eficazes com modificação significativa do colo uterino. As medidas preventivas adotadas são a tocólise e a utilização de corticoide para maturação do pulmão fetal.

No falso trabalho de parto não ocorre mudança progressiva do colo, e as contrações cessam espontaneamente após um período de repouso. Para o diagnóstico diferencial em casos duvidosos é importante que a gestante permaneça em repouso durante 2 a 3 horas para observação clínica. A pesquisa de fFN no conteúdo vaginal ou mesmo a avaliação do CC por via endovaginal pode auxiliar o diagnóstico diferencial (Gomez et al., 2005; Tsoi et al., 2006).

Estádio IV

Nesse estádio são adotadas a profilaxia da sepse neonatal com o tratamento antibiótico do estreptococo β-hemolítico do grupo B e a neuroproteção neonatal com o sulfato de magnésio, além de uma conduta assistencial ao TPP.

NOVAS EVIDÊNCIAS NA PREVENÇÃO DA PREMATURIDADE

Ácido fólico

A utilização de ácido fólico para prevenção da prematuridade baseia-se na antiga premissa de que a carência nutricional estaria relacionada com o aumento da incidência de partos prematuros. Um estudo observou discreta redução dos nascimentos prematuros e de recém-nascidos de baixo peso após a adição compulsória de ácido fólico à farinha de trigo (Bukowski et al., 2009).

Uma revisão sistemática com metanálise de 31 ensaios clínicos observou que o uso do ácido fólico não diminuiu a incidência de parto pré-termo (RR: 1,01; IC95%: 0,73 a 1,38). Entretanto, houve melhora na média do peso ao nascer (diferença de média 135,75; IC95%: 47,85 a 223,68). Cabe destacar que para o desfecho da frequência de parto prematuro foram incluídos apenas três ensaios clínicos. Assim, não seria exagerada a recomendação de algumas instituições de manter o ácido fólico até o fim da gravidez e de que sejam necessários novos estudos (Lassi et al., 2015).

Sulfato de magnésio

O efeito neuroprotetor do magnésio em adultos (gestantes com iminência de eclâmpsia e eclâmpsia, vítimas de traumatismos cranioencefálicos e vítimas de acidentes vasculares cerebrais) tem estimulado o estudo dos possíveis efeitos dessa substância na redução da morbidade e da mortalidade perinatal em recém-nascidos pré-termo.

Uma metanálise que incluiu cinco ensaios clínicos (n = 6.145 gestantes) demonstrou que a administração de sulfato de magnésio a gestantes sob risco iminente de nascimento pré-termo foi capaz de reduzir a incidência de paralisia cerebral (RR: 0,68; IC95%: 0,54 a 0,87) e de disfunção motora na infância (RR: 0,61; IC95%: 0,44 a 0,85) em crianças nascidas antes da 37ª semana, com o maior efeito protetor ocorrendo antes da 32ª semana de gestação (Doyle et al., 2015).

Assim, recomenda-se a administração do sulfato de magnésio às pacientes sob risco iminente de parto prematuro antes da 34ª semana, sobretudo àquelas com rotura prematura das membranas ovulares e com parto planejado para as 24 horas subsequentes. A dose de ataque não deve exceder 6g e a de manutenção deve ser de 1 a 2g/h. O tratamento deve durar até 24 horas.

Pessário

A utilização de pessários vaginais objetiva alterar o eixo do canal cervical e deslocar o peso do útero, distanciando do colo uterino. Ao alterar o ângulo do colo uterino em relação ao corpo, o pessário também obstrui o OI e, portanto, pode proporcionar proteção contra a infecção ascendente.

Antes de 2012, apenas alguns estudos observacionais sugeriam que a utilização de pessários poderia apresentar eficácia equivalente à da cerclagem e/ou da progesterona. Em 2012, um estudo multicêntrico com 385 mulheres grávidas com comprimento do colo uterino ≤ 25mm entre a 20ª e a 23ª semana avaliou a eficácia do pessário comparado com conduta expectante (sem pessário) (Goya et al., 2012). Esse foi o único estudo incluído na revisão sistemática disponibilizada na Biblioteca Cochrane (Abdel-Aleem et al., 2015). A maioria dessas pacientes não apresentava história de parto prematuro e nenhuma recebeu progesterona e/ou cerclagem. O grupo de gestantes que fizeram uso de pessário apresentou redução significativa de parto prematuro espontâneo < 28 semanas (OR: 0,23; IC95%: 0,06 a 0,74) e < 34 semanas (OR: 0,18; IC95%: 0,08 a 0,37).

Assim, considerando o resultado do estudo de Goya et al. (2012), que sugere benefício com o uso de pessário, e em contraposição aos resultados de dois estudos semelhantes, o primeiro conduzido pela Fetal Medicine Foundation (n = 935 gestantes com colo curto < 25mm) e que não apresentou resultado favorável ao uso do pessário (parto < 34 semanas: OR: 1,13; IC95%: 0,77 a 1,68) (Nicolaides et al., 2015 – comunicação pessoal), e o outro desenvolvido na China (parto < 34 semanas: OR: 1,73; IC 95%: 0,39 a 7,60) (Hui et al., 2013), também com resultados pouco significativos, não se recomenda a implementação dessa abordagem em vez de cerclagem ou progesterona até que essas conclusões sejam confirmadas por outros estudos randomizados e controlados.

Leitura recomendada

Abdel-Aleem H, Shaaban OM, Abdel-Aleem MA. Cervical pessary for preventing preterm birth. Cochrane Database of Systematic Reviews. In: The Cochrane Library, Issue 6, Art. No. CD007873. DOI: 10.1002/14651858.CD007873.pub9.

ACOG Practice Bulletin. Cervical insufficiency. Obstet Gynecol 2003; 102(5 Pt 1):1091-9.

Alfirevic Z, Owen J, Carreras Moratonas E et al. Vaginal progesterone, cerclage or cervical pessary for preventing preterm birth in asymptomatic singleton pregnant women with a history of preterm birth and a sonographic short cervix. Ultrasound Obstet Gynecol 2013; 41:146.

Berghella V, Mackeen AD. Cervical length screening with ultrasound-indicated cerclage compared with history-indicated cerclage for prevention of preterm birth: a meta-analysis. Obstet Gynecol 2011; 118:148.

Berghella V, Roman A, Daskalakis C, Ness A, Baxter JK. Gestational age at cervical length measurement and incidence of preterm birth. Obstet Gynecol 2007; 110:311-7.

Bittar RE, da Fonseca EB, de Carvalho MH, Martinelli S, Zugaib M. Predicting preterm delivery in asymptomatic patients with prior preterm delivery by measurement of cervical length and phosphorylated insulin-like growth factor-binding protein-1. Ultrasound Obstet Gynecol 2007; 29:562-7.

Brizot ML, Hernandez W, Liao AW, Bittar RE, Francisco RP, Krebs VL, Zugaib M. Vaginal progesterone for the prevention of preterm birth in twin gestations: a randomized placebo-controlled double-blind study. Am J Obstet Gynecol 2015; S0002-9378(15)00157-X.

Brocklehurst P, Gordon A, Heatley E, Milan SJ. Antibiotics for treating bacterial vaginosis in pregnancy. Cochrane Database of Systematic Reviews. In: The Cochrane Library, Issue 6, Art. No. CD000262. DOI: 10.1002/14651858.CD000262.pub4.

Bukowski R, Malone FD, Porter FT et al. Preconceptional folate supplementation and the risk of spontaneous preterm birth: a cohort study. PLoS Med 2009;6:e1000061.

Carvalho MH, Bittar RE, Brizot ML, Maganha PP, Borges da Fonseca ES, Zugaib M. Cervical length at 11-14 weeks' and 22-24 weeks' gestation evaluated by transvaginal sonography, and gestational age at delivery. Ultrasound Obstet Gynecol 2003; 21:135-9.

Carvalho MHB, Bittar RE, Gonzales M, Brizot ML, Zugaib M. Avaliação do risco para parto prematuro espontâneo pelo comprimento do colo uterino no primeiro e segundo trimestres da gravidez. Rev Bras Ginecol Obstet 2002; 24:463-68.

Conde-Agudelo A, Romero R, Nicolaides K et al. Vaginal progesterone vs. cervical cerclage for the prevention of preterm birth in women with a sonographic short cervix, previous preterm birth, and singleton gestation: a systematic review and indirect comparison metanalysis. Am J Obstet Gynecol 2013; 208:42.e1-8.

Doyle LW, Crowther CA, Middleton P, Marret S, Rouse D. Magnesium sulphate for women at risk of preterm birth for neuroprotection of the fetus. Cochrane Database of Systematic Reviews. In: The Cochrane Library, Issue 6, Art. No. CD004661. DOI: 10.1002/14651858.CD004661.pub3.

Fonseca EB, Bittar RE, Zugaib M. Prevenção do nascimento prematuro: importância da monitorização das contrações uterinas. Rev Bras Ginecol Obstet 1999; 21(9):509-12.

Fonseca EB, Celik E, Parra M, Singh M, Nicolaides KH. Progesterone and the risk of preterm birth among women with a short cervix. N Engl J Med 2007; 357:462-9.

Goldenberg RL, Culhane JF, Iams JD, Romero R. Epidemiology and causes of preterm birth. Lancet 2008; 371:75-84.

Gomez R, Romero R, Medina L et al. Cervicovaginal fibronectin improves the prediction of preterm delivery based on sonographic cervical length in patients with preterm uterine contractions and intact membranes. Am J Obstet Gynecol 2005; 192(2):350-9.

Goya M, Pratcorona L, Merced C et al. Cervical pessary in pregnant women with a short cervix (PECEP): an open-label randomised controlled trial. Lancet 2012; 379:1800-6.

Hobel CJ. Prevention of preterm delivery. In: Beard RW, Nathanielsz PW (eds.) Fetal phisiology and medicine: the basis of perinatology. New York: Marcel Dekker, 1984.

Hui SY, Chor CM, Lau TK et al. Cerclage pessary for preventing preterm birth in women with a singleton pregnancy and a short cervix at 20 to 24 weeks: a randomized controlled trial. Am J Perinatol 2013; 30:283-8.

Iams JD, Romero R, Culhane JF, Goldenberg RL. Primary, secondary, and tertiary interventions to reduce the morbidity and mortality of preterm birth. Lancet 2008; 371:164-75.

Lassi ZS, Salam RA, Haider BA, Bhutta ZA. Folic acid supplementation during pregnancy for maternal health and pregnancy outcomes. Cochrane Database of Systematic Reviews. In: The Cochrane Library, Issue 6, Art. No. CD006896. DOI: 10.1002/14651858.CD006896.pub3.

Meis PJ, Klebanoff M, Thom E et al. Prevention of recurrent preterm delivery by 17 alpha-hydroxyprogesterone caproate. N Engl J Med 2003; 348(24):2379-85.

Rao A, Celik E, Poggi S, Poon L, Nicolaides KH; Fetal Medicine Foundation Prolonged Pregnancy Group. Cervical length and maternal factors in expectantly managed prolonged pregnancy: prediction of onset of labor and mode of delivery. Ultrasound Obstet Gynecol 2008; 32:646-51.

Romero R, Espinoza J, Kusanovic JP et al. The preterm parturition syndrome. BJOG 2006; 113(Suppl 3):17-42.

Romero R. Prevention of spontaneous preterm birth: the role of sonographic cervical length in identifying patients who may benefit from progesterone treatment. Ultrasound Obstet Gynecol 2007; 30:675-86.

Schuit E, Stock S, Rode L et al. Effectiveness of progestogens to improve perinatal outcome in twin pregnancies: an individual participant data meta-analysis. BJOG 2015; 122:27-37.

Smaill FM, Vazquez JC. Antibiotics for asymptomatic bacteriuria in pregnancy. Cochrane Database of Systematic Reviews. In: The Cochrane Library, Issue 6, Art. No. CD000490. DOI: 10.1002/14651858.CD000490.pub4.

Tsoi E, Akmal S, Geerts L, Jeffery B, Nicolaides KH. Sonographic measurement of cervical length and fetal fibronectin testing in threatened preterm labor. Ultrasound Obstet Gynecol 2006; 27(4):368-72.

Werner EF, Han CS, Pettker CM et al. Universal cervical-length screening to prevent preterm birth: a cost-effectiveness analysis. Ultrasound Obstet Gynecol 2011; 38:32-7.

Doença Hemolítica Perinatal

CAPÍTULO 6

Juliana Araujo de Carvalho Schettini
Maria do Carmo Valgueiro Costa
Leuridan Cavalcante Torres
Alex Sandro Rolland Souza

INTRODUÇÃO

A doença hemolítica perinatal (DHPN) ocorre no recém-nascido, mas é iniciada na vida intrauterina em decorrência de anticorpos maternos antieritrocitários que atravessaram a barreira placentária, causando anemia hemolítica fetal. Pode cursar com quadros anêmicos leves a graves, desde hidropisia até o óbito fetal. Observam-se grande número de eritroblastos na circulação periférica fetal e focos extramedulares de eritropoese.

EPIDEMIOLOGIA

Mais de 50 tipos de anticorpos antieritrocitários já foram implicados na DHPN, porém os casos mais graves de anemia, que exigem tratamento intraútero, são os causados pelo anti-D ou anti-c, do sistema Rh, e o anti-K, do sistema Kell. A epidemiologia da DHPN difere de acordo com as características étnicas e raciais, o que se reflete na frequência de alelos envolvidos em cada população.

A aloimunização ABO e RhD é responsável por aproximadamente 97% a 98% dos casos de DHPN. Os 2% restantes são causados por outros antígenos. O risco de aloimunização RhD é de 16% quando existe compatibilidade ABO entre mãe e feto e de 1,5% a 2% no caso de incompatibilidade. O anticorpo anti-D está envolvido em 10% das gestantes com incompatibilidade materno-fetal na população caucasiana e em afro-americanas, em contraste com a população asiática, onde a DHPN é extremamente rara com o fenótipo D negativo.

Na Região Metropolitana do Recife, a frequência de indivíduos RhD-negativos é de 8,9%. Nessa região, em estudo realizado em mulheres gestantes, puérperas e pós-aborto-mento, a incidência de imunização foi de 13,2%, com 78% correspondendo a anticorpos anti-D. Os anticorpos anti-E, anti-C, anti-c e anti-e também foram observados em menor proporção.

No Instituto de Medicina Integral Prof. Fernando Figueira (IMIP), entre 1990 e 1994 a frequência de DHPN foi de 3 em cada 1.000 nascidos vivos. No período de 2010 a 2013, de um total de 38.052 pacientes atendidas no IMIP, 3.676 eram RhD-negativas (prevalência de 9,6% em 4 anos). As frequências dos grupos A, B, AB e O foram de 35,2%, 13,5%, 3,7% e 47,5%, respectivamente.

A DHPN causada pelo anti-D é mais frequente em multíparas, tem caráter recorrente e sua adequada profilaxia com a imunoglobulina anti-D tende a promover a progressiva diminuição da doença.

ETIOPATOGENIA

A DHPN é decorrente da incompatibilidade sanguínea materno-fetal, em que anticorpos maternos contra antígenos eritrocitários fetais atravessam a placenta e, ao ocorrer a reação antígeno-anticorpo, promovem a hemólise eritrocitária. Essa hemólise, em maior ou menor grau, representa o principal determinante das diversas manifestações clínicas da doença, que variam de leve anemia até o óbito fetal e neonatal.

Incompatibilidade RhD

Dois genes codificam o sistema Rh, os genes RhD e RhCE, que, em razão de sua homologia e proximidade, promovem a formação de alelos híbridos, levando à produção de antígenos D diversificados observados entre os diferentes grupos étnicos. Foram descritos mais de 120 alelos do sistema Rh, e os principais antígenos são: "C", "D", "E", "c" e "e".

No entanto, o mais importante para a medicina materno-fetal e a imuno-hematologia é o antígeno D, em virtude de sua maior imunogenicidade. O anticorpo anti-D é o principal responsável pela aloimunização Rh. Mais raramente, tem sido relatada anemia hemolítica por anti-c, anti-E e pelos demais.

A forma mais comum de DHPN ocorre quando a mãe é RhD-negativa e o feto, por herança paterna, é RhD-positivo, havendo a produção de anticorpos da classe IgG pela mãe, os quais, ao atravessarem a placenta, irão promover anemia hemolítica no concepto.

O fenótipo RhD fraco (previamente conhecido por Du) é caracterizado por uma fraca expressão do antígeno D na superfície das hemácias, mas geneticamente o gene RhD é normal. Já foram descritos mais de 50 tipos de RhD fraco, alguns não levando à produção de anti-D mesmo na presença de hemácias RhD-positivas.

O fenótipo RhD parcial é caracterizado por alterações na estrutura de epítopos na superfície das hemácias, ou seja, alterações qualitativas na proteína D, causando forte ou nenhuma reatividade com reagentes anti-D. Mulheres portadoras desse fenótipo podem desenvolver DHPN fatal.

Incompatibilidade ABO

Os anticorpos naturais anti-A e anti-B presentes na circulação materna são em sua maioria do tipo IgM e não atravessam a placenta. A pequena fração IgG desses anticorpos encontra, outrossim, vários sítios antigênicos além das hemácias (outros tecidos e secreções). A incompatibilidade ABO pode ocorrer na primeira gestação, mas raramente causa doença antenatal, de modo que é mínimo o risco de anemia fetal ou hidropisia ao nascimento. No recém-nascido, a principal manifestação clínica é icterícia precoce, que ocasionalmente pode ser grave e evoluir para *kernicterus*.

Incompatibilidade por outros grupos sanguíneos

Outros tipos sanguíneos podem eventualmente produzir imunoglobulinas IgG que atravessam a placenta e provocam doença fetal. A causa mais frequente desse tipo de aloimunização é representada pelas transfusões sanguíneas, uma vez que a compatibilidade nestas últimas é determinada apenas para os grupos ABO e RhD. Portanto, após uma hemotransfusão, cerca de 1% a 2% dos indivíduos desenvolvem anticorpos irregulares. Alguns são bastante fracos e do tipo IgM (anti-M, anti-N, anti-S, anti-Le e anti-P), enquanto outros, (Kell e Duffy), podem ocasionalmente produzir doença tão grave como a provocada pelos anticorpos anti-D.

Em estudo de série de casos, o anti-K (Kell) foi detectado em 3,2 a cada 1.000 gestantes, comparado com o anti-D, que foi encontrado em 2,6 a cada 1.000 gestantes. Em outro estudo com 1.133 mulheres na Alemanha, anti-E foi o anticorpo mais encontrado (23%), seguido de anti-K (18,8%), anti-D (18,7%) e anti-c (10,4%).

MANIFESTAÇÕES CLÍNICAS

As principais manifestações clínicas da DHPN que podem ocorrer nos períodos fetal e neonatal são:

- Anemia.
- Hiperbilirrubinemia.
- Eritroblastose.
- Insuficiência cardíaca.
- Hepatoesplenomegalia.
- Edema generalizado/ascite.
- Derrame pericárdico/derrame pleural.
- Polidrâmnio.
- Hipoxia tissular e acidose.
- Natimortos.
- Icterícia/*kernicterus*.

CONDUTA PRÉ-NATAL NA GESTANTE NÃO ALOIMUNIZADA

A investigação imunoematológica da gestante é responsabilidade do obstetra, que deverá solicitar os exames a toda gestante que inicie o pré-natal. A identificação do fenótipo sanguíneo ABO/RhD e Coombs indireto ou teste da antigamaglobulina humana deve ser solicitada para toda gestante independentemente do RhD materno. Existem casos de aloimunização contra outros grupos sanguíneos além do D que podem ser encontrados tanto em gestantes RhD-negativas como em RhD-positivas. Embora não exista imunoprofilaxia específica para outros antígenos que não o D, é importante identificar a aloimunização em razão da possibilidade de manter uma reserva de sangue compatível para hemotransfusão materna ou neonatal (Figura 6.1).

Não existe concordância na literatura quanto à repetição do teste de Coombs indireto durante a gestação. Para alguns autores, o teste deve ser feito na primeira consulta de pré-natal com repetição mensal a partir da 20ª/24ª semana até o parto, nos casos de pai biológico fetal RhD-positivo ou com RhD desconhecido. Se o teste for positivo, deve-se identificar o anticorpo antieritrocitário envolvido através de um painel de hemácias fenotipadas. Para outros, o Coombs indireto deve ser realizado na primeira visita pré-natal de todas as gestantes e repetido na 28ª semana de gestação, embora haja evidência de que anticorpos detectados apenas no terceiro trimestre não causem DHPN (Figura 6.1).

CONDUTA NA GESTANTE ALOIMUNIZADA

A gestante aloimunizada deve ser acompanhada com ultrassonografia (USG) obstétrica para avaliação do estado hemodinâmico fetal e com dopplervelocimetria da artéria cerebral média (ACM) fetal para avaliação do pico sistólico e rastreamento do grau de anemia fetal. Na evidência de anemia fetal moderada a grave, o tratamento intrauterino está indicado.

Avaliação do grau de acometimento fetal
Procedimentos invasivos

A cordocentese e a amniocentese não são isentas de riscos. Esses procedimentos têm risco de rotura das membranas (1,1%), trabalho de parto prematuro (10%), infecção intra-amniótica, lesões acidentais no feto, principalmente de pele, além de torácicas, abdominais, oculares, entre outras, e ainda de distúrbios respiratórios evidenciados no período neonatal. Outro agravante é a transfusão feto-materna, que pode ocorrer em até 38% dos casos, o que torna importante a profilaxia com imunoglobulina anti-D para evitar a sensibilização das gestantes RhD-negativas.

Amniocentese – Espectrofotometria do líquido amniótico

A amniocentese para realização da espectrofotometria do líquido amniótico consiste na punção transabdominal da gestante para retirada de líquido amniótico com o objetivo

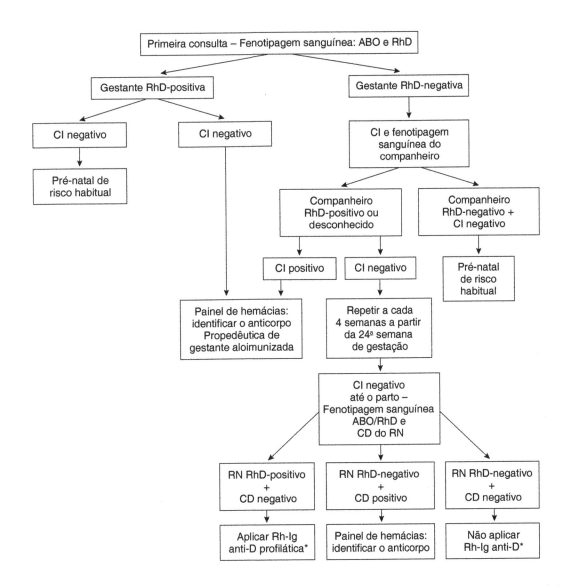

FIGURA 6.1 Acompanhamento pré-natal de gestantes não aloimunizadas. (CI: Coombs indireto; CD: Coombs direto; RN: recém-nascido.) (*Veja as situações especiais de profilaxia.)

de avaliar a concentração de bilirrubina livre de maneira indireta através da densidade óptica a 450nm (Liley, 1961). Liley et al. elaboraram um gráfico que reflete o grau de acometimento fetal. Entretanto, vários fatores podem interferir em sua análise, como idade gestacional, contaminação com sangue materno e mecônio e anomalias congênitas, como anencefalia e onfalocele, entre outros. Atualmente, não é um método indicado com a finalidade de avaliar o grau de anemia fetal.

Cordocentese

A cordocentese consiste na punção da veia umbilical fetal em sua inserção placentária ou na porção intra-hepática ou em alça livre do cordão umbilical, evitando-se a transfixação placentária para diminuir a contaminação com sangue materno, uma vez que a transfixação placentária pode aumentar o risco de perda fetal em virtude do aumento da aloimunização materna em gestantes sensibilizadas previamente.

A cordocentese constitui atualmente o método mais preciso para o diagnóstico da gravidade da DHPN por tornar possível a avaliação direta do sangue fetal e ainda a terapêutica (transfusão intravascular). Está indicada nos casos de fetos que possivelmente irão necessitar de transfusão intrauterina com base nos dados da USG com dopplervelocimetria da ACM fetal.

Por meio da cordocentese podem ser determinados os seguintes parâmetros fetais:

- Fenotipagem sanguínea (ABO e Rh).
- Hematócrito/hemoglobina.
- Bilirrubinas.
- Reticulócitos.
- Coombs direto.
- Gasimetria (pO_2, pCO_2 e pH).
- Genótipo RhD.

A época de realização é a partir da 20ª semana, de acordo com a USG com dopplervelocimetria da ACM fetal.

QUADRO 6.1 Conduta na doença hemolítica perinatal de acordo com a cordocentese

Padrão I – Baixo risco (anemia ausente ao nascimento)
Hemoglobina normal (> 14g%)
Contagem de reticulócitos normal
Coombs direto negativo ou fracamente positivo
Conduta: acompanhamento USG com Doppler da ACM mensal – parto a termo

Padrão II – Risco intermediário (anemia leve ao nascimento)
Hemoglobina normal
Contagem de reticulócitos normal ou ligeiramente aumentada
Coombs direto positivo (1 a 2 +)
Conduta: cordocentese a cada 5 ou 6 semanas – USG com Doppler quinzenal

Padrão III – Alto risco (anemia grave/icterícia neonatal)
Hemoglobina entre 10 e 14g%
Hematócrito > 30%
Contagem de reticulócitos elevada
Coombs direto fortemente positivo (3 a 4+)
Conduta: cordocentese a cada 15 dias – USG com Doppler semanal

Padrão IV – altíssimo risco (anemia grave/hidropisia fetal)
Hemoglobina < 10g%
Hematócrito < 30%
Reticulócitos elevados
Coombs direto fortemente positivo
Conduta: transfusões intravasculares repetidas – interrupção da gestação

Fonte: adaptado de Weiner, 1991.
USG: ultrassonografia; ACM: artéria cerebral média.

O acompanhamento dessas gestantes pode ser definido de acordo com o resultado da cordocentese, o qual expressa a gravidade fetal (Quadro 6.1).

Procedimentos não invasivos

Ultrassonografia

O acompanhamento ultrassonográfico deve ser realizado a cada 15 dias após a 24ª semana, objetivando a pesquisa de sinais de agravamento. O perfil biofísico fetal (PBF) só sofre alteração quando o comprometimento fetal é muito grave, de modo que mesmo fetos com comprometimento grave podem apresentar PBF ainda normal. Outros sinais devem ser pesquisados na USG, como tamanho e espessura da placenta (edema placentário), aumento do átrio direito do coração, polidrâmnio e hidropisia fetal, que refletem com maior fidedignidade o grau de acometimento do concepto.

Dopplervelocimetria

Entre as técnicas não invasivas merece destaque a USG obstétrica com dopplervelocimetria. O pico sistólico (PS) da ACM fetal mostrou-se um excelente marcador do grau de anemia fetal e, por conseguinte, da gravidade da DHPN nos fetos acometidos. Na DHPN ocorre aumento do aporte sanguíneo na ACM em condições de anemia decorrentes da diminuição da resistência vascular cerebral e da viscosidade sanguínea (Figura 6.2).

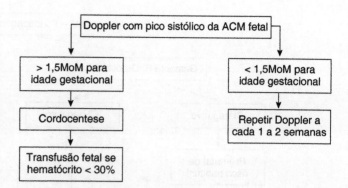

FIGURA 6.2 Acompanhamento da gestante aloimunizada por meio da dopplervelocimetria da artéria cerebral média (ACM) fetal.

Um estudo multicêntrico internacional correlacionou a idade gestacional com o PS da ACM esperado, definindo como fetos em condições de anemia moderada/grave aqueles com PS da ACM > 1,5MoM (Quadro 6.2). A sensibilidade foi de 100% para anemia moderada/grave com falso-positivo de 12% (Figura 6.3). Esse método tem as vantagens de não ser invasivo, reduzir a necessidade de técnicas invasivas para avaliação do acometimento fetal, ser mais facilmente exequível, não haver risco de agravamento da aloimunização materna e ser desprovido de efeitos colaterais adversos materno-fetais.

A insonação da ACM deve ser realizada no plano axial do polo cefálico, incluindo os tálamos e o *cavum* do septo pelúcido, possibilitando que o ângulo de insonação seja mais próximo de zero de modo a não promover grande variação da velocidade do PS intra e interexaminador.

Assim, a velocimetria do PS da ACM configura-se como uma opção de investigação não invasiva da anemia fetal, reduzindo a necessidade de múltiplos procedimentos invasivos

QUADRO 6.2 Pico sistólico da artéria cerebral média em função da idade gestacional (em cm/s)

Idade gestacional (semanas)	Múltiplos da mediana (MoM)			
	1,00	1,29	1,50	1,55
18	23,2	29,9	34,8	36,0
20	25,5	32,8	38,2	39,5
22	27,9	36,0	41,9	43,3
24	30,7	39,5	46,0	47,6
26	33,6	43,3	50,4	52,1
28	36,9	47,6	55,4	57,2
30	40,5	52,2	60,7	62,8
32	44,4	57,3	66,6	68,9
34	48,7	62,9	73,1	75,6
36	53,5	69,0	80,2	82,9
38	58,7	75,7	88,0	91,0
40	64,4	83,0	96,6	99,8

Fonte: Mari et al., 2000.

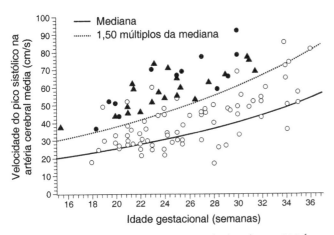

FIGURA 6.3 Velocidade máxima na artéria cerebral média em 111 fetos sob risco de anemia em virtude da aloimunização Rh (Mari et al., 2000). Círculos abertos indicam fetos sem anemia ou com anemia leve. Triângulos indicam fetos com anemia moderada ou grave. Círculos em negrito indicam fetos com hidropisia. A curva em negrito indica a média do pico sistólico da artéria cerebral média e a pontilhada indica 1,50 múltiplos da mediana.

e melhorando a qualidade da assistência das gestações acometidas pela DHPN.

Cardiotocografia

Assim como o PBF, a cardiotocografia só se altera nas formas graves com fetos hidrópicos ou extremamente comprometidos. O padrão reativo pode ser encontrado mesmo em fetos com anemia grave. Traçados anormais, variabilidade ausente ou sinusoidal (padrão característico da DHPN) ou com desacelerações tardias, refletem situações em que o risco de morte fetal é iminente, tornando necessária a interrupção imediata da gestação.

Genotipagem RhD fetal

A genotipagem fetal é um exame diagnóstico que se utiliza de uma técnica da biologia molecular, usualmente a reação em cadeia de polimerase (PCR), para amplificação de uma ou mais regiões do gene RhD mediante análise do DNA fetal livre no plasma da gestante. Sua grande vantagem é ser uma técnica não invasiva. Coleta-se sangue periférico na mãe e por meio da PCR é possível predizer o fenótipo RhD fetal, ou seja, se o feto é RhD-negativo, RhD-positivo ou se apresenta alguma variante do gene RhD.

A sorologia determina o fenótipo RhD e só pode ser realizada após o parto ou por meio de procedimentos invasivos fetais. Com o advento da genotipagem fetal por meio da PCR, alguns autores passaram a atribuir o padrão-ouro a essa nova tecnologia, que apresenta elevada acurácia (99%), é reprodutível e pode ser automatizada em laboratório.

No Reino Unido, a genotipagem RhD fetal vem sendo oferecida desde 2001 às gestantes RhD-negativas e diminuiu significativamente o número de procedimentos invasivos. No Brasil, essa tecnologia ainda não se encontra disponível nas maternidades públicas.

TERAPÊUTICA FETAL

Tratamento clínico

A imunoglobulina humana intravenosa (IGHV) compete com a imunoglobulina anti-Rh de origem materna pelos sítios dos receptores de fragmento Fc na hemácia e também promove inibição central da produção de imunoglobulinas por elevação significativa dos níveis de imunoglobulina circulantes. O uso da IGHV tem se estendido ao tratamento do recém-nascido, com melhora significativa da evolução perinatal, porém o alto custo dessa alternativa terapêutica é um fator que limita seu uso em ampla escala.

Corticoterapia

A corticoterapia visa ao amadurecimento do pulmão fetal com betametasona (12mg, intramuscular, repetidos após 24 horas) ou dexametasona (6mg, intramuscular, a cada 12 horas por 24 horas) entre a 24ª e a 34ª semana.

Tratamento invasivo

Transfusão intraperitoneal (TIP)

A TIP consiste em injetar as hemácias na cavidade peritoneal fetal puncionada sob controle ecográfico. As hemácias serão absorvidas pelos linfáticos peritoneais. A transfusão é realizada com concentrado de hemácias, sendo a quantidade de sangue a ser administrada calculada pela seguinte fórmula:

$$\text{Volume} = (\text{Idade gestacional em semanas} - 20) \times 10$$

Transfusão intravascular (TIV)

A TIV consiste na injeção intracordonal, que pode ser realizada na veia (preferencialmente) ou nas artérias umbilicais. O segmento cordonal abordado pode ser a região da inserção placentária (preferencialmente), da inserção abdominal ou do trajeto intra-abdominal da veia umbilical. A grande vantagem da TIV sobre a TIP é o fato de a primeira compensar diretamente a anemia fetal, evitando retardo na absorção do sangue transfundido, principalmente nos casos de fetos hidrópicos. Todo o procedimento é realizado sob controle ecográfico. Os valores de hemoglobina e hematócrito para indicação da TIV são definidos por meio de curvas de normalidade para a idade gestacional. A transfusão é realizada com concentrado de hemácias, sendo inicialmente coletada amostra de sangue para realização de exames (hemograma completo, tipagem sanguínea, Coombs direto e gasometria, entre outros).

Durante todo o procedimento, o batimento cardíaco fetal e a turbulência do sangue da veia ou artéria umbilical puncionada são monitorados ecograficamente. O volume (V) a ser transfundido é definido pela seguinte fórmula:

$$V = \text{volume fetoplacentário} \times (\text{Htc desejado} - \text{Htc inicial})/\text{Htc da bolsa}$$

Ao final do procedimento, coleta-se nova amostra sanguínea para análise hematológica final. A frequência das transfusões varia de acordo com a idade gestacional e o hematócrito

78 SEÇÃO I ■ MEDICINA FETAL E OBSTETRÍCIA

final obtido no procedimento anterior. De maneira geral, pode-se considerar, para efeito de programação de nova transfusão, uma queda do hematócrito da ordem de 1% ao dia ou de 2g da hemoglobina por semana. O risco de exsanguinação fetal por lesão da parede do vaso é pequeno. Normalmente, o sangramento demora apenas de 1 a 2 minutos. O risco de perda fetal na TIV oscila em torno de 1%.

Se a fenotipagem sanguínea do concepto é desconhecida, é utilizado sangue do grupo O. Na transfusão intravascular, com cordocentese prévia para fenotipagem sanguínea, utiliza-se sangue do mesmo grupo ABO do concepto, RhD-negativo.

Transfusão intracardíaca (TIC)

Considerada por muitos autores uma modalidade de TIV, a TIC constitui uma alternativa terapêutica, não sendo, porém, o local preferencial de punção. Deve ser evitada em razão do maior risco de complicações em relação aos outros métodos terapêuticos.

Exsanguineotransfusão intrauterina (EXTIU)

Esse procedimento se diferencia da TIV pelo fato de não modificar o volume fetoplacentário final, sendo, portanto, a técnica de escolha para os fetos hidrópicos. Em relação ao volume transfusional, o critério de controle é a taxa de hemoglobina, não importando o volume administrado. A técnica consiste em procedimentos sucessivos de retirada e infusão sanguínea de iguais volumes, tendo como resultado final um balanço positivo de cerca de 10mL nas gestações com idade gestacional < 25 semanas e de 10 a 20mL naquelas acima dessa idade.

INTERRUPÇÃO DA GESTAÇÃO

A interrupção terapêutica da gestação está indicada nas seguintes circunstâncias:

1. Fetos hidrópicos – a partir da 32ª semana, com aceleração farmacológica da maturidade pulmonar (betametasona ou dexametasona).
2. Fetos submetidos a transfusão intrauterina – a partir da 34ª semana.
3. Padrão IV de Weiner – a partir da 34ª semana (Quadro 6.1).
4. Padrões II e III de Weiner – com maturidade pulmonar presente ou na 36ª semana (Quadro 6.1).
5. Feto não anêmico a termo.

Via de parto

A indução do trabalho de parto com monitoração fetal está indicada nas seguintes circunstâncias:

- Vitalidade fetal preservada.
- Apresentação cefálica.
- Formas leves de DHPN (feto não anêmico ou com anemia leve).

Nas formas graves e hidrópicas, ou na vigência de comprometimento da vitalidade fetal, está indicada a cirurgia cesariana.

Após o parto, o funículo deve ser imediatamente clampeado e o sangue do cordão coletado para determinação do grupo sanguíneo, Coombs direto, hematimetria e dosagem de bilirrubinas.

PROFILAXIA

Aceita-se que 20µg (100UI) de imunoglobulina (Ig) anti-D (Rh Ig anti-D) seriam capazes de suprimir a sensibilização causada por 1mL de células RhD-positivas, o que corresponderia a 2mL de sangue. No Brasil, bem como nos EUA, a dose administrada é de 300µg, em geral após o parto.

A princípio, todas as pacientes Rh-negativas não sensibilizadas que apresentaram evolução gestacional para abortamento, prenhez ectópica ou mola hidatiforme, ou que foram submetidas a procedimentos invasivos, devem receber imunoglobulina anti-D. O Quadro 6.3 apresenta algumas particularidades das variantes RhD-negativas.

Apesar de haver profilaxia para a aloimunização RhD materna com imunoglobulina anti-D, nos países em desenvolvimento a aloimunização pelo antígeno D eritrocitário ainda é responsável por parcela significativa de fetos que apresentam DHPN mais grave.

Durante a gestação

As gamaglobulinas anti-D devem ser administradas a todas as gestantes RhD-negativas com Coombs indireto negativo e parceiro RhD-positivo na seguinte situação: após uma primeira injeção do anti-D, se ocorrer a repetição de eventos de sensibilização, é possível, dependendo da dose inicialmente administrada (a proteção dura 6 semanas para 200µg e 9 para 300µg) e da quantidade de hemorragia feto-materna (HFM), repetir a imunoglobulina anti-D. Para a profilaxia rotineira do terceiro trimestre na 28ª semana, é suficiente a dose de 300µg de Rh Ig anti-D.

Após gestação

- Nas puérperas com fenotipagem sanguínea RhD-negativa com Coombs indireto negativo e recém-nascido RhD-positivo, aplicar 300µg ou mais, intramuscular, o mais precocemente possível, não ultrapassando idealmente as primeiras 72 horas após o parto.

QUADRO 6.3 Candidatas à profilaxia com imunoglobulina anti-D segundo as variantes RhD materna e neonatal

Mãe	Filho	Profilaxia
RhD negativo	RhD positivo	Sim
RhD fraco tipo 1 a 4.1	RhD positivo	Não
RhD fraco tipo 4.2, 11 ou 15 e Del	RhD positivo	Sim
RhD parcial	RhD positivo	Sim
RhD negativo	RhD negativo	Não
RhD negativo	RhD fraco	Sim
RhD negativo	RhD parcial	Sim

Fonte: Schmidt et al., 2010.

- Excepcionalmente, em casos extraordinários, quando a profilaxia não foi realizada idealmente nas primeiras 72 horas, poderá ser realizada até 28 dias após o parto com redução de eficácia na profilaxia.
- Se houver suspeita ou comprovação de HFM > 30mL, a dose deve ser ajustada de acordo com os resultados do teste de Kleihauer-Betke (eluição ácida). Caso o teste não esteja disponível, doses múltiplas de Ig anti-D devem ser administradas por via intramuscular, como segue: em duas doses, se a HFM estiver entre 25 e 50mL; em três doses, se a HFM for de 50 a 75mL, e assim por diante. Recomenda-se dose máxima diária de quatro doses (1.200µg), administradas a cada 12 horas, até que seja finalizada a dose total.
- A eficácia da dose administrada pode ser avaliada por meio do teste de Kleihauer-Betke, que, quando negativo, indica a ausência de células fetais na circulação materna. A repetição do teste de Coombs, que já foi utilizada com esse propósito, é pouco específica e, por não proporcionar grandes subsídios, não é mais adotada.
- O Coombs indireto deve ser repetido 6 meses depois do parto, quando os anticorpos já devem ter desaparecido da circulação materna, de modo que o resultado deve ser negativo.

MEDIDAS PREVENTIVAS NA GESTAÇÃO E NO PARTO

- Convém evitar procedimentos invasivos sem prévia fenotipagem sanguínea da mãe a fim de realizar profilaxia com IgG anti-D, se necessário.
- Evitar versão por manobras externas.
- Evitar uso de ergotamínicos após o desprendimento fetal (prevenir a retenção placentária).
- Pronto clampeamento do cordão. Não clampear a extremidade materna.
- Evitar tração do cordão umbilical e manobras de extração da placenta.

Leitura recomendada

Aitken SL, Tichy EM. RhOD immune globulin products for prevention of alloimmunization during pregnancy. Am J Health Syst Pharm 2015; 72:267-76.

Daniels G, Finning K, Martin P, Soothill P. Fetal blood group genotyping from DNA from maternal plasma: an important advance in the management and prevention of haemolitic disease of the fetus and newborn. Vox Sang 2004; 87:225-32.

Juneau K, Bogard PE, Huang S et al. Microarray-based cell-free DNA analysis improves noninvasive prenatal testing. Fetal Diagn Ther 2014; 36:282-6.

Machado IN, Castilho L, Pellegrino Jr J, Barini R. Fetal RHD genotyping from maternal plasma in a population with a highly diverse ethnic background. Rev Assoc Med Bras 2006; 52:232-5.

Mari G, Deter RL, Carpenter RL et al. Noinvasive diagnostic by Doppler ultrasonography of fetal anemia due to maternal red-cell alloimmunization: Collaborative Group for Doppler Assessment of the Blood Velocity in Anemic Fetuses. N Engl J Med 2000; 342:9-14.

Markham KB, Rossi KQ, Nagaraja HN, O'Shaughnessy RW. Hemolytic disease of the fetus and newborn due to multiple maternal antibodies. Am J Obstet Gynecol 2015; 30:105-2.

Schettini JAC. Retorno à década de 1950 na prevenção da doença hemolítica perinatal. Femina 2011; 39:423-4.

Schmidt LC, Corrêa Júnior MD, Lourdes LF. Atualizações na profilaxia da isoimunização Rh. Femina 2010; 38:345-52

Schmidt LC, Corrêa Júnior MD, Lourdes LF. Genotipagem RhD fetal não invasiva no acompanhamento de gestantes RhD negativo. Femina 2011; 39:337-44.

Imunologia da Reprodução e Aborto Recorrente

CAPÍTULO 7

Marcelo Cavalcante
Manoel Sarno
Ricardo Barini

INTRODUÇÃO

As tentativas de explicação do enigma da sobrevivência fetal são tão antigas quanto a própria imunogenética. Medawar, em 1953, foi o primeiro a demonstrar interesse pelo enigma imunológico central da gravidez e propôs quatro hipóteses para justificar a não rejeição do feto pelo organismo materno: o feto sendo imunologicamente neutro; o útero como um local imunologicamente privilegiado; a placenta como uma barreira neutra separando a mãe e o feto; e o estado de imunossupressão fisiológica da gestante.

Em 1966, Clarke & Kirby propuseram que a disparidade antigênica materno-fetal seria necessária para o desenvolvimento embrionário. Posteriormente, durante a década de 1970, Billingham & Beer desenvolveram estudos e passaram a compreender melhor os mecanismos de implantação embrionária. Eles identificaram a existência de uma resposta imunológica materna específica durante a gravidez que interfere na sobrevivência fetal e que poderia ser mensurada.

Esse melhor entendimento da imunologia reprodutiva tornou possível, na década de 1980, o surgimento dos primeiros protocolos de investigação e tratamento de casais com perdas gestacionais. No Brasil, os primeiros resultados gestacionais em casais com perdas gravídicas submetidos à imunoterapia foram publicados na década de 1990, quando especialistas da área de reprodução observaram a importância da imunologia no processo reprodutivo.

MECANISMOS IMUNOLÓGICOS DA IMPLANTAÇÃO EMBRIONÁRIA

O contato mais íntimo entre o embrião, considerado um semienxerto, e a mãe tem início em torno do sexto dia após a fertilização, quando ele alcança a cavidade uterina. Moléculas de adesão celular presentes na camada celular que envolve o blastocisto – denominada trofoblasto – estabelecem ligações com outras moléculas de adesão celular que surgem temporariamente (período conhecido como "janela de implantação") na superfície endometrial. Após o contato inicial do embrião com o endométrio, as células trofoblásticas

embrionárias começam a proliferar, diferenciando-se em duas camadas: uma mais interna, o citotrofoblasto, e outra mais externa, o sinciciotrofoblasto. Essas células, estranhas ao organismo materno, estabelecem relações com as células do sistema imunológico da mãe, desencadeando uma resposta de tolerância aloimune favorável à implantação e ao bom desenvolvimento gestacional.

O sinciciotrofoblasto é responsável pela invasão inicial do endométrio (epitélio e tecido conjuntivo, atingindo a proximidade de vasos e glândulas). Após a fecundação, o endométrio passa a ser chamado de decídua. O blastocisto fica incluído dentro da decídua, enquanto o epitélio decidual se refaz sobre a zona invadida e fecha o local da entrada. Trata-se de uma implantação intersticial. As células do estroma endometrial sofrem a chamada reação decidual, tornando-se grandes, pálidas e com grande quantidade de glicogênio e lipídios. Provavelmente estão relacionadas com a nutrição inicial do embrião, a produção hormonal e a proteção do tecido materno contra uma invasão descontrolada do sinciciotrofoblasto. O sinciciotrofoblasto também é responsável pela produção de gonadotrofina coriônica humana (hCG), progesterona e prolactina. Com 11 a 12 dias de implantação começam a ser notadas projeções do citotrofoblasto para dentro do sinciciotrofoblasto, constituindo-se as vilosidades primárias.

As células citotrofoblásticas podem ser divididas em vilositárias e extravilositárias, sendo o último grupo responsável pela invasão, interação, remodelação vascular e imunorregulação indispensáveis na implantação embrionária. O citotrofoblasto extravilositário (EVT) ainda pode ser dividido em: (1) intersticial, subdividido em *small* EVT, mais evidente no início da gravidez e com capacidade de invasão, e *large* EVT, responsável por fixar a placenta, aumentando com a proximidade do termo gestacional; (2) EVT endovascular, responsável pela remodelação vascular; e (3) EVT endoglandular, responsável pela secreção glandular.

As células trofoblásticas contêm em sua superfície antígenos de histocompatibilidade (HLA – *human leukocyte antigen*) embrionários com características peculiares. Expressam as moléculas HLA não clássicas dos tipos HLA-G, HLA-E e HLA-F, além do HLA-C, molécula clássica tipo 1. Não expressam moléculas HLA clássica do tipo 2 (HLA-DQ, DP e DR) nem as do tipo 1 (HLA-A e HLA-B). Essa particularidade nos tipos de moléculas HLA presentes no tecido trofoblástico, principalmente a presença de HLA-G no citotrofoblasto, desperta a atenção para seu envolvimento na resposta imune materna ao embrião.

A molécula HLA-G apresenta pequeno número de alelos e polimorfismo discreto. Existem formas de HLA-G ligadas na superfície celular trofoblástica (HLA-G1, G2, G3 e G4) ou formas solúveis (sHLA-G5, G6 e G7). Vários estudos demonstram interações de moléculas HLA-G com células *natural killer* (NK), macrófagos e linfócitos T, via receptores de inibição localizados na superfície dessas células, os quais garantem um meio ambiente uterino favorável à implantação. Além disso, as formas solúveis (sHLA-G) apresentam atividade anti-inflamatória e estão presentes na interface materno-fetal e no soro da gestante.

Kwak et al. (1999) descreveram que as seguintes alterações histopatológicas, encontradas no sítio de implantação embrionária, são mais evidentes em casos de abortos de repetição quando comparados às gestações normais: profundidade de invasão trofoblástica inadequada; formação inadequada do sinciciotrofoblasto; tromboembolismo nos vasos deciduais; infiltrado (decidual e vilositário) de mononucleares, linfócitos e neutrófilos; depósito perivilositário de fibrina; e concentração elevada de células NK no sítio de implantação.

O endométrio abriga um grande número de leucócitos com modificações em suas concentrações ao longo do ciclo menstrual. Os leucócitos são responsáveis por aproximadamente 10% das células do estroma endometrial durante a fase proliferativa, aumentando a concentração para próximo de 20% na fase secretora e em torno de 30% no início da gestação. Entre todos os leucócitos endometriais, as células NK uterinas (NKu) correspondem a 70%, ficando o restante para os macrófagos (20%) e demais leucócitos, principalmente os linfócitos T. As células NKu estão em maior concentração durante o primeiro trimestre da gravidez e sofrem redução com a proximidade do parto, enquanto as demais células, em termos numéricos, permanecem com uma concentração estável.

As células NK consistem em um tipo de linfócitos responsáveis pela imunidade inata, essenciais no combate a células tumorais e infectadas por vírus. São fenotipicamente caracterizadas pela ausência de CD3 (*cluster of differentiation 3*, presentes em linhagem de linfócitos T) e pela presença de CD56. Em virtude de suas peculiaridades imunológicas próprias e da grande concentração no sítio de implantação embrionária, as células NK e sua relação com a gravidez foram exaustivamente estudadas ao longo das últimas décadas. Existem diferentes subtipos de células NK com fenótipos e características específicos. As células NK podem estar circulando no sangue periférico ou presentes no útero (endométrio e decídua).

As células NK periféricas (NKp) correspondem a 10% a 15% de todos os linfócitos sanguíneos. Aproximadamente 90% das células NK periféricas são CD56^{dim} com alta expressão de CD16, sendo os 10% restantes de CD56^{bright} com expressão mínima ou ausente de CD16. As células CD56^{dim} apresentam alta citotoxicidade *in vitro*, enquanto as CD56^{bright} exibem baixa capacidade citotóxica, mas produzem importantes citocinas imunorreguladoras. Existem controvérsias sobre as variações na concentração e citotoxicidade das células NKp durante uma gestação normal. No entanto, a maioria dos estudos sugere a ocorrência de redução na concentração de células NK, especialmente as que expressam CD16, mostrando diminuição na atividade citotóxica com elevação nos receptores de inibição. Essas alterações nas células NKp parecem ser hormônio-dependentes com possível envolvimento dos níveis de estrogênio, progesterona e prolactina.

Apesar da semelhança com relação às células NKp, as NKu apresentam algumas características fenotípicas próprias. Ambas as células expressam o CD56 e muitos outros receptores em comum. Entretanto, as células NKu não expressam CD16 e apresentam alta expressão de CD56^{bright}. As células NKu são reguladas por um equilíbrio entre os sinais gerados a partir de receptores celulares ativadores (KARs – por exemplo: CD69) e inibidores (KIRs – por exemplo: CD94 e CD158) capazes de reconhecer moléculas HLA, em especial HLA-G. A ativação dos receptores de inibição (KIRs) desencadeia uma resposta *T helper 2* (Th2) que favorece a implantação normal.

As células Th1 promovem uma resposta inflamatória caracterizada por citotoxicidade mediada por interleucinas (IL-2), interferon gama (IFN-γ) e fator de necrose tumoral alfa (TNF-α). Por outro lado, as células Th2 promovem uma resposta anti-inflamatória com produção de IL-4, IL-5, IL-6 e IL-10. A implantação embrionária depende de um equilíbrio entre essas respostas, com predominância de Th2.

Os macrófagos são células do tecido conjuntivo que derivam dos monócitos sanguíneos. Estão presentes no endométrio, sendo o segundo grupo de células imunes mais presente nas primeiras semanas de gestação. Expressam em sua superfície as moléculas CD14 e CD68. Apresentam uma grande capacidade de fagocitose e participam ativamente no processo de implantação e remodelação vascular. Os macrófagos primitivos (Mφ), sob influência de um ambiente uterino, podem diferenciar-se em dois subtipos distintos: M1 (ativados sob a influência de interleucinas pró-inflamatórias – Th1) ou M2 (ativados sob a influência de interleucinas – Th2). Os macrófagos M2, inibidores de inflamação, estão presentes em processo de implantação normal, desencadeando diferentes mecanismos imunes.

Atualmente, um grupo de linfócitos conhecidos como T reguladores (Treg), presentes na circulação periférica e no endométrio, tem sido considerado responsável, juntamente com as células NK e os macrófagos, por determinar que tipo de resposta imune materna será formada após o contato com as células embrionárias (trofoblásticas). Os linfócitos Treg (CD4$^+$ e CD25$^+$) correspondem a 5% a 15% dos

82 SEÇÃO I ■ MEDICINA FETAL E OBSTETRÍCIA

linfócitos CD4 periféricos circulantes e expressam níveis altos de CD25. Recentemente foi identificado um gene denominado FOXP3, relacionado diretamente com o desenvolvimento dessas células.

Durante os primeiros meses de gestação, os linfócitos Treg CD4+ e CD25+ estão elevados na circulação periférica e no endométrio. O mecanismo proposto para a participação dos linfócitos Treg no processo de imunorregulação da gravidez já se inicia com o contato de células dendríticas com os antígenos seminais paternos e embrionários, que, após processados, são apresentados aos lintócitos Treg. Os linfócitos CD4+ e CD25+ são ativados sob a influência de IL-2 e IL-15, passando a secretar IL-10 e TGFβ (*transforming growth factor*), que bloqueiam a resposta Th1, predominando uma resposta Th2 menos inflamatória e, portanto, mais favorável à gestação fisiológica.

O processo imunológico de implantação embrionária, caracterizado pela aceitação do blastocisto (aloenxerto) pelo sistema de defesa da mãe, é bastante complexo. Resumidamente, as células trofoblásticas, ao entrarem em contato com as células imunes maternas, especialmente células NK, macrófagos e Treg, desencadeiam mecanismos de tolerância aloimune que são mediados por interleucinas predominantemente do tipo Th2 (IL-4, IL-10 e IL-13). Assim, falhas nesse processo de interação entre o trofoblasto e as células imunológicas provocam um desequilíbrio Th1/Th2, prejudicando o resultado da gravidez.

Estudos clínicos, envolvendo casais com histórico de abortos de repetição e falhas de implantação embrionária, encontraram uma associação entre maior atividade de células NK, predominância da resposta Th1 e menor concentração de células Treg em sangue periférico e no endométrio. No entanto, novos estudos são necessários para fortalecer essa relação do sistema imune com o processo de implantação embrionária e consequentemente definir terapias que restabeleçam o equilíbrio necessário para o processo de implantação.

ABORTO RECORRENTE

O aborto espontâneo recorrente (AER), de acordo com a Organização Mundial da Saúde (OMS), é definido como três ou mais abortos espontâneos consecutivos. Recentemente, a Sociedade Americana de Medicina Reprodutiva o definiu como a ocorrência de duas ou mais perdas consecutivas. O AER ocorre em aproximadamente 1% a 3% das gestações.

Etiologia

Causas anatômicas

Os fatores anatômicos representam de 1% a 10% dos casos de AER e geralmente causam perdas tardias (entre a 12ª e a 20ª semana), sendo a causa mais comum a insuficiência istmocervical (IIC). Malformações müllerianas, como útero bicorno e septado, também são citadas como causas de AER. Outras malformações, como útero didelfo, arqueado ou unicorno, não

estão diretamente relacionadas. A deformação da cavidade uterina por pólipos e/ou miomas submucosos pode aumentar o risco de falhas de implantação do embrião, apesar de não estar diretamente envolvida na causa de AER.

O tratamento das causas anatômicas, quando possível, é realizado por meio de cirurgia. Nos casos de IIC está indicada cerclagem a partir da 12ª semana de gravidez e, nos casos de malformação mülleriana, miomas submucosos e/ou pólipos, a histeroscopia cirúrgica deve ser realizada.

Causas hormonais

As causas hormonais correspondem a 5% dos casos de casais com AER. A insuficiência do corpo lúteo com deficiência de produção de progesterona na segunda fase do ciclo talvez seja a causa hormonal mais comum, embora existam controvérsias. O tratamento consiste na reposição de progesterona na segunda fase do ciclo menstrual e no primeiro trimestre da gravidez.

Alterações da função tireoidiana (hipo ou hipertireoidismo) estão relacionadas com perdas fetais tardias e não diretamente com o AER. No entanto, na presença de anticorpos antitireoidianos, mesmo sem alteração da função, é maior o risco de AER. O tratamento visa ao controle medicamentoso da função tireoidiana e, quando há anticorpos antitireoidianos envolvidos, pode ser discutido o uso de baixas doses de corticoides.

Até 44% das pacientes com síndrome da anovulação crônica ou síndrome dos ovários policísticos têm história de abortos durante a vida reprodutiva. O tratamento com metformina pode reduzir a chance de novo episódio de aborto. O diabetes melito descontrolado pode ser uma causa de aborto, embora rara, e a hiperprolactinemia não é causa de aborto, porém é importante fator de infertilidade.

Causas genéticas

As causas genéticas de AER não respondem por mais que 5% dos casos. Contudo, nos abortos eventuais as alterações genéticas no embrião são encontradas em até 70% das vezes. A alteração genética mais comum em caso de AER é a translocação balanceada em um dos parceiros. Outras anormalidades cromossômicas podem ser encontradas, como mosaicismo sexual, inversão cromossômica e cromossomo em anel. O aconselhamento genético é essencial nesses casos, e o tratamento é feito com avaliação genética pré-implantacional do embrião.

Causas infecciosas

Não se sabe ao certo se infecções podem causar AER. Algumas infecções foram citadas como responsáveis por AER, como clamídia, micoplasma, ureaplasma, sífilis, citomegalovírus, gonococos, listeriose e brucelose. Caso seja encontrado algum agente infeccioso em pacientes com história de AER, o tratamento deve ser realizado com antibióticos específicos. Os vírus das hepatites B e C, do HTLV e do HIV não são causas reconhecidas de AER. A endometrite crônica está relacionada com piores resultados gestacionais.

Trombofilias

A interferência das trombofilias nos resultados gestacionais é muito discutida. Os fatores trombofílicos que têm importância em casos de AER são divididos em adquiridos e hereditários. A síndrome antifosfolípide (SAF) é a principal trombofilia adquirida relacionada com AER. A trombofilia hereditária é representada por alguns fatores que foram associados ao aborto recorrente em algumas séries, como deficiência das proteínas C e S, deficiência da antitrombina (AT), mutação do fator V (fator V de Leiden), mutação G20210A no gene da protrombina, mutações C677T e A1298C no gene da enzima metilenotetraidrofolato redutase (MTHFR) e mutação G4/G5 no gene do inibidor da ativação do plasminogênio (PAI-1).

As proteínas C e S são anticoagulantes naturais do plasma, e sua redução pode cursar com maior tendência à trombose. A antitrombina III participa no equilíbrio anticoagulante e pró-coagulante da cascata de coagulação, e sua deficiência afeta esse equilíbrio, ocasionando a trombofilia. O fator V de Leiden é o fator V mutante que é resistente à inativação pela proteína C ativada. A mutação G20210A no gene da protrombina faz com que na via final comum haja maior produção de trombina. A mutação homozigota C677T do gene da enzima MTHFR é uma das principais responsáveis pelo aumento da homocisteína plasmática, fator gerador de trombose. No entanto, ainda há controvérsia na literatura quanto ao papel dessa mutação nos casos de AER. A mutação no PAI-1 é associada à redução da fibrinólise, levando também à tendência à trombose, apesar de ainda não estar definido seu papel no AER. O tratamento anticoagulante profilático de mulheres com AER portadoras de trombofilias hereditárias é controverso e deve ser individualizado.

Síndrome antifosfolípide

A SAF é definida como a presença de autoanticorpos associada a um antecedente de evento tromboembólico. Os autoanticorpos mais frequentemente associados são o anticoagulante lúpico (AL) e o anticorpo anticardiolipina (aCL). A confirmação diagnóstica é estabelecida com dosagem repetida após intervalo mínimo de 12 semanas. Os critérios para o diagnóstico foram definidos no *International Consensus Statement on Preliminary Classification Criteria for Definite Antiphospholipid Syndrome* (Wilson et al., 1999) e revisados por Miyakis et al. (2006). Para o diagnóstico de SAF é necessária a presença de pelo menos um critério clínico e um laboratorial (Quadro 7.1).

Apesar de a SAF ter sido inicialmente descrita como uma síndrome relacionada com a trombocitopenia e o livedo reticular, estes não foram incluídos nos critérios diagnósticos. A SAF é classificada em dois grupos: primária, quando ocorre isoladamente; e secundária, quando se associa a outras doenças, como doenças autoimunes, linfomas, leucemias, infecções ou uso de medicamentos. Entretanto, alguns estudos identificam ainda a SAF catastrófica, na qual há infartos disseminados desenvolvidos em dias ou semanas com falência

---

QUADRO 7.1 Critérios para diagnóstico de síndrome antifosfolípide

I – Critérios clínicos

1. **Trombose vascular:** um ou mais episódios clínicos de trombose arterial, venosa ou de pequenos vasos em qualquer tecido ou órgão. A trombose deve ser confirmada por critérios válidos (achados inequívocos de estudos de imagem ou histopatológico apropriado)*

2. **Morbidade gestacional:**
   A) Uma ou mais mortes inexplicadas de fetos morfologicamente normais durante ou além da 10ª semana de gestação com morfologia normal documentada por ultrassonografia ou por exame direto no feto ou
   B) Um ou mais nascimentos prematuros de neonato morfologicamente normal antes da 34ª semana de gestação em decorrência de: eclâmpsia ou pré-eclâmpsia grave de acordo com os padrões de definição ou fatores reconhecidos de insuficiência placentária ou
   C) Três ou mais abortos espontâneos consecutivos inexplicados antes da 10ª semana de gestação, excluindo-se anormalidades anatômicas ou hormonais maternas e causas cromossômicas maternas e paternas

II – Critérios laboratoriais

1. **Anticoagulante lúpico (AL):** presente no plasma em duas ou mais ocasiões com no mínimo 12 semanas de diferença, detectado de acordo com as diretrizes da International Society on Thrombosis and Haemostasis

2. **Anticorpo anticardiolipina (aCL):** do isotipo IgG e/ou IgM no soro ou plasma, presente em títulos médios ou altos (> 40GPL ou MPL ou > percentil 99) em duas ou mais ocasiões com no mínimo 12 semanas de diferença medidos por ELISA padronizado

3. **Anticorpo anti-β2 glicoproteína I:** do isotipo IgG e/ou IgM no soro ou plasma (títulos > percentil 99) em duas ou mais ocasiões com no mínimo 12 semanas de diferença medido por ELISA padronizado de acordo com procedimentos recomendados

*Para confirmação histopatológica, a trombose deve apresentar-se sem evidência significativa de inflamação nas paredes do vaso.
Fonte: adaptado de Miyakis et al., 2006.

---

múltipla dos órgãos, e a SAF anticorpo negativo, quando não há identificação dos anticorpos antifosfolípides no momento do evento tromboembólico.

Fora do ciclo gravídico-puerperal há complicações clínicas importantes decorrentes da SAF. Podem ser verificadas intercorrências em áreas como transplante, imunologia, hematologia, infectologia, reumatologia, entre outras, constituindo-se em importante entidade na literatura atual. Recentes pesquisas associaram a presença dos anticorpos antifosfolípides a eventos tromboembólicos em outras entidades clínicas, como epilepsia, migrânea, amnésia e valvulopatia, além da maior prevalência nos pacientes portadores da síndrome de Down.

Não estão definidos, porém, os mecanismos de ação dos anticorpos antifosfolípides. Algumas hipóteses foram levantadas, como a alteração da relação entre prostaciclina e tromboxano, deficiência das proteínas C, S e antitrombina III, interferência com a função de outros inibidores da coagulação, como anexinas e β_2-glicoproteína I (β_2-GP-I), aumento da fibrinólise e aumento da aderência de plaquetas ou monócitos nas células endoteliais.

Os anticorpos antifosfolípides são imunoglobulinas que se dirigem contra os fosfolípides de membrana com carga negativa, como cardiolipina, fosfatidilinositol, fosfatidiletanolamina, fosfatidilglicerol, fosfatidilserina, fosfatidilcolina e ácido fosfatídico, entre outros. O anticoagulante é uma imunoglobulina adquirida que interfere *in vitro* com os testes de coagulação dependentes de fosfolípides.

Esses anticorpos foram descritos pela primeira vez por Wassermann et al. em 1906, quando tentavam desenvolver um teste para detecção da sífilis, o que proporcionou o início do rastreamento universal em 1938 para essa doença nos EUA. O teste passou a ser chamado de *Venereal Disease Research Laboratory* (VDRL) e se constituía em uma mistura de cardiolipina, colesterol e lecitina. Em 1941, Pangborn isolou a cardiolipina a partir do coração bovino. Após ter sido utilizado em militares, gestantes, doadores de sangue e até mesmo para a obtenção de licenças para casamento, começaram a ser descritos testes positivos sem manifestação clínica de sífilis, o que levou à suspeita de outra doença clínica. Em 1983, Hughes descreveu pela primeira vez a SAF, que consistia em trombose arterial e/ou venosa, teste de Coombs direto positivo, trombocitopenia, livedo reticular e complicações obstétricas, principalmente o óbito fetal de segundo trimestre. A síndrome foi denominada síndrome de Hughes. Em 1985, essa síndrome foi classificada em primária ou secundária conforme a combinação ou não com outras doenças.

A prevalência do anticorpo antifosfolípide em gestações normais varia de zero a 22%, passando, em pacientes com história de aborto recorrente, de 7,7% a 42,4%. Apenas a presença dos anticorpos não indica a apresentação clínica da síndrome. O que diferenciaria pacientes que desenvolvem ou não suas complicações vem sendo exaustivamente pesquisado. O isotipo IgM ou IgG, a especificidade fina do anticorpo ou a coexistência do AL não parecem ter papel importante nos eventos tromboembólicos, apesar da maior frequência do aCL IgG e do AL nessas pacientes. Existem também diferenças étnicas envolvidas, como a menor frequência do isotipo IgG entre os descendentes afro-caribenhos.

As pesquisas mais recentes apontam para a presença de proteínas ligadas aos anticorpos antifosfolípides e que funcionam como cofatores, agindo sinergicamente. Há indícios de que os anticorpos antifosfolípides não agem sem esses cofatores. São atualmente descritos: β_2-gp-I, anexina V, protrombina, proteína C, proteína S, fator H, complemento 4 (C4), cininogênio, fator XI e precalicreína.

A detecção do AL se iniciou em 1952, quando Conley et al. descreveram o prolongamento do tempo de protrombina e do tempo de coagulação secundário a um fator inibidor da coagulação em pacientes portadores de lúpus eritematoso sistêmico com teste de VDRL falso-positivo. O mecanismo pelo qual o AL prolonga o tempo de coagulação *in vitro* e causa trombose *in vivo* ainda é foco de grande discussão. Os níveis do AL frequentemente flutuam durante a gestação. Em uma revisão, estudos não demonstraram a associação do aCL ao evento trombótico, mas sim ao AL.

O aCL e o AL eram considerados os mesmos anticorpos, mas Triplett et al. demonstraram o contrário. Pesquisas mostraram que a detecção do aCL sem a presença da anti-β_2-gp-I parece não ter correlação com eventos tromboembólicos. Assim, questiona-se se a dosagem apenas da anti-β_2-gp-I seria preditora de eventos mórbidos relacionados com a SAF.

O diagnóstico da presença dos anticorpos antifosfolípides é estabelecido a partir da análise laboratorial pelo método ELISA (ensaio imunoenzimático). Em virtude da baixa prevalência desses anticorpos nas gestantes em geral e da reduzida relação custo-efetividade, não faz parte da rotina a realização de sua dosagem universalmente. Atualmente, a pesquisa dos anticorpos antifosfolípides está indicada nas pacientes com antecedentes mórbidos relacionados com a síndrome. Sua prevalência média varia conforme a população estudada, sendo de 5,3% em gestantes normais, de 24% em mulheres submetidas a ciclos de fertilização *in vitro*, de 37% em mulheres com lúpus eritematoso sistêmico e de 28% em mulheres com aborto espontâneo recorrente.

No Brasil, um estudo encontrou esses anticorpos em 18% das gestantes com óbito fetal e em 12,5% das mulheres com história de aborto espontâneo recorrente. A dosagem sérica dos anticorpos antifosfolípides ainda é fonte de diversas pesquisas em razão da dificuldade de padronização laboratorial, diversidade dos anticorpos, falta de parâmetros prognósticos laboratoriais e custo elevado.

Apesar dos vários esquemas propostos para o tratamento da SAF, os melhores resultados gestacionais são obtidos com o uso de ácido acetilsalicílico (AAS) em baixas doses associado à heparina. Pacientes com antecedente obstétrico importante e sem história de evento tromboembólico devem ser tratadas com 100mg ao dia de AAS e heparina não fracionada em doses profiláticas: 5.000 unidades duas vezes ao dia. As pacientes com antecedente obstétrico e com histórico de evento tromboembólico devem utilizar doses terapêuticas de heparina. Com o surgimento das novas heparinas de baixo peso molecular, vários estudos mostraram resultados semelhantes com sua utilização, acrescidos do benefício de incidência reduzida de efeitos colaterais, trombocitopenia e osteoporose.

É consenso na literatura que a terapia anticoagulante deve ser iniciada logo após o teste de gravidez positivo e mantida durante as primeiras 6 semanas do puerpério. No entanto, alguns estudos relataram melhores resultados quando a terapia foi introduzida no início do ciclo concepcional.

Fatores autoimunes

A associação de outros autoanticorpos ao pobre desfecho gestacional ainda é controversa. Destacam-se os anticorpos antitireoidianos, os anticorpos anti-DNA e o fator antinúcleo (FAN).

Os mecanismos envolvidos na produção desses autoanticorpos ainda estão sob investigação, mas acredita-se existir uma suscetibilidade em algumas mulheres de acordo com o tipo HLA.

Alterações na função tireoidiana são observadas com frequência entre as mulheres com infertilidade e perdas gestacionais. A doença tireoidiana mais frequente entre as mulheres é a tireoidite autoimune, caracterizada pela presença de anticorpos antitireoidianos e que ocorre em até 10% das mulheres em idade reprodutiva. Na literatura é descrita a presença de anticorpos antitireoidianos entre gestantes normais, assim como frequência maior desses anticorpos em mulheres com história de abortos recorrentes e de falhas de implantação em ciclos de reprodução assistida, mesmo com função tireoidiana normal.

O estudo anatomopatológico da placenta e do local de implantação em pacientes com fatores autoimunes verifica a presença de mecanismos inflamatórios decorrentes da presença de vilosites crônicas, infiltração decidual por plasmócitos ou vasculopatia intervilositária e decidual.

Fatores aloimunes

A inter-relação imunogenética materno-fetal é um importante fator para a manutenção da gestação. O embrião, considerado um aloenxerto, por um lado apresenta seus antígenos de superfície dos leucócitos (HLA) de origem materna e paterna e por outro o organismo materno reconhece essas informações, respondendo com uma resposta imunológica favorável ou não à implantação embrionária. As diferentes formas de investigação do fator aloimune no processo de perdas gestacionais recorrentes têm sido discutidas na literatura ao longo das últimas décadas.

PROTOCOLO DE INVESTIGAÇÃO IMUNOLÓGICA

Merecem atenção quanto aos fatores imunológicos todos os casais que apresentaram três perdas gestacionais consecutivas ou três ciclos de reprodução assistida sem sucesso reprodutivo. Muitos autores têm aconselhado iniciar a investigação a partir da segunda perda gestacional ou após a segunda falha de fertilização *in vitro*, pois o problema atinge apenas 5% dos casais em vida reprodutiva, e há evidências de que o maior número de perdas influencia o resultado do tratamento. Outra variável importante é a idade materna. Os casais têm postergado cada vez mais a decisão de constituir família, e tem sido frequente encontrar mulheres após os 35 anos de idade com história reprodutiva adversa, necessitando de investigação e tratamento. As principais indicações para a investigação imunológica encontram-se descritas no Quadro 7.2.

TRATAMENTO

As principais terapias utilizadas estão listadas no Quadro 7.3.

AAS e heparina

Três revisões sistemáticas foram publicadas na Biblioteca Cochrane sobre a utilização de heparina e AAS na gestação. A primeira está relacionada com o tratamento das perdas gestacionais em mulheres sem SAF. A revisão estudou 242

QUADRO 7.2 Indicações para realização de investigação imunológica

Duas ou mais perdas gravídicas antes da 20ª semana de gestação

Três ou mais falhas de fertilização *in vitro* em pacientes com menos de 35 anos

Duas ou mais falhas de fertilização *in vitro* em pacientes com mais de 35 anos

Óbito fetal acima da 10ª semana em gestação anterior

Gestação anterior com restrição de crescimento intrauterino, oligoidrâmnio, pré-eclâmpsia grave e descolamento prematuro de placenta

História de gestação anembrionada

História de doenças imunológicas

mulheres que apresentaram dois abortamentos espontâneos ou um óbito fetal em portadoras de trombofilias que não a SAF. Foram encontrados resultados similares para taxas de nascidos vivos após utilização de AAS isolada ou placebo (RR: 1,00; IC95%: 0,78 a 1,29). As mulheres com história de óbito fetal após a 20ª semana e trombofilia hereditária tratadas com heparina de baixo peso apresentaram chance 10 vezes maior de terem um filho nascido vivo em comparação com aquelas que utilizaram AAS isolada (RR: 10,0; IC95%: 1,56 a 64,2) (Nisio et al., 2007).

Outro estudo de revisão sistemática da Biblioteca Cochrane avaliou o uso de heparina em gestantes com SAF ou trombofilia hereditária para prevenção de eventos adversos na gestação. A revisão sistemática não pôde ser concluída porque nenhum estudo apresentou metodologia científica adequada (Walker et al., 2007).

A terceira revisão da Biblioteca Cochrane avaliou o uso de anticoagulantes para prevenção de perda gestacional em mulheres com abortamento espontâneo e anticorpo antifosfolípide. Foram avaliadas 849 mulheres em 13 trabalhos. A utilização de heparina sódica e AAS reduziu as perdas fetais em 54% em comparação com o uso isolado de AAS (RR: 0,46; IC95%: 0,29 a 0,71). O uso de heparina de baixo peso com AAS, comparado com o de AAS isolado, não apresentou diferença significativa (RR: 0,78; IC95%: 0,39 a 1,57). O uso de prednisona e AAS aumentou a possibilidade de prematuridade e diabetes em comparação com placebo, AAS isolado ou heparina associada a AAS em mulheres com SAF. A imunoglobulina humana se associou a maiores perdas gestacionais e prematuridade quando comparada à heparina sódica ou de baixo peso associada ao AAS (RR: 2,51; IC95%: 1,27 a 4,95) (Empson et al., 2007).

Em outro estudo foram avaliadas retrospectivamente (coorte histórica) 178 gestações em 51 mulheres com trombofilia e analisados os efeitos da anticoagulação nos achados ultrassonográficos pré-natais. Com o tratamento houve redução de 52,8% para 27,9% ($p = 0,024$) nas ultrassonografias anormais, redução do risco de oligoidrâmnio de 27,3% para 7,0% ($p = 0,03$) e redução da restrição de crescimento fetal e das alterações à dopplervelocimetria ($p = 0,0001$) (Magriples et al., 2006).

Há evidências científicas de que a utilização de heparina sódica ou de baixo peso associada ao AAS em gestações de

QUADRO 7.3 Resumo dos principais exames a serem solicitados, resultados anormais e passíveis de tratamento e orientação geral terapêutica por tipo de diagnóstico em caso de aborto recorrente e falhas em ciclos de reprodução assistida

Exame solicitado	Resultado anormal	Terapêutica proposta
Fator aloimune: Prova cruzada (crossmatch)	Negativo	Imunização de concentrado de leucócitos Cuidado especial – solicitar sorologias do parceiro ou do doador para Chagas, sífilis, hepatites B e C, HIV e HTLV
Fator autoimune: Anticardiolipina (SAF) Anticoagulante lúpico (SAF) Fator antinúcleo Anti-DNA Antiperoxidase Tireoglobulina tireoidiana	Positivos	SAF – anticoagulação profilática (heparina de baixo peso molecular + AAS) Cuidado especial – verificar plaquetas e coagulograma mensalmente. Reposição de cálcio e vitamina D diariamente Presença de outros anticorpos – Prednisona 10mg/dia até a 28ª semana (retirada gradual)
Trombofilia hereditária (DNA): Fator V de Leiden Mutação gene protrombina Mutação homozigota C677T MTHFR	Positivos (homozigoto e/ou heterozigoto)	Anticoagulação profilática (heparina de baixo peso molecular + AAS) Cuidado especial – verificar plaquetas e coagulograma mensalmente. Reposição de cálcio e vitamina D diariamente
Trombofilia hereditária (provas funcionais): Proteínas C e S Antitrombina III	Valores abaixo do limite de normalidade – repetir os testes após sobrecarga de vitamina K para confirmação diagnóstica	Anticoagulação profilática (heparina de baixo peso molecular + AAS) Cuidado especial – verificar plaquetas e coagulograma mensalmente. Reposição de cálcio e vitamina D diariamente A proteína S e a antitrombina III reduzem ao longo da gravidez e sua dosagem mais baixa nesse período não significa trombofilia, devendo ser repetido o exame após o parto
Hiperatividade NK: Dosagem de CD–3, +16, +56 Teste de atividade NK	NK CD-3, +16, +56 >12% e/ou teste de NK com hiperatividade presente	Imunoglobulina humana intravenosa (IGHV) 400mg/kg/dia no dia 6 do ciclo de gravidez com teste positivo e a cada 3 semanas até 12 semanas de amenorreia Cuidado especial – solicitar dosagem de IgA sérica antes da administração da IGHV

alto risco com história de óbito fetal, abortamento de repetição e trombofilias melhora significativamente as chances de sucesso em nova gestação. No entanto, ainda é necessária a realização de estudos de intervenção, multicêntricos e randomizados com casuística maior para melhor definição da eficácia desse tratamento. Destaca-se a importância da investigação dos fatores de trombofilia nessas pacientes de risco e de que seja cogitada a utilização da anticoagulação profilática na tentativa de reduzir o evento adverso na gestação futura.

Corticoide

Existem evidências de que as mulheres com autoanticorpos positivos, como FAN, anti-DNA, antiperoxidase e antitireoglobulina, apresentam risco maior de perda gestacional e falhas em ciclos de reprodução assistida. Desse modo, alguns autores têm sugerido a utilização de corticoide em baixa dose na tentativa de reduzir a atividade dos autoanticorpos na interação materno-fetal.

A literatura não é consensual quanto a essa recomendação, porém, quando aprovada, recomenda-se a utilização da prednisona na dose de 5mg por via oral a partir da segunda fase do ciclo, aumentando para 10mg após β-hCG positivo. Faz-se um esquema de retirada gradual entre a 25ª e a 28ª semana.

Imunização com linfócitos

Mowbray publicou em 1985 o resultado do primeiro estudo duplo-cego randomizado em que comparou o efeito da imunização da mulher com linfócitos paternos (do parceiro) *versus* seus próprios linfócitos, observando melhora significativa nos resultados reprodutivos no grupo tratado por meio de imunoterapia. Desde então, inúmeros estudos, randomizados ou não, têm relatado resultados divergentes em relação à eficácia da imunização da mulher com linfócitos paternos. Em 1994, uma metanálise dos dados referentes aos estudos randomizados ou não na avaliação da imunoterapia com linfócitos paternos concluiu que essa abordagem terapêutica beneficiaria entre 8% e 10% das pacientes tratadas. Entre essas publicações, há evidências de que as mulheres com histórico de aborto recorrente primário têm maiores benefícios do que outros grupos.

A pesquisa do fator aloimune é feita por meio de tipagem HLA do casal, cultura mista de linfócitos com identificação de fator inibidor no soro materno na resposta celular materna contra linfócitos paternos tratados com mitomicina (CML), reação de *crossmatch* por microlinfocitotoxicidade (X-M) ou citometria de fluxo e pesquisa dos antígenos HLA (A, B, DQ e DR). Considera-se presente o fator aloimune quando a porcentagem de inibição da reatividade das células maternas contra as células paternas é menor que 50% em comparação com o *pool* de soro humano total na CML e/ou quando o X-M for negativo, indicando ausência de anticorpos maternos anti-HLA contra antígenos paternos presentes na superfície dos linfócitos. Nesses casos, o parceiro é submetido a sorologias para hepatites B e C e para o HIV antes da realização do procedimento.

A imunização com linfócitos do parceiro, utilizada para o tratamento do fator aloimune, é preparada com uma concentração de 80×10^6 de linfócitos e realizada por via intradérmica na face anterior do antebraço materno em pelo menos duas ocasiões com intervalo de 4 a 6 semanas. Após a última imunização, coleta-se nova amostra de sangue para X-M e CML. É considerada resposta adequada ao tratamento a porcentagem de inibição maior que 50% na CML e X-M positivo contra linfócitos B e T paternos.

As pacientes que não responderem a esse protocolo serão submetidas à sequência de dois reforços de imunização com células paternas e os exames de X-M e CML repetidos para reavaliação da resposta.

As mulheres que não respondem ao segundo tratamento são submetidas a duas imunizações com células de doador não aparentado, comprovadamente não portador de hepatite B, C ou do HIV, e células do parceiro, com o mesmo intervalo do esquema inicial, repetindo-se os exames de X-M e CML posteriormente.

A partir do resultado positivo dos exames de X-M e CML, as pacientes são liberadas para engravidar. Recomenda-se a realização, em média, de quatro reforços de imunização na gravidez, a partir do teste de gravidez positivo, a cada 4 a 6 semanas.

Imunoglobulina

A teoria que explica a ação da imunoglobulina humana venosa (IGHV) na tentativa de induzir tolerância ao aloenxerto é a de imunização passiva mediante a supressão e neutralização de autoanticorpos, a redução da atividade de células NK, a modificação da produção de citocinas, a inibição da ativação e ligação do complemento, a modulação dos receptores Fc, a inibição dos superantígenos, a modulação das moléculas de adesão nos linfócitos T e a indução da apoptose dos linfócitos citotóxicos ativados.

Entre 1992 e 1994, Christiansen et al. conduziram o primeiro ensaio clínico controlado comparando placebo à IGHV. Mulheres com história de aborto recorrente secundário ou com pelo menos uma perda tardia foram convidadas a participar do estudo. As portadoras da deficiência de IgA foram excluídas do trabalho. As doses foram de 0,5g/kg de peso a partir da quinta semana de gestação, mantidas até a 34ª semana. A taxa de gestação até o termo foi de 87% para o grupo tratado e de 11% para o controle. Esse grupo de pesquisadores realizou outros ensaios clínicos sempre com percentuais otimistas em relação ao tratamento com IGHV. As taxas de sucesso variaram entre 70% e 90%, dependendo da população estudada (Christiansen et al., 2004).

Um ensaio clínico demonstrou que em mulheres com mais de 28 anos o tratamento com IGHV melhora o prognóstico da gestação. Outros ensaios clínicos não conseguiram demonstrar diferença estatística com o tratamento com IGHV. Atualmente, ainda é tema de muita controvérsia, e seu uso deve ser restrito a mulheres sem sucesso com outros tratamentos ou àquelas com níveis altos de atividade ou quantidade de células NK.

ANÁLISE CRÍTICA DOS ESTUDOS EM IMUNOLOGIA DA REPRODUÇÃO

A imunologia da reprodução é uma área recente da reprodução humana ainda sem o devido reconhecimento no Brasil. Nos EUA e na Europa existem associações médicas dedicadas ao tema. Essa subespecialidade auxilia casais com perdas gestacionais repetidas e falhas em ciclos de reprodução assistida basicamente com quatro modalidades terapêuticas: a imunoterapia com leucócitos paternos, a imunoterapia com leucócitos de doador não aparentado, a IGHV e o inibidor do TNF-α.

Existem muitas evidências de que as terapias supracitadas modificam o equilíbrio das linfocinas. Em 2004, Pandey & Agrawal realizaram um estudo randomizado duplo-cego com imunoterapia com leucócitos paternos e relataram uma taxa de sucesso de 84% para os casais com diagnóstico de abortamento de repetição contra 33% naqueles que usaram sangue autólogo. A grande crítica que se faz a esse estudo diz respeito à fragmentação do ensaio em muitos subgrupos, com pequeno número de participantes em cada subgrupo, não ultrapassando 32, e um total de 124 mulheres.

Em 2007, Nonaka et al. relataram um claro benefício da imunoterapia com linfócitos paternos em mulheres com diagnóstico de aborto de repetição inexplicável e negativas para os anticorpos bloqueadores. Esse estudo apresentou taxa de sucesso de 78,6% para o grupo tratado e de 30% para o grupo sem tratamento. Em 2008, um grupo chinês demonstrou que a terapia combinada – fertilização *in vitro*/ imunoterapia com linfócitos paternos – foi eficaz para o tratamento do aborto espontâneo recorrente.

Ainda há muita controvérsia quanto ao tratamento imunológico para as perdas gestacionais repetidas. Na literatura atual, a Biblioteca Cochrane, responsável por revisões sistemáticas muito respeitadas, considera o tratamento imunológico ineficaz para reduzir as taxas de perdas gestacionais no grupo de casais com aborto de repetição. Nessa revisão foram incluídos 12 estudos com um total de 641 mulheres. Observou-se que a imunização paterna apresentou um *Odds Ratio* (OR) de 1,23 (IC95%: 0,89 a 1,70) e a IGHV obteve um OR de 0,98 (IC95%: 0,61 a 1,58), comparados os grupos tratados e não tratados. Ambas as análises não foram estatisticamente significativas. Muitos estudos contestam os resultados dessa revisão sistemática com os seguintes argumentos: estudos com diferentes critérios de inclusão e exclusão de pacientes; diferentes protocolos de imunização, concentrações de linfócitos e vias de administração; longo intervalo entre preparo e realização da vacina e estocagem de sangue; falta de exames de controle pós-imunização; e não exclusão de pacientes com aborto de causa cromossômica pós-imunização.

Em 2008, David Clark, pesquisador canadense, divulgou um artigo em que criticou a revisão sistemática publicada na Biblioteca Cochrane. Segundo ele, existem cada vez mais evidências de que os fatores imunológicos estão envolvidos nas perdas gestacionais, e as terapias imunomoduladoras podem aumentar a taxa de nascidos vivos em mulheres devidamente selecionadas. O pesquisador ressalta ainda que, como acontece com áreas específicas da medicina, a investigação e o tratamento exigem centros com recursos e peritos. O comprometimento imunológico na gravidez e a possibilidade de intervir com eficácia são reais. Crença e descrença como vieses com base em ideologias sempre irão existir, em parte devido à incapacidade de considerar todos os dados, mas é a totalidade dos dados científicos que é importante.

Alguns centros de imunologia da reprodução atuam à distância, realizando a imunoterapia com células estocadas. Em 2005, Clark & Chaouat demonstraram redução importante da capacidade imunogênica dessas células em razão da perda do CD-200, uma proteína de superfície celular que induz a produção dos anticorpos bloqueadores.

Em novembro de 2011, Jerome Check destacou a importância da imunoterapia com linfócitos paternos e fez críticas à metanálise da Biblioteca Cochrane.

Leitura recomendada

Abbassi-Ghanavati M. Thyroid autoantibodies and pregnancy outcomes. Clin Obstet Gynecol 2011; 54:499-505.

Agrawal S, Pandey MK, Pandey A. Prevalence of MLR blocking antibodies before and after immunotherapy. J Hematother Stem Cell Res 2000; 9:257-62.

Allison JL, Schust DJ. Recurrent first trimester pregnancy loss: revised definitions and novel causes. Curr Opin Endocrinol Diabetes Obes 2009; 16:446-50.

Beer AE, Kwak JYH. Immunology of normal pregnancy. Immunol. Allergy Clin North Am 1998; 18:249-70.

Beer AE, Quebbeman JF, Ayers JW, Haines RF. Major histocompatibility complex antigens, maternal and paternal immune responses, and chronic habitual abortions in humans. Am J Obstet Gynecol 1981; 141:987-99.

Bustos D, Moret A, Tambutti M et al. Autoantibodies in Argentine women with recurrent pregnancy loss. Am J Reprod Immunol 2006; 55: 201-7.

Caetano MR, Couto E, Passini Jr R, Simoni RZ, Barini R. Gestational prognostic factors in women with recurrent spontaneous abortion. Sao Paulo Med J 2006; 124:181-5.

Chaouat G, Kiger N, Wegmann TG. Vaccination against spontaneous abortion in mice. J Reprod Immunol 1983; 5:389-92.

Clark DA. Shall we properly re-examine the status of allogeneic lymphocyte therapy for recurrent early pregnancy failure? Am J Reprod Immunol 2004; 51:7-15.

Clarke B, Kirby DR. Maintenance of histocompatibility polymorphisms. Nature 1966; 211:999-1000.

Di Renzo GC, Giardina I, Rosati A et al. Maternal risk factors for preterm birth: a country-based population analysis. Eur J Obstet Gynecol Reprod Biol 2011; 159:342-6.

Gharesi-Fard B, Zolghadri J, Foroughinia L, Tavazoo F, Samsami Dehaghani A. Effectiveness of leukocyte immunotherapy in primary recurrent spontaneous abortion (RSA). Iran J Immunol 2007; 4:173-8.

Iijima T, Tada H, Hidaka Y, Mitsuda N, Murata Y, Amino N. Effects of autoantibodies on the course of pregnancy and fetal growth. Obstet Gynecol 1997; 90:364-9.

Kwak JY, Gilman-Sachs A, Moretti M, Beaman KD, Beer AE. Natural killer cell cytotoxicity and paternal lymphocyte immunization in women with recurrent spontaneous abortions. Am J Reprod Immunol 1998; 40:352-8.

Mowbray SF, Gibbons C, Lidell H, Reginald PW, Underwood JL, Beard RW. Controlled trial of treatment of recurrent spontaneous abortion by immunization with paternal cells. Lancet 1985; 1:941-3.

Nonaka T, Takakuwa K, Ooki I et al. Results of immunotherapy for patients with unexplained primary recurrent abortions-prospective non-randomized cohort study. Am J Reprod Immunol 2007; 8:530-6.

Ober C, Karrison T, Odem RR et al. Mononuclear-cell immunization in prevention of recurrent miscarriages: a randomized trial. Lancet 1999; 354:365-9.

Pandey MK, Thakur S, Agrawal S. Lymphocyte immunotherapy and its probable mechanism in the maintenance of pregnancy in women with recurrent spontaneous abortion. Arch Gynecol Obstet 2004; 269:161-72.

Porter TF, LaCoursiere Y, Scott JR. Immunotherapy for recurrent miscarriage. Cochrane Database Syst Rev 2006; 19:CD000112.

Practice Committee of American Society for Reproductive Medicine. Definitions of infertility and recurrent pregnancy loss: a committee opinion. Fertil Steril 2013; 99:63.

Rai R, Regan L. Recurrent miscarriage Lancet 2006; 368:601-11.

Recurrent Miscarriage Immunotherapy Trialist Group. Worldwide collaborative observational study and meta-analysis on allogenic leukocyte immunotherapy for recurrent spontaneous abortion. Am J Reprod Immunol 1994; 32:55-72.

Shankarkumar U, Pradhan VD, Patwardhan MM, Shankarkumar A, Ghosh K. Autoantibody profile and other immunological parameters in recurrent spontaneous abortion patients. Niger Med J 2011; 52:163-6.

Sollinger HW, Burlingham WJ, Sparks EM, Glass NR, Belzer FO. Donor-specific transfusions in unrelated and related HLA-mismatched donor-recipient combinations. Transplantation 1984; 38:612-5.

Takeshita T. Diagnosis and treatment of recurrent miscarriage associated with immunologic disorders: Is paternal lymphocyte immunization a relic of the past? J Nippon Med Sch 2004; 71:308-13.

Taylor C, Faulk WP. Prevention of recurrent spontaneous abortions with leukocyte transfusion. Lancet 1981; 2:68-70.

Ticconi C, Giuliani E, Veglia M, Pietropolli A, Piccione E, Di Simone N. Thyroid autoimmunity and recurrent miscarriage. Am J Reprod Immunol 2011; 66:452-9.

Ticconi C, Rotondi F, Veglia M et al. Antinuclear autoantibodies in women with recurrent pregnancy loss. Am J Reprod Immunol 2010; 64:384-92.

Yokoo T, Takakuwa K, Ooki I, Kikuchi A, Tamura M, Tanaka K. Alteration of TH1 and TH2 cells by intracellular cytokine detection in patients with unexplained recurrent abortion before and after immunotherapy with the husband's mononuclear cells. Fertil Steril 2006; 85:1452-8.

Zenclussen AC, Gerlof K, Zenclussen ML et al. Abnormal T-cell reactivity against paternal antigens in spontaneous abortion: adoptive transfer of pregnancy-induced CD4+CD25+ T regulatory cells prevents fetal rejection in a murine abortion model. Am J Pathol 2005; 166:811-22.

Hidropisia Fetal não Imune

CAPÍTULO 8

Eduardo Valente Isfer
Maria Carolina Santos Andrade

INTRODUÇÃO

Até pouco tempo atrás a anasarca fetoplacentária era frequentemente associada à aloimunização Rh, porém, com a instituição do tratamento preventivo a partir da década de 1960, a incompatibilidade sanguínea feto-materna sofreu um declínio gradativo em sua incidência. Paralelamente, passaram a ser descritos relatos de anasarcas fetais sem causa reconhecida.

A hidropisia fetal de caráter não imune (HFNI) ou anasarca fetal ou fetoplacentária foi descrita pela primeira vez em 1943 por Edith Potter. A autora reconhecia que não se tratava de uma malformação fetal específica, mas sim de uma manifestação clínico-patológica tardia decorrente de diferentes etiologias. Posteriormente, sobretudo após 1980, vários autores relataram séries de HFNI.

Atualmente, descreve-se a HFNI como uma anomalia caracterizada por edema de tecido celular subcutâneo (ETCS) generalizado ou localizado associado a um ou mais derrames de cavidades serosas (pericárdio, pleura ou peritônio), podendo estar acompanhada ou não de placenta hidrópica ou polidrâmnio.

Diferentemente da hidropisia fetal de caráter aloimune, que resulta de incompatibilidade sanguínea materno-fetal, a HFNI se associa a diversas outras desordens. Destaca-se que o progresso no diagnóstico pré-natal, associado ao melhor conhecimento da fisiopatologia e ao desenvolvimento da medicina fetal, tem tornado possível diagnosticar de modo mais preciso essas causas. Apesar disso, a etiopatogenia é difícil de ser desvendada em inúmeros casos.

DEFINIÇÃO

Na primeira metade do século passado, mais precisamente em 1943, quando Potter descreveu 17 casos de HFNI, a autora ressaltou as diferenças encontradas entre a anasarca fetoplacentária de origem não imune e a aloimune. Observou que o quadro hidrópico nos casos não imunes ocorria independentemente do sítio ectópico de eritropoese e a manifestação clínico-patológica era representada por anasarca grave e derrames pleural e peritoneal importantes geralmente associados à hipoplasia grave de pulmão e baço. Mais tarde, outros autores designaram-na de diferentes maneiras:

- **Etches & Lemons (1979):** edema corpóreo generalizado secundário a outros fatores além da incompatibilidade imunológica sanguínea.
- **Fleisher et al. (1981):** termo geral para definir o edema generalizado dos tecidos moles (anasarca) habitualmente associado ao derrame das cavidades serosas.
- **Turkel (1982):** edema do tecido celular subcutâneo generalizado do feto associado ou não a derrame seroso.
- **Hutchinson et al. (1982):** classificaram a HFNI em função da importância dos sintomas: estádio 0, edema generalizado subcutâneo sem derrame seroso; estádios 1, 2 e 3, quando associado ao derrame em uma, duas ou três cavidades serosas, respectivamente.
- **Graves & Baskett (1984):** edema generalizado dos tecidos moles intraútero com ou sem derrame seroso, porém sem evidência de incompatibilidade imunológica sanguínea.
- **Mahony et al. (1984):** espessamento cutâneo generalizado $\geq$ 5mm associado a dois ou mais dos seguintes sinais: aumento da espessura placentária $\geq$ 6cm, derrame pleural, derrame pericárdico e ascite.

Entretanto, o conceito de HFNI mais aceito atualmente defende a presença de edema do tecido celular subcutâneo associado a um ou mais derrames serosos. A importância da caracterização do quadro de HFNI e de sua diferenciação dos casos de edema de subcutâneo ou de derrames serosos (ascite ou derrame pleural ou derrame pericárdico) isolados reside na definição do prognóstico fetal, bem como no estabelecimento de terapêutica e conduta adequadas.

EPIDEMIOLOGIA

Segundo relatos da literatura, tem sido constatada uma progressiva redução na incidência dos casos de hidropisia fetal aloimune, particularmente em países desenvolvidos. Esse declínio se deve ao estabelecimento da profilaxia materna mediante a administração de imunoglobulina anti-D. Além disso, o aprimoramento e a eficácia das técnicas de diagnóstico pré-natal, em especial da ultrassonografia (USG), têm possibilitado a identificação e o diagnóstico correto da hidropisia fetal, agora de caráter não imune.

Essa condição clínica tem incidência variável de 1 em 450 até 1 em 7.000 nascimentos, sendo estimada globalmente entre 1 em 1.500 e 1 em 3.500 nascimentos. A incidência da HFNI apresenta variações segundo a região do país e sua etiologia, como, por exemplo, a decorrente da alfatalassemia 1 homozigótica, cuja incidência é superior nos países do sudeste da Ásia, onde é responsável por 60% a 90% dos casos de HFNI.

Em estudo retrospectivo realizado no período compreendido entre 1996 e 2000 no Hospital das Clínicas de São Paulo, dos 11.190 partos registrados, hidropisia fetal foi diagnosticada em 47 nativivos (0,42%), 29 (61,7%) dos quais correspondiam à HFNI, com uma incidência de 1 em 414 nativivos. Essa incidência, superior à descrita na literatura, não reflete a realidade brasileira por se tratar de uma unidade terciária de referência (Mascaarett et al., 2003).

A mortalidade perinatal, apesar do avanço no âmbito da medicina fetal, continua atingindo aproximadamente 50% a 90% dos fetos afetados. O óbito fetal intrauterino ocorre em cerca de 50% dos casos, o parto prematuro em 80% dos casos e, dos nascituros, uma parcela representativa apresenta eventos mórbidos significativos e incapacitantes.

ASPECTOS ANATOMOPATOLÓGICOS

Estudo fetal

O estudo macroscópico do feto revela aumento do peso fetal, edema subcutâneo e, de maneira variável, líquido nas cavidades peritoneal, pericárdica e pleural. A hepatomegalia ocorre com maior frequência do que a esplenomegalia. À microscopia, observa-se intensa atividade eritropoética extramedular, especialmente no fígado, que se apresenta congesto.

Outras alterações fetais encontradas consistem naquelas diretamente relacionadas com a etiologia da HFNI, a exemplo das inclusões intranucleares descritas em precursores eritroides de fetos infectados pelo parvovírus B19.

Estudo placentário

A hidropisia fetal de qualquer origem geralmente é causa de espessamento placentário. Por outro lado, anomalias placentárias, a exemplo do corioangioma, podem ser a causa de HFNI.

À macroscopia, a placenta apresenta-se pálida, espessada, volumosa, com cotilédones diferenciados, muitas vezes com um aspecto semelhante à salsicha. Ao estudo microscópico, podem ser observados aumento das mitoses no citotrofoblasto, espessamento da membrana basal trofoblástica, aumento da necrose fibrinoide do vilo e nó sincicial, espessamento das células endoteliais e excesso de eritroblastos nucleados. Em geral, encontra-se pigmento de hemossiderina nas membranas, nos trofoblastos, nas células de Hofbauer, no endotélio, estroma viloso e na membrana basal. Há casos em que se encontra aumento do depósito de cálcio no espaço extra e intraviloso, a exemplo da insuficiência cardíaca e da osteogênese imperfeita.

FISIOPATOGENIA

Atualmente, muito se tem especulado sobre a fisiopatogênese da anasarca fetoplacentária. Em estudos realizados em ovelhas, tem sido evidenciado o desenvolvimento da hidropisia por alterações como anemia, taquiarritmia, oclusão da drenagem linfática e obstrução do retorno venoso cardíaco. Hipoproteinemia e hipoalbuminemia são comumente observadas quando da ocorrência de anasarca fetal humana, e a redução da pressão cardíaca tem sido considerada causa primária.

Edema fetal

A presença de edema do tecido celular subcutâneo no concepto é decorrente de um desequilíbrio orgânico-funcional de pelo menos dois de três mecanismos: anemia, hipoproteinemia e insuficiência cardiocirculatória. Em conjunto, esses fatores relacionados são responsáveis pelo desenvolvimento da maioria dos edemas fetais, porém não os explicam isoladamente.

Anemia

A ocorrência de anemia fetal crônica pode associar-se a lesão hipóxica do coração, do fígado e dos tecidos e, consequentemente, insuficiência circulatória e hepática e favorecimento de edemas periféricos em virtude do aumento da permeabilidade capilar.

Hipoproteinemia

A hipoproteinemia pode ser decorrente de defeito na síntese proteica ou depleção proteica através das vias urinárias, digestiva ou mesmo por transudação pulmonar. Também pode ser decorrente do sequestro de líquido rico em proteínas em razão da estase sanguínea no nível do cordão ou da placenta, como se observa nos casos de corioangioma e volvo intestinal.

Insuficiência cardiocirculatória

O comprometimento cardiocirculatório pode ser decorrente do obstáculo ao retorno venoso, da falência primitiva do miocárdio ou da falência circulatória por hipovolemia.

Derrames serosos

Dentre os derrames, a ascite constitui o mais frequente e corresponde ao sinal mais precoce da anasarca, sendo decorrente do aumento da pressão da veia porta, enquanto o pericárdico resulta da falência cardíaca primitiva e o pleural é uma consequência da redução do retorno venoso.

Edema placentário

O edema vilositário pode ser produzido por diversos mecanismos, dentre os quais: redução da pressão oncótica fetal, como ocorre na síndrome nefrótica materna; obstrução ao retorno venoso, a exemplo da presença de tumor abdominal obstruindo a veia umbilical; e alteração na permeabilidade vascular, observada em situações de hipoxia e anemia crônica fetal e edema materno.

Polidrâmnio

O aumento do volume de líquido amniótico é decorrente de elevação da pressão oncótica amniótica e aumento da permeabilidade capilar, além de alterações na deglutição fetal.

ETIOLOGIA

A HFNI apresenta origem multifatorial; todavia, a etiologia não pode ser elucidada em aproximadamente 20% dos casos. Encontram-se descritos na literatura mais de 400 fatores etiológicos, dentre os quais se estima que o fator de origem cardiovascular seja o mais frequente, mas com incidência variável nas diferentes populações.

Causas fetais

Causas cardiovasculares

Os defeitos cardiovasculares – arritmias e malformações – correspondem a 25% dos casos de HFNI. Possíveis fisiopatogenias têm sido aventadas. Defeitos cardiovasculares têm sido associados a variadas disrupções genéticas. A ausência de adrenomedulina (potente vasodilatador) conduz ao desenvolvimento cardíaco aumentado e à hipotrofia muscular das grandes artérias, o que pode ser a causa de HFNI em humanos (Caron & Smithies, 2001).

Em virtude da elevada associação de defeitos cardíacos e HFNI, bem como do prognóstico sombrio desses casos (hidropisia associada a cardiopatia), com letalidade maior do que 90%, torna-se imperativa a realização de ecocardiografia fetal. Dentre as principais anomalias cardiovasculares associadas à hidropisia citam-se: defeitos septais, hipoplasia de câmaras esquerdas, hipoplasia de ventrículo direito, distúrbios do ritmo cardíaco, insuficiência da válvula pulmonar, fechamento precoce do forame oval ou do ducto arterioso, transposição de grandes vasos, anomalia de Ebstein, tetralogia de Fallot, cardiomiopatias, rabdomioma, fibroelastose subendocárdica, estenose subaórtica, coarctação aórtica, descompensação por alto débito, como na anemia crônica, no feto receptor da síndrome de transfusão feto-fetal (STFF), na trombose de veia cava inferior e no hemangioma, e cardiopatias complexas.

Foi descrito o desenvolvimento de hidropisia fetal associada a regurgitação tricúspide e constrição ductal 30 horas após a instituição de tocólise com indometacina em gestação única na 28ª semana. A descontinuação do uso da indometacina resultou em resolução parcial dos achados em 72 horas, evoluindo para um parto com recém-nascido normal. Foi relatada a ocorrência de constrição intermitente do ducto arterioso sem causa identificável, tornando o feto suscetível às complicações intrauterinas, incluindo feto pequeno para idade gestacional (PIG), comprometimento cardíaco e hidropisia fetal.

Um caso de hipertrofia da banda moderadora diagnosticada na 29ª semana de gestação foi publicado, pois o feto desenvolveu polidrâmnio e hidropisia. A ecocardiografia fetal revelou cardiomegalia, dilatação do ventrículo direito com hipertrofia e alto fluxo direita-esquerda através do forame oval. Especulou-se que o polidrâmnio e a hidropisia fetal seriam decorrentes do grande fluxo reverso através da válvula tricúspide que resultou em congestão venosa, como ocorre em caso de anomalia de Ebstein.

Outro relato de caso publicado consistiu em coarctação de aorta abdominal em um feto com hidropisia fetal e cardiomiopatia grave. O recém-nascido evoluiu com hipertensão maligna e cardiomiopatia reversível. Especula-se que a hipertensão fetal tenha sido a causa da disfunção cardíaca.

Anomalias cromossômicas

A maioria das séries relata que as anomalias cromossômicas correspondem à segunda principal causa de HFNI, respondendo por aproximadamente 10% dos casos. Dentre as anomalias cromossômicas, encontram-se síndrome de Turner – 45X (42% dos casos), trissomias do 21 (34%), 18 (9%) e 13, triploidia e tetraploidia.

Causas hematológicas

As causas hematológicas ocupam o terceiro lugar em frequência, sendo as de maior interesse: alfatalassemia homozigótica (55% dos casos), deficiência de glicose-6-fosfato-desidrogenase (G6PD), deficiência de piruvatocinase, hemoglobinopatias, hemorragia intrafetal, leucemias, hipoproteinemias e hemorragia feto-materna.

A talassemia homozigótica consiste na causa mais comum de hidropisia fetal nos países do sudeste da Ásia. Em geral, é mais frequente nas áreas onde a malária é endêmica. Essa afecção é responsável por anemia grave, hipoxia, falência cardíaca e hidropisia fetal.

Causas pulmonares

Dentre as anomalias pulmonares, destacam-se (Lee et al., 2012) malformação adenomatoide cística do pulmão, hérnia diafragmática, hipoplasia pulmonar, tumores mediastinais, sequestro pulmonar, linfangiectasia pulmonar, atresia laríngea com hiperinsuflação pulmonar, quilotórax e cisto broncogênico.

Um caso raro de cisto pulmonar em um dos fetos de uma gestação gemelar dizigótica no final do primeiro trimestre de gestação foi relatado na literatura. O exame ultrassonográfico revelou um cisto pulmonar relativamente extenso associado a translucência nucal aumentada e edema subcutâneo generalizado. Posteriormente, observou-se resolução completa do edema, bem como do cisto pulmonar, e o feto apresentou desfecho pós-natal sem complicações. Esse caso sugere que a redução do retorno venoso teria consistido na principal causa da hidropisia.

Em análise retrospectiva de 474 fetos com hérnia diafragmática congênita (HDC), 175 foram acompanhados, tendo sido observado o desenvolvimento de hidropisia em 9% dos casos. Os autores relatam que, apesar de rara, a associação entre HDC e hidropisia costuma ser letal. Observaram ainda que a hidropisia geralmente se associa a HDC com envolvimento hepático e lesões à direita (Sydorak et al., 2002).

Causas infecciosas

As doenças infecciosas representam 3,5% das causas de hidropisia fetal não imune, como parvovírus B19, sífilis, toxoplasmose, citomegalovírus, leptospirose, doença de Chagas, herpes simples, ureaplasma ureolítico, listeriose, coxsáckie B, rubéola e varicela.

O parvovírus humano B19, descoberto em 1975, é responsável por 8% a 10% dos casos de HFNI e está associado ao óbito fetal (Goa et al., 2013). Os estudos têm demonstrado que o estádio hepático da hematopoese fetal se correlaciona com um período crítico para a infecção, sugerindo que o parvovírus B19 tenha afinidade pela linhagem hematopoética (comprometendo sua replicação nas células precursoras eritrocitárias), além de causar a miocardite viral. Ambas as situações são causas potenciais de anemia, podendo resultar em hidropisia fetal e evoluir para óbito intrauterino. A observação da medula óssea de indivíduos infectados demonstra supressão das células hematopoéticas, resultando em anemia e, em alguns casos, pancitopenia transitória. A replicação viral nas células eritrocitárias também induz apoptose dessas células infectadas devido à proteína não estrutural B19 NS-1, que induz a destruição maciça das células eritrocitárias, culminando com anemia grave e resultando, por fim, em falência cardíaca fetal grave e progressiva (Goa et al., 2013).

Foi descrito o relato do caso de uma paciente com sorologia positiva para sífilis e alérgica à penicilina, a qual foi tratada com eritromicina. Todavia, ela desenvolveu febre e hidropisia fetal. Diante do quadro, optou-se pela dessensibilização da paciente à penicilina e ela evoluiu com o desaparecimento da hidropisia fetal. A gestação progrediu ao termo com um recém-nascido pequeno para a idade gestacional saudável até o primeiro ano de vida.

Outro relato consistiu em três gestantes diagnosticadas como portadoras de sífilis intrauterina por meio de reação sorológica materna, achados ultrassonográficos e exclusão de outras causas de anasarca fetoplacentária não imune na 31ª, 32ª e 35ª semanas de gestação. Essas gestantes foram tratadas com penicilina e foi indicado o parto prematuro terapêutico. Convém destacar que todas as crianças sobreviveram. Assim, o relato sugere que a sífilis consiste em uma causa de hidropisia fetal tratável.

Causas tumorais

O mecanismo pelo qual as formações tumorais podem ser a causa de HFNI consiste principalmente em redução do retorno venoso por compressão da veia hepática e da veia cava, bem como por sequestro de volume e/ou hemorragia intratumoral. Os tumores que mais se associam à ocorrência de hidropisia são teratoma sacrococcígeo, higroma cístico e linfangioma.

O teratoma sacrococcígeo representa o tumor mais comum do recém-nascido, ocorrendo em 1 em 35.000 a 1 em 40.000 nascimentos. Consiste em um tumor derivado das células germinativas da região pré-sacral e apresenta caráter maligno em 10% dos casos. O prognóstico geralmente é satisfatório após a ressecção, todavia, quando associado à hidropisia fetal, pode evoluir rapidamente para polidrâmnio, parto prematuro e até mesmo para o óbito intrauterino. Outros teratomas menos comuns podem também ser causas de hidropisia, como epignatos, teratoma intracraniano e teratoma mediastinal.

Os higromas císticos e os linfangiomas consistem em anormalidades dos vasos linfáticos e, quando ocorrem nas partes posteriores e laterais do pescoço, associam-se com mais frequência a anormalidades cromossômicas (> 70% dos casos), anasarca fetoplacentária e outras anomalias estruturais. Os higromas gigantes septados são geralmente observados no segundo trimestre de gestação e se associam à síndrome de Turner. O mecanismo pelo qual o higroma cístico pode resultar em hidropisia fetal é descrito como uma obstrução ao retorno venoso por massa tumoral associada à perda proteica pelos cistos que ocasionam hipoproteinemia fetal (Ogita, 2001).

Has & Recep (2001) publicaram um relato de 30 casos de HFNI no primeiro trimestre de gestação com o objetivo de avaliar a etiologia e a evolução desses casos. A hidropisia foi encontrada em associação às anomalias estruturais em 83,3% dos casos e às anomalias cromossômicas em 47,3%. A medida da translucência nucal (TN) foi > 3mm em 93,3%, e o higroma cístico foi a etiologia mais frequente (73,3%). Todas as gestações resultaram em abortamento, óbito intrauterino ou interrupção da gestação. Os autores concluíram que a HFNI diagnosticada no primeiro trimestre de gestação se associa a elevada incidência de aneuploidia e alta mortalidade.

Síndromes genéticas

Inúmeras são as condições genéticas que se associam à ocorrência de HFNI. As principais encontram-se listadas no Quadro 8.1.

Trato gastrointestinal

O trato gastrointestinal é responsável por 3,5% dos casos de hidropisia não imune e compreende principalmente peritonite meconial, volvo do intestino delgado, cirrose infecciosa, calcificações hepáticas, fígado policístico, atresia jejunal, atresia biliar, malformações vasculares, defeitos da rotação intestinal, displasia portal e fístula traqueoesofágica.

Sistema renal e retroperitônio

Correspondem às causas menos comuns de hidropisia (aproximadamente 1,5% dos casos). As mais diagnosticadas são:

QUADRO 8.1 Condições genéticas que podem associar-se à hidropisia fetal

Síndromes generalizadas	
Artrogripose	E
Síndrome de Cornelia de Lange	AD
Síndrome de Fanconi tipo III	AR
Hipofosfatasia	AR
Síndrome de Kasabach-Merritt	AD
Síndrome de Klippel-Trenaunay-Weber	E
Síndrome da contratura congênita letal tipo Finnish	AD
Síndrome do pterígio múltiplo letal	AR
Síndrome de Maroteaux-Lamy	AR
Distrofia miotônica	AD
Síndrome de Neu-Laxova	AR
Síndrome de Kaufman-McKusick	AR
Síndrome de Noonan	DX
Síndrome de Optiz-Frias	AD, DX
Síndrome de Mohr	AR
Síndrome de Pena-Shokeir	AR
Síndrome de poliesplenia	AR
Síndrome de Simpson-Golabi-Behmel	RX
Esclerose tuberosa	AD
Desordens metabólicas	
Deficiência de carnitina	AR
Galactossialidose	AR
Gangliosidose GMI	AR
Doença de Gaucher	AR
Glicose fosfato-isomerase	AD
Síndrome de Hurler	AR
Mucolipidose tipos I e II	AR
Mucopolissacaridose tipos IVA e VII	AR
Doença de Niemann-Pick tipos A e C	AR
Deficiência de piruvatocinase eritrocitária	AR
Sialúria	AR
Displasias esqueléticas	
Acondrogênese tipos I e IA	AR
Acondrogênese de Langer-Saldino	AR
Acondroplasia	AR
Distrofia torácica asfixiante	AR
Síndrome de Beemer	AR
Condrodisplasia tipo Blomstrand	AR
Condrodisplasia *punctata* tipo Conradi-Hünermann	DX
Displasia de Greenberg	AR
Síndrome de Fryns	AR
Osteocondrodistrofia de Koide	AR
Osteopetrose letal	AR
Osteogênese imperfeita tipo II	AD
Nanismo tanatofórico	AD, AR

AR: autossômico recessivo; AD: autossômico dominante; DX: dominante ligado ao X; RX: recessivo ligado ao X; E: esporádico.
Fonte: modificado de Rodeck, 1999.

rins policísticos, válvula de uretra posterior, trombose da veia renal ou da veia cava, estenose ou atresia uretral, disgenesias renais, ureterocele, síndrome nefrótica do tipo "finlandesa", por hipoproteinemia, nefroma mesoblástico, neuroblastoma e malformação cloacal.

Sistema nervoso central

Dentre as causas cranianas podem ser citadas hidrocefalia, encefalocele, malformações arteriovenosas, aneurisma da veia de Galeno, teratoma encefálico, hemangioendotelioma da meninge e hemorragia intracraniana.

Sistema endócrino

Destaca-se o hipotireoidismo fetal, porém a fisiopatologia da associação à HFNI permanece em discussão. A deficiência hormonal tem sido considerada responsável pela redução da estimulação adrenérgica no sistema linfático, levando à diminuição do fluxo linfático, com resultante retorno da linfa para o compartimento vascular e congestão linfática e, finalmente, hidropisia fetal (Kessel et al., 1999).

Causas anexiais

Em geral, a hidropisia desenvolvida a partir das anomalias anexiais é consequência da descompensação cardíaca fetal, correspondendo a 4% das causas de HFNI.

Causas placentárias

Podem ser citados corioangioma, mola hidatiforme parcial, metástases placentárias, trombose das veias alantocoriais e banda amniótica.

O corioangioma consiste no tumor benigno mais comum da placenta, porém é uma causa pouco frequente de hidropisia. Os coriangiomas > 4cm de diâmetro estão associados à perda fetal em aproximadamente 40% dos casos.

Locham et al. (2001) publicaram o relato sobre um feto com hidropisia associada a corioangioma gigante. Um parto prematuro terapêutico foi realizado na 34ª semana de gestação com o recém-nascido apresentando edema, anemia, hepatoesplenomegalia e coagulopatia.

Cordão umbilical (causas funiculares)

As principais causas funiculares são trombose da veia umbilical, tumores do cordão e aneurisma de artéria umbilical.

Há controvérsias sobre a responsabilidade das anomalias do cordão umbilical pelo desenvolvimento da hidropisia fetal, visto que seria esperado que os fetos portadores de artéria umbilical única deveriam invariavelmente evoluir com hidropisia, o que não tem sido descrito. Portanto, especula-se a possibilidade da associação a outras alterações.

Causas maternas e gestacionais
Síndrome de transfusão feto-fetal (STFF)

As gestações gemelares monocoriônicas apresentam anastomoses vasculares placentárias em praticamente todos os casos; entretanto, apenas uma minoria desenvolve STFF (5% a 18%). Nesses casos, o desenvolvimento da hidropisia no feto receptor se deve a hipervolemia, hipertrofia cardíaca e, consequentemente, falência cardíaca. Já o mecanismo responsável pela anasarca do feto doador ainda é incerta, sendo geralmente atribuída à anemia fetal com consequente insuficiência cardíaca de alto débito. Destaca-se que, nesses casos, a hidropisia é mais frequente nos fetos receptores.

As gestações gemelares monocoriônicas podem apresentar anastomoses extensas placentárias arterioarteriais e venovenosas em estágio precoce da embriogênese, podendo desencadear gestação gemelar com feto acárdico, preferencialmente denominada sequência TRAP (*twin reversed arterial perfusion*). A incidência dessa síndrome é de aproximadamente 1 em 35.000 gestações e apresenta alta mortalidade. O gêmeo sobrevivente costuma desenvolver insuficiência cardíaca congestiva, estenose pulmonar relativa, alteração na função hepática e hipoalbuminemia, podendo desencadear hidropisia e parto prematuro.

Pré-eclâmpsia

Apesar de a pré-eclâmpsia ter sido enumerada como uma das causas de hidropisia fetal, na realidade corresponde a uma complicação materna conhecida como "síndrome em espelho".

Diabetes

Embora o diabetes tenha sido descrito como causa de hidropisia fetal, ainda não foi estabelecida uma relação causal. Acredita-se que, em razão do espessamento do tecido subcutâneo do feto e do polidrâmnio, os quais podem ocorrer nas mulheres com diabetes descompensado, possa ser induzido o diagnóstico de anasarca fetoplacentária.

Transfusão feto-materna

Entram nessa categoria outras condições que levem ao desenvolvimento de transfusão feto-materna e que desencadeiam anemia fetal, causando hepatomegalia e, menos comumente, cardiomegalia e hipoproteinemia fetais.

Causas idiopáticas

Até o momento foram descritas mais de 400 causas responsáveis ou associadas ao desenvolvimento de hidropisia fetal. Todavia, uma parcela considerável dos casos permanece sem etiologia. As séries de casos iniciais consideravam idiopáticos 30% a 65% dos casos; entretanto, o aprimoramento da propedêutica da medicina fetal promoveu uma redução dessa taxa para aproximadamente 20%.

COMPLICAÇÕES MATERNAS

Nas formas graves de hidropisia pode ocorrer a "síndrome em espelho" materna ou síndrome de Ballantyne, que muitas vezes se associa ao desenvolvimento extremamente rápido de pré-eclâmpsia e também à rápida deterioração materna (Goa et al., 2013). Nesses casos, as complicações se manifestam quando a placenta se apresenta edemaciada. Essa placentose exacerbada, em conjunto com o aumento da produção da gonadotrofina coriônica, pode desencadear o desenvolvimento de cistos tecaluteínicos e hipertireoidismo materno transitório. Os casos de "síndrome em espelho" tendem a cursar com maior ocorrência de hemorragia pós-parto e embolia por líquido amniótico.

Um relato de caso de "síndrome em espelho" descreveu uma gestante de 26 anos de idade na 31ª semana de gestação que evoluiu com edema importante e ganho ponderal de 7kg em 1 semana. A avaliação ultrassonográfica revelou polidrâmnio e ascite fetal. A investigação materna foi negativa para pré-eclâmpsia, diabetes, cardiopatia e nefropatia, e não foi encontrada a causa para a hidropisia fetal. Foi realizado parto prematuro terapêutico em virtude da rápida deterioração materna, tendo o recém-nascido evoluído satisfatoriamente e a mãe obtido regressão da síndrome no pós-parto. Os autores concluíram que, assim como em outros casos relatados na literatura, a "síndrome em espelho" pode surgir sem associação à pré-eclâmpsia e consiste em uma complicação materna de extrema gravidade da hidropisia fetal. Quando a causa da anasarca não pode ser esclarecida, deve-se optar pela resolução da gestação, evitando-se o óbito intrauterino e outras complicações maternas (Vidaeff et al., 2002).

A "síndrome em espelho" também tem sido associada a outras causas de hidropisia, como corioangioma, anomalia de Ebstein, gestação múltipla e parvovírus B-19 (Heyborne & Chrism, 2000; Goa et al., 2013).

PROPEDÊUTICA DIAGNÓSTICA

Como a HFNI representa uma manifestação comum a várias doenças, a propedêutica diagnóstica deverá ser realizada de maneira individualizada. Os objetivos são preservar o binômio mãe-feto, otimizar o diagnóstico etiológico e determinar o prognóstico fetal. Cabe destacar que para inúmeros estudiosos a HFNI é encarada como um dos principais desafios da medicina fetal tanto do ponto de vista diagnóstico (identificar a etiologia) como do sucesso perinatal.

A propedêutica diagnóstica é fundamentada inicialmente em uma metodologia não invasiva com posterior obtenção de exames fetais mais específicos (exames invasivos). Nosso protocolo de investigação da HFNI inclui quatro etapas (Quadro 8.2):

Etapa I – Propedêutica não invasiva (nível materno)

Anamnese

Consiste na obtenção da história da gestação atual em todos os seus detalhes: rastreamento de sintomas infecciosos; relato do aumento súbito do volume abdominal; se há desconforto respiratório; história obstétrica pregressa (em particular, afastar possível causa imunológica); antecedentes pessoais e/ou familiares (diabetes, doenças hereditárias e metabólicas, infecções, anemias e uso de medicações).

Exame físico

Devem ser averiguados sinais de descompensação materna, como aumento do volume abdominal, levando à suspeita diagnóstica de polidrâmnio, aumento da frequência respiratória, presença de edema periférico, aumento da pressão arterial e outros achados inespecíficos.

QUADRO 8.2 Etapas da propedêutica diagnóstica em casos de hidropisia fetal não imune

Etapa I – Propedêutica não invasiva (nível materno)	Etapa II – Propedêutica não invasiva (nível fetal)	Etapa III – Propedêutica fetal invasiva (nível primário)	Etapa IV – Propedêutica fetal invasiva (nível secundário)

Anamnese
Exame físico
Avaliação laboratorial
	Diagnóstico por imagem
	  Ultrassonografia morfológica
	  Dopplervelocimetria obstétrica
	  Ultrassonografia 3D
	  Ecocardiografia
	  Tomografia computadorizada
	  Ressonância magnética
	  Cardiotocografia anteparto
		Biópsia de vilosidades coriônicas
		Amniocentese
		Cordocentese
		Punção de derrames serosos
		  (toracocentese/paracentese)
		Punção de outras coleções
		  líquidas
			Biópsia hepática
			Biópsia muscular

Avaliação laboratorial materna

Essa avaliação está diretamente relacionada com a anamnese materna, ou seja, de acordo com a história da paciente, determinados exames listados no Quadro 8.3 se farão necessários para rastreamento adequado do fator causal.

Etapa II – Propedêutica não invasiva (nível fetal)

Diagnóstico por imagem

Ultrassonografia morfológica

A ultrassonografia obstétrica morfológica consiste no exame por imagem de eleição para o diagnóstico da HFNI, bem como para a busca da possível etiologia. Os sinais principais para o diagnóstico são: edema subcutâneo (> 5mm), acúmulo de fluido em cavidades serosas, polidrâmnio e espessamento placentário. Esses achados ultrassonográficos podem ser encontrados em diferentes combinações e em afecções variadas. Os critérios mínimos para o diagnóstico incluem acúmulo de fluido em pelo menos uma cavidade serosa (peritoneal, pleural ou pericárdica) associado a edema fetal de subcutâneo (Figuras 8.1 e 8.2).

Assim, é possível classificar a hidropisia fetal em dois estádios:

- **Estádio I (anasarca inicial):** feto com vitalidade preservada, hepatomegalia, líquido amniótico normal ou ligeiramente aumentado, lâmina de ascite e placenta normal ou ligeiramente espessada.
- **Estádio II (anasarca confirmada):** feto com comprometimento da vitalidade, com edema de subcutâneo generalizado, hepatomegalia, derrame em cavidades serosas, polidrâmnio e placenta espessada e edemaciada.

A ultrassonografia morfológica é extremamente importante na avaliação sistemática segmentar fetal, por meio da qual se procura elucidar a etiologia da HFNI (Quadro 8.4).

Dopplervelocimetria obstétrica

A dopplervelocimetria tem sido um método de grande valor no acompanhamento de fetos hidrópicos. Inicialmente estudada em fetos com hidropisia imune, hoje também apresenta grande interesse no seguimento de fetos com HFNI.

A artéria cerebral média se correlaciona com o estado anêmico dos fetos nos casos de hidropisia, até mesmo nos de etiologia não imune (Lam et al., 2002).

Ultrassonografia tridimensional

Acredita-se que após a 25ª semana de gestação a hidropisia possa ser adequadamente reconhecida pela ultrassonografia tridimensional (Hata et al., 1999), que também pode avaliar com maior precisão o volume de órgãos importantes, particularmente o fígado. Espera-se ainda que possa contribuir na aferição do desenvolvimento de outros órgãos, como pulmão, cérebro, pâncreas, baço e intestino.

Em síntese, espera-se que a ultrassonografia tridimensional possa contribuir na busca da etiopatogenia dos fatores causais da HFNI.

Ecocardiografia fetal

Trata-se de avaliação obrigatória nos casos de hidropisia fetal, visto que, das mais de 150 causas descritas, aproximadamente

---

QUADRO 8.3 Etapa I – Propedêutica não invasiva (nível materno) – avaliação laboratorial

Avaliação laboratorial materna
Tipagem sanguínea e fator Rh
Coombs indireto e pesquisa de anticorpos (aglutininas) irregulares – afastar causas imunes de hidropisia
Hemograma e eletroforese de hemoglobina – investigar alfatalassemia 1
Teste de tolerância oral à glicose e hemoglobina glicosilada
Pesquisa de déficit enzimático de glicose-6-fosfato-piruvatocinase
Teste de Kleihauer-Bethke – eliminar a possibilidade de hemorragia feto-materna
Rastreamento bioquímico de cromossomopatias (alfafetoproteína, β-hCG, PAPP-A)
Perfil sorológico para infecções – toxoplasmose, rubéola, citomegalovirose, herpes, sífilis, parvovírus B19, listeriose, HIV e doença de Chagas, de acordo com a anamnese
Perfil tireoidiano
Proteínas totais e frações
Perfil das funções hepática e renal
Perfil para trombofilias – anticorpos anticoagulante lúpico, anticardiolipina e antifosfolípide
Avaliação laboratorial fetal no sangue materno – *non invasive prenatal test* (NIPT)

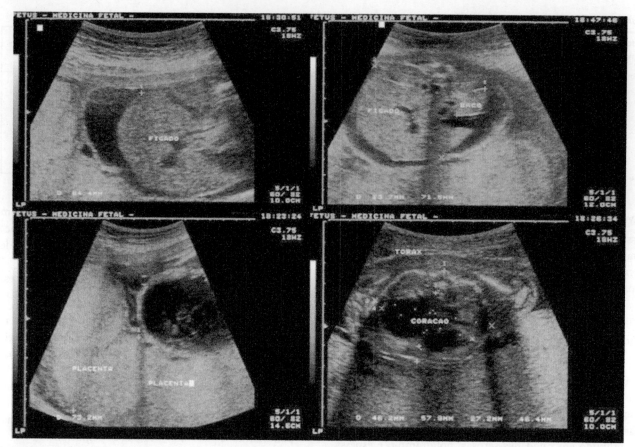

FIGURA 8.1 Ultrassonografia morfológica: feto na 29ª semana, portador de alfatalassemia, apresentando ascite, hepatoesplenomegalia, placentomegalia, cardiopatia dilatada, edema de subcutâneo, restrição de crescimento intrauterino e oligoidrâmnio.

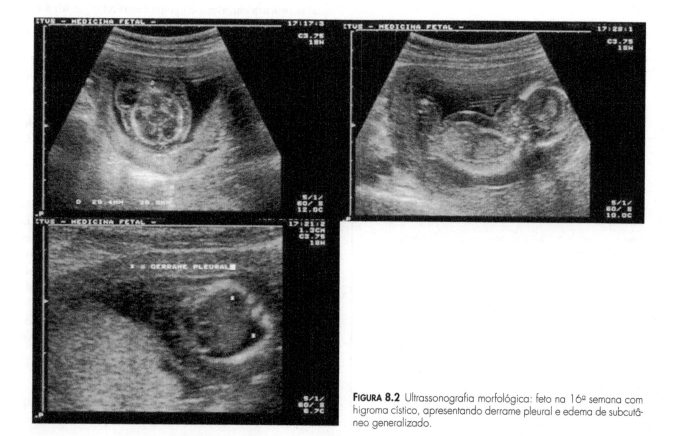

FIGURA 8.2 Ultrassonografia morfológica: feto na 16ª semana com higroma cístico, apresentando derrame pleural e edema de subcutâneo generalizado.

QUADRO 8.4 Achados ultrassonográficos nas diversas etiologias da hidropisia fetal não imune

	Alterações fetais	Etiologia
Polo cefálico	Dilatação ventricular/microcefalia	Toxoplasmose, citomegalovírus
	Massa intracraniana	Malformação arteriovenosa/tumores
Pescoço	Massa cística	Higroma cístico
	Imagens císticas pulmonares	Malformação adenomatoide cística do pulmão
	Massa mediastinal	Tumores
Tórax	Distúrbios do ritmo cardíaco	Arritmias
	Malformação cardíaca	Cardiopatias congênitas
	Imagem cística torácica	Hérnia diafragmática
	Alças intestinais hiperecogênicas	Peritonite meconial
	Massas abdominais	Tumores
Abdome	Estruturas tubulares ecogênicas	Obstrução ou torção do trato gastrointestinal Torção de cisto ovariano
	Hiperecogenicidade renal/hidronefrose	Nefropatias
	Massa retroperitoneal	Neurofibromatose
Coluna	Massa tumoral	Teratoma sacral
	Membros encurtados	Acondroplasia
Extremidades	Contraturas	Artrogripose
	Fraturas	Osteogênese imperfeita
Cordão umbilical	Massas funiculares	Tumores
Placenta	Aumento da espessura e da ecogenicidade	Corioangioma

25% têm origem cardíaca (malformação ou arritmia). A realização dessa propedêutica também é importante na determinação do prognóstico fetal, já que a anasarca fetoplacentária associada a uma malformação cardíaca estrutural (mesmo sem arritmia) representa um fator de mau prognóstico.

Além de essencial no diagnóstico, a ecocardiografia fetal ainda pode ser utilizada na monitorização da terapêutica transplacentária da falência cardíaca.

Tomografia computadorizada

A tomografia computadorizada pode oferecer melhor resolução da anatomia fetal, mas sua utilização permanece restrita em razão da movimentação ativa fetal e, principalmente, da contraindicação à utilização de radiação durante a gestação.

Ressonância magnética

Detalhes da anatomia fetal podem ser obtidos por meio da ressonância magnética, principalmente após o desenvolvimento de novas técnicas de avaliação, minimizando o efeito da movimentação fetal. Contudo, sua utilização se restringe a casos selecionados em virtude do alto custo operacional e pelo fato de a maioria dos casos poder ser adequadamente estudada por meio da ultrassonografia.

Cardiotocografia anteparto

Trata-se de método inadequado para o acompanhamento do feto hidrópico, pois se apresentará com traçado anormal (padrão sinusoidal) apenas nos fetos gravemente anêmicos e, portanto, em estados hipoxêmicos graves, ou seja, em ou próximo ao estado terminal.

Etapa III – Propedêutica fetal invasiva (nível primário)

Nessa etapa, em nível primário, são considerados os exames fetais invasivos tradicionais (biópsia de vilosidades coriônicas, amniocentese e cordocentese), bem como as punções dos derrames serosos (paracentese e pleurocentese) e de outras coleções líquidas (punção vesical ou de cistos). Logo, essa etapa deve ser realizada em conjunto com as duas anteriores, pois, quanto mais precocemente for obtido o diagnóstico etiológico, mais rápido poderão ser definidos o prognóstico e a possibilidade de tratamento fetal.

Em síntese, diante de cada caso em questão, cabe à equipe médica definir o(s) exame(s) necessário(s) (Quadro 8.5). Assim, é imperiosa uma análise crítica e racional prévia, assim como experiência e bom senso.

Particularmente na toracocentese e na paracentese, a punção das coleções serosas também tem sido de grande importância, a qual tem dupla finalidade: auxílio ao diagnóstico etiológico e/ou à etiopatogenia e tratamento paliativo ou sintomático do feto. Em algumas situações, por ocasião do parto, é recomendável a drenagem do líquido seroso pleural algumas horas antes com o objetivo de facilitar a reanimação neonatal.

A punção de derrames serosos pode ter valor no diagnóstico de infecções, bem como na avaliação da presença de linfócitos, caracterizando o derrame quiloso, enquanto o aumento das enzimas intestinais na ascite estabelece o diagnóstico de peritonite meconial.

A punção vesical pode ser realizada em caso de doença de origem renal como causa de hidropisia com o intuito de avaliar a função renal fetal. Além disso, possibilita a avaliação de infecção congênita utilizando-se a urina fetal.

Etapa IV – Biópsia hepática e de músculo

Representa a última etapa diagnóstica, ou seja, quando todas as outras são inconclusivas em seus respectivos resultados, deve-se considerar a possibilidade etiológica de doença metabólica (erros inatos do metabolismo) em virtude da participação variável das mitocôndrias em diversos tecidos. Diante desse cenário, a biópsia hepática e/ou muscular poderá ser de grande valia, porém se refere a uma situação rara e de extrema dificuldade diagnóstica, pois em geral não há *caso índice* (história prévia) na família nem sinais ou sintomas

QUADRO 8.5 Etapa III – Propedêutica fetal invasiva (nível primário)

Biópsia de vilosidades coriônicas
Citogenética (cariótipo fetal e determinação do sexo)
Bioquímico (estudo enzimático para doenças metabólicas hereditárias) – história prévia
Biologia molecular (análise de DNA fetal) – história prévia
Amniocentese
Citogenética (cariótipo fetal)
Biologia molecular (análise de DNA fetal) – história prévia
Pesquisa de infecção congênita (PCR)
Pesquisa de alfafetoproteína
Avaliação enzimática (doenças metabólicas hereditárias, como Gaucher, Tay-Sachs e GM1-gangliosidose) – história prévia
Análise de sobrenadante do líquido amniótico: glicosaminoglicanos e oligossacárides
Delta DDO 450: mucolipidose II, síndrome de pterígio múltiplo e alfatalassemia 1 homozigótica
Pesquisa de enzimas digestivas: obstruções intestinais
Cordocentese
Citogenética (cariótipo fetal)
Tipagem sanguínea e fator Rh
Coombs direto
Hemograma completo – anemia fetal, coagulopatias de consumo e infecções, como parvovirose B19, que cursa com pancitopenia e marcante trombocitopenia
Eletroforese de hemoglobina – alfatalassemia
Pesquisa de infecções congênita – IgM total e específica e culturas
Proteínas totais e frações
Função hepática fetal
Função renal fetal
Função tireoidiana fetal
Gasimetria fetal
Biologia molecular (análise de DNA fetal) – pesquisa de desordens mitocondriais e metabólicas, segundo história prévia
Toracocentese
Celularidade (taxa de linfócitos)
Bioquímica (proteínas totais e frações)
Pesquisa infecciosa (partículas virais e IgM total)
Paracentese
Celularidade (taxa de linfócitos)
Bioquímica (proteínas totais e frações, enzimas intestinais, sódio e outros eletrólitos)
Pesquisa infecciosa (partículas virais e IgM total)
Punção vesical
Bioquímica (função renal fetal)

PCR: reação em cadeia da polimerase.

sugestivos para direcionar a equipe médica na pesquisa desse tipo de doença metabólica.

Por outro lado, a hipótese de doença metabólica deve ser sempre aventada quando há recidiva do quadro de HFNI na gestante, pois a maioria tem herança autossômica (tipo recessiva).

DIAGNÓSTICO DIFERENCIAL

Apesar das dificuldades encontradas no diagnóstico etiológico da HFNI, a caracterização do quadro de anasarca fetoplacentária à ultrassonografia não deixa dúvidas. No entanto, cabe ressaltar determinadas afecções que devem ser diferenciadas da hidropisia fetoplacentária, como higroma cístico isolado, encefalocele, polidrâmnio isolado, macrossomia fetal, *caput succedaneum*, pele de "crocodilo", ascite urinária, ascite meconial e derrame pleural ou pericárdico ou ascite isolados.

Diante dos diagnósticos supracitados, é digno de comentário que a ascite fetal isolada pode corresponder a uma manifestação precoce da hidropisia fetal e geralmente é encontrada em associação a perfuração intestinal, peritonite meconial, obstrução do trato urinário, doenças infecciosas, anomalias pulmonares, cromossomopatias e derrame quiloso. A investigação etiológica segue o mesmo algoritmo da investigação da HFNI. Além disso, raramente a ascite isolada apresenta resolução espontânea. O mesmo comentário também é pertinente ao derrame pleural isolado.

CONDUTA PRÉ-NATAL

Como referido previamente, a HFNI não corresponde a uma doença específica, mas é uma manifestação comum a várias afecções. Diante disso, conclui-se que a possibilidade de terapêutica a ser empregada dependerá da etiologia responsável pelo desenvolvimento da anasarca fetoplacentária e, por consequência, o sucesso do tratamento estará diretamente relacionado com a causa da HFNI, bem como com a época do diagnóstico e a possibilidade de tratamento.

Causas fetais

Dentre as causas fetais, as cardiopatias, além de mais frequentes, apresentam a melhor resposta à terapêutica intrauterina, especificamente as arritmias cardíacas. A taquicardia supraventricular (TSV) geralmente é uma arritmia fetal mal tolerada e com grande potencial para o desenvolvimento de hidropisia em decorrência da insuficiência cardíaca, o que agrava ainda mais o prognóstico fetal. A terapêutica empregada na TSV inicialmente consiste na cardioversão farmacológica intrauterina mediante administração oral materna de digitálico. Um fator limitante dessa terapêutica oral é representado pela absorção fetal inadequada do medicamento por causa da placentose característica da hidropisia. Assim, é necessária a utilização de altas doses do digitálico para que seja atingido o nível terapêutico fetal satisfatório. Esse fato limita a administração oral da digoxina, uma vez que o nível terapêutico da substância está muito próximo do tóxico, podendo resultar em intoxicação digitálica materna.

Quando se opta pela administração oral, a dose geralmente recomendada é de 2mg no primeiro dia de tratamento, 1,5mg no segundo e 1mg do terceiro dia até o parto. Em caso de intolerância materna ao tratamento, ou se o feto não responder adequadamente à terapêutica oral materna, opta-se pela administração do digitálico via cordocentese.

A terapêutica medicamentosa alternativa consiste na administração de adenosina (apresenta capacidade de cardioversão rápida, porém não duradoura), procainamida e amiodarona (última opção de tratamento em virtude de seu potencial de desenvolver hipotireoidismo neonatal).

Foi publicado um relato de caso no qual foi utilizado acetato de flecainida no tratamento de um feto na 30ª semana de gestação com TSV e hidropisia. Observou-se normalização do retorno venoso 6 dias após a terapêutica. Após o parto, o infante evoluiu clinicamente bem, não sendo necessária a administração de medicações no primeiro ano de vida (Nakata et al., 2003).

O *flutter* atrial fetal representa uma arritmia rebelde ao tratamento, e a terapêutica inicial também consiste na utilização do digital administrado por via oral materna ou por meio de cordocentese. Agentes alternativos são a quinidina e a amiodarona, administradas diretamente ao feto por cordocentese. Tem sido descrito ainda o emprego de digitálico no tratamento de insuficiência cardíaca fetal secundária à estenose aórtica congênita grave associada à hidropisia fetal (Schimider et al., 2000).

O bloqueio atrioventricular total (BAVT) fetal geralmente é uma consequência da colagenose materna e, quando associado à hidropisia, apresenta prognóstico reservado. A terapêutica empregada consiste na administração materna de corticoides, visando melhorar o sistema de condução do tecido miocárdico e reverter o distúrbio de contratilidade miocárdica. Tem sido descrita a administração materna de simpaticomiméticos com o objetivo de melhorar a frequência cardíaca fetal, mas os resultados não são animadores. As tentativas de implante de marca-passo fetal intrauterino, até o momento, não obtiveram o êxito desejado.

Autores relataram um caso em que conseguiram a reversão completa da hidropisia fetal secundária a BAVT utilizando a dexametasona associada à digoxina. A gestação foi interrompida por cesariana na 37ª semana por causa de feto PIG. O recém-nascido foi acompanhado nos primeiros 8 meses de vida, não sendo necessário o uso de medicamentos nem de implante de marca-passo (Blackley et al., 2000).

A HFNI secundária à anemia fetal pode ser tratada por meio de transfusão intravascular, com melhor resposta, ou até mesmo de transfusão intraperitoneal, que apresenta menos probabilidade de sucesso, particularmente se houver ascite fetal. A relação risco/benefício da transfusão fetal deve ser analisada em virtude da possibilidade de supressão da medula óssea fetal, bem como em razão do risco do procedimento em feto com a vitalidade já comprometida.

A resolução da hidropisia em fetos com malformação adenomatoide cística do pulmão (MACP) tem sido descrita após corticoterapia materna (betametasona). Todavia, o mecanismo de ação do corticoide nessa reversão ainda é especulativo (Tsao et al., 2003). Tem sido também proposta a ablação percutânea a *laser* nos casos de MACP tipo III associados à hidropisia fetal, porém os resultados iniciais permanecem insatisfatórios. Por outro lado, outros autores realizaram

escleroterapia percutânea com infusão intratumoral de etanolamina em três casos de MACP tipos II e III com resultados técnicos satisfatórios (diminuição do tumor pulmonar e resolução da hidropisia). Assim, os autores concluíram que essa terapêutica minimamente invasiva deve ser incluída como estratégia terapêutica para casos de MACP tipos II e III com fetos hidrópicos (Lee et al., 2012). Nos casos de MACP tipo I com quadro de anasarca fetal consequente ao deslocamento do mediastino, outra proposta terapêutica é a derivação cistoamniótica com a colocação de cateter do tipo duplo *pigtail*.

A conduta nos casos de sequestro pulmonar associado à anasarca fetal permanece controversa. Um caso de HFNI secundária a sequestro pulmonar com hidrotórax que foi tratado com derivação toracoamniótica resultou em desaparecimento gradual do sequestro pulmonar no período perinatal, não havendo necessidade de terapêutica pós-natal (Salomon et al., 2003).

Os casos de hidrotórax primário (quilotórax) devem ser tratados por meio de derivação pleuroamniótica, evitando-se o desenvolvimento de hipoplasia pulmonar. Entretanto, quando o derrame pleural é secundário a uma doença de base, preconiza-se o tratamento da afecção originária e, de modo complementar, a derivação toracoamniótica pode ser realizada, se necessário, promovendo a adequada expansão pulmonar.

Dentre as causas fetais infecciosas, a toxoplasmose e a sífilis merecem destaque por serem passíveis de tratamento. Casos confirmados de toxoplasmose congênita devem ser tratados com a administração materna de pirimetamina (50mg/dia) associada à sulfadiazina (3g/dia) por 3 semanas, intercalando-se com espiramicina (3g/dia), também durante 3 semanas, até o termo, além de suplementação de ácido folínico (10mg/dia). Nos casos de sífilis congênita, institui-se a terapêutica com penicilina benzatina (7.200.000UI), obtendo-se resposta satisfatória com reversão do quadro.

O uso de valaciclovir para o tratamento de citomegalovírus associado à hidropisia fetal permanece controverso. Os casos de HFNI secundários ao parvovírus B19 regridem espontaneamente, porém, em casos graves com anemia importante, torna-se necessária a realização de transfusão fetal com o intuito de melhorar o prognóstico fetal.

As nefropatias fetais com HFNI em virtude do efeito compressivo do trato gastrointestinal ou da veia cava inferior podem tornar necessária a realização de derivação urinária. Os casos de higroma cístico associados à hidropisia fetal sem cromossomopatias ou anomalias estruturais são considerados candidatos à escleroterapia utilizando OK-432, objetivando a redução do tamanho dos cistos e a consequente regressão da HFNI (Ogita et al., 2001).

Cirurgias fetais são propostas para a correção de HDC (colocação de balão intratraqueal por fetoscopia) e para os casos de teratoma sacrococcígeo (cirurgia a céu aberto ou fetoscópica) (Sabih, 2004). Nos casos de HFNI secundária ao hipotireoidismo fetal é recomendada a administração de tiroxina.

Enfim, neste capítulo foram descritas algumas situações em que a HFNI é passível de tratamento. No entanto, o que se recomenda inicialmente é a obtenção do diagnóstico etiológico da HFNI para a posterior avaliação quanto à possibilidade de tratamento intrauterino. Outras causas fetais de HFNI não são passíveis de tratamento e exigem acompanhamento pré--natal. Por outro lado, nos casos em que o prognóstico é considerado sombrio ou sabidamente irreversível, como na maioria das doenças genéticas, a interrupção médica da gestação pode ser oferecida nos países onde a lei vigente permita.

Causas anexiais

O tratamento proposto para os casos de corioangioma tem consistido na correção da anemia fetal por meio da transfusão intravascular, corrigindo a hidropisia e prolongando a gestação. Além disso, tem-se investido na ablação do suprimento sanguíneo do tumor por meio da fetoscopia nos casos de grande corioangioma.

Causas maternas/gestacionais

A hidropisia fetal resultante de causas maternas deve ser conduzida a partir do tratamento da doença de base.

Na STFF, o tratamento de escolha é a ablação a *laser* das comunicações vasculares por meio de fetoscopia e como segunda escolha a amniodrenagem seriada (associada ou não à septostomia). Nas gestações gemelares com feto acárdico, o tratamento depende dos pesos fetais. Caso a estimativa do peso do gêmeo acárdico seja inferior a um quarto do peso do feto normal, nenhuma terapêutica precisa ser instituída. No entanto, se o peso do feto acárdico for superior a um quarto, o tratamento intrauterino deverá ser realizado por meio de cordocentese para oclusão vascular com a instilação de fibrina ou de álcool absoluto, clipagem vascular por meio de fetoscopia ou coagulação a *laser* das anastomoses vasculares.

Causas idiopáticas

Nos casos de HFNI em que nenhuma causa foi estabelecida, observa-se hipoproteinemia fetal com consequente redução da pressão coloidosmótica. Nessa situação tem sido proposta a infusão de albumina via intravascular (0,5g/kg) ou intraperitoneal fetal, porém, vale salientar, sem o respaldo da literatura.

CONDUTA OBSTÉTRICA

A assistência à gestação é realizada com o intuito de estabilizar as causas maternas de HFNI, bem como proceder à redução do polidrâmnio por meio de amniocentese esvaziadora de alívio nos casos complicados, procurando diminuir o desconforto materno.

Estabelecida a etiologia da anasarca fetoplacentária e instituído o tratamento mais adequado, objetivando alcançar a maturidade pulmonar fetal e a melhora do quadro hidrópico,

o parto é então programado. Nos casos em que o parto prematuro terapêutico está indicado, deve-se realizar corticoterapia para aceleração da maturidade pulmonar.

Por vezes, indica-se a punção esvaziadora dos derrames serosos imediatamente antes do parto, evitando-se obstrução ao trabalho de parto, bem como para facilitar a assistência neonatal imediata, em particular a respiratória.

A maioria dos autores considera a via de parto de indicação obstétrica, porém ainda não há um consenso. O fato é que o parto deverá ser realizado em centro terciário com equipe de neonatologia adequadamente preparada para a assistência imediata ao nascituro.

Convém ficar atento ao terceiro e quarto períodos do parto, visto que, em decorrência da sobredistensão uterina pelo polidrâmnio, bem como pela placentose, podem ocorrer atonia uterina e retenção placentária.

Particularmente nas gestações em que o diagnóstico etiológico não foi possível e/ou ocorreu o óbito fetal, é extremamente importante o estudo anatomopatológico do feto e da placenta (Rodriguez et al., 2002).

PROGNÓSTICO

Apesar do avanço tecnológico para a elucidação etiológica, o prognóstico na HFNI permanece sombrio. A mortalidade oscila entre 50% e 100% nas diversas séries, e aproximadamente 50% dos nascituros morrem no período neonatal.

O diagnóstico etiológico acurado deve ser exaustivamente investigado para que seja possível o aconselhamento genético do casal. Diversas doenças responsáveis pelo desenvolvimento de hidropisia fetal têm origem genética e apresentam risco de recorrência em gestação subsequente, a exemplo da alfatalassemia. Em relação às anomalias cardíacas, o risco de recorrência em uma próxima gestação é de 3%, passando para 10% se houver uma terceira gestação.

Vários fatores influenciam o prognóstico perinatal, como:

- **Etiologia:** difere quando o diagnóstico é estabelecido antes ou após a 24ª semana de gestação. Antes da 24ª semana as cromossomopatias são responsáveis por 45% dos casos, enquanto após a 24ª semana as causas mais comuns são as arritmias e o hidrotórax (38%) (Sohan et al., 2001). Os casos diagnosticados precocemente apresentam péssimo prognóstico, assim como as malformações estruturais cardíacas com ou sem arritmia. As arritmias isoladas apresentam 50% de sobrevida neonatal. As anemias tratáveis intraútero ou no período neonatal têm bom prognóstico com 90% de sobrevida. No entanto, as HFNI idiopáticas têm sobrevida de 20% a 25% no período neonatal.
- **Derrames serosos:** presença de mais de duas cavidades com derrame seroso associa-se a aumento significativo na taxa de mortalidade no período neonatal.
- **Idade gestacional ao parto:** prematuridade está associada a pior prognóstico.
- **Assistência obstétrica e neonatal.**

Leitura recomendada

Caron KM, Smithies O. Extreme hydrops fetalis and cardiovascular abnormalities in mice lacking a functional Adrenomedullin gene. Proc Natl Acad Sci USA 2001; 98:615-9.

Etches PC, Lemons JA. Nonimmune hydrops fetalis. Report of 22 cases including three siblings. Pediatr 1979; 64:326-32.

Goa S, Mimura K, Kakigano A et al. Normalization of angiogenic imbalance after intra-uterine transfusion for mirror syndrome caused by parvovirus B19. Fetal Diagn Ther 2013; 34:176-9.

Graves R, Baskett TF. Nonimmune hydrops fetalis: antenatal diagnosis and management. Am J Obstet Gynecol 1984; 148:563-5.

Has R, Recep H. Non-immune hydrops fetalis in the first trimester: a review of 30 cases. Clin Exp Obstet Gynecol 2001; 28:187-90.

Hata T, Yagihara T, Matsumoto M et al. Tree-dimensional sonographic features of hydrops fetalis. Gynecol Obstet Invest 1999; 48: 172-5.

Heyborne KD, Chrism DM. Reversal of Ballantyne syndrome by selective second-trimester fetal termination. A case report. J Reprod Med 2000; 45:360-2.

Hutchinson AA, Drew JH, Yu VY et al. Nonimmunologic hydrops fetalis: a review of 61 cases. Obstet Gynecol 1982; 59:347-53.

Kessel I, Makhoul IR, Sujou P. Congenital hypothyroidism and nonimmune hydrops fetalis: associated ? Pediatr 1999; 103:e9.

Lee F, Said N, Grikscheit TC et al. Treatment of congenital pulmonary airway malformation induced hydrops fetalis via percutaneous sclerotherapy. Fetal Diagn Ther 2012; 31:264-8.

Locham KK, Garg R, Goel S. Hydrops fetalis in placental chorioangioma. Indian Pediatr 2001; 38:112-3.

Mahony BS, Filly RA, Callen PW et al. Severe nonimmune hydrops fetalis: sonographic evaluation. Radiol 1984; 151:757-61.

Mascaarett RS, Falcão MC, Silva AM et al. Characterization of newborns with nonimmune hydrops fetalis admitted to a neonatal intensive care unit. Rev Hosp Clin 2003; 58:125-32.

Nakata M, Anno K, Matsumori LT et al. Successful treatment of supraventricular tachycardia exhibit hydrops fetalis with flecainide acetate. A case report. Fetal Diagn Ther 2003; 18:83-6.

Ogita K, Suita S, Taguchi T et al. Outcome of fetal cystic hygroma and experience of intrauterine treatment. Fetal Diagn Ther 2001; 16:105-10.

Rodriguez MM, Chaves F, Romaguera RL et al. Value of autopsy in nonimmune hydrops fetalis: series of 51 stillborn fetuses. Pediatrics Dev Pathol 2002; 5:365-74.

Salomon LJ, Audibert F, Dommergues M et al. Fetal thoracoamniotic shunting as the only treatment for pulmonary sequestration with hydrops: favorable long-term outcome without posnatal surgery. Ultrasound Obstet Gynecol 2003; 21:299-301.

Schimider A, Henrich W, Dähnert L et al. Prenatal therapy of non-immunologic hydrops fetalis caused by severe aortic stenosis. Ultrasound Obstet Gynecol 2000; 16:275-8.

Sohan N, Carrol SG, De La Fuente S et al. Analysis of outcome in hydrops fetalis in relation of gestational age ao diagnosis, cause and treatment. Acta Obstet Gynecol Scand 2001; 80:726-30.

Sydorak RM, Goldstein R, Hirose S et al. Congenital diaphragmatic hernia and hydrops: a lethal association? J Pediatr Surg 2002; 37: 1678-80.

Tsao K, Hawgood S, Vu L et al. Resolution of hydrops fetalis in congenital cystic adenomatoid malformation after prenatal steroid therapy. J Pediatr Surg 2003; 38:508-10.

Turkel SB. Conditions associated with nonimmune hydrops fetalis. Clin Perin 1982; 9:3.

Vidaeff AC, Pschirrer ER, Mastrobattista JM et al. Mirror syndrome. A case report. J Reprod Med 2002; 47:770-4.

SEÇÃO II

Propedêutica Fetal e Multidisciplinaridade

SEÇÃO

II

Consultoria Especializada

CAPÍTULO 9

Consulta Pré-Concepcional

Olímpio Barbosa de Moraes Filho • Alex Sandro Rolland Souza

INTRODUÇÃO

A gravidez é um estado fisiológico da mulher que merece cuidados. Nesse sentido, quando a mulher pensa em engravidar, é aconselhável visitar seu ginecologista. Alguns estudos científicos demonstram claramente que a consulta pré-concepcional melhora o prognóstico da gravidez e é uma forma de antecipar eventuais problemas, garantindo uma gestação saudável.

A consulta pré-concepcional deveria fazer parte dos cuidados prestados à mulher e estar disponível para todas que atingissem idade fértil. Essa consulta é o momento ideal de investigar se uma gravidez de alto risco poderá acontecer, ou seja, uma gestação em que a vida ou a saúde da mãe e/ou do feto e/ou recém-nascido apresentam riscos maiores de complicações que a média da população em geral.

Lamentavelmente, são poucas as mulheres que se submetem a uma consulta médica prévia quando decidem ter um filho. Em geral, acredita-se que é suficiente manter relações sexuais frequentes e, uma vez o resultado do teste de gravidez seja positivo, é chegado o momento de consultar o obstetra pré-natalista. No entanto, a essa altura pode ser tarde para prevenir algumas complicações, pois ainda não existe uma consciência clara de que grande quantidade de doenças ou malformações pode ser prevenida antes da concepção.

A procura pelo aconselhamento pré-concepcional pode ocorrer no momento de uma consulta ginecológica anual de rotina ou durante uma consulta especializada para investigação das causas de infertilidade ou de abortamento habitual.

CONSULTA PRÉ-CONCEPCIONAL

A consulta pré-concepcional deve ser considerada a primeira consulta pré-natal dada sua importância. Os antecedentes familiares, assim como os dados pessoais, ginecológicos e obstétricos, devem ser questionados. A anamnese detalhada é fundamental para o questionamento de doenças que ocorrem com mais frequência na infância, como rubéola, citomegalovírus e varicela; doenças clínicas preexistentes, como hipertensão, diabetes, cardiopatia, nefropatia, tromboembolismo, epilepsia, endocrinopatia, psicopatia e depressão; e também doenças infecciosas, como toxoplasmose, hepatites B e C, HIV, herpes e infecção urinária de repetição (Quadro 9.1).

Nesse momento deve ser cogitada a avaliação do *status* vacinal, dando importância à atualização do calendário vacinal, como difteria, coqueluche, tétano, hepatite B, influenza, varicela e H1N1. Cabe destacar que nesse momento as vacinas contraindicadas na gravidez poderiam ser administradas quando indicadas, como a rubéola.

O exame físico deve ser geral com aferição de peso, altura e pressão arterial, além do exame ginecológico completo, incluindo das mamas.

Devem ser solicitados exames subsidiários, como hemograma, glicemia de jejum, VDRL, anti-HIV, sorologia para toxoplasmose e rubéola, HBsAg, anti-HBs, sumário de urina e/ou urocultura e colposcopia e citologia oncótica (exame de Papanicolau), entre outros (Quadro 9.1).

No entanto, muitas das recomendações tradicionalmente dadas nessas consultas carecem de boas evidências científicas. A seguir, são apresentados alguns pontos que merecem ser abordados.

QUADRO 9.1 Tópicos abordados no aconselhamento pré-concepcional

Aconselhamento genético

Idade materna

Antecedente obstétrico pessoal

Antecedente familiar

Antecedentes pessoais ginecológicos

Cirurgias prévias: miomectomia, correção de malformação, microcesariana, curetagem e conização

Passado de hemorragia puerperal

Passado de complicações anestésicas

Passado de hemotransfusões

Condições psicossociais

Violência doméstica

Vida profissional: exposição à radiação e a agentes teratogênicos, alterações neuroendócrinas mediadas pelo estresse e esforços físicos

Situação conjugal: mães solteiras, homossexuais e técnicas de fertilização

Doenças

Doenças crônicas: anemias, tireoidopatias, epilepsias, doenças autoimunes, diabetes, nefropatias, hipertensão, cardiopatias, psicopatias e depressão

Rastreamento de doenças infecciosas: HIV, rubéola, toxoplasmose, herpes, tuberculose, infecções urogenitais, hepatites B e C e citomegalovirose

Nutrição

Suplementação com ácido fólico

Orientar vegetarianos

Rastrear bulimia e anorexia

Hipovitaminoses

Acompanhar o peso

Fenilcetonúria: dieta restrita em fenilalanina

Cafeína: não há recomendação de restrição

Uso de drogas e substâncias ilícitas: tabaco, cocaína, maconha, álcool e antibióticos

Exercício e atividade física

Exame físico: peso, pressão arterial, exame clínico geral e ginecológico completo

Exames complementares

Mulher: hemograma, tipagem sanguínea, pesquisa de anticorpos irregulares, glicemia de jejum, ureia, creatinina e ácido úrico, AST, ALT, VDRL, anti-HIV, sorologias para toxoplasmose, rubéola, citomegalovírus e hepatites B e C, TSH, T4 livre, sumário de urina, urocultura, citologia cervicovaginal, citologia oncótica e colposcopia, mamografia (quando indicada) e ultrassonografia transvaginal, das mamas e da tireoide

Homem: hemograma, tipagem sanguínea, glicemia de jejum, VDRL, anti-HIV, sorologias para hepatites B e C, sumário de urina, urocultura e espermograma

Vacinação: hepatite B, rubéola, difteria, coqueluche, influenza, H1N1, tétano e varicela

HIV: vírus da imunodeficiência humana; AST: aspartato aminotransferase; ALT: alanina aminotransferase; VDRL: *Venereal Disease Research Laboratory*; TSH: hormônio estimulante da tireoide; T4 livre: tiroxina.

Idade materna

Quanto maior a idade da mulher, mais se torna preocupante uma futura gravidez. Após os 35 anos há diminuição gradativa da fecundidade e aumento dos riscos de abortamento, malformações congênitas, anomalias cromossômicas (trissomia do 13, 18 e 21) e doenças crônicas, como diabetes, tireoidopatias e hipertensão. Uma mulher com 40 anos de idade apresenta risco de 1/109 de ter um filho com síndrome de Down (trissomia do 21), ou seja, quatro vezes maior que o de uma mulher de 25 anos (Jurado & Velez, 2001).

Anemia

A necessidade de suplementação de ferro de rotina no período pré-concepcional ainda é controversa. Os efeitos negativos de concentrações baixas de hemoglobina, quando observadas principalmente no início da gestação, não parecem evidentes, desde que a hemoglobina não esteja < 7g/dL ou 8g/dL, traduzindo anemia grave (Beaton, 2000; Jurado & Velez, 2001). Não parece que a concentração da hemoglobina deva estar necessariamente > 11,0g/dL para a obtenção de resultados materno-fetais satisfatórios. Mesmo assim, a maioria dos autores recomenda o combate à deficiência de ferro em todas as mulheres com hemoglobina < 11,0g/dL mediante modificação dos hábitos alimentares, diagnóstico e tratamento das causas da perda crônica de sangue e controle de infecções e/ou infestações que contribuem para a gênese e o agravamento da anemia (Beaton, 2000).

Diante da decisão de suplementação de ferro, compostos simples (sulfato, fumarato ou gluconato ferroso), administrados por via oral, longe das refeições e em doses diárias de 30 a 60mg de ferro elementar, são os medicamentos de escolha em razão de seu baixo custo e boa absorção (CDC, 1998a; Beaton, 2000). Outra opção é o ferro quelato de liberação entérica, que tem maior tolerabilidade, porém a um custo mais elevado (Beaton, 2000). Recomenda-se a manutenção do tratamento por cerca de 3 meses após a correção da anemia com o objetivo de repor os estoques de ferro (Beaton, 2000).

Vitaminas

O estilo de vida moderno muito contribui para a carência de vitaminas. As mulheres não se alimentam de maneira correta, e provavelmente o estresse atrapalha a ação das vitaminas. O armazenamento e a preparação dos alimentos também podem ocasionar a perda de nutrientes e vitaminas sensíveis às alterações de calor, umidade (vitaminas hidrossolúveis), luz e presença de oxigênio.

Os defeitos abertos do tubo neural, como anencefalia, espinha bífida e encefalocele, são malformações congênitas associadas a um distúrbio no metabolismo da homocisteína. Uma metanálise que envolveu 6.425 mulheres observou que a suplementação de folato antes da concepção reduz a incidência de defeitos do tubo neural e pode aumentar o risco de gravidez gemelar (Lumley et al., 2015). Mulheres com passado de fetos ou recém-nascidos com defeitos do tubo neural que desejam uma nova gravidez devem ser orientadas a receber suplementação de folatos continuamente na dose de 4mg/dia. Para as outras mulheres, há evidência de eficácia com dosagens variando entre 0,4 e 0,8mg/dia.

Rubéola e toxoplasmose

A maioria das mulheres em idade reprodutiva apresenta imunidade contra a rubéola, uma doença que muitas vezes pode ser confundida com outras doenças exantematosas e cuja única forma de diagnóstico é mediante a realização de sorologia. Entre 2001 e 2002, aderindo ao plano acelerado de controle da rubéola nas Américas da Organização Pan-Americana de Saúde (OPAS) e da Organização Mundial da Saúde (OMS), a Fundação Nacional de Saúde realizou grande campanha de vacinação contra a rubéola em mulheres com idade fértil entre 17 e 39 anos no Brasil. Essa ação levou à redução de aproximadamente 88% dos casos de síndrome da rubéola congênita notificados.

No período pré-concepcional, a vacinação está indicada em mulheres não imunes com sorologia negativa para rubéola. Cabe ressaltar que a imunização não deve ser realizada pelo menos 30 dias antes da gravidez e é contraindicada durante a gestação. Entretanto, não há evidências de malformações causadas pela vacina (CDC, 1998b).

A prevalência de anticorpos contra *Toxoplasma gondii* em adultos se situa entre 40% e 80%. Como não existe vacina, aquelas mulheres com sorologia negativa para *T. gondii* devem ser orientadas a só ingerir carnes bem-cozidas, lavar bem as frutas e verduras antes de comê-las, usar luvas para mexer em terra e evitar contatos com gatos (Figueiredo & Menezes, 2006).

Estresse

A qualidade de vida se torna muito importante no momento de pensar em gerar um filho. Muitas mulheres não conseguem engravidar em virtude do estresse ocasionado por uma vida agitada, somado às preocupações, pressões no trabalho etc. Além disso, o estresse naturalmente não é bom durante a gestação. Evidências sugerem que as grávidas que vivenciam maior estresse no período de gestação, possivelmente mediado por alterações neuroendócrinas, apresentam maior probabilidade de terem partos prematuros e recém-nascidos de baixo peso (Pike, 2005). Especula-se também que as crianças nascidas de mães com excesso de hormônios do estresse, como cortisol, apresentam maior predisposição para desenvolver alteração emocional-cognitiva na vida adulta (Huizink et al., 2003). Por isso, durante o planejamento de uma gravidez, o ideal seria tratar de levar, na medida do possível, uma vida mais tranquila, diminuindo o ritmo cotidiano e descansando corretamente.

Álcool

Os efeitos teratogênicos relacionados com o uso de álcool foram inicialmente descritos em 1968, mas apenas em 1973 foi definido um padrão específico de malformações nas crianças nascidas de mulheres etilistas, denominado síndrome alcoólica fetal. A "dose segura" durante a gestação não pode ser experimentalmente determinada, pois seria obviamente antiético expor gestantes a doses variadas de álcool para testar seus efeitos. No entanto, vários estudos observacionais mostram que níveis baixos de exposição pré-natal podem afetar negativamente o desenvolvimento fetal.

Isso é particularmente importante porque têm sido divulgados possíveis efeitos benéficos do uso de pequenas doses de algumas bebidas alcoólicas sobre o metabolismo lipídico e a prevenção de doenças cardiovasculares, sendo essa recomendação adotada inadvertidamente pelas gestantes. Assim, como não se pode afirmar que existe um "nível seguro" de álcool para ser consumido durante a gravidez, a Academia Americana de Pediatria e o Colégio Americano de Obstetras e Ginecologistas recomendam abstinência tanto no período pré-concepcional como no pré-natal, pois os efeitos parecem ser maiores nas fases iniciais do desenvolvimento embrionário (Cook, 2003).

Tabaco

Estudos epidemiológicos evidenciam que o cigarro tem consequências negativas sobre a reprodução humana e é o principal fator de risco para o nascimento de recém-nascidos de baixo peso. Isso se deve principalmente à prematuridade e à restrição de crescimento intrauterino (RCIU) (Genbacev et al., 2003). Diante das complicações que o consumo de cigarros causa nos organismos materno, placentário e perinatais, as mulheres que pretendem engravidar devem ser incentivadas a parar de fumar mesmo antes da concepção.

Peso

A gravidez deveria iniciar com o peso o mais próximo possível do ideal: 15% acima ou abaixo do peso ideal para a estatura. Gestantes de peso elevado apresentam risco maior de problemas cardiovasculares, hipertensão arterial, diabetes, cesarianas e complicações anestésicas e pós-operatórias, como as doenças tromboembólicas. A obesidade também aumenta o risco de morte fetal, parto prematuro, macrossomia e tocotraumatismo (Galtier-Dereure et al., 2000).

Em caso de peso inferior ao ideal, será necessário recuperá-lo. Uma mulher muito magra pode deixar de ovular normalmente, dificultando a concepção. Uma vez grávida, certamente apresentará deficiências nutricionais e terá risco aumentado de recém-nascido pequeno para a idade gestacional (PIG) e de parto prematuro.

Caso o excesso de peso ou a magreza sejam importantes, antes de tentar engravidar seria conveniente que durante 6 ou 7 meses a mulher tratasse de se aproximar de seu peso ideal.

Exercício físico

As mulheres que praticam exercícios físicos regularmente antes de engravidar e os mantêm durante a gravidez aumentam o consumo energético, controlando o peso, diminuem o estresse e a ansiedade, com melhora da capacidade respiratória no trabalho de parto e, dentre outras vantagens, melhoram a autoestima. Tendo em vista os benefícios do exercício físico, as mulheres sedentárias devem ser estimuladas a caminhar ou fazer hidroginástica. As que já praticavam essas atividades devem continuar com a recomendação de que, quando grávidas, não ultrapassem seus limites, procurando manter os batimentos cardíacos abaixo da média indicada para sua idade (Alves et al., 2005).

Leitura recomendada

Alves HN, Benício SR, Silva EGS. Efeitos da ginástica aeróbica na capacidade respiratória de gestantes. Rev Bras Ciênc Saúde 2005; 9:161-6.

Beaton GH. Iron needs during pregnancy: do we need to rethink our targets? American J Clin Nutr 2000; 72:265S-71S.

Centers for Disease Control and Prevention (CDC). Measles, mumps and rubella – vaccine use and strategies for elimination of measles, rubella and congenital rubella syndrome and control of mumps. MMWR 1998b; 47(RR 8):1-57.

Centers for Diseases Control and Prevention (CDC). Recommendations to prevent and control iron deficiency in the United States. MMWR 1998a; 47(RR 3):1-36.

Cook JD. Biochemical markers of alcohol use in pregnant women. Clin Biochem 2003; 36:9-19.

Figueiredo SR, Menezes MLB. Infecções de transmissão congênita na sexualmente adquiridas pela mãe. In:Ginecologia & Obstetrícia. Recife: Edupe, 2006.

Galtier-Dereure F, Boegner C, Breinger J. Obesity and pregnancy: complications and cost. Am J Clin Nutr 2000; 71:1242S-8S.

Genbacev O, McMaster MT, Zdravkovic T, Fisher SJ. Disruption of oxygen-regulated responses underlies pathological changes in the placentas of women who smoke or who are passively exposed to smoke during pregnancy. Reprod Toxicol 2003; 17:509-18.

Huizink AC, Robles de Medina PG, Mulder EJ, Visser GH, Buitelaar JK. Stress during pregnancy is associated with developemental outcome in infancy. J Child Psychol Psychiatry 2003; 44:810-8.

Jurado MC, Velez RC. The preconceptional counseling in primary health care: evaluation of future pregnant woman. Medifam 2001; 11:61-77.

Lumley J, Watson L, Watson M, Bower C. Periconceptional supplementation with folate and/or multivitamins for preventing neural tube defects. Cochrane Database of Systematic Reviews. In: The Cochrane Library, Issue 8, Art. No. CD001056. DOI: 10.1002/14651858. CD001056.pub4.

Pike IL. Maternal stress and fetal responses: evolutionary perspectives on preterm delivery. Am J Hum Biol 2005; 17:55-6.

Consulta em Medicina Fetal

Antonio Carlos Vieira Lopes • *Marcelo Aquino* • *Manoel Sarno*

PARTE B

INTRODUÇÃO

A melhor compreensão dos processos fisiológicos envolvidos na gestação, aliada à melhora da qualidade dos aparelhos de ultrassonografia, permitiu que a medicina abrisse as portas para a possibilidade de diagnóstico da saúde do concepto ainda no ventre materno. Os cuidados com o bem-estar fetal passaram a ter importância fundamental, desvendando de maneira detalhada o ambiente intrauterino e as condições da evolução fetal. Assim surgiu a medicina fetal, uma área de atuação dentro da obstetrícia moderna voltada para a assistência especializada à saúde materna e fetal.

As possibilidades de diagnóstico e acompanhamento dessa área de concentração incluem malformações fetais, infecções congênitas, aloimunização Rh, complicações das gestações gemelares monocoriônicas, mau passado obstétrico, acompanhamento da vitalidade fetal, além do rastreamento de condições como cromossomopatias, pré-eclâmpsia, restrição do crescimento intrauterino (RCIU) e prematuridade. A medicina fetal, com o maior conhecimento dos processos envolvidos no binômio mãe-feto, vem possibilitando ainda diagnósticos cada vez mais precisos e precoces, bem como tratamentos fetais intraútero. Desse modo, é possível tranquilizar tanto o pré-natalista como os pais.

Além dessas características, o feto é abordado não mais como parte do processo gestacional, mas como um paciente, recebendo assistência individualizada e mais precisa. Essa nova abordagem tem promovido resultados satisfatórios em muitas doenças para as quais preponderavam prognósticos sombrios.

Assim, a medicina fetal consiste em um conjunto de ações preventivas, diagnósticas e terapêuticas que visam avaliar e promover o bem-estar da gestante e do feto, abrangendo ações desde a entrevista com o especialista e o exame ultrassonográfico até os procedimentos invasivos e tem como principal objetivo auxiliar obstetras, ultrassonografistas e profissionais afins nas mais diversas intercorrências maternas e fetais.

A avaliação especializada na área de medicina fetal está indicada em todos os casos de gestação de alto risco. Esses casos podem ser divididos em dois grandes grupos: quando o risco é identificável previamente à gestação, principalmente na consulta pré-concepcional, como idade materna avançada (> 35 anos), casais consanguíneos, pais portadores de translocações cromossômicas, doenças maternas crônicas (hipertensão arterial, diabetes, colagenoses, cardiopatias e outras), mau passado obstétrico (história pregressa de abortamento de repetição, óbito fetal, RCIU e pré-eclâmpsia) e gestantes com passado de malformações ou cromossomopatias fetais; e quando o risco é identificável apenas durante a gestação, como aloimunização materna, pré-eclâmpsia, infecções congênitas, exposição a agentes teratogênicos (medicamentos ou radiações ionizantes), rastreamento bioquímico alterado, polidrâmnio ou oligoidrâmnio, RCIU, malformação fetal e alteração no ritmo cardíaco fetal.

ENTREVISTA COM O ESPECIALISTA

Realizada antes do exame ultrassonográfico, a entrevista com o especialista objetiva a identificação de fatores de risco na gestação atual, o esclarecimento das dúvidas sobre os riscos identificados e o fornecimento de informações acerca das condutas que deverão ser adotadas, ponderando os riscos e os benefícios.

Para a identificação de eventuais fatores de risco, a entrevista com o especialista deverá ser abrangente. O especialista deve atentar para o histórico da gestante, de seu parceiro e de sua família, histórico reprodutivo, hábitos diários, estilo de vida, trabalho, medicamentos em uso, intercorrências na gestação atual e doenças crônicas prévias à gestação (hipertensão, diabetes, cardiopatias e doenças reumáticas). A ocorrência de consanguinidade entre o casal, assim como de translocações cromossômicas, é importante fator de risco para anomalias fetais.

Na história obstétrica faz-se necessário questionar o número de gestações, partos e abortamentos, história pregressa de abortamento de repetição, óbito fetal, RCIU, pré-eclâmpsia, aloimunização, malformações ou cromossomopatias fetais, intervalos entre os eventos, condições em que ocorreu a gestação, idade gestacional em que apresentou a doença, sua gravidade, procedimentos realizados, suas complicações e resultados terapêuticos. Não devem ser omitidas as informações acerca do recém-nascido.

Tabagismo, etilismo, uso de substâncias ilícitas e exposição materna a outros agentes teratogênicos, como radiação ionizante, também devem ser investigados. O estado de saúde dos familiares da paciente ou de seu parceiro merece ser questionado, com especial atenção à ocorrência de malformações ou doenças metabólicas.

Muitas vezes, os exames complementares motivam a consulta, como nos casos de aloimunização, infecção materna, RCIU, alteração do volume do líquido amniótico, malformação fetal ou rastreamento positivo para cromossomopatias. Portanto, deve-se atentar cuidadosamente para seus resultados.

Após a identificação dos fatores de risco na gestação atual, cabe ao especialista em medicina fetal conscientizar o casal da existência de risco e sua magnitude, bem como esclarecer suas dúvidas de maneira clara e acessível. Em caso de acometimento fetal prévio por malformação ou cromossomopatia, são importantes esclarecimentos sobre sua etiologia e o risco de recorrência. Muitas vezes, na equipe de assistência materno-fetal deve haver um geneticista pronto a esclarecer questões mais específicas.

Caso o motivo da entrevista tenha sido alguma intercorrência na gestação em curso, o especialista deve munir o casal do máximo de informações que tornem possível a decisão consciente e responsável acerca do futuro da gestação atual. Assim, são informações cruciais: significado do problema em questão, sua etiologia, exames necessários para sua confirmação diagnóstica, seguimento ideal, prognóstico e condutas que serão adotadas com seus riscos e benefícios. Entretanto, na maior parte das vezes a decisão quanto à realização dos exames complementares é exclusivamente dos casais, que devem pesar os riscos e os benefícios, por exemplo, da realização da cariotipagem fetal, uma vez que existe pequeno risco de perda fetal com a realização da amniocentese. Ressalta-se que várias são as possibilidades de exames no feto para esclarecimento diagnóstico.

Vintzileous et al. (2001) estudaram a frequência e os motivos que levam os obstetras e ginecologistas americanos a encaminharem suas pacientes às unidades de medicina materno-fetal. Entre os entrevistados, 55% disseram encaminhar suas pacientes frequentemente ou sempre às unidades subespecializadas para procedimentos especiais ou condições de alto risco. Entre os obstetras, mais de 75% dos entrevistados encaminham suas pacientes. As condições de risco mais frequentes para o encaminhamento foram: esteatose gestacional, hipertensão portal, hipertensão pulmonar, pacientes transplantadas, hidropisia fetal, anomalia fetal, aloimunização e transfusão feto-fetal.

EXAME ULTRASSONOGRÁFICO

Há algumas décadas, quando de sua introdução na obstetrícia, a ultrassonografia representou um marco no pré-natal. Entretanto, suas indicações eram bastante limitadas, restringindo-se a confirmar uma gestação, sua localização intrauterina, o número de fetos e sua viabilidade. Com o passar dos anos a evolução tecnológica e o aprimoramento da qualidade da imagem foram tão significativos que promoveram o rompimento da barreira existente entre o obstetra e o feto, tornando a ultrassonografia um exame complementar fundamental no acompanhamento da gestação.

Ultrassonografia obstétrica

A ultrassonografia obstétrica é o exame ecográfico mais realizado na rotina assistencial às gestantes. Quando executada por profissionais capacitados, possibilita a avaliação da morfologia do feto e de seus anexos (placenta e líquido amniótico) em qualquer idade gestacional. Pode ser realizada tanto por via abdominal como transvaginal, dependendo da idade gestacional ou do objetivo do exame.

A finalidade da ultrassonografia varia de acordo com a idade gestacional. Quando realizada no primeiro trimestre da gestação, visa localizar o saco gestacional, determinar o número de fetos, a corionicidade na gestação gemelar e a viabilidade da gestação, datar a gestação e avaliar útero, ovários e corpo lúteo.

No segundo e terceiro trimestres da gestação, torna possível a determinação do peso fetal, da idade gestacional (menos acurada do que quando realizada no primeiro trimestre), do crescimento fetal, da situação e apresentação fetal, do volume do líquido amniótico e da localização da placenta, além de orientar a realização de procedimentos invasivos.

Ultrassonografia morfológica

A ultrassonografia morfológica consiste em um exame sistemático que tem por finalidade avaliar de modo objetivo e sequencial cada sistema e órgão fetal, possibilitando o diagnóstico de doenças fetais e o estudo detalhado de sua anatomia,

SEÇÃO II ■ PROPEDÊUTICA FETAL E MULTIDISCIPLINARIDADE

além de estimar a idade gestacional, o crescimento fetal e o volume de líquido amniótico.

Motivo de grande ansiedade e angústia nos pais, as malformações estruturais fetais acometem 2% a 3% de todos os recém-nascidos e são responsáveis por aproximadamente 40% da mortalidade perinatal.

Atualmente, as malformações fetais tendem a ser rastreadas em todas as gestantes, uma vez que aproximadamente 90% das malformações estruturais ocorrem na população sem fatores de risco. Entretanto, a Organização Mundial da Saúde (OMS) alerta que a ultrassonografia apenas não é capaz de reduzir a morbimortalidade perinatal, sendo necessário um bom acompanhamento pré-natal.

Embora a sensibilidade da ultrassonografia morfológica na detecção das malformações fetais dependa de uma série de fatores, como tipo de malformação, idade gestacional, biótipo, número de fetos, volume do líquido amniótico e posição fetal, cerca de 85% dos casos podem ser detectados por profissional habilitado e experiente, devendo ser realizada de maneira sistemática e no período ideal, entre a 20ª e a 24ª semana de gestação.

Ultrassonografia obstétrica morfológica do primeiro trimestre

Realizada entre a 11ª e a 14ª semana gestacional, a ultrassonografia promove o rastreamento de anomalias cromossômicas, a determinação do número de fetos e da viabilidade da gestação e o estudo da anatomia fetal no período em que se encerra a embriogênese. Em mãos hábeis, torna possível o diagnóstico precoce de diversas malformações estruturais, como anencefalia, holoprosencefalia alobar e semilobar, encefalocele, defeitos faciais maiores, como fendas palatinas, defeitos cardíacos complexos, onfalocele, gastrosquise, rins policísticos, válvula da uretra posterior e defeitos de extremidades. Em estudo publicado em 2002, Carvalho et al. relataram uma taxa de detecção de 37,8% de anomalias anatômicas no exame morfológico do primeiro trimestre.

A ultrassonografia morfológica do primeiro trimestre possibilita, ainda, o rastreamento de anomalias cromossômicas por meio da medida da translucência nucal e da visualização do osso nasal. Quando acrescida do Doppler colorido, torna possível o estudo do ducto venoso, o qual, quando alterado, se associa à ocorrência de doenças genéticas, anomalia cardíaca fetal e mau prognóstico da gravidez. Mais recentemente foi demonstrado que a presença de regurgitação tricúspide em fetos entre a 11ª e a 14ª semana aumenta quase 10 vezes as chances de alteração cromossômica.

Ultrassonografia com Doppler colorido

A ultrassonografia obstétrica ou morfológica pode ser acrescida do Doppler colorido, o que possibilita a análise da circulação uterofetoplacentária (artérias uterinas, umbilicais, cerebral média fetal e ducto venoso), promovendo o estudo da função placentária, o rastreamento de pré-eclâmpsia e RCIU e a avaliação da resposta fetal à hipoxia, diminuindo a morbidade e a mortalidade perinatal.

Ultrassonografia transvaginal

A ultrassonografia transvaginal é utilizada na gestação até a 10ª semana para avaliação da viabilidade embrionária e dos anexos embrionários, datação da gestação pelo comprimento cefalonádega (CCN), diagnóstico diferencial de sangramento no primeiro trimestre e avaliação dos anexos uterinos.

Durante os exames ultrassonográficos nos dois primeiros trimestres da gestação é possível complementar com o exame transvaginal para melhor avaliação da morfologia fetal, localização de placentas baixas e, em casos de risco maior, acretismo placentário.

O exame transvaginal é utilizado como método de escolha para rastreamento da prematuridade por meio da medida do comprimento do colo uterino. Quando o colo está encurtado (< 15mm), Fonseca et al. (2007) sugerem a utilização da progesterona micronizada por via vaginal, na dose de 200μg por dia até a 34ª semana, reduzindo em aproximadamente 45% o risco de parto prematuro antes desse período. Atualmente, a Fetal Medicine Foundation (FMF) recomenda esse rastreamento universal e a utilização da progesterona quando o colo uterino se encontra abaixo de 2,5cm.

PROCEDIMENTOS INVASIVOS

À exceção dos casos de fertilização *in vitro*, quando o estudo genético das células embrionárias pode ser realizado antes mesmo da implantação do embrião, para o diagnóstico pré-natal de cromossomopatias é necessário o estudo de células fetais obtidas em líquido amniótico, placenta ou sangue fetal mediante a realização de procedimentos invasivos.

O diagnóstico de cromossomopatias está indicado nos casos de idade materna avançada, rastreamento positivo para cromossomopatias, malformações estruturais fetais, gestação prévia afetada e pais portadores de translocações cromossômicas. Entretanto, o diagnóstico pré-natal de cromossomopatias é uma das diversas indicações dos procedimentos invasivos. O risco alto de doenças genéticas, como algumas hemoglobinopatias, coagulopatias ou doenças metabólicas, a ansiedade materna e a determinação da paternidade também constituem indicações para realização de procedimentos invasivos.

Biópsia de vilo corial

A biópsia de vilo corial consiste na punção da região trofoblástica para obtenção de material (vilo corial) para estudo genético (determinação do cariótipo fetal ou análise de DNA), sendo realizada entre a 11ª e a 14ª semana de gestação, sob anestesia local e controle ultrassonográfico em tempo real. Apresenta uma taxa média de perda gestacional de 1%, e suas indicações são cada vez mais restritas.

Amniocentese diagnóstica

A amniocentese diagnóstica consiste na punção da cavidade amniótica para obtenção de material (líquido amniótico) para estudo genético ou pesquisa de infecções fetais, sendo realizada a partir da 15ª semana de gestação sob controle ultrassonográfico em tempo real, e apresenta uma taxa média de perda gestacional de 0,5%.

O papel da amniocentese tem sido cada vez mais importante no diagnóstico de anomalias genéticas, anomalias mendelianas, incluindo fibrose cística, hemoglobinopatias, síndrome do X frágil, alterações bioquímicas e infecções perinatais.

Atualmente, são descritos dois tipos de amniocentese genética: a clássica, realizada entre a 14ª e a 18ª semana, e a precoce, entre a 10ª e a 13ª semana + 6 dias de gravidez. Com outros objetivos não genéticos, a amniocentese pode ser realizada ainda em qualquer idade gestacional após esse período. Cabe ressaltar que a amniocentese precoce não é mais recomendada em razão da taxa maior de perda gestacional e de *talipes equinovarus*.

Cordocentese ou coleta percutânea de sangue fetal

Consistindo na punção do cordão umbilical para obtenção de sangue fetal para estudo genético, pesquisa de infecções fetais, administração de medicamentos ou transfusão sanguínea, a cordocentese é realizada a partir da 18ª semana de gestação sob controle ultrassonográfico em tempo real e apresenta taxa média de perda gestacional de 1% a 2%.

Descrito inicialmente em 1983 por Daffos et al., que modificaram a técnica inicial, a qual exigia a utilização de um fetoscópio para visualização e punção do vaso do cordão umbilical fetal, o procedimento é seguro quando praticado por operador experiente, embora acarrete risco maior de perda fetal do que a amniocentese clássica e a biópsia de vilo corial.

Suas indicações estão cada vez mais restritas em face do desenvolvimento das novas técnicas de citogenética, biologia molecular e ultrassonografia no diagnóstico de condições antes detectadas apenas com a coleta de sangue fetal.

Na atualidade, a cordocentese é reservada para o diagnóstico e tratamento da doença hemolítica perinatal, para avaliação plaquetária fetal em casos de trombocitopenia aloimune e púrpura trombocitopênica idiopática e para administração de fármacos na circulação fetal, como a digoxina em caso de arritmias fetais graves.

BIÓPSIA DE TECIDO FETAL

Biópsia de pele

Durante muito tempo a biópsia de pele fetal era o único meio para o diagnóstico de doenças dermatológicas graves, como epidermólise bolhosa, albinismo oculocutâneo ou ictiose arlequim. Inicialmente realizada por meio de fetoscopia, é no momento executada por punção percutânea orientada pela ultrassonografia, utilizando-se agulha de biópsia.

Atualmente, a biópsia de pele raramente tem sido indicada em razão de a análise de DNA em material de amostra de vilo corial e líquido amniótico ser menos invasiva.

Biópsia hepática

A biópsia de fígado fetal foi durante algum tempo utilizada para o diagnóstico de algumas doenças, como ornitina transcarbamilase, carbamil fosfato sintetase (CPSI), deficiência enzimática na doença de Gierke e hiperoxalúria tipo I, cujos marcadores eram encontrados apenas em células hepáticas.

Na atualidade, material coletado por vilo corial ou líquido amniótico possibilita o diagnóstico por meio da análise do DNA, o que torna esse procedimento limitado para aplicação clínica.

Biópsia de músculo

A biópsia de músculo fetal é praticada apenas para o diagnóstico de distrofia muscular de Duchenne, condição associada à deleção no cromossomo X. Como a deleção está ausente em 45% dos casos, isso dificulta o diagnóstico por genética molecular. A técnica operatória é mais elaborada porque necessita de equipamento especial para coleta do material e obedece mais a interesses experimentais do que práticos.

FETOSCOPIA

A fetoscopia é um procedimento endoscópico realizado por via transabdominal e utilizado para visualização fetal, coleta de sangue, biópsia hepática e de pele para diagnóstico pré-natal e, mais recentemente, para o tratamento de algumas doenças fetais, como transfusão feto-fetal e coagulação a *laser*, e hérnia diafragmática, para passagem de balão por broncoscopia.

Alguns pesquisadores estão desenvolvendo técnicas de correção de mielomeningocele por meio de fetoscopia, já que as técnicas a céu aberto, apesar dos resultados satisfatórios para o prognóstico neurológico, aumentam o risco de sangramento materno com transfusão sanguínea e rotura uterina e o risco fetal em razão da maior prematuridade. Esse é um processo invasivo fascinante, embora dispendioso e arriscado em mãos inexperientes.

Leitura recomendada

Alfirevic Z. Early amniocentesis versus transabdominal chorion villus sampling for prenatal diagnosis. Cochrane Database of Systematic Reviews. In: The Cochrane Library, Issue 8, Art. No. CD000077. DOI: 10.1002/14651858.CD000077.pub1.

American College of Obstetricians and Gynecologists (ACOG). ACOG practice bulletin; no. 75. Management of alloimmunization during pregnancy. Washington (DC): American College of Obstetricians and Gynecologists (ACOG); 2006 Aug. 8 p.

Borrell A, Martinez JM, Seres A, Borobio V, Cararach V, Fortuny A. Ductus venosus assessment at the time of nuchal translucency measurement in the detection of fetal aneuploidy. Prenat Diagn 2003; 23:921-6.

Carvalho MHB, Brizot ML, Lopes LM, Chiba CH, Miyadahira S, Zugaib M. Detection of fetal structural abnormalities at the 11-14 week ultrasound scan. Prenat Diagn 2002; 22:1-4.

Daffos F, Capella-Pavlowsky M, Forestier F. A new procedure for fetal Blood sampling in utero: preliminary results in fifty cases. Am J Obstet Gynecol 1983; 146:985-7.

Fonseca EB, Celik E, Parra M, Singh M, Nicolaides KH, Fetal Medicine Foundation Second Trimester Screening Group. Progesterone and the risk of preterm birth among women with a short cervix. N Engl J Med 2007; 357:462-9.

Huggon IC, De Figueiredo DB, Allan LD. Tricuspid regurgitation in the diagnosis of chromosomal anomalies in the fetus at 11-14 weeks gestation. Heart 2003; 89:1071-3.

Lopes, ACVL, Kleber P, Almeida AM, Matos E, Torrales MB. Complicações materno-fetais da biópsia de vilo corial: experiência de um centro especializado do Nordeste do Brasil. Rev Bras Ginecol Obstet 2007; 29:358-65.

Nicolaides KH. Nuchal translucency and other first-trimester sonographic markers of chromosomal abnormalities. Am J Obstet Gynecol 2004; 191:45-67.

Spencer K, Bindra R, Nix ABJ, Heath V, Nicolaides KH. Delta-NT or NT MoM: which is the most appropriate method for calculating accurate patient-specific risks for trisomy 21 in the first trimester? Ultrasound Obstet Gynecol 2003a;22:142-8.

Spencer K, Spencer CE, Power M, Dawson C, Nicolaides KH. Screening for chromosomal abnormalities in the first trimester using ultrasound and maternal serum biochemistry in a one stop clinic: a review of three years prospective experience. BJOG 2003b; 110:281-6.

Sydorak RM, Feldstein V, Machin G et al. Fetoscopic treatment for discordant twins. J Pediat Surg 2002; 37:1736-9.

Vintzileos AM, Ananth CV, Smulian JC, Scorza WE, Knuppel RA. Defining the relationship between obstetricians and maternal fetal medicine specialists. Am J Obstet Gynecol 2001; 185:925-30.

Wald NJ, Huttly WJ, Hackshaw AK. Antenatal screening for Down's syndrome with the quadruple test. Lancet 2003; 361:835-6.

Aconselhamento Genético

Gabriela Ferraz Leal

INTRODUÇÃO

O aconselhamento genético (AG), um aspecto muito importante da genética médica, consiste no processo de comunicação entre o aconselhador e os consulentes (indivíduos que buscam o AG) sobre a natureza de uma doença, sua gravidade e prognóstico, a existência ou não de uma terapia efetiva, os mecanismos genéticos que causaram a doença e os riscos de ocorrência da doença nos parentes dos consulentes.

Além disso, são fornecidas informações sobre as opções disponíveis para os casais em risco de transmitir uma doença genética, incluindo discussões sobre métodos contraceptivos, adoção, diagnóstico pré-natal, abortamento e inseminação artificial com doador. No AG procura-se ainda ajudar os indivíduos a lidarem da melhor maneira possível com a doença dos membros afetados da família e seu risco de recorrência.

Como as informações sobre doenças genéticas costumam ter efeitos psicológicos importantes, o aconselhador precisa ser capaz de lidar de maneira competente com as reações emocionais dos consulentes de modo a ajudá-los na tomada de decisões. Não cabe ao aconselhador orientar os consulentes sobre as decisões que irão tomar, mas fornecer informações e apoio psicológico que os ajudem a tomar as próprias decisões a respeito de questões reprodutivas (AG não diretivo).

Considerando que muitas doenças genéticas são atualmente graves e incuráveis, a possibilidade de prevenção se reveste de enorme importância, o que também pode ser identificado na consulta pré-concepcional. Cabe salientar, contudo, que o objetivo principal do AG não é a redução da frequência das doenças genéticas na população, embora isso possa ser alcançado se o aconselhamento atingir um grande número de casais em risco e se eles adotarem a postura de não procriar.

INDICAÇÕES

O aconselhamento genético está indicado nas seguintes situações:

Filho anterior com múltiplas anomalias congênitas, déficit mental e/ou defeito congênito isolado

A primeira etapa do AG, nessa situação, consiste no estabelecimento do diagnóstico etiológico do indivíduo afetado, sendo às vezes necessários exames radiológicos, bioquímicos, cromossômicos e/ou moleculares. Se o indivíduo afetado não estiver vivo por ocasião do AG, fotografias, laudos de necropsia e exames complementares realizados podem ajudar na definição do diagnóstico. Uma vez estabelecido o diagnóstico etiológico do afetado, as informações que integram o aconselhamento genético e mencionadas anteriormente poderão ser fornecidas com mais precisão.

O advento de técnicas para estudo dos cromossomos e DNA fetal possibilitou o desenvolvimento de exames para o diagnóstico pré-natal de inúmeras doenças. A pertinência ou não do diagnóstico pré-natal e a definição de qual exame pré-natal específico está indicado para um casal com filho anterior com múltiplas anomalias congênitas, déficit mental e/ou defeito congênito isolado devem ser discutidas com um médico geneticista clínico.

História familiar de doença hereditária

Quando há história de doença hereditária na família, um pré-requisito para o AG consiste na definição do diagnóstico dessa doença e na construção do heredograma. Com base nesses dados, várias informações poderão ser fornecidas ao casal, incluindo o risco de ocorrência da doença na prole e a indicação e/ou disponibilidade de testes a serem realizados no casal (p. ex., detecção de portador) ou no feto (diagnóstico pré-natal).

Presença de rearranjo cromossômico em um dos membros do casal

Os portadores de rearranjos cromossômicos balanceados têm fenótipo normal, mas podem gerar prole com doença. Esse tipo de alteração cromossômica pode ser detectado em um homem ou mulher durante a investigação da doença de um filho ou da causa de abortamentos de repetição, ou durante a realização de exames pré-concepcionais. Alguns tipos de rearranjos cromossômicos são incompatíveis com prole normal.

Quando um dos membros do casal é portador de rearranjo cromossômico balanceado, pode estar indicado o exame cromossômico do feto. Os cromossomos fetais são obtidos de amostra de líquido amniótico ou de fragmento de vilosidades coriônicas por meio da amniocentese e biópsia de vilo corial, respectivamente.

Idade materna avançada

Quanto mais avançada a idade, maior o risco de a gestante ter um filho com anomalia cromossômica do tipo trissomia, sendo a síndrome de Down ou trissomia do cromossomo 21 a mais comum. Com relação à trissomia do 21, aos 25 anos de idade o risco é de 1 em 1.300; aos 35 anos, de 1 em 350; aos 40 anos, 1 em 100; e aos 45 anos o risco é de 1 em 50. A frequência das trissomias dos cromossomos 13 e 18 também aumenta com a idade materna.

Quando se leva em conta apenas o fator idade materna, o exame dos cromossomos fetais só estaria indicado em gestantes com 35 anos de idade ou mais, uma vez que em mulheres mais jovens o risco de abortamento associado à amniocentese ou à biópsia de vilo corial em geral supera o risco de o feto ser afetado por uma condição diagnosticável pelo exame cromossômico.

A pesquisa de alterações numéricas e estruturais nos cromossomos fetais também é possível por meio da análise do DNA fetal. Este pode ser obtido a partir de amostra de sangue materno coletado após a nona semana de gestação.

Anormalidades fetais detectadas na ultrassonografia

A ultrassonografia realizada com aparelhos de alta resolução e por profissionais experientes tem grande poder de visibilização do feto, o que possibilita o cálculo do risco de o feto ter uma cromossomopatia e a detecção precoce de defeitos morfológicos. O risco de cromossomopatia é avaliado pela ultrassonografia com translucência nucal realizada entre a 11ª e a 14ª semana de gestação, enquanto defeitos anatômicos podem ser detectados precocemente com a ultrassonografia morfológica realizada entre a 18ª e a 24ª semana de gestação.

A identificação de malformações fetais é outra indicação para a realização do exame de cariótipo fetal, pois em muitas delas há risco aumentado de cromossomopatia.

Consanguinidade

Considerando que indivíduos com laços de parentesco podem compartilhar genes de doenças herdados de um ancestral comum, as uniões consanguíneas são mais propensas a resultar em prole com doenças autossômicas recessivas. A consanguinidade de um casal, entretanto, não torna o risco de doença genética em sua prole tão elevado quanto às vezes se imagina. Estudos empíricos mostram que na prole de casamentos entre primos em primeiro grau a prevalência das doenças genéticas é mais ou menos o dobro daquela observada na população em geral. A consanguinidade entre primos em terceiro grau ou parentescos mais distantes não aumenta o risco de prole anormal.

Quando na família de um casal de primos em primeiro grau há afetado(s) com uma doença autossômica recessiva, está indicado para esse casal, quando disponível, o exame para detecção de portador. Se ambos os membros do casal forem heterozigotos para a doença em questão, o risco de o filho ser afetado é de 25% em cada gestação.

Exposição a teratógeno

Teratógeno é qualquer substância, agente infeccioso, agente físico ou estado carencial que pode produzir alterações estruturais ou funcionais no feto. Essas alterações dependem principalmente do estágio de desenvolvimento do concepto, da dose do agente teratogênico, do genótipo materno-fetal e do mecanismo de ação específico de cada agente. Álcool, agentes anticonvulsivantes, vírus da rubéola, radiação ionizante e deficiência de ácido fólico são exemplos de teratógenos.

O Sistema de Informações sobre Agentes Teratogênicos (SIAT) é um serviço especializado em fornecer informações a médicos e gestantes sobre os riscos reprodutivos relacionados com a exposição de mulheres grávidas a agentes físicos, químicos e biológicos. Atualmente, o SIAT conta com centros em Porto Alegre, Rio de Janeiro, Campinas (SP) e Salvador. Médicos e gestantes de qualquer parte do país podem realizar consultas a qualquer um desses centros.

Abortamentos de repetição ou infertilidade

Aproximadamente 10% a 15% das gestações clinicamente reconhecidas resultam em abortamento espontâneo. A ocorrência de dois a três abortamentos espontâneos e consecutivos é chamada de abortamentos de repetição e suas causas incluem malformações uterinas, estados pró-trombóticos, distúrbios endocrinológicos, fatores imunológicos, incompetência cervical, infecções e anomalias cromossômicas parentais. Cerca de 5% dos casos de abortamentos de repetição são decorrentes da presença de translocação balanceada em um dos membros do casal com consequente anomalia cromossômica do feto. Assim, está indicado exame cromossômico do casal para investigação da etiologia dos abortamentos de repetição.

Teste de triagem para heterozigoto positivo (triagem pré-concepcional)

Uma mutação pode estar presente em apenas um dos componentes de um par cromossômico (nesse caso, o indivíduo é heterozigoto para a mutação em questão) ou em ambos os componentes (nessa situação, o indivíduo é dito homozigoto para a mutação em questão). As doenças monogênicas que se manifestam clinicamente tanto nos indivíduos heterozigotos como nos homozigotos são chamadas de dominantes, enquanto aquelas que se manifestam apenas nos homozigotos são denominadas recessivas. Quando ambos os membros de um casal são heterozigotos para uma mutação associada a uma doença recessiva, existe a possibilidade de homozigose na prole e consequente manifestação clínica da doença (possibilidade de homozigose de 25% para cada gestação).

Os avanços tecnológicos na análise do DNA tornam possível atualmente a análise simultânea de genes mutantes associados a dezenas de doenças autossômicas recessivas. Assim, é possível definir se ambos os membros do casal são heterozigotos para algum gene mutante que, em dose dupla, causaria doença. Esse tipo de exame pré-concepcional pode estar indicado para casais consanguíneos com história familiar de doença autossômica recessiva ou casais pertencentes a grupos étnicos com risco aumentado de apresentar certas doenças autossômicas recessivas.

ORIENTAÇÃO ANTES DA REALIZAÇÃO DE TESTES GENÉTICOS E APÓS SEUS RESULTADOS

Como as metodologias dos testes genéticos laboratoriais estão cada vez mais sofisticadas, é necessário que os indivíduos que serão submetidos a esses testes recebam as devidas orientações tanto antes como após sua realização. É importante que os consulentes compreendam bem os propósitos e as limitações dos testes e que saibam usar as informações obtidas com seus resultados. As orientações anteriores à realização dos testes visam ainda ajudar os consulentes a decidir se desejam realizá-los ou não.

QUESTÕES CRÍTICAS NO ACONSELHAMENTO GENÉTICO

- Sempre que possível, ambos os membros do casal devem estar presentes na consulta do AG a fim de evitar que informações repassadas por um membro ao outro sofram distorções. Decisões sobre questões reprodutivas devem ser tomadas em conjunto pelos cônjuges.
- As informações devem ser fornecidas o mais precocemente possível para que o casal disponha de tempo adequado para tomar decisões sobre engravidar ou não, realizar ou não teste pré-natal etc.
- Em relação aos exames pré-natais, é importante que seja informado que um resultado normal não equivale, com total segurança, a uma criança normal. Os consulentes devem ser informados sobre as limitações de cada exame.

Leitura recomendada

Harper PS. Practical genetic counselling. 7. ed. A Hodder Arnold Publication, 2010.

Uhlmann WR, Schuette JL, Yashar B. A guide to genetic counseling. 2. ed. Wiley-Blackwell, 2009.

Marcadores Bioquímicos das Aneuploidias

CAPÍTULO 10

Ana Patrícia Santos de Queiroz
Luiz Eduardo Schuler da Cunha

INTRODUÇÃO

Na medicina fetal, o rastreamento pré-natal das aneuploidias fetais, principalmente da síndrome de Down, por ser a mais prevalente, sempre assumiu um papel relevante. Na pesquisa desses casos, além dos marcadores bioquímicos e ultrassonográficos, informações clínicas, como idade materna avançada, antecedentes obstétricos de cromossomopatias e de abortamento de repetição, história de restrição de crescimento intrauterino (RCIU) precoce, simétrico e grave, assim como antecedentes familiares de alterações cromossômicas, também despertam a atenção para a possibilidade de aneuploidias.

O risco de síndrome de Down, bem como de outras anomalias cromossômicas, aumenta com o decorrer da idade. Assim, na década de 1970, a idade materna > 35 anos passou a ser usada como parâmetro para a realização de procedimentos invasivos, como a amniocentese, detectando isoladamente 30% dos fetos com trissomia do cromossomo 21.

No entanto, como a maioria dos casos de síndrome de Down ocorre em pacientes jovens, visto que são as que mais engravidam, tornou-se fundamental o surgimento de outros parâmetros pré-natais para sua detecção, como marcadores bioquímicos, dentre eles alfafetoproteína, estriol livre, gonadotrofina coriônica humana (hCG) e proteína A plasmática associada à gestação (PAPP-A).

ALFAFETOPROTEÍNA

As primeiras indicações de que a alfafetoproteína poderia ter alguma aplicabilidade no diagnóstico pré-natal das anomalias fetais surgiram em 1972 com os estudos de Brock & Sutcliffe, que observaram que essa proteína apresentava concentrações elevadas no líquido amniótico de fetos portadores de defeitos abertos do tubo neural, como anencefalia e espinha bífida. Posteriormente, outros autores ratificaram esse achado.

A alfafetoproteína, uma glicoproteína descoberta em 1956 por Bergstrand & Czar, tem peso molecular de 169.000 dáltons e estrutura semelhante à da albumina. Produzida no fígado fetal e na vesícula vitelínica, atinge concentração sérica fetal máxima de aproximadamente 300mg/dL ao final do primeiro trimestre de gestação. Sua concentração começa então a diminuir, decrescendo acentuadamente após a 30ª semana.

Essa glicoproteína passa para o líquido amniótico pela urina fetal, atingindo concentração máxima na 12ª semana, e posteriormente diminui 10% por semana durante o segundo trimestre. Atinge o soro materno principalmente por difusão placentária e em menor proporção por difusão amniótica.

Algumas condições maternas e fetais estão associadas a dosagens elevadas de alfafetoproteína no soro materno. Dentre as causas fetais, citam-se sofrimento fetal, RCIU, oligoidrâmnio, óbito fetal tardio, baixo peso fetal, prematuridade, atresia duodenal, gastrosquise, onfalocele, nefrose congênita, higroma cístico, síndrome de Turner, síndrome da brida amniótica e síndrome de Meckel-Gruber. Dentre as causas maternas se destacam doenças tumorais, como neoplasia maligna do fígado, do trato gastrointestinal e das células germinativas, doenças não tumorais, como hepatite e fibrose cística, mulheres de raça negra (10% a 15% mais elevada do que nas caucasianas), mulheres magras e síndromes hipertensivas da gestação.

Nos casos de descolamento prematuro da placenta (DPP) normoinserida já foram encontrados níveis séricos maternos elevados de alfafetoproteína.

Nos fetos portadores de defeitos abertos do tubo neural e da parede abdominal fetal, a concentração da alfafetoproteína no líquido amniótico é diretamente proporcional ao tamanho do defeito.

Estudo relatou que essa glicoproteína se apresentava em níveis séricos mais baixos no segundo trimestre de gestações com fetos afetados pela síndrome de Down (Merkatz et al., 1984). No mesmo ano, autores confirmaram esses achados e, além disso, demonstraram que a diminuição da alfafetoproteína sérica ocorria independentemente da idade materna, tornando viável o rastreamento pré-natal da síndrome de Down nos fetos de mulheres com menos de 35 anos (Cuckle et al., 1984). Segundo esses autores, a associação da idade à dosagem sérica materna de alfafetoproteína seria responsável pela detecção de 25% a 35% dos casos dessa síndrome (Cuckle et al., 1984, 1987).

A diminuição da síntese hepática fetal dessa glicoproteína na síndrome de Down parece determinar níveis baixos no soro materno e no líquido amniótico. A causa dessa redução ainda é desconhecida, mas pode estar relacionada com a imaturidade do fígado fetal. A menor concentração de alfafetoproteína nas grávidas de fetos portadores de síndrome de Down se deve ainda a um defeito no transporte dessa proteína através da placenta. Assim, sua concentração se encontra elevada no sangue fetal e reduzida no soro materno.

Várias condições maternas e fetais se associam aos níveis séricos baixos dessa substância na gestante. Dentre as causas maternas se destacam diabetes melito insulino-dependente e obesidade. As principais causas fetais são defeitos cromossômicos (trissomia dos cromossomos 13, 18 e 21; 47XXX; 47XXY; 47XYY, 45XO; mosaicos e triploidias), gestação anembrionada, aborto espontâneo, neoplasia trofoblástica gestacional, defeito diafragmático congênito e deficiência congênita de alfafetoproteína.

Com o objetivo de uniformizar os valores obtidos nos diversos laboratórios foi introduzido o uso de múltiplos da mediana (MoM) como parâmetro de avaliação da quantidade de alfafetoproteína. A maioria dos centros utiliza pontos de corte dessa proteína entre 2,0 e 2,5MoM.

ESTRIOL LIVRE

Nas gestantes com fetos normais, a taxa do estriol livre no soro materno aumenta gradativamente, atingindo níveis maiores no final da gravidez. Esses níveis se tornam significativamente baixos em complicações gestacionais de alto risco para o feto.

Canick et al. (1988) foram os primeiros a relatar a diminuição do estriol livre (uE3) no soro materno de gestações com fetos portadores da trissomia do 21 (aproximadamente 25% mais baixo que em gestações normais). O estriol livre é produzido no fígado fetal, o que justifica sua diminuição em virtude da imaturidade hepática existente na síndrome.

Estudos demonstram ainda redução de 15% desses níveis em gestantes fumantes em relação às não fumantes.

GONADOTROFINA CORIÔNICA HUMANA (HCG)

A hCG é uma glicoproteína produzida pela placenta e apresenta duas subunidades – α e β. Os níveis séricos da hCG e da β-hCG se elevam rapidamente na gestação, atingindo o pico entre a 10ª e a 12ª semana, e decrescem acentuadamente até a 20ª semana de gravidez. Além de possibilitar o diagnóstico de gravidez, a dosagem sérica materna elevada da hCG contribui na investigação de certas complicações associadas a essa condição, como aborto espontâneo, neoplasia trofoblástica gestacional, gestação ectópica, prematuridade, baixo peso, fetos pequenos para a idade gestacional, anomalias cromossômicas e síndromes hipertensivas da gestação.

Bogart et al. (1987) foram os pioneiros na descrição da associação entre dosagens elevadas do hormônio hCG no segundo trimestre de gravidez e fetos portadores da síndrome de Down. Vários estudos demonstraram aumento de hCG total no soro materno durante o segundo trimestre da gestação de fetos com síndrome de Down. Nesses casos, há retardo no declínio esperado dos níveis séricos desse hormônio no soro materno de aproximadamente 3 semanas.

A concentração de hCG no soro materno é aproximadamente duas vezes mais elevada em gestações de fetos portadores da síndrome de Down do que naquelas de fetos euploides. No entanto, sua concentração se encontra baixa na trissomia do 18, como ocorre com os demais marcadores bioquímicos, e nos casos de triploidias.

Estudos demonstram ainda dosagens baixas de hCG no soro materno em gestantes fumantes, obesas e com diabetes melito insulino-dependente.

Na década de 1990, dois estudos mostraram que a dosagem da subunidade β era tão ou até mais sensível do que a dosagem de hCG total no rastreamento da síndrome de Down, podendo atingir taxa de detecção de até 80% no início do segundo trimestre de gestação quando combinada com a alfafetoproteína e a idade materna.

PROTEÍNA A PLASMÁTICA ASSOCIADA À GESTAÇÃO (PAPP-A)

Após a introdução da biópsia do vilo corial na década de 1980, realizada entre a 11ª e a 13ª semana, tornou-se necessária a detecção cada vez mais precoce da síndrome de Down. Desse modo, houve um estímulo para a realização de pesquisas com marcadores bioquímicos e ultrassonográficos no primeiro trimestre da gravidez.

Uma glicoproteína que se destaca nesse rastreamento precoce, a PAPP-A é produzida na placenta, mas também no fígado, baço e estômago fetal, podendo ser detectada no soro materno a partir da sexta à oitava semana de gestação, e se eleva exponencialmente até o final da gravidez (Wald et al., 1988).

No primeiro trimestre da gravidez, seus níveis séricos maternos estão diminuídos nos casos de gestações com fetos portadores das trissomias do 13, 18 e 21. Constitui-se no marcador bioquímico que isoladamente tem a maior sensibilidade para rastrear as trissomias fetais, detectando entre 45% e 49% dos casos de trissomia do 21 e até 90% das trissomias do 13 e do 18.

OUTROS MARCADORES BIOQUÍMICOS

Com o passar dos anos, outros marcadores bioquímicos surgiram como opção para o rastreamento da síndrome de Down (Wald et al., 1988, 1999).

A glicoproteína β1 específica da gravidez (SP-1) foi descrita como importante marcador dessa síndrome. Pesquisadores observaram níveis elevados dessa proteína plasmática no segundo trimestre em gestantes com fetos portadores da trissomia do 21. Entretanto, alguns estudos demonstraram níveis baixos dessa substância no primeiro trimestre de gestações com fetos acometidos por essa síndrome.

A fosfatase alcalina do neutrófilo resistente à ureia constitui outro marcador para essa síndrome no segundo trimestre da gravidez com taxa de detecção de 79% e índice de falso-positivo de 5%.

Vários estudos demonstraram a associação entre os níveis elevados de inibina no segundo trimestre da gestação e a síndrome de Down. A combinação desse marcador com alfafetoproteína, β-hCG, estriol livre e idade materna melhorou a sensibilidade no rastreamento dessa síndrome, atingindo 75%. A inibina é uma substância que se apresenta sob duas formas, A e B, e cuja função é suprimir a secreção do hormônio folículo-estimulante (FSH). Na gestante, encontra-se apenas a inibina A no soro materno, parecendo estar relacionada com o controle da secreção placentária da hCG.

Outro marcador é um produto da degradação da hCG, o fragmento β-core, que apresenta taxa de detecção de 75% a 80% quando elevado na urina materna durante o segundo trimestre da gestação.

ASSOCIAÇÃO DOS MARCADORES BIOQUÍMICOS

Segundo os estudos de Wald et al. (1988), a associação da alfafetoproteína e do estriol livre à idade materna apresenta sensibilidade de 45% para detecção da síndrome de Down. Esses mesmos autores observaram que o acréscimo da dosagem sérica materna da hCG promove aumento nessa sensibilidade para 61% (Wald et al., 1999).

Outro estudo observou que a associação entre idade da gestante e dosagem no soro materno de alfafetoproteína e hCG possibilita o diagnóstico de 48% dos casos de trissomia do 21 com 6,2% de falso-positivos. O acréscimo da pesquisa sérica materna do estriol livre determina taxa de detecção de 60% com 7,7% de falso-positivos (MacDonald et al., 1991).

Assim, vários estudos mostraram que a associação de marcadores bioquímicos, como alfafetoproteína, estriol livre (uE3) e β-hCG, melhora a sensibilidade do rastreamento da trissomia do 21. Desde então, várias pesquisas demonstraram ainda a efetividade na combinação desses três marcadores associados à idade materna. Autores verificaram uma taxa de detecção de 77% para a trissomia do cromossomo 21 com a idade materna avançada e a utilização desses três marcadores bioquímicos. Em outro estudo que se utilizou desses três marcadores bioquímicos em gestantes com idade < 35 anos, a taxa de detecção foi de 81% para a síndrome de Down e de 63% para outras anomalias cromossômicas.

A taxa de detecção esperada para o rastreamento da síndrome de Down no primeiro trimestre e no integrado (teste combinado de primeiro e segundo trimestres), com falso-positivo de 5%, encontra-se resumida no Quadro 10.1 (Benn, 2002).

AVANÇOS NA PESQUISA DE ANEUPLOIDIAS FETAIS

A dificuldade na obtenção de curvas de normalidade para os marcadores bioquímicos, a necessidade de disponibilidade

QUADRO 10.1 Taxa de detecção esperada no primeiro trimestre e testes integrados com falso-positivo de 5%

Teste de rastreamento	Taxa de detecção (%)	Referência
Primeiro trimestre		
Idade materna +		
PAPP-A	52	Cuckle et al., 1999
β-hCG livre	42	Cuckle et al., 1999
PAPP-A + β-hCG livre	65	Cuckle et al., 1999
Translucência nucal (TN)	73	Nicolaides et al., 1998
TN + PAPP-A + β-hCG livre	86	Cuckle et al., 1999
Teste integrado*		
Idade materna +		
PAPP-A + alfafetoproteína + hCG + uE3 + inibina A	85	Wald et al., 1999
TN + PAPP-A + alfafetoproteína + hCG + uE3 + inibina A	94	Wald et al., 1999

PAPP-A: proteína A plasmática associada à gestação; uE3: estriol livre; β-hCG: subunidade β da gonadotrofina coriônica humana.
*Teste integrado: combinação de testes realizados no primeiro e segundo trimestres.
Fonte: Benn, 2002.

de laboratório e o custo financeiro para a realização desses exames laboratoriais, assim como o crescente avanço tecnológico dos aparelhos de ultrassonografia associado à facilidade de realização dos exames ecográficos, fizeram que os marcadores ultrassonográficos se sobressaíssem na pesquisa das aneuploidias em relação aos marcadores bioquímicos.

Desse modo, a grande importância da pesquisa dos marcadores bioquímicos no primeiro trimestre reside na associação à medida da translucência nucal (TN). Ao se associar a medida da translucência nucal às dosagens séricas de PAPP-A e β-hCG livre, ocorre elevação na taxa de detecção da síndrome de Down para 90%. Outros estudos observaram aumento ainda maior da sensibilidade na detecção, principalmente da síndrome de Down para 97%, quando se associa a idade materna à TN, PAPP-A e β-hCG livre.

Vários são os marcadores ultrassonográficos que, associados aos bioquímicos, podem melhorar a sensibilidade do rastreamento das aneuploidias, podendo ser destacados, no primeiro trimestre, TN, osso nasal, ducto venoso e refluxo da tricúspide; no segundo trimestre, espessura nucal ≥ 6mm, fêmur curto, úmero curto, pielectasia, intestino hiperecogênico, cisto de plexo coroide, atresia duodenal, onfalocele, hidropisia fetal não imune, ventriculomegalia, holoprosencefalia e golf ball.

Desse modo, com o passar dos anos a tecnologia avançada presente nos aparelhos de ultrassonografia tornou possível a pesquisa cada vez mais precoce de marcadores de aneuploidias, possibilitando a definição da conduta a ser adotada mesmo sem a necessidade do uso de marcadores bioquímicos. Associada a esses avanços, a pesquisa de DNA livre fetal em plasma materno parece ser o futuro da detecção precoce das aneuploidias, estando presente no momento, mas ainda a um custo elevado.

Leitura recomendada

Benn PA. Advances in prenatal screening for Down syndrome: II first trimester testing, integrated testing, and future directions. Clinica Chimica Acta 2002; 324:1-11.

Bogart MH, Pandian MR, Jones OW. Abnormal maternal serum chorionic gonadotropin levels in pregnancies with fetal chromosome abnormalities. Prenat Diagn 1987; 7:623-30.

Canick JA, Knight GJ, Palomaki GE, Haddow JE, Cuckle HS, Wald NJ. Low second trimester maternal serum unconjugated oestriol in pregnancies with Down's syndrome. Br J Obstet Gynecol 1988; 95: 330-33.

Cuckle HS, Wald NJ, Lindenbaum RH. Maternal serum alpha-fetoprotein measurement: a screening test for Down syndrome. Lancet 1984; 1:926-9.

Cuckle HS, Wald NJ, Thompson SG. Estimating a woman's risk of having a pregnancy associated with Down's syndrome using her age and serum alpha-fetoprotein level. Br J Obstet Gynecol 1987; 94:387-402.

MacDonald MD, Wagner RM, Slotrick RN. Sensitivity and specificity of screening for Down's syndrome with alpha-fetoprotein, hCG, unconjugated oestriol and maternal age. Obstet Gynecol 1991; 77:63-8

Merkatz IR, Nitowsky HM, Macri JN, Johnson WE. An association between low maternal serum alpha-fetoprotein and fetal chromosomal abnormalities. Am J Obstet Gynecol 1984; 148:886-94.

Nicolaides KH, Snijders RJ, Cuckle HS. Correct estimation of parameters for ultrasound nuchal translucency screening. Prenat Diagn 1998; 18:519-23.

Wald NJ, Cuckle HS, Densem JW et al. Maternal serum screening for Down's syndrome in early pregnancy. BMJ 1988; 297:883-7.

Wald NJ, Watt HC, Hackshaw AK. Integrated screening for Down's syndrome on the basis of tests performed during the first and second trimesters. N Engl J Med 1999; 341:461-7.

Ultrassonografia de Primeiro Trimestre

CAPÍTULO 11

Gestação Inicial e Perfil Embrionário Fetal

Ana de Fátima de Azevedo Ferreira • Raiane Negreiros Brandt

INTRODUÇÃO

O primeiro trimestre da gestação é marcado por mudanças rápidas, que vão desde a fertilização até o início da vida fetal. A ultrassonografia transvaginal nesse período – da quarta à 14ª semana – tem apresentado importantes avanços com detalhes cada vez maiores. Atualmente, avalia-se o crescimento embrionário e tem-se a oportunidade de fazer um exame minucioso, avaliando o saco gestacional em sua localização, número, forma, tamanho e conteúdo, a atividade cardíaca precoce e as estruturas embrionárias.

Os objetivos principais da ultrassonografia no primeiro trimestre são: visibilização e localização do saco gestacional; datação da gestação; identificação do número de embriões; avaliação da vitalidade embrionária/fetal; avaliação dos indicadores de prognóstico embrionário; determinação da corionicidade e amnionicidade em gestações múltiplas; realização do diagnóstico precoce de malformações fetais graves; e análise de útero (miométrio, colo e cavidade uterina), ovários e regiões parauterina e retrouterina.

Para o estudo da ultrassonografia será considerada a idade menstrual, em vez da idade embriológica, uma vez que o período menstrual é um evento de fácil percepção, ao contrário do período ovulatório, que pode não ser percebido.

QUATRO A CINCO SEMANAS

A partir da quarta semana é possível perceber alguma imagem ultrassonográfica. Um pequeno saco gestacional de 2mm pode ser observado no início da quarta semana, sendo mais facilmente identificado ao fim dessa semana, quando mede aproximadamente 5mm. O saco gestacional cresce a uma velocidade de 1,15mm/dia, apresenta-se pequeno, esférico, regular e anecoico e se localiza em um dos folhetos do endométrio (Figura 11.1). Na quinta semana é possível observar um saco gestacional maior. Identifica-se um anel hiperecogênico ao redor, o cório frondoso. No final da quinta semana o diâmetro médio do saco gestacional passa a ser de 8 a 10mm.

A vesícula vitelina pode ser identificada com 5 semanas e 3 dias de gestação (Figura 11.2), sendo a primeira estrutura a ser vista no interior do saco gestacional. Aparece como uma estrutura esférica, medindo 2 a 3mm, e apresenta crescimento de 0,1mm/dia até que o saco gestacional atinja 15mm,

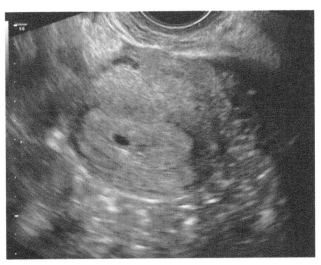

FIGURA 11.1 Saco gestacional localizado no folheto anterior do endométrio.

119

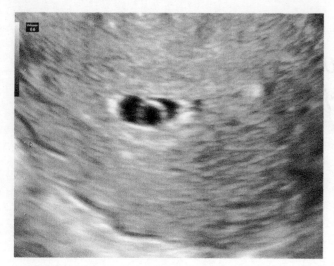

FIGURA 11.2 Vesícula vitelina no interior do saco gestacional.

diminuindo para 0,03mm/dia (Lindsay et al., 1992). Deve ser sempre visibilizada quando o saco gestacional atinge 20mm de diâmetro médio por via abdominal e 8mm por via transvaginal. A partir da 10ª semana, a vesícula vitelina começa a diminuir.

O número de vesículas vitelinas presentes pode ser útil na determinação da amnionicidade da gestação. Na gestação diamniótica, se os embriões estão vivos, o número de vesículas vitelinas e de sacos amnióticos é o mesmo, enquanto na gestação monocoriônica monoamniótica irão existir dois embriões, um saco coriônico, um saco amniótico e uma vesícula vitelina.

O polo embrionário começa a ser visibilizado ao final da quinta semana e após 5 semanas e 5 dias já é possível ver um embrião de 2mm e o coração começa a pulsar (Figura 11.3). O embrião aparece inicialmente como um espessamento na parede da vesícula vitelina e cresce na velocidade de 1mm/dia.

SEIS SEMANAS

Inicia-se o período embrionário, que vai da sexta à 10ª semana. O saco gestacional tem 10 a 25mm de diâmetro médio. O embrião mede aproximadamente 2 a 3mm. A atividade cardíaca geralmente é evidente com embrião de 2mm, porém em 5% a 10% dos casos de embriões viáveis a atividade cardíaca não será visibilizada com embriões entre 2 e 4mm (ISUOG, 2013). O coração é relativamente volumoso e ocupa a posição cranial e ventral. A diferenciação do coração em quatro câmaras se inicia na sexta semana e em seguida surgem as válvulas atrioventriculares. Quando o embrião atinge 6mm, inicia-se a formação dos grandes vasos. O coração é o primeiro órgão a apresentar função, e inicialmente esses movimentos têm controle local, em nível ventricular, com frequência baixa, em torno de 100bpm. Posteriormente, com o desenvolvimento atrial, ocorre aumento para 120 a 130bpm.

Uma gestação normal nessa idade gestacional deve conter um polo embrionário quando o saco gestacional apresenta diâmetro médio de 15mm. Quando o saco gestacional está entre 20 e 30mm, deve conter embrião com atividade cardíaca de pelo menos 75 a 100bpm (Coulam et al., 1996).

O âmnio se torna levemente visível quando o embrião tem um comprimento cefalonádega (CCN) de 2mm e é claramente identificado na sexta semana, sendo normal identificar o âmnio separado da membrana coriônica até a 16ª semana.

A partir da sexta semana a datação se torna mais fidedigna. Uma medida bem feita do CCN no primeiro trimestre de gestação é precisa em 3 a 5 dias, sendo essa a época de escolha (Figura 11.4). No fim do primeiro trimestre, como os movimentos de extensão e flexão do feto dificultam a medida do CCN, a circunferência craniana parece ser o parâmetro mais preciso para a datação (ISUOG, 2013).

SETE SEMANAS

O embrião se torna maior do que a vesícula vitelina, mantendo-se ainda bem próximo desta. Os batimentos cardíacos são obrigatoriamente encontrados. Esboços dos membros começam a ser identificados e movimentos já podem ser visualizados.

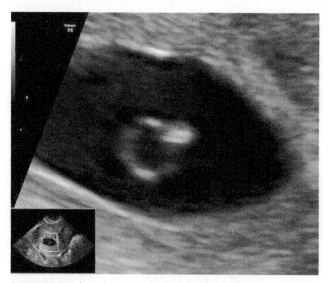

FIGURA 11.3 Polo embrionário de 2mm localizado na parede da vesícula vitelina.

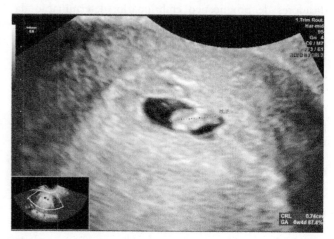

FIGURA 11.4 Medida do comprimento cefalonádega (CCN) na sexta semana.

O saco gestacional se expande e a membrana amniótica contorna todo o embrião, que vai se afastando da vesícula vitelina no decorrer da semana (Figura 11.5). No final da sétima semana já se percebe a flexão do embrião e se distingue claramente o polo cefálico do tronco. No polo cefálico aparece o rombencéfalo, uma estrutura cística que ocupa a fossa posterior (Figura 11.6).

OITO SEMANAS

Na oitava semana se torna possível identificar claramente cabeça, tronco e membros. O rombencéfalo se torna mais evidente. O cório frondoso começa a se diferenciar em cório frondoso e liso (Figura 11.7).

NOVE SEMANAS

Esse período é marcado por grandes transformações do embrião, principalmente por alterações do trato digestório. À ultrassonografia, observa-se a herniação fisiológica, uma pequena massa ecogênica de 5 a 6mm protraindo para o interior do cordão umbilical. O intestino intermediário roda 90 graus no sentido anti-horário e então retorna para o abdome durante a 12ª semana. Ao retornar, ocorre outra ro-

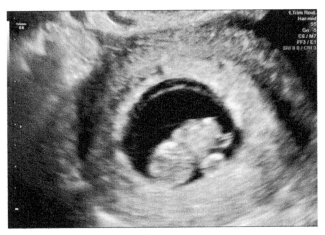

FIGURA 11.7 Embrião na oitava semana.

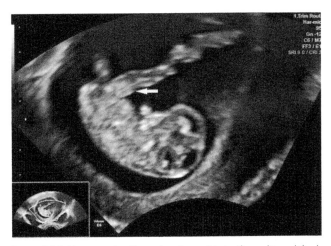

FIGURA 11.8 Herniação fisiológica. Intestino no interior do cordão umbilical.

tação, completando o ciclo rotacional normal do intestino intermediário (Figura 11.8).

No cérebro já é possível identificar telencéfalo, diencéfalo, mesencéfalo e rombencéfalo. A frequência cardíaca do embrião atinge valores máximos, em torno de 175bpm, e a placenta começa a ser identificada.

DEZ SEMANAS

Inicia-se o período fetal. Começam a ser percebidos os núcleos de ossificação. Identificam-se claramente cabeça, tórax, abdome e membros. A face fetal se torna mais definida e braços e pernas bem configurados e flexionados.

ONZE A 14 SEMANAS

Esse período é o mais importante do primeiro trimestre, no qual se pode avaliar a anatomia do feto, diagnosticando precocemente algumas malformações e rastreando aneuploidias.

Cabeça

A ossificação dos ossos do crânio deve ser vista na 11ª semana completa. Tanto o corte coronal como o corte axial devem ser avaliados, e nenhum defeito da calota craniana deve ser

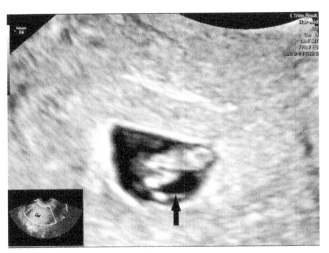

FIGURA 11.5 Membrana amniótica contornando o embrião.

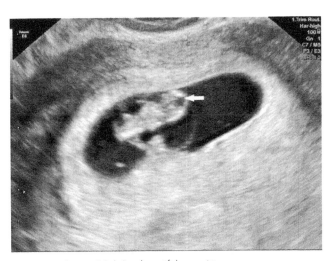

FIGURA 11.6 Rombencéfalo na sétima semana.

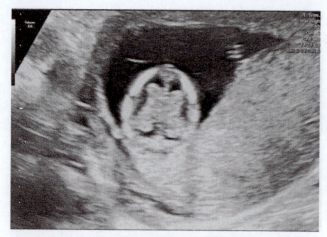

Figura 11.9 Polo cefálico com identificação dos plexos coroides (aspecto de borboleta) e linha média.

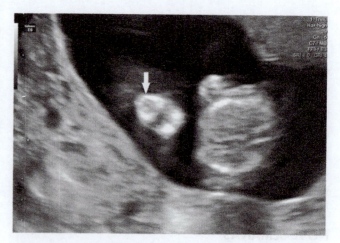

Figura 11.11 Triângulo facial.

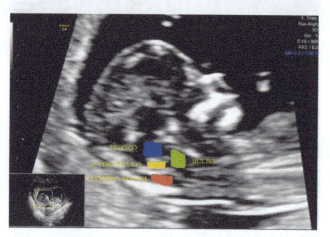

Figura 11.10 Perfil fetal e sistema nervoso central.

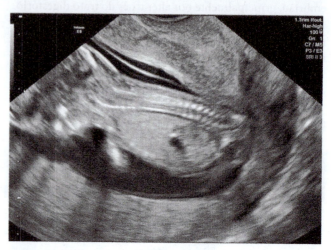

Figura 11.12 Coluna em corte sagital. Observe a integridade da pele.

observado. O cérebro é dominado pelos ventrículos laterais e pelos plexos coroides, que aparecem ecogênicos, simétricos e têm aspecto de borboleta. É possível a identificação da linha média e da foice do cérebro (Figura 11.9). No perfil fetal também é possível a obtenção de muitas informações sobre o sistema nervoso central (Figura 11.10).

Face

Devem ser observadas as órbitas e as lentes. No perfil, avaliam-se o osso nasal, o maxilar e a mandíbula, e no corte coronal, o triângulo facial, bem como os lábios (Figura 11.11).

Pescoço

Além da avaliação da translucência nucal, observam-se também o alinhamento do pescoço com a coluna e a presença de coleções, como higroma cístico.

Coluna

Deve-se fazer a varredura longitudinal, coronal e transversal, atentando para o alinhamento e a pele que cobre a coluna (Figura 11.12). Observam-se os sinais indiretos de defeito aberto do tubo neural.

Tórax

Convém observar a ecogenicidade dos pulmões, verificando se há derrame ou alguma massa cística ou sólida, e atentar para o diafragma e a proporcionalidade do tórax em relação ao abdome (Figura 11.13).

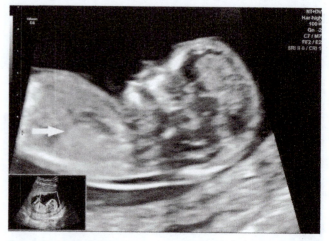

Figura 11.13 O diafragma aparece como uma linha hipoecoica separando o tórax do abdome.

Coração

O coração deverá estar posicionado do lado esquerdo do tórax. É possível observar as quatro câmaras cardíacas e, algumas vezes, os grandes vasos (Figuras 11.14 e 11.15). Para o rastreamento de aneuploidias, procede-se também à avaliação da válvula tricúspide à procura de regurgitação.

Abdome

O estômago e a bexiga correspondem às duas áreas anecoicas presentes no abdome (Figuras 11.16 e 11.17). Os rins aparecem como estruturas hiperecoicas com área central hipoecoica localizadas lateralmente à coluna (Figura 11.18). A parede abdominal deve ser examinada, verificando-se a inserção do cordão umbilical e afastando a presença de onfalocele ou gastrosquise. O ducto venoso deve ser avaliado quanto à presença, ao tipo de onda e ao índice de pulsatilidade.

Membros

Os quatro membros são obrigatoriamente identificados. Os ossos são facilmente visualizados, bem como o posicionamento de mãos e pés. As falanges dos dedos podem ser visíveis, principalmente se o exame for realizado via transvaginal (Figura 11.19).

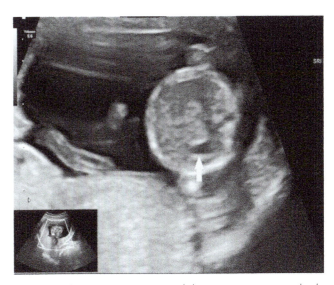

Figura 11.16 Imagem anecoica em abdome superior correspondendo ao estômago.

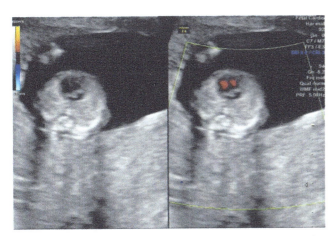

Figura 11.14 Corte de quatro câmaras cardíacas e o fluxo atrioventricular.

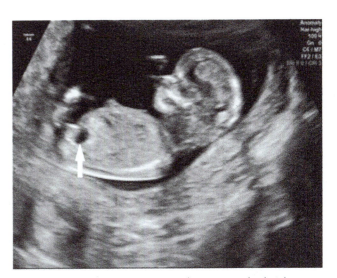

Figura 11.17 Imagem anecoica na pelve correspondendo à bexiga.

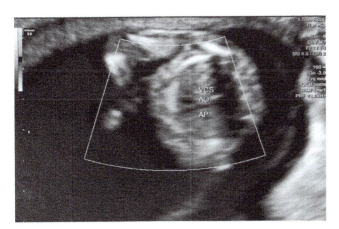

Figura 11.15 Corte dos três vasos. (VCS: veia cava superior; AO: aorta; AP: artéria pulmonar.)

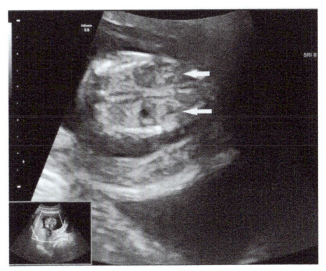

Figura 11.18 Os rins aparecem hiperecoicos com área anecoica central correspondendo à pelve renal.

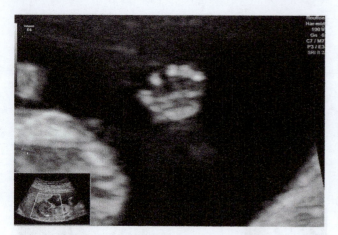

FIGURA 11.19 Mão de feto no primeiro trimestre.

Genitália

O tubérculo genital pode ser avaliado quanto à sua inclinação. Fetos do sexo masculino apresentam o tubérculo inclinado anteriormente em ângulo superior a 60 graus em relação à coluna vertebral (Figura 11.20). Fetos do sexo feminino apresentam inclinação caudal em ângulo inferior a 30 graus (Figura 11.21). Essa avaliação apresenta acurácia de 70% a 90%.

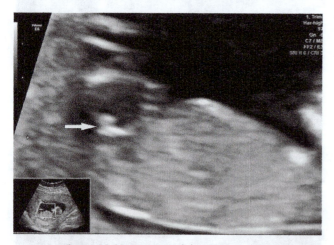

FIGURA 11.20 Broto genital do sexo masculino.

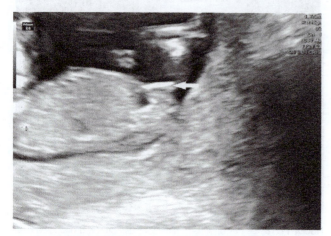

FIGURA 11.21 Broto genital do sexo feminino.

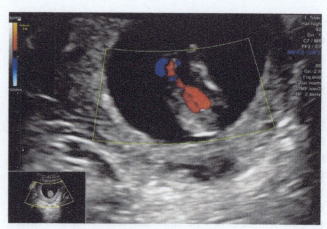

FIGURA 11.22 Artérias do cordão umbilical.

Cordão umbilical

Devem ser observados o número de vasos no cordão umbilical, a inserção do cordão no abdome e a presença de cistos. O uso do Doppler colorido na região paravesical auxilia a identificação das duas artérias do cordão umbilical (Figura 11.22).

PERFIL BIOFÍSICO EMBRIONÁRIO

A correta determinação da idade gestacional é um passo fundamental para o bom seguimento da gravidez, pois promove a avaliação apropriada do desenvolvimento do concepto. Desse modo, contribui para a identificação dos distúrbios de crescimento fetal, bem como para a suspeição das diversas condições que os desencadeiam. Além disso, possibilita melhor programação para o parto e eventuais procedimentos invasivos diagnósticos e terapêuticos durante a gestação.

No primeiro trimestre, a idade gestacional pode ser aferida com margem de erro, em média, de 3 a 5 dias. Para tanto, quando o embrião não é visível, poderá ser usado o diâmetro médio do saco gestacional. Entretanto, a melhor datação da idade gestacional é realizada pelo CCN, com acurácia de 95% em uma margem de erro de até 5 dias (ISUOG, 2013).

As variáveis ultrassonográficas fornecem informações preditivas acerca do prognóstico gestacional, como a avaliação do saco gestacional (SG) e do índice do saco gestacional, os batimentos cardioembrionários, os movimentos embrionários e a vesícula vitelina, além do fluxo do corpo lúteo gravídico, quando associado ao Doppler colorido.

A avaliação dopplervelocimétrica no primeiro trimestre da artéria umbilical fetal, do ducto venoso e da válvula tricúspide, quando alterada, se associa a risco aumentado de aneuploidia fetal. Essas variáveis, somadas à avaliação das artérias uterinas para rastreamento da má adaptação placentária, são consideradas importantes no rastreamento não invasivo do primeiro trimestre, sendo estudadas na ultrassonografia morfológica do primeiro trimestre.

Avaliação do saco gestacional

Primeiro achado ultrassonográfico sugestivo de gravidez, o SG surge entre 4 semanas e 1 dia e 4 semanas e 3 dias com

2 a 3mm de diâmetro, usando-se transdutores vaginais. Em sua avaliação devem ser considerados: implantação, forma, conteúdo, contornos e tamanho.

Sua visualização torna-se possível quando os níveis séricos da subunidade beta da gonadotrofina coriônica humana (β-hCG) estão > 1.000mUI/mL e corresponde, na realidade, à cavidade coriônica. Os ecos circundantes estão relacionados com vilosidades coriônicas e tecidos deciduais adjacentes. O SG tem aspecto regular com implantação na região média/superior do útero (Figuras 11.1 e 11.2). O embrião deve ser visualizado quando o diâmetro médio do SG é de 25mm ou mais.

A presença de SG de contorno irregular (Figura 11.23), a ausência do sinal do "duplo saco decidual", sua forma alongada e a implantação baixa (heterotópica) se associam a péssimo prognóstico gestacional. Na presença de hematoma subcoriônico significativo (> 50%) associado a essas características, podem ser encontrados índices de abortamento superiores a 95%. A identificação ultrassonográfica de SG menor do que o esperado para a idade gestacional ou de crescimento reduzido em exames seriados em gestações de 6 a 9 semanas, mesmo com atividade cardioembrionária presente, está associada a pobre prognóstico gestacional com índices de abortamento espontâneo superiores a 80% (Bromley et al., 1991).

O índice de saco gestacional (ISG) estabelece uma relação entre o diâmetro médio do SG e o comprimento do embrião, calculado pela diferença entre o diâmetro médio do SG (mm) e o CCN (mm), devendo ser utilizado principalmente entre 6 e 9 semanas de gestação. Quando alterado (< 5mm), representa um critério de mau prognóstico gestacional com índices de abortamentos superiores a 90%.

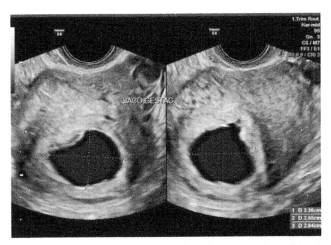

FIGURA 11.23 Saco gestacional irregular (diâmetro médio > 20mm) com ausência de vesícula vitelina – gestação anembrionada.

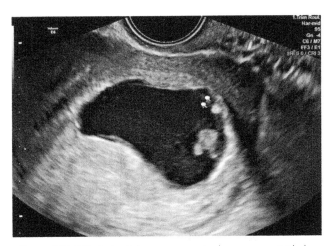

FIGURA 11.24 Vesícula vitelina com aumento de sua ecogenicidade.

Avaliação embrionária

Os batimentos cardioembrionários (BCE) podem ser vistos pela via transvaginal bem precocemente, a partir da quinta semana de gestação. Devem estar presentes quando CCN > 7mm com frequência cardíaca crescente até a nona semana. Antes de 6 semanas a frequência cardíaca é lenta, entre 100 e 115bpm, aumentando gradualmente, por volta da oitava semana, para 140 a 160bpm (Merchiers et al., 1991). A não visualização e o registro do BCE em um embrião com CCN ≥ 7mm são indicativos de inviabilidade embrionária e a presença de frequência cardíaca < 90bpm está associada a índices elevados de perda gestacional (Goldstein et al., 1991; Saywer et al., 2007).

Os movimentos embrionários são observados a partir da oitava semana de gestação. Inicialmente esporádicos e espásticos, tornam-se mais coordenados e regulares com o evoluir da gravidez. A não observação dos movimentos a partir da nona semana está associada a índices elevados de abortamento (Goldstein et al., 1991).

Avaliação da vesícula vitelina

A vesícula vitelina (VV) é a primeira estrutura anatômica identificada no saco gestacional, correspondendo à vesícula secundária, visível por volta da quinta semana ao exame ultrassonográfico transvaginal (Figura 11.2). Em geral, não ultrapassa 6mm. Tem formato esférico com periferia ecogênica bem definida e centro sonotransparente. Sua visualização confirma a gravidez intraútero em oposição ao pseudossaco gestacional, presente na prenhez ectópica.

A não visualização da VV quando o diâmetro médio do saco gestacional for de 20mm ou mais caracteriza uma gestação anembrionada (Sawyer & Jurcovic, 2007) (Figura 11.23). Alterações na forma (alongada), no contorno (irregular), na textura acústica (hiperecogenicidade – Figura 11.24) ou no diâmetro (< 4mm ou > 10mm) podem estar associadas a péssimo prognóstico gestacional com índices elevados de abortamento espontâneo (Sawyer & Jurcovic, 2007).

Avaliação do fluxo do corpo lúteo gravídico

A presença de corpo lúteo gravídico funcionante e suficiente é condição básica para a manutenção da gestação até que a placenta assuma sua função endócrina, o que ocorre em torno da 14ª semana de gestação.

Ao Doppler colorido, o corpo lúteo funcionante exibe anel (colorido) vascular periférico (vasos neoformados) com fluxo sanguíneo de baixa resistência. O índice de resistência

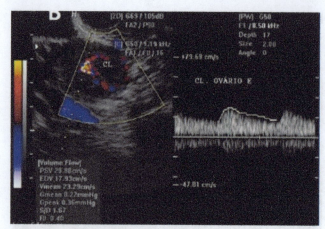

FIGURA 11.25 Corpo lúteo gravídico com fluxo de baixa resistência (normal).

(IR) < 0,50 está relacionado com bom prognóstico gestacional (Figura 11.25). Ao contrário, em gestações com menos de 13 semanas, a ausência do anel vascular periférico ou a presença de fluxo periférico de alta resistência (IR > 0,50) está relacionada com corpo lúteo insuficiente e é associada a taxas elevadas de abortamento.

O aprimoramento da propedêutica fetal e o avanço da tecnologia possibilitaram o acompanhamento precoce das gestações e, por conseguinte, a avaliação do prognóstico gestacional. Com esse intuito, o perfil biofísico embrionário possibilitou a sistematização do estudo da viabilidade e vitalidade da gestação no primeiro trimestre, fornecendo informações precisas para facilitar a prestação de cuidados pré-natais otimizados com os melhores resultados possíveis para a mãe e o feto.

Leitura recomendada

Bromley B, Harlow BL, Laboda LA, Benacerraf BR. Small sac size in the first trimester: a predictor of poor fetal outcome. Radiology 1991; 178:375-7.

Coulam CB, Britten S, Soenksen DM et al. Early (34-56 days from last menstrual period) ultrasonographic measurements in normal pregnancies. Hum Reprod 1996; 11:1771-4.

Goldstein I, Zimmer EA, Tamir A et al.. Evaluation of normal gestational sac growth: appearance of embryonic heartbeat and embryo body movements using the transvaginal technique. Obstet Gynecol 1991; 77:885-8.

ISUOG Practice Guidelines. Performance of first-trimester fetal ultrasound scan. Ultrasound Obstet Gynecol 2013; 41:102-13.

Lindsay DJ, Lovett IS, Lyons EA et al. Yolk sac diameter and shape at endovaginal US: Predictors of pregnancy outcome in the first trimester. Radiology 1992; 195:873.

Merchiers EH, Dhont M, De Sutter PA et al. Predictive value of early embryonic cardiac activity for pregnancy outcome. Am J Obstet Gynecol 1991; 165:11-4.

Sawyer E, Jurkovic D. Ultrassonography in the diagnosis and management of abnormal early pregnancy. Clin Obstet Gynecol 2007; 50:31-54.

Translucência Nucal

Renata Almeida Assunção • Adolfo Liao

INTRODUÇÃO

Em 1866, John Langdon Haydon Down, médico inglês, publicou um estudo no qual 10% das crianças com atraso do desenvolvimento neurológico apresentavam características físicas semelhantes. Dentre as características observadas havia a descrição de face plana e larga, língua comprida e fina, nariz pequeno e deficiência da elasticidade da pele, aparentando ser maior do que o corpo, descrevendo assim o que atualmente é reconhecido por síndrome de Down.

Cerca de 120 anos após essa observação clínica, esses achados foram incorporados à avaliação ultrassonográfica como marcadores biofísicos no rastreamento das aneuploidias.

As aneuploidias são responsáveis por altas taxas de abortamento, óbito fetal intrauterino, mortalidade neonatal e atraso mental na infância. Ademais, anormalidades cromossômicas compatíveis com a vida ocorrem em 0,65% dos recém-nascidos. Consequentemente, testes de rastreamento e procedimentos invasivos para detecção de alterações cromossômicas se tornaram ferramentas aplicadas na rotina pré-natal (ACOG, 2007).

Apesar de a incidência de síndrome de Down ser de 1 em cada 650 a 800 crianças vivas, as crianças com essa síndrome correspondem aproximadamente a 15% das crianças com atraso no desenvolvimento neurológico (Parker et al., 2010). Essas crianças podem apresentar outras comorbidades ao nascimento, como hipotonia, cardiopatias congênitas e obstrução duodenal, o que aumenta a taxa de morbimortalidade perinatal (Kucik et al., 2013).

O primeiro marcador de rastreamento para aneuploidias foi a idade materna. A observação clínica demonstrou maior incidência de crianças com anomalias cromossômicas em mulheres com idade avançada, principalmente acima de 35 anos. Cabe ressaltar que até a década de 1970 apenas 5% das gestantes se encontravam acima dos 35 anos de idade e concentravam 30% dos casos de síndrome de Down, apresentando taxa de detecção de 30% com falso-positivo de 5%. Atualmente, em razão de aspectos culturais, 20% das gestantes se encontram com mais de 35 anos de idade e são responsáveis por 50% dos recém-nascidos com trissomia do 21 (Malone et al., 2005). No entanto, esse método de rastreamento apresenta baixa taxa de detecção, gerando um número elevado de procedimentos invasivos desnecessários.

Na década de 1980, estudos demonstraram que gestantes de fetos aneuploides apresentavam valores alterados de determinadas substâncias bioquímicas. A avaliação foi inicialmente realizada no segundo trimestre com a dosagem da alfafeto-proteína (AFP), subunidade beta da gonadotrofina coriônica humana (β-hCG) e estriol livre (uE3) e, mais recentemente, inibina-A e a proteína plasmática A associada à gestação (PAPP-A), no primeiro trimestre da gravidez. A associação da idade materna ao teste triplo (AFP, uE3 e β-hCG) apresentou sensibilidade de 65% a 70% com taxa de falso-positivo de 5% (Canick et al., 1988; Macri et al., 1990) e no teste quádruplo (AFP, uE3, β-hCG e inibina-A) a sensibilidade foi de 70% a 75% com a mesma taxa de falso-positivo (Wald et al., 2003).

Nesse mesmo período foram incorporados os marcadores ultrassonográficos de segundo trimestre, como presença de edema de nuca, ausência do osso nasal, ausência da falange média do quinto dedo, relação fêmur/pé alterada, entre outros. Apesar do incremento significativo nas taxas de detecção das aneuploidias, a detecção ainda ocorria em fase avançada da gestação.

Até a década de 1980, a determinação do cariótipo fetal nas gestações identificadas como de alto risco para aneuploidias era feita pela amniocentese. No início da década de 1990 foi confirmada a segurança das biópsias de vilo corial realizadas após a 11ª semana de gestação. No entanto, esse procedimento não é isento de risco, podendo ocorrer a perda da gestação em 1% a 2% dos casos (Tabor et al., 2009).

Vislumbrou-se então a perspectiva de antecipar os testes de rastreamento (biofísicos e bioquímicos) para fases mais precoces da gestação, detectando maior número de casos suspeitos e com menos incidência de falso-positivos e de procedimentos invasivos.

No início da década de 1990 foi descrita a associação de anomalias cromossômicas ao acúmulo de fluido na região da nuca fetal entre 11ª e a 14ª semana de gestação. Esse acúmulo de líquido foi denominado translucência nucal (TN). A sensibilidade do rastreamento para trissomia do cromossomo 21, associando a medida da TN nesse período da gravidez e a idade materna, passou a ser de 75% a 80% com taxa de falso--positivo de 5% (Wald et al., 2003). Posteriormente, quando esses achados foram associados aos marcadores bioquímicos (PAPP-A e β-hCG), a sensibilidade alcançou mais de 90% com taxa de falso-positivo de 5% (Kagan et al., 2009).

Os valores da concentração sérica dos biomarcadores são convertidos em múltiplos da mediana (MoM) em relação à idade gestacional. Considera-se como base o valor da normalidade para fetos euploides de 1,0MoM. No entanto, cabe levar em consideração que esses valores são influenciados por peso materno, raça, tipo de concepção (espontânea ou fertilização assistida), tabagismo e idade gestacional, devendo ser preferencialmente obtidos entre a nona e a 10ª semana de gestação.

Nas gestações afetadas pela trissomia do cromossomo 21, a concentração sérica materna da PAPP-A se encontra reduzida pela metade e a da β-hCG elevada duas vezes em relação à gestação euploide. Nas trissomias dos cromossomos 13 e 18, as concentrações séricas de PAPP-A e β-hCG se encontram reduzidas, enquanto nos casos de anormalidade dos cromossomos sexuais a concentração sérica da β-hCG é normal e a de PAPP-A é baixa (Spencer et al., 2000).

Além do papel central que a medida da TN desempenha no rastreamento do primeiro trimestre, vários outros marcadores ultrassonográficos foram descritos: osso nasal (ON), ducto venoso (DV), válvula tricúspide (VT) e avaliação do ângulo da maxila. A associação de idade materna, medida da TN, marcadores bioquímicos e marcadores adicionais ultrassonográficos no primeiro trimestre da gestação apresenta taxa de detecção para aneuploidias de 91% com taxa de falso-positivo de 2,1% (Kagan et al., 2010).

TRANSLUCÊNCIA NUCAL

Translucência nucal é o nome dado à camada de líquido fisiológico presente no tecido celular subcutâneo da região cervical de fetos entre 11 e 13 semanas e 6 dias. Apresenta-se frequentemente aumentada em fetos portadores de doenças cromossômicas, gênicas, diversas anomalias estruturais e anemia (Nicolaides, 2004; Malone et al., 2005). A translucência nucal aumenta com o avançar da gestação (Nicolaides, 2004).

A medida da TN tem sido considerada o marcador mais importante no rastreamento para aneuploidias, principalmente da trissomia do 21. Em estudo publicado em 2001, a TN foi avaliada em 2.169 fetos e 4,9% dos resultados se mostraram acima do 95º percentil para a idade gestacional. O risco calculado para a síndrome de Down, considerando a idade materna, o comprimento cefalonádega (CCN) e a TN, foi ≥ 1:100 em 3,4% e ≥ 1:300 em 7,5% dos casos. A sensibilidade para anomalias cromossômicas foi de 89%, utilizando--se tanto o risco de corte de 1:100 como de 1:300. No grupo com anomalias cromossômicas, 47% das gestantes tinham mais de 35 anos de idade (Brizot et al., 2001).

Em estudo multicêntrico realizado pela Fetal Medicine Foundation para rastreamento das aneuploidias no primeiro trimestre, observou-se que a média da espessura da TN estava 2mm acima da normalidade pareada pelo CCN. Os valores correspondentes para trissomias 18 e 13, triploidia e síndrome de Turner eram 4mm, 2mm, 1,5mm e 7mm, respectivamente.

A trissomia do cromossomo 18 é a segunda aneuploidia mais comum, e a TN associada à idade materna identifica 80% dos casos avaliados entre a 10ª e a 14ª semana de gestação. Utilizando o mesmo método de rastreamento, a sensibilidade para o diagnóstico de trissomia do cromossomo 13 é de 76% para TN isolada e de 80% se associada à idade materna. A TN aumentada pode também estar presente em aproximadamente 80% dos fetos triploides. A TN identifica a maioria dos casos de fetos 45X0 (síndrome de Turner).

No entanto, nas outras anomalias dos cromossomos sexuais – 47XXX, 47XXY e 47XYY – a TN isolada, > 95º percentil, tem sensibilidade de aproximadamente 4% e, se associada à idade materna, aumenta para 10%.

Os fetos com TN aumentada também apresentam chance maior de óbito intrauterino. Dessa maneira, o rastreamento utilizando a TN associada à idade materna para pesquisa desses fetos pode identificar aqueles de pior prognóstico. Assim, quanto maior a TN, pior o prognóstico fetal e maior chance de aneuploidias (Quadro 11.1). O número de fetos com trissomias dos cromossomos 13, 18 e 21 demonstrou ser três vezes maior entre aqueles com TN > 3mm, enquanto nos fetos com TN > 6mm o número foi 36 vezes maior (Quadro 11.1).

Foram descritos alguns mecanismos possivelmente envolvidos no aumento da TN e que muitas vezes podem estar associados, principalmente nos casos de alterações cromossômicas e gênicas, como: deficiência na drenagem linfática em decorrência da diminuição dos movimentos fetais (p. ex., em doenças neuromusculares); cardiopatias levando à insuficiência cardíaca; composição alterada da matriz celular; anormalidade ou atraso no desenvolvimento do sistema linfático; anemia fetal ou hipoproteinemia; aumento da pressão torácica; infecção congênita levando à anemia ou à cardiopatia; e congestão venosa na cabeça e no pescoço em virtude da constrição do corpo fetal em decorrência de banda amniótica, desvio mediastinal por hérnia diafragmática ou tórax estreito em displasias esqueléticas.

Técnica de medida da translucência nucal

A medida da TN deve ser realizada entre 11 e 13 semanas mais 6 dias. Nesse período, o CCN do feto se encontra entre 45 e 84mm. A avaliação ultrassonográfica nesse período promove maior acurácia no registro da idade gestacional, por meio do CCN, na análise da corionicidade placentária nas gestações gemelares e na avaliação pormenorizada da anatomia fetal. O limite máximo correspondente a 13 semanas mais 6 dias pode ser explicado pelos seguintes fatores: maior dificuldade de posicionamento do feto de acordo com a padronização técnica estabelecida, tornando mais difícil a

medida da TN em idade gestacional > 14 semanas; perda da efetividade da medida da TN como marcador para aneuploidias em idade gestacional avançada; e possibilidade de interrupção da gestação de maneira segura, em estágios iniciais da gestação, nos países cuja legislação permite.

A espessura da TN aumenta com a idade gestacional. Em estudo envolvendo 96.127 gestantes, a média e o 95º percentil para o CCN de 45mm foram de 1,2 e 2,1mm, e para o CCN, de 84mm, 1,9mm e 2,7mm respectivamente. Assim, é indispensável a medida do CCN no cálculo de risco para trissomia do 21, sendo necessário ainda um aparelho de ultrassonografia com variação de medida de 0,1mm.

A TN pode ser obtida com sucesso semelhante pelas vias abdominal e transvaginal, embora se consiga melhor reprodutibilidade pela via transvaginal. Como a qualidade da medida da TN é fundamental no programa de rastreamento, a avaliação deve ser realizada por examinador treinado, o qual é considerado apto após a realização de aproximadamente 80 a 100 exames. Todos os examinadores devem receber treinamento sobre a padronização na obtenção da TN, visando à coleta de resultados uniformes. Estudo demonstrou que as variações das medidas intra e interobservadores na avaliação da TN foram inferiores a 0,54 e 0,62mm, respectivamente (Pandya et al., 1995).

Na avaliação, deve-se obter corte sagital com feto em apresentação neutra. A flexão do pescoço pode levar à diminuição da TN de aproximadamente 0,4mm, e a hiperextensão, ao aumento de 0,62mm. A imagem deve ser ampliada até que fiquem na tela apenas a cabeça e a parte superior do tórax. Deve-se ter o cuidado de diferenciar a pele do feto e a membrana amniótica, esperando por um movimento fetal espontâneo e que o feto se distancie da membrana amniótica. O *caliper* (marcador) deve ser posicionado na parte interna da pele e na externa do tecido celular subcutâneo para que seja medido o espaço anecoico entre eles (Figura 11.26). São obtidas, então, várias medidas, sendo a maior utilizada para o cálculo de risco.

A presença de circular cervical durante o exame ocorre em aproximadamente 8% das gestações e pode levar a uma congestão na região distal ao cordão com aumento de até 1 a 2mm na medida da TN, ocasionando resultados falso-positivos.

Quadro 11.1 Medida da translucência nucal e incidência de anomalias cromossômicas

TN (mm)	N	Trissomias			Trissomias N (%)	45, X	47, XXY/ 47, XYY	Poliploidia	Outros
		21	18	13					
3	696	24	8	2	34 (5)	1	3	3	4
4	139	26	5	3	34 (24)	–	–	2	2
5	66	24	8	2	34 (51)	–	–	1	–
6	39	6	9	1	16 (41)	3	–	–	–
7	24	6	10	1	17 (71)	3	–	–	–
8	23	6	6	3	15 (65)	1	–	–	–
9	28	8	5	1	14 (50)	6	–	–	–
Total	1.015	101	51	13	164 (16)	14	3	6	6

TN: medida da translucência nucal; N: número de casos.
Fonte: Pandya et al., 1995.

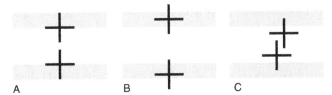

FIGURA 11.26 Posicionamento dos marcadores. **A** Posicionamento adequado. **B** e **C** Posicionamentos incorretos.

A visualização do cordão nem sempre é fácil, já que sua ecogenicidade é semelhante à da TN, sendo muitas vezes necessária a utilização de Doppler colorido para identificá-lo. Quando isso ocorrer, a medida utilizada da TN deverá ser a média das medidas distal e proximal em relação à circular cervical.

Translucência nucal aumentada e cariótipo normal

A TN aumentada com cariótipo normal também aumenta o risco de defeitos estruturais, como cardíacos, esqueléticos e renais, além de alterações gênicas. Estudo realizado com 179 gestações com cariótipo normal e TN > 99º percentil encontrou alterações em 11% dos 162 nascidos vivos acompanhados até os 2 anos de idade, a metade com defeitos cardíacos (Senat et al., 2007).

A TN é importante no diagnóstico de defeitos cardíacos maiores e de grandes artérias, uma vez que 81% desses fetos a apresentam aumentada. Quando a medida da TN está > 95º percentil em fetos sem alterações cromossômicas, sua sensibilidade é de aproximadamente 56% e a especificidade de 94% para detecção de defeitos cardíacos. A especificidade aumenta para 99% quando a medida da TN está > 99º percentil. Assim, a sensibilidade da TN é melhor que a da visualização do corte das quatro câmaras cardíacas entre a 16ª e a 22ª semana de gestação, que é de aproximadamente 26%. Logo, a TN aumentada em fetos sem aneuploidias é indicação para realização de ecocardiografia fetal com especialista.

Gestações gemelares

Nas gestações gemelares, a interpretação das medidas da TN depende da corionicidade placentária. Nas gestações dicoriônicas, a TN apresenta a mesma sensibilidade para trissomia do cromossomo 21 obtida para as gestações únicas, devendo o cálculo de risco ser realizado para cada feto separadamente. Nas gestações monocoriônicas, a especificidade é menor em virtude do maior número de fetos cromossomicamente normais com TN aumentada, exibindo taxas de falso-positivo de até 13%. Nessas gestações, os fetos são cromossomicamente iguais, devendo o cálculo do risco para aneuploidias ser realizado com a média das medidas da TN dos fetos.

No entanto, se apenas um dos fetos apresentar TN aumentada, devem ser pesquisadas outras causas de aumento da TN que não as cromossômicas (Vandecruys et al., 2005). Entre elas se destaca a manifestação precoce da síndrome da transfusão feto-fetal (STFF) com aumento da TN no feto receptor. Em estudo retrospectivo foi observado que 30% das gestações que desenvolveram STFF apresentavam pelo menos um feto com TN aumentada, enquanto naquelas que não desenvolveram STFF apenas 10% das gestações apresentavam pelo menos um feto com TN aumentada (Sebire et al., 2000). A associação entre STFF e TN aumentada pode estar relacionada com uma alteração cardíaca transitória em razão da sobrecarga do feto receptor por hipervolemia. Após o primeiro trimestre, com o desenvolvimento da diurese, haveria então a regressão da TN após a correção da hipervolemia e a redução da sobrecarga cardíaca (Sebire et al., 2000).

Translucência nucal e marcadores bioquímicos maternos

Estudos de rastreamento para aneuploidias demonstraram não haver associação significativa entre a medida da TN e os marcadores bioquímicos de primeiro trimestre (PAPP-A e β-hCG) e, portanto, a associação desses marcadores poderia aumentar a efetividade do rastreamento de aneuploidias. Apesar de a TN ser considerada o marcador mais robusto na detecção das aneuploidias, sabe-se que alguns desses fetos podem apresentar medida normal da TN.

A literatura tem demonstrado que a associação de idade materna, TN e dos biomarcadores no rastreamento para aneuploidias identifica aproximadamente 90% dos fetos afetados com taxa de falso-positivo de 5% (Kagan et al., 2009). Quando são incorporados marcadores biofísicos adicionais, como osso nasal, ducto venoso e fluxo da válvula tricúspide, a taxa de detecção nas pacientes de alto risco, isto é, risco de 1 para 100, seria de 93% a 96% com taxa de falso-positivo de 2,5%. No entanto, o custo, o tempo de exame e a capacitação dos profissionais impedem a realização de todos os marcadores para todas as gestantes, sendo então adotadas estratégias no rastreamento que possibilitem a maior taxa de detecção com melhor custo-benefício.

Inicialmente foi proposto o rastreamento em uma única consulta. O período ideal seria a 12ª semana de gestação, o que possibilitaria a avaliação adequada da morfologia fetal e estaria dentro do período ideal para a biópsia do vilo corial nos casos suspeitos. Nesse momento eram realizados o aconselhamento genético prévio com base na idade materna e em seus antecedentes, a ultrassonografia com mensuração da TN e a coleta de sangue materno para avaliação dos biomarcadores. O material coletado era analisado em equipamentos automatizados que disponibilizavam o resultado em 30 minutos. Após o resultado de cada uma dessas etapas era calculado novo risco para aneuploidias e discutida a realização do cariótipo fetal. A taxa de detecção para trissomia do 21 na 12ª semana de gestação foi de 90% com taxa de falso-positivo de 5%. Esse rastreamento sequencial ficou conhecido como OSCAR (*one stop clinic assessment risk*) (Spencer et al., 2000).

No entanto, como descrito anteriormente, o período ideal para análise dos biomarcadores se situa entre a nona e a 10ª semana de gestação, sendo então proposta uma estratégia de rastreamento sequencial. Na primeira etapa, todas as pacientes coletam material para análise dos biomarcadores entre a nona e a 10ª semana. Na 12ª semana, a gestante retornaria

130 SEÇÃO II ■ PROPEDÊUTICA FETAL E MULTIDISCIPLINARIDADE

para ser submetida à ultrassonografia para mensuração da TN e análise dos marcadores biofísicos adicionais. Após a adoção dessa estratégia, a taxa de detecção passou para 93% a 94%. No entanto, as pacientes teriam de comparecer em dois momentos diferentes, o que pode reduzir a aderência ao rastreamento (Wright et al., 2010).

Outra proposta consistiu em calcular, em um primeiro momento, o risco para aneuploidias utilizando a idade materna, a TN e o fluxo da válvula tricúspide ou do ducto venoso. As pacientes de risco intermediário, isto é, entre 1:51 e 1:1.000 (aproximadamente 20% das gestantes), eram encaminhadas para avaliação dos biomarcadores. As pacientes com novo risco calculado acima de 1:100 seriam encaminhadas para a realização do cariótipo fetal. A taxa de detecção foi de 89% para trissomia do 21 com taxa de falso-positivo de 3%. A vantagem da realização da ultrassonografia antes do teste bioquímico seria a diminuição dos custos, pois somente 20% das gestantes realizariam o teste bioquímico (Nicolaides, 2011).

Outra estratégia seria a avaliação do risco para aneuploidias utilizando inicialmente a idade materna e os marcadores bioquímicos. As pacientes de risco intermediário seriam selecionadas para avaliação da TN. Assim, nesse modelo, apenas 20% a 40% das gestantes se submeteriam à ultrassonografia. A taxa de detecção por essa estratégia foi de 80% a 90% com taxa de falso-positivo de 4% a 6%. Apesar de mais simples, ainda exigia a determinação pela ultrassonografia do CCN para conversão dos valores dos biomarcadores em MoM. Além disso, a taxa de detecção é baixa e a avaliação da morfologia fetal deixaria de ser realizada.

Embora os modelos de rastreamento sejam fundamentados na detecção de síndrome de Down, eles são capazes de detectar aproximadamente 75% dos fetos com trissomias dos cromossomos 13 e 18. Essas três aneuploidias são as mais prevalentes e estão associadas a idade materna avançada, TN aumentada e valores reduzidos da PAPP-A. No entanto, a β-hCG se encontra reduzida nos fetos com trissomias do 18 e do 13.

Uma revisão sobre os marcadores de primeiro trimestre para rastreamento da síndrome de Down incluiu estudos com mais de 10.000 gestantes e observou uma taxa de detecção de 75% a 93% (Quadro 11.2).

QUADRO 11.2 Estudos sobre a efetividade da TN ou rastreamento combinado (TN + PAPP-A + β-hCG) entre 11 e 13 semanas mais 6 dias para detecção da síndrome de Down

Referência	N	IM + TN		IM + TN + β-hCG + PAPP-A	
		TD (%)	FP (%)	TD (%)	FP (%)
Snijders et al., 1998	96.127	71,8	4,4	–	–
Zoppi et al., 2001	10.111	81,3	5,1	–	–
Gasiorek-Wiens et al., 2001	21.959	82,9	8,0	–	–
Crossley et al., 2002	17.229	54,	5,0	82,0	5,0
Jacques et al., 2007	16.003	–	–	90,5	3,9
Wald et al., 2003	47.053	–	–	83,0	5,0
Spencer et al., 2003	15.030	76,0	5,0	92,0	5,2
Malone et al., 2005	38.167	80,4	8,4	86,0	5,6
Monni et al., 2005	16.654	75,0	5,1	–	–
Avgidou et al., 2005	30.564	81,6	5,0	90,3	5,0
Saltvedt et al., 2005	16.577	71,0	3,5	–	–
MacRae et al., 2008	18.965	70,3	3,2	–	–
Okun et al., 2008	14.487	–	–	83,9	4,0
Kagan et al., 2009	19.614	82	5,3	93,0	5,3
Schaelike et al., 2009	10.668	55,9	5,2	88,1	4,9
Sahota et al., 2010	10.854	69,0	5,0	88,0	5,0
Conner et al., 2012	20.710	75,0	5,9	88,0	6,0
Yeo et al., 2012	12.585	67,7	5,0	87,1	5,1
Ghaffari et al., 2012	13.706	–	–	93,8	4,8
Peuhkurinen et al., 2013	27.144	65,8	5,0	75,0	4,7
Berktold et al., 2013	14.862	69,3	3,6	85,1	4,7
Total	489.069	54,0 a 82,9	3,2 a 8,4	75 a 93,8	3,9 a 6,0

IM: idade materna; TN: translucência nucal; FP: falso-positivo; TD: taxa de detecção; PAPP-A: proteína plasmática A associada à gestação; β-hCG: subunidade β da gonadotrofina coriônica humana.
Fonte: Hyett et al., 2014.

Leitura recomendada

American College of Obstetricians and Gynecologists. ACOG Practice Bulletin No. 88, December 2007. Invasive prenatal testing for aneuploidy. Obstet Gynecol 2007; 110:1459-67.

Brizot M, Carvalho M, Liao A, Reis N, Armbruster-Moraes E, Zugaib M. First-trimester screening for chromosomal abnormalities by fetal nuchal translucency in a Brazilian population. Ultrasound Obstet Gynecol 2001; 18:652-5.

Canick JA, Knight GJ, Palomaki GE, Haddow JE, Cuckle HS, Wald NJ. Low second trimester maternal serum unconjugated oestriol in pregnancies with Down's syndrome. Br J Obstet Gynaecol 1988; 95:330-3.

Hyett J, Mogra R, Sonek J. First trimester ultrasound assessment for fetal aneuploidy. Clin Obstet Gynecol 2014; 57:142-58.

Kagan KO, Etchegaray A, Zhou Y, Wright D, Nicolaides KH. Prospective validation of first-trimester combined screening for trisomy 21. Ultrasound Obstet Gynecol 2009; 34:14-8.

Kagan KO, Staboulidou I, Cruz J, Wright D, Nicolaides KH. Two-stage first-trimester screening for trisomy 21 by ultrasound assessment and biochemical testing. Ultrasound Obstet Gynecol 2010; 36:542-7.

Kucik JE, Shin M, Siffel C, Marengo L, Correa A, Collaborative CAMPaS. Trends in survival among children with Down syndrome in 10 regions of the United States. Pediatrics 2013; 131:e27-36.

Macri JN, Kasturi RV, Krantz DA et al. Maternal serum Down syndrome screening: free beta-protein is a more effective marker than human chorionic gonadotropin. Am J Obstet Gynecol 1990; 163: 1248-53.

Malone FD, Canick JA, Ball RH, et al. First-trimester or second-trimester screening, or both, for Down's syndrome. N Engl J Med 2005; 353: 2001-11.

Nicolaides KH. Nuchal translucency and other first-trimester sonographic markers of chromosomal abnormalities. Am J Obstet Gynecol 2004; 191:45-67.

Nicolaides KH. Screening for fetal aneuploidies at 11 to 13 weeks. Prenat Diagn 2011; 31(1):7-15.

Pandya PP, Altman DG, Brizot ML, Pettersen H, Nicolaides KH. Repeatability of measurement of fetal nuchal translucency thickness. Ultrasound Obstet Gynecol 1995; 5(5):334-7.

Parker SE, Mai CT, Canfield MA et al. Updated National Birth Prevalence estimates for selected birth defects in the United States, 2004-2006. Birth Defects Res A Clin Mol Teratol 2010; 88:1008-16.

Sebire NJ, Souka A, Skentou H, Geerts L, Nicolaides KH. Early prediction of severe twin-to-twin transfusion syndrome. Hum Reprod 2000; 15:2008-10.

Senat MV, Bussières L, Couderc S et al. Long-term outcome of children born after a first-trimester measurement of nuchal translucency at the 99th percentile or greater with normal karyotype: a prospective study. Am J Obstet Gynecol 2007; 196:53.e1-6.

Spencer K, Liao A, Skentou H, Cicero S, Nicolaides K. Screening for triploidy by fetal nuchal translucency and maternal serum free beta-hCG and PAPP-A at 10-14 weeks of gestation. Prenatal Diagnosis 2000; 20:495-9.

Spencer K, Spencer CE, Power M, Moakes A, Nicolaides KH. One stop clinic for assessment of risk for fetal anomalies: a report of the first year of prospective screening for chromosomal anomalies in the first trimester. BJOG 2000; 107:1271-5.

Tabor A, Vestergaard CH, Lidegaard Ø. Fetal loss rate after chorionic villus sampling and amniocentesis: an 11-year national registry study. Ultrasound Obstet Gynecol 2009; 34:19-24.

Vandecruys H, Faiola S, Auer M, Sebire N, Nicolaides KH. Screening for trisomy 21 in monochorionic twins by measurement of fetal nuchal translucency thickness. Ultrasound Obstet Gynecol 2005; 25:551-3.

Wald NJ, Huttly WJ, Hackshaw AK. Antenatal screening for Down's syndrome with the quadruple test. Lancet 2003; 361(9360):835-6.

Wald NJ, Rodeck C, Hackshaw AK, Walters J, Chitty L, Mackinson AM. First and second trimester antenatal screening for Down's syndrome: the results of the Serum, Urine and Ultrasound Screening Study (SURUSS). J Med Screen 2003; 10:56-104.

Wright D, Spencer K, Kagan KK et al. First-trimester combined screening for trisomy 21 at 7-14 weeks' gestation. Ultrasound Obstet Gynecol 2010; 36:404-11.

Marcadores Ultrassonográficos Adicionais

Adriana Acácia Araújo Lima de Alencar
Ana de Fátima de Azevedo Ferreira • Thayse Araújo Luz

PARTE C

INTRODUÇÃO

O rastreamento das aneuploidias vem apresentando grandes avanços nas últimas décadas. Em 1866, Langdon Down observou que a pele dos indivíduos com trissomia do cromossomo 21 parecia excessiva para o corpo. Em 1876, Fraser & Mitchell publicaram relato sobre a associação entre trissomia do 21 e idade materna avançada. Na década de 1970, quando foram introduzidas as técnicas de laboratório para determinação do cariótipo, começou a ser estudado o rastreamento das aneuploidias.

Inicialmente, o rastreamento era fundamentado na idade materna. As mulheres de 37 anos ou mais eram consideradas de alto risco e lhes era oferecida a amniocentese. Esse grupo constituía 5% das mulheres grávidas e contribuía com 30% dos fetos com trissomia do cromossomo 21. Na década de 1980 foi introduzida a bioquímica de segundo trimestre, que

analisava produtos fetoplacentários na circulação materna, como alfafetoproteína (AFP), estriol livre (uE3) e subunidade β da gonadotrofina coriônica humana (β-hCG). A partir da década de 1990 a ultrassonografia começou a fazer parte do rastreamento, utilizando inicialmente a translucência nucal (TN) como seu principal marcador.

Novos marcadores ultrassonográficos foram desenvolvidos ao longo desses anos, melhorando a eficácia do rastreio. Atualmente, a pesquisa de DNA fetal no sangue periférico materno representa uma grande promessa, oferecendo um rastreamento eficaz de cromossomopatia e reduzindo os testes invasivos e consequentemente a perda gestacional.

FREQUÊNCIA CARDÍACA FETAL (FCF)

A FCF pode ser utilizada no rastreamento de cromossomopatias. Sabe-se que a FCF decresce de 170bpm na 10ª semana

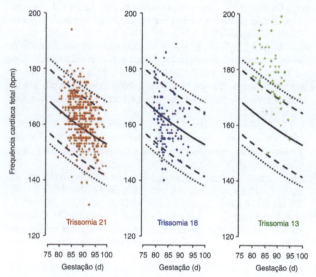

FIGURA 11.27 Gráficos da distribuição da frequência cardíaca em fetos com trissomias do 21, 18 e 13.

para 150bpm na 14ª semana. Em fetos com trissomias dos cromossomos 13 e 21 e síndrome de Turner, a média da FCF é pouco aumentada em relação à de fetos cromossomicamente normais, enquanto nos fetos com trissomia do cromossomo 18 e triploides a média da FCF é menor do que em fetos normais (Hyett et al., 1996). A FCF tem pequeno impacto na detecção de trissomia do 21, mas é de grande valia na diferenciação entre a trissomia do 18 e a do 13, sendo o marcador de obtenção mais simples (Figura 11.27).

OSSO NASAL (ON)

A avaliação ultrassonográfica do ON fetal melhora o rastreamento das cromossomopatias. Os ON são dois pequenos ossos oblongos que variam de tamanho e forma de acordo com o indivíduo. Estão dispostos lado a lado nas porções média e superior da face e formam, com sua união, a "ponte" do nariz. Iniciam seu desenvolvimento por volta da sexta semana de gestação, resultando de coleções de células da crista neural, e se tornam ossificados mediante o processo de ossificação intramembranosa (Goncalves et al., 2004).

Estima-se que fetos sem ON têm probabilidade 150 vezes maior de serem portadores de trissomia 21 quando comparados com fetos normais. No exame ecográfico do primeiro trimestre de gestação, o ON pode não ser visualizado devido a uma hipoplasia ou atraso em sua calcificação. Isso ocorre em 2% a 3% dos fetos cromossomicamente normais e em 60% a 70% dos fetos com trissomia do 21 (Cicero et al., 2001). O predomínio da ausência do ON é determinado pela incidência de síndrome de Down na população em estudo, bem como pela idade gestacional em que se examina, uma vez que há crescimento linear do ON ao longo da gestação (Ville, 2006).

Diversos estudos têm mostrado a associação entre a ausência do ON entre 11 semanas e 13 semanas mais 6 dias e a trissomia do 21. Foi demonstrado que a avaliação associada de ON, fluxo do ducto venoso e medida da TN em fetos com alto risco de anormalidades cromossômicas tem o potencial de aumentar a sensibilidade do rastreamento para trissomia do 21 em 2% a 4% ou reduzir pela metade a taxa de falso-positivo (Lopes et al., 2008).

O corte/plano mediossagital do feto necessita ser obtido. O plano de aquisição da imagem para observação do ON é o mesmo utilizado tecnicamente na medida da TN e do comprimento cefalonádegas (CCN). Uma rotação de 10 graus do plano mediano (sagital) impede a visualização da ponta do nariz e faz surgir o osso zigomático como uma estrutura ecogênica entre o ON (acima) e a parte anterior do maxilar inferior (abaixo). Com rotação de cerca de 15 graus a partir da linha mediana, o ON deixa de ser visualizado e há alargamento do osso zigomático posteriormente (Figura 11.28) (Kagan et al., 2009).

O estudo ecográfico do ON exige técnica rigorosa para que o resultado seja confiável e incluído no rastreamento de cromossomopatias, principalmente da síndrome de Down. Critérios foram determinados pela Fetal Medicine Foundation (Nicolaides et al., 2007) para avaliação correta do ON (Quadro 11.3).

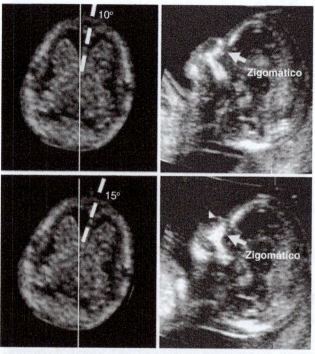

FIGURA 11.28 Rotação de 10 e 15 graus da linha média, alterando a visualização adequada do osso nasal (Kagan et al., 2009).

QUADRO 11.3 Critérios para avaliação do osso nasal segundo a Fetal Medicine Foundation

CCN entre 45 e 84mm
Magnificação da imagem (cabeça e porção superior do tórax ocupando a tela)
Corte sagital do perfil fetal
Transdutor paralelo ao osso nasal e sonda gentilmente inclinada para varredura de um lado a outro do nariz fetal

CCN: comprimento cefalonádega.
Fonte: Nicolaides et al., 2007.

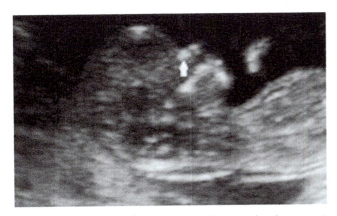

FIGURA 11.29 Pontos de referência do nariz (osso nasal, pele e extremidade) devem estar presentes com o correto posicionamento da face fetal para mensuração adequada.

Quando todos esses critérios forem preenchidos, três linhas distintas deverão ser visualizadas no nariz fetal: a linha superior representa a pele; a inferior, que é mais grossa e mais ecogênica que a pele acima, representa o ON; e uma terceira linha na frente do osso, porém mais apical, representa a ponta do nariz (Figura 11.29).

O ON é considerado presente quando mais ecogênico que a pele acima e ausente quando a ecogenicidade é a mesma ou quando o osso não é visualizado.

O ON ausente é mais comum quando a gestação se encontra na 11ª semana do que na 13ª, quando a TN está aumentada e em afrodescendentes. É considerado ausente em 1% a 3% dos fetos euploides, 60% dos fetos com trissomia do 21, 50% dos fetos com trissomia do 18 e 40% dos fetos com trissomia do 13 (Sonek et al., 2006).

É necessário melhorar a padronização da metodologia para determinar se imagem menos ecogênica e mais fina que a pele pode ser classificada como ON ausente ou definida como subtipo de osso presente, criando uma nova classificação, como, por exemplo, presente e fino durante o primeiro trimestre. Isso se explica pela grande dificuldade em diferenciar ecograficamente cartilagem isoladamente e associada a algum grau de ossificação no primeiro trimestre de gestação. Assim, a conclusão de que a presença de uma linha fina e ecogênica representa o ON é subjetiva. Por isso, talvez seja mais prudente considerar o diagnóstico de ON ausente diante da ausência completa de sua imagem ultrassonográfica (Mazzoni Júnior et al., 2006).

DUCTO VENOSO (DV)

O DV é um pequeno vaso que aparece no embrião humano em torno do 30º dia de gestação ou com 6,5mm de CCN. Nesse momento, a drenagem sanguínea da placenta, que até então era feita através de duas veias umbilicais, passa a ser realizada apenas pela veia umbilical esquerda com regressão da direita. Esse vaso é uma pequena veia que apresenta uma entrada estreita, ligando o seio umbilical às veias hepáticas e à veia cava inferior, logo abaixo da entrada no átrio direito. O DV continua seu desenvolvimento a partir do final do período embrionário até o termo, crescendo linearmente cerca de 10 vezes tanto em comprimento como em diâmetro. No termo, costuma ter aproximadamente 2cm de comprimento por 2mm de diâmetro.

O DV direciona o sangue oxigenado, oriundo da placenta, para o átrio direito e através do forame oval ganha o átrio esquerdo e em seguida a circulação sistêmica. Com isso garante um sangue rico em oxigênio para os órgãos nobres, como cérebro, suprarrenais e coração fetal. Acredita-se que aproximadamente 80% do sangue oxigenado proveniente da placenta sejam desviados do fígado e direcionados ao coração.

A distinção do DV em relação aos vasos adjacentes é facilitada pelo Doppler colorido em virtude do efeito *aliasing*, que consiste no turbilhonamento do sangue que ocorre por causa da alta velocidade do fluxo em um vaso de pequeno calibre.

O padrão de fluxo no DV é anterógrado e depende da pressão no átrio direito, uma vez que a pressão na veia umbilical é constante. Assim, logo após a contração atrial, o átrio direito relaxa e com isso a pressão cai, gerando um fluxo elevado; com o enchimento atrial a pressão no átrio direito volta a se elevar e o fluxo no DV começa a diminuir. Tudo isso ocorre durante a sístole ventricular, gerando a primeira onda do DV, chamada de onda "S". Com a abertura da válvula atrioventricular direita a pressão no átrio direito volta a cair e o fluxo no DV volta a subir, gerando a segunda onda do DV, que ocorre durante a diástole ventricular, chamada de onda "D". Para completar o enchimento ventricular ocorre então a contração atrial, gerando a pressão atrial máxima, levando à velocidade mais baixa no DV durante todo o ciclo cardíaco, chamada de onda "a" (Figura 11.30). Esse espectro de onda só é encontrado no DV, não sendo observado nos outros vasos precordiais. Acredita-se que seja decorrente do gradiente de pressão entre a veia umbilical e o átrio direito.

O reconhecimento de alterações na onda de velocidade do fluxo venoso tem por objetivo o diagnóstico dos desvios inerentes ao desenvolvimento fetal adequado, como a

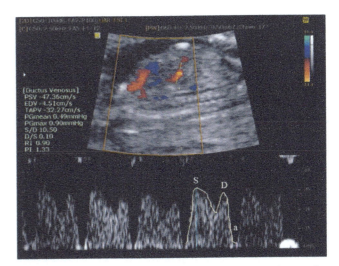

FIGURA 11.30 Dopplervelocimetria do ducto venoso mostrando as ondas "S", "D" e "a" em um exame normal. Em caso de função cardíaca normal, a onda "a" é positiva.

134 SEÇÃO II ■ PROPEDÊUTICA FETAL E MULTIDISCIPLINARIDADE

manifestação precoce do comprometimento do miocárdio, que altera o risco fetal ao longo do desenvolvimento gestacional, traduzido pelo desequilíbrio hemodinâmico fetal. A anormalidade do fluxo durante a contração atrial (onda a) parece prevalecer como imagem mais precoce de comprometimento cardíaco tanto na identificação de anomalias cromossômicas como de falência cardíaca precoce (Gollo et al., 2008).

Estudos associaram as alterações nas ondas de velocidade de fluxo no DV em fetos entre a 10ª e a 14ª semana com alterações cromossômicas e TN aumentada. Observou-se ausência ou fluxo reverso no DV durante a contração atrial. Em pequena porcentagem de fetos geneticamente normais (3,1%) e com TN aumentada, esse detalhe também foi visto, porém esses fetos apresentavam algum defeito cardíaco. Esse achado é concordante com dados de outros autores, demonstrando que grande proporção de fetos com ou sem anomalias cromossômicas, mas com TN aumentada, apresenta anomalias cardíacas ou de grandes vasos.

In vivo, evidências de falência cardíaca estão relacionadas com alterações na onda de velocidade de fluxo do DV. Assim, sua avaliação pode ser útil no rastreamento de anormalidades cardíacas, combinando idade materna e TN aumentada em gestações entre a 10ª e a 14ª semana. Os critérios para avaliação do DV estão resumidos no Quadro 11.4.

A análise qualitativa do fluxo sanguíneo pelo DV é fundamentada na aparência da onda "a": quando positiva ou zero, é considerada normal, e fluxo reverso é considerado anormal. A onda "a" reversa está associada a risco aumentado de cromossomopatias, defeitos cardíacos e morte fetal e é encontrada em aproximadamente 4% dos fetos euploides. No entanto, a gravidez é normal em cerca de 80% dos casos de onda "a" reversa, a qual é mais comumente encontrada na 11ª do que na 13ª semana de gestação, quando a TN está aumentada, quando a PAPP-A está baixa e quando a mãe é afrodescendente. A onda "a" reversa pode ser encontrada em 3% dos fetos euploides,

em 65% dos fetos com trissomia do 21, em 55% dos fetos com trissomia do 18 e em 55% dos fetos com trissomia do 13.

Atualmente, para o rastreio de aneuploidias no primeiro trimestre tem sido utilizado ainda o índice de pulsatilidade (IP) do DV, que aumenta a taxa de detecção para 95% e diminui a de falso-positivos para 2,5%. Como alternativa, a combinação de TN com o IP do DV tem o mesmo desempenho do rastreamento com a combinação de TN com bioquímica sérica (Maiz et al., 2012).

A prevalência de defeitos cardíacos maiores em fetos euploides é de aproximadamente 4 em 1.000 nascimentos. Esse risco aumenta se a TN estiver aumentada. Quando a onda "a" é reversa, é obrigatório o estudo minucioso do coração fetal, e um ecocardiograma deve ser oferecido à paciente. Além disso, devem ser monitorados o crescimento fetal e o IP da artéria uterina.

ÂNGULO FACIAL FRONTOMAXILAR (AFF)

A face plana, característica da trissomia do cromossomo 21, começou a ser quantificada pela medida do ângulo frontomaxilar. Tanto no primeiro como no segundo trimestre, observou-se que fetos com trissomia do cromossomo 21 apresentam ângulo frontomaxilar mais amplo que os fetos euploides (Sonek et al., 2007; Borenstein et al., 2008). Os critérios para avaliação do AFF estão resumidos no Quadro 11.5. A medida do ângulo facial deve ser feita a partir de uma linha demarcada na superfície superior do palato e de outra que atravessa o bordo superior anterior da maxila, estendendo-se até a superfície externa da testa (que é representada pelos ossos frontais ou uma linha ecogênica abaixo da pele, a sutura metópica, que habitualmente é aberta nessa idade gestacional) (Figura 11.31).

Em fetos euploides, a medida do ângulo facial diminui com o aumento da idade gestacional. A média do AFF com o CCN de 45mm é de 83,5 graus e com o CCN de 84mm, 76,4 graus. Entre os fetos com aneuploidias, aproximadamente 50% apresentam o ângulo facial maior (> 95º percentil) (Borenstein et al., 2008). Pequenas variações raciais têm sido observadas, mas não parecem ter efeito significativo.

REGURGITAÇÃO TRICÚSPIDE (RT)

O coração fetal vem sendo cada vez mais precocemente estudado em virtude da estreita relação existente entre anomalias cromossômicas e malformações cardíacas. Foi observada uma

---

QUADRO 11.4 Critérios para avaliação do ducto venoso (Fetal Medicine Foundation)

CCN entre 45 e 84mm
Feto não pode estar em movimento
Magnificação da imagem deve ser suficiente para que somente o tórax e o abdome fetal ocupem toda a tela
Corte sagital apropriado
Utlizar o Doppler colorido para identificar veia umbilical, ducto venoso e coração fetal
Volume de amostra do Doppler pulsátil pequeno (0,5 a 1,0mm) para evitar contaminação com vasos adjacentes e posicionado na área de *aliasing*
Ângulo de insonação < 30 graus
Filtro calibrado com frequência baixa (50 a 70Hz) para possibilitar a visualização de toda a onda
Velocidade da onda (*sweep speed*) alta (2 a 3cm) para a onda de fluxo estar amplamente estendida para melhor avaliação da onda "a"

CCN: comprimento cefalonádega.

QUADRO 11.5 Critérios para avaliação do ângulo facial frontomaxilar (Fetal Medicine Foundation)

CCN entre 45 e 84mm
Magnificação da imagem (cabeça e porção superior do tórax ocupando a tela)
Corte sagital do perfil fetal (o plano sagital médio exato é definido pela presença da ponta do nariz, palato retangular anteriormente, diencéfalo translúcido no centro e membrana da nuca posteriormente)
Feto deverá estar em posição neutra (evitando hiperextensão e/ou flexão da cabeça)

CNN: comprimento cefalonádega.

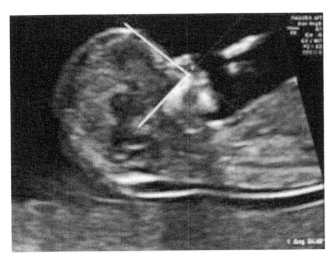

FIGURA 11.31 Demonstração da medida do ângulo facial frontomaxilar em feto euploide.

associação entre a regurgitação da válvula tricúspide (mesmo na ausência de outros achados cardíacos) e o aumento da prevalência de defeitos cromossômicos. Os critérios para avaliação da válvula tricúspide se encontram no Quadro 11.6. O coração fetal deve se encontrar magnificado e no corte de quatro câmaras (Figura 11.32).

QUADRO 11.6 Critérios para avaliação da regurgitação tricúspide (Fetal Medicine Foundation)

Feto imóvel com CCN entre 45 e 84mm
Magnificação da imagem com tórax fetal em toda a tela e coração no corte de quatro câmaras e posição apical
Ângulo entre amostra e septo interventricular < 30 graus
Tamanho do volume da amostra entre 2 e 3mm, abrangendo acima e abaixo da válvula tricúspide
Avaliar em três posições diferentes ao longo da válvula

CNN: comprimento cefalonádega.

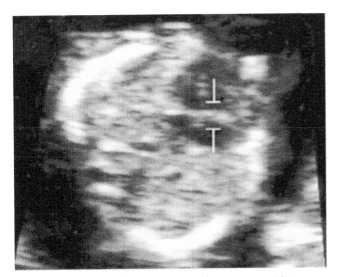

FIGURA 11.32 Imagem de quatro câmaras do coração na 12ª semana de gestação. O volume de amostra Doppler está posicionado através da válvula tricúspide.

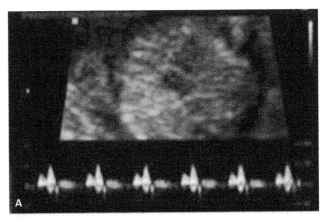

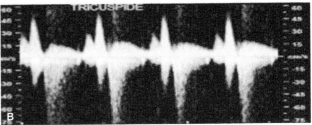

FIGURA 11.33A Feto na 13ª semana de gestação sem regurgitação da tricúspide. **B** Feto com regurgitação tricúspide.

O fluxo tricúspide é diastólico e bifásico com o pico de fluxo anterógrado após a abertura da válvula representando o enchimento passivo ventricular (onda "E") seguido da onda "A", que reflete a passagem do sangue pela válvula durante a contração atrial. Caracteriza-se como regurgitação da tricúspide quando o pico do fluxo reverso atinge velocidade > 60cm/s e permanece alterado por aproximadamente metade da duração da sístole (Figura 11.33).

A regurgitação tricúspide pode ser encontrada em 2% a 3% dos fetos euploides e em 60% a 70% dos com trissomia do cromossomo 21. A prevalência da regurgitação da tricúspide cresce com o aumento da espessura da TN e na presença de defeitos cardíacos, mas diminui com o avançar da gravidez (Falcon et al., 2006).

ARTÉRIA HEPÁTICA (AH)

O fígado fetal é um órgão vital com atividades metabólicas e hematopoéticas. Mais de 90% do fornecimento de sangue para o fígado vêm do cordão umbilical e da veia porta e menos de 10% vêm diretamente da AH, que é um ramo do tronco celíaco e este um ramo da aorta descendente (Figura 11.34).

Em estado de hipoxemia, o feto aumenta a fração de sangue na veia umbilical desviado para o coração através do DV com consequente diminuição do fornecimento de sangue para o fígado. Essa perfusão reduzida leva o fígado a acumular localmente adenosina que, por sua vez, atua diretamente na artéria hepática para causar vasodilatação e consequente aumento compensatório no fornecimento de sangue para esse órgão. Os critérios para avaliação da AH estão resumidos no Quadro 11.7.

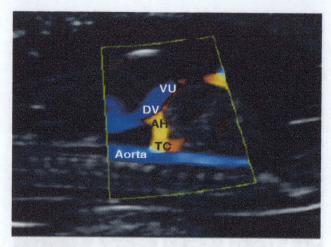

FIGURA 11.34 Corte mediossagital do tórax evidenciando veia umbilical (VU), ducto venoso (DV), artéria hepática (AH), tronco celíaco (TC) e aorta descendente.

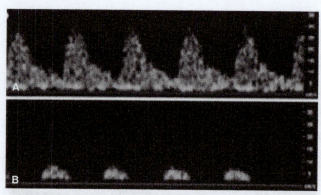

FIGURA 11.35 Velocidade do pico sistólico na artéria hepática de feto com trissomia do 21 (**A**) muito maior que no feto euploide (**B**).

QUADRO 11.7 Critérios para avaliação da artéria hepática (Fetal Medicine Foundation)

Feto imóvel (aferição durante a quiescência fetal)
Magnificação da imagem (tórax e abdome na tela)
Corte mediossagital ventral (visualizando veia umbilical, ducto venoso, aorta descendente e artéria hepática)
Tamanho da amostra = 2mm (posicionada de modo a incluir o ducto venoso e a artéria hepática para assegurar que seja incluído apenas esse vaso e não o tronco celíaco). Posteriormente reduzir o tamanho da amostra para 1mm para selecionar apenas a artéria hepática
Ângulo de insonação até 30 graus
Frequência elevada (120Hz) para evitar a contaminação de veias adjacentes
Velocidade de varredura elevada (2 a 3cm/s) para amplificar as ondas

Fetos entre a 11ª e a 13ª semana com trissomia do cromossomo 21 apresentam fluxo maior na AH. Aproximadamente 80% dos fetos com trissomia do cromossomo 21 têm velocidade de pico sistólico (VPS) alta e IP baixos (Nicolaides et al., 2011) (Figura 11.35).

O aumento do fluxo da AH é sugestivo de elevação do número de arteríolas ou vasodilatação, que tanto pode ser causa como consequência do aumento da atividade hepática hematopoética. Os fetos com trissomia do cromossomo 21 apresentam frequência elevada de leucemia aguda megacarioblástica no início da infância. Um mecanismo alternativo para o aumento no fluxo da artéria hepática na trissomia do cromossomo 21 é a resposta compensatória à hipoxemia (Bilardo et al., 2011).

O estudo da AH é útil para o rastreamento de aneuploidia no primeiro trimestre, porém são necessários mais estudos para melhor avaliação do desempenho desse marcador na trissomia do cromossomo 21.

Leitura recomendada

Bilardo CM, Timmerman E, Robles de Medina PG et al. Low-resistance hepatic artery flow in first-trimester fetuses: an ominous sign. Ultrasound Obstet Gynecol 2011; 37:438-43.

Borenstein M, Persico N, Kagan O et at. Frontomaxillary facial angle in screening for trisomy 21 at 11 + 0 to 13 + 6 weeks. Ultrasound Obstet Gynecol 2008; 32:5-11.

Cicero S, Curcio P, Papageorghiou A et al. Absence of nasal bone in fetuses with trisomy 21 at 11-14 weeks of gestation: an observational study. Lancet 2001; 17:1665-7.

Falcon O, Auer M, Gerovassili A et al. Screening for trisomy 21 by fetal tricuspid regurgitation, nuchal translucency and maternal serum free beta-hCG and PAPP-A at 11 + 0 to 13 + 6 weeks. Ultrasound Obstet Gynecol 2006; 27:151-5.

Gollo CA, Murta CGV, Bussamra LC et al. Valor preditivo do resultado fetal da dopplervelocimetria de ducto venoso entre a 11ª e a 14ª semanas de gestação. Rev Bras Ginecol Obstet 2008; 30:5-11.

Goncalves LF, Espinoza J, Lee W et al. Phenotypic characteristics of absent and hypoplastic nasal bones in fetuses with Down syndrome: description by 3-dimensional ultrasonography and clinical significance. J Ultrasound Med 2004; 23:1619-27.

Hyett JA, Noble PL, Snijders RJM et al. Fetal heart rate in trisomy 21 and other chromosomal abnormalities at 10-14 weeks of gestation. Ultrasound Obstet Gynecol 1996; 7:239-44.

Kagan KO, Cicero S, Staboulidou I et al. Fetal nasal bone in screening for trisomies 21, 18 and 13 and Turner syndrome at 11-13 weeks of gestation. Ultrasound Obstet Gynecol 2009; 33:259-64.

Lopes ACV, Pimentel K, Toralles MBP et al. Estudo da translucência nucal, ducto venoso, osso nasal e idade materna na detecção de cromossomopatia fetal em uma população de alto risco. Radiol Bras 2008; 41:93-7.

Maiz N, Wright D, Ferreira AF et al. A misture model of ductus venosus pulsatility index in screening for aneuploidies at 11-13 weeks' gestation. Fetal Diagn Ther 2012; 31:221-9.

Mazzoni Júnior GT, Faria M, Castro MJBV et al. Avaliação ultrassonográfica do osso nasal fetal: evolução das medidas ao longo da gestação. Rev Bras Ginecol Obstet 2006; 28:151-7.

Nicolaides KH, Duarte LB, Marcolim AC et al. First-trimester screening for chromosomal abnormalities. Rev Bras Ginecol Obstet 2007; 29:647-53.

Nicolaides KH, Zvanca M, Gielchinsky Y et al. Hepatic artery Doppler in trisomy 21 and euploid fetuses at 11-13 weeks. Prenatal Diagnosis 2011; 31:22-7.

Sonek J, Borenstein M, Downing C et al. Frontomaxillary facial angles in screening for trisomy 21 at 14-23 weeks gestation. Am J Obstet Gynecol 2007; 197:1-5.

Sonek JD, Cicero S, Neiger R et al. Nasal bone assessment in prenatal screening for trisomy 21. Am J Obstet Gynecol 2006; 195:1219-30.

Ville Y. What is the role of fetal nasal bone examination in the assessment of risk for trisomy 21 in clinical practice? Am J Obstet Gynecol 2006; 195:1-3.

Ultrassonografia Morfológica

CAPÍTULO 12

Carolina Prado Diniz
Marcelo Marques de Souza Lima

INTRODUÇÃO

O ambiente intrauterino desde tempos remotos instiga a curiosidade não apenas leiga, mas principalmente científica. A base para a tecnologia ecográfica surgiu da descoberta do efeito piezoelétrico em 1880. Cem anos depois, na década de 1980, a evolução da ultrassonografia alcançou determinado ponto em que o "santuário uterino" agora poderia ser "visitado" regularmente, tornando possível inclusive que procedimentos invasivos fossem realizados de maneira segura para o feto. A partir desse momento o feto conquista de maneira inequívoca o *status* de "paciente".

DEFINIÇÃO

O American College of Obstetricians and Gynecologists (ACOG, 2009) classifica a ultrassonografia obstétrica em:

- **Ultrassonografias de segundo e terceiro trimestres:** podem ser subdivididas em:
  - **Ultrassonografia padrão ou básica (ultrassonografia obstétrica):** inclui todas as etapas ultrassonográficas com avaliação da anatomia fetal simplificada. Há necessidade de avaliar número de fetos, placenta, idade gestacional, biometria, líquido amniótico, viabilidade e apresentação fetal.
  - **Ultrassonografia limitada:** realizada apenas para confirmação de uma hipótese específica aventada pelo médico assistente (p. ex., avaliar a vitalidade fetal em gestante com sangramento, crescimento fetal ou líquido amniótico).
  - **Ultrassonografia especializada ou detalhada (ultrassonografia morfológica):** realizada habitualmente por especialistas, inclui todas as etapas da ultrassonografia básica, acrescida de exame minucioso da anatomia fetal. Podem ser incluídos outros exames especializados, como dopplervelocimetria, ecocardiografia fetal, perfil biofísico fetal, mensuração do líquido amniótico e biometria adicional.
- **Ultrassonografia de primeiro trimestre:** realizada antes da 14ª semana de gravidez por via abdominal ou vaginal.

Além das etapas tradicionais, como determinação do número de fetos, gravidez intrauterina, biometria (comprimento cefalonádegas), viabilidade fetal (atividade cardíaca e perfil embrionário fetal) estimativa da idade gestacional e avaliação do saco gestacional, útero (mioma) e anexos, inclui também a realização dos marcadores de cromossomopatias em caso de idade gestacional adequada (veja o Capítulo 11).

Em nosso serviço, busca-se não dividir os exames ecográficos. Toda ultrassonografia obstétrica deve incluir uma avaliação detalhada da morfologia fetal, já que algumas anomalias são detectadas em idade gestacional mais tardia. Consequentemente, toda ecografia obstétrica é encarada como morfológica.

Contudo, também deve ser levada em conta a disponibilidade de poucos especialistas, principalmente em medicina fetal, fora dos grandes centros. Logo, muitos exames morfológicos são realizados por ultrassonografistas e não fetólogos. Considerando que mais de 90% das malformações fetais são originadas de pacientes de baixo risco, o examinador deve reconhecer seus limites e procurar não esconder sua responsabilidade profissional. Em caso de diagnóstico ou suspeita de anomalia fetal, as gestantes devem ser prontamente encaminhadas para um centro terciário, com equipe de medicina fetal, para confirmação do diagnóstico e acompanhamento pré e pós-natal.

OBJETIVOS

O objetivo principal da ultrassonografia morfológica é a confirmação de que o feto não apresente malformações. Caso presente, o fetólogo deverá orientar o obstetra pré-natalista e o casal quanto ao diagnóstico, acompanhamento da gravidez e prognóstico fetal. A partir desse momento poderá ser instituída terapêutica fetal, se possível, ou um planejamento do acompanhamento da gravidez e do parto com o envolvimento de equipe multiprofissional (pediatria, cirurgia pediátrica, neurocirurgia e outras) que irá efetuar o tratamento pós-natal. O fetólogo deve trabalhar em conjunto com o obstetra para o melhor desfecho materno e fetal.

INDICAÇÕES

As malformações congênitas ocorrem em 2% a 3% dos recém-nascidos, sendo responsáveis por 20% da mortalidade neonatal. Em Recife, essa realidade não é diferente. Uma pesquisa sobre as causas básicas de mortalidade neonatal nessa cidade mostrou que as malformações corresponderam a 18% dos óbitos neonatais em 1998, sendo a segunda causa de morte nessa faixa etária (Sarinho et al., 2001).

Esses dados ressaltam a importância da identificação das malformações no período antenatal. Dessa maneira, todas as gestantes têm indicação para a realização do exame morfológico, principalmente quando se sabe que 90% das anomalias estruturais ocorrem em gestações de baixo risco. Segundo uma revisão sistemática da Biblioteca Cochrane, o uso rotineiro da ultrassonografia antes da 24ª semana tem como um dos principais benefícios a detecção precoce de malformações (Neilson, 2007).

Metanálise evidenciou que o uso rotineiro da ecografia antes da 24ª semana é associado à melhor datação da gestação, reduzindo as induções por pós-datismo desnecessárias, estabelece o diagnóstico de gestação múltipla e sua corionicidade e possibilita a redução da mortalidade perinatal em lugares ou situações específicas em que é permitida a interrupção médica da gestação.

Apesar disso, uma corrente defende a seleção de casos para a realização do exame morfológico, argumentando que nem todos os serviços de ultrassonografia do país contam com profissionais capacitados e aparelhagem adequada para a inclusão desse exame na rotina pré-natal.

Assim, as indicações para a realização da ultrassonografia morfológica são: idade materna avançada; consanguinidade; antecedente de malformação congênita; alterações do volume de líquido amniótico; alterações do ritmo cardíaco fetal; restrição de crescimento intrauterino (RCIU); gestação múltipla; doenças maternas, como diabetes clínico; exposição a teratógenos, medicamentos ou radiação; infecções durante o período gestacional; anomalia detectada em ecografia prévia (fetal e/ou anexial); e ansiedade materna.

ALCANCE E LIMITAÇÕES

No Brasil, a sensibilidade e a especificidade da avaliação morfológica, realizada entre a 20ª e a 24ª semana, sem anomalia prévia detectada à ultrassonografia, alcançaram 53% e 99%, respectivamente (Gonçalves, 2000). No setor de Medicina Fetal do Instituto de Medicina Integral Prof. Fernando Figueira (IMIP), um estudo apontou para uma sensibilidade de 96% e especificidade de 79% com a validação de resultados pós-natais chegando à concordância de 76% (Noronha Neto et al., 2009).

Algumas variáveis podem influenciar a detecção das anomalias fetais, como habilidade, experiência, conhecimento e empenho do examinador, qualidade do aparelho de ultrassonografia e dificuldades técnicas, como obesidade materna, gestação múltipla, estática fetal, órgão acometido, volume de líquido amniótico alterado e idade gestacional avançada no momento do exame.

O local e o tipo de malformação também afetam a sensibilidade da ultrassonografia. As malformações mais diagnosticadas no período pré-natal são as do sistema nervoso central e do aparelho urinário. Entretanto, as malformações mais observadas no pós-natal são as cardiopatias e as displasias esqueléticas, revelando a dificuldade em detectar certas anomalias intraútero.

Existem malformações de difícil diagnóstico, como pequenas meningomieloceles e comunicações interventriculares discretas no coração fetal. Outras podem não ter expressão ultrassonográfica, como a atresia de esôfago com fístula traqueoesofágica. A obstrução intestinal e a acondroplasia heterozigótica podem apresentar manifestações ecográficas somente no final do segundo ou no início do terceiro trimestre, não sendo diagnosticadas na época mais recomendada para a realização do exame morfológico. Por conseguinte, ressalta-se que a avaliação morfológica fetal deveria ser realizada em toda ultrassonografia de rotina para detectar anomalias de aparecimento mais tardio.

A ecografia morfológica informa a existência de anomalias físicas, mas não de defeitos congênitos de natureza bioquímica ou metabólica. Pode sugerir síndromes gênicas ou cromossômicas com base em seus achados, mas seu diagnóstico não poderá ser confirmado apenas por meio desse exame (síndromes cromossômicas só poderão ser confirmadas por meio do cariótipo). Assim, a ultrassonografia, morfológica ou obstétrica (sem a utilização da dopplervelocimetria), orienta sobre a condição fetal. Todavia, não assegura o bem-estar do feto.

Antes da ultrassonografia morfológica é importante explicar aos pais os objetivos, o alcance e as limitações. O Royal College of Obstetricians and Gynaecologists recomenda que seja fornecido aos pais um documento escrito esclarecendo esses fatores. O achado de malformação fetal pode provocar grande ansiedade nos pais, o que deve ser minimizado com o diagnóstico acurado e o fornecimento de informações relacionadas com o prognóstico neonatal.

Enfim, a ultrassonografia morfológica, mesmo quando normal, não exclui todas as alterações fetais e nem sempre pode oferecer um quadro completo acerca do prognóstico neonatal.

ÉPOCA DE REALIZAÇÃO

A ultrassonografia morfológica deve ser preferencialmente realizada entre a 20ª e a 24ª semana de gestação. Cabe ressaltar que o exame pode ser realizado em outros períodos, mas poderá apresentar maior dificuldade técnica e menor taxa de detecção de certas anomalias. Por outro lado, como citado, existem malformações que podem ser diagnosticadas somente no terceiro trimestre, justificando o cuidado e a atenção com a morfologia fetal mesmo em uma ecografia obstétrica.

Nessa época é possível o melhor detalhamento da anatomia dos órgãos fetais, sendo avaliados marcadores específicos desse período, em especial as malformações orgânicas estruturais, que podem, em menor ou maior grau, estar associadas a anomalias cromossômicas.

O risco de parto prematuro também pode ser avaliado por meio da mensuração do colo uterino. Destaca-se que esse risco está inversamente relacionado com o comprimento cervical medido por ecografia transvaginal.

Não se recomenda o uso rotineiro, mas em casos particulares, como gestações de alto risco, anomalias identificadas em exames anteriores e em situações de dúvida diagnóstica que exijam elucidação posterior, é sugerida a realização de outra ultrassonografia entre a 26ª e a 28ª semana associada à dopplervelocimetria para investigação da vitalidade fetal.

Em todas as pacientes, outra ecografia na 37ª ou 38ª semana pode avaliar o crescimento e o bem-estar fetal, descartar anomalias congênitas de aparecimento tardio e determinar o melhor tempo e o melhor método para o nascimento. Para as poucas mulheres que ainda não tenham chegado ao fim da gestação, avaliação semelhante poderá ser repetida na 41ª semana.

TÉCNICA DO EXAME

Em primeiro lugar são avaliados: situação, apresentação e posição do feto; frequência cardíaca; posição, espessura, grau de maturação e morfologia da placenta; e volume de líquido amniótico. Após essa etapa tem início a análise sistemática da morfologia biometria fetal.

Crânio

- Contorno, forma, integridade e ecogenicidade da calota craniana.
- Análise da morfologia cerebral: linha média, ventrículos laterais, terceiro ventrículo, plexo coroide, tálamos, septo pelúcido, corpo caloso, cerebelo, cisterna magna e prega nucal.
- Mensuração do diâmetro biparietal (DBP), diâmetro occipitofrontal (DOF), circunferência craniana (CC), cornos anterior e posterior dos ventrículos laterais (Figura 12.1), diâmetro transverso do cerebelo (DTC), cisterna magna e prega nucal (Figura 12.2).

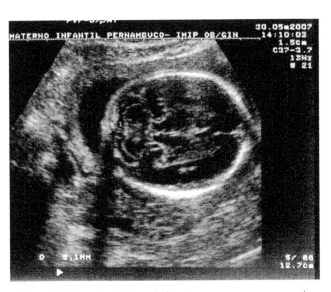

Figura 12.2 Avaliação de cerebelo, cisterna magna e prega nucal.

Coluna

- Avaliação da coluna nos planos longitudinal, coronal e transverso, observando a integridade dos arcos vertebrais, a disposição das vértebras e sua ecogenicidade (Figura 12.3).
- Análise da integridade da pele e dos tecidos moles sobre a coluna.

Face

- Observação das órbitas e do cristalino.
- Mensuração dos diâmetros interorbitários externo (DOE) e interno (DOI) e intraorbitários (DIO) para exclusão de hipo ou hipertelorismo.
- Avaliação do osso nasal e do nariz (posição, integridade do septo nasal e das fossas nasais), integridade dos lábios e do palato e avaliação da língua.
- Análise do perfil do feto (corte sagital) e da forma e implantação das orelhas.

Pescoço

Verificação de seu posicionamento e contornos, para descartar a presença de massas cervicais.

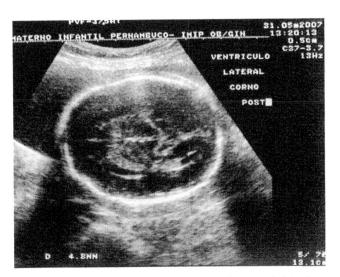

Figura 12.1 Mensuração do corno posterior do ventrículo lateral.

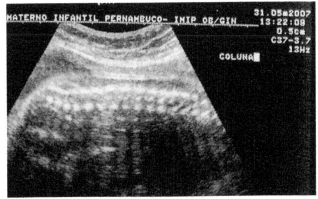

Figura 12.3 Avaliação da coluna no plano longitudinal.

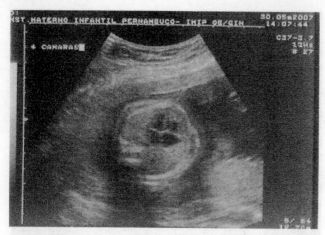

FIGURA 12.4 Avaliação do coração (corte de quatro câmaras) e dos pulmões.

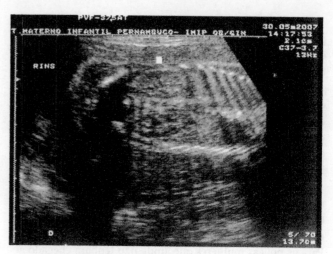

FIGURA 12.6 Análise morfológica dos rins (corte coronal).

Tórax

- Observação do tamanho do tórax em relação ao abdome e sua forma.
- Medida da circunferência torácica e da circunferência cardíaca (o coração ocupa um terço da área torácica).
- Análise do coração (Figura 12.4): posição no tórax, orientação do ápice cardíaco, avaliação das veias pulmonares, dos átrios, válvulas tricúspide e mitral, ventrículos e septo interventricular.
- Observação das vias de saída (aorta e artéria pulmonar).
- Verificação do arco aórtico e ductal com auxílio do Doppler colorido.
- Avaliação do ritmo cardíaco utilizando o modo M.
- Observação dos pulmões e de sua ecotextura.
- Verificação da integridade do diafragma.

Abdome

- Avaliação da integridade da parede abdominal e da entrada do cordão umbilical.
- Medida da circunferência abdominal (CA) no nível do estômago e entrada da veia umbilical (Figura 12.5).
- Observação da anatomia dos órgãos abdominais: estômago, baço, fígado, vesícula biliar, intestinos, suprarrenais, rins (Figura 12.6) e bexiga.
- Verificação da presença das duas artérias umbilicais contornando a bexiga com o Doppler colorido.
- Identificação da genitália fetal e de suas estruturas (grandes e pequenos lábios, clitóris, pênis, bolsa escrotal e testículos).

Membros

- Análise da forma e comprimento dos membros superiores e inferiores de ambos os lados.
- Verificação de contraturas e deformidades.
- Mensuração dos comprimentos dos pares do fêmur (F) (Figura 12.7), tíbia (T), úmero (U), ulna (UL) e pé com avaliação de sua ecogenicidade e angulação.
- Observação do posicionamento de mãos e pés, assim como do número de dedos e suas falanges.

Cordão umbilical

Avaliação de sua extensão, morfologia (com duas artérias e uma veia) e implantação placentária.

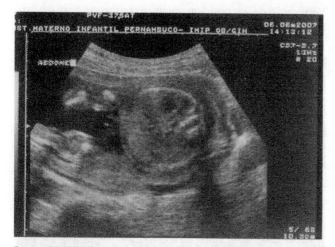

FIGURA 12.5 Avaliação do abdome fetal (circunferência abdominal). Observe a presença da bolha gástrica.

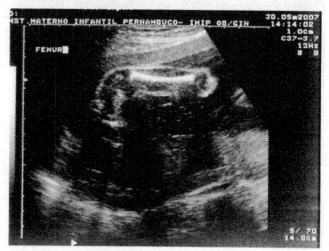

FIGURA 12.7 Mensuração do fêmur.

Cálculo do peso fetal

São considerados para o cálculo do peso fetal: diâmetro biparietal, circunferência cefálica, circunferência abdominal e comprimento do fêmur, dependendo da fórmula utilizada e da curva para a idade gestacional.

Cálculo da idade gestacional

- Realizado através da média das medidas antropométricas (CC, CA, DBP e F).
- Os parâmetros com anomalias devem ser excluídos.
- Devem ser consideradas a DUM (data da última menstruação) e ecografias prévias para o cálculo da idade gestacional, evitando datações diferentes para a gestação em cada exame ultrassonográfico. Descreve se o exame está compatível com a DUM, ecografia prévia ou biometria fetal.

Relações biométricas

- Têm o objetivo de ajudar no diagnóstico das alterações morfológicas, antropometria e crescimento fetal.
- As mais comuns são: índice cefálico (relação DBP/DOF × 100), que mostra as alterações de formato da cabeça fetal (dolicocefalia < 70 ou braquicefalia > 86); F/DBP, que pode ajudar a excluir alterações da morfologia e comprimento dos ossos longos; F/CA, que apresenta sensibilidade de 70% na detecção de alterações de crescimento (feto pequeno para idade gestacional > 24 ou feto grande para idade gestacional < 20); e CC/CA, que avalia o crescimento fetal e, em casos de RCIU, seu padrão (simétrico e assimétrico).

Avaliação do colo uterino por via transvaginal

A medida do comprimento cervical pela ultrassonografia transvaginal no segundo trimestre é o mais poderoso preditor do nascimento prematuro. O colo uterino de 25mm equivale ao 10º percentil, ponto de corte utilizado para determinar uma paciente de risco para o parto prematuro:

- A mensuração deve ser realizada por via transvaginal.
- A paciente deve esvaziar a bexiga e ficar em posição ginecológica.
- O transdutor é introduzido na vagina e direcionado ao fórnice anterior, sem muita pressão para não reduzir a medida do colo.
- Um corte sagital do colo uterino deve ser obtido usando-se o eco glandular endocervical como guia para identificar os orifícios cervicais interno e externo, onde o *caliper* será posicionado.
- A imagem do colo deve ocupar pelo menos 75% da tela.

CONCLUSÃO DO EXAME

Durante todo o exame morfológico, as variáveis do perfil biofísico fetal também serão evidenciadas com o registro da reatividade cardíaca, dos movimentos respiratórios, do líquido amniótico e do tônus fetal. No final do exame é emitido um laudo com o registro dos achados ultrassonográficos acompanhado de documentação fotográfica. Na conclusão são descritas apresentação e posição fetal, idade gestacional e ausência ou presença de alterações fetoanexiais. Nos casos de malformações fetais poderão ser listadas as principais hipóteses diagnósticas e/ou etiológicas.

O médico fetal discutirá com o obstetra e os pais a necessidade de investigação diagnóstica complementar (p. ex., cariótipo), a definição do prognóstico fetal e as possibilidades de acompanhamento pré e pós-natal.

CONSIDERAÇÕES FINAIS

O grande benefício da ultrassonografia morfológica é possibilitar o diagnóstico pré-natal de malformações fetais, viabilizando tanto o tratamento precoce e o planejamento terapêutico pré e pós-natal como a programação do parto em centros com unidade de terapia intensiva (UTI) e atendimento neonatal especializado (Meleti et al., 2010). No entanto, o potencial de redução da mortalidade e da morbidade neonatal mediante a realização desse exame ainda não foi demonstrado com evidências de alto grau (Bricker et al., 2015). Os estudos que relatam redução da mortalidade neonatal registram grande número de interrupções da gestação após o diagnóstico de anomalias. Desse modo, a diminuição da mortalidade se deve ao nascimento de maior número de recém-nascidos sem anomalias congênitas. Consequentemente, são necessárias mais pesquisas para comprovar o indubitável valor da ultrassonografia morfológica de rotina.

Leitura recomendada

American College Obstetricians and Gynecologists. ACOG Practice Bulletin Number 101. Ultrasonography in Pregnancy. Obstet Gynecol 2009; 113:451-61.

Bricker L, Neilson JP, Dowswell T. Routine ultrasound in late pregnancy (after 24 weeks' gestation). Cochrane Database of Systematic Reviews. In: The Cochrane Library, Issue 1, Art. No. CD001451. DOI: 10.1002/14651858.CD001451.pub1.

Gonçalves LFA. Acurácia da ultrassonografia pré-natal na detecção de anomalias congênitas maiores. Rev Soc Bras Med Fetal 2000; 5:5-12.

Meleti D, Caetano ACR, Nardozza LMM, Araujo Junior E, Moron AF. A ultrassonografia rotineira em pré-natal de baixo risco colabora com a diminuição das mortalidades maternas e neonatais. Femina 2010; 38:435-9.

Neilson JP. Ultrasound for fetal assessment in early pregnancy (Cochrane Review). In: The Cochrane Library, Issue 1, 2007. Oxford: Update Software.

Noronha Neto C, Souza ASR, Moraes Fillho OB, Noronha AMB. Validação do diagnóstico ultrassonográfico de anomalias fetais em centro de referência. Rev Assoc Med Bras 2009; 55:541-6.

Sarinho SW, Coutinho SB, Acioli TML et al. Mortalidade neonatal em Recife, PE: causas básicas e grau do conhecimento dos neonatologistas acerca do preenchimento das declarações de óbito. Pediatria (São Paulo) 2001; 23:279-84.

Ultrassonografia Tridimensional em Obstetrícia

CAPÍTULO 13

Enoch Quinderé de Sá Barreto
Herbene José Figuinha Milani
Edward Araujo Júnior

INTRODUÇÃO

A técnica de obtenção de imagens pela ultrassonografia tridimensional foi desenvolvida há mais de 30 anos. Baba et al. (1989) desenvolveram uma metodologia fundamentada na obtenção de imagens estáticas a partir de um braço mecânico. Essas imagens eram compiladas e produziam uma imagem tridimensional em uma fase de pós-processamento em outra estação. Na época, o tempo médio de obtenção e pós-processamento era de aproximadamente 10 minutos. Apenas em 1989 foi fabricado o primeiro aparelho em escala comercial que dispunha da tecnologia.

Cerca de 10 anos depois, um grupo da Universidade Johannes Gutenberg publicou o primeiro estudo sobre a aplicação da ultrassonografia tridimensional em malformações fetais. Foram avaliadas 204 gestantes pela ultrassonografia bidimensional e tridimensional. Entre os fetos avaliados, a ultrassonografia tridimensional forneceu vantagens ou acréscimo de informações em 62% dos casos. Naquele momento, os transdutores já tinham varredura automática, o que diminuía o tempo de realização do exame (Merz et al., 1995).

Novamente na vanguarda das pesquisas com a metodologia tridimensional, em 1996 o grupo da Universidade de Tóquio publicou a primeira descrição da metodologia que empregava a ultrassonografia tridimensional (3D) com varredura em tempo real. Essa metodologia se popularizou como ultrassonografia em quarta dimensão (4D) (Baba et al., 1996).

Desde então foram comprovados os benefícios da metodologia e acrescidos inúmeros novos recursos de pós-processamento dos dados obtidos. Atualmente são reconhecidas as inúmeras vantagens da ultrassonografia tridimensional:

- Possibilidade de revisão das imagens presentes no bloco tridimensional sem a paciente em sala.
- Rotação da imagem e uso de planos de secção para análise de perspectivas diferentes do plano original.
- Variedade de modos de renderização que tornam possível visibilizar diferentes características de uma mesma estrutura.
- Melhor avaliação de estruturas de formatos irregulares.
- Volumetria de alta precisão.
- Possibilidade de armazenamento e envio de blocos para avaliação por outro examinador.
- Visibilização tridimensional normal e patológica para os pais.

ASPECTOS TÉCNICOS

Em uma representação bidimensional, a menor unidade de medida é chamada de *pixel* e corresponde ao menor elemento da imagem. De maneira similar, o menor elemento do conjunto de dados, em uma representação tridimensional, é chamado de *voxel* (Figura 13.1).

Os transdutores transabdominais, endocavitários e até mesmo lineares podem ser usados para a obtenção de uma imagem tridimensional. Atualmente se encontra disponível a tecnologia de transdutores mecânicos e eletrônicos de varredura automática nos aparelhos vigentes. A metodologia de varredura manual, chamada *free hand*, foi abandonada. Esses transdutores obtêm imagens paralelas sequenciais para confecção do bloco de dados tridimensionais.

Esses dados são inicialmente dispostos em três planos ortogonais que, no sistema cartesiano, correspondem aos eixos X, Y e Z. Esses eixos ortogonais na ultrassonografia tridimensional são denominados A, B e C.

O bloco tridimensional obtido será representado inicialmente no modo multiplanar (Figura 13.2). No bloco tridimensional é possível percorrer toda a estrutura nos diferentes eixos, analisando cada uma das regiões e sua relação com tecidos adjacentes.

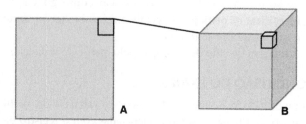

FIGURA 13.1A Representação esquemática do *pixel*, que corresponde ao menor elemento da imagem. **B** Representação esquemática do *voxel*, que corresponde ao menor elemento do conjunto de dados tridimensionais.

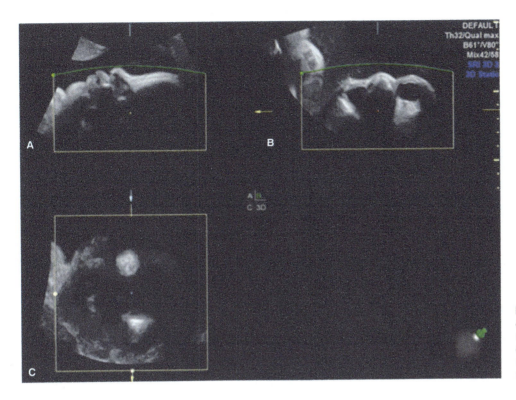

FIGURA 13.2 Representação do bloco tridimensional no modo multiplanar. A Eixo sagital, correspondente ao plano A. B Eixo transversal, correspondente ao plano B. C Eixo coronal, correspondente ao plano C.

Após a obtenção do bloco tridimensional bruto existe a possibilidade de renderização, a qual visa realçar estruturas de interesse específicas na imagem reconstruída tridimensionalmente. A renderização irá trabalhar características do conjunto de dados focando na superfície (suave, melhorada ou em textura), no gradiente de luz, na transparência (máxima, mínima ou em raio-X) e na alta definição. Para cada tipo de renderização será realçado certo tipo de característica. Na renderização em superfície e em alta definição, por exemplo, a face fetal e as estruturas da pele são mais bem visibilizadas (Figura 13.3). Para realce de estruturas ósseas, por exemplo, o modo raio-X e a transparência máxima apresentam mais utilidade (Figura 13.4).

Os aparelhos atuais dispõem de configurações iniciais que otimizam o tipo de renderização para o tipo específico de estrutura a ser avaliada. Desse modo, opta-se inicialmente

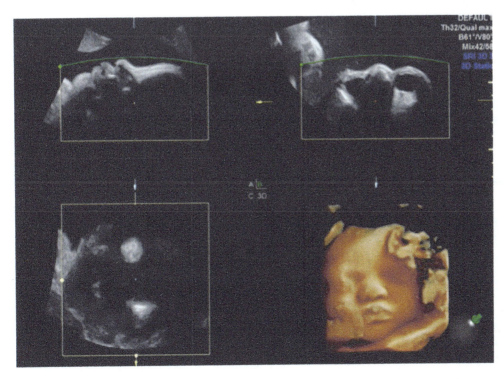

FIGURA 13.3 Renderização de uma imagem tridimensional com ênfase na face fetal do tipo alta definição.

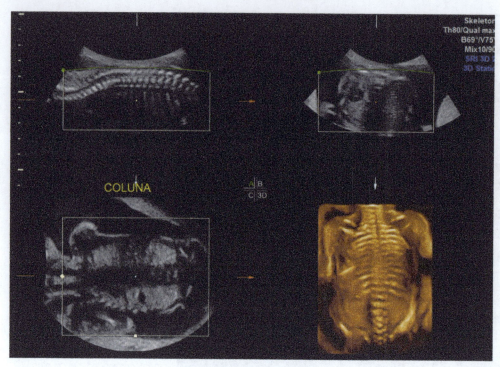

FIGURA 13.4 Renderização de uma imagem tridimensional com ênfase na coluna fetal do tipo transparência máxima.

pelo modo tridimensional que será utilizado, seja tridimensional, tridimensional em tempo real (4D) ou focado na avaliação cardíaca (*spatio-temporal image correlation* – STIC). Após essa etapa, podem ser escolhidos o tipo de renderização e o modo de apresentação da imagem, com ou sem a imagem renderizada reconstruída ou em planos paralelos (Figura 13.5). Aparelhos de última geração possibilitam a intensificação de áreas em contrapartida ao escurecimento de outras, simulando uma iluminação na imagem reconstruída.

Essas etapas de preparação e obtenção dos dados tridimensionais estão disponíveis em todos os aparelhos de uso comercial e representam a fase inicial da utilização da imagem tridimensional para a prática clínica.

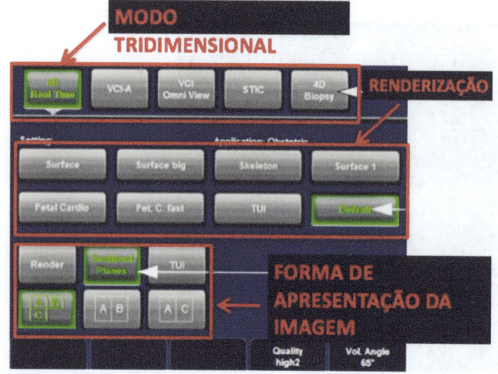

FIGURA 13.5 Exemplo de características iniciais que devem ser selecionadas no menu dos aparelhos atualmente disponíveis.

MALFORMAÇÕES FETAIS

Os diagnósticos das malformações fetais e o rastreamento das aneuploidias estão bem estabelecidos pela ultrassonografia bidimensional. Entretanto, alguns recursos da ultrassonografia tridimensional podem acrescentar informações importantes e relevantes.

Inicialmente, devem ser entendidas a anatomia das estruturas fetais ou malformações e sua relação e influência em tecidos adjacentes. O modo bidimensional torna possível essa avaliação em tempo dinâmico, mas muitas vezes não é possível a documentação no modo estático. Com os princípios básicos da tecnologia 3D é possível a visibilização de uma estrutura ou malformação específica em questão e de sua relação com as estruturas adjacentes nos diferentes eixos ortogonais. Essa característica por si só justificaria a avaliação tridimensional para algumas malformações. Cabe lembrar que essa possibilidade de identificação e documentação das estruturas adjacentes é possível com o modo mais básico (multiplanar). Nesse modo é possível caminhar por todo o bloco obtido, tendo como referência os centros das imagens em questão (Figura 13.6).

Estudos clássicos demonstraram os benefícios da caracterização das malformações fetais utilizando a tecnologia tridimensional. As malformações mais frequentes afetam o sistema cardiovascular e o sistema nervoso central. Com o uso isolado da renderização e do modo multiplanar é possível, por exemplo, caracterizar melhor anomalias de coluna fetal e cranianas. Um estudo demonstrou maior fidelidade da avaliação da altura das lesões abertas de tubo neural, quando comparadas às obtidas com o modo bidimensional, tendo como referência os exames de imagem pós-natais. Nesse estudo, a imagem renderizada serviu como referência na avaliação da altura das costelas e contagem das vértebras, e os eixos sagital e transversal foram utilizados no mapeamento da lesão (Lee et al., 2002).

Vale lembrar ainda que toda a reconstrução de superfície auxilia a caracterização e o entendimento do grau de comprometimento. Além da função no diagnóstico, essa informação é importante no momento da explicação aos pais e à família. Lesões exofíticas ou que comprometem a face fetal se beneficiam desse tipo de renderização. Não existem estudos contundentes quanto ao impacto familiar diante das imagens tridimensionais patológicas, mas a experiência clínica revela um impacto positivo. Na Figura 13.7, por exemplo, observa-se uma renderização da face em que um feto tinha agenesia de uma das órbitas.

VOLUMETRIA EM ULTRASSONOGRAFIA TRIDIMENSIONAL

Método multiplanar

Depois do surgimento da ultrassonografia tridimensional, o método multiplanar foi a primeira técnica usada para o cálculo do volume de órgãos fetais. O método multiplanar consiste na avaliação do volume de determinada estrutura com base nos três planos ortogonais que constituem a imagem tridimensional. A técnica consiste em fixar um dos planos, no qual se realizará o delineamento da superfície externa da estrutura em questão. Simultaneamente, em outro plano, um cursor se deslocará ao longo de um eixo, determinando novos planos

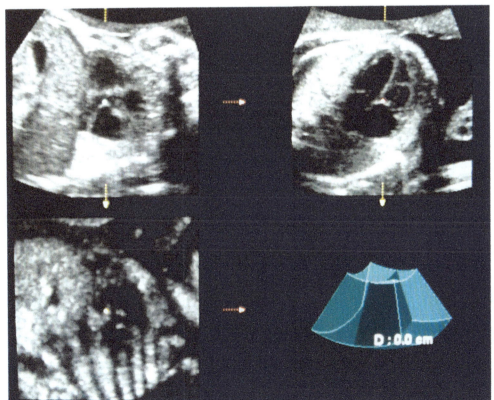

Figura 13.6 Bloco tridimensional do tórax: observe a secção do tórax com a identificação do coração no corte de quatro câmaras no plano B. A imagem no canto inferior esquerdo mostra a região do bloco tridimensional na qual se encontram as imagens exibidas.

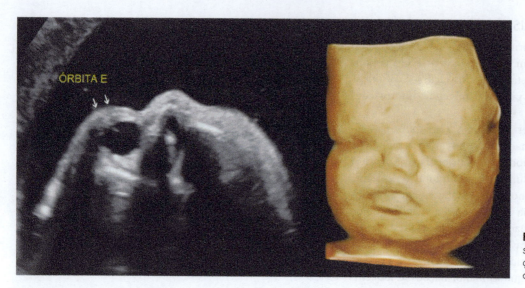

Figura 13.7 Feto com agenesia de órbita direita: reconstrução e renderização em superfície tridimensional.

a serem demarcados. A distância de deslocamento e o próprio deslocamento do cursor são determinados e realizados manualmente pelo operador. Durante as medidas sequenciais são fornecidos volumes parciais e ao fim do deslocamento do cursor sobre a estrutura analisada o aparelho realiza o somatório das áreas delimitadas, fornecendo automaticamente seu volume (Figura 13.8).

Essa técnica se mostrou reprodutível e acurada para volumetria de objetos com formatos irregulares (Riccabona et al., 1996). A evolução da tecnologia demonstrou que esse método demandava maior tempo de exame do que os demais.

Método VOCAL™ (*Virtual Organ Computer-Aided anaLysis*)

Essa técnica utilizada para volumetria está disponível em alguns aparelhos de ultrassonografia tridimensional. Os trabalhos que a validaram datam do início da década passada. Esse método possibilita que a estrutura a ser analisada seja rotacionada em torno de um eixo, demonstrando gradativamente os novos planos na tela do aparelho. Os polos da estrutura são demarcados com o auxílio de calibradores de medida, sendo a estrutura delimitada em sua superfície externa de maneira manual ou automática. Ao se optar pela rotação em 6 graus, serão

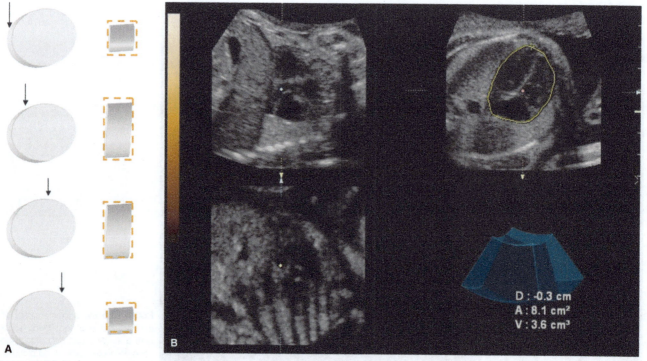

Figura 13.8A Deslocamento esquemático do cursor feito manualmente sobre o eixo da estrutura. A cada deslocamento do eixo, diferentes planos são apresentados para mensuração manual. A coluna à esquerda mostra a seta demarcando o plano sagital. A coluna à direita corresponde à secção transversal do objeto. **B** Medida da área em porção média do coração (plano A). No canto inferior direito observa-se volumetria calculada a partir das áreas fornecidas ao aparelho.

utilizados 30 planos consecutivos, e ao se optar pela rotação em 30 graus, seis planos consecutivos. O aparelho calcula uma área em cada plano delimitado e ao final do processo rotacional o programa calcula automaticamente o volume e reconstrói tridimensionalmente a estrutura em questão (Figura 13.9).

Comparativamente à avaliação volumétrica multiplanar, essa técnica vocal promove praticidade e redução do tempo de avaliação (Raine-Fenning et al., 2003), substituindo a avaliação volumétrica de órgãos fetais (Peralta et al., 2006; Chang et al., 2002; Araújo Júnior et al., 2007).

Método XI VOCAL™ (eXtended Imaging VOCAL)

Técnica diferente para cálculo volumétrico, pertence ao programa *Three-dimensional eXtended Imaging* (3D XI™, Samsung, Seul, Coreia do Sul) e se tornou comercialmente disponível a partir de 2006. Seu princípio consiste na delimitação da superfície externa da estrutura avaliada através de planos sequenciais adjacentes (*multislice view*). O operador determina um plano de início e um de término (Figura 13.10), além do número de planos que serão mensurados entre esses limites (5, 10, 15 ou 20). Após esse passo, ocorrem

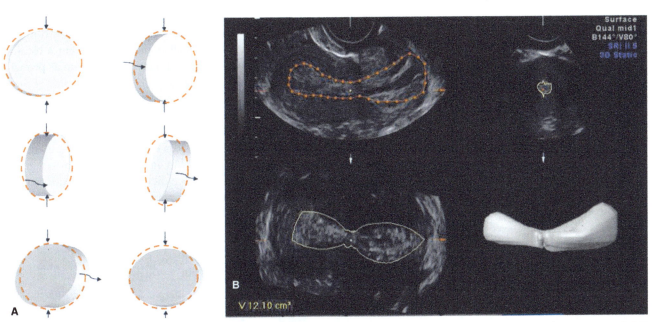

FIGURA 13.9A Rotação esquemática da estrutura em questão em torno de um eixo. Em cada plano é realizado o contorno manual ou automático. **B** Cálculo volumétrico pela técnica VOCAL™. O bloco capturado neste caso foi programado para rotação a cada 30 graus e realizado contorno manual. Após o contorno manual dos seis planos subsequentes o aparelho reconstrói a imagem e calcula o volume.

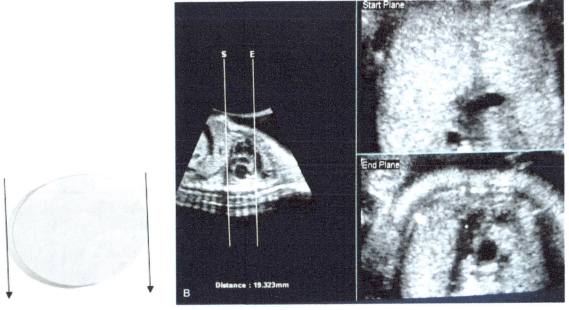

FIGURA 13.10A Desenho esquemático da escolha dos limites da estrutura em análise. **B** Pontos de início e de término para secção automática da estrutura. A imagem acima representa, no lado esquerdo, os limites cardíacos em um corte sagital. À direita, observam-se as regiões correspondentes aos limites da estrutura.

então a secção automática e a demonstração dos planos (Figura 13.11). O tipo de contorno pode ser manual ou automático. A cada delimitação em um plano se determina uma área. Após a avaliação de todos os planos, o aparelho fornece automaticamente o volume da estrutura em centímetros cúbicos (cm³) e a espessura dos planos intermediários e a distância percorrida (entre o início do primeiro plano e o final do último) em milímetros (mm). Ao término da mensuração, o programa torna possível editar todos os planos e fazer as correções necessárias, recalculando o volume final. Apresenta como vantagem, em relação ao método VOCAL™, a não rotação do objeto em torno de um eixo. Desse modo, acredita-se que a aferição volumétrica estaria menos sujeita a artefatos de transmissão. Vários estudos foram publicados com essa tecnologia para avaliação de estruturas fetais com amostra da população brasileira (Araújo Júnior et al., 2011; Barreto et al., 2012).

Método SonoAVC (*Sonography-based Automated Volume Count*)

Esse método de volumetria foi lançado comercialmente em 2008 (General Electric Healthcare) e se encontra disponível em duas modalidades: SonoAVC folículos e SonoAVC geral.

Inicialmente, o operador seleciona a região do volume de dados que será analisada (região de interesse). A técnica consiste na delimitação automática da superfície externa pelo próprio aparelho. Para folículos, além do volume em cm³, serão determinados três diâmetros e um diâmetro médio com base no volume. Após a avaliação automática é possível uma segunda checagem dos limites externos pelo operador para evitar eventuais erros de medida. Para o SonoAVC geral, o princípio é basicamente o mesmo. Na Figura 13.12 é apresentada a técnica com o SonoAVC geral.

Em meados dos anos 1990, com o advento da volumetria fetal por meio da ultrassonografia tridimensional, inúmeros estudos testaram o método e o compararam com o modo bidimensional. Esses trabalhos pioneiros usavam a técnica multiplanar para cálculo volumétrico e traçaram as primeiras curvas de normalidade.

Atualmente, a avaliação fetal pela ultrassonografia tridimensional é largamente utilizada. Além de complementar o exame e o diagnóstico bidimensional, tem indicações independentes, como a volumetria específica de órgãos. A avaliação volumétrica é apenas um dos braços da ultrassonografia tridimensional, pois os blocos podem ser trabalhados e analisados por inúmeros *softwares* em centros primários ou enviados a centros de referência.

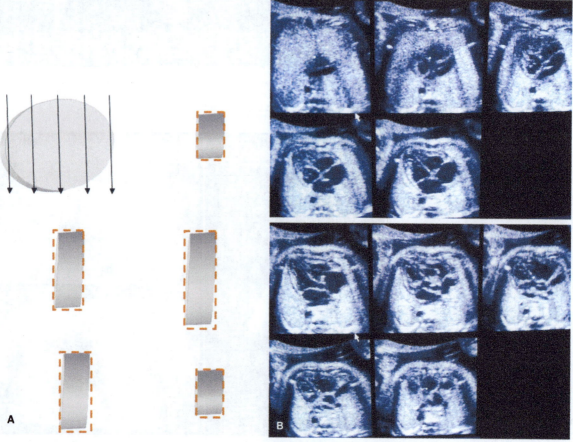

Figura 13.11A Desenho esquemático demonstrando a secção da estrutura e as imagens parciais para delimitação da área (neste caso, cinco planos). **B** Planos seccionados automaticamente após delimitação das extremidades cardíacas (neste caso, observa-se o coração fetal seccionado em 10 planos paralelos).

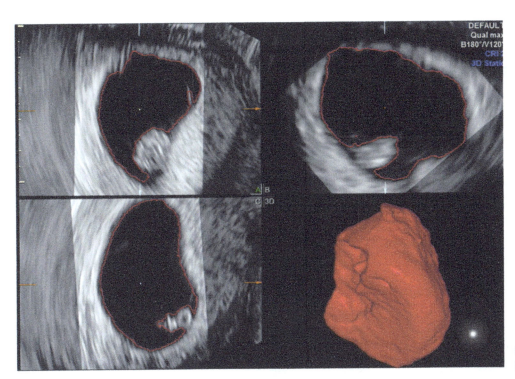

Figura 13.12 Volumetria do saco gestacional com o SonoAVC geral.

NEUROSSONOGRAFIA FETAL

Em algumas situações, é preconizada a avaliação específica por médico fetal com formação em neurologia fetal. Essas situações incluem desde fatores de risco para malformações do sistema nervoso central fetal, exposição materna a teratógenos e antecedente de filho anterior afetado, até marcadores fetais encontrados na ultrassonografia de rotina. Esses marcadores podem ser encontrados em outros órgãos e sistemas ou mesmo no sistema nervoso central. Um exemplo clássico é a ventriculomegalia cerebral fetal, que pode se associar a grande número de malformações do sistema nervoso. Essa avaliação específica do sistema nervoso central fetal é chamada de neurossonografia fetal.

A neurossonografia fetal teve suas bases inicialmente definidas por especialistas pioneiros e passou a fazer parte da prática clínica em grandes centros (International Society of Ultrasound in Obstetrics and Gynecology, 2007). Novos planos são utilizados para avaliação de estruturas de linha média, como o corpo caloso, e estruturas periféricas, como a superfície do parênquima cerebral e o espaço subependimário.

Especificamente com a ultrassonografia tridimensional, em situações específicas da avaliação do cérebro fetal, a tecnologia Omni View associada ao VCI-C (*volume contrast imaging* no plano C) pode oferecer novas informações. Além disso, em caso de dificuldade de posicionamento fetal, a movimentação do bloco tridimensional possibilita o acesso a pontos de dificuldade. A tecnologia Omni View basicamente torna possível superar a rigidez anteriormente fixada aos três planos ortogonais, possibilitando que o operador realize secções a partir de planos preestabelecidos e as reconstrua no plano C. Essas secções podem ser retas, mas há a possibilidade de reconstrução de planos curvos ou oblíquos, o que poderia ser exemplificado pelo corte de uma laranja ao meio, com o plano C correspondendo à porção interna (Figura 13.13).

O VCI-C corresponderia ao menor volume, tendo como referência o plano C. A espessura desse volume é definida pelo operador. Esse método é muito vantajoso quando é necessária a avaliação do plano C mas as estruturas em questão não se encontram alinhadas, como se, ao olharmos para o plano C da laranja, estivéssemos avaliando uma rodela.

Os dois métodos costumam ser usados em associação ao VCI-C a partir das imagens do Omni View. Na prática, para a avaliação do cérebro fetal a aplicação mais conhecida consiste na reconstrução do corpo caloso (Figura 13.14). Essa metodologia possibilita a obtenção de até três planos simultâneos. Na Figura 13.15 são exibidas três imagens obtidas a partir do bloco inicial.

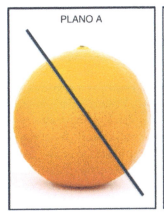 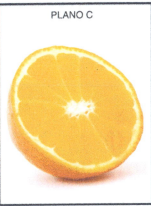

Figura 13.13 Ilustração correspondente ao plano A, representado por uma laranja inteira, e ao plano C, pela face interna da laranja.

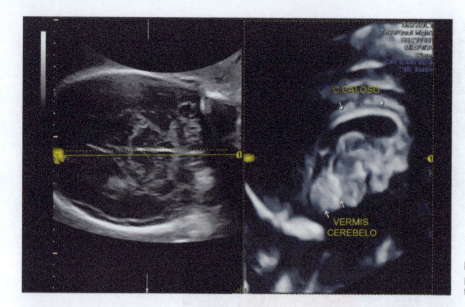

FIGURA 13.14 Reconstrução do corpo caloso a partir de um bloco original coletado no plano transversal do cérebro fetal.

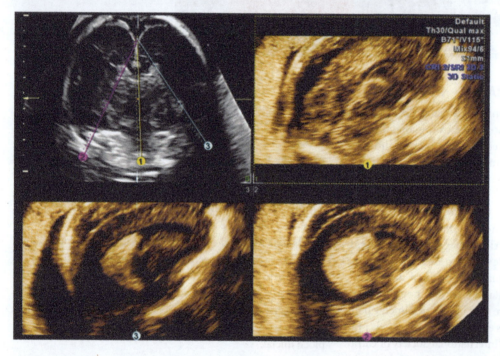

FIGURA 13.15 Reconstrução do corpo caloso e dos planos parassagitais oblíquos a partir de um bloco original coletado no plano transversal do cérebro fetal.

Em situações patológicas é possível a caracterização da lesão em diferentes eixos, como na ressonância magnética fetal, por exemplo. No caso apresentado na Figura 13.16 é possível caracterizar uma holoprosencefalia alobar. Nesse caso, foi utilizada o Omni View reto sem VCI-C.

Essa tecnologia também pode promover benefícios na avaliação da coluna fetal, pois a avaliação coronal apresenta grande dificuldade. A avaliação das lâminas posteriores e dos corpos vertebrais no plano coronal possibilita melhor caracterização das vértebras, da integridade e do eixo.

A Figura 13.17 ilustra a renderização clássica da coluna fetal. Na Figura 13.18 são utilizadas as tecnologias Omni View e VCI-C no mesmo bloco tridimensional.

O caso exibido na Figura 13.19 foi encaminhado como uma irregularidade vertebral visibilizada na ultrassonografia bidimensional. Na reconstrução do plano C foi possível caracterizar todo o desvio do eixo da coluna vertebral.

Essa tecnologia pode ser empregada também em outras situações, como na avaliação do palato, nas localizações anômalas e excêntricas dos sacos gestacionais iniciais e até mesmo nas anomalias uterinas. Uma linha de pesquisa promissora é o mapeamento dos vasos fetais (Figura 13.20).

AVALIAÇÃO CARDÍACA FETAL – STIC

O primeiro relato sobre a avaliação ultrassonográfica do coração fetal data de 1972, por Winsberg. Na época, a evolução da tecnologia era lenta, e apenas na década seguinte foram descritos parâmetros ultrassonográficos normais de crescimento e morfologia do coração fetal. A partir daí tornou-se possível o diagnóstico pré-natal de anormalidades e malformações

CAPÍTULO 13 ■ ULTRASSONOGRAFIA TRIDIMENSIONAL EM OBSTETRÍCIA   151

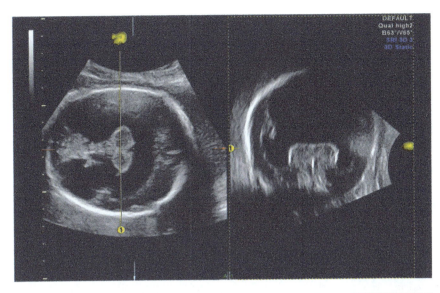

Figura 13.16 Reconstrução do plano coronal em um caso de holoprosencefalia alobar.

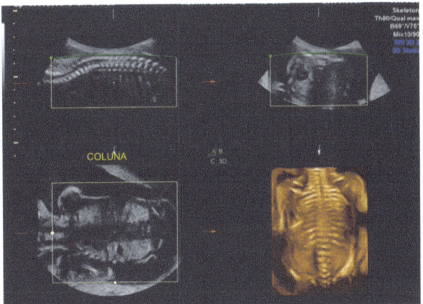

Figura 13.17 Reconstrução e renderização da coluna de um feto sem patologias identificáveis.

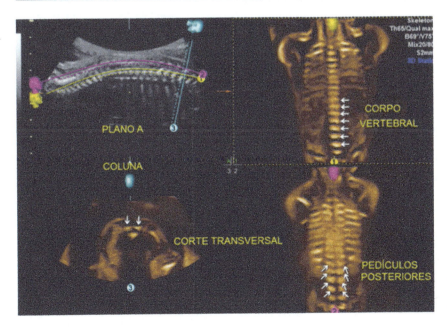

Figura 13.18 Aplicação do Omni View com VCI-C da coluna de um feto sem patologias identificáveis.

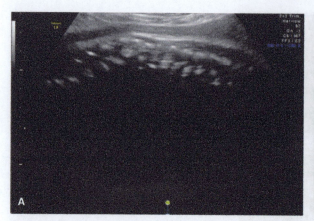 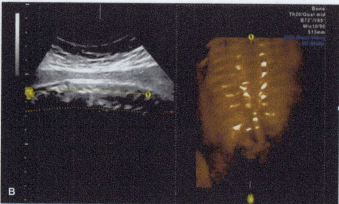

FIGURA 13.19A Desvio de coluna fetal identificado no modo bidimensional (2D). **B** Caracterização do desvio da coluna fetal com Omni View com VCI-C.

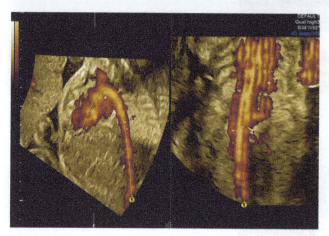

FIGURA 13.20 Mapeamento do arco aórtico e de seus ramos empregando o Omni View.

cardíacas. Avanços significativos ao longo das duas últimas décadas aumentaram a capacidade de detecção de grande parte das lesões cardiovasculares antes do nascimento com ou sem associação a aneuploidias (Devore, 2010).

As doenças cardíacas congênitas estão entre as mais frequentes malformações encontradas nas gestações, com incidência variando de 4 a 13 a cada 1.000 nascidos vivos. Vários fatores podem aumentar o risco dessas malformações; entretanto, na maioria dos casos diagnosticados, esses fatores não estão presentes.

Atualmente, o exame ultrassonográfico obstétrico é o principal método para rastreamento e diagnóstico de malformações intratorácicas fetais. Para avaliação cardíaca por meio da ultrassonografia obstétrica preconiza-se a visibilização da imagem de quatro câmaras e das vias de saída ventriculares.

A tecnologia STIC torna possível a aquisição de volumes cardíacos em três ou quatro dimensões e seu armazenamento para reconstrução e análise anatômica posterior. As imagens serão demonstradas em modos renderizados e multiplanar, tornando possível estabelecer a relação entre as câmaras cardíacas e as vias de saída e seus respectivos vasos. Nesse método pode ser utilizada apenas a escala de cinza ou o Doppler colorido (Figuras 13.21 e 13.22). Mais recentemente, a tecnologia STIC possibilitou a utilização do modo M juntamente com o *cineloop*.

Uma das principais utilidades da ultrassonografia tridimensional, conforme expresso anteriormente, é a possibilidade de volumetria de alta precisão. Especificamente na avaliação cardíaca é possível, com o STIC, quantificar os volumes ventriculares em sístole e diástole e a fração de ejeção.

Para aquisição do bloco tridimensional do STIC o plano de preferência é o das quatro câmaras cardíacas em vista apical com a coluna fetal posicionada posteriormente e ângulo de varredura variando entre 10 e 45 graus, a depender da idade gestacional. O tempo de aquisição está estreitamente relacionado com a qualidade da imagem, mas é influenciado pela movimentação fetal, ou seja, quanto mais ativo o feto, menor deve ser o tempo de varredura. Após a aquisição, a imagem cardíaca aparece inicialmente nos três planos ortogonais habituais dos blocos tridimensionais. Se o bloco foi coletado com a técnica descrita, o plano A representará as quatro câmaras cardíacas, o plano B uma visão sagital e o plano C um corte coronal. Com as rotações adequadas podem ser obtidas as vias de saída ventriculares, o arco aórtico e o arco ductal.

Além disso, o STIC tem possibilitado a utilização do modo inverso (*inversion mode*) para a escala de cinza e o modo *B-flow*, os quais podem agregar informação ao diagnóstico das malformações cardíacas.

O modo inverso é uma técnica que no pós-processamento inverte os pontos ecogênicos com pontos anecoicos na renderização. Dessa maneira, enfatiza os limites e o conteúdo cavitário; nesse caso específico, as câmaras cardíacas e a relação com as vias de saída ventriculares. O modo *B-flow*, por sua vez, é uma técnica que intensifica e melhora a resolução com alto *frame rate* na escala de cinza. Como consequência, podem ser visibilizados vasos periféricos de pequeno calibre. Esse método não depende, como o Doppler colorido, do ângulo de insonação. Além das quatro câmaras cardíacas e das vias de saída ventriculares, esse método é promissor no retorno venoso fetal.

O STIC pode ser associado ainda às outras tecnologias da ultrassonografia tridimensional descritas anteriormente, como VOCAL, *Tomographic Ultrasound Imaging* (TUI) (Figura 13.23) e Omni View.

CAPÍTULO 13 ■ ULTRASSONOGRAFIA TRIDIMENSIONAL EM OBSTETRÍCIA **153**

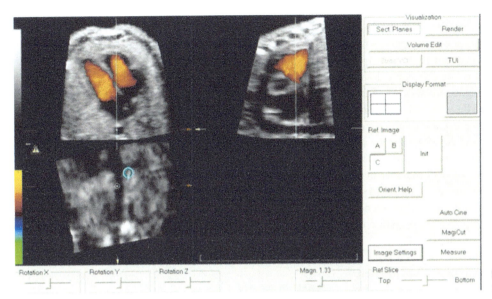

FIGURA 13.21 STIC com Doppler colorido no modo multiplanar.

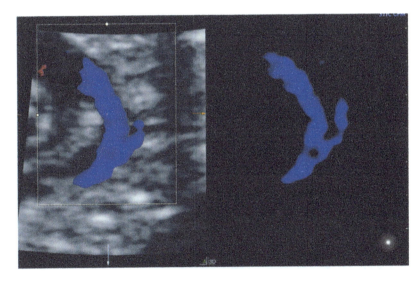

FIGURA 13.22 STIC com Doppler colorido em caso de coarctação de aorta.

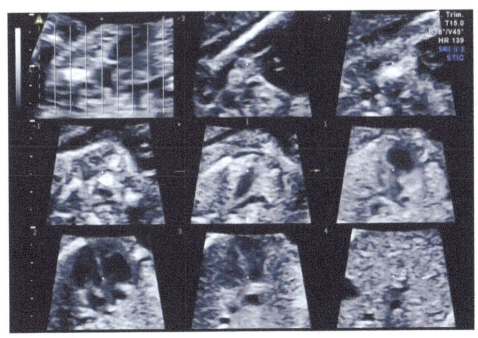

FIGURA 13.23 STIC com TUI em caso de coarctação de aorta.

DOPPLER DE AMPLITUDE TRIDIMENSIONAL (*POWER DOPPLER 3D*)

O Doppler de amplitude tridimensional tem como princípio o *power Doppler*. Em contraste com o Doppler colorido bidimensional, que analisa a frequência de mudanças do fluxo sanguíneo, o *power Doppler* se utiliza da amplitude dos componentes dos sinais recebidos para representar o número de células em movimento, o que torna possível avaliar baixas velocidades de fluxo e, assim, detectar alterações mínimas no fluxo de sangue. Além disso, o *power Doppler* é mais sensível, não depende do ângulo de insonação no vaso e não evidencia efeito *aliasing*, promovendo a identificação de pequenos vasos e baixo fluxo, característica importante na análise de vasos de baixa resistência (Pairleitner et al., 1999).

Com o advento da ultrassonografia tridimensional o *power Doppler* passou a ser empregado na análise tridimensional de fluxos e vasos sanguíneos. Nos primeiros estudos com essa técnica era realizada apenas uma análise qualitativa da vascularização (trajeto, calibre, número de vasos e relação espacial com outras estruturas de interesse) por meio da reconstrução em três dimensões da anatomia vascular da região de interesse (ROI). No entanto, essa análise dependia da experiência e da impressão subjetiva do examinador, não sendo possível quantificar objetivamente a vascularização e o fluxo sanguíneo (Maoui et al., 2001).

Pairleitner et al. descreveram uma técnica para quantificar a vascularização e o fluxo sanguíneo por meio da ultrassonografia tridimensional, o *power Doppler* 3D. Por meio desse estudo foram criados três índices a partir da análise dos *voxels* da escala de cinza e do Doppler colorido contidos na ROI: índice de vascularização (VI), índice de fluxo (FI) e índice de vascularização-fluxo (VFI).

O VI mede o número de *voxels* coloridos do total de *voxels* da ROI, ou seja, é a porcentagem dos dados do Doppler de amplitude contidos no volume, sendo uma representação do número de vasos sanguíneos dentro do tecido, expresso em porcentagem. O FI calcula a média do valor de todos os *voxels* coloridos dentro do volume, ou seja, é a média da intensidade do sinal do Doppler de amplitude dentro do mesmo e representa a intensidade média de fluxo da ROI. O VFI é a média do valor de todos os *voxels* coloridos e da escala de cinza e representa o comportamento dos outros dois índices.

As fórmulas para os índices vasculares do *power Doppler* 3D são representadas na Figura 13.24.

Jarvela et al. apresentaram um método para cálculo desses índices pelo programa VOCAL™. Por essa técnica inicialmente é calculado o volume da ROI pelo método VOCAL™, forma manual (rotacional) ou automática (esférica). Após a extração do volume, o programa calcula automaticamente os índices vasculares VI, FI e VFI pelo histograma (Figuras 13.25 e 13.26).

O programa VOCAL™ tem sido utilizado para delimitar regiões de interesse em órgãos e estruturas das quais se pretende extrair um volume tridimensional para o cálculo dos

$$FI = \frac{\sum_{c=1}^{100} c \cdot hc(c)}{\sum_{c=1}^{100} hc(c)} (\text{ANGIO})$$

$$VI = \frac{\sum_{c=1}^{100} hc(c)}{\sum_{g=1}^{100} hg(g) + \sum_{c=1}^{100} hc(c)} (\text{ANGIO})$$

$$VFI = \frac{\sum_{c=1}^{100} c \cdot hc(c)}{\sum_{g=1}^{100} hg(g) + \sum_{c=1}^{100} hc(c)} (\text{ANGIO})$$

FIGURA 13.24 Fórmulas para os índices de vascularização (VI), fluxo (FI) e vascularização e fluxo (VFI): *g*, valor da escala de cinza, variando de zero a 100; *c*, valor dos *voxels* coloridos, variando de zero a 100; *hg(x)*, frequência do valor cinza *x* na imagem ultrassonográfica; *hc(x)*, frequência do valor colorido *x* na imagem ultrassonográfica.

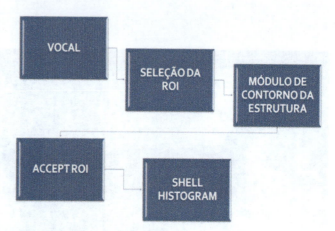

FIGURA 13.25 Fluxograma para cálculo dos índices do *power Doppler* 3D pelo programa VOCAL™.

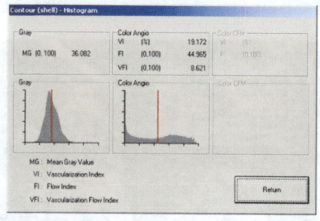

FIGURA 13.26 Modo de apresentação do resultado do cálculo dos índices do *power Doppler* 3D pelo programa VOCAL™.

índices vasculares do *power Doppler* 3D. No entanto, muitas vezes não se consegue calcular o volume de toda a estrutura, ou por ser muito irregular ou por ter grandes dimensões, como a placenta e o cérebro fetal. Para superar essa dificuldade, Mercé et al., no estudo da vascularização placentária, idealizaram a técnica denominada "biópsia vascular" (*vascular biopsy*), objetivando, a partir de uma região da placenta, extrair informações sobre o fluxo e a vascularização que pudessem espelhar o *status* de perfusão placentária como um todo. Essa técnica consistia na aquisição do bloco tridimensional por meio do programa VOCAL™, usando o modo automático esfera, e em seguida os índices vasculares do *power Doppler* 3D eram calculados automaticamente mediante a seleção da tecla histograma. Os autores demonstraram boa reprodutibilidade intraobservador desse método com coeficiente de correlação intraclasse (CCI) > 0,85 para os índices vasculares VI, FI e VFI.

O *power Doppler* 3D é uma metodologia que oferece novas possibilidades para análise da perfusão de órgãos com baixas velocidades de fluxo, além de ser mais acurado para reconstrução de vasos do que o Doppler colorido bidimensional (Konje et al., 2001). Seu uso para avaliação da vascularização e do fluxo sanguíneo tem despertado interesse em obstetrícia e ginecologia, como na avaliação de processos reprodutivos, angiogênese tumoral, placenta e órgãos fetais.

Cabe ressaltar a importância dos ajustes de *preset* do Doppler de amplitude tridimensional, pois diferentes ajustes da função Doppler levam a diferentes resultados dos índices do *power Doppler* 3D. De fato, Raine-Fenning et al. e Schulten-Wijman et al. realizaram estudos experimentais para avaliar o efeito dos ajustes Doppler do equipamento de ultrassom sobre os índices do *power Doppler* 3D e observaram que diferentes ajustes da função Doppler no aparelho de ultrassonografia, como ganho, potência, frequência de repetição de pulso e filtro de parede, produziram modificações significativas nos valores de VI, FI e VFI. Além disso, segundo Alcázar, os índices VI, FI e VFI não representam igualmente as características de vascularidade e fluxo em qualquer órgão ou estrutura. De acordo com o autor, isso implicaria a necessidade de escolha de determinado índice que fosse mais apropriado para uso em diferentes situações clínicas. A título de exemplo, para a análise da vascularização de tumores seria preferível a utilização do VI, já que se trata de uma representação quantitativa da densidade vascular, sendo a avaliação de fluxo uma informação menos relevante nesses casos. Entretanto, quando as características de fluxo são o objetivo da investigação, como em medicina materno-fetal, é possível que o FI seja o índice mais útil.

CONSIDERAÇÕES FINAIS

O grande desafio no início do aprendizado em ultrassonografia é entender a relação das estruturas anatômicas fetais entre si e sua relação com o eixo fetal e a cavidade uterina. De certo modo, é o pensamento tridimensional associado ao conhecimento anatômico que torna possível esse entendimento na ultrassonografia rotineira.

Na avaliação rotineira, a ultrassonografia tridimensional já conquistou seu papel. A avaliação da face fetal promove conforto e tranquiliza a ansiedade familiar em situações rotineiras. Nos rastreamentos de malformações, pode facilitar a aquisição de planos difíceis à ultrassonografia bidimensional. Nos casos patológicos, acrescenta informações e possibilita melhor visibilização das estruturas adjacentes e da relação entre elas.

Duas outras capacidades integram o uso rotineiro. A telemedicina torna possível a análise dos blocos adquiridos e a navegação por um segundo operador. A volumetria de alta precisão com suas várias indicações também tem um papel indiscutível.

Desse modo, sabemos e entendemos que a ultrassonografia tridimensional é parte importante da avaliação e do seguimento fetal em situações de alto e baixo risco e que a pesquisa acrescenta novas tecnologias com papel ilimitado.

Leitura recomendada

Alcázar JL. Opinion. Three-dimensional power Doppler derived vascular indices: what are we measuring and how are we doing it? Ultrasound Obstet Gynecol 2008; 32:485-7.

Araújo Júnior E, Cavalcante RO, Nardozza LM et al. Fetal thigh volume by 3D sonography using XI VOCAL: reproducibility and reference range for Brazilian healthy fetuses between 20 and 40 weeks. Prenat Diagn 2011; 31:1234-40.

Araujo Júnior E, Nardozza LM, Pires CR, Filho HA, Moron AF. Comparison of two- and three-dimensional ultrasonography in lung volume measurement of normal fetuses. J Perinat Med 2007; 35:415-21.

Baba K, Okai T, Kozuma S. Real-time processable three-dimensional fetal ultrasound. Lancet 1996 Nov 9: 348.

Baba K, Satoh K, Sakamoto S et al. Development of an ultrasonic system for three-dimensional reconstruction of the fetus. J Perinat Med 1989; 17(1): 19-24.

Barreto EQ, Milani HJ, Haratz KK, Araujo Júnior E, Nardozza LM, Moron AF. Reference intervals for fetal heart volume from 3-dimensional sonography using the extended imaging virtual organ computer-aided analysis method at gestational ages of 20 to 34 weeks. J Ultrasound Med 2012; 31:673-8.

Chang HC, Yu CH, Chang FM, Ko YC, Chen HY. Assessment of fetal adrenal gland volume using three-dimensional ultrasound. Ultrasound Med Biol 2002; 28:1383-7.

Chaoui R, Kalache KD, Hartug J. Application of three-dimensional power Doppler ultrasound in prenatal diagnosis. Ultrasound Obstet Gynecol 2001; 17:22-9.

Devore GR. Genetic sonography – The historical and clinical role of fetal echocardiography. Ultrasound Obstret Gynecol 2010; 35:509-21.

Jarvela IY, Sladkevicius P, Kelly S et al. Three-dimensional sonographic and power Doppler characterization of ovaries in the follicular phase. Ultrasound Obstet Gynecol 2002; 20:281-5.

Konje JC, Bell SC, Taylor DJ. Abnormal Doppler velocimetry and blood flow volume in the middle cerebral artery in very severe intrauterine growth restriction: is the occurrence of reversal of compensatory flow too late? BJOG 2001; 108:973-9.

Lee W, Chaiworapongsa T, Romero R, et al. A diagnostic approach for the evoluation of spina bifida by three-dimensional ultrasonography. J Ultrasound Med 2002; 21:619-26.

Mercé LT, Barco MJ, Bau S. Reproducibility of the study of placental vascularization by three-dimensional power Doppler. J Perinat Med 2004; 32:228-33.

Merz E, Bahlmann F, Weber G. Volume scanning in the evaluation of the fetal malformations: a new dimension in prenatal diagnosis. Ultrasound Obstet Gynecol. 1995; 5:222-7.

Pairleitner H, Steiner H, Hasenoehrl G, Staudach A. Three-dimensional power Doppler sonography: imaging and quantifying blood flow and vascularization. Ultrasound Obstet Gynecol 1999; 14:139-43.

Peralta CF, Cavoretto P, Csapo B, Falcon O, Nicolaides KH. Lung and heart volumes by three-dimensional ultrasound in normal fetuses at 12-32 weeks'gestation. Ultrasound Obstet Gynecol 2006; 27: 128-33.

Raine-Fenning NJ, Clewes JS, Kendall NR, Bunkheila AK, Campbell BK, Johnson IR. The interobserver reliability and validity of volume calculation from three-dimensional ultrasound datasets in the in vitro setting. Ultrasound Obstet Gynecol 2003; 21:283-91.

Raine-Fenning NJ, Nordin NM, Ramnarine KV et al. Evaluation of the effect of machine settings on quantitative three-dimensional power Doppler angiography: an in-vitro flow phantom experiment. Ultrasound Obstet Gynecol 2008; 32:551-9.

Riccabona M, Nelson TR, Pretorius DH. Three-dimensional ultrasound: accuracy of distance and volume measurements. Ultrasound Obstet Gynecol 1996; 7:429-34.

Schulten-Wijman MJ, Struijk PC, Brezinka C, de Jong N, Steegers EA. Evaluation of volume vascularization index and flow index: a phantom study. Ultrasound Obstet Gynecol 2008; 32:560-4.

The International Society of Ultrasound in Obstetrics & Gynecology Guidelines. Sonographic examination of the fetal central nervous system: guidelines for performing the 'basic examination' and the 'fetal neurosonogram'. Ultrasound Obstet Gynecol. 2007; 29: 109-16.

Winsberg F. Echocardiography of fetal newborn heart. Invest Radial 1972; 7:152-8.

Perfil Biofísico Fetal

CAPÍTULO 14

Maria Judite Pontual
Alex Sandro Rolland Souza

INTRODUÇÃO

Manning et al. (1980) foram os primeiros a descrever um teste para rastrear hipoxia fetal, o qual recebeu o nome de perfil biofísico fetal (PBF). Foram atribuídas notas a cinco parâmetros de observação: frequência cardíaca fetal (reatividade cardíaca), por meio da cardiotocografia, tônus, movimentos respiratórios, movimentos corporais (somáticos) fetais e volume do líquido amniótico, utilizando a ultrassonografia.

INDICAÇÕES

- Fator de risco materno e/ou fetal que necessite de acompanhamento da vitalidade.
- Fetos com cardiotocografia não tranquilizadora, podendo identificar os falso-positivos.
- Complementar a cardiotocografia normal.
- Avaliar a vitalidade nos fetos portadores de arritmias cardíacas.
- Pacientes usuárias de substâncias ilícitas ou que fazem uso regular de medicações que possam atuar sobre a frequência cardíaca fetal.

METODOLOGIA DO EXAME

A idade gestacional mínima para realização do PBF é de 25 semanas. A cardiotocografia costuma durar em torno de 20 a 30 minutos, podendo ser realizada em menos tempo, na dependência do surgimento de no mínimo duas acelerações transitórias. Os parâmetros ultrassonográficos do PBF – movimentos respiratórios, movimentos somáticos, tônus fetal e volume do líquido amniótico – são avaliados em até 30 minutos. Caso todos os elementos não sejam observados até o fim desse período, o tempo do exame não deve ser estendido. Na grande maioria dos casos, um tempo bem menor é suficiente para avaliação satisfatória dos elementos a serem observados.

Uma pontuação de zero ou 2 é atribuída a cada um dos elementos observados: se normal (satisfatório) recebe a pontuação 2 e se anormal (não satisfatório) recebe a pontuação

zero. Assim, a soma de todos os elementos avaliados varia de zero a 10, conforme estejam satisfatórios (dois) ou não (zero) (Quadro 14.1). Uma pontuação de oito ou mais habitualmente está associada a bom prognóstico fetal e perinatal. Nos casos em que se obtém um valor menor que 8 deve-se aumentar a vigilância do feto, considerar a realização de outro método de avaliação do bem-estar fetal ou considerar a interrupção da gravidez.

QUADRO 14.1 Pontuação do perfil biofísico fetal

Variante biofísica	Normal (2 pontos)	Anormal (0 ponto)
Movimentos respiratórios fetais	Pelo menos um episódio > 30s de duração em 30min de observação	Ausência ou nenhum episódio ≥ 30s de duração em 30min de observação
Movimentos corporais fetais	Pelo menos três movimentos evidentes do tronco/membros em 30min (episódios de movimento contínuo são considerados como um movimento único)	Dois ou menos episódios de movimento do tronco/membros em 30min
Tônus fetal	Pelo menos um episódio de extensão e flexão ativa do tronco/membros. Abertura e/ou fechamento da mão são considerados tônus normal	Movimento de extensão/flexão muito lento ou movimento dos membros em extensão completa ou ausência de movimento fetal
Reatividade cardíaca fetal	Pelo menos dois episódios de aceleração da frequência cardíaca > 15 batimentos com 15s de duração	Menos de duas acelerações ou aumento < 15 batimentos em 30min
Valor quantitativo do volume do líquido amniótico	Pelo menos um bolsão de líquido amniótico > 2cm	Ausência de líquido amniótico ou um bolsão < 2cm

Vintzileos et al. (1983) acrescentaram ao PBF de Manning et al. a avaliação do grau placentário, ficando o PBF composto de seis parâmetros. Nessa nova avaliação foi sugerida a pontuação de 1, quando o parâmetro está ausente, 2, quando o parâmetro está presente, porém diminuído, ou 3, quando o parâmetro está presente e é normal ou satisfatório. Na prática, atualmente não se utiliza esse PBF modificado.

São necessários cuidado e atenção com os achados durante a avaliação do PBF, uma vez que não só a hipoxia e a acidose (sofrimento fetal) podem causar alterações no resultado do exame. Pode ocorrer a interpretação errônea do PBF em fetos normais e durante o sono intraútero, levando a resultados falso-positivos.

Assim, diante de resultados alterados do PBF, deve-se lançar mão do estímulo sonoro ou de outra propedêutica complementar para avaliação da vitalidade fetal. Após o estímulo sonoro, pode-se observar uma reação satisfatória do feto (movimenta-se e fica algo "inquieto"). O PBF pode ser reavaliado semanalmente, mas essa repetição depende das condições maternas e fetais.

MARCADORES AGUDOS E CRÔNICOS DO ESTADO DE HIPOXIA FETAL

Os marcadores agudos são os modificados de maneira rápida na ocorrência de hipoxia e são regulados por mecanismos complexos do sistema nervoso central. Os parâmetros avaliados nessa classificação são: reatividade da frequência cardíaca, movimentos ativos fetais (somáticos), movimentos respiratórios e tônus fetal.

A teoria da hipoxia gradual sugere que diante de situações de acidose e hipoxia ocorre uma variação da sensibilidade dos centros reguladores do sistema nervoso central. Vintzileos et al. observaram que nas situações de hipoxia e acidose as atividades biofísicas sofrem alterações na ordem inversa a seu surgimento cronológico intraútero. O tônus fetal é o primeiro a ser encontrado nos fetos, em torno de 7,5 a 8,5 semanas. O movimento fetal se inicia por volta da oitava ou nona semana. Os movimentos respiratórios fetais podem ser observados a partir da 10ª ou 11ª semana e com certa regularidade entre a 20ª e a 21ª semana de gravidez. A reatividade da frequência cardíaca inicia em torno do final do segundo trimestre e início do terceiro. Portanto, a reatividade da frequência cardíaca e os movimentos respiratórios são os primeiros a sofrer alterações no PBF diante da hipoxia. Se a hipoxia persiste, agravando o quadro, os movimentos somáticos e o tônus se alteram consecutivamente.

O marcador crônico da hipoxia fetal tem como consequência a redução do líquido amniótico. Essa alteração pode se instalar em dias ou semanas. Espera-se que a hipoxia crônica inicial ocasione uma redistribuição do fluxo sanguíneo, conhecida como centralização fetal. Nesse momento ocorrem maior privação desse fluxo por meio de vasoconstrição periférica para os órgãos menos nobres, como pulmões, rins e intestinos, e maior fornecimento sanguíneo por meio de vasodilatação para órgãos nobres, como coração, suprarrenais

e cérebro. Assim, a redução do fluxo para os rins e os pulmões levará à diminuição da produção de urina e de secreção pulmonar, levando à redução do líquido amniótico. Se essa condição se mantém, o oligoidrâmnio se instala e nos casos graves aumenta a possibilidade de compressão do cordão, podendo levar à morte fetal.

PARÂMETROS DO PERFIL BIOFÍSICO FETAL

Frequência cardíaca fetal – reatividade cardíaca

A cardiotocografia é realizada como método para determinação da reatividade cardíaca do PBF. Nela se observam as acelerações da frequência cardíaca em resposta ao movimento do feto. Nessa prova, define-se como cardiotocografia tranquilizadora o achado de pelo menos duas acelerações transitórias definidas como a presença de aumento de pelo menos 15 batimentos cardíacos com duração mínima de 15 segundos cada uma delas durante 20 minutos de observação (Quadro 14.1). Essa prova a respeito da vitalidade fetal apresenta baixos índices de falso-negativos, porém a taxa de falso-positivo é elevada. Convém destacar fatores que podem alterar a interpretação dos resultados, como o uso de substâncias que diminuam os movimentos do feto, o uso de outros medicamentos, como corticoide, sulfato de magnésio, bloqueadores e agonistas adrenérgicos, o uso de substâncias ilícitas e o tabagismo, entre outros fatores.

Movimentos respiratórios fetais

Os movimentos respiratórios fetais (MRF) são regulados por função neurológica complexa. Sua visualização por meio da ultrassonografia, em aproximadamente 30% dos fetos, é feita no corte longitudinal ou transversal do feto com observação de movimentos toracoabdominais. No corte longitudinal, percebe-se um movimento de "gangorra", em movimento alternado de rebaixamento do tórax e elevação do abdome. Esses movimentos podem estar presentes desde a 10ª semana de gravidez, porém só costumam ser visualizados pelo exame ultrassonográfico a partir da 20ª ou 21ª semana.

O exame é considerado satisfatório quando se observa um episódio com 30 segundos de duração com intervalo entre expansão/rebaixamento toracoabdominal de menos de 6 segundos. Um intervalo maior que 6 segundos entre as incursões respiratórias caracteriza outro episódio de movimento respiratório (Quadro 14.1).

No início do trabalho de parto, os MRF estão diminuídos em 10% das gestantes, enquanto durante o trabalho de parto ativo os MRF são observados em apenas 1% dos fetos. Esses movimentos são visualizados na dependência do sono e da vigília fetal, alterando-se também conforme a ação de alguns fatores e dependendo do horário de realização do exame. Muitas vezes, os movimentos respiratórios são mais frequentes à noite e menos comuns durante a manhã.

Algumas substâncias, como doxapram, cafeína, catecolaminas, teofilina e indometacina, assim como estados de hiperglicemia e hipertermia materna e manipulação (estimulação) motora do feto, podem estimular os movimentos respiratórios, além de algumas doenças maternas, como o diabetes. Assim, é necessário ter em mente que o feto de uma gestante diabética descompensada que apresente aumento do número dos movimentos respiratórios não está necessariamente bem, uma vez que a hiperglicemia estimula esses movimentos.

Por outro lado, hipoglicemia, infecção, hipoxia, tabagismo e alguns fármacos que deprimem o sistema nervoso central, como clorpromazina, diazepam e meperidina, podem inibir os movimentos respiratórios fetais ou causar apneia. Na gestante diabética, a avaliação dos MRF pode ser realizada após as refeições de modo a evitar a hipoglicemia. Em caso de rotura prematura das membranas ovulares com fetos hígidos não é constatada redução ou ausência dos MRF. No entanto, quando há infecção ovular, frequentemente se registra a ausência dos movimentos. Entretanto, a hipoxia é a causa principal de ausência ou diminuição dos MRF. Atenção deve ser dada ao achado de "suspiro" fetal, que pode mostrar não a presença de bem-estar fetal, mas hipoxia.

Movimentos ativos fetais

A origem e o controle dos movimentos ativos fetais (MAF) também são regulados por função neurológica complexa e dependem da disponibilidade energética. Esses movimentos podem ser observados em cerca de 9% a 18% do tempo, sendo surpreendidos com mais frequência durante a noite no final da gestação. Considera-se satisfatória a observação de um movimento amplo e rápido ou de três movimentos lentos. Nas últimas 10 semanas de gravidez é possível visualizar em torno de 31 movimentos por hora.

O estímulo sonoro ou motor e as contrações uterinas podem estimulá-los. É frequente um comportamento de certa "inquietação" do feto, evidenciando-se maior movimentação após o estímulo sonoro. Na contração uterina, o aumento da pressão intra-amniótica estimula os receptores periféricos do feto, levando ao aumento de sua atividade.

Certos fatores podem diminuir os MAF, como hipoxia fetal, agentes sedativos, sono, uso de curare e tabagismo. A hipoxia e a acidose fetal são as causas principais de depressão do sistema nervoso central, que se torna menos ativo uma vez que há comprometimento da disponibilidade energética. Os agentes antiepilépticos não atuam na frequência dos movimentos fetais. Entretanto, a nicotina promove efeito depressor e a glicemia materna permanece incerta.

Tônus fetal

O tônus fetal é observado por meio de movimentos de flexão e extensão das extremidades ou do tronco, extensão de um dedo e abertura e fechamento da mão. O tônus está preservado quando a mão permanece fechada durante os 30 minutos do exame. Podem ser considerados, também, os movimentos de sucção e palpebrais. A presença de um ou outro movimento traduz tônus satisfatório.

Volume do líquido amniótico

Considerado o único marcador crônico do PBF, o líquido amniótico pode ser avaliado por meio da medida na vertical do maior bolsão encontrado pela ultrassonografia, segundo Manning et al. (1980). O valor considerado normal corresponde ao maior bolsão entre 2 e 8cm. Outra maneira de se proceder a essa avaliação é por meio do índice de líquido amniótico (ILA), proposto por Phelan et al. (1987). O ILA pode ser obtido através do exame ultrassonográfico, que define os maiores bolsões, na vertical, encontrados nos quatro quadrantes do abdome materno, em centímetros, a partir de duas linhas imaginárias perpendiculares colocadas no nível da cicatriz umbilical. A soma dos quatro valores será considerada normal quando entre 5 e 24cm. O valor normal também pode ser obtido de acordo com uma curva de normalidade para cada idade gestacional.

INTERPRETAÇÃO DO PERFIL BIOFÍSICO FETAL

A interpretação clínica do PBF e a conduta obstétrica mais indicada encontram-se descritas no Quadro 14.2. Entretanto, cabe ressaltar que essa conduta é direcionada para os fetos cuja vitalidade fetal é acompanhada apenas por meio do PBF na

QUADRO 14.2 Pontuação do perfil biofísico fetal: interpretações clínicas e condutas

Pontuação	Interpretação	Condutas obstétricas recomendadas
10	Feto normal – baixo risco de asfixia	Pacientes normais: repetir o exame semanalmente Pacientes diabéticas, pós-datismo ou restrição de crescimento intraútero: repetir duas vezes por semana
8	Feto normal – baixo risco de asfixia	Pacientes normais: repetir o exame semanalmente Pacientes diabéticas, pós-datismo ou restrição de crescimento fetal: repetir duas vezes por semana Oligoidrâmnio: indicar interrupção em gestações com mais de 35 ou 36 semanas Oligoidrâmnio: repetir o exame a cada 48 horas nas gestações com menos de 35 ou 36 semanas – avaliar quadro obstétrico materno
6	Possibilidade de asfixia crônica ou aguda	Líquido amniótico normal: repetir o exame em 24 horas Oligoidrâmnio: deve ser considerada a interrupção da gestação
4	Suspeita de asfixia crônica	Considerar a interrupção da gestação com idade gestacional > 32 semanas Repetir o exame no mesmo dia se idade gestacional < 32 semanas
2	Forte suspeita de asfixia crônica	Prosseguir com o exame até 120min – se a pontuação for < 4 com idade gestacional > 26 semanas – considerar interromper a gravidez
0	Forte suspeita de asfixia crônica	Idade gestacional > 26 semanas – interromper a gestação

impossibilidade de utilização de outros métodos complementares, como dopplervelocimetria. Em revisão sistemática, Lalor et al. (2015) não encontraram nenhuma evidência científica de ensaios clínicos randomizados sobre a utilização do PBF como teste de avaliação do bem-estar fetal nas gestantes de alto risco.

Sabe-se que o PBF foi um método inicialmente proposto para o diagnóstico de comprometimento da vitalidade fetal. Entretanto, a dopplervelocimetria apresenta melhores resultados para esse diagnóstico, principalmente por se tratar de um método de diagnóstico precoce de hipoxia fetal. Com o PBF, por outro lado, o diagnóstico costuma ser estabelecido mais tardiamente. A melhor evidência científica constatou que a dopplervelocimetria obstétrica para acompanhamento da vitalidade fetal nas gestações de alto risco melhora o prognóstico fetal, diminuindo as taxas de mortalidade perinatal (Alfirevic & Neilson, 2015).

Leitura recomendada

Alfirevic Z, Neilson JP. Doppler ultrasound for fetal assessment in high risk pregnancies. Cochrane Database of Systematic Reviews. In: The Cochrane Library, Issue 8, Art. No. CD000073. DOI: 10.1002/14651858.CD000073.pub1.

Fleischer AC, Manning FA, Jeanty P, Romero R. Ultra-sonografia em obstetrícia e ginecologia. Rio de Janeiro: Revinter, 2000.

Lalor JG, Fawole B, Alfirevic Z, Devane D. Biophysical profile for fetal assessment in high risk pregnancies. Cochrane Database of Systematic Reviews. In: The Cochrane Library, Issue 8, Art. No. CD000038. DOI: 10.1002/14651858.CD000038.pub2.

Manning FA, Platt LD, Sipos L. Antepartum fetal evaluation: development of a fetal biophysical profile. Am J Obstet Gynecol 1980; 136:787-95.

Phelan JP, Smith CV, Broussard P, Small M. Amniotic fluid volume assessment with the four-quadrant technique at 36-42 weeks' gestation. J Reproduc Med 1987; 32:540-2.

Vintzileos AM, Campbell WA, Ingardia CJ, Nochimson DJ. The fetal biophysical profile and its predictive value. Obstet Gynecol 1983; 62:271-8.

Cardiotocografia Fetal

CAPÍTULO 15

Cardiotocografia Fetal Anteparto

José Araújo de Holanda Filho • Francisco Herlânio Costa Carvalho
Alex Sandro Rolland Souza

PARTE A

INTRODUÇÃO

Nas últimas quatro décadas a utilização de ferramentas tecnológicas avançadas na área de obstetrícia proporcionou um ganho incalculável no detalhamento da fisiopatologia fetal. A partir daí, o feto passou a ser considerado verdadeiramente sujeito de avaliação e diagnóstico, ensejando propedêutica específica e especializada.

Nesse contexto, a cardiotocografia é um dos métodos de avaliação da vitalidade fetal empregados no arsenal terapêutico. A cardiotocografia fetal é fundamentada na avaliação dos padrões da frequência cardíaca fetal (FCF) em suas variantes fisiológicas e patológicas. A análise da FCF é embasada principalmente na avaliação da oxigenação adequada do feto. Desse modo, o conhecimento da atividade biofísica e os fatores reguladores da frequência cardíaca são de fundamental importância para avaliação do bem-estar fetal.

A fisiologia do coração fetal é similar à do adulto, no qual exerce uma atividade intrínseca de controle dos batimentos cardíacos que resulta em contrações rítmicas. O nó sinoatrial, localizado na parede do átrio direito, determina as contrações da musculatura cardíaca e a frequência normal do coração.

FATORES CONTROLADORES DA FREQUÊNCIA CARDÍACA FETAL

Sistema nervoso parassimpático

O sistema nervoso parassimpático consiste primariamente no nervo vago, que supre o nó sinoatrial e o nó atrioventricular. O estímulo vagal no coração resulta, em situações fisiológicas, em decréscimo da FCF. Em situação análoga, o bloqueio do nervo vago em um feto hígido de termo determina elevação da FCF de aproximadamente 20bpm. Esses achados demonstram que há uma influência constante do nervo vago no controle inato da FCF.

Sistema nervoso simpático

O coração é também inervado pelas fibras nervosas simpáticas. O estímulo do sistema nervoso simpático resulta em aceleração da frequência cardíaca e aumento na contratilidade miocárdica, uma combinação que leva a acréscimo no débito cardíaco. Um grande número de fatores pode influenciar tanto a atividade parassimpática como a simpática do coração fetal. A frequência cardíaca fetal é particularmente responsiva às mudanças dos quimiorreceptores e dos barorreceptores.

CARDIOTOCOGRAFIA ANTEPARTO DE REPOUSO

O exame de cardiotocografia anteparto (antenatal) também é conhecido como de repouso ou basal, ou ainda *non-stress test* (NST). A análise da cardiotocografia fetal proporciona dados acerca das características do comportamento do ciclo sono-vigília do concepto tanto para parâmetros fisiológicos como na análise de distúrbios de oxigenação e para situações decorrentes da ingestão de medicamentos durante o período gestacional. Em virtude da praticidade do método, inocuidade e facilidade decorrentes do exame cardiotocográfico, essa técnica foi largamente difundida para avaliação de fetos nas gestações de alto risco.

A interpretação dos traçados cardiotocográficos pode ser realizada por meio de duas técnicas distintas de análise: a análise visual (método convencional) e a avaliação computadorizada. A avaliação do bem-estar fetal por meio da cardiotocografia computadorizada é realizada a partir da 24ª semana de gestação, enquanto a avaliação por meio da técnica visual (convencional) é iniciada entre a 26ª e a 28ª semana de gravidez. É fundamental a presença permanente do executor do exame durante a realização da cardiotocografia em razão dos múltiplos fatores que porventura possam ser observados e corretamente corrigidos.

Com o intuito de evitar a compressão das artérias ilíacas e da veia cava pelo útero, assim como melhorar a ventilação pulmonar materna, a gestante deve ser mantida em posição de semi-Fowler (decúbito elevado com inclinação de 45 graus) ou confortavelmente sentada em poltrona (mesma inclinação de 45 graus) com os membros inferiores estendidos e os pés apoiados em suporte elevado a 30cm do chão.

O transdutor de pressão (tocodinamômetro) deverá ser adaptado sobre a região corporal alta do abdome materno (fundo uterino) ao lado das pequenas partes fetais, ajustando-se a cinta de contenção. Destina-se a captar as contrações uterinas. Algumas irregularidades identificadas no traçado podem corresponder aos movimentos respiratórios maternos ou aos movimentos corporais fetais. Posteriormente, busca-se identificar cuidadosamente a localização do foco cardíaco fetal e adapta-se o transdutor para captação dos sinais do coração fetal através do efeito Doppler. Em seguida, a gestante é orientada a informar adequadamente a respeito de cada movimento fetal percebido e acionar simultaneamente o dispositivo manual de movimentação do concepto.

O teste é composto de registro da frequência cardíaca e da movimentação fetal, além da atividade uterina, por 20 a 60 minutos nos traçados convencionais (avaliação visual) e por 10 a 60 minutos naqueles com avaliação pelo método computadorizado.

Uma revisão sistemática disponível na Cochrane incluiu quatro ensaios clínicos com 1.588 gestantes que compararam a cardiotocografia em repouso a um grupo de controle e observou que não houve diferença significativa entre os grupos com relação à morbidade perinatal. Os pesquisadores detectaram tendência maior de morte perinatal no grupo da cardiotocografia (OR: 2,85; IC95%: 0,99 a 7,12) e concluíram que não há evidências suficientes para recomendar a utilização da cardiotocografia anteparto, destacando que todos os estudos incluídos foram realizados no início dos anos 1980 (Pattison & McCowan, 2014).

PARÂMETROS DA FREQUÊNCIA CARDÍACA FETAL

Linha de base

A FCF varia conforme a idade gestacional em virtude do desenvolvimento dos sistemas de controle nervosos dos feixes cardíacos com tendência decrescente ao longo da gravidez. Atualmente, considera-se uma linha de base dá FCF normal entre 110 e 160bpm para gestações a termo.

Alterações na linha de base

Bradicardia

Define-se bradicardia fetal como FCF < 110bpm. A etiologia mais comum é o bloqueio atrioventricular do feto. Nessa situação pode ser encontrada uma FCF entre 50 e 60bpm.

A hipoxia fetal grave é um dos mecanismos envolvidos na gênese da bradicardia. Nessa situação de hipoxia ocorre estimulação dos quimiorreceptores, determinando aumento no tônus parassimpático. Essa ocorrência pode ser exemplificada nas bradicardias fetais por hipotensão arterial aguda materna, hipertonia e taquissistolia uterinas. Outro fator desencadeador é a depressão direta da ritmicidade miocárdica determinada por hipoxia importante. O desenvolvimento de bradicardia resultante da depressão miocárdica é o evento mais tardio e comprometedor no curso do sofrimento fetal crônico.

Agentes bloqueadores beta-adrenérgicos, como o propranolol, podem desencadear bradicardia fetal por inibição do tônus simpático cardíaco. Arritmias cardíacas, bloqueios congênitos e hipopotassemia estão também relacionados com bradicardia fetal.

Alguns fetos podem apresentar frequência cardíaca basal < 110bpm sem que com isso possa ser identificado um mecanismo patológico determinante. Em fetos considerados pós-termo, esse modelo de bradicardia pode ser constatado, o qual está relacionado provavelmente com a dominância do tônus vagal.

Taquicardia fetal

A taquicardia fetal é caracterizada por frequência cardíaca > 160bpm. A causa mais encontrada é a febre materna. A taquicardia fetal nesse caso provavelmente se deve a alterações de controle intrínseco do coração, assim como no equilíbrio do controle autonômico. Na hipertermia materna, a FCF se eleva aproximadamente 10bpm a cada grau centígrado acima da normalidade na temperatura materna.

A taquicardia mais comprometedora do bem-estar fetal é a decorrente de hipoxemia crônica do concepto. A associação de sofrimento fetal e desenvolvimento gradual e crônico com elevação da linha de base da frequência cardíaca está bem estabelecida do ponto de vista clínico. Nessa eventualidade, a taquicardia surge em virtude de o componente parassimpático ser deprimido pela hipoxia crônica, levando à predominância do componente simpático. Em contrapartida, a hipoxia age sobre as suprarrenais fetais, liberando catecolaminas. Estas podem estar implicadas na elevação da frequência cardíaca no caso de ambos os componentes do controle neurogênico estarem deprimidos.

Variabilidade da FCF – oscilação da linha de base

As alterações na atividade simpática e parassimpática são determinantes na variabilidade da FCF e são decorrentes de uma variedade de impulsos sensoriais, somáticos e viscerais, refletindo, por exemplo, mudanças nas pressões intravasculares e intrapleurais, movimentos fetais e outros fatores ainda não definidos. A integração dos vários impulsos que atuam sobre a atividade autonômica exige considerável integridade funcional do sistema nervoso central do feto, havendo evidências de que a variabilidade da frequência cardíaca é suprimida por fatores que modificam a função cerebral do concepto.

A FCF de repouso, em condições fisiológicas, apresenta oscilações quando interpretada instante a instante ou batida a batida (micro-oscilações) ou variabilidade instantânea de curta duração. Nas variações de longa duração são observados dois a seis ciclos em 1 minuto com amplitude média de 5 a 25bpm, denominados macro-oscilações. A diferença entre os níveis superiores e os inferiores (amplitude) desses ciclos é utilizada para determinar a variabilidade no traçado cardiotocográfico.

Considera-se dentro dos padrões fisiológicos a variabilidade situada entre 5 e 25bpm. A variabilidade pode estar reduzida em conceptos muito prematuros em virtude da imaturidade dos mecanismos controladores cardíacos, em especial o componente parassimpático. Durante os períodos de repouso fisiológico fetal (sono fetal), as oscilações rápidas (macro-oscilações) estão reduzidas, permanecendo dentro dos padrões aceitáveis.

Alguns tipos de arritmias cardíacas fetais, como bloqueio atrioventricular total e taquicardia paroxística atrial, cursam com redução da variabilidade. Especificamente nesses casos, a diminuição da variabilidade se deve à falta de resposta do marca-passo cardíaco.

A causa mais grave de redução da variabilidade da FCF é a depressão do sistema nervoso central por hipoxia e acidose do concepto. O achado de traçado com diminuição da variabilidade nesses casos ocorre por inibição da atividade do nervo vago, sendo o principal parâmetro para o diagnóstico de hipoxia fetal crônica.

Alguns medicamentos podem reduzir a variabilidade, como narcóticos, barbitúricos e tranquilizantes, por causarem depressão da reatividade do sistema nervoso central, e outras substâncias, como atropina, propanolol e escopolamina, por bloquearem a transmissão dos impulsos simpáticos e parassimpáticos ao coração.

Alterações na variabilidade da FCF

Variabilidade diminuída

A variabilidade diminuída pode ser caracterizada como padrão ausente, quando não se consegue detectar, ou mínimo, quando a amplitude é < 5bpm. Assim, uma variabilidade < 5bpm é considerada diminuída (alterada).

Variabilidade aumentada

O aumento da variabilidade é situação excepcional. A variabilidade > 25bpm surge em função das compressões funiculares de curta duração em virtude da intensa atividade motora fetal. A hipoxia fetal aguda também pode aumentar a variabilidade tanto por estimulação de quimiorreceptores como de barorreceptores.

Padrão sinusoidal

O padrão sinusoidal se caracteriza por ondas em formato de sino com amplitude de 5 a 15bpm, monótonas, de ritmo fixo e regular. Esses traçados costumam ser encontrados em fetos hidrópicos de gestações aloimunizadas em estágio grave. A gênese desse padrão está diretamente relacionada com a anemia e a insuficiência cardíaca fetal. O ritmo sinusoidal também pode ser observado em situações de hipoxia fetal grave com elevadas taxas de mortalidade perinatal (50% a 75%). Segundo o National Institute of Child Health and Human Development, o padrão sinusoidal difere em variabilidade porque tem frequência e amplitude regulares em formato de uma onda em sino, sendo excluído da definição de variabilidade.

Acelerações transitórias

Os ascensos transitórios da FCF com amplitude de pelo menos 15bpm e duração de no mínimo 15 segundos são considerados os marcadores cardiotocográficos que melhor caracterizam o bem-estar fetal. As acelerações transitórias se tornam mais frequentes e mais amplas a partir da 24ª/26ª semana de gestação. Em razão da alta sensibilidade, as acelerações transitórias são as primeiras a desaparecer na hipoxia fetal.

Desacelerações

As desacelerações são quedas temporárias da FCF. Em contraposição às acelerações transitórias, constituem os eventos deletérios da cardiotocografia. As desacelerações são classificadas em periódicas, diretamente relacionadas com as contrações uterinas, e não periódicas, que consistem em descensos sem evidência de contrações.

Desacelerações não periódicas

- **Espicais ou desaceleração intraparto (DIP) zero:** são evidenciadas no traçado cardiotocográfico como desacelerações em que tanto o início como a recuperação são tipicamente abruptos e podem ocorrer marcadas flutuações durante sua ocorrência. A DIP zero se caracteriza por quedas rápidas e pouco amplas da FCF, relacionadas com os movimentos fetais.
- **Desacelerações prolongadas:** são tipicamente caracterizadas por quedas de natureza rápida ou lenta com amplitudes variáveis e retorno lento à linha de base. A duração do descenso é de 2 a 10 minutos. Estão frequentemente relacionadas com hipotensão materna ou alterações da contratilidade uterina.

Desacelerações periódicas

- **DIP I ou desacelerações precoces:** iniciam-se com o ciclo da contração, geralmente não ultrapassando o descenso < 100bpm e retornando à linha de base acompanhando a diminuição simultânea da pressão intrauterina. Os menores valores da FCF correspondem ao pico máximo da contração uterina. Esse tipo de desaceleração é encontrado fisiologicamente no trabalho de parto após rotura das membranas em virtude da compressão do polo cefálico, determinante do aumento da pressão intracraniana, o que reduz o fluxo sanguíneo cerebral. A hipoxia local então estimula quimiorreceptores intracerebrais, levando à hipertensão arterial fetal com consequente bradicardia reflexa. Quando ocorre fora do trabalho de parto, deve-se pensar na possibilidade de oligoidrâmnio, pois essa situação favorece a compressão do polo cefálico durante a contração uterina.

- **DIP II ou desacelerações tardias:** caracterizam-se como desacelerações simétricas, recorrentes e com início retardado no ciclo contratural. A defasagem entre o início da contração e o da desaceleração costuma ser de 20 segundos ou mais. Observa-se também que a máxima redução da frequência cardíaca ocorre bem após o pico contratural. Essa desaceleração se dá quando é evidenciada hipoxia fetal com níveis de pO_2 caindo para $< 18mmHg$ após a contração uterina. A DIP II é o marcador biofísico que se correlaciona melhor com a presença de hipoxia fetal. As desacelerações tardias, quando acompanhadas de níveis dentro da normalidade da linha de base e de sua variabilidade, indicam que provavelmente estejam sendo desencadeadas por reflexos quimiorreceptores. Esse fato sugere que o distúrbio da oxigenação fetal é de caráter agudo, minimamente alterado ou de início recente. No entanto, quando associados à linha de base lisa, variabilidade $< 5bpm$, indicam que o comprometimento fetal é grave. A variabilidade silente ou ausente representa intensa depressão dos reflexos reguladores cardiovasculares. Dependendo da amplitude da queda da FCF, são classificados como DIP II leve (queda com amplitude de até 15bpm), moderada (queda de 15 a 45bpm) e grave (queda $> 45bpm$).
- **DIP umbilicais ou desacelerações variáveis:** denominam-se DIP umbilicais as desacelerações inconstantes na forma que não apresentam nenhum tipo de relação temporal consistente com o ciclo contratural, sendo motivadas por compressão do funículo durante as contrações uterinas ou durante movimentos corporais do feto. Acelerações curtas podem precedê-las ou segui-las e são chamadas de acelerações de "ombro". A oclusão dos vasos umbilicais remove temporariamente o leito vascular placentário, que é de baixa resistência, determinando aumento na resistência vascular periférica da circulação fetal e levando ao aumento transitório da pressão arterial. Por mecanismo reflexo é evidenciado estímulo dos barorreceptores, responsável pela diminuição da FCF. As DIP umbilicais podem apresentar algumas nuanças que sugerem mau prognóstico fetal: desaceleração acompanhada de ascensão da linha de base (taquicardia compensatória), recuperação da FCF em níveis inferiores aos ciclos

anteriores (bradicardia), retorno lento à linha de base, duração da desaceleração > 60 segundos, descenso com amplitude $> 70bpm$ e formato da queda no traçado cardiotocográfico em "W".

INTERPRETAÇÃO DOS RESULTADOS

A interpretação do traçado pode ser feita de maneira simplificada com a presença de qualquer alteração no registro (variabilidade diminuída e/ou ausência de acelerações e/ou presença de desacelerações) sendo considerada cardiotocografia não tranquilizadora, e outros métodos diagnósticos são necessários para a confirmação do sofrimento fetal crônico. A presença do traçado normal é considerada uma cardiotocografia tranquilizadora.

O traçado pode ser interpretado de outro modo, utilizando o índice cardiotocométrico de Zugaib & Behle para a interpretação visual (convencional) dos traçados (Quadro 15.1). A pontuação zero é atribuída quando se evidenciam bradicardia ou taquicardia fetal, variabilidade fora dos padrões de normalidade, ausência de acelerações transitórias e presença de desacelerações.

Classificação dos resultados

O somatório dos vários parâmetros observados no traçado cardiotocográfico fornece o índice cardiotocométrico:

- **Padrão ativo:** índices 4 e 5 (padrão dentro da normalidade).
- **Padrão hipoativo:** índices 2 e 3 (cardiotocografia suspeita).
- **Padrão inativo:** índices 0 e 1 (traçado alterado).

O padrão ativo (normal) indica feto com o sistema nervoso central normoxêmico e boa higidez do concepto. Em gestantes com quadro clínico estável, compensado, o padrão ativo na cardiotocografia nos oferece segurança quanto ao intervalo de aproximadamente 7 dias para um novo exame cardiotocográfico.

No caso de padrão cardiotocográfico com feto hipoativo (suspeito), convém levantar a possibilidade de graus iniciais de hipoxia no sistema nervoso central do feto. Dependendo da doença fetal e/ou materna, e se a conduta for conservadora (manutenção da gravidez), é imperativa a repetição do exame cardiotocográfico pelo menos três vezes por semana. Cabe a associação a outras provas de bem-estar fetal, como a cardiotocografia estimulada e a computadorizada, o perfil

QUADRO 15.1 Índice cardiotocométrico de Zugaib & Behle (1981)

Parâmetro	Normal	Pontuação
Linha de base	120 a 155bpm	1
Variabilidade	10 a 25bpm	1
Aceleração transitória (AT/MF e AT/CUt)	No mínimo uma	2
Desacelerações	Nenhuma	1

AT: aceleração transitória; MF: movimento fetal; CUt: contração uterina.

biofísico fetal e/ou provas com maior especificidade para detecção de sofrimento fetal, como a dopplervelocimetria.

O padrão alterado ou suspeito grave, caracterizado pelo aparecimento de desacelerações tardias (DIP II), corresponde ao comprometimento metabólico do concepto com grau moderado ou grave de hipoxia do sistema nervoso central. Nesses casos, deve-se aventar a possibilidade de interrupção da gravidez na dependência da idade gestacional e da doença materno-fetal.

O padrão terminal se caracteriza pela constatação de oscilação do tipo lisa ou sinusoide. Quando presente, indica grave comprometimento fetal com acidose metabólica do concepto. Deve ser considerada a possibilidade de interrupção da gravidez independentemente da idade gestacional e da enfermidade materno-fetal.

O padrão cardiotocográfico DIP umbilical está presente quando se evidenciam desacelerações do tipo variável, correspondendo à compressão do cordão umbilical (funicular). Pode ser dividido em dois subtipos: o modelo favorável, que designa melhor prognóstico fetal, e o desfavorável, que indica comprometimento metabólico fetal.

CARDIOTOCOGRAFIA ESTIMULADA – TESTE DA ESTIMULAÇÃO SÔNICA

Existem evidências de que o aparelho auditivo humano atinge altos níveis de maturação durante a vida intrauterina. Com base nesses dados, alguns autores pesquisaram a resposta mecânica do feto por meio de estímulos sonoros externos. Os estudos evidenciaram que o feto responde diretamente ao estímulo sônico e que a resposta é reflexa e nervosa. As funções do sistema nervoso central envolvidas na resposta a estímulo externo podem estar comprometidas nas seguintes situações: malformações, depressão por medicamentos e bloqueio da via perceptória.

A aplicação da estimulação sonora tem basicamente dois objetivos: alterar o estado de sono para o de vigília fetal, constituindo uma etapa complementar da cardiotocografia fetal antenatal, e estimular a resposta motora e cardíaca fetal (imediata e tardia).

Em revisão sistemática da Biblioteca Cochrane foram incluídos 12 ensaios clínicos randomizados com 6.822 gestantes, sendo observado que no período antenatal a estimulação vibroacústica reduziu a incidência de cardiotocografia considerada não tranquilizadora e o tempo médio necessário para a realização do exame e aumentou a frequência de movimentos fetais. Os autores, portanto, recomendam sua utilização, porém encorajam a realização de novos estudos para a determinação da melhor posição, duração, intensidade e frequência do estímulo vibroacústico, além da segurança e dos desfechos perinatais (Tan et al., 2014).

Indicações do teste de estimulação sônica (TES)

Diante de um traçado cardiotocográfico basal (*non-stress test*) evidenciando feto hipoativo ou inativo (não tranquilizador),

deve-se aplicar a estimulação sônica. A estimulação sonora é aplicada em torno de 2 a 3 minutos depois de encerrada a última aceleração transitória e, portanto, durante a estabilidade da linha de base.

O modelo de buzina utilizado é o da marca Kobo® com amplitude sonora em torno de 60 a 115 decibéis, frequência aproximada de 500 a 40.000 ciclos por segundo e com área de contato de 3,5cm. A buzina é comprimida sobre o abdome materno na região do polo cefálico com tempo de estimulação sonora de 3 a 5 segundos. Acredita-se que a partir da 24ª e 25ª semanas de gestação o feto tem capacidade de responder à estimulação sônica e em torno da 32ª semana as características da resposta cardíaca são semelhantes às do feto de termo.

Interpretação do teste de estimulação sônica

- **Feto reativo:** quando após o estímulo sonoro é evidenciado aumento da frequência cardíaca > 20bpm com duração > 3 minutos. Após a resposta mecânica e cardíaca inicial, desencadeada pelo estímulo sonoro, observa-se comportamento ativo, sendo denominada resposta bifásica fetal. Classifica-se a inexistência desse modelo ativo fetal como resposta monofásica.
- **Feto hiporreativo:** em caso de resposta cardíaca fetal, mas com amplitude < 20bpm e/ou duração < 3 minutos.
- **Feto não reativo:** na ausência de resposta cardíaca fetal diante de dois períodos de estimulação sonora.

CARDIOTOCOGRAFIA FETAL COMPUTADORIZADA

Como mencionado previamente, a interpretação dos traçados cardiotocográficos pode ser realizada por meio da técnica visual (convencional) ou pelo modelo computadorizado. A análise convencional, aplicada desde a introdução do método, está associada a grande variabilidade de critérios (subjetividade) e a reprodutibilidade dos resultados é limitada.

A elevada taxa de resultados falso-positivos, as altas variações intra e interobservadores da cardiotocografia convencional e a dependência extrema das acelerações transitórias estimularam a procura de novos modelos de estudo do traçado. Diante desses fatores, um sistema computadorizado de análise da FCF foi desenvolvido por Dawes & Redman, estabelecendo critérios objetivos a serem seguidos.

O sistema computadorizado de análise do traçado cardiotocográfico do modelo de Dawes & Redman deriva de critérios de normalidade da FCF com base na avaliação de 48.000 exames. No método, o computador está conectado ao aparelho de cardiotocografia, onde é realizada a interpretação do traçado por meio de um programa específico (*software* System 8002, Sonicaid, Oxford, Inglaterra). O sistema é padronizado para ser utilizado exclusivamente no período anteparto.

A primeira análise do exame é feita aos 10 minutos do traçado e, após, a cada 2 minutos. A cada análise, o sistema emite um sinal sonoro e apresenta na tela do vídeo o resultado até o momento em que os critérios de Dawes & Redman (Quadro 15.2) sejam encontrados com um período máximo de 60 minutos.

QUADRO 15.2 Critérios de Dawes & Redman utilizados como parâmetros de normalidade para a cardiotocografia computadorizada

Parâmetros	Valores considerados dentro da normalidade
Episódio de variação alta	No mínimo um episódio
FCF basal	116 a 160bpm
Episódios de desacelerações	Nenhum superior a 20bpm de descensos
Padrão sinusoide	Ausência
Movimentos fetais	No mínimo um movimento
Acelerações da FCF	Três acelerações
Variação de curto prazo (STV)	> 3 milissegundos
Variabilidade em episódios de variação alta	Deve ocorrer uma aceleração ou a variabilidade deve ser superior ao percentil 10
Erros	Ausência de erros ou episódios de desacelerações no final do traçado

STV: *short term variation*; bpm: batimentos por minuto; FCF: frequência cardíaca fetal.

A análise computadorizada se baseia no estudo da duração dos intervalos de tempo, em milissegundos, que ocorre entre sucessivos batimentos cardíacos fetais. O programa 8002 analisa o traçado cardiotocográfico em períodos de 3,75 segundos e fração de 1/16 do minuto. Calculam-se a FCF média em cada período e as diferenças entre os períodos adjacentes.

Um dos parâmetros introduzidos mediante análise computadorizada da cardiotocografia foi a variação de curto prazo ou STV (*short term variation*) da FCF, que indica a média das diferenças dos valores da FCF média dos períodos de 3,75 segundos adjacentes. A medida da STV é expressa em milissegundos, e os valores obtidos durante o traçado estão diretamente relacionados com os desenvolvimento de acidemia metabólica e morte intrauterina (Quadro 15.3). O STV é considerado normal quando > 3ms.

A variação de curto prazo contempla a análise da micro--oscilação que, diferentemente da avaliação pelo método convencional, não pode ser mensurada. A linha de base da FCF é definida como a média de todos os períodos de variação baixa. No entanto, se a variação baixa estiver ausente no traçado, é realizada uma análise estatística para a determinação da FCF basal. Uma FCF basal < 105bpm exige um

QUADRO 15.3 Percentual de morte intrauterina ou acidemia fetal correlacionada aos valores do *short term variation* (STV) (Dawes & Redman)

STV (ms)	Acidemia metabólica fetal ou morte intrauterina (%)
> 4	0
3,5 a 4	8
3,0 a 3,5	29
2,5 a 3,0	33
< 2,5	72

seguimento investigação diagnóstica. Uma pequena parcela de fetos hígidos entre a 38ª e a 42ª semana de gestação pode apresentar FCF de 110 a 115bpm.

O episódio de variação alta é definido como uma seção do traçado onde pelo menos 5 de 6 minutos consecutivos apresentem variação da FCF pico a pico, por minuto, > 32ms. Para a validade do critério de variação alta é imperativo que o traçado apresente no mínimo um episódio de variação alta, cujo valor da variabilidade, em bpm, exceda o percentil 1 de acordo com a curva de normalidade para a idade gestacional. A análise é automaticamente expressa pelo sistema computadorizado, comparando a variabilidade no período de alta variação com os valores do percentil 1 para cada idade gestacional.

As acelerações da FCF são registradas quando há aumento de 10 a 15bpm em relação à FCF basal. Para o exame cardiotocográfico ser considerado dentro da normalidade, segundo os critérios de Dawes & Redman, deve ocorrer pelo menos uma aceleração ou a variabilidade da FCF nos episódios de alta variação deve se encontrar acima do percentil 10, de conformidade com a curva de distribuição normal para a respectiva idade gestacional em estudo.

Durante o monitoramento fetal, a gestante deverá acionar o marcador de movimentos fetais. Para ser considerado normal o traçado deve apresentar 20 ou mais movimentos fetais.

A revisão sistemática disponibilizada na Biblioteca Cochrane incluiu dois ensaios clínicos com 469 mulheres que compararam a cardiotocografia computadorizada com a convencional e observou menor incidência de mortalidade perinatal com a utilização da cardiotocografia computadorizada (RR: 0,20; IC95%: 0,04 a 0,88). Entretanto, os autores concluíram que, de modo geral, ainda não há evidências claras sobre a utilização da cardiotocografia antenatal e sugeriram que novos estudos sejam realizados com a cardiotocografia computadorizada em gestação de alto risco (Grivell et al., 2014).

CONSIDERAÇÕES FINAIS

A cardiotocografia anteparto é usada amplamente na prática obstétrica. A taxa de falso-negativo é muito baixa (< 1%) e a proporção de concordância interobservador para testes normais é muito alta. Em contraste, a taxa de falso-positivo de um teste não tranquilizador é tão alto quanto 55% e a proporção de concordância entre especialistas para padrão alterado é muito pobre. Na presença de um teste anormal é mais provável que o feto esteja saudável do que comprometido. Os resultados devem ser cautelosamente usados por médicos assistentes, particularmente em gestações muito precoces, quando o parto pode resultar em morbidade significativa.

Leitura recomendada

ACOG practice bulletin. Antepartum fetal surveillance. Number 9, October 1999. Clinical management guidelines for obstetrician-gynecologists. Int J Gynaecol Obstet 2000; 68:175-85.

Behle I, Zugaib M. Cardiotocografia de repouso. Considerações sobre conceito, metodologia e interpretação. Proposição de índice cardiotocométrico. Rev Bras Ginecol Obstet 1981; 3:72-85.

Dawes GS, Moulden M, Redman CW. Criteria for the design of fetal heart rate analysis systems. Int J Biomed Comput 1990; 25: 287-94.

Dawes GS. Computerized analysis of the fetal heart rate. Eur J Obst Gynecol Reprod Biol 1991; 42 Suppl:S5-8.

Dawes GS, Moulden M, Redman CW. Improvements in computerized fetal heart rate analysis antepartum. J Perinat Med 1996; 24: 25-36.

Grivell RM, Alfirevic Z, Gyte GML, Devane D. Antenatal cardiotocography for fetal assessment. Cochrane Database of Systematic Reviews. In: The Cochrane Library, Issue 11, Art. No. CD007863. DOI: 10.1002/14651858.CD007863.pub1.

Machlitt A, Wauer RR, Chaoui R. Longitudinal observation of deterioration of Doppler parameters, computerized cardiotocogram and clinical course in a fetus with growth restriction. J Perinat Med 2001; 29:71-6.

O'Neill E, Thorp J. Antepartum evaluation of the fetus and fetal well being. Clin Obstet Gynecol 2012; 55:722-30.

Pattison N, McCowan L. Cardiotocography for antepartum fetal assessment. Cochrane Database of Systematic Reviews. In: The Cochrane Library, Issue 11, Art. No. CD001068. DOI: 10.1002/14651858. CD001068.pub1.

Phelan JP. The nonstress test: a review of 3000 tests. Am J Obstet Gynecol 1981; 139:7.

Tan KH, Smyth RMD, Wei X. Fetal vibroacoustic stimulation for facilitation of tests of fetal wellbeing. Cochrane Database of Systematic Reviews. In: The Cochrane Library, Issue 11, Art. No. CD002963. DOI: 10.1002/14651858.CD002963.pub1.

Cardiotocografia Fetal Intraparto

Francisco Herlânio Costa Carvalho
Helvécio Neves Feitosa • Alex Sandro Rolland Souza

INTRODUÇÃO

A avaliação da vitalidade fetal durante o trabalho de parto é de inquestionável importância com o objetivo de estabelecer o diagnóstico precoce de sofrimento fetal (frequência cardíaca fetal [FCF] não tranquilizadora), assegurando o nascimento de um feto saudável.

Essa avaliação da vitalidade é realizada mediante a monitoração da FCF durante o trabalho de parto, diagnosticando seu bem-estar. Alterações da FCF podem identificar conceptos com comprometimento potencial ou comprovado de sua saúde em virtude da diminuição da oxigenação (hipoxia). Assim, fetos com diminuição da oxigenação prolongada e/ou grave no período intrauterino apresentam risco de nascimento com deficiência física e mental até a morte intraútero ou logo após o nascimento.

Antes de 1970, o diagnóstico de sofrimento fetal era realizado pela ausculta cardíaca do concepto. A presença de bradicardia ou de desacelerações da FCF associadas a outros sinais, como mecônio no líquido amniótico, sangramentos e hipertensão na gravidez, era definida como sofrimento fetal e resultava frequentemente em cesarianas. Nesse mesmo período, a incidência de cesarianas por sofrimento fetal era de 5% (Boehm, 1999).

Nos anos 1970, a cardiotocografia possibilitou a leitura contínua do registro da FCF, bem como das contrações uterinas. Assim, surgiu a esperança de descobrir sinais precoces de hipoxia, diminuindo a morbimortalidade perinatal (Boehm, 1999).

Desse modo, antes dos anos 1990 a cardiotocografia realizada durante o trabalho de parto era bastante difundida. Infelizmente, isso ocasionou um aumento considerável na incidência de cesarianas por sofrimento fetal. De 1974 a 1991, a incidência de cesarianas por sofrimento fetal aumentou 15 vezes, de 0,6% para 9,2% (US Department of Health and Human Services, 1991).

Posteriormente, ensaios clínicos randomizados não apoiaram a hipótese de que a cardiotocografia melhoraria o prognóstico neonatal quando comparada com a ausculta fetal intermitente. Entretanto, estudos retrospectivos eram contrários a essas conclusões, sugerindo que a monitoração eletrônica da FCF reduziria as taxas de mortalidade perinatal (Edington et al., 1975).

Três décadas se passaram e as taxas de cesarianas vêm aumentando nos países de Primeiro Mundo, particularmente em razão das novas tecnologias que objetivam reduzir a morbimortalidade neonatal. Atualmente, outras técnicas para assegurar o bem-estar fetal no parto tem sido desenvolvidas, como microanálise do sangue fetal, oximetria fetal de pulso, espectroscopia de luz próxima ao infravermelho, eletrocardiografia, estimulação do polo cefálico e estimulação sonora. Entretanto, esses métodos não vêm sendo adotados de maneira universal ou rotineira pelos obstetras.

CONCEITO

O sofrimento fetal agudo é desencadeado durante o trabalho de parto e se caracteriza por hipoxia, hipercapnia e acidose. Decorre de redução aguda nas trocas materna e fetal com diminuição transitória ou permanente do aporte de oxigênio necessário ao concepto. Um sinal clínico bastante difundido em obstetrícia para caracterizar o sofrimento fetal (FCF não tranquilizadora) é a presença do mecônio no líquido amniótico. Entretanto, sabe-se que a eliminação do mecônio antes do nascimento ocorre em 8% a 16% das gestações, principalmente no termo ou nas gestações pós-termo. Assim, pode estar associado ao comprometimento fetal, mas também é comum nos fetos saudáveis que se encontram em trabalho de parto.

Nessa situação clínica, a expressão mais difundida no Brasil e no mundo é sofrimento fetal (*fetal distress*). Entretanto, com o passar dos anos outras foram sugeridas, como estresse fetal (*fetal stress*) e FCF não tranquilizadora (*non-reassuring fetal status*).

Um padrão de FCF normal apresenta valor preditivo de 99,7% para um índice de Apgar > 7 no quinto minuto. Entretanto, um padrão alterado da FCF apresenta valor preditivo de 50% para um índice de Apgar < 7 no quinto minuto (Boehm, 1999). Assim, os obstetras têm frequentemente superestimado o diagnóstico de sofrimento fetal (FCF não tranquilizadora) em uma tentativa de melhorar o prognóstico neonatal. Entretanto, essa prática acarretou o aumento do número de cesarianas, assim como de confusões e controvérsias.

O American College of Obstetricians and Gynecologists (ACOG, 2005) sugeriu o uso da expressão FCF não tranquilizadora em substituição a sofrimento fetal por ser esta imprecisa e pouco específica. O ACOG acredita que a expressão sofrimento fetal apresenta baixo valor preditivo positivo, estando frequentemente associada a recém-nascidos em boas condições. Assim, o comitê aconselha que, em vez de estabelecer o diagnóstico de sofrimento fetal, os obstetras devam descrever o estado do feto como não tranquilizador, ou seja, desacelerações variáveis repetidas, taquicardia ou bradicardia, desacelerações tardias, perda da variabilidade e baixo valor do perfil biofísico fetal.

Segundo o ACOG, a expressão FCF não tranquilizadora se encontra de acordo com o nascimento de uma criança saudável e provoca menos confusões para os obstetras quando vão comunicar às mães como se encontram seus fetos, sendo preferível sua utilização.

Da mesma maneira, a expressão estresse fetal foi descrita como um padrão de FCF que não é considerado normal, podendo o feto ainda não se encontrar em hipoxemia. Assim, as expressões estresse fetal e FCF não tranquilizadora são semelhantes (NICHHD, 1997). Entretanto, o sofrimento fetal deve ser considerado um diagnóstico à parte que obedece a critérios rígidos, não sendo um evento comum na prática obstétrica e descrevendo um feto doente, diferentemente das outras duas expressões, que descrevem fetos possivelmente normais.

O National Institute of Child Health and Human Development (NICHHD, 1997) comenta que um dos problemas na utilização da expressão FCF não tranquilizadora em lugar de estresse fetal surge quando os pais são informados sobre esse diagnóstico não tranquilizador e muitos pedidos são feitos para a não continuidade do trabalho de parto, o que pode aumentar o número de cesarianas.

ETIOLOGIA

Alguns fatores maternos e fetoplacentários ocasionam diminuição do fluxo sanguíneo para o feto com consequente hipoxia, como:

- Hipotensão materna: particularmente quando provocada pela anestesia de condução e pela compressão da veia cava inferior e da aorta. Estudo realizado por Marx et al. (1986) sugere que a anestesia peridural durante o trabalho de parto melhora o fluxo uteroplacentário, desde que não ocorra hipotensão materna.
- Hiperatividade uterina: principalmente a consequente à administração imprudente e intempestiva de ocitócicos. Pode ser classificada como:
  - Taquissistolia: > 5 contrações em 10 minutos durante pelo menos 20 minutos.
  - Hipersistolia/hipertonia: contração uterina com duração de 2 minutos ou mais.
  - Síndrome de hiperestimulação uterina: presença de taquissistolia ou hipertonia com alteração da FCF (desacelerações persistentes, taquicardia ou diminuição da variabilidade da FCF).
- Gestações de alto risco.
- Diminuição da reserva fetal de oxigênio (sofrimento fetal crônico).
- Rotura prematura das membranas ovulares: ocasiona oligoidrâmnio e favorece a compressão do cordão umbilical.
- Oligoidrâmnio: favorece a compressão do cordão umbilical.
- Patologias do cordão umbilical: circulares, nós, prolapsos e procidências.
- Parto prolongado: acidose metabólica materna.

CARDIOTOCOGRAFIA INTRAPARTO

A expressão monitoramento eletrônico da FCF às vezes é utilizada como sinônimo de cardiotocografia. Entretanto, isso não é correto, uma vez que a cardiotocografia também monitora as contrações uterinas e existem outras formas de monitorar eletronicamente a FCF, como a eletrocardiografia e a oximetria de pulso fetal.

A monitoração e a avaliação da vitalidade do feto devem prover informações sobre a FCF – normal entre 110 e 160bpm – e a presença de acelerações e desacelerações. Sabe-se que alguns aspectos causarão alterações fisiológicas da FCF, como padrão de sono do concepto, estímulos externos, contrações uterinas, movimentação materna e administração de medicamentos (p. ex., opiáceos).

A cardiotocografia foi introduzida em 1960 com o objetivo de avaliar simultaneamente a FCF e as contrações uterinas, melhorando o prognóstico neonatal por garantir a sobrevida fetal intraparto. Pode ser realizada de maneira contínua ou intermitente e interna ou externa. A cardiotocografia externa é a forma convencional utilizada e será descrita a seguir. A cardiotocografia interna exige membrana amniótica rota e a presença de um eletrodo em forma de clipe fixado ao couro cabeludo do concepto.

O traçado da cardiotocografia é operador-dependente, tornando necessárias a uniformização dos termos utilizados e a atenção cuidadosa do operador. Com frequência, os traçados cardiotocográficos são interpretados de maneira diversa por observadores diferentes (variação interobservador) e até mesmo pelo mesmo observador em tempos distintos (variação intraobservador) (Devane et al., 2005).

O Royal College of Obstetricians and Gynaecologists (RCOG, 2001) recomenda que a cardiotocografia contínua deva ser utilizada nas gestações com risco elevado de morte perinatal, encefalopatia neonatal ou paralisia cerebral e durante o trabalho de parto induzido ou conduzido com ocitocina. Desse modo, a cardiotocografia contínua durante o trabalho de parto não deve ser utilizada de maneira rotineira e universal, sendo reservada a casos especiais, como gestações de alto risco, indução do trabalho de parto com ocitocina, anormalidade do teste de estímulo sonoro, líquido amniótico meconizado e anormalidades na ausculta fetal intermitente (bradicardia, taquicardia e desacelerações).

No Instituto Materno-Infantil Prof. Fernando Figueira (IMIP) e na maioria dos centros médicos, a monitoração contínua durante o trabalho de parto por meio da cardiotocografia tem sido reservada a casos selecionados, principalmente devido ao número elevado de falso-positivos, ocasionando aumento da incidência de cesarianas. Posteriormente, serão discutidos as principais justificativas para a adoção dessa conduta.

À semelhança do que foi descrito no início deste capítulo, classifica-se a cardiotocografia como padrão tranquilizador ou normal e não tranquilizador ou alterada (RCOG, 2001).

Na cardiotocografia é obtido um registro gráfico da FCF, a qual representa um importante parâmetro biofísico para avaliação da vitalidade do feto e concomitantemente dos movimentos fetais e das contrações uterinas. Como a reatividade dos batimentos cardíacos é um dos primeiros parâmetros a se alterar diante de um estado de hipoxia, o método apresenta boa sensibilidade, mas altas taxas de falso-positivos.

A principal vantagem da cardiotocografia é o registro contínuo e concomitante da FCF e das contrações uterinas, que pode ser gravado e analisado a qualquer momento durante o trabalho de parto ou subsequentemente, se necessário. Esses registros podem ser utilizados para auditorias clínicas, aconselhamento aos pais e em situações médico-legais.

As principais desvantagens da cardiotocografia são:

- Muitos parâmetros podem ser mensurados, o que dificulta sua interpretação.
- Dificulta a mobilidade da gestante e restringe o uso de massagens, mudanças de posições e a imersão em água utilizada para aumentar o conforto durante o trabalho de parto.
- Pode levar as mães a acreditarem que em todos os casos a mortalidade perinatal e os danos neurológicos podem ser prevenidos.

O National Institute of Child Health and Human Development, após um *workshop*, elaborou um relatório com recomendações e definições para a interpretação do traçado da FCF, o qual foi revisado em 2008 (Macones et al., 2008):

- As definições são desenvolvidas para interpretação visual primária do padrão da FCF.

- As definições se aplicam à interpretação dos padrões produzidos pelo eletrodo fetal, que origina a eletrocardiografia fetal, ou o sonar Doppler externo, que origina a cardiotocografia.
- A ênfase é dada principalmente aos padrões intraparto. Entretanto, as definições também podem ser aplicáveis aos padrões anteparto.
- As características definidas são as rotineiramente utilizadas na prática clínica.
- As características são definidas como linha de base e padrões periódicos ou episódicos. Os padrões periódicos são associados às contrações uterinas, enquanto os episódicos não são associados às contrações do útero.
- Os padrões periódicos são diferenciados com base na onda e definidos como abruptos ou graduais com relação a desacelerações.
- Nenhuma distinção é feita com relação à variabilidade de curta duração e longa duração porque na prática elas são visualizadas como uma unidade. A definição de variabilidade é fundamentada na amplitude dos complexos, com exceção do padrão sinusoidal. O padrão sinusoidal difere em variabilidade porque tem a frequência e a amplitude regulares em forma de onda em sino, sendo excluído da definição de variabilidade.
- Os componentes individuais dos padrões da FCF que usualmente são definidos evoluem com o passar do tempo. Por isso, uma descrição correta do traçado da FCF exige uma descrição quantitativa e qualitativa da linha de base, da variabilidade da FCF, da presença de acelerações, das desacelerações periódicas ou episódicas e das mudanças ou tendências dos padrões da FCF com o passar do tempo.

A linha de base é a média aproximada da FCF com aumento aproximado de 5bpm durante um segmento de 10 minutos, excluídas mudanças periódicas ou episódicas de marcada variabilidade da FCF e segmentos da linha de base que diferem por mais de 25bpm. Em qualquer intervalo de 10 minutos, deve-se ter uma linha de base de pelo menos 2 minutos ou a linha de base para esse período deve ser considerada indeterminada. A linha de base < 110bpm é definida como bradicardia e quando > 160bpm, taquicardia. A taquicardia é considerada uma alteração clínica quando associada a uma diminuição da variabilidade ou desacelerações presentes, sendo frequentemente associada a outras causas, como infecções materna e fetal (corioamnionite), uso de betamiméticos e taquiarritmias.

A variabilidade da FCF é definida como flutuações da linha de base em dois ou mais ciclos por minuto. Essas flutuações apresentam amplitude e frequência irregulares e são visualmente quantificadas como uma amplitude do pico inferior ao superior em batimentos por minutos, o que possibilita classificá-la em:

- **Variabilidade ausente:** amplitude indetectável.
- **Variabilidade mínima:** amplitude < 5bpm.
- **Variabilidade moderada:** amplitude de 6 a 25bpm.
- **Variabilidade máxima:** amplitude > 25bpm.

A variabilidade da FCF permanece como o índice mais seguro de avaliação do bem-estar fetal. Assim, estudos sugerem que até mesmo na presença de variabilidade mínima (5bpm) o diagnóstico de "sofrimento fetal" não pode ser estabelecido de maneira confiável. Apesar da importância clínica da variabilidade da FCF, muitos obstetras não estão confortáveis em conduzir um trabalho de parto por período prolongado quando a variabilidade se encontra diminuída, principalmente na presença de outros fatores clínicos. Cabe ressaltar que indica asfixia fetal quando associada a bradicardia, desaceleração intraparto (DIP) II e III, sendo de baixo valor preditivo quando isolada. Alguns estudos consideram normal uma variabilidade de longa duração (macro-oscilações) entre 10 e 25bpm.

As acelerações são definidas como aumento abrupto (do início ao pico máximo superior em menos de 30 segundos) visualmente aparente na FCF sobre a linha de base. A aceleração é calculada a partir da mais recente linha de base determinada. O pico máximo tem de estar ≥ 15bpm acima da linha de base e o retorno à linha de base deve ser ≥ 15 segundos e < 2 minutos.

Quando a idade gestacional for < 32 semanas, a aceleração é definida como pico máximo ≥ 10bpm acima da linha de base e o retorno tem de ser ≥ 10 segundos. Aceleração prolongada é definida como a duração entre 2 e 10 minutos. Uma aceleração ≥ 10 minutos é considerada uma mudança da linha de base da FCF.

Espicas (DIP 0) são quedas rápidas e de pequena amplitude da FCF, relacionadas sobretudo com os movimentos fetais e mais frequentes na presença de oligoidrâmnio ou circulares de cordão. Não apresentam significado clínico importante.

A desaceleração precoce (DIP I) é uma redução gradual, visível e aparente da FCF (deve ser de 30 segundos do início da desaceleração até o nadir). A diminuição e o retorno da FCF à linha de base também estão associados às contrações uterinas, ocorrendo coincidentemente com elas. A DIP decorre da compressão do polo cefálico durante a contração uterina determinada pelo reflexo vagal. Assim, é fisiológica durante o trabalho de parto, principalmente quando presente bolsa rota, no final da dilatação e no período expulsivo. Na cardiotocografia anteparto pode ser considerada uma alteração decorrente do oligoidrâmnio grave.

A desaceleração tardia (DIP II) é uma redução gradual, visível e aparente da FCF (deve ser de 30 segundos do início da desaceleração até o nadir). A diminuição e o retorno da FCF à linha de base estão associados às contrações uterinas. Nesse caso, a desaceleração ocorre um pouco atrasada, ou seja, o nadir da desaceleração ocorre após o pico da contração uterina. Desse modo, na maioria dos casos o início, o nadir e o retorno da desaceleração acontecem após o começo, o pico e o fim da contração do útero, respectivamente.

A desaceleração variável (DIP III) é uma redução abrupta, visível e aparente da FCF (< 30 segundos do início da desaceleração até o nadir). A diminuição da FCF em relação à linha de base é ≥ 15bpm com duração de ≥ 15 segundos e < 2 minutos para que retorne à linha de base. Pode estar associada às contrações uterinas, porém é variável nas contrações sucessivas, sendo seu aspecto não uniforme, em geral se assemelhando a um V. É considerada desfavorável quando tem duração ≥ 60 segundos ou queda > 60bpm ou ainda quando assume o formato de W. O oligoidrâmnio e as alterações do cordão umbilical, como prolapso, nós, brevidade e circulares, são condições predisponentes, ocorrendo por reflexo vagal quando a contração uterina comprime a artéria umbilical (funículo).

A desaceleração prolongada consiste na diminuição da FCF abaixo da linha de base, > 15bpm com duração > 2 minutos e < 10 minutos. Uma desaceleração com duração ≥ 10 minutos deve ser considerada como mudança da linha de base. Pode surgir sem etiologia aparente, mas se associa em geral a hipotensão ou hipertonia uterina. As desacelerações recorrentes são definidas como a presença de desacelerações em 50% ou mais das contrações uterinas em um período de 20 minutos.

A metodologia é inócua para a mãe e o feto, sendo um exame de baixo custo e não invasivo. O exame deve ser padronizado com técnica semelhante à cardiotocografia anteparto.

Ausculta fetal intermitente *versus* cardiotocografia contínua

A maioria dos ensaios clínicos que compararam a ausculta fetal intermitente com a cardiotocografia intraparto não conseguiu evidenciar alguma vantagem significativa da cardiotocografia nas gestações de baixo risco ou mesmo nas de alto risco. Os falso-positivos da cardiotocografia contínua são muito frequentes, ocasionando aumento desnecessário das indicações de cesarianas.

O ACOG recomenda que a cardiotocografia intraparto não seja utilizada mesmo nas pacientes de alto risco, pois estudos não revelaram nenhum benefício sobre a ausculta fetal intermitente (ACOG, 1989). Entretanto, poucos médicos e hospitais removeram o cardiotocógrafo de suas unidades de trabalho. Na realidade, houve aumento de sua utilização, principalmente nos EUA.

Vintzileos et al. (1993) realizaram um ensaio clínico randomizado com 1.428 mulheres e observaram maior incidência de FCF não tranquilizadora e de cesarianas por "sofrimento fetal" no grupo da cardiotocografia, além de redução da mortalidade perinatal atribuída à hipoxia. Em 1995, Vintzileos et al. realizaram uma metanálise que incluiu nove ensaios clínicos randomizados com 18.561 participantes, observando que a cardiotocografia contínua intraparto aumentou significativamente a incidência de cesarianas por FCF não tranquilizadora (OR: 2,55; IC95%: 1,81 a 3,53) e diminuiu a mortalidade perinatal em decorrência de hipoxia fetal (OR: 0,41; IC 95%: 0,17 a 0,98).

Thacker et al. (2014), realizando uma outra revisão que incluiu 13 estudos randomizados, concluíram que o único benefício da cardiotocografia intraparto foi a redução da incidência de convulsões neonatais.

A Biblioteca Cochrane realizou uma revisão sistemática que envolveu 13 ensaios clínicos com mais de 37.000 gestantes, comparando a cardiotocografia contínua à ausculta intermitente da FCF. Entretanto, apenas dois estudos foram considerados de alta qualidade. Não foi encontrada diferença estatisticamente significativa da cardiotocografia contínua quanto ao risco de mortalidade perinatal global (RR: 0,86; IC95%: 0,59 a 1,24; n = 33.513; 11 estudos) e de paralisia cerebral (RR: 1,75; IC95%: 0,84 a 3,63; n = 13.252; dois estudos). Entretanto, o risco de convulsões neonatais foi reduzido pela metade (RR: 0,50; IC95%: 0,31 a 0,80; n = 32.386; nove estudos). Houve aumento significativo na incidência de cesarianas associadas à cardiotocografia contínua (RR: 1,63; IC95%: 1,29 a 2,07; n =18.861; 11 estudos). Os resultados observados na análise dos subgrupos de baixo risco, alto risco, gestações pré-termo e dos dois ensaios clínicos de alta qualidade foram consistentes com os resultados de todo o grupo (Alfirevic et al., 2014).

Outra revisão sistemática da Biblioteca Cochrane com quatro ensaios clínicos e aproximadamente 13.000 mulheres em trabalho de parto comparou a realização da cardiotocografia com a ausculta fetal na admissão e observou que o grupo da cardiotocografia apresentou aumento na incidência de cesariana (RR: 1,20; IC95%: 1,00 a 1,44). Os autores concluíram que não há evidência de benefícios com o uso do cardiotocógrafo na admissão em mulheres de baixo risco em trabalho de parto (Devane et al., 2014).

Desse modo, a discussão sobre o risco-benefício continuará sendo focalizada na incidência de cesarianas e convulsões neonatais. Assim, há um conflito entre o risco para a mãe e o benefício para o bebê, sendo difícil estabelecer julgamentos sobre quais efeitos são os mais importantes. Os defensores da cardiotocografia continuarão argumentando que a ausência de evidência dos benefícios da cardiotocografia contínua em longo prazo não é uma prova de que a ausculta intermitente seja segura (Alfirevic et al., 2014). Além disso, questionam as exigências da ausculta intermitente (particularmente o intervalo de realização dessas auscultas), o que dificultaria sua realização, principalmente quando as maternidades se encontram lotadas (Morrison et al., 1993).

Testes de estimulação

No período anteparto, vários testes têm sido propostos para avaliação do bem-estar fetal, como mobilograma, perfil biofísico fetal, cardiotocografia, contagem dos movimentos fetais por meio da ultrassonografia e ausculta da FCF. Estudos sugerem que o período de sono fetal pode induzir o diagnóstico de feto não reativo, aumentando o risco de intervenção obstétrica desnecessária (Ingemarsson & Arulkumaran, 1989).

Dessa maneira, foram propostos métodos para despertar os fetos e diminuir os resultados falso-positivos desses testes, como mudança da posição materna, atividade física, ingestão de glicose, estimulação sonora, estimulação da luz e estimulação manual do feto. Assim, surgiu a estimulação vibroacústica, que é realizada em conjunto com essas provas de vitalidade fetal.

A estimulação vibroacústica foi inicialmente descrita em 1947 por Bernard & Sontag, que observaram aceleração da FCF após o estímulo sonoro. Trata-se de uma técnica não invasiva de baixo custo, fácil execução e realizada de forma semelhante ao período anteparto.

O teste pode ser definido como satisfatório ou não satisfatório, sendo considerado satisfatório quando ocorre aceleração de pelo menos 15bpm da FCF durante pelo menos 15 segundos em padrão monofásico ou bifásico. Não ocorrendo resposta satisfatória, o teste pode ser repetido até duas vezes consecutivas após 1 a 3 minutos.

A classificação de feto hipoativo ou inativo não implica o diagnóstico de "sofrimento fetal". O concepto é considerado de risco para desenvolver "sofrimento" intraparto, impondo-se propedêutica complementar para monitoração.

O teste de estímulo sonoro na admissão da paciente, no início do trabalho de parto, apresenta boa relação com a evolução fetal intraparto. Aproximadamente 80% dos fetos com resposta satisfatória a esse teste chegam ao período expulsivo com boa vitalidade fetal.

Do mesmo modo, quando a estimulação acústica do polo cefálico resulta em acelerações da FCF de 10 a 15bpm, tem valor preditivo negativo e sensibilidade de 100% com valor preditivo positivo de apenas 50% (Elimian et al., 1997).

A Biblioteca Cochrane realizou uma revisão sistemática em que comparou a estimulação vibroacústica na presença de FCF não tranquilizadora durante o trabalho de parto. Entretanto, como não foi encontrado nenhum estudo randomizado na literatura, concluiu-se que até o momento não há evidências suficientes para a utilização da estimulação vibroacústica durante o trabalho de parto na presença de cardiotocografia considerada não tranquilizadora (East et al., 2014).

Contudo, em outra revisão sistemática, envolvendo estudos observacionais de estimulação vibroacústica acompanhada pelo pH do sangue no couro cabeludo do feto, os revisores sugeriram que o teste de estimulação sonora seria apropriado para avaliação do bem-estar fetal na presença de cardiotocografia não tranquilizadora. Entretanto, recomenda-se a realização do pH no sangue fetal quando esse estímulo não levar à aceleração da FCF (Skupski et al., 2002).

INTERPRETAÇÃO DOS RESULTADOS

Em seu último boletim referente à avaliação e à interpretação dos traçados intraparto, o ACOG (2010), sugeriu um Sistema de Interpretação em Três Níveis e propôs a conduta com base nessa interpretação:

- **Categoria I:** inclui todos os seguintes parâmetros:
  - **Linha de base:** 110 a 160bpm.
  - **Variabilidade da FCF:** moderada.
  - **Desacelerações variáveis ou tardias:** ausentes.
  - **Desacelerações precoces:** presentes ou ausentes.
  - **Acelerações:** presentes ou ausentes.

- **Categoria II:** inclui todos os traçados diferentes das categorias I e III. Pode representar uma fração apreciável daqueles encontrados na rotina clínica e incluir qualquer um dos seguintes:
  - **Linha de base:**
    ○ Bradicardia não acompanhada de variabilidade ausente.
    ○ Taquicardia.
  - **Variabilidade da FCF:**
    ○ Variabilidade mínima.
    ○ Variabilidade ausente sem desacelerações recorrentes.
    ○ Marcada variabilidade na linha de base.
  - **Acelerações:** ausência de acelerações induzidas por estimulação fetal.
  - **Desacelerações periódicas ou episódicas:**
    ○ Desacelerações varáveis recorrentes (definidas como ocorrendo em ≥ 50% das contrações uterinas) acompanhadas por variabilidade da FCF mínima ou moderada.
    ○ Desacelerações prolongadas (> 2 minutos, mas < 10 minutos).
    ○ Desacelerações tardias recorrentes com variabilidade da FCF moderada.
    ○ Desacelerações varáveis com outras características, como retorno lento à linha de base, padrão "em ombros" (acelerações antes e depois das desacelerações) ou *overshoots* (retorno da linha de base acima daquela anteriormente verificada).
- **Categoria III:** inclui um dos seguintes:
  - Variabilidade ausente associada a:
    ○ Desacelerações tardias recorrentes.
    ○ Desacelerações variáveis recorrentes.
    ○ Bradicardia.
  - Padrão sinusoidal.

A conduta proposta segue o organograma apresentado na Figura 15.1 com a observação de que para a categoria II, por apresentar ampla variação de apresentações, esse algoritmo sugere ações para situações clínicas comuns, mas não necessariamente representa o manejo para todas as condições potenciais.

O Quadro 15.4 mostra as várias medidas de ressuscitação intrauterina que podem ser adotadas isoladamente ou em conjunto, seus objetivos e a situação do traçado a que se adequam.

RESUMO DAS RECOMENDAÇÕES EMBASADAS EM EVIDÊNCIAS CIENTÍFICAS CONSISTENTES (ACOG, 2010)

- **Nível A (evidências boas e consistentes):**
  - Traçados da categoria I podem ser manejados de maneira rotineira porque não são associados à acidemia fetal.
  - Traçados da categoria III são anormais e se associam à acidemia fetal no momento da avaliação.
  - Amnioinfusão tem sido associada à diminuição da recorrência das desacelerações variáveis e da frequência de cesarianas em traçados anormais da FCF.
- **Nível B (evidências inconsistentes ou limitadas):**
  - Fluidos intravenosos em *bolus*, decúbito lateral e administração de oxigênio materno têm sido associados à melhora da oxigenação fetal.

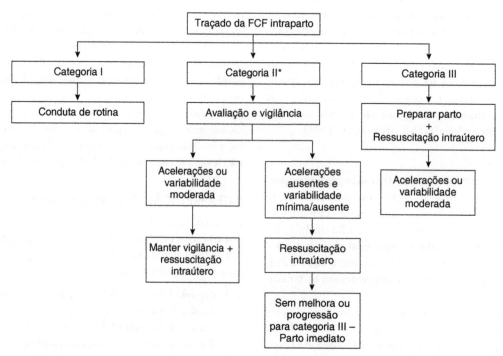

FIGURA 15.1 Organograma de conduta diante do exame de cardiotocografia intraparto. (FCF: frequência cardíaca fetal.) (*Amplas variações de apresentação – individualizar cada situação clínica.)

QUADRO 15.4 Medidas de ressuscitação intrauterina para a categoria II e/ou III do traçado cardiotocográfico da frequência cardíaca fetal (FCF)

Objetivo	Anormalidade da FCF	Intervenção potencial
Promover oxigenação fetal e melhorar fluxo uteroplacentário	Desacelerações tardias recorrentes Variabilidade mínima ou ausente	Decúbito lateral (esquerdo ou direito) Oxigênio materno Fluidos intravenosos em *bolus* Reduzir frequência das contrações uterinas
Reduzir atividade uterina	Taquissistolia	Descontinuar ocitocina ou agentes para maturação cervical Tocólise (p. ex., terbutalina)
Aliviar compressão do cordão umbilical	Desacelerações variáveis recorrentes Desacelerações prolongadas ou bradicardia	Reposição materna Iniciar amnioinfusão Se houver prolapso de cordão, elevar a apresentação enquanto prepara cirurgia

– Independentemente de o trabalho ser espontâneo ou induzido, taquissistolia acompanhada por categorias II ou III exige avaliação e manejo apropriados.

– A categoria II exige vigilância continuada, medidas preventivas apropriadas, quando indicadas, e reavaliações. A presença de acelerações ou variabilidade moderada, ou ambas, é altamente preditiva de bom *status* ácido-básico fetal e, consequentemente, pode ajudar no manejo clínico.

- **Nível C (com base principalmente em consensos ou na opinião de especialistas):** não foi estabelecido o tempo ideal para o parto nos traçados da categoria III.

Leitura recomendada

ACOG Committee Opinion. Inappropriate use of the terms fetal distress and birth asphyxia. Number 326. Obstet Gynecol 2005; 106: 1469-70.

ACOG – Practice Bulletin. Management of intrapartum fetal heart rate tracings. Obstet Gynecol 2010; 116:1232-40.

Alfirevic Z, Devane D, Gyte GML. Continuous cardiotocography (CTG) as a form of electronic fetal monitoring (EFM) for fetal assessment during labour. Cochrane Database of Systematic Reviews. In: The Cochrane Library, Issue 11, Art. No. CD006066. DOI: 10.1002/14651858.CD006066.pub3.

American College of Obstetricians and Gynecologists: Intrapartum fetal heart rate monitoring. ACOG technical bulletin no. 132. Washington, DC, American College of Obstetricians and Gynecologists, 1989.

Boehm FH. Intrapartum fetal heart rate monitoring. Obstet Gynecol Clin North Am 1999; 26:623-39.

Devane D, Lalor J. Midwives' visual interpretation of intrapartum cardiotocographs: intra- and inter- observer agreement. J Advanced Nursing 2005; 52:133-41.

Devane D, Lalor JG, Daly S, McGuire W, Smith V. Cardiotocography versus intermittent auscultation of fetal heart on admission to labour ward for assessment of fetal wellbeing. Cochrane Database of Systematic Reviews. In: The Cochrane Library, Issue 11, Art. No. CD005122. DOI: 10.1002/14651858.CD005122.pub2.

East CE, Smyth RMD, Leader LR et al. Vibroacoustic stimulation for fetal assessment in labour in the presence of a nonreassuring fetal heart rate trace. Cochrane Database of Systematic Reviews. In: The Cochrane Library, Issue 11, Art. No. CD004664. DOI: 10.1002/14651858.CD004664.pub2.

Edington PT, Sibanda J, Beard RW. Influence on clinical practice of routine intrapartum fetal monitoring. BMJ 1975; 3:341-3.

Elimian A, Figueroa R, Tejani N. Intrapartum assessment of fetal well-being: a comparison of scalp stimulation with scalp blood pH sampling. Obstet Gynecol 1997; 89:373-6.

Ingemarsson I, Arulkumaran S. Reactive fetal heart rate response to vibroacoustic stimulation in fetuses with low scalp blood pH. Br J Obstet Gynecol 1989; 96:562-5.

Macones GA, Hankins GDV, Spong CY, Hauth J, Moore T. The 2008 National Institute of Child Health and Human Development Workshop Report on Electronic Fetal Monitoring. Obstet Gynecol 2008; 112(3):661-6.

Marx GF, Patel S, Berman JA, Farmakides G, Schulman H. Umbilical blood flow velocity waveforms in different maternal positions and with epidural analgesia. Obstet Gynecol 1986; 68:61.

Morrison JC, Chez BF, Davis ID et al. Intrapartum fetal heart rate assessment: Monitoring by auscultation or electronic means. Am J Obstet Gynecol 1993; 168:63-6.

National Institute of Child Health and Human Development Research Planning Workshop. Electronic fetal heart rate monitoring: research guidelines for interpretation. Am J Obstet Gynecol 1997; 177:1385-90.

Royal College Obstetricians and Gynaecologists. The use of electronic fetal monitoring. The use and interpretation of cardiotocography in intrapartum fetal surveillance. Evidence-based Clinical Guideline Number 8 London: RCOG Press, 2001.

Skupski DW, Rosenberg CR, Eglinton GS. Intrapartum fetal stimulation tests: a meta-analysis. Obstet Gynecol 2002; 99:129-34.

Thacker SB, Stroup D, Chang Man-huei. Continuous electronic heart rate monitoring for fetal assessment during labor. Cochrane Database of Systematic Reviews. In: The Cochrane Library, Issue 11, Art. No. CD000063. DOI: 10.1002/14651858.CD000063.pub4.

US Department of Health and Human Services. Rates of cesarean delivery – United States. MMWR 1991; 41:285-9.

Vintzileos AM, Antsaklis A, Varvarigos I, Papas C, Sofatzis I, Montgomery JT. A randomized trial of intrapartum electronic fetal heart rate monitoring versus intermittent auscultation. Obstet Gynecol 1993; 81:899-907.

Dopplervelocimetria Obstétrica

CAPÍTULO 16

Francisco Herlânio Costa Carvalho
Helvécio Neves Feitosa
Alex Sandro Rolland Souza

INTRODUÇÃO

A dopplervelocimetria em obstetrícia tem sido utilizada com evidências comprovadas de sua utilidade para o acompanhamento das gestações de alto risco, estudando a função placentária e a resposta hemodinâmica fetal à hipoxia (avaliação do bem-estar fetal) e mais recentemente para rastreamento de anomalias cromossômicas e predição de anemia fetal em gestações acometidas por isoimunização Rh.

A descoberta do efeito Doppler data de 1842, quando o físico austríaco Johann Christian Doppler descreveu o fenômeno de variação observada na cor das estrelas. As estrelas que se aproximavam da Terra tinham cores diferentes daquelas que se afastavam. O mesmo fenômeno foi estudado pelo matemático Buys Ballot em 1845, mediante análise de frequência de ondas sonoras das notas musicais em uma locomotiva em movimento. A frequência recebida é maior que a emitida quando há aproximação da fonte e é menor quando há afastamento da fonte emissora. Portanto, o efeito Doppler pode ser descrito como a mudança na frequência da onda sonora em decorrência do movimento.

Fitzgerald & Drumm (1977) foram os primeiros a relatar a aplicação do Doppler na circulação fetal. Eles conseguiram captar e registrar o fluxo de uma artéria umbilical com o uso do Doppler contínuo. Desde então, o Doppler tem sido usado durante a gestação na avaliação de fluxo sanguíneo materno, fetal e placentário. Atualmente, tornou-se exame de rotina obrigatório em gestações de alto risco e auxilia as decisões acerca da melhor conduta obstétrica.

Clinicamente, esse princípio é usado para determinar a velocidade do fluxo sanguíneo através da frequência do som refletido pelas hemácias em movimento. A frequência recebida é diretamente proporcional à velocidade de fluxo no vaso. Os sinais elétricos enviados à unidade processadora do aparelho de Doppler são transformados em sinais auditivos (distribuição das alterações da frequência pela unidade tempo) e representados graficamente na tela do vídeo por meio de ondas de velocidade de fluxo ou sonogramas. Cada vaso apresenta sua forma de onda característica.

EQUAÇÃO DOPPLER

$$\Delta f = \frac{2.fo.v.\cos\theta}{c}$$

Onde:

Δf = alteração/diferença da frequência Doppler
fo = frequência emitida
v = velocidade do fluxo sanguíneo
θ = ângulo entre o feixe de ultrassom e o vaso sanguíneo
c = velocidade de propagação sonora nos tecidos (1.540m/s)

Observe que essa equação depende do ângulo de insonação, e para facilitar a técnica do exame e a interpretação dos resultados foram desenvolvidos os índices dopplervelocimétricos (índice de resistência, pulsatilidade e relação A/B), os quais são matematicamente ângulos independentes.

TIPOS DE DOPPLER

Doppler contínuo

O transdutor, nesse caso, apresenta dois elementos ou cristais: o primeiro emite a onda sonora de modo contínuo e o segundo faz a captação da onda refletida. Pode vir acoplado ou não ao aparelho de ultrassonografia em tempo real. Esse tipo de Doppler tem a desvantagem de receber todos os sinais que estejam em seu campo de ação sem discriminar a estrutura vascular que está produzindo o traçado ("Doppler cego"). Não costuma ser aplicado em imagem obstétrica. Entretanto, quando a velocidade de fluxo sistólica é muito alta (p. ex., estenose aórtica ou regurgitação tricúspide), seu emprego pode ser útil para definir claramente as velocidades máximas, evitando o artefato de *aliasing*.

Apresenta as vantagens de ser barato, emitir baixa energia sonora e ser de fácil execução. No entanto, vem sendo substituído gradativamente pelo Doppler pulsátil. É o Doppler utilizado na ausculta cardíaca fetal, na cardiotocografia e nos diagnósticos vasculares.

Doppler pulsátil

Diferentemente do anterior, o mesmo cristal emite e recebe os sinais sonoros de modo pulsátil. Possibilita a análise de regiões específicas, selecionando o vaso a ser estudado. O feixe de ultrassom é direcionado e a janela de insonação controlada pelo operador. Mais caro que o contínuo, necessita de transdutor setorial eletrônico. É sempre acoplado ao aparelho de ultrassonografia dinâmico (Doppler duplex), o que possibilita a seleção do vaso a ser estudado pela insonação Doppler. A imagem simultânea em tempo real da anatomia fetal torna possível guiar o território vascular a ser estudado.

Doppler colorido

Existe a emissão de dois tipos de onda se sobrepondo à imagem ultrassonográfica. De acordo com a direção do fluxo, a imagem é representada por uma cor. O fluxo que vem em direção ao transdutor é geralmente codificado em vermelho e o fluxo em sentido contrário é codificado em azul. Fluxo turbulento se apresenta como mosaico de cores mais claras. A identificação de pequenos vasos é facilitada pela individualização desses vasos por meio do processo de coloração.

Power Doppler

Mais sensível que o Doppler colorido na identificação de vasos de baixo fluxo, o mapeamento é realizado a partir da quantidade de hemácias e não de sua velocidade. Não depende da direção de fluxo nem do ângulo de insonação.

TÉCNICA DO EXAME DOPPLERVELOCIMÉTRICO

- **Posição materna:** utiliza-se a posição semi-Fowler para evitar a síndrome da hipotensão supina, que pode alterar temporariamente o fluxo uteroplacentário e, portanto, determinar modificações no fluxo das artérias umbilicais e cerebrais fetais.
- O mapeamento de fluxo em cores não é obrigatório, embora seja muito útil na identificação do vaso de interesse e na definição da direção do fluxo sanguíneo (ISUOG, 2013).
- **Atividade fetal:** o ideal é realizar a análise durante inatividade (repouso) e apneia fetais e, se necessário, durante apneia materna temporária. A onda de velocidade de fluxo sofre interferência dos movimentos corporais e respiratórios do feto. O sonograma arterial apresentará traçado irregular com ondas de diferentes amplitudes, podendo aparecer falsas pulsações no traçado venoso.
- **Ângulo de insonação:** a amplitude do sonograma é diretamente proporcional ao cosseno do ângulo de insonação e quanto menor o ângulo maior a amplitude do sonograma, facilitando sua interpretação. A insonação ótima deve estar em completo alinhamento com o fluxo sanguíneo (ângulo zero). Isso assegura as melhores condições para obtenção de velocidades absolutas e de formas de onda. Um ângulo de insonação de 10 graus corresponde a um erro de 2% na determinação da velocidade, enquanto um ângulo de 20 graus corresponde a um erro de 6% (ISUOG, 2013).

Utilizam-se de preferência ângulos < 30 graus, sendo considerados aceitáveis ângulos de até 60 graus. Especificamente na avaliação das velocidades e não dos índices de resistência, como o pico da velocidade sistólica para estimativa de anemia fetal em gestações com isoimunização Rh, deve-se insonar a artéria cerebral média com ângulo zero (ou < 20 graus), pois só assim o cosseno do ângulo não interfere na análise da velocidade, pois o cosseno de zero é igual a 1. Se o ângulo for > 20 graus, deverá ser utilizada a correção do ângulo, o que por si só pode levar a erro.

- **Filtro:** o filtro de parede do vaso, também conhecido como "rejeição de baixa velocidade", "filtro de movimento de parede" ou " filtro de alta", é usado para eliminar o ruído a partir do movimento das paredes dos vasos. Por convenção, deve ser ajustado tão baixo quanto possível (≤ 50 a 60Hz), de modo a eliminar o ruído de baixa frequência a partir de vasos sanguíneos periféricos (ISUOG, 2013). Quando se utiliza um filtro maior, pode haver o efeito indesejável de eliminar o fluxo diastólico final, levando ao falso diagnóstico de diástole zero.
- **Sonda com frequência apropriada:** a frequência Doppler aumenta com a elevação da frequência do ultrassom, ou seja, transdutores de maior frequência são mais sensíveis para a captação de fluxo de baixa velocidade. Em obstetrícia, entretanto, os transdutores com frequência entre 3 e 5MHz são os mais utilizados em razão da dificuldade na avaliação de vasos mais profundos pela atenuação do feixe sonoro.
- **Controlar tamanho da amostragem:** é aconselhável começar com uma janela de Doppler (janela amostral) relativamente larga e garantir o registro de velocidades máximas durante todo o pulso. Se a interferência de outros vasos provocar problemas/artefatos, a janela pode ser reduzida para refinar a gravação. Convém ter atenção com o volume da amostra, que pode ser reduzido apenas em altura, não em largura (ISUOG, 2013). Para vasos de pequenos calibres, como o ducto venoso, o tamanho da janela amostral deve ser mantido entre 1 e 2mm.
- À semelhança da imagem em escala de cinza, a penetração e a resolução do feixe Doppler podem ser otimizadas, ajustando a frequência (MHz) da sonda Doppler (ISUOG, 2013).
- **Analisar ondas uniformes:** a aferição das medidas (índices ou velocidades) só deve ser feita após verificada a presença de pelo menos três (idealmente cinco) ondas de velocidade de fluxo simétricas e consecutivas.
- **Limites de segurança:** devem ser respeitados os limites de segurança, principalmente no primeiro trimestre gestacional, em virtude da possibilidade de que o aumento da temperatura tecidual imposto principalmente pelo *color* e *Power Doppler* seja teratogênico. Nos aparelhos modernos, os limites de segurança são registrados na tela. Convém limitar o tempo de exame ao mínimo necessário para obter a informação desejada. A Food and Drug Administration (FDA) considera como limite de segurança para

exposição uma intensidade < 94mW/cm² no pico espacial temporal (Barnett, 1998).

INTERPRETAÇÃO DAS ONDAS DE VELOCIDADE DE FLUXO

Alguns aspectos técnicos dificultam o cálculo do valor absoluto da velocidade do fluxo sanguíneo. A medida do ângulo de insonação do feixe sonoro não é muito precisa. A área de secção transversal do vaso é de difícil obtenção, principalmente em vasos de pequeno calibre. Erros na aferição dessa área podem resultar em grande discrepância no cálculo da velocidade em seu interior. Por esses motivos, os estudos quantitativos do fluxo sanguíneo foram substituídos por estudos qualitativos que independem das mensurações anteriormente citadas, apresentando menor variação nas curvas de normalidade. Assim, para avaliação da resistência ao fluxo sanguíneo são utilizados vários índices que independem desses fatores, também conhecidos como índices dopplervelocimétricos ou ângulo-independentes (Figuras 16.1 e 16.2).

A morfologia da onda de Doppler reflete a velocidade sanguínea; portanto, fornece potencialmente informações do fluxo sanguíneo em determinado território vascular, incluindo presença e direção do fluxo, perfil de velocidade, volume de fluxo e impedância ao fluxo. A análise da morfologia da onda é em geral fundamentada nas seguintes características: velocidade de pico sistólico, velocidade diastólica final e média da alteração de frequência durante um ciclo cardíaco (velocidade média).

A análise qualitativa também pode ser realizada por meio do estudo da morfologia da onda de velocidade de fluxo sem mensurações. Por exemplo, no compartimento uteroplacentário,

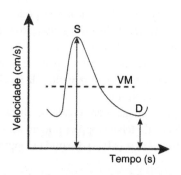

S: velocidade sistólica máxima
D: velocidade diastólica final
VM: velocidade média

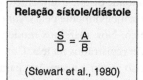

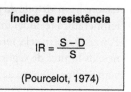

FIGURA 16.1 Onda de velocidade de fluxo arterial.

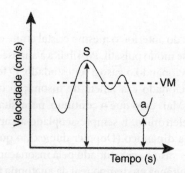

S: sístole ventricular
D: diástole ventricular
a: sístole atrial
VM: velocidade média

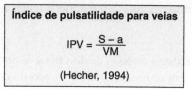

FIGURA 16.2 Onda de velocidade de fluxo venoso.

a presença de incisura protodiastólica (*notch*) nas artérias uterinas após a 26ª semana gestacional é indicativa de má adaptação circulatória materna e é associada ao desenvolvimento de pré-eclâmpsia, restrição do crescimento intrauterino (RCIU) e descolamento prematuro de placenta (Fleischer et al., 1986).

No compartimento fetoplacentário é de particular interesse a observação da ausência de fluxo diastólico na artéria umbilical (diástole zero) ou fluxo reverso (diástole reversa), amplamente associados a incrementos nas taxas de mortalidade e morbidade perinatais (Karsdorp et al., 1994). No compartimento fetal, a verificação de fluxo zero ou reverso durante a sístole atrial no ducto venoso ou a presença de pulsações na veia umbilical são excelentes preditores de acidemia e óbito perinatal (Carvalho et al., 2006).

Dentre os fatores que afetam a morfologia da onda Doppler, destacam-se as complicações da gravidez, como RCIU e pré-eclâmpsia, que são caracterizadas pelo aumento da impedância (ou resistência) no leito vascular uteroplacentário e fetoplacentário com consequente queda na velocidade diastólica final e aumento dos índices dopplervelocimétricos. Esses achados constituem a base para o uso dos índices de Doppler na pesquisa da vitalidade fetal. Entretanto, vários outros fatores podem afetar a forma da onda de velocidade de fluxo:

- **Idade gestacional:** a velocidade diastólica final aumenta com o avançar da idade gestacional, o que reflete o declínio progressivo da impedância ao fluxo na circulação fetoplacentária. Essa constatação se reflete no declínio contínuo da relação S/D, do IR e do IP com o avançar da gravidez.
- **Frequência cardíaca fetal (FCF):** pode afetar os índices de Doppler. Entretanto, dentro dos limites normais da FCF (110 a 160bpm), as alterações não são significativas.
- **Movimentos respiratórios fetais (MRF):** alterações significativas na pressão intratorácica e hemodinâmicas centrais ocorrem durante os MRF. Portanto, o estudo Doppler dos vasos umbilicais deve ser feito apenas com o feto em apneia.

- **Fatores técnicos que podem alterar a análise da forma da onda Doppler:** por exemplo, a circulação umbilical, que pode sofrer alteração de acordo com a localização da amostra do Doppler. Os índices são mais elevados na extremidade fetal do que na extremidade placentária do cordão. Deve ser utilizado o estudo de Doppler em alça livre quando existe a possibilidade dessa seleção (ISUOG, 2013). Há quem recomende o estudo na extremidade fetal do cordão. O significado clínico dessas variações de medida ainda não foi estabelecido. Outros fatores, como ângulo de insonação e filtros de parede, já discutidos, também influenciam a análise da forma da onda Doppler.

PRINCIPAIS TERRITÓRIOS AVALIADOS PELA DOPPLERVELOCIMETRIA OBSTÉTRICA

- **Circulação uteroplacentária:** artérias uterinas.
- **Circulação fetoplacentária:** artérias umbilicais e veia umbilical.
- **Circulação fetal:** artéria cerebral média, aorta, veia cava inferior e ducto venoso.

Artérias uterinas

Ramos das artérias hipogástricas ou ilíacas internas, as artérias uterinas dão origem às artérias arqueadas, que transitam sobre a superfície e o terço externo do miométrio e se anastomosam com as contralaterais na face anterior e posterior do útero. Estas se ramificam em artérias radiais, que penetram no miométrio e dão origem às artérias basais e espiraladas, que durante a gestação se transformarão nas artérias uteroplacentárias, que irrigarão o espaço interviloso.

As artérias uterinas devem ser insonadas próximo à emergência em relação à artéria hipogástrica ou no "falso" cruzamento com a artéria ilíaca externa. O transdutor deve ser posicionado a 2 ou 3cm da espinha ilíaca anterossuperior e direcionado para a parede lateral do útero na altura do istmo.

Seu padrão normal em não grávidas e na gestação precoce é caracterizado por fluxo de alta resistência com pico sistólico alto e fluxo diastólico baixo e presença de incisura protodiastólica ou *notch* no início da diástole. Com o progredir da gestação ocorrem o desaparecimento gradual da incisura protodiastólica e o aumento da velocidade diastólica. Em torno da 20ª semana de gestação a maioria das artérias uterinas já se apresenta com fluxo de baixa resistência (Figura 16.3) e em apenas 20% há persistência da incisura protodiastólica (Figura 16.4). Na 24ª semana, cerca de 9% das gestantes permanecem com a incisura (Bower et al., 1992).

Os valores normais de referência dependem da idade gestacional e da técnica utilizada (transabdominal ou transvaginal). De maneira prática, são considerados normais após a 26ª semana: índice de resistência < 0,56, relação A/B (sístole/diástole) < 2,7 e ausência de incisura protodiastólica, demonstrando que o processo de placentação ocorreu de maneira adequada (Schulman et al., 1987).

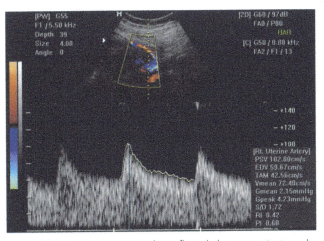

FIGURA 16.3 Artéria uterina normal com fluxo de baixa resistência e alta velocidade diastólica após desaparecimento da incisura protodiastólica.

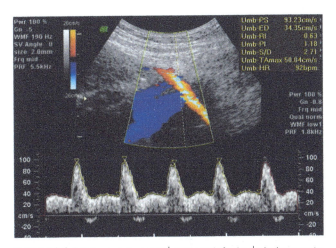

FIGURA 16.4 Artéria uterina anormal com persistência da incisura protodiastólica após a 26ª semana gestacional.

As artérias uterinas devem ser insonadas bilateralmente. Alguns autores aconselham apenas a análise da artéria uterina placentária, ou seja, ipsilateral à placenta, ou que se estabeleça a média das duas artérias (Fleischer et al., 1986; Jacobson et al., 1990).

Quando o fenômeno de placentação se dá de maneira anormal (ausência do componente final da onda de migração trofoblástica), há risco de insuficiência placentária, na qual a oxigenação no espaço viloso terciário está comprometida. Algumas doenças maternas, especialmente hipertensão arterial, lúpus eritematoso sistêmico, cardiopatias, diabetes com vasculopatia, pneumopatias e anemias, tornam a gestação de risco para insuficiência placentária.

Artérias uterinas anormais estão particularmente relacionadas com desenvolvimento de pré-eclâmpsia e RCIU (Fleischer et al., 1986). Uma revisão disponibilizada na Biblioteca Cochrane incluiu apenas dois ensaios clínicos com 4.993 mulheres e concluiu que ainda não existem evidências suficientes para recomendar o uso da dopplervelocimetria das artérias uterinas no primeiro e segundo trimestres em gestantes com risco baixo de pré-eclâmpsia (Stampalija et al., 2014).

Artérias umbilicais

A artéria umbilical é o vaso que tem apresentado resultados mais expressivos no diagnóstico de comprometimento fetal e representa basicamente a circulação placentária. Deve ser insonada, de preferência, em alça livre. Ambas as artérias deverão ser avaliadas em virtude da possibilidade de discrepância entre elas, o que está relacionado com a presença de infartos placentários.

A onda de velocidade de fluxo se caracteriza por um pico de maior velocidade durante a sístole cardíaca (onda S ou A) e uma velocidade menor relacionada com a diástole (onda D ou B) (Figura 16.5). O componente diastólico está ausente até a 14ª/15ª semana. A partir daí ele passa a ser positivo e aumenta com a idade gestacional em razão do desenvolvimento dos vasos vilositários (Arduini & Rizzo, 1990).

Deve ser adotada uma curva de normalidade para cada idade gestacional e considerados anormais valores dos índices de resistência e pulsatilidade acima do percentil 95 ou dois desvios padrões acima da média. Uma relação S/D > 3,0 ou um índice de resistência (IR) > 0,6 a partir da 28ª semana de idade gestacional constitui, de modo simples, um limiar de diagnóstico para a identificação de gestações com alto risco de prognóstico adverso (Maukik et al, 2014).

O componente diastólico final da onda Doppler na circulação umbilical é crucial para a avaliação do bem-estar fetal. A ausência de fluxo diastólico final, diástole zero (Figura 16.6) e fluxo reverso no segundo ou terceiro trimestre da gestação representam grave comprometimento da oxigenação fetal com prognóstico perinatal adverso, em particular com altas taxas de mortalidade e alta prevalência de anomalias cromossômicas (especialmente trissomias do 13, 18 e 21) e malformações congênitas. A fisiopatologia se baseia na obliteração da microcirculação das vilosidades terciárias. Esses casos são associados a resultados perinatais adversos e taxas de mortalidade que variam de 41% a 75% (Müller et al., 2002).

A dopplervelocimetria da artéria umbilical é mais útil em gravidezes complicadas com RCIU e/ou pré-eclâmpsia. Seu emprego torna possível identificar a resposta cardiovascular à hipoxia e acidose progressivas, bem como auxilia o diagnóstico diferencial entre fetos pequenos para a idade gestacional (PIG), mas constitucionalmente normais, e fetos comprometidos por insuficiência placentária.

Uma revisão disponibilizada na Biblioteca Cochrane que incluiu 18 estudos, envolvendo 10.225 mulheres, encontrou 29% de declínio na mortalidade perinatal, utilizando a dopplervelocimetria da artéria umbilical, o que foi considerado estatisticamente significativo (RR: 0,71; IC95%: 0,52 a 0,98). Benefícios adicionais incluíram taxas menores de indução e de cirurgia cesariana (Alfirevic et al., 2014). Em contraste com as gestações de alto risco, os estudos de dopplervelocimetria umbilical como teste de rastreamento em gestações de baixo risco não mostraram melhora no prognóstico gestacional (Alfirevic et al., 2014).

Na presença desse achado patológico, a indicação de resolução deve ser cuidadosa, sempre pesando os danos causados pela asfixia fetal e as sequelas provocadas pela prematuridade. Em alguns casos deve-se descartar anomalia cromossômica fetal, principalmente quando as artérias uterinas se encontram normais.

Aorta fetal

Pela aorta passam mais de 50% do débito cardíaco; portanto, ela reflete a distribuição do fluxo uteroplacentário para os órgãos abdominais e membros fetais. A porção analisada é a torácica descendente, distalmente ao ducto arterioso, o que torna possível o estudo da resistência vascular periférica, quando os mecanismos de redistribuição da circulação fetal promovem vasoconstrição dessas regiões. A análise da velocidade de fluxo nesse vaso também é utilizada na predição do hematócrito fetal em casos de isoimunização Rh, porém ainda com resultados controversos (Divakaran et al., 2001).

Artéria cerebral média fetal

A artéria cerebral média é o melhor vaso cerebral do feto a ser estudado, pois é de fácil visualização, sua localização

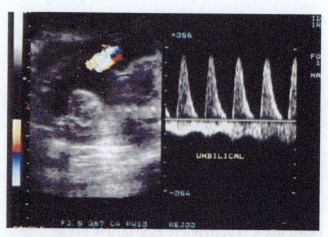

FIGURA 16.6 Observe a ausência de componente diastólico final na artéria umbilical (diástole zero) e a veia umbilical anormal com presença de pulsações diastólicas.

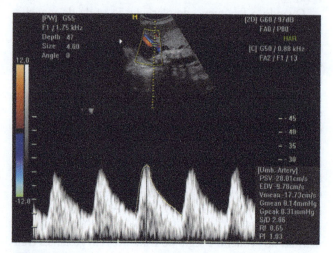

FIGURA 16.5 Artéria umbilical normal com fluxo de baixa resistência.

anatômica permite ângulo de insonação zero ou próximo de zero e é o vaso que irriga grande parte da região cerebral, incluindo cortical, subcortical e áreas profundas do cérebro.

Para visualização da artéria cerebral média deve-se inicialmente localizá-la posicionando o transdutor no corte transversal do crânio na altura dos tálamos e *cavum* do septo pelúcido (plano de obtenção do diâmetro biparietal) e deslocando o transdutor até a base do crânio, pouco acima do esfenoide, por onde se visualiza o polígono de Willis. A artéria cerebral média é o maior ramo do polígono, direcionado anterolateralmente (Figura 16.7).

Essa artéria deve ser insonada junto à sua emergência próximo ao polígono de Willis. As medidas devem ser tomadas no hemisfério cerebral mais próximo do transdutor. Convém evitar comprimir o abdome materno com o transdutor em virtude da possibilidade de aumentar a pressão intracraniana fetal e falsear os resultados.

Em condições fisiológicas, a artéria cerebral média se caracteriza por fluxo de alta resistência com baixas velocidades diastólicas (Figura 16.8). Diante de fenômenos hipóxicos, quando há redistribuição do sangue, ocorre vasodilatação com diminuição dos índices dopplervelocimétricos (centralização do fluxo fetal). A centralização fetal foi inicialmente descrita por Wladimiroff et al. em 1986.

Veia umbilical

A veia umbilical leva o sangue ricamente oxigenado da placenta ao feto. O local de amostragem é a porção intra-abdominal da veia. O padrão normal do sonograma é uma onda contínua sem pulsações. A ocorrência de pulsações a partir do segundo trimestre da gestação é considerada anormal e está relacionada com falência cardíaca e associada a taxas altas de mortalidade perinatal (Hofstaetter et al., 2001). Essas pulsações devem coincidir com a diástole do ciclo cardíaco para se diferenciarem das pulsações provocadas pelos movimentos respiratórios fetais (Figura 16.6). Cabe lembrar ainda que a presença de pulsações é um achado normal durante o primeiro trimestre gestacional.

Veia cava inferior

A veia cava inferior pode ser visualizada em corte sagital do tórax fetal e é analisada na porção imediatamente junto à sua entrada no átrio direito ou entre a desembocadura das veias renais e a confluência das veias hepáticas. A falta de padronização do local da amostra dificulta a análise comparativa dos estudos, tornando o ducto venoso o vaso de eleição para análise do território venoso fetal. A onda de velocidade de fluxo se caracteriza por padrão trifásico e bidirecional. O primeiro pico da onda corresponde à sístole ventricular (onda S), o segundo à diástole ventricular (onda D), e o fluxo reverso corresponde à contração atrial (onda a) (Figura 16.2).

Considera-se anormal quando há aumento do fluxo reverso (> 10% no terceiro trimestre), fato observado quando há comprometimento da hemodinâmica cardíaca fetal.

Ducto venoso

Uma comunicação direta da veia umbilical à veia cava inferior antes de sua entrada no átrio direito, o ducto venoso é identificado com o Doppler colorido, efetuando-se um corte transversal do abdome fetal superior ou corte sagital onde se visualiza toda a sua extensão, desde a veia umbilical até a veia cava inferior, pela coloração em mosaico de cores mais claras em virtude das altas velocidades de fluxo nesse vaso. A janela amostral deve ser colocada o mais próximo possível da veia umbilical, onde as velocidades do fluxo são maiores. Sua onda de velocidade característica tem padrão trifásico e unidirecional sempre positivo, ou seja, diferentemente da veia cava inferior, sua onda a é positiva mesmo no primeiro trimestre da gestação (Figuras 16.2 e 16.9).

Quando ocorre hipoxia, inicialmente há aumento do fluxo nesse vaso, promovendo maior aporte de sangue para a oxigenação cardíaca e cerebral. Com o agravamento da hipoxia ocorrem aumento da resistência vascular em razão da vasoconstrição periférica e posteriormente elevação na pressão

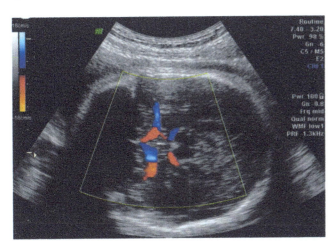

FIGURA 16.7 Visualização do polígono de Willis com o *color Doppler*. Observe as artérias cerebrais médias facilmente identificadas em seu trajeto anterolateral.

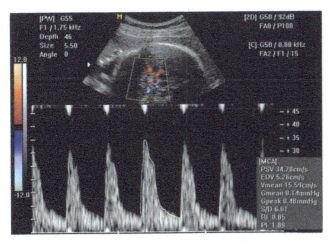

FIGURA 16.8 Artéria cerebral média fetal normal com fluxo de alta resistência e baixas velocidades diastólicas.

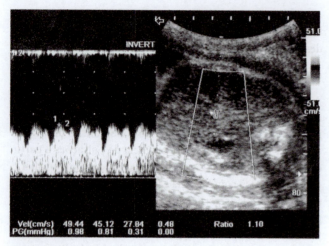

Figura 16.9 Ducto venoso normal com fluxo trifásico positivo. O primeiro pico representa a sístole ventricular (1) e o segundo a diástole ventricular (2). A menor velocidade representa a sístole atrial que, na presença da descompensação hemodinâmica fetal, seria zero ou reversa.

diastólica final dos ventrículos cardíacos, promovendo aumento do fluxo retrógrado na veia cava inferior. Esse processo se reflete no ducto venoso com redução do fluxo durante a contração atrial, tornando-se reverso em casos graves. Esse achado reflete a insuficiência cardíaca hipoxêmica fetal e se associa à acidemia fetal e a altas taxas de mortalidade perinatal (Kiserud, 2001).

APLICAÇÃO CLÍNICA DA DOPPLERVELOCIMETRIA

- Gestações com risco elevado de insuficiência placentária: síndromes hipertensivas, doenças maternas associadas a vasculopatia (hipertensão arterial crônica, anemia falciforme, colagenoses, como lúpus eritematoso sistêmico, e trombofilias, como a síndrome do anticorpo antifosfolípide), diabetes melito com vasculopatia, cardiopatias graves (baixo débito – congênitas cianóticas e classes funcionais III e IV), nefropatias com proteinúria e pneumopatias graves.
- RCIU.
- Predição de anomalias cromossômicas.
- Isoimunização Rh ou por outros antígenos.
- Gestação gemelar: para diagnóstico e acompanhamento da síndrome de transfusão feto-fetal.

Quando empregada na avaliação da vitalidade fetal, em gestações de alto risco, a dopplervelocimetria parece promover redução da mortalidade perinatal. Essa é uma das conclusões obtidas em metanálise que envolveu 11 estudos randomizados, controlados e de boa qualidade, incluindo 7.000 mulheres. Foram comparados resultados perinatais entre gestações avaliadas pela dopplervelocimetria da artéria umbilical e gestações que não usaram esse exame como estratégia de acompanhamento da vitalidade fetal. O uso da dopplervelocimetria também foi associado à diminuição do número de internamentos hospitalares (OR: 0,56; IC95%: 0,43 a 0,72) (Alfirevic & Neilson, 2014).

DOPPLERVELOCIMETRIA NA INSUFICIÊNCIA PLACENTÁRIA E RESPOSTA FETAL DIANTE DE HIPOXEMIA

O conceito de insuficiência placentária foi por muito tempo considerado clínico e tornava necessária a existência de sofrimento fetal durante a gravidez ou o parto. Evidentemente, o conceito é mais abrangente e inclui na definição o comprometimento da circulação útero e fetoplacentária. A dopplervelocimetria da artéria umbilical é considerada o melhor parâmetro diagnóstico de insuficiência placentária (Pardi et al., 2002).

Centralização fetal

A inadequada perfusão uteroplacentária, isoladamente ou em associação a outros fatores, como compressão do cordão umbilical em virtude do oligoidrâmnio ou deterioração da oxigenação materna, dispara mecanismos de defesa fetais com o objetivo de limitar tanto quanto possível o aparecimento de asfixia e, sobretudo, evitar a lesão cerebral e a morte fetal. Lamentavelmente, nem sempre o objetivo é alcançado (Morrison, 1996).

Do ponto de vista hemodinâmico, com a hipoxia ocorre aumento progressivo da resistência na artéria umbilical. A partir de certo momento ocorre um fenômeno de redistribuição circulatória cujo expoente máximo é a centralização do fluxo fetal. O sangue mais bem oxigenado se dirige aos órgãos mais vitais (cérebro, coração e suprarrenais) concomitantemente à vasoconstrição em órgãos menos indispensáveis (intestinos, pulmões, pele e ossos). A resistência ao fluxo sanguíneo cerebral é menor que ao fluxo umbilical (Figura 16.10).

Esse mecanismo de defesa e de redistribuição do fluxo sanguíneo fetal, chamado de centralização, foi descrito pela primeira vez por Wladimiroff et al. em 1986. Seu diagnóstico era feito por meio da dopplervelocimetria quando a relação

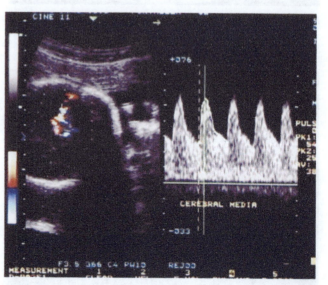

Figura 16.10 Artéria cerebral média fetal anormal na presença de centralização fetal com fluxo de baixa resistência e altas velocidades diastólicas (vasodilatação).

das artérias umbilicais/cerebral média fetal era maior que um, segundo Arbeille et al. (1987), ou quando o índice de pulsatilidade da artéria cerebral média é menor que o quinto percentil, segundo Arduini & Rizzo (1990). Na atualidade, para o diagnóstico de centralização fetal é suficiente o índice dopplervelocimétrico da artéria umbilical acima do percentil 95 para a idade gestacional.

A hipoxemia fetal é também acompanhada por redistribuição do fluxo venoso umbilical. A fração de sangue direcionada através do ducto venoso aumenta de 30% a 65% (Edelstone et al., 1980), contribuindo consideravelmente para a manutenção da oxigenação fetal. Em adição, existe um fluxo preferencial do sangue venoso umbilical para o ventrículo esquerdo via forame oval. Proporcionalmente, há aumento discreto do retorno venoso pela veia cava superior e diminuição através da veia cava inferior (Jensen et al., 1999).

A diminuição do fluxo sanguíneo renal acarretará diminuição da diurese e a ultrassonografia será refletida através da diminuição da quantidade de líquido amniótico até o oligoidrâmnio.

Como a centralização preserva a oxigenação do sistema nervoso central, as atividades biofísicas são mantidas. Com o agravamento da hipoxia a vasoconstrição periférica se intensifica, elevando a resistência vascular. Consequentemente, há aumento na pressão diastólica final das câmaras cardíacas direitas, o qual se reflete no sistema venoso, ocorrendo diminuição do fluxo durante a contração atrial. Em casos graves são observados fluxo reverso no ducto venoso e pulsações na veia umbilical. Esses mecanismos compensatórios podem ser superados e podem surgir sinais de sofrimento fetal agudo na cardiotocografia e no perfil biofísico fetal.

Montenegro et al. (1994) classificaram em três estágios a resposta fetal a partir de fenômenos hipóxicos: centralização normoxêmica, centralização hipoxêmica e descentralização. No primeiro estágio ocorre acúmulo de ácido lático produzido pela respiração anaeróbia nos territórios com menor aporte de oxigênio. Há acidemia, mas a pressão de oxigênio é normal. A cardiotocografia e o perfil biofísico fetal são normais. Na centralização hipoxêmica há agravamento do quadro. O feto exibe acidemia e hipoxemia. Na descentralização, os mecanismos compensatórios entraram em falência com consequentes descompensação cardíaca e edema cerebral. A avaliação laboratorial mostra hipercapnia, e as provas biofísicas de bem-estar fetal estão comprometidas.

As gestações de alto risco deverão ser acompanhadas por meio do perfil hemodinâmico para determinação do melhor momento para resolução desses casos. A interrupção da gravidez, quando apenas a artéria umbilical mostra aumento da resistência, pode ser muito precoce; no entanto, se a gravidez é interrompida apenas quando presente a diástole zero, aumentam as taxas de morbidade (enterocolite necrosante e hemorragia intraventricular) e mortalidade neonatal. Não se sabe ao certo qual o intervalo ideal entre a centralização e o padrão terminal na cardiotocografia. Em geral, varia de 2 a 15 dias, podendo ser tão curto quantas algumas poucas horas.

Diástole zero e reversa nas artérias umbilicais

Existe uma estreita associação entre o grau de comprometimento das vilosidades placentárias e as anormalidades da onda de velocidade de fluxo das artérias umbilicais, como a diástole zero (Figura 16.6) e a diástole reversa (Figura 16.11). Essas são consideradas alterações dopplervelocimétricas graves, refletindo comprometimento importante da função placentária e resultados gestacionais desfavoráveis, como altas taxas de morbidade e mortalidade perinatais (Nicolaides et al.,1988).

A mortalidade perinatal relacionada com a diástole zero ou reversa citada na literatura se encontra entre 23% e 100%. Essa variação pode ser justificada pelas diferenças das amostras populacionais de cada estudo. Battaglia et al. (1993), estudando 26 casos de RCIU com diástole zero ou reversa comparados com 20 casos de restrição do crescimento com dopplervelocimetria alterada, mas com fluxo diastólico presente, observaram diferença significativa no número de óbitos perinatais entre os dois grupos (58% *versus* 10%, respectivamente). Vale ressaltar que as análises de pO_2 e saturação de oxigênio revelaram resultados melhores no grupo com fluxo diastólico presente.

Pobres resultados perinatais e progressão para óbito intrauterino em até 2 semanas são observados na diástole zero ou reversa na artéria umbilical. Na diástole zero é relatada mortalidade de 9,4% a 40%, enquanto na diástole reversa a taxa varia de 33,3% a 70% (Zelop et al., 1996; Wang et al., 1998; Muller et al., 2002).

Em estudo multicêntrico europeu, envolvendo 245 fetos com diástole zero ou reversa, a mortalidade perinatal foi de 28%, acometendo 96% a 98% dos que necessitaram de cuidados intensivos neonatais (Karsdorp et al., 1994). Uma revisão de literatura, que incluiu 1.126 casos de fetos com diástole zero, estabeleceu taxa de natimortos de 170 em 1.000 e de mortalidade neonatal de 280 em 1.000 nascimentos. A taxa de mortalidade perinatal, corrigida para malformações congênitas e anomalias cromossômicas, foi de cerca de 340 em 1.000 nascimentos (Maulik et al., 2005).

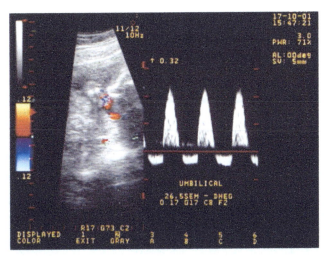

Figura 16.11 Artéria umbilical apresentando componente diastólico final retrógrado (diástole reversa).

Segundo Bhatt et al. (2002), além do risco elevado de mortalidade, a diástole zero ou reserva na artéria umbilical tem valor preditivo positivo para enterocolite necrosante de 52,6%, o qual é um bom indicador dessa complicação neonatal. Os autores acrescentam ainda que não observaram nenhuma morte ou caso de enterocolite na presença de fluxo diastólico.

O diagnóstico de diástole zero e reversa antes da maturidade fetal, na ausência de complicações maternas, normalmente determina a implementação rápida de estratégia de monitoração da vitalidade fetal com cardiotocografia (CTG) e perfil biofísico fetal (PBF) na tentativa de prolongar a gestação, fugindo da morbidade e da mortalidade relacionadas com a prematuridade. A decisão de interrupção da gestação deve ser tomada mediante avaliação em conjunto dos testes de vitalidade fetal e não por um único teste isolado.

CONDUTA

No Instituto de Medicina Integral Prof. Fernando Figueira (IMIP), em caso de centralização fetal com fluxo diastólico presente, ou seja, apenas com aumento da resistência na artéria umbilical, considera-se o parto no termo. Nessas situações, a interrupção da gravidez em idade gestacional abaixo da 37ª semana irá depender do quadro clínico materno (piora dos níveis pressóricos e/ou exames laboratoriais) e do agravamento da clínica fetal, como oligoidrâmnio grave. O acompanhamento da vitalidade fetal nas gestantes com fetos prematuros deve ser realizado a cada 3 a 5 dias por meio de dopplervelocimetria da artéria umbilical, CTG, PBF e avaliação da quantidade de líquido amniótico (Figura 16.12).

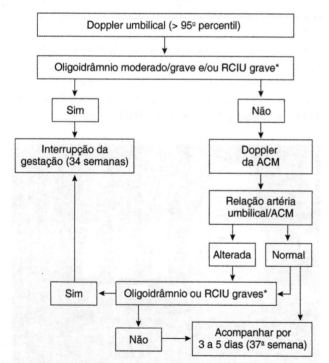

FIGURA 16.12 Fluxograma para o acompanhamento das gestantes com dopplervelocimetria da artéria umbilical resistente e com fluxo diastólico presente. (RCIU: restrição do crescimento intrauterino; ACM: artéria cerebral média fetal. *Avaliar quadro clínico materno.)

Diante de alterações dopplervelocimétricas sugestivas de hipoxemia grave (diástole zero ou reversa na artéria umbilical), os fetos devem ser acompanhados com outras provas de bem-estar fetal (dopplervelocimetria do ducto venoso, CTG e PBF). O principal parâmetro para a decisão quanto à conduta é a idade gestacional. Em caso de maturidade comprovada ou provável ou idade gestacional ≥ 30ª/34ª semana (dependendo da UTI neonatal – taxa de sobrevida neonatal), opta-se por resolução da gravidez (Figura 16.13). Müller et al. (2002) relataram média de 8,9 dias (variando de 1 a 40 dias) entre a identificação de fluxo diastólico ausente ou reverso e o parto em 35 gestantes com esse diagnóstico.

O dopplervelocimetria do ducto venoso parece ser atualmente o melhor parâmetro na tomada de decisão quanto ao momento para resolução da gestação em fetos com hipoxemia crônica grave (Baschat et al., 2003). No entanto, outros parâmetros não podem ser esquecidos, como a piora clínica materna.

O reconhecimento das alterações da dopplervelocimetria venosa tem levado a novos protocolos em virtude da associação dos achados do Doppler venoso em fetos aos de RCIU. O parto tem sido historicamente recomendado na vigência de diástole zero ou reversa no cordão umbilical. Entretanto, um estudo de intervenção em gestações com RCIU (GRIT, 2004) observou que RCIU de início precoce e parto prematuro são fatores de risco independentes para o desenvolvimento neurológico anormal aos 2 anos de idade (Thornton et al., 2004). Assim, o acompanhamento seguro da gravidez nesses fetos constitui um aspecto crítico. O escore do perfil biofísico diário em fetos com diástole umbilical zero ou reversa tem sido associado a bom prognóstico, o que sugere que ainda é possível o prolongamento da gravidez nessas situações (Baschat et al., 2014). A predição de natimortalidade e acidemia é significativamente mais acurada mediante a adição dos achados da dopplervelocimetria venosa (ducto venoso). Enfim, a estimativa dos riscos perinatais com base apenas nos achados da artéria umbilical, sem levar em conta as alterações na circulação venosa, é inadequada.

Com base no exposto, recomendam-se as seguintes medidas (Figura 16.13):

- **Idade gestacional < 30/34 semanas (a depender da UTI neonatal):**
  - Internamento.
  - Corticoide para aceleração da maturidade pulmonar fetal.
  - CTG convencional ou computadorizada, PBF e avaliação da quantidade de líquido amniótico a cada 48 a 72 horas.
  - Dopplervelocimetria diária (artéria umbilical, artéria cerebral média fetal e ducto venoso).
- **Critérios para programar a resolução da gestação:**
  - Agravamento do quadro clínico materno mesmo com vitalidade fetal mantida.
  - Idade gestacional ≥ 30 semanas, em caso de diástole reversa na artéria umbilical, e ≥ 34 semanas, em caso de diástole zero na artéria umbilical, a depender da taxa de sobrevida da UTI neonatal, ou maturidade comprovada.

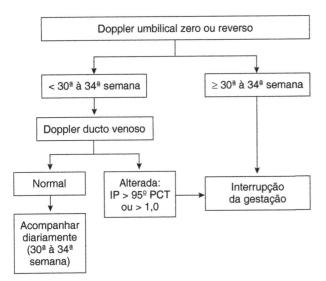

Figura 16.13 Fluxograma para acompanhamento das gestantes com dopplervelocimetria zero ou reversa na artéria umbilical. (IP: índice de pulsatilidade; PCT: percentil.)

- CTG convencional alterada: desacelerações tardias e/ou umbilicais graves (cuidado com os resultados falso-positivos).
- CTG computadorizada: com variabilidade de curta duração (< 4ms).
- PBF comprometido (cuidado com os resultados falso-positivos).
- Oligoidrâmnio grave.
- Dopplervelocimetria do ducto venoso com onda a (sístole atrial) zero ou reversa ou quando índice de pulsatilidade ≥ 1,00 ou > percentil 95 para a idade gestacional.
- Pulsações na veia umbilical.
- **Em caso de interrupção da gestação, não esquecer:**
  - Sulfato de magnésio para neuroproteção.
  - Antibioticoterapia para profilaxia da sepse neonatal (penicilina cristalina).

DOPPLER NAS ANORMALIDADES CROMOSSÔMICAS

Circulação umbilical

Os fetos com anormalidades cromossômicas apresentam maior ocorrência de diástole zero na circulação umbilical (Hecher et al., 1992; Poulain et al., 1994). Rizzo et al. (1994) encontraram 8,3% de cariótipos anormais em fetos com diástole zero na circulação umbilical, incluindo dois casos de triploidia e 14 casos de aberrações autossômicas. O aumento da resistência ao fluxo sanguíneo na circulação umbilical em fetos com anomalias cromossômicas, em gestações entre a 10ª e a 18ª semana, foi descrito por Martinez Crespo et al. em 1996. Esses autores utilizaram o 90º percentil do índice de pulsatilidade como ponto de corte, encontrando taxa de detecção para trissomia do 21 de 66,6% com especificidade de 90,4%, valor preditivo positivo de 8,8% e taxa de falso-positivo de 9,6%. Em outro estudo, o percentil 95 do índice de pulsatilidade associado à translucência nucal (no ponto de corte de 3mm), entre a 10ª e a 13ª semana de gravidez, apresentou taxa de detecção de anomalias cromossômicas de 84,2% com valor preditivo positivo de 31,3%, valor preditivo negativo de 99,4% e taxa de falso-positivo de 6,6% (Martinez et al., 1997).

Ducto venoso

O papel do ducto venoso no rastreamento das anomalias cromossômicas tem sido extensivamente estudado nos últimos anos. Em relato preliminar, observou-se fluxo reverso ou ausente durante a contração atrial (onda a) em 57 de 63 casos (90,5%) com anomalias cromossômicas com taxa de falso-positivo de 3,1% (Matias et al., 1998). Em relato subsequente, os autores verificaram sensibilidade do teste de 80% com taxa de falso-positivo < 1%. Em fetos com cariótipo normal e ducto venoso anormal, a incidência de cardiopatias congênitas foi elevada (Matias & Montenegro, 2001).

Bilardo et al. (2001), ao considerarem o fluxo do ducto venoso alterado, caracterizado por índice de pulsatilidade aumentado ou onda a ausente ou reversa, verificaram sensibilidade de 65% para detecção de anomalias cromossômicas e de 68% para prognóstico adverso com especificidade de 79%. Em fetos cromossomicamente normais, com aumento da translucência nucal e fluxo do ducto venoso anormal, o prognóstico adverso esteve aumentado em torno de nove vezes.

Em outro estudo, em gestações entre a 10ª e a 16ª semana, ao se considerar o percentil 95 do índice de pulsatilidade do ducto venoso como ponto de corte, foram observados: sensibilidade de 65%, especificidade de 97,5%, valor preditivo positivo de 18,3%, valor preditivo negativo de 99,5% e *odds ratio* de 41 (IC95%: 16 a 108) para detecção de anormalidades cromossômicas (Antolin et al., 2001).

Em nosso meio foi descrita pioneiramente a presença de fluxo reverso da onda a no ducto venoso em um caso de trissomia do cromossomo 9 em gestação na 12ª semana, cujo feto apresentava translucência nucal de 9,1mm (Murta et al., 2000). Em outro estudo nacional, ao acompanharem 29 fetos com anomalias cromossômicas entre a 10ª e a 14ª semana, considerando como fluxo anormal a onda a ausente (n = 2) ou reversa (n = 25), os autores verificaram sensibilidade de 93,1%, especificidade de 98,3%, valor preditivo positivo de 81,3% e valor preditivo negativo de 99,4% com taxa de falso-positivo de 1,7% (6/349 fetos cromossomicamente normais) (Murta et al., 2002).

Em estudo multicêntrico de rastreamento de trissomia do cromossomo 21 em 75.821 gestações únicas com idade gestacional entre 11 e 13 semanas mais 6 dias, ao combinar a idade materna, a translucência nucal e o rastreamento bioquímico de primeiro trimestre (β-hCG no soro materno e PAPP-A), foi proposto um rastreamento em dois tempos. Quando o rastreamento combinado evidenciou risco ≤ 1/100 (alto risco), foi realizado o procedimento invasivo (biópsia do vilo corial). Quando o risco estimado foi ≥ 1/1.000 (baixo risco), não se realizou procedimento complementar. Na categoria de risco intermediário, estimado entre 1/100 e 1/1.000, foi prosseguido (segundo tempo ou estágio) o rastreamento ultrassonográfico com a pesquisa da presença ou ausência do osso nasal, a onda a ausente ou reversa no ducto venoso ou a regurgitação tricúspide. A média de idade gestacional foi de 12 semanas. O comprimento cefalonádega (CCN) médio foi de 62mm. Foram identificados 544 fetos com anomalias cromossômicas, incluindo 321 casos de síndrome de Down. O risco estimado para trissomia do 21 foi ≥ 1/300 em 5,2% das gravidezes normais, em 92,3% daquelas com trissomia do 21, em 88,5% com trissomia do 18 ou 13 e em 85,6% das gravidezes com outros defeitos cromossômicos. A taxa de detecção para trissomia do 21 foi de 75% e 80% para uma taxa de falso-positivo de 1% e 2%, respectivamente. Na proposta de rastreamento do risco individual orientado em dois estágios, ao considerar o ponto de corte do risco em 1/100, a taxa de falso-positivo variou com o método de rastreamento utilizado no segundo estágio, sendo de 2,1% para a ausência do osso nasal, 2,7% para o aumento da impedância do ducto venoso e de 2,7% para a presença de regurgitação tricúspide com taxas de detecção de 92%, 92,2% e 91,7%, respectivamente (Nicolaides et al., 2005).

Estudos prospectivos têm demonstrado que a combinação de idade materna, translucência nucal e bioquímica do primeiro trimestre (β-hCG e PAPP-A) pode identificar 90% dos casos de trissomia do 21 e outras anomalias cromossômicias com taxa de falso-positivo de 5%. Isso supera os 30% de taxa de detecção com base apenas na idade materna e os 65% obtidos com a bioquímica sérica materna de segundo trimestre. Observa-se melhora na efetividade do rastreamento do primeiro trimestre ao se adotar a estratégia de risco individual orientada em dois estágios com a realização do procedimento invasivo (biópsia de vilo corial) se o risco estimado for ≥ 1/100 no primeiro ou no segundo estágio (Nicolaides, 2005).

Regurgitação tricúspide

A ecocardiografia fetal foi realizada em 742 gestações únicas com idade gestacional entre 11 e 13 semanas mais 6 dias com o objetivo de determinar a presença ou a ausência de regurgitação tricúspide e sua relação com a trissomia do 21 (Faiola et al., 2005). Com o intuito de evitar confusão com os sinais adjacentes foi adotada como critério estrito na definição de regurgitação tricúspide aquela que ocupava pelo menos metade da sístole e atingia velocidade > 80cm/s. A válvula tricúspide foi examinada com sucesso em 96,8% dos casos. A regurgitação tricúspide esteve presente em 8,5% dos fetos cromossomicamente normais, em 82 (65,1%) dos 126 fetos com trissomia do 21, em 44 (53%) dos 83 fetos com trissomia do 18 ou 13 e em 11 (21,6%) dos 51 fetos com outras anomalias cromossômicas. Em fetos cromossomicamente normais, a prevalência de regurgitação tricúspide foi de 46,9% naqueles com defeitos cardíacos e de 5,6% naqueles sem defeito cardíaco. O risco de defeitos cardíacos na presença de regurgitação tricúspide esteve aumentado em 8,4 vezes.

DOPPLER NA ALOIMUNIZAÇÃO RH

A anemia é condição clínica que por diversas razões pode acometer o feto gravemente, sendo a isoimunização (ou aloimunização) do sistema Rh a mais frequente. O padrão-ouro para o diagnóstico intraútero é a cordocentese seguida de análise da hemoglobina fetal. As consequências da incompatibilidade sanguínea para o feto podem ser hidropisia fetal, insuficiência cardíaca, óbito intrauterino ou neonatal e parto prematuro, dentre outras. Quando há redução na concentração da hemoglobina fetal, a viscosidade sanguínea é diminuída e a velocidade de fluxo sanguíneo se torna aumentada. Alguns vasos fetais foram estudados, como artéria umbilical, aorta, carótida interna e cerebral média.

O desempenho da velocidade de pico sistólico por dopplervelocimetria da artéria cerebral média fetal (VPS-ACM) na predição da anemia tem se mostrado pelo menos tão sensível quanto a amniocentese sem os riscos associados à propedêutica invasiva (Bullock et al., 2005). Para essa avaliação é necessário ângulo < 20 graus. Pereira et al. (2003) verificaram que a VPS-ACM se mostra superior à amniocentese na predição da anemia fetal. Outra vantagem da dopplervelocimetria é a avaliação da anemia fetal por outras causas, a exemplo da parvovirose B19 (Delle Chiaie et al., 2001).

Mari et al. (2000) estudaram 111 fetos com risco de anemia por aloimunização Rh utilizando a VPS-ACM e compararam o resultado do estudo dopplervelocimétrico com a concentração de hemoglobina fetal obtida por cordocentese. Dos 111 fetos com risco de anemia, 41 não apresentaram anemia, 35 apresentaram anemia leve, quatro desenvolveram anemia moderada e 31 tinham anemia grave, incluindo 12 casos de hidropisia. A sensibilidade do aumento da VPS-ACM para predição de anemia fetal moderada a grave foi de 100% na presença ou na ausência de hidropisia com taxa de falso-positivo de 12%. A VPS-ACM também mostrou valor na estimativa da hemoglobina fetal em casos de risco de anemia (Mari et al., 2002).

Em fetos transfundidos previamente, a VPS-ACM também parece guardar boa correlação com o nível de hemoglobina, constituindo-se em propedêutica útil para estimar o grau de anemia fetal e para programar as transfusões seguintes (Mari et al., 2005). No entanto, novos estudos são necessários.

Vários parâmetros ultrassonográficos têm sido utilizados para o diagnóstico não invasivo de anemia fetal. Com base em dados robustos, a VPS-ACM se constitui no melhor parâmetro ultrassonográfico utilizado no manejo de fetos com risco de anemia por diferentes causas, sendo superior também à amniocentese para o diagnóstico de anemia fetal por aloimunização Rh (Mari, 2005). Entretanto, esse parâmetro ainda não deve ser considerado o método padrão para o diagnóstico de anemia fetal em todos os lugares porque seu uso incorreto por operadores inexperientes pode ser mais danoso do que benéfico. As gestantes com risco de anemia fetal devem ser encaminhadas para centros de referência, os quais devem contar com profissionais tecnicamente habilitados para a realização do exame dentro dos padrões preconizados.

Leitura recomendada

Alfirevic Z, Neilson JP. Doppler ultrasound for fetal assessment in high risk pregnancies. Cochrane Database of Systematic Reviews. In: The Cochrane Library, Issue 11, Art. No. CD000073. DOI: 10.1002/14651858.CD000073.pub1.

Alfirevic Z, Stampalija T, Gyte GML. Fetal and umbilical Doppler ultrasound in normal pregnancy. Cochrane Database of Systematic Reviews. In: The Cochrane Library, Issue 11, Art. No. CD001450. DOI: 10.1002/14651858.CD001450.pub2.

Alfirevic Z, Stampalija T, Gyte GML. Fetal and umbilical Doppler ultrasound in high-risk pregnancies. Cochrane Database of Systematic Reviews. In: The Cochrane Library, Issue 11, Art. No. CD007529. DOI: 10.1002/14651858.CD007529.pub1.

Arduini D, Rizzo G. Normal values of pulsatility index from fetal vessels: a cross-sectional study on 1556 healthy fetuses. J Perinat Med 1990; 18:165-72.

Barnett SB. Symposium on safety of ultrasound diagnostic. Ultrasound Med Biol 1998; 24:15-6.

Baschat AA, Lockwood CJ, Levine D, Barss V. Venous Doppler for fetal assessment. UpToDate, 2014.

Baschat AA. Integrated fetal testing in growth restriction: combining multivessel Doppler and biophysical parameters. Ultrasound Obstet Gynecol 2003; 21:1-8.

Battaglia C, Artini PG, Galli PA et al. Absent or reversed end-diastolic flow in umbilical artery and severe intrauterine growth retardation. An ominous association. Acta Obstet Gynecol Scand 1993; 72:167-71.

Bilardo CM, Müller MA, Zikulnig L et al. Ductus venosus studies in fetuses at high risk for chromosomal or heart abnormalities: relationship with nuchal translucency measurement and fetal outcome. Ultrasound Obstet Gynecol 2001; 17:288-94.

Bower S, Vyas S, Campbell S, Nicolaides KH. Color Doppler imaging of the uterine artery in pregnancy: normal ranges of impedance to blood flow, mean velocity and volume of flow. Ultrasound Obstet Gynecol 1992; 2:261-5.

Bullock R, Martin WL, Coomarasamy A, Kilby MD. Prediction of fetal anemia in pregnancies with red-cell alloimmunization: comparison of middle cerebral artery peak systolic velocity and amniotic fluid OD450. Ultrasound Obstet Gynecol 2005; 25:331-4.

Carvalho FHC, Moron AF, Mattar R et al. Ductus venosus Doppler velocimetry in the prediction of academia at birth: which is the best parameter? Prenat Diagn 2005; 25:1212-6.

Delle Chiaie L, Buck G, Grab D, Terinde R. Prediction of fetal anemia with Doppler measurement of the middle cerebral artery peak systolic velocity in pregnancies complicated by maternal blood group alloimmunization or parvovirus B19 infection. Ultrasound Obstet Gynecol 2001; 18:232-6.

Divakaran TG, Waugh J, Clark TJ et al. Noninvasive techniques to detect fetal anemia due to red blood cell alloimmunization: a systematic review. Obstet Gynecol 2001; 98:509-17.

Edelstone DI, Rudolph AM, Heymann MA. Effects of hypoxemia and decreasing umbilical flow in liver and ductus venosus flows in fetal lambs. Am J Physiol 1980; 238:H656-63.

Faiola S, Tsoi E, Huggon IC et al. Likelihood ratio for trisomy 21 in fetuses with tricuspid regurgitation at the 11 to 13 + 6-week scan. Ultrasound Obstet Gynecol 2005; 26:22-7.

Fitzgerald DE, Drumm JE. Non-invasive measurement of human fetal circulation using ultrasound: a new method. Br Med J 1977; 2:1450-1.

Fleischer A, Schulman H, Farmakides G et al. Uterine artery Doppler velocimetry in pregnant women with hypertension. Am J Obstet Gynecol 1986; 154:806-13.

Hecher K, Spernol R, Wimmer-Hebein D et al. Doppler-Sonographie der Arteria umbilicalis bei Feten mit sonographisch auffälligem Befund und/oder Chromosomenanomalien. Geburtshife Frauenheilkd 1992; 52:275-82.

Hofstaetter C, Dubiel M, Gudmundsson S. Two types of umbilical venous pulsations and outcome of high-risk pregnancy. Early Hum Dev 2001; 61:111-7.

ISUOG – The International Society of Ultrasound in Obstetrics and Gynecology. ISUOG Practice Guidelines: use of Doppler ultrasonography in obstetrics. Ultrasound Obstet Gynecol 2013; 41:233-9.

Jacobson SL, Imhof R, Manning N et al. The value of Doppler assessment of the uteroplacental circulation in predicting preeclampsia or intrauterine growth retardation. Am J Obstet Gynecol 1990; 162:110-4.

Jensen A, Garnier Y, Berger R. Dynamics of fetal circulatory responses to hypoxia and asphyxia. Eur J Obstet Reprod Biol 1999; 84:155-72.

Karsdorp VH, van Vugt JM, van Geijn HP et al. Clinical significance of absent or reverse end diastolic velocity waveforms in umbilical artery. Lancet 1994; 344:1644-8.

Kiserud T. The ductus venosus. Semin Perinatol 2001; 25:11-20.

Mari G, Deter RL, Carpenter RL et al. Noninvasive diagnosis by Doppler ultrasonography of fetal anemia due to maternal red-cell alloimmunization. Collaborative Group for Doppler Assessment of the Blood Velocity in Anemic Fetuses. N Engl J Med 2000; 342:9-14.

Mari G, Detti L, Oz U et al. Accurate prediction of fetal hemoglobin by Doppler ultrasonography. Obstet Gynecol 2002; 99:589-93.

Mari G, Zimmermann R, Moise KJ, Deter RL. Correlation between middle cerebral artery peak systolic velocity and fetal hemoglobin after 2 previous intrauterine transfusions. Am J Obstet Gynecol 2005; 193:1117-20.

Mari G. Middle cerebral artery peak systolic velocity: is it the standard of care for the diagnosis of fetal anemia? J Ultrasound Med 2005; 24:697-702.

Martinez Crespo JM, Comas C et al. Umbilical artery pulsatility index in early pregnancies with chromosome anomalies. Br J Obstet Gynaecol 1996; 103:330-4.

Martinez JM, Borrell A, Antolin E et al. Combining nuchal translucency with umbilical Doppler velocimetry for detecting fetal trisomies in the first trimester of pregnancy. Br J Obstet Gynaecol 1997; 104:11-4.

Matias A, Gomes C, Flack N et al. Screening for chromosomal abnormalities at 10-14 weeks: the role of ductus venosus blood flow. Ultrasound Obstet Gynecol 1998; 12:380-4.

Matias A, Montenegro N. Ductus venosus blood flow in chromosomally abnormal fetuses at 11 to 14 weeks of gestation. Semin Perinatol 2001; 25:32-7.

Maulik D, Figueroa R. Doppler velocimetry for fetal surveillance: randomized clinical trials and implications for practice. In: Maulik D (ed.). Doppler ultrasound in obstetrics and gynecology. Berlin: Springer, 2005:387.

Maulik D, Lookwood C, Levine D, Barss VA. Doppler ultrasound of the umbilical artery for fetal surveillance. UpToDate, 2014.

Morrison JC. Fetal/neonatal neurology injury and "ACOG technical bulletin 163": a light at the end of the tunnel. J Perinatol 1996; 16:421.

Müller T, Nanan T, Nanan R et al. Arterial and ductus venosus Doppler in fetuses with absent or reverse end-diastolic flow in the umbilical artery: correlation with short-term perinatal outcome. Acta Obstet Gynecol Scand 2002; 81:860-6.

Murta C, Moron A, Avila M et al. Reverse flow in the umbilical vein in a case of trisomy 9. Ultrasound Obstet Gynecol 2000; 16:575-7.

Murta CG, Moron AF, Avila MA, Weiner CP. Application of ductus venosus Doppler velocimetry for the detection of fetal aneuploidy in the first trimester of pregnancy. Fetal Diagn Ther 2002; 17:308-14.

Nicolaides KH, Bilardo CM, Soothill PW, Campbell S. Absence of end-diastolic frequencies in the umbilical artery: a sign of fetal hypoxia and acidosis. Br Med J 1988; 297:1026-7.

Nicolaides KH. First-trimester screening for chromosomal abnormalities. Semin Perinatol 2005; 29:190-4.

Nicolaides KH, Spencer K, Avgidou K et al. Multicenter study of first-trimester screening for trisomy 21 in 75 821 pregnancies: results and estimation of the potential impact of individual risk-orientated two-stage first-trimester screening. Ultrasound Obstet Gynecol 2005; 25:221-6.

Pardi G, Marconi AM, Cetin I. Placental-fetal interrelationship in IUGR fetuses – a review. Placenta 2002; 23:S136-41.

Pereira L, Jenkins TM, Berghella V. Conventional management of maternal red cell alloimmunization compared with management by Doppler assessment of middle cerebral artery peak systolic velocity. Am J Obstet Gynecol 2003; 189:1002-6.

Poulain P, Palaric JC, Milon J et al. Absent end diastolic flow of umbilical artery Doppler: pregnancy outcome in 62 cases. Eur J Obstet Gynecol Reprod Biol 1994; 53:115-9.

Rizzo G, Pietropolli A, Capponi A et al. Chromosomal abnormalities in fetuses with absent end-diastolic velocity in umbilical artery: analysis of risk factors for an abnormal karyotype. Am J Obstet Gynecol 1994; 171:827-31.

Schulman H, Ducey J, Farmakides G et al. Uterine artery Doppler velocimetry: the significance of divergent systolic/diastolic ratios. Am J Obstet Gynecol 1987; 157:1539-42.

Stampalija T, Gyte GML, Alfirevic Z. Utero-placental Doppler ultrasound for improving pregnancy outcome. Cochrane Database of Systematic Reviews. In: The Cochrane Library, Issue 11, Art. No. CD008363. DOI: 10.1002/14651858.CD008363.pub9.

Thornton JG, Hornbuckle J, Vail A et al. Infant wellbeing at 2 years of age in the Growth Restriction Intervention Trial (GRIT): multicentred randomized controlled trial. Lancet 2004; 364:513.

Wang KG, Chen CP, Yang JM, Su TH. Impact of reverse end-diastolic flow velocity in umbilical artery on pregnancy outcome after the 28th gestational week. Acta Obstet Gynecol Scand 1998; 77:527-31.

Wladimiroff JW, Tonge HM, Stewart PA. Doppler ultrasound assessment of cerebral blood flow in the human fetus. Br J Obstet Gynaecol 1986; 93:471-5.

Zelop CM, Richardson DK, Heffner LJ. Outcomes of severely abnormal umbilical artery Doppler velocimetry in structurally normal singleton fetuses. Obstet Gynecol 1996; 87:434-8.

Ecocardiografia Fetal

CAPÍTULO 17

Sandra S. Mattos

INTRODUÇÃO

As cardiopatias congênitas têm incidência de 1% e constituem o principal grupo de malformações graves, sendo responsáveis por quase 40% de todas as malformações observadas em neonatos (Hoffman & Kaplan, 2002; Gruber & Epstein, 2004). A incidência é ainda mais elevada em abortos, variando entre 1% e 39,5% de acordo com a idade gestacional da perda.

O impacto médico-social dessas malformações é muito grande, uma vez que cerca de um terço das crianças que nascem com cardiopatias necessita de tratamento clínico-cirúrgico no primeiro ano de vida, além de seguimento clínico constante, uso de medicamentos e realização de exames.

A grande maioria das cardiopatias pode ser detectada na vida intrauterina por meio da ecocardiografia fetal com níveis altos de sensibilidade e especificidade. Alguns grupos advogam a realização desse exame rotineiramente em todas as gestações independentemente do risco (Hagemann & Zielinsky, 2004; SBC, 2004). O custo-benefício dessa abordagem, no entanto, ainda é questionado. Outra estratégia de triagem continua sendo a indicação rotineira da ecocardiografia fetal apenas nas gestações de alto risco, ficando a triagem das cardiopatias, na população de baixo risco, a cargo da ultrassonografia obstétrica e morfológica (Rychik et al., 2004).

Como a maioria das malformações cardíacas estruturais se apresenta em um grupo de gestantes de baixo risco, esta última abordagem coloca a ultrassonografia obstétrica como o mais importante método de triagem das anomalias cardíacas na vida intrauterina. No entanto, esse exame ainda mostra níveis baixos de detecção de cardiopatias, sendo esse o principal argumento daqueles que defendem a generalização da ecocardiografia fetal para todas as gestantes (Bacaltchuk et al., 2001).

Desde 2004, o American College of Obstetricians and Gynecologists (ACOG) recomenda que o coração fetal seja avaliado por uma ultrassonografia de rotina entre a 20ª e a 23ª semana de gestação em todas as gestantes de baixo risco e que aquelas com alto risco façam avaliação cardiológica precoce entre a 12ª e a 14ª semana (ACOG, 2004). A observação do coração fetal durante a ultrassonografia do primeiro trimestre tem possibilitado a detecção de um número bem mais significativo de malformações, o que corrobora a observação de que as cardiopatias congênitas são causa de abortos espontâneos em número significativo de gestações (Brizot et al., 2001).

Embora seja recomendada e adotada em muitos países industrializados, a triagem das malformações cardíacas na vida intrauterina não representa uma prática universal, variando entre os diferentes países e as diversas localidades em um mesmo país.

Ademais, a sensibilidade e a especificidade da triagem intrauterina das cardiopatias e do diagnóstico ecocardiográfico apresentam grande variabilidade, com índices relatados de 8% a 11% na Europa Oriental e Holanda, de 40% a 48% na Alemanha, Espanha e França, e ainda com variações internas de 34% a 63% na Espanha e de 39% a 57% na França (Garne et al., 2001).

A triagem obstétrica e ultrassonográfica das cardiopatias, por ser uma abordagem de baixo custo e relativamente mais fácil de ser disseminada, ainda é o método ideal para triagem e encaminhamento dos fetos com suspeita de anomalia cardíaca aos centros de cardiologia fetal. Por esse motivo, neste capítulo essa técnica será enfatizada, seguida pela abordagem de alguns aspectos específicos do estudo ecocardiográfico do coração fetal. No tocante à terapêutica, as atualizações foram fundamentadas nas diretrizes para diagnóstico e tratamento da doença cardíaca fetal publicadas pela American Heart Association (Donofrio et al., 2014).

TRIAGEM DAS CARDIOPATIAS NA VIDA INTRAUTERINA

A triagem das cardiopatias na vida intrauterina pode ser realizada mediante a solicitação de uma ecocardiografia fetal de rotina nas gestantes ou fetos de risco e a avaliação rotineira do coração fetal durante a ultrassonografia obstétrica em gestantes de baixo risco. Entre as de baixo risco, a ecocardiografia fetal deve ser solicitada nos casos que apresentaram achados sugestivos de anomalia cardíaca ou imagens inconclusivas do coração fetal.

Gestações de risco

As gestações de risco podem ser divididas em dois subgrupos: risco materno e risco fetal. Dentre os fatores de risco materno se destacam:

- **História familiar de cardiopatia congênita:** quando o pai tem cardiopatia congênita ou um filho anterior é cardiopata, o risco de recorrência se situa em torno de 2% para as gestações subsequentes, chegando a 6% quando a mãe é portadora de uma cardiopatia congênita. Esses percentuais se alteram de acordo com o tipo de malformação estrutural, como é o caso de algumas lesões obstrutivas do coração esquerdo que podem apresentar índices de recorrência bastante elevados (Burn et al., 1998).
- **Diabetes melito:** pode predispor não apenas malformações estruturais, como também hipertrofia miocárdica septal, colagenoses, infecções e fenilcetonúria.
- **Uso de drogas/medicamentos (álcool, carbonato de lítio, fenitoína, trimetadiona, anti-inflamatórios e anticonvulsivantes):** em particular, destaca-se o uso dos inibidores das prostaglandinas E, como a indometacina, amplamente utilizada para controle do polidrâmnio ou na inibição do parto prematuro, que pode ocasionar constrição precoce do canal arterial com o desenvolvimento de insuficiência cardíaca direita intraútero. Na maioria das vezes, esses efeitos são dose-dependentes e reversíveis com a descontinuidade do tratamento. No entanto, podem progredir e levar à hipertensão pulmonar do recém-nascido, o que aumenta a necessidade de monitoração cardiológica desses fetos.

Dentre os fatores de risco fetal estão incluídos:

- **Observação de arritmia cardíaca fetal à ausculta obstétrica ou durante a ultrassonografia.**
- **Restrição do crescimento intrauterino (RCIU).**
- **Hidropisia fetal não imune.**
- **Presença de malformações estruturais em outros órgãos.**
- **Alterações do volume do líquido amniótico.**
- **Aneuploidias.**
- **Gestação múltipla.**
- **Alterações cardíacas na ultrassonografia obstétrica e morfológica:** as alterações observadas na ultrassonografia de triagem incluem observação direta de uma malformação estrutural, dilatação ou assimetria das câmaras cardíacas, presença de derrame pericárdico e a não documentação de estruturas básicas, como as vias de saídas aórtica e pulmonar.
- **Translucência nucal aumentada ou alterações no fluxo do ducto venoso:** são também indicações para a realização de ecocardiograma fetal. Além da conhecida associação

às cromossomopatias, podem sinalizar malformação cardíaca estrutural.
- **Foco ecogênico cardíaco:** apesar das controvérsias iniciais na literatura dos anos 1980 e 1990, não há evidências que associem a observação de um ponto ecogênico ou "bola de golfe" (*golf ball*) no coração fetal à presença de uma cardiopatia estrutural. Esses pequenos pontos são frequentes na população em geral, medem entre 1 e 5mm e são geralmente únicos, mas podem ser múltiplos em 6% a 11% dos fetos. Sua localização mais frequente é junto aos músculos papilares e às cordas tendíneas da válvula mitral, mas podem ser observados no ventrículo direito em até 25% dos casos ou em ambos os ventrículos em 7%. É importante, no entanto, diferenciar a presença de um ponto ecogênico clássico das áreas de hiperecogenicidade difusa do endocárdio que podem ser observadas em associação a doenças cardíacas, como fibroelastose endocárdica, nas obstruções graves da via de saída do ventrículo esquerdo e nos tumores cardíacos (Simpson et al., 1996; Pedra et al., 2002) (Figura 17.1).

O Quadro 17.1 foi adaptado das diretrizes atuais para a prática da cardiologia fetal e resume as indicações do exame com risco absoluto, relativo e período de avaliação (Donofrio et al., 2014).

MÉTODO DE TRIAGEM DAS CARDIOPATIAS DURANTE A ULTRASSONOGRAFIA OBSTÉTRICA

A avaliação da imagem de quatro câmaras isoladamente durante a ultrassonografia obstétrica detecta apenas cerca de 25% das cardiopatias congênitas na vida intrauterina (Bull et al., 1999). Esses índices, no entanto, podem aumentar significativamente se uma avaliação das vias de saída for incluída no rastreamento ultrassonográfico, o que deve ser realizado na ultrassonografia morfológica (Carvalho et al., 2002).

Por esse motivo é fundamental que o ultrassonografista procure incluir a avaliação das vias de saída dos ventrículos em sua rotina de trabalho, o que pode ser feito de maneira simples através de uma sequência básica de avaliação (Figura 17.2).

A imagem de quatro câmaras é a mais conhecida e de mais fácil obtenção a partir de uma imagem transversa do tórax fetal com leve angulação em direção à cabeça do feto. Para obter a imagem das vias de entrada e saída do coração esquerdo o ultrassonografista deve procurar direcionar o feixe de ultrassom para alinhá-lo ao ombro direito do feto, partindo da imagem das quatro câmaras cardíacas. Para obtenção da imagem das vias de entrada e saída do coração direito o feixe de ultrassom deve ser direcionado para alinhar a imagem com o ombro esquerdo do feto. Pequenos ajustes na posição do transdutor saindo da região apical para a região paraesternal (em direção ao polo cefálico) produzem melhor ângulo de incidência do feixe de ultrassom e resultam em imagens de melhor qualidade.

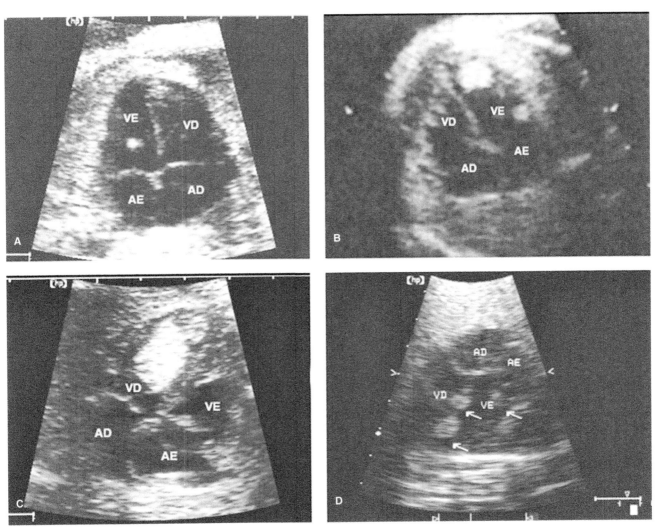

FIGURA 17.1 Imagens de quatro câmaras do coração fetal. **A** Ponto ecogênico no ventrículo esquerdo. **B** Massas tumorais no ventrículo esquerdo. **C** Massas tumorais no ventrículo direito. **D** Massas tumorais em ambos os ventrículos. (AD: átrio direito; VD: ventrículo direito; AE: átrio esquerdo; VE: ventrículo esquerdo.)

Na imagem de quatro câmaras são observadas algumas características:

- O coração deve estar no quadrante anterior esquerdo do tórax, ocupar menos de 50% de seu diâmetro transverso ou 30% da área cardiotorácica e ter seu eixo maior em torno de 45% para a esquerda do eixo anteroposterior do tórax.
- As câmaras cardíacas devem ser simétricas, sendo o átrio esquerdo a câmara mais posterior e o ventrículo direito a mais anterior.
- Os septos e as válvulas atrioventriculares se encontram no centro do coração, formando uma cruz.
- O forame oval é visualizado com sua abertura para o átrio esquerdo.
- A válvula tricúspide tem implantação mais apical do que a mitral.
- A abertura da válvula mitral é mais lateralizada do que a da tricúspide.
- No ventrículo esquerdo podem ser visualizados os músculos papilares.
- A válvula tricúspide tem abertura mais central com cordoalhas para o septo, ápice e parede livre do ventrículo direito (em "saia de havaiana"). Da ponta do ventrículo direito em direção ao septo interventricular é possível observar uma musculatura rugosa, denominada banda moderadora.

Na imagem das vias de entrada e saída do coração esquerdo podem ser visualizados:

- A continuidade da parede posterior da aorta com o folheto anterior da válvula mitral e da parede anterior da aorta com o septo interventricular.
- A aorta é um vaso longo que se curva em arco, dando origem aos vasos da base.
- Atrás do átrio esquerdo visualiza-se a aorta descendente.
- Em uma leve angulação dessa imagem se observa a artéria pulmonar cruzando anteriormente em ângulo de 45 graus em relação à aorta. Os dois grandes vasos nunca são visualizados simultaneamente em seu trajeto longitudinal no coração normal. O paralelismo das grandes artérias sugere o diagnóstico de transposição.

QUADRO 17.1 Indicações para ecocardiografia fetal

	Risco absoluto (%) de nascidos vivos	Risco relativo	Período/frequência da avaliação
Fatores maternos			
Diabetes pré-gestacional	3 a 5	≈ 5	18 a 22 semanas. Repetir no terceiro trimestre se HbA1c > 6%
Diabetes gestacional	< 1	1	
Fenilcetonúria	12 a 14	10 a 15	18 a 22 semanas
Lúpus (LES) ou síndrome de Sjögren (SS)	1 a 5	Desconhecido	16 semanas; depois, semanal ou quinzenalmente
Filho anterior afetado (LES e SS)	11 a 19		
Exposição a teratógenos:	1 a 20	1,2 a 2,6	
Ácido retinoico	8 a 20	–	18 a 22 semanas
Anti-inflamatórios não esteroides (AINE)	50 (fechamento do canal arterial)	–	
Infecções maternas (TORCHS)	1 a 2	1 a 8	18 a 22 semanas
Reprodução assistida	1,1 a 3,3	–	18 a 22 semanas
História familiar:			
Mãe	3 a 7	≈ 5	
Pai	2 a 3	–	
Irmão	3	≈ 4	18 a 22 semanas
2º grau	< 2	1,3 a 1,5	
3º grau	≈ 1	1,1 a 1,3	
Síndrome com herança mendeliana e cardiopatia e parente de 1º ou 2º grau	Até 50	–	18 a 22 semanas
Fatores fetais			
Cardiopatia na ultrassonografia obstétrica	> 40	–	No momento da detecção e repetir se cardiopatia com comportamento ativo
Arritmias:			
Taquicardia	1,0% associado a cardiopatia estrutural	–	Na detecção e para guiar o tratamento
Bradicardia	50 a 55	0 a 0,7	Na detecção e para monitoramento funcional
Ritmo irregular	0,3% com cardiopatia estrutural e 2% com arritmia	–	Na detecção e 1 a 2 semanas depois. Monitorar se persistente
Malformações não cardíacas	20 a 45	–	Na detecção
Cromossomopatia	Varia, mas pode chegar a 90%	–	12 a 14 ou 18 a 22 semanas
Translucência nucal aumentada (mm):	–	–	–
3,0 a 3,4	3	–	18 a 22 semanas
> 3,5	6	24	12 a 14 e/ou 18 a 22 semanas
> 6	24	–	12 a 14 e/ou 18 a 22 semanas
> 8,5	> 60	–	12 a 14 e/ou 18 a 22 semanas
Anomalias do cordão umbilical, placenta ou anomalia venosa intra-abdominal	3,9	> 2	18 a 22 semanas
Gêmeos univitelinos	2 a 10	9,18 (5,5 a 15,3)	12 a 14 e 18 a 22 semanas. Avaliações adicionais com base em achados clínicos
Hidropisia fetal	15 a 25	–	Ao diagnóstico

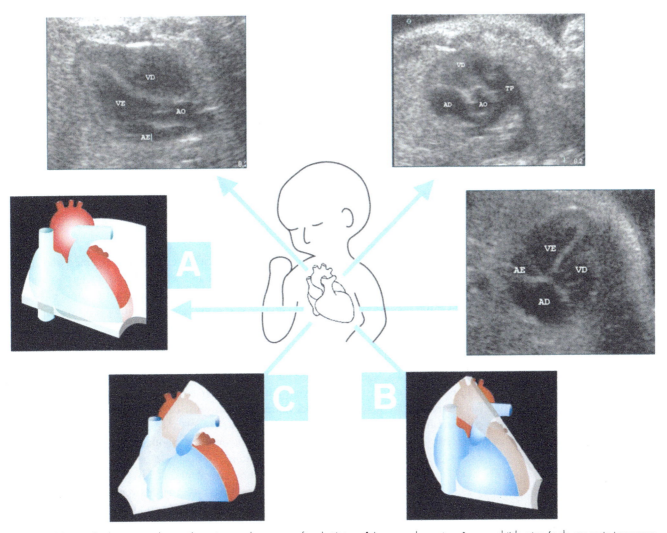

FIGURA 17.2 Método de triagem das cardiopatias na ultrassonografia obstétrica. **A** Imagem de quatro câmaras obtida através de um corte transverso do tórax fetal com leve angulação cefálica. **B** Via de entrada e saída do ventrículo esquerdo alinhada com o ombro direito do feto. **C** Via de entrada e saída do ventrículo direito alinhada com o ombro esquerdo do feto. (VD: ventrículo direito; VE: ventrículo esquerdo; AO: aorta; AE: átrio esquerdo; AD: átrio direito; TP: tronco pulmonar.)

Na imagem das vias de entrada e saída do coração direito podem ser documentados:

- Posição central da aorta envolvida pelo coração direito e o átrio esquerdo.
- A única câmara não visualizada nessa imagem é o ventrículo esquerdo.
- O tronco pulmonar é visualizado longitudinalmente, dando origem aos ramos das artérias pulmonares e ao canal arterial. As imagens do canal arterial e do ramo esquerdo frequentemente se sobrepõem, dificultando a distinção entre essas estruturas.

O diâmetro transverso do coração não deve ser superior a 50% do diâmetro transverso do tórax e o pericárdio deve ser visualizado como uma área de hiperecogenicidade envolvendo o coração.

As pacientes nas quais essas imagens forem anormais ou não forem obtidas satisfatoriamente devem ser encaminhadas para uma ecocardiografia fetal.

Além de observar os aspectos anatômicos do coração, é importante documentar a frequência e o ritmo cardíaco fetal. A frequência cardíaca fetal deve se situar entre 110 e 160bpm e ser em sua maior parte regular. Leves irregularidades, assim como frequências baixas ou elevadas por alguns segundos, são frequentes em fetos normais e não costumam ter significado clínico. Fetos nos quais as frequências persistem < 110 ou > 160bpm ou que apresentam irregularidades a cada 10 batimentos ou menos também devem ser encaminhados para avaliação cardiológica.

ECOCARDIOGRAFIA FETAL

A ecocardiografia fetal torna possível a avaliação detalhada da anatomia cardíaca fetal pelo método de análise segmentar sequencial do ritmo e da função cardíaca, determinando assim a presença, o tipo anatômico e as repercussões hemodinâmicas das anomalias do sistema cardiovascular fetal. Para o exame, o profissional deve ter extensa formação em cardiologia e ecocardiografia, conhecer as interações da circulação materna, fetal e placentária e ainda, idealmente, trabalhar em um centro com condições de manusear clínica e/ou cirurgicamente o feto ou o neonato cardiopata.

Período para avaliação do coração fetal

As melhores imagens do coração fetal são obtidas entre a 20ª e a 30ª semana de gestação, sendo esse o período ideal para a realização do estudo ecocardiográfico.

A ecocardiografia do primeiro trimestre ajuda a afastar precocemente malformações grosseiras do coração, porém muitas vezes o exame deve ser repetido mais tarde durante a gestação (Allan et al., 2003). Esse exame precoce pode ser realizado por via transvaginal ou transabdominal e geralmente está indicado em pacientes que apresentam alterações na translucência nucal ou naquelas com história de perdas anteriores por cardiopatias (Carvalho, 2001; Makrydimas et al., 2005).

No final da gestação, o exame é mais limitado em razão das sombras acústicas da coluna e das costelas fetais e da menor mobilidade do concepto.

Em virtude do caráter evolutivo de algumas malformações ou apresentação mais tardia de anormalidades, como, por exemplo, a hipertrofia miocárdica septal em fetos de mães diabéticas, por vezes é necessária a realização de exames seriados para acompanhar o comportamento evolutivo da anatomia, função e hemodinâmica fetal.

Método de análise segmentar sequencial para estudo ecocardiográfico fetal

O método de análise segmentar sequencial torna possível a avaliação da anatomia do coração fetal através de seus três segmentos principais: átrios e conexões atrioventriculares e ventriculoarteriais. O método é extenso e neste texto serão resumidos os principais aspectos.

Desenvolvido por Anderson & Shinebourne nos anos 1980, período em que a ecocardiografia bidimensional também se iniciava, o método possibilitou a classificação da maioria das cardiopatias congênitas de maneira simples e sumária.

Como ponto fundamental do processo é necessário entender que absolutamente nada deve ser "assumido" na avaliação de um coração com malformação. Um esquema mostra as diversas possibilidades de conexão entre átrios, ventrículos e grandes vasos em uma miríade de combinações anatômicas, quase todas podendo ser observadas in vivo (Figura 17.3).

A morfologia dos átrios ou *situs* pode ser inferida mediante visualização direta das auriculetas ou pela documentação da posição dos grandes vasos no abdome. No *situs solitus*, ou arranjo atrial normal, a aorta está à esquerda e é mais posterior que a veia cava inferior à direita. Outros arranjos atriais possíveis são a imagem em espelho ou *situs inversus* e os *situs ambiguos* ou isomerismos atriais, quando ambos os átrios têm morfologia semelhante, esquerda ou direita. No *situs inversus*, os vasos têm arranjo em espelho com a aorta

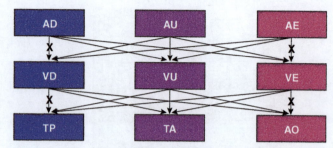

FIGURA 17.3 Esquema das diversas possibilidades de combinações anatômicas, quase todas podendo ser observadas in vivo. (AD: átrio direito; VD: ventrículo direito; TP: tronco pulmonar; AE: átrio esquerdo; VE: ventrículo esquerdo; AO: aorta; AU: átrio único; VU: ventrículo único; TA: tronco arterial.)

à direita e com a veia cava à esquerda. No isomerismo atrial direito, os vasos se situam lateralizados, enquanto no isomerismo esquerdo há ausência da veia cava inferior com continuação do fluxo pela veia ázigos para uma veia cava superior esquerda.

A conexão entre átrios e ventrículos pode ser biventricular ou univentricular. A biventricular pode ser concordante ou discordante. A conexão atrioventricular do tipo univentricular pode ser estabelecida através de uma dupla via de entrada de um ventrículo ou da ausência de uma das conexões atrioventriculares. Átrios e ventrículos podem se conectar por uma ou duas válvulas. É importante conhecer os detalhes anatômicos dos átrios e ventrículos, como a inserção e abertura das válvulas atrioventriculares e a posição espacial e a morfologia interna dos ventrículos, para determinar com segurança o tipo e o modo da conexão atrioventricular (Figura 17.4).

Finalmente, a conexão ventriculoarterial é determinada a partir do reconhecimento das grandes artérias, podendo ser concordante, discordante, uma dupla via de saída de um dos ventrículos ou ainda uma via de saída única, como em caso de *truncus arteriosus* ou na atresia pulmonar (Figura 17.5).

Após a definição do *situs* e das conexões atrioventriculares e ventriculoarteriais, o ecocardiografista realiza a análise de possíveis anomalias associadas:

- **Plano venoatrial:** anomalias de drenagem venosa sistêmica e pulmonar.
- **Nível intra-atrial:** defeitos no septo interatrial ou dilatações de câmaras.
- **Plano atrioventricular:** anomalias das válvulas atrioventriculares.
- **Nos ventrículos:** dilatações, hipertrofias e hipoplasias ou defeitos septais.
- **Nas vias de saída:** estenoses ou dilatações.
- **Nos grandes vasos:** anomalias de posição do arco, estenoses localizadas, como constrição do canal arterial ou coarctação da aorta, dilatações etc.
- **Pericárdio:** também deve ser observado em relação à presença de derrame ou cistos localizados ou ainda de tumores intrapericárdicos.

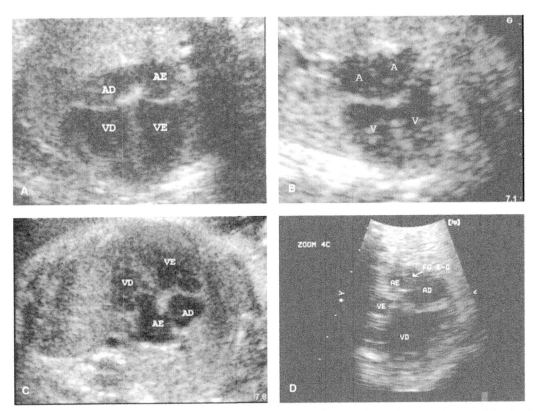

FIGURA 17.4 Conexões atrioventriculares (AV). **A** a **C** Conexão atrioventricular do tipo biventricular, sendo concordante em **A** (modo de duas valvas) e **B** (modo de uma valva) e discordante em **C**. **D** Conexão atrioventricular univentricular por ausência da conexão AV esquerda (atresia mitral). (AD: átrio direito; VD: ventrículo direito; AE: átrio esquerdo; VE: ventrículo esquerdo; FO E-D: forame oval com abertura em direção ao átrio direito, contrariamente ao que costuma ser observado na vida fetal.)

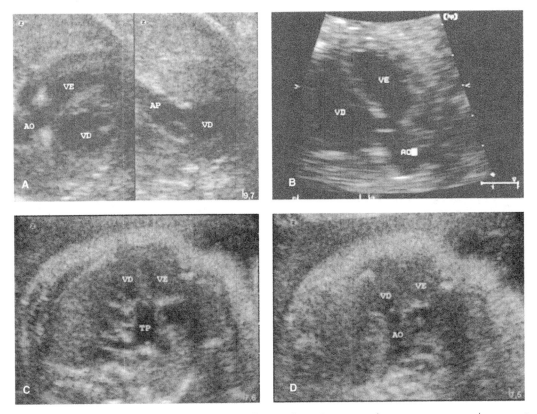

FIGURA 17.5 Conexões ventriculoarteriais. **A** Conexão ventriculoarterial concordante. **B** Aorta cavalga o septo interventricular em paciente com tetralogia de Fallot. **C** Artéria pulmonar cavalga o septo interventricular. **D** A aorta se origina do ventrículo direito em paciente com dupla via de saída do ventrículo direito, tipo transposição. (VD: ventrículo direito; TP: tronco pulmonar; AP: artéria pulmonar; VE: ventrículo esquerdo; AO: aorta.)

Avaliação do ritmo cardíaco fetal

Enquanto a frequência cardíaca fetal pode ser facilmente derivada a partir do intervalo entre as sístoles ventriculares, o ritmo fetal exige maior conhecimento da fisiopatologia das arritmias cardíacas na vida intrauterina.

A avaliação simultânea de eventos atriais e ventriculares pela ecocardiografia modo M ou Doppler torna possível definir a maioria dos distúrbios do ritmo cardíaco fetal. Nessa documentação são observados os fenômenos atriais (A) e os ventriculares (V) em uma sequência denominada AV (Figura 17.6).

Avaliação hemodinâmica e funcional do coração fetal

A avaliação da função cardíaca se inicia pelo tamanho do coração fetal, que deve ter um diâmetro transverso ≤ 0,4 em relação ao diâmetro transverso do tórax, circunferência ≤ 0,5 em relação à torácica ou uma área, por planimetria, ≤ 0,33 em relação à torácica.

As funções sistólica e diastólica, a dimensão de câmaras e hipertrofia de septo e paredes, a presença de fibroelastose endomiocárdica, os refluxos nas válvulas atrioventriculares, as alterações nos fluxos venosos e a presença de derrame pericárdico são fatores analisados.

A avaliação da função sistólica se inicia com os métodos convencionais de avaliação da contratilidade ventricular: fração de encurtamento e fração de ejeção. A fração de encurtamento normal do feto é ≥ 0,25 e a fração de ejeção é ≥ 0,57.

Parâmetros utilizados para avaliar a função diastólica incluem a relação E/A da válvula mitral, a excursão do septo *primum* e as alterações da pulsatilidade na veia pulmonar, no forame oval e no ducto venoso (Zielinsky et al., 2004).

Por meio do modo M ou da ecocardiografia bidimensional a dimensão das câmaras cardíacas deve ser avaliada em relação aos valores normais por idade gestacional, assim como a espessura do septo e das paredes ventriculares.

Graus leves de regurgitação das válvulas atrioventriculares, assim como a presença de derrame pericárdico, podem ser observados em fetos normais, porém podem ser sinal precoce de insuficiência cardíaca congestiva fetal e devem ser analisados cuidadosamente para afastar anomalias estruturais ou outros fatores de comprometimento do sistema cardiovascular fetal.

O índice de desempenho do miocárdio ou índice de Tei, obtido como tempo isovolumétrico/tempo de ejeção, também tem valores estabelecidos em fetos normais e vem sendo

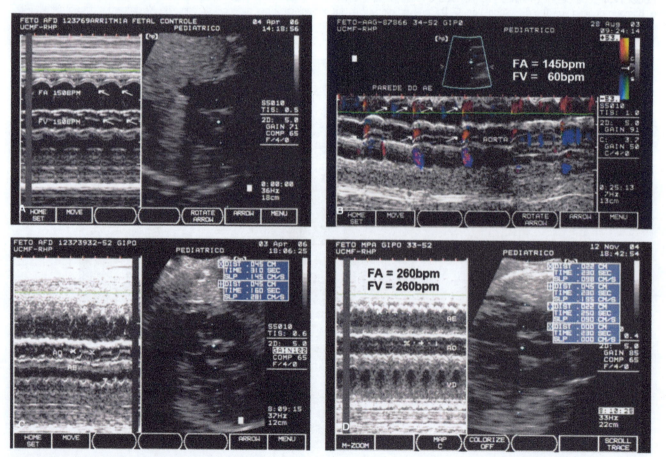

FIGURA 17.6 Ritmo cardíaco fetal. **A** Ritmo sinusal regular com frequência de 150bpm. **B** Bloqueio atrioventricular total com frequência atrial (FA) de 130bpm e frequência ventricular (FV) de 60bpm. **C** *Flutter* atrial com condução 2:1 (FA = 380bpm e FV = 190bpm). **D** Taquicardia paroxística supraventricular com frequência de 260bpm.

utilizado para avaliação da função cardíaca fetal (Friedman et al., 2003).

Finalmente, um escore para quantificação e prognóstico da insuficiência cardíaca fetal foi proposto por Huhta et al. (2004), utilizando a relação de área cardiotorácica, o modo M do VD/VE, a dopplervelocimetria das quatro válvulas cardíacas, do ducto venoso, da veia e artérias umbilicais e da artéria cerebral média fetal.

CONSIDERAÇÕES FINAIS

A ecocardiografia fetal não pode ser encarada como um exame isolado, dissociado da prática da cardiologia fetal ou, mais corretamente, da cardiologia perinatal.

A detecção de uma anormalidade primária ou secundária no sistema cardiovascular fetal abre um leque de possibilidades: tratamento intraútero, como é o caso de muitas arritmias fetais; seguimento intrauterino com preparo para o manuseio pós-natal, como acontece em muitas cardiopatias estruturais, principalmente naquelas dependentes do canal arterial; avaliação genética; e considerações sobre a interrupção da gestação, assunto controverso e com inúmeras implicações ético-legais, religiosas, filosóficas e morais. Em todas essas situações, o aconselhamento genético e o acompanhamento médico e psicológico dos familiares, realizado por equipe multidisciplinar, constituem aspectos fundamentais.

Em alguns países industrializados, a interrupção da gestação em face de uma cardiopatia congênita vem provocando uma mudança na incidência dessas malformações de até 15% em suas formas mais graves, como a hipoplasia do coração esquerdo.

Contrapõe-se a isso o fato de em muitos países, como o Brasil, os índices de detecção das cardiopatias na vida intrauterina serem ainda muito baixos. Assim, não é apenas eliminada a possibilidade de interrupção da gestação em casos extremos, mas, e muito mais grave, é criada uma situação em que a maior parte dos diagnósticos das cardiopatias graves é realizada tardiamente, na vida extrauterina, favorecendo a deterioração do estado clínico dos pacientes, o que acarreta o aumento da morbimortalidade no período neonatal.

O que se busca com a cardiologia fetal é oferecer melhor qualidade de vida aos pequenos pacientes, entendendo que em situações extremas, quando os resultados cirúrgicos são insatisfatórios ou estão presentes associações a anomalias cromossômicas ou estruturais graves, a interrupção da gestação ou a não intervenção neonatal são opções que devem ser consideradas e discutidas com os familiares dentro de critérios éticos e médico-legais e respeitando sua visão moral, filosófica e religiosa da vida.

Leitura recomendada

Allan LD. Cardiac anatomy screening: what is the best time for screening in pregnancy? Curr Opin Obstet Gynecol 2003; 15:143-6.

American College of Obstetricians and Gynecologists. Committee on Practice Bulletins. ACOG practice bulletin. No 58. Ultrasonography in pregnancy. Obstet Gynecol 2004; 58:1449-58.

Bacaltchuk T, Antunes P, Zielinsky P. Rastreamento pré-natal das anormalidades cardíacas: papel da ultrassonografia obstétrica de rotina. R Bras Ginecol Obstet 2001; 23:553-8.

Brizot ML, Carvalho MH, Liao AW, Reis NS, Armbruster-Moraes E, Zugaib M. First-trimester screening for chromosomal abnormalities by fetal nuchal translucency in a Brazilian population. Ultrasound Obstet Gynecol 2001; 18:652-5.

Bull C. Current and potential impact of fetal diagnosis on the prevalence and spectrum of serious congenital heart disease at term in the UK. Lancet 1999; 354:1242-7.

Burn J, Brennan P, Little J et al. Recurrance risk of adults with major heart defects: results from first cohort of British collaborative study. Lancet 1998; 351:311

Carvalho JS, Mavrides E, Shinebourne EA et al. Improving the effectiveness of routine prenatal screening for major congenital heart defects. Heart 2002; 88:387-91.

Carvalho JS. Early prenatal diagnosis of major congenital heart defects. Curr Opin Obstet Gynecol 2001; 13:155-9.

Donofrio MT, Moon-Grady AJ, Hornberger LK et al. Diagnosis and treatment of fetal cardiac disease: a scientific statement from the American Heart Association. Circulation 2014; 129:2183-242.

Friedman D, Buyon J, Kim M, Glickstein JS. Fetal cardiac function assessed by Doppler myocardial performance index (Tei Index). Ultrasound Obstet Gynecol 2003; 21:33-6.

Garne E, Stoll C, Clementi M, Euro scan Group. Evaluation of prenatal diagnosis of congenital heart diseases by ultrasound: experience from 20 European registries. Ultrasound Obstet Gynecol 2001; 17:386-91.

Gruber PJ Epstein JA. Development gone awry: congenital heart disease. Circ Res 2004; 94:273-83.

Hagemann L, Zielinsky P. Rastreamento populacional de anormalidades cardíacas fetais por ecocardiografia pré-natal em gestações de baixo risco no município de Porto Alegre. Arq Bras Cardiol 2004; 82:313-9.

Hoffman JI, Kaplan S. The incidence of congenital heart disease. J Am Coll Cardiol 2002; 39:1890-900.

Huhta JC. Guidelines for the evaluation of heart failure in the fetus with or without hydrops. Pediatr Cardiol 2004; 25:274-86.

Makrydimas G, Sotiriadis A, Huggon IC et al. Nuchal translucency and fetal cardiac defects: a pooled analysis of major fetal echocardiography centers. Am J Obstet Gynecol 2005; 192:89-95.

Pedra SR, Smallhorn JF, Ryan G et al. Fetal cardiomyopathies: pathogenic mechanisms, hemodynamic findings, and clinical outcome. Circulation 2002; 106:585-91.

Rychik J, Ayres N, Cuneo B et al. American Society of Echocardiography guidelines and standards for performance of the fetal echocardiogram. J Am Soc Echocardiogr 2004; 17:803-10.

Simpson JM, Cook A, Sharland G. The significance of echogenic foci in the fetal heart: a prospective study of 228 cases. Ultrasound Obstet Gynecol 1996; 8:225-8.

Sociedade Brasileira de Cardiologia (SBC). Diretriz para indicações e utilização da ecocardiografia na prática clínica. Arq Bras Cardiol 2004, 82:11-34.

Zielinsky P, Nicoloso LH, Firpo C et al. Alternative parameters for echocardiographic assessment of fetal diastolic function. Braz J Med Biol Res 2004; 37:31-6.

Biópsia de Vilos Coriais

CAPÍTULO 18

Eugenio Marcelo Pita Tavares

INTRODUÇÃO

A biópsia de vilo corial (BVC) é um procedimento invasivo que objetiva a coleta precoce de material fetal para análises diversas. A amniocentese e a biópsia fetal transvaginal começaram a ser desenvolvidas na década de 1960, e a amniocentese se tornou a técnica mais utilizada para o diagnóstico pré-natal. Hahnemann & Mohr (1968), em uma amostra de 63 pacientes, revelaram a obtenção de vilo corial em 32 gestantes no primeiro trimestre com o auxílio da histeroscopia. Nesse primeiro ensaio não foi possível a análise dos cariótipos em função do insucesso nas culturas. Somente em 1974, em nova publicação, o mesmo grupo relatou o sucesso na obtenção de cório por volta da 12ª semana com a referida técnica, apesar da elevada frequência de rotura da bolsa amniótica.

Na China, em 1975, um grupo do Hospital Tietung realizou um estudo com uma amostra de 100 gestantes, obtendo taxa de sucesso de 94% na coleta com índice relativamente baixo de abortamento (6%). Nesse contexto, os procedimentos foram realizados com o objetivo de selecionar os sexos dos fetos.

A BVC passou a ser encarada com especial atenção após a publicação de Kazy et al. (1982), na qual foram evidenciados os benefícios do método no diagnóstico genético precoce e o sucesso na obtenção de vilo com a orientação da ultrassonografia. Em Milão, Brambati et al. (1985) relataram o diagnóstico de trissomia do 21 após 5 horas da coleta de vilo corial sem a necessidade de cultura do tecido. Esse mesmo grupo acrescentou à técnica a dissecção microscópica do material coletado para excluir a contaminação com tecido materno (decídua). Desde então, a BVC se disseminou como técnica de diagnóstico do primeiro trimestre, e a experiência mundial tem revelado sua segurança, acurácia e viabilidade.

O acesso transvaginal ao cório implica lidar com alguns aspectos negativos específicos. A vagina contém naturalmente uma microbiota bacteriana e se constitui, portanto, em uma via contaminada. A manipulação do colo uterino, a introdução de um cateter e o descolamento do âmnio são manobras com certo grau de traumatismo, o que aumenta a síntese de prostaglandinas e o consequente risco de abortamento, além do risco de infecção ovular mesmo com o cumprimento do protocolo de cultura prévia do conteúdo vaginal, o uso de antissépticos eficazes e a antibioticoterapia.

Para esse procedimento a ultrassonografia já monitorava a introdução do cateter por via transcervical, mas na década de 1980 o aprimoramento da imagem ecográfica e das técnicas de esterilização de material consagrou o acesso abdominal ao vilo corial. Muitos serviços, em diferentes regiões do mundo, ainda mantêm em seus protocolos a coleta transcervical.

Microscopicamente, o vilo coriônico é constituído de tecido mesenquimal coberto por epitélio trofoblástico. O epitélio tem duas camadas: a interna, que consiste no citotrofoblasto, e a externa, o sinciciotrofoblasto, que é multinucleada. No mesênquima se encontram os capilares com sangue fetal. A análise cromossômica direta se torna possível porque ocorrem mitoses no nível do citotrofoblasto. A cultura de tecido também é viável e possibilita preparações para melhor estudo da morfologia cromossômica.

Cabe destacar aspectos genéticos específicos, ou seja, que o cório pode albergar alterações cromossômicas próprias, independentemente da integridade do feto. As referidas alterações são decorrentes de não disjunções pós-zigóticas e representam os mosaicismos confinados à placenta. Schreck et al. (1990) publicaram resultados sobre a ocorrência de mosaicismo com uma taxa de 1,1% do total de biópsias realizadas, o que significa uma taxa 10 vezes maior que a verificada em recém-nascidos. O mosaicismo parece estar relacionado com alterações estruturais vilositárias próprias e independentes do feto com consequentes trocas placentárias inadequadas e restrição do crescimento intrauterino (RCIU). A detecção do mosaicismo vilositário implica a extensão da propedêutica com realização de amniocentese em período adequado, uma vez que no líquido amniótico a expressão citológica é realmente do feto.

Uma reflexão, no entanto, se faz necessária: por que não realizar a amniocentese como primeira opção na investigação precoce? No início da gravidez, a escassez celular no líquido amniótico resulta em número elevado de culturas negativas e maior taxa de complicações da amniocentese.

O desenvolvimento da biologia molecular e da técnica de multiplicação do DNA pela reação em cadeia da polimerase (PCR) tornou possível o estudo do feto mediante a análise do líquido amniótico a partir da 14ª semana. No que se refere à BVC, esta pode ser realizada a partir da 11ª semana de gestação (Fetal Medicine Foundation, 2004), sendo a idade gestacional verificada a partir da data da última menstruação e confirmada por ecografia. Firth et al. (1991) mostraram a associação entre BVC e graves malformações de membros e mandíbula quando a BVC era realizada entre o 56º e o 66º dia de gestação. Inúmeras investigações e debates se seguiram a essa publicação, ficando estabelecida uma associação entre a BVC precoce e a hipogênese de membros e oromandibular quando o procedimento é realizado antes da 10ª semana de gravidez. Por volta da 11ª semana os membros já estão formados, assim como a mandíbula, período que se revela como um ponto de corte seguro para a realização da punção.

Em relação ao risco de perda fetal, um grande estudo multicêntrico do Canadá (1989) comparou a BVC com a amniocentese no segundo trimestre. Os resultados não mostraram diferenças significativas entre as duas técnicas no que diz respeito a perdas precoces ou tardias atribuíveis ao método. Os resultados das pesquisas são extremamente variáveis, assim como as experiências dos serviços de medicina fetal em diferentes partes do mundo. Há consenso, entretanto, de que a habilidade, o treinamento adequado e a experiência do profissional são fatores determinantes para os bons resultados de cada serviço. Atribui-se à BVC (Milner et al., 1989) um percentual de 1% de perdas fetais precoces e de 0,5% à amniocentese (Golbus et al., 1979).

INDICAÇÕES

Com o advento do diagnóstico pré-natal não invasivo (NIPT PANORAMA), em 2013, foram propostas modificações em relação às indicações de rastreio e diagnóstico de aneuploidias. Nos casos de idade materna avançada, antecedentes de aneuploidias, rearranjos parentais, abortamentos habituais precoces, ansiedade do casal e investigação de paternidade, a indicação atual é o método não invasivo. Entretanto, quando se depara com um rastreio ultrassonográfico ou bioquímico positivo para aneuploidias na investigação de hemoglobinopatias e erros inatos do metabolismo, doenças ligadas ao cromossomo X (X frágil), a indicação continua sendo a BVC, como propõe o laboratório responsável pelo diagnóstico pré-natal não invasivo (Natera Inc. San Carlos, CA, EUA). O laboratório também indica a BVC para confirmação da anomalia cromossômica nos casos em que o diagnóstico não invasivo é positivo, pois existe a possibilidade de 0,2% de taxa de falso-positivo.

O diagnóstico pré-natal não invasivo é considerado uma metodologia capaz de identificar moléculas livres do DNA fetal no plasma materno. A partir de sequências moleculares conhecidas, próprias de alguns cromossomos, é possível saber os números de cópias desses cromossomos, além de algumas deleções. Isso possibilita a identificação das trissomias dos pares 13, 18 e 21 e das aneuploidias relacionadas com os cromossomos sexuais (síndrome de Turner: monossomia do X; síndrome de Klinefelter: XXY), bem como das deleções 22q, 1p36, 15q-materna e 5p- e 15q-paterna, e das triploidias, e a determinação da paternidade.

O exame NIPT é realizado em amostra de sangue materno (no mínimo 16mL) coletada em tubo específico fornecido pelo laboratório. São coletadas células bucais paternas também para extração do DNA, de modo a facilitar a análise algorítmica, aumentando a acurácia da técnica. As coletas são realizadas a partir da nona semana de gestação.

Essa propedêutica se tornou acessível em nosso meio a partir de maio de 2013, coincidindo com a publicação na revista *Prenatal Diagnosis* da pesquisa realizada por Nicolaides et al. (2013) no Harris Birthright Research Centre for Fetal Medicine, King's College Hospital, no Reino Unido (UK). Outras pesquisas haviam sido publicadas anteriormente, mas o estudo prospectivo de Nicolaides et al. para validar a metodologia Natera Inc. (San Carlos, CA, EUA) teve mais força por ser dos mesmos autores que validaram o método de rastreio ultrassonográfico (translucência nucal, osso nasal, ducto venoso e refluxo tricúspide), associado ou não ao rastreio bioquímico, disseminado por todo o mundo. Nessa pesquisa foram incluídas 242 mulheres com gestações únicas que se submeteram à BVC por indicações variadas. As amostras sanguíneas foram coletadas e enviadas de Londres para o laboratório da Natera Inc., na Califórnia. Os resultados mostraram sensibilidade e especificidade de 100%, sem nenhum falso-positivo ou falso-negativo para a trissomia do 21, e acurácia média de 99,9% para as aneuploidias estudadas (trissomias do 13, 18 e 21, monossomia do X e triploidias) (Nicolaides et al., 2013).

A indicação mais frequente de BVC antes do diagnóstico pré-natal não invasivo era a idade materna avançada, definida como idade ≥ 35 anos na data do parto. Também está indicada para realização do cariótipo rápido depois de achados anormais no estudo morfológico do primeiro trimestre (translucência nucal aumentada), extração do DNA fetal na investigação de anomalias gênicas e determinação de paternidade do concepto. Após 48 horas já é possível identificar trissomias do 13, 18 e 21, além da monossomia do X e triploidias, assim como verificar o sexo fetal.

Ainda em relação à idade materna como indicação para procedimentos invasivos, algumas condutas específicas são adotadas. A indicação para investigação diagnóstica das cromossomopatias permanece e deve ser oferecida ao casal; entretanto, a escolha do procedimento dependerá dos rastreios bioquímico e ecográfico: morfologia fetal, medida da translucência nucal, avaliação do ducto venoso e identificação do osso nasal.

O risco basal consiste no risco de aneuploidias determinado pela idade materna (Fetal Medicine Foundation, 2004). Assim, se o rastreio resultar em risco maior que o basal, a indicação de biópsia de vilosidades acontece em função da brevidade de seus resultados. Quando o rastreio resulta em risco basal menor, está indicado o método não invasivo ou a amniocentese a partir da 14ª semana, uma vez que esse procedimento está associado a apenas 0,5% de perdas gestacionais (Golbus et al., 1979).

PROTOCOLO

A consulta em medicina fetal antes do procedimento tem importância fundamental no protocolo. No primeiro contato, o especialista em medicina fetal objetiva avaliar a indicação do exame e oferecer ao casal informações sobre o procedimento e o significado de seus resultados, ou seja, como é realizado, a técnica e seus riscos, o tempo de espera pelos resultados e os futuros encaminhamentos. Se o risco povoa o imaginário dos profissionais de saúde, o que dizer do imaginário das gestantes? É oferecido ao casal um tempo para refletir sobre a indicação e marcada uma nova consulta para esclarecimentos adicionais. Em algumas situações, o tempo também se faz necessário para que a gestante atinja a idade protocolar.

Em geral, denominam-se consulta em medicina fetal ou aconselhamento genético-reprodutivo os atendimentos que antecedem os procedimentos invasivos de diagnóstico. Entretanto, o que se busca é tentar responder às indagações do casal. As consultas têm por objetivo esclarecer dúvidas e reduzir as ansiedades do casal fomentadas pelas decisões a serem tomadas. Esse é um momento em que os casais expressam alguns fenômenos específicos, como o desejo de conhecer detalhes do procedimento e seus riscos, questionam sobre a interrupção ou não da gestação, entregam a Deus ou aos desígnios da natureza o destino da gestação, dentre outros. As consultas não devem ser direcionadas, e o médico deve manter-se atento para não expressar suas opiniões pessoais nem induzir decisões. Os recursos informativos e de apoio devem ser amplamente utilizados para subsidiar as respectivas decisões.

O apoio não deve se restringir apenas ao médico especialista em medicina fetal. A proposta ideal é que o casal seja atendido por uma equipe multidisciplinar composta por um especialista em medicina fetal, um psicólogo, um enfermeiro e um geneticista.

No que se refere às orientações gerais para o procedimento, recomendam-se dieta normal e repouso relativo no dia do exame. Não faz parte do protocolo o uso de inibidor de prostaglandinas ou antibioticoterapia profilática, exceto em casos específicos. Após o exame, será prescrita a imunoglobulina anti-Rh, quando a gestante tiver tipo sanguíneo Rh-negativo, Du-negativo e teste de Coombs indireto negativo e o parceiro for Rh-positivo.

Nos casos em que o exame detectar o mosaicismo vilositário confinado à placenta, deve-se estender a propedêutica com a realização de amniocentese em período adequado, uma vez que no líquido amniótico a expressão citológica é realmente do feto.

TÉCNICA

- **Exame ecográfico:** avaliação da morfologia e da vitalidade fetal, confirmação da idade gestacional e localização do cório frondoso.
- **Definição da via da punção:** a opção pela via transabdominal ou transcervical está associada à experiência dos profissionais envolvidos e à disponibilidade instrumental dos serviços, o que seguramente reduz o risco de complicações.
- **Idade gestacional:** a partir da 11ª semana de gestação.
- Antissepsia cuidadosa do local de punção com remoção do excesso de produtos para não contaminar a amostra (o iodo, por exemplo, pode prejudicar a cultura do tecido).
- Introdução de agulha 20 Gauge até o cório frondoso guiada pela ultrassonografia (Figura 18.1). O tamanho da agulha depende da espessura da parede abdominal. Na maioria das vezes é suficiente a agulha com 90mm (20G × 3$^{1/2}$"). A plenitude ou não da bexiga dependerá da localização do cório e da experiência pessoal do examinador. A agulha será conectada a uma seringa de 20cm³, já contendo o meio de cultura. Serão realizados movimentos de "vai e vem" dentro do cório e a extremidade da agulha será monitorada enquanto se aspira com a seringa (pressão negativa). Evita-se a incursão da agulha pela decídua. A retirada da agulha deve ser feita ainda sob pressão negativa na seringa. Essa técnica é chamada de punção à mão livre.
- A coleta de 10 a 20mg de vilo torna possível tanto a preparação direta como a cultura de tecido. Laboratórios já realizam a investigação completa com até 1mg de material.
- Avaliação ecográfica da área de punção.
- Particularidade da gestação gemelar: nas punções realizadas nas gestações gemelares, o risco de perdas fetais deverá ser calculado separadamente, priorizando-se a indicação

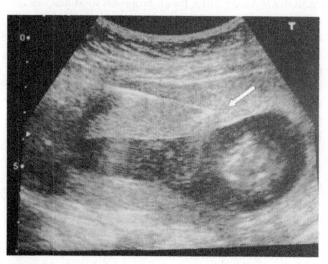

Figura 18.1 Identificação ecográfica da ponta da agulha na realização da biópsia de vilo corial.

de amniocentese no segundo trimestre. Nas gestações monocoriônicas, apenas uma amostra será coletada.

CONTRAINDICAÇÕES

- O sangramento ativo e a presença de hematomas subcoriais são contraindicações relativas, podendo a punção ser postergada.
- Os casos de aborto retido são considerados contraindicações absolutas, uma vez que há a possibilidade de não se encontrar material vivo, sendo a gestante exposta desnecessariamente aos riscos do procedimento. O esvaziamento da cavidade uterina poderá ser realizado de maneira asséptica por aspiração manual intrauterina (AMIU), obtendo-se o material para análise.
- Como em mulheres Rh-negativas com isoimunização existe a possibilidade de incremento da resposta imunológica materna na gestação atual, os riscos deverão ser bem avaliados, considerando-se prioritariamente a história obstétrica.
- A miomatose uterina não é uma contraindicação para BVC, mas pode causar dificuldades técnicas ou levar à opção por outra metodologia, a depender da localização dos nódulos e da inserção do cório frondoso.

CONSIDERAÇÕES FINAIS

Ao longo dos últimos 40 anos vêm sendo estabelecidos critérios de indicações, contraindicações, riscos, segurança e acurácia da BVC. Esse procedimento continua a ter ser lugar no arsenal propedêutico pré-natal mesmo com o diagnóstico pré-natal não invasivo e a amniocentese precoce, realizada a partir da 14ª semana de gestação. Entretanto, acredita-se que com a ratificação da acurácia do método não invasivo e a evolução das técnicas genéticas esse novo método substituirá todos os rastreios ultrassonográficos, bioquímicos e os métodos invasivos.

Leitura recomendada

Brambati B, Simoni G. Fetal diagnosis of trissomy 21 in the first trimester of pregnancy. Lancet 1983; 1:586.

Canadian Collaborative CVS – Amniocentesis Clinical Trial Group. Multi-centered randomized clinical trial of chorionic villus sampling and amniocentesis. First report. Lancet 1989; i:2-6.

Chitty LS, Bianchi DW. Nonivasive prenatal testing: the paradigm is shifting rapidly. Editorial. Prenatal Diagnosis 2013; 33:511-3.

Firth HV et al. Severe limb abnormalities after chorionic villi sampling at 56-66 days gestation. Lancet 1992; 337:762-3.

Golbus MS, Loughman WD, Epstein CV et al. Prenatal diagnosis in 3.000 amniocenteses. N Eng J Med 1979; 300:157-63.

Hahnemann N, Mohr J. Antenatal fetal diagnosis in the embryo by means of biopsy from extraembryonic membranes. Bull Eur Soc Hum Genet 1968; 2:23-9.

Kazy Z, Rozovsky IS, Bakharev VA. Chorion biopsy in early pregnancy: a method of early prenatal diagnosis for inherited disorders. Prenatal Diagnosis 1982; 2:39-45.

Milner R. Multicentre randomised clinical trial of chorion villus sampling and amniocentesis. Lancet 1989; 1-6.

National Institute of Health and Development Amniocentesis Registry. The safety and accuracy of mid-trimester amniocentesis. U.S. Department of Health, Education and Welfare 1978, nº 78:190.

Nicolaides KH. The 11-13+6 weeks scan. Fetal Medicine Foundation, London, 2004.

Nicolaides KH, Syngelaki A, Gil M, Atanasova V, Markova D. Validation of targeted sequencing of single-nucleotide polymorphisms for non-invasive prenatal detection of aneuploidy of chromosomes 13, 18, 21, X and Y. Prenatal Diagnosis 2013; 33:575-9.

Schreck RR, Falik-Borenstein Z, Hirata G. Chromosomal mosaicism in chorionic villi sampling. Clin Perinat 1990; 17:867-88.

Tiatung Hospital of Anshan Steel Works Department of Obstetric and Gynecology. Fetal sex prediction by sex chromatin of chorionic villi cells during early pregnancy. Chin Med J 1975; 2:117-26.

Amniocentese

CAPÍTULO 19

Pedro Pires Ferreira Neto
Carlos Reinaldo Carneiro Marques

INTRODUÇÃO

A amniocentese é a técnica que se utiliza de uma agulha para a retirada de líquido da cavidade amniótica. Por conter vários compostos fetais, o líquido amniótico pode ser avaliado por meio de testes laboratoriais que investigam a saúde fetal.

As indicações mais comuns para a amniocentese são os estudos genéticos pré-natais e, no passado, a avaliação da maturidade pulmonar. Outras indicações, bem menos frequentes, incluem a avaliação de infecção fetal e do grau de anemia fetal, das hemoglobinopatias e defeitos abertos do tubo neural.

A cultura de células do líquido amniótico para cariótipo foi inicialmente realizada no final dos anos 1960. Nessa época a amniocentese era realizada às cegas. Somente entre o final dos anos 1970 e o início da década de 1980, com o advento da ultrassonografia estática e subsequentemente em tempo real, esse recurso passou a ser usado para a identificação do local livre de placenta para introdução da agulha de punção no bolsão de líquido amniótico. Inicialmente, a amniocentese para estudo genético guiado por ultrassonografia era realizada por via vaginal, sendo adotada posteriormente a via abdominal.

A amniocentese para cultura de células do líquido amniótico no segundo trimestre foi uma das primeiras aplicações do diagnóstico pré-natal. Atualmente, na maioria dos casos é indicada para o diagnóstico de desordens citogenéticas, erros inatos do metabolismo e outras desordens genéticas, cromossomopatias, estudos bioquímicos, análise de DNA recombinante, além de pesquisa de infecções fetais.

ESTUDO DO CARIÓTIPO

As indicações para análise cromossômica, considerando apenas aspectos epidemiológicos, variam de acordo com os costumes e a cultura de cada região. A indicação mais comum para a amniocentese é o risco aumentado de trissomia do cromossomo 21. Em geral, podem ser considerados como do grupo de risco aumentado para cromossomopatia os casos que apresentam: idade materna > 35 anos, idade paterna > 50 anos (essa indicação não é aceita universalmente),

cariótipo alterado dos pais, aborto habitual e antecedente de aborto ou feto com anormalidade cromossômica.

De modo geral, a chance de um recém-nascido apresentar cromossomopatia no grupo de risco é de aproximadamente 1,5%, enquanto em uma população não selecionada o risco é de 0,6% (Ferguson-Smith & Yates, 1984; Tabor et al., 1986). Na detecção da trissomia do 21, se a amniocentese for realizada somente no grupo de risco, apenas um terço dos casos será diagnosticado, sendo a incidência de anormalidade cromossômica fetal maior no segundo trimestre da gestação do que no período neonatal em decorrência das perdas gestacionais (abortos espontâneo e natimortos) (Ferguson-Smith & Yates, 1984).

Assim, nas últimas décadas foram introduzidos marcadores bioquímicos e ultrassonográficos para o rastreio da trissomia do 21, e o conceito do diagnóstico pré-natal mudou. Consequentemente, o risco passou a ser estimado pela combinação do risco da idade materna com o risco atribuído pelos marcadores. Uma taxa de detecção de 80% pode ser obtida usando-se a translucência nucal em torno da 12ª semana de gestação em combinação com a idade materna (Nicolaides et al., 1994). A adição de marcadores bioquímicos pode aumentar ainda mais a taxa de detecção. Estima-se que para a trissomia do 21, com a combinação de idade materna, translucência nucal, proteína plasmática materna A e β-hCG livre, a taxa de detecção alcance cerca de 90% (Brizot et al., 1995) e que, quando se associa o osso nasal, a acurácia diagnóstica passe para 95% (Orlandi et al., 2003).

O teste pré-natal não invasivo em sangue materno, também conhecido como *non-invasive prenatal testing* (NIPT), foi introduzido na prática clínica em 2011 em Hong Kong. Trata-se de um método que avalia o DNA fetal em sangue materno, podendo diminuir o número de indicações de procedimentos invasivos para avaliação fetal. Em virtude do índice baixo de falso-positivo, o NIPT deve ser utilizado como exame de triagem em populações com risco aumentado de apresentar cromossomopatias e confirmado por teste invasivo, como amniocentese ou biópsia de vilo corial (Brady et al., 2015).

A amniocentese também está indicada nos casos em que se detecta anormalidade estrutural fetal no exame ultrassonográfico, os quais estão associados a risco alto de anormalidade cromossômica.

Esses marcadores tornam possível uma melhor seleção do teste invasivo e podem ser oferecidos a todas as gestantes, e não apenas dos grupos considerados de risco. Convém enfatizar que os marcadores devem ser usados apenas como teste de triagem e que o diagnóstico pode ser estabelecido unicamente por meio da cultura das células do líquido amniótico.

ASPECTOS TÉCNICOS

Embora a amniocentese venha sendo realizada para diagnóstico pré-natal há aproximadamente 40 anos, poucos estudos randomizados controlados têm avaliado os riscos do procedimento ou identificado a técnica ideal. A dificuldade desses estudos reside na necessidade de grande número de casos. Em relação aos aspectos técnicos da amniocentese, alguns pontos necessitam ser discutidos:

- **Ultrassonografia:** os índices de falha da amniocentese são reduzidos com a utilização da ultrassonografia em tempo real (Medical Research Council by Their Working Party on Amniocentesis, 1978). A ultrassonografia pode também reduzir as taxas de complicações e de aborto após o procedimento. Assim, recomenda-se a amniocentese sempre guiada pela ultrassonografia (Figura 19.1).
- **Punção transplacentária:** como os estudos são inconclusivos sobre o risco aumentado de aborto quando a punção é transplacentária, recomenda-se evitá-la, mas não contraindicá-la.
- **Espessura das agulhas e número de punções:** agulhas com diâmetro > 18 ou 20 Gauge são associadas a aumento nas taxas de aborto e risco de perda fetal, o qual se amplia com o maior número de inserções (Simpson et al., 1976; NICHD, 1977).
- **Examinador:** a experiência do examinador parece não ter influência na taxa de perda fetal após a amniocentese, mas pode comprometer a qualidade da amostra (Welch et al., 2006).
- **Volume de líquido retirado:** o volume máximo de líquido amniótico a ser removido não deve passar de 20mL.
- **Idade gestacional para realização do exame:** a técnica de amniocentese precoce (< 14ª semana) é semelhante à utilizada em idade gestacional mais avançada. Vale ressaltar que no primeiro trimestre existem dois sacos distintos: a cavidade amniótica e o celoma extraembrionário. A fusão incompleta do âmnio e do cório nessa fase pode resultar em número maior de inserções e taxa maior de complicações. Com a ultrassonografia é possível distinguir os dois folhetos no momento da amniocentese, pois o líquido no espaço extracelômico é mais espesso, difícil de aspirar e tem diferente concentração de alfafetoproteína em relação ao líquido amniótico. O líquido do espaço extracelômico apresenta um número limitado de células, impossibilitando uma análise citogenética adequada. Na 11ª semana de gestação é possível a retirada da amostra de líquido amniótico em cerca de 100% dos casos e na 12ª semana o volume de líquido amniótico é de aproximadamente 100mL, sugerindo a retirada de 1mL de líquido por semana de gestação, o que possibilita a análise citogenética sem o aumento dos riscos de hipoplasia pulmonar ou pés tortos. Apesar das possibilidades de amniocentese precoce, deve-se dar preferência à amniocentese a partir da 15ª semana em virtude das maiores taxas de complicações quando realizada antes da 14ª semana (Akolekar et al., 2015).

ASPECTOS BIOQUÍMICOS E CITOGENÉTICOS DA AMNIOCENTESE

As células do líquido amniótico derivam do feto, assim como das membranas extraembrionárias e do trofoblasto. As células desses dois últimos tecidos podem diferir das células do feto, causando mosaicismo. Células viáveis no líquido amniótico são cultivadas e usadas para cariotipagem e investigação de doenças metabólicas e desordens bioquímicas. A hibridização fluorescente *in situ* (*fluorescent in situ hibridization* – FISH) pode ser usada em células não cultivadas para a detecção de aberrações cromossômicas.

Falha na cultura

A falha da cultura na maioria dos laboratórios ocorre em menos de 1% das punções obtidas no segundo trimestre. Completada a 11ª semana, a taxa de falha na cultura se iguala à do segundo trimestre. Entre a oitava e a nona semana de gravidez ocorre insucesso na cultura em cerca de 30% dos casos, e falhas na cultura são mais frequentes nos casos de aneuploidias, enfatizando a importância de um segundo teste nesses casos.

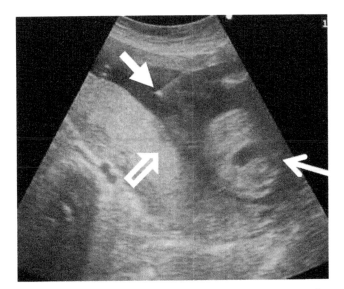

FIGURA 19.1 Amniocentese guiada por ultrassonografia. Observe a agulha de punção na cavidade amniótica (*seta cheia*), a placenta (*seta vazada*) e o feto (*flecha*).

Contaminação de células maternas

A contaminação de células maternas pode causar erros diagnósticos se apenas células maternas são examinadas ou em caso de suspeita de mosaicismo. A taxa de contaminação é de 1 a 3 por 1.000 casos. Como a contaminação materna é detectada quando o feto é do sexo masculino, essa taxa pode dobrar. A contaminação materna pode ser reduzida quando se utiliza o estilete na agulha para a realização da punção e os primeiros 1 a 2mL são aspirados e desprezados em uma seringa separada.

Acurácia do diagnóstico por amniocentese

O nível de alfafetoproteína e o cariótipo fetal são obtidos rotineiramente em amostra de líquido amniótico em muitos laboratórios:

- **Alfafetoproteína e acetilcolinesterase:** a concentração de alfafetoproteína no líquido amniótico aumenta quando o feto apresenta um defeito aberto do tubo neural. A acurácia desse teste pode ser melhorada mediante sua combinação com a eletroforese da acetilcolinesterase, levando a uma taxa de detecção de anencefalia e espinha bífida de mais de 99,5% com falso-positivo de 0,03% (Milunsky & Sapirstein, 1982). No entanto, com o advento dos equipamentos de ultrassonografia de alta resolução e examinadores experientes, pôde ser dispensada a dosagem da alfafetoproteína para o diagnóstico de defeitos abertos do tubo neural.
- **Análise cromossômica:** em estudo envolvendo 57.921 casos, a acurácia da análise cromossômica fetal foi estabelecida entre 99,2% e 99,9% com base no fenótipo ao nascimento. O mosaicismo é um problema no diagnóstico pré-natal e ocorre em 0,1% das amostras. Quando duas ou mais células diferentes são detectadas na mesma amostra de líquido amniótico, isso pode refletir um verdadeiro mosaicismo fetal, uma anormalidade no trofoblasto ou um artefato da cultura (pseudomosaicismo). Nesses casos, recomenda-se uma cordocentese para solucionar o problema, definindo o diagnóstico de certeza. Em síntese, o teste de cariótipo fetal apresenta taxa elevada de detecção e de acurácia, mas, embora raramente, podem ocorrer resultados falso-positivos.

COMPLICAÇÕES

Complicações maternas

- **Infecção:** há risco muito baixo de amnionite (< 0,1%) (NICHD, 1977).
- **Complicações imediatas:** em um estudo dinamarquês, mulheres do grupo de estudo e seus controles foram especificamente questionados a respeito de sangramento, dor abdominal e perda de líquido 4 semanas após amniocentese ou ultrassonografia, respectivamente. As taxas de complicações foram maiores após a amniocentese (12,1%) do que após a ultrassonografia (5,8%). O sangramento vaginal ocorreu igualmente nos dois grupos, mas a perda de líquido amniótico foi referida quatro vezes mais no grupo de estudo (Tabor et al., 1986).
- **Isoimunização Rh:** hemorragia feto-materna (HFM) ocorre em aproximadamente metade dos casos e não é surpresa que a imunização Rh possa ocorrer durante a gestação normal. A imunização tem sido descrita em 1,1% a 1,6% das primigestas e em 2,2% das multigestas. A HFM durante a amniocentese ocorre em uma de cada seis mulheres puncionadas e pode teoricamente dar início a subsequente doença hemolítica. A Organização Mundial da Saúde recomenda que uma pequena dose de imunoglobulina anti-D seja aplicada no momento da amniocentese em mulheres D-negativas (WHO, 1971).

Complicações fetais

O risco para o feto decorrente da retirada do líquido amniótico pode ser direto (aborto) ou indireto. A taxa de perda fetal associada à amniocentese é somada à taxa de aborto espontâneo e, quanto mais precocemente for realizado o procedimento, mais ela aumenta. O risco de aborto espontâneo varia com a idade materna, a paridade e os aspectos sociais. Em gestações viáveis com ultrassonografia normal, o índice de aborto após a 15ª semana varia entre 1% e 2% (Tabor et al., 1986) e não mais do que 0,7% das mulheres submetidas à amniocentese (Simpson et al., 1976).

No início da década de 1970, o National Institute of Child Health and Human Development realizou um estudo multicêntrico (NICHD, 1977) em que comparou 1.040 sujeitos submetidos à amniocentese com 992 controles pareados por idade, raça, paridade e fatores socioeconômicos. As taxas de perdas fetais no primeiro e segundo trimestres foram muito semelhantes nos dois grupos (3,5% e 2,3% no grupo de estudo, comparados com 3,2% e 2,1% no grupo de controle, respectivamente). No grupo de estudo, a amniocentese foi guiada por ultrassonografia em 30% das mulheres, enquanto nas restantes o exame foi realizado às cegas.

No estudo multicêntrico canadense, 1.020 mulheres submetidas à amniocentese foram comparadas com mulheres admitidas em fase inicial da gestação. As taxas de perda gestacional foram de 2,3% antes da 24ª semana no grupo da amniocentese e também no grupo de controle. A amniocentese guiada por ultrassonografia foi realizada em 98% das gestantes (Simpson et al., 1976).

AMNIOCENTESE PRECOCE

Resultados preliminares sugerem que na amniocentese precoce, com idade gestacional antes da 14ª semana, as taxas de perda fetal seriam maiores que na biópsia de vilo corial. No final dos anos 1980 foi introduzida a amniocentese precoce, e os estudos demonstraram taxas de perda fetal em torno de 3% a 6%. Um estudo prospectivo envolvendo 1.301 gestações únicas comparou a amniocentese precoce com a biópsia de vilo corial entre a 10ª e a 13ª semana de gestação. Os dois grupos foram semelhantes quanto aos procedimentos realizados, indicações, intervalo da idade gestacional e examinadores. A técnica utilizada foi a punção transabdominal guiada por ultrassonografia com inserção de agulha de 20 Gauge, e as amostras foram encaminhadas para um único laboratório. As taxas de sucesso das amostras, que não apresentaram mosaicismo citogenético (97,5%), e o intervalo para obtenção dos resultados foram semelhantes em ambos os grupos. A principal indicação para repetição do teste no grupo de biópsia de vilo corial foi o mosaicismo, enquanto no grupo de amniocentese a principal responsável foi a falha na cultura. A taxa de óbito fetal e neonatal após amniocentese precoce foi aproximadamente 3% maior que a biópsia de vilo corial. A idade gestacional no parto e o peso ao nascer foram semelhantes após ambos os procedimentos, e a frequência de parto pré-termo ou baixo peso ao nascer não foi maior que o esperado para a população em geral. No grupo da amniocentese precoce, a incidência de pés mal posicionados (1,63%) foi maior que no grupo da biópsia de vilo corial (0,56%) (Nicolaides et al., 1994).

Em estudo randomizado realizado na Dinamarca, que envolveu 1.160 gestantes e comparou a biópsia de vilo corial transabdominal realizada entre a 10ª e a 12ª semana com a amniocentese precoce entre a 11ª e a 13ª semana, usando a técnica de filtração, a taxa de perda fetal foi maior com a amniocentese precoce (5,4% × 4,8%), porém sem diferença estatisticamente significativa. Esse estudo foi encerrado quando foi evidenciada uma taxa significativamente maior de pés mal posicionados após a amniocentese precoce do que após a biópsia de vilo corial (1,7% × 0%) (Sundberg et al., 1997).

Um estudo canadense que envolveu 4.374 gestantes e comparou a amniocentese precoce (da 11ª à 13ª semana) com a amniocentese realizada entre a 15ª e a 17ª semana, usando agulha de 20 Gauge, apresentou taxa significativamente maior de perda fetal no grupo de amniocentese precoce do que no grupo da amniocentese entre a 15ª e a 17ª semana (7,6% × 5,9%). A amniocentese precoce foi associada à incidência significativamente maior de pés mal posicionados (1,3% × 0,1%) e à perda de líquido amniótico pós-punção (3,5% × 1,7%) (CEMAT, 1998).

Desse modo, com base nesses resultados a amniocentese não deverá ser realizada em idade gestacional < 13ª semana e preferencialmente > 15ª semana.

AMNIOCENTESE E GESTAÇÃO MÚLTIPLA

A indicação da amniocentese em gemelar pode ser fundamentada no risco individual calculado pela idade materna e translucência nucal, sendo recomendada a partir da 16ª semana.

A amniocentese em gemelar pode ser realizada usando-se uma ou duas inserções da agulha. Uma punção única pode reduzir os riscos de aborto, mas pode, por outro lado, criar problemas relacionados com a síndrome da banda amniótica ou transformar em um gemelar monoamniótico ou ainda criar problemas na análise citogenética.

Pode ser esperado um aumento nas taxas de perda gestacional em gestações múltiplas especialmente porque muitos operadores inserem mais de uma vez a agulha de punção,

que é uma variável associada ao aumento da perda fetal. A perda fetal tem sido referida entre 2% e 17%, mas os estudos apresentam pequenas casuísticas. Em uma série de 339 gestantes, 12 mulheres (3,6%) tiveram perda fetal antes da 28ª semana (Anderson et al., 1991).

COMPLICAÇÕES NEONATAIS

A amniocentese não afeta as taxas de prematuridade nem a mortalidade perinatal (Tabor et al., 1986; Simpson et al., 1976; NICHD, 1977) ou a média do peso ao nascer (Tabor et al., 1986).

Alguns estudos têm relatado aumento na incidência de pés tortos e deslocamento do quadril após amniocentese. Nas amniocenteses realizadas entre a 15ª e a 18ª semana de gravidez não se observa a associação a pés tortos ou malformação do quadril. Contudo, a prevalência de pés tortos ao nascimento foi significativamente maior após amniocentese precoce do que após biópsia de vilo corial (Sundberg et al., 1997).

A associação entre amniocentese e síndrome de desconforto respiratório (SDR) do recém-nascido foi observada em estudo randomizado dinamarquês. A SDR ocorreu em 1,1% no grupo de estudo comparado com 0,5% no grupo de controle. A pneumonia também foi diagnosticada com mais frequência no grupo de estudo. A associação entre amniocentese e SDR e pneumonia foi estabelecida independentemente do peso ao nascer e da idade gestacional (Tabor et al., 1986).

A hipótese de que a amniocentese poderia causar hipoplasia pulmonar foi sugerida a partir de um estudo realizado em animais. Mudanças estruturais foram observadas nos pulmões dos macacos recém-nascidos após amniocentese. Existem algumas evidências de que a amniocentese poderia ocasionar alteração no volume do líquido amniótico por subsequente perda crônica de líquido amniótico através do orifício da punção, interferindo no desenvolvimento normal do pulmão e dando origem à hipoplasia e consequentemente à SDR. No entanto, estudo que envolveu 1.296 casos submetidos à amniocentese e 3.074 controles encontrou problemas respiratórios com maior frequência entre os controles (Baird et al., 1995). A influência da amniocentese no desenvolvimento pulmonar necessita de melhor avaliação em estudos com larga casuística.

RECOMENDAÇÕES PARA A AMNIOCENTESE

- Informar detalhadamente à paciente os riscos e as limitações do procedimento.
- Garantir, de preferência, o consentimento informado.
- Informar-se detalhadamente das exigências do laboratório de citogenética quanto ao acondicionamento e transporte do líquido amniótico aspirado.
- Realizar o procedimento em regime ambulatorial.
- Antes da punção, avaliar as condições de vitalidade do feto por meio da ultrassonografia e identificar o local mais apropriado para a punção.
- Realizar o procedimento guiado por ultrassonografia.

- Realizar antissepsia e anestesia infiltrativa do local a ser puncionado.
- Evitar a punção transplacentária, quando possível.
- Usar agulha 20 Gauge ou mais fina.
- Introduzir a agulha de punção guiada por ultrassonografia com o estilete acoplado.
- Uma vez atingida a cavidade amniótica, retirar o estilete e acoplar a seringa na agulha de punção, aspirando cuidadosamente o líquido amniótico.
- Nunca aspirar uma quantidade de líquido amniótico em mililitros (mL) superior à idade gestacional em semanas (p. ex., idade gestacional de 17 semanas = 17mL) e nunca aspirar mais do que 20mL no total.
- Após a punção, avaliar por ultrassonografia a condição de vitalidade fetal.
- Recomendar repouso relativo por 24 horas.
- Administrar imunoglobulina anti-D após amniocentese em mulheres Rh-negativas.

Leitura recomendada

Akolekar R, Beta J, Picciarelli G, Ogilvie C, D'Antonio F. Procedure-related risk of miscarriage following amniocentesis and chorionic villus sampling: a systematic review and meta-analysis. Ultrasound Obstet Gynecol 2015; 45:16-26.

Anderson RL, Goldberg JD, Golbus MS. Prenatal diagnosis in multiple. gestation: 20 years' experience with amniocentesis. Prenat Diagn 1991; 11:263-70.

Baird PA, Yee IML, Sadovnick AD. Population-based study of long-term outcomes after amniocentesis. Obstet Gynecol Surv 1995; 50:266-7.

Brady P, Brison N, Van Den Bogaert K et al. Clinical implementation of NIPT – technical and biological challenges. Clin Genet 2015. doi: 10.1111/cge.12598.

Brizot ML, Snijders RJM, Butler J et al. Maternal serum hCG and fetal nuchal translucency thichness for the prediction of fetal trissomies in the first trimester of pregnancy. Br J Obstet Gynaecol 1995; 102: 127-32.

CEMAT Group. Randomised trial to assess safety and fetal outcome of early and midtrimester amniocentesis. Lancet 1998; 351:242-7.

Ferguson-Smith MA, Yates JR. Maternal age specific rates for chromosome aberrations and factors influencing them: report of a collaborative European study on 52,965 amniocenteses. Prenat Diagn 1984; 4:5-44.

Medical Research Council Working Party on Amniocentesis. An assessment of the hazard of amniocentesis. Br J Obstet Gynaecol 1978; 85:1-41.

Milunsky A, Sapirstein VS. Prenatal diagnosis of open neural tube defects using the amniotic fluid acetylcholinesterase assay. Obstet Gynecol 1982; 59:1-5.

Mujezinovic F, Alfirevic Z. Analgesia for amniocentesis or chorionic villus sampling. Cochrane Database Syst Rev, 2011; (11):CD008580.

Mujezinovic F, Alfirevic Z. Technique modifications for reducing the risks from amniocentesis or chorionic villus sampling. Cochrane Database Syst Rev, 2012; 8:CD008678.

NICHD – National Institute of Child Health and Human Development, National Registry for Amniocentesis Study Group. Mid-trimester amniocentesis for prenatal diagnosis: safety and accuracy. J Am Med Assoc 1976; 236:1471-6.

Nicolaides K, Brizot MDL, Patel F, Snijders R. Comparison of chorionic villus sampling and amniocentesis for fetal karyotyping at 10-13 weeks' gestation. Lancet 1994; 344:435-9.

Nicolaides KH, Brizot ML, Snijders RJ. Fetal nuchal translucency: ultrasound screening for fetal trisomy in the first trimester of pregnancy. Br J Obstet Gynaecol 1994; 101:782-6.

Orlandi F, Bilardo CM, Campogrande M et al. Measurement of nasal bone lenght at 11-14 weeks of pregnancy and its potential role in Down's syndrome risk assessment. Ultrasound Obstet Gynecol 2003; 22:36-9.

Simpson NE, Dallaire L, Miller JR et al. Prenatal diagnosis of genetic disease in Canada: report of a collaborative study. Can Med Assoc J 1976; 115:739-48.

Sundberg K, Bang J, Smidt-Jensen S et al. Randomised study of risk of fetal loss related to early amniocentesis versus chorionic villus sampling. Lancet 1997; 350:697-703.

Tabor A, Madsen M, Obel EB et al. Randomized controlled trial of genetic amniocentesis in 4606 low risk women. Lancet 1986; 1: 1287-93.

Welch RA, Salem-Elgharib S, Wiktor AE, Van Dyke DL, Blessed WB. Operator experience and sample quality in genetic amniocentesis. Am J Obstet Gynecol 2006; 194:189-91.

WHO – World Health Organization. Prevention of Rh sensitization. WHO Tech Rep Ser 1971: No. 468.

Cordocentese

CAPÍTULO 20

Roberto Cardoso
Viviane Lopes
Cristiani Regina Ferreira Suzuki

INTRODUÇÃO

A cordocentese consiste no acesso à circulação sanguínea fetal por meio de punção guiada por ultrassonografia. Essa técnica, proposta por Daffos et al. no início da década de 1980, ganhou crescente aceitação e aplicabilidade, especialmente em seus primeiros 15 anos (Daffos et al., 1983, 1985).

A cordocentese assistiu a três períodos bem definidos: o primeiro, até meados da década de 1990, com o aumento constante de sua utilidade, uma vez que objetivava dar acesso ao sangue fetal; no segundo, aproximadamente entre 1995 e 2000, passou a disputar espaço com novas possibilidades propedêuticas; no terceiro, a partir do novo século, houve uma considerável redução de suas indicações.

Atualmente, os avanços genéticos alteraram o panorama de aplicabilidade da cordocentese, tornando possíveis diagnósticos com procedimentos menos invasivos, como a biópsia de vilo corial ou mesmo pelo sangue materno. Mais recentemente, os testes que acessam o DNA livre fetal na circulação materna assumem crescentes alcance e importância para o diagnóstico de situações que antes exigiam métodos invasivos (Allyse et al., 2015). Por isso, cabe ressaltar que muitas de suas indicações cederam espaço a métodos que apresentam risco menor.

INDICAÇÕES

Hemoglobinopatias

A obtenção de sangue fetal pode auxiliar o diagnóstico de doenças como a betatalassemia e a anemia falciforme, diagnosticadas no sangue fetal por meio de separação das diferentes cadeias de hemoglobina (Liao et al., 2006), além de possibilitar a pesquisa intraútero de eritropatias específicas, como a síndrome de Blackfan-Diamond e a esferocitose hereditária. Em todos esses procedimentos, a indicação se baseia na história familiar (casos-índice) e é realizada punção precoce, em torno da 20ª semana. O conhecimento prévio de que a família receberá, por exemplo, um recém-nascido com doença falciforme é uma introdução para a orientação da família.

Coagulopatias

A pesquisa por cordocentese pode ser indicada a partir da história familiar de distúrbios da coagulação. A hemofilia A e a doença de von Willebrand são diagnosticadas por meio de ensaio de coagulação para o fator VIII e de técnicas imunológicas para seus antígenos relacionados, VIIIAg e vWAg. A hemofilia tipo B é detectada por meio do estudo da atividade do fator IX.

A crescente experiência com o método possibilitou o estabelecimento de valores de corte cada vez mais precisos para apontar o limite de normalidade. Dentre outros aspectos, hoje se conhece a queda fisiológica dos fatores VIII e IX no feto durante o segundo trimestre, reduzindo os casos falso-positivos relativamente comuns no início dessa propedêutica.

Trombocitopenias

Nas plaquetopenias congênitas pode haver o antecedente de recém-nascido com hemorragia intracraniana sem causa aparente, sugerindo eventual trombocitopenia aloimune, que terá de ser afastada na gestação atual. Essa doença, que mostra fisiopatologia semelhante à aloimunização Rh, leva uma mãe antígeno PLA-1-negativa a produzir anticorpos antiplaquetas do feto, PLA-1-positivo. Esses casos exigem redobrada atenção perinatal com vistas à profilaxia de hemorragia peri e intraventricular na gravidez atual, uma vez que esse evento empobrece o prognóstico perinatal, além de estar relacionado com danos futuros em médio e longo prazo.

A punção, que é realizada no segundo trimestre, é dita positiva diante da contagem de plaquetas < 50.000/µL. Nesse caso, indica-se transfusão fetal de concentrado de plaquetas. Segundo alguns protocolos, a punção deverá ser repetida ao final do segundo trimestre e, principalmente, próximo ao termo, quando a cesariana está indicada em caso de contagem de plaquetas < 50.000/µL.

Aloimunização Rh

Poucas situações se beneficiaram com o advento da cordocentese como a aloimunização pelo fator Rh. Quando surgiu,

205

a cordocentese prometia a solução das dificuldades, pois oferecia a possibilidade de análise direta do sangue fetal, diagnosticando a anemia de maneira precisa e direta, ao contrário da análise espectrofotométrica do líquido amniótico, que resultava de uma avaliação indireta e que inferia o provável grau de anemia fetal.

Em uma segunda fase, notou-se que a cordocentese, apesar de precisa, apresentava níveis de risco nem sempre justificáveis, a depender do nível presumido de imunização. Além disso, a cordocentese parecia aumentar pouco mais o grau de imunização, propiciando novas hemorragias feto-maternas. Diante disso, alguns grupos passaram a restringir sua utilização aos casos de risco maior. Em primigestas, por exemplo, com baixos títulos do teste de Coombs indireto, várias escolas voltaram a lançar mão do estudo de líquido amniótico, reservando a punção funicular (cordão umbilical) para casos mais agressivos, como o de uma gestante com alta titulação de Coombs e com óbito fetal em gravidez pregressa.

Uma nova era se iniciou a partir dos estudos de Mari et al. (2000), utilizando a medida do pico de velocidade sistólica na artéria cerebral média por meio da dopplervelocimetria. Ao se assinalar o valor obtido em um feto sobre a curva de velocidade, o achado de maior velocidade mostrou-se indicativo de síndrome hipercinética fetal decorrente de estado anêmico. Esse método se mostrou capaz de detectar alguns casos de anemia leve, muitos casos de anemia moderada e quase todos os casos de anemia fetal grave, sendo os casos moderados/graves os que indicam a necessidade de transfusão intraútero (Mari, 2005).

A sensibilidade para anemia fetal grave variou de 80% a 100% entre os estudos, o que levou esse método a ser considerado excepcionalmente bom. Na experiência de nosso grupo, utilizando como ponto de corte hematócrito fetal < 30% para indicar transfusão intraútero, foram registrados sensibilidade de 100% e valor preditivo positivo de 87,5%. Em nossa opinião, a curva de Mari et al. está entre as maiores contribuições acadêmicas à medicina fetal, equiparando-se à medida da translucência nucal e aos testes de DNA livre fetal, tendo reduzido em até 70% a indicação de punções na aloimunização Rh.

Todavia, embora tenha sido fortemente restringida como parâmetro diagnóstico, a cordocentese continua tendo franca utilidade no momento do tratamento da anemia fetal por aloimunização Rh. A transfusão intravascular (via cordão) melhorou consideravelmente o índice de sucesso no tratamento dessa doença, especialmente nos casos de fetos hidrópicos, e por isso ainda constitui a melhor opção terapêutica, sendo essa a grande indicação para a cordocentese nos dias atuais.

Cariótipo fetal

Nos anos 1990, a punção funicular se apresentava como a mais bem indicada, por exemplo, quando se desejava determinar o cariótipo fetal em uma gestação mais avançada (segundo trimestre): na falha da amniocentese ou da biópsia de vilos coriais anterior e diante de malformação detectada após a 20ª semana. Dizia-se que o obstetra e o casal seriam beneficiados pela rapidez dos resultados com cariótipos fornecidos em 3 a 6 dias.

Hoje, porém, raras vezes a cordocentese constitui a via preferencial para cariotipagem fetal. O avanço das técnicas laboratoriais fez com que a amniocentese apresentasse resultados confiáveis mesmo em gestações avançadas (> 30 semanas). Além disso, com a disponibilidade da técnica de hibridização fluorescente *in situ* (FISH) para os cromossomos 13, 18, 21, X e Y, com resultados em 2 dias (abrangendo 96% a 98% das alterações mais comuns em cariótipos), o desejo de um resultado mais rápido também pode ser satisfeito com a amniocentese.

O cariótipo fetal a partir do sangue é mais fácil e de menor custo e está ao alcance de alguns laboratórios que ainda não dispõem de recursos para trabalhar com líquido amniótico ou vilo corial. A indicação de cordocentese para cariótipo ainda é aceita em duas situações: em fetos com prognóstico muito reservado, possibilitando diagnóstico genético rápido e de baixo custo, fornecendo informação à família antes de um eventual decesso fetal, quando o parto poderá não contemplar a coleta de material para cariotipagem, e em casos (também graves) com outras indicações de cordocentese, como em um presumível quadro de infecção congênita avançada, e assim, quando do acesso à circulação fetal para esse diagnóstico, poderá ser aproveitado o mesmo momento para fornecer material para o cariótipo.

Restrição de crescimento intrauterino (RCIU) e hipoxia

Atualmente, a RCIU não é mais uma indicação de cordocentese. A história clínica, os parâmetros laboratoriais maternos e os recursos muito avançados da ultrassonografia convencional e da dopplervelocimetria fornecem dados suficientes para o diagnóstico etiológico. A punção fica restrita apenas àquelas situações nas quais existe por outra razão a necessidade de amostra sanguínea fetal, como uma malformação sem prognóstico ou um quadro muito grave de infecções congênitas.

A cordocentese apenas com o objetivo de diagnosticar hipoxia fetal também não constitui uma proposta sensata, considerando que a maior viscosidade sanguínea e a deficiência da reserva da bomba cardíaca constituem complicações para a punção. Além disso, encontram-se métodos e protocolos não invasivos suficientes para o estudo da vitalidade fetal.

Infecções intrauterinas

Processos infecciosos por rubéola, toxoplasmose, citomegalovírus, herpesvírus, varicela-zoster e parvoviroses foram frequentes indicações para o estudo do sangue fetal. As punções, realizadas a partir da 23ª ou 24ª semana, visavam detectar parâmetros diretos, como IgM específica, ou indiretos, como dosagem de leucócitos, plaquetas, gamaglutamiltransferase (γ-GT) e desidrogenase lática (DHL).

Atualmente, as técnicas de biologia molecular possibilitam o uso da reação em cadeia da polimerase (PCR), mais comumente obtida em estudos a partir do líquido amniótico, propiciando um diagnóstico muito preciso, precoce e com risco menor para o concepto, reduzindo consideravelmente a indicação de punções funiculares diante de infecção materna.

Nas infecções, portanto, a cordocentese deve ser restrita aos casos graves, quando não importa apenas o diagnóstico, mas também o prognóstico fetal obtido a partir do estudo do perfil infeccioso no sangue. Nesses casos, a plaquetopenia nos parece ser o principal achado a empobrecer o prognóstico diante de produtos conceptuais infectados.

Gemelaridade

A presença de gestação multifetal, especialmente de quatro ou mais fetos, é condição de alto risco para a mãe, além de representar altíssimo custo assistencial. Por isso, muitos grupos indicam a redução da gravidez multifetal, reduzindo o conteúdo a uma gestação dupla, quando for esta a opção do casal. A técnica consiste em injetar cloreto de potássio em câmara cardíaca. No entanto, vale ressaltar que a legislação brasileira ainda não prevê essa prática.

Medicamentos – Avaliação terapêutica – Estudos fisiopatológicos

A cordocentese também pode se prestar à administração de medicamentos diretamente na circulação fetal. Citam-se como exemplos a digitalização de ataque no feto portador de taquicardia supraventricular resistente ao tratamento transplacentário e a curarização prévia à transfusão intravascular ou à fetoscopia.

Por muitos anos os níveis circulantes nos conceptos de fármacos administrados à mãe foram avaliados por meio da cordocentese. Hoje, graças aos estudos pregressos com essa punção, são conhecidas as doses ideais de algumas terapêuticas transplacentárias, como a utilização de espiramicina no feto de mãe com toxoplasmose.

A avaliação da fisiologia fetal em condições adversas é outra possibilidade. Cobet et al. (1996), por exemplo, estudaram as dosagens de alfa-1-microglobulina, beta-2-microglobulina e da proteína carreadora do retinol a fim de complementar a avaliação da função renal em casos de uropatias obstrutivas. Como outro exemplo também foi estudada a pressão da veia umbilical em fetos anêmicos. Todavia, os rigorosos critérios ora reinantes na área de bioética vêm restringindo a reprodução ou a ampliação desses estudos.

Transfusão intravascular (TIV) – Indicação terapêutica

A grande indicação terapêutica da cordocentese está na transfusão intravascular. A anemia fetal secundária à grave aloimunização Rh é tratada por transfusão de concentrado de hemácias diretamente na veia do cordão umbilical. A quantidade transfundida é determinada pela estimativa do peso fetal, do hematócrito pré-transfusional, do hematócrito do sangue transfundido e do hematócrito do concepto, ajustado no final do procedimento para que fique entre 40% e 45%.

TÉCNICA

A cordocentese deverá ser orientada por aparelho de ultrassonografia de boa qualidade e por profissional capacitado. A punção será tanto mais segura e fácil quanto mais nítidas forem as imagens. Utiliza-se um transdutor do tipo convexo para a técnica transabdominal. O instrumento de punção é composto por agulhas descartáveis de raquianestesia de numeração americana 20 Gauge (Figura 20.1). Quase sempre se utiliza a configuração 20G $3^{1/2}$" (1mm × 90mm). Contudo, algumas variações são possíveis. Alguns especialistas, em alvos/cordão umbilical distantes (placenta posterior, distante do local de punção) ou grandes ventres, lançam mão de agulha mais longa – 20G × $6^{1/2}$" (1mm × 150mm). Outros, em punções precoces (da 18ª à 20ª semana), preferem agulhas menos calibrosas – 22G × $3^{1/2}$" (0,7mm × 90mm).

O material acessório, que varia entre os grupos de especialistas, é constituído por pinça de Collins, cuba redonda, gaze esterilizada, clorexidina de uso tópico, agulha para anestesia local, algumas agulhas 25 × 7 (25mm × 0,7mm) para injeção e/ou vedação de seringas, lidocaína a 2% sem vasoconstritor, campo fenestrado asséptico, heparina, solução salina isotônica e seringas de 5 e 10mL (duas de cada), além da opcional cobertura plástica estéril para o transdutor ou gel esterilizado.

O tempo seguinte pode corresponder à sedação materna quando for assim decidido. Quando necessária, apenas diante de grande ansiedade, utiliza-se o midazolam na dose de 15mg via oral 40 a 60 minutos antes da punção. Quando se presume o contato da agulha com o feto, dá-se preferência à meperidina na dose de 100mg por via intramuscular, administrados nos primeiros 20 a 30 minutos que antecedem o início do procedimento, o que pode diminuir os movimentos fetais.

Alguns centros defendem a antibioticoterapia profilática, mas não há consenso quanto a seu uso. A maioria opta pela não realização, já que o risco de infecção é pequeno. Utiliza-se a posição supina, com proclive muito discreto, na quase

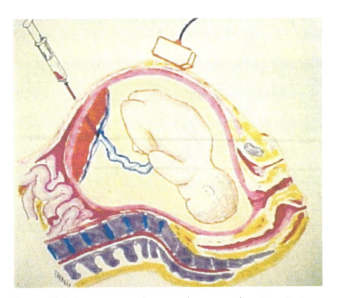

FIGURA 20.1 Representação ilustrativa de uma cordocentese via transplacentária.

totalidade dos casos. A partir daí, inicia-se o estudo ultrassonográfico, visando decidir o ângulo de entrada e o ponto de inserção da agulha. Cabe ressaltar que nesse momento não deve haver rapidez, pois o tempo aparentemente perdido na localização precisa do alvo e no estabelecimento do trajeto irá posteriormente se reverter em um procedimento mais rápido, seguro e com menos possibilidade de complicações.

Procede-se à antissepsia das mãos e do abdome materno com clorexidina e à colocação de luvas. Coloca-se o campo estéril e procede-se à anestesia local, durante a qual a imagem da pequena agulha torna possível antever o trajeto adequado no monitor. A agulha de punção é introduzida, devendo ser visibilizada em todo o trajeto em corte longitudinal com especial atenção para sua ponta ecorrefringente (Figura 20.2).

O procedimento será guiado ecograficamente, em tempo real, de duas maneiras possíveis. Na primeira, de nossa preferência, o mesmo profissional punciona com uma das mãos e maneja o transdutor com a outra, sendo a aspiração ou injeção feita por um auxiliar (técnica de mão livre). Na segunda, dois profissionais trabalham simultaneamente, um guiando e o outro puncionando, o qual se mantém livre para os movimentos da técnica. Independentemente da técnica utilizada, a inclinação do transdutor em relação à agulha variará entre 15 e 45 graus. A imagem obtida, além de toda a extensão da agulha, deverá também mostrar o alvo desejado, tornando possível visibilizar a introdução da agulha. Quando não for possível caracterizar toda a extensão da agulha, deve-se visualizar no mínimo sua ponta ecorrefringente.

Quando a agulha chega ao alvo (cordão umbilical), retira-se o mandril e conecta-se a seringa para início da aspiração e/ou injeção. A visão da extremidade refringente no cordão possibilita a confirmação do posicionamento da agulha dentro do vaso mediante a fácil aspiração do sangue simultânea à localização da imagem da agulha no monitor.

Em grupos com menos experiência, eventualmente se utilizam alguns outros recursos para confirmar o acerto do alvo. Um deles consiste na infusão de solução salina isotônica, observando-se concomitante fluxo intravascular. Outra forma, idealizada por nosso grupo, consiste no teste simplificado de resistência alcalina. Nesse último método são utilizadas duas lâminas, nas quais estão previamente apostas duas gotas de hidróxido de potássio a 10% (KOH), solução altamente alcalina. Na primeira lâmina, pinga-se uma gota de sangue materno que, sob a ação dessa forte base, adquire coloração acastanhada e conformação "iriada" em 4 a 8 segundos. Ao se aspirar na cordocentese o suposto sangue fetal, a primeira gota deve ser colocada sobre a segunda lâmina de KOH, segurada pelo auxiliar junto ao alcance do operador da punção. Gotejado sobre o KOH, o sangue fetal, mais resistente a alcalinos, mantém sua coloração avermelhada por mais de 10 segundos, confirmando o acerto da punção. Trata-se de um teste rápido que possibilita a confirmação da origem do sangue, a baixo custo, no próprio ambiente de punção. Existem outras técnicas para confirmação laboratorial da origem fetal do sangue, sendo a mais usada a eletroforese de hemoglobina, que é capaz de identificar a hemoglobina fetal.

Confirmado o acerto da punção, aspiram-se 3 a 8mL de sangue fetal, dependendo da indicação e da idade gestacional. Recomenda-se não ultrapassar o máximo de 0,2mL por semana de idade gestacional. Depois, introduz-se o mandril, retira-se a agulha sob visão direta e vigia-se o fluxo advindo do ponto de punção.

Para atingir o cordão, três diferentes trajetos poderão ser utilizados (Liao et al., 2006): o transamniótico, adentrando pela cavidade amniótica e atingindo uma região pouco móvel do cordão, de 0,5 a 2cm de sua inserção placentária (Figura 20.2); o transplacentário, atravessando a placenta e "tunelizando" a inserção funicular pela base (Figura 20.3); e o misto, transplacentário e transamniótico, no qual a agulha sai pela face placentária corial para buscar a inserção cordonal em alguns difíceis casos de implantações posterolaterais ou posterofúndicas. Como regra, busca-se inserir a agulha em local próximo à inserção placentária por constituir um alvo de menor movimento ao ser tocado.

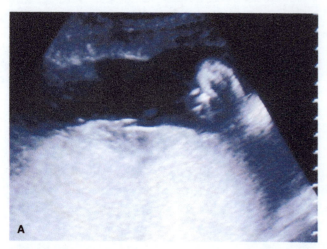 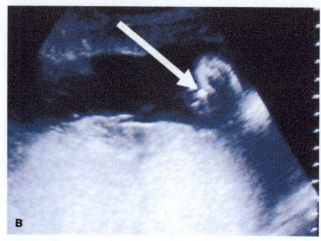

Figura 20.2A Imagem ultrassonográfica de cordocentese transamniótica. Observe a ponta da agulha ecorrefringente. **B** Representação do trajeto e da ponta da agulha (*seta branca*).

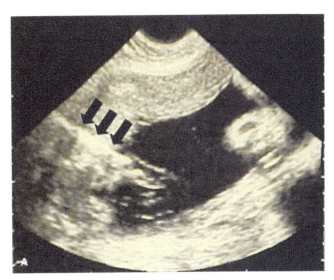 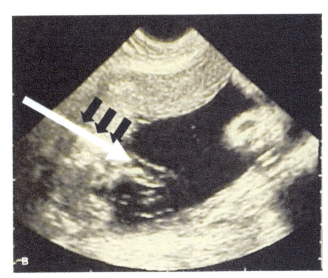

FIGURA 20.3A Imagem ultrassonográfica de cordocentese transplacentária. Observe o trajeto da agulha (*setas*) e sua extremidade na luz do cordão. **B** Representação do trajeto e da ponta da agulha (*seta branca*).

Não devem ser realizadas mais do que três tentativas de inserção da agulha. Em casos difíceis, uma nova abordagem poderá ser feita em 24 a 48 horas. Outros locais podem ser alvejados na impossibilidade do primeiro, como alça livre, inserção fetal, veia umbilical intra-abdominal ou veia hepática do concepto. Tem-se como opção a invasão da câmara cardíaca (cardiocentese), de execução muito rápida em virtude do maior volume de coração, se comparado ao cordão. Nessa técnica, que é procedimento de absoluta exceção, não se recomenda mais do que uma tentativa. Uma das indicações dessa via é a necessidade de reversão de parada cardíaca intraútero, embora seja necessária uma reflexão acerca da real vantagem em recuperar esses conceptos com prognóstico sombrio. Veja-se aqui que a cordocentese, apesar de etimologicamente se referir ao cordão umbilical, constitui termo que representa genericamente o acesso à circulação fetal por diversas vias.

Nas cordocenteses para transfusão intrauterina é imperativa, antes do procedimento, a confirmação cuidadosa do acesso à circulação cordonal. Depois, caso a punção tenha sido realizada por via transamniótica ou em alça livre, curariza-se o feto com pancurônio à razão de 0,1 a 0,2mg/kg de peso, nunca ultrapassando a dose total de 0,6mg. A curarização visa evitar a perda da punção por movimentos fetais e pode ser também realizada por via intramuscular.

A administração do hemoderivado a ser transfundido é feita em bolo, por seringa, à velocidade de 10 a 15mL/min (Figura 20.4). Ritmos mais lentos aumentam os riscos de complicação, como corioamnionite, bradicardia e até mesmo de tamponamento do cordão, que pode ocorrer com a deposição de apenas 0,5mL na geleia de Warthon após a saída inadvertida da agulha do vaso. Além disso, até o momento não têm sido constatados benefícios significativos em esquemas transfusionais mais cadenciados ou de troca (tipo exsanguíneo).

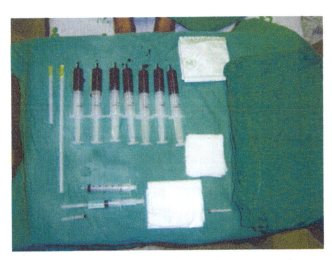 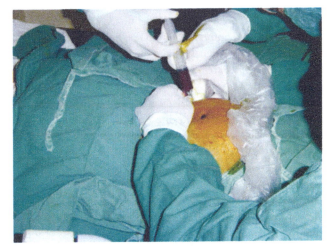

FIGURA 20.4 Transfusão sanguínea intraútero. Observe à esquerda a mesa cirúrgica e à direita o operador utilizando a técnica de mão livre. A opção de múltiplas seringas (aqui apresentada) pode ser substituída pela utilização de um conector tipo *three way*, comunicando-se simultaneamente com a agulha, a seringa e um cateter ligado à bolsa com o hemoderivado.

O prognóstico do produto conceptual dependerá do grau de acometimento, assim como da experiência da equipe. Fetos não hidrópicos, em serviços com práticas transfusionais superiores a 10 anos, chegam a sobreviver em 95% dos casos.

O uso da ultrassonografia 3D multiplanar foi descrito por Kim et al. em 2010 para procedimentos invasivos fetais, incluindo a cordocentese, com o objetivo de observar o posicionamento da ponta da agulha nos planos sagital, axial e coronal, à diferença da ultrassonografia 2D, que fornece apenas um plano de visualização. Segundo os autores, o método melhorou os resultados técnicos de suas cordocenteses, tornando o procedimento mais seguro e diminuindo os riscos de puncionar a artéria umbilical, principalmente naquelas veias umbilicais muito estreitas. Nosso grupo não encontrou vantagens com esse método, porém grupos com menos experiência poderiam levar em conta essa possibilidade, aliada à tecnologia 4D (Dolkart et al., 2005), especialmente em fetos hemodinamicamente descompensados, quando se temem as consequências de uma bradicardia reativa à punção arterial.

DIFICULDADES E COMPLICAÇÕES

A principal dificuldade, sem dúvida, é a inserção cordonal fúndica e/ou posterior, especialmente quando associada ao oligoidrâmnio. Nessas situações, nem sempre será possível o acesso ao local de punção próximo à placenta, o que é preferível em razão da facilidade técnica e da menor chance de complicações.

Há grande diferença entre a punção realizada a 2cm da inserção placentária e aquela que busca segmento de alça livre. Esta última exige habilidade técnica e experiência bem maiores do que a primeira. Os outros alvos citados se tornam mais propensos a complicações, principalmente em mãos não muito experientes.

A movimentação fetal excessiva dificulta o procedimento, em especial aquele com objetivo terapêutico, como a transfusão sanguínea, o que pode ser contornado com a curarização fetal.

A ansiedade materna excessiva será profilaticamente contornada durante a explicação detalhada do procedimento, idealmente em entrevista com o responsável pela punção. A sedação pode ser necessária e, quando indicada, convém dar preferência ao derivado benzodiazepínico de ação rápida (midazolam).

Quando for difícil a localização do cordão, a experiência do ultrassonografista fará a diferença. De qualquer modo, deve-se utilizar todo o tempo necessário, sem pressa, até que o alvo seja localizado com segurança.

Várias complicações têm sido listadas para a cordocentese, como corioamnionite, aloimunização, óbito fetal, tamponamento do cordão, descolamento placentário e parto prematuro. No entanto, com a aquisição de experiência pelas equipes, restariam duas como as mais estressantes: sangramento e bradicardia fetal.

Um fluxo de sangramento cordonal pós-punção pode assustar especialmente os iniciantes. No entanto, as perdas sanguíneas não costumam passar de 60 segundos e quase sempre são autolimitadas por 120 segundos, devendo merecer maior preocupação apenas a partir desse ponto. A presença de taquicardia em alguns casos pode indicar apenas um estresse fetal passageiro ou um comprometimento relacionado com o sangramento no local da punção. Nesses casos, isso será diferenciado pela observação continuada por 10 a 15 minutos.

Na prática, não parece haver relação importante entre a contagem de plaquetas e o sangramento pós-punção. Procedimentos em produtos conceptuais mesmo gravemente trombocitopênicos não levam a fluxos hemorrágicos longos. Ainda assim, essa situação exige certo cuidado.

O tempo aceitável para uma cordocentese é de no máximo 10 minutos contados do início da introdução até a total retirada do instrumento. A experiência tem mostrado que as complicações estão mais relacionadas com o tempo gasto com a técnica do que com qualquer outra variável até aqui considerada, especialmente no caso da bradicardia fetal.

Aproximadamente 80% das punções atingem a veia umbilical, vaso de maior calibre e paredes finas, mas que, apesar de ser a única via venosa cordonal, apresenta baixo risco de eventual trombose. A punção da artéria, por outro lado, pode ocasionar uma reação vasoativa, elevando a resistência periférica da circulação fetal, surgindo desaceleração da frequência cardíaca, que a princípio não reflete hipoxia, mas poderá provocá-la caso persista. A vigilância subjetiva dos batimentos cardíacos fetais, simultânea ao procedimento, sempre deverá existir. Um episódio de bradicardia com duração > 40 segundos indicará a necessidade de retirada da agulha.

O risco total de perda fetal varia entre 1,2% e 3,1% na literatura. No entanto, ao serem excluídos os óbitos fetais pelas próprias doenças que motivaram o exame, esses números passam a oscilar entre 0,8% e 1,9%. Sugere-se que os conceptos mais vulneráveis são os com cromossomopatias ou graves anemias, quando comparados àqueles sem anomalias, como, por exemplo, na pesquisa de uma infecção congênita após diagnóstico sorológico materno.

Em nossa experiência não ocorreu nenhuma perda fetal nas primeiras 48 horas pós-cordocentese em fetos sem malformação e com cariótipo normal. A experiência promove segurança cada vez maior em relação ao método. Mesmo assim, defende-se que o risco de uma cordocentese não pode ser comparado, por exemplo, ao de uma punção amniótica ou uma biópsia de vilo corial. A punção cordonal ainda apresenta número maior de complicações.

Um grande problema na cordocentese é o treinamento de especialistas. Essa dificuldade se dá em virtude do risco, do dinamismo do procedimento e, consequentemente, dos preceitos éticos envolvidos. Além disso, a vertiginosa redução de suas indicações dificulta ainda mais a formação de novos operadores.

Recomenda-se que um examinador comece a ser considerado habilitado depois de ultrapassar a barreira das 50 amniocenteses não complicadas. Esse requisito capacitaria o profissional a iniciar seu treinamento na cordocentese. Preferencialmente, as primeiras punções funiculares deverão ocorrer em modelos artificiais ou, como exceção, nas indicações em fetos portadores de graves malformações com autorização por escrito da mãe. Ultrapassadas as 30 cordocenteses, o profissional pode ser considerado apto a realizar o procedimento sem supervisão. O treinamento em modelo artificial de procedimentos invasivos visa reproduzir os planos habitualmente encontrados na prática e busca reduzir os riscos para os fetos e a ansiedade dos aprendizes. Assim, recomenda-se o uso de modelos artificiais para treinar formandos fetais nesse procedimento (Cardoso et al., 2001).

Leitura recomendada

Allyse M, Minear MA, Berson E et al. Non-invasive prenatal testing: a review of international implementation and challenges. Int J Women Health 2015; 7:113-26.

Cardoso R, Porto-Filho FA, Sanchez RC, Isfer EV. Apresentação de modelo artificial de treinamento para propedêutica fetal invasiva por agulha. GO Atual 2001; 5:25-9.

Cobet G, Gummelt T, Bollmann R et al. Assessment of serum levels of alfa-1-microglobulin, beta-2-microglobulin and retinol binding protein in the fetal blood. A method for prenatal evaluation of renal function. Prenat Diagn 1996; 16:299.

Daffos F, Cappella-Pavlovsky M, Forestier F. Fetal blood sampling via the umbilical cord using a needle guided by ultrasound: a study of 66 cases. Prenat Diagn 1983; 3:271-7.

Daffos F, Cappella-Pavlovsky M, Forestier F. Fetal blood sampling during pregnancy with the use of a needle guided by ultrasound: a study of 606 consecutive cases. Am J Obstet Gynecol 1985; 153:655-60.

Dolkart L, Harter M, Snyder M. Four-dimensional ultrasonographic guidance for invasive obstetric procedures. J Ultrasound Med 2005; 24:1261-6.

Kim SR, Won HS, Lee PR, Kim A. Four-dimensional ultrasound guidance of prenatal invasive procedures. Ultrasound Obstet Gyencol 2005; 26:663-5.

Liao C, Wei JX, Li QM, Li LX, Li J, Li DZ. Efficacy and safety of cordocentesis for prenatal diagnosis. Int J Gynecol Obstet 2006; 93:13-7.

Mari G, Deter RL, Carpenter RL et al. Noninvasive diagnosis by Doppler ultrasonography of fetal anemia due to maternal red-cell alloimmunization. Collaborative Group for Doppler Assessment of the Blood Velocity in Anemic Fetuses. N Engl J Med 2000; 342:9-14.

Mari G. Middle cerebral artery peak systolic velocity for the diagnosis of fetal anemia: the untold story. Ultrasound Obstet Gynecol 2005; 25:323-30.

Ressonância Nuclear Magnética Aplicada à Medicina Fetal

CAPÍTULO 21

Heron Werner Júnior

INTRODUÇÃO

A avaliação por imagem do feto tem se aprimorado ao longo dos anos e é inegável o papel da ultrassonografia (USG) com essa finalidade. No entanto, a USG não é mais o único método de imagem disponível para uma avaliação fetal. O estudo por ressonância magnética (RM) veio acrescentar conhecimentos ao possibilitar a obtenção de imagens anatomicamente mais detalhadas, além de maior resolução de contraste das partes moles, sem sofrer interferências negativas de fatores desfavoráveis à USG, como obesidade materna, oligoidrâmnio e alguns tipos de posicionamento fetal. Por suas características de custo mais baixo, portabilidade e facilidade de acesso e existência de profissionais bem treinados, a USG ainda é o método inicial e na maior parte dos casos suficiente para estudo do feto, mas a RM pode ter uma indicação precisa diante de diagnósticos mais complexos.

O primeiro exame de RM em obstetrícia foi realizado por Smith em 1983. Desde então, seu uso para o estudo do feto aumentou de maneira progressiva, principalmente na avaliação do sistema nervoso central. No passado, os artefatos promovidos pelos movimentos fetais eram a grande limitação da RM. Esses foram abrandados inicialmente mediante a curarização fetal com a realização de punção prévia do cordão umbilical. Infelizmente, estava-se distante do ideal, pois a RM, que é um método não invasivo, necessitava previamente de uma propedêutica invasiva para sua realização, carreando todos os riscos inerentes à punção, como rotura prematura das membranas ovulares, abortamento ou trabalho de parto prematuro e infecção. Entretanto, as técnicas de exame foram melhorando com o desenvolvimento de novas sequências, em conjunto com a modernização do aparelho, e no início da década de 1990 esses artefatos já eram abrandados com a sedação materna e a obtenção de sequências rápidas em breve período de apneia materna.

Atualmente, para a obtenção de imagens de alta qualidade, o aparelho ideal para o estudo do feto é o de alto campo (1,5 ou 3,0 Tesla) com gradientes potentes para sequências ultrarrápidas (Werner et al., 2008, 2010).

TÉCNICA

Os exames são realizados com a paciente em decúbito dorsal e a cabeça ou os pés entrando em primeiro lugar no magneto. A idade gestacional ideal para o exame é a partir da 20ª semana. A presença do parceiro ou de familiar deve ser encorajada para maior conforto da paciente. Atualmente, não existe um preparo prévio à realização do exame.

O uso de sedativos maternos não se faz necessário na maioria dos exames. Entretanto, em alguns casos, como na presença do polidrâmnio, pode ser necessária a sedação materna, utilizando benzodiazepínicos (5 a 10mg) pela via oral cerca de 15 minutos antes da realização do exame, objetivando reduzir uma possível ansiedade materna ou os movimentos fetais, que são os responsáveis pela degradação de uma boa imagem. Uma vez a paciente posicionada no magneto, a localização fetal é inicialmente estabelecida a partir de sequências multiplanares (planos axial, coronal e sagital). O tempo necessário para o estudo completo do feto é em torno de 20 a 30 minutos.

Para a obtenção de imagens de boa qualidade em qualquer exame de RM é essencial o uso de sequências rápidas, como HASTE (*Half-Fourier Acquisition Single-Shot Turbo spin-Echo*), FSSE (*Fast-Single Shot Echo*) ou true-FISP (*Free Induction Steady State Precession*), que possibilitam aquisições em curto espaço de tempo, evitando artefatos de movimento. Cada sequência dura em torno de 20 segundos, sendo feitos cortes finos de 1mm ou maiores, cerca de 4 a 6mm, dependendo da área a ser estudada (Daltro et al., 2010).

SEGURANÇA

A primeira questão a ser considerada para o uso da RM diz respeito à sua segurança para a gestante e o feto. Estudos em animais não mostraram efeito teratogênico do método, mas não se recomenda que seja realizado no primeiro trimestre da gestação, período crítico para a teratogênese e no qual ainda não há a identificação de potenciais benefícios do uso precoce dessa técnica de imagem.

O Safety Committee of the Society of Magnetic Resonance Imaging recomenda o uso da RM apenas se a USG não for

QUADRO 21.1 Contraindicações absolutas para o exame de ressonância magnética

Contraindicações absolutas	Não estão contraindicados
Marca-passo cardíaco	Próteses ortopédicas
Desfibriladores/cardioversores	Implantes dentários
Implantes otológicos cocleares	Projéteis de arma de fogo não próximos à estrutura vital
Prótese valvular mitral Starr-Edwards	Clipes de aneurisma cerebral não ferromagnéticos (titânio)
Clampe carotídeo do tipo Poppen-Blaylock	Stents e filtros intravasculares após 3 meses de posicionamento
Clipe de aneurisma cerebral ferromagnético	

conclusiva. A legislação brasileira não tem norma específica. Contudo, a posição geral é a de que a RM pode ser utilizada com bom senso na gestação a partir do segundo trimestre sem restrições quanto à indicação do exame.

A injeção de meio de contraste (gadolínio intravenoso) deve ser evitada durante toda a gestação, uma vez que o meio de contraste é capaz de atravessar a barreira placentária, entrando na circulação fetal segundos após sua administração, além de não haver interesse em seu uso na maior parte dos casos indicados. As principais contraindicações ao exame de RM estão listadas no Quadro 21.1.

RESSONÂNCIA MAGNÉTICA NA PRÁTICA OBSTÉTRICA

Além do estudo da morfologia fetal, a RM pode fornecer informações adicionais à USG nos casos de acretismo placentário. Nesses casos não se visualiza a decídua basal, havendo maior aderência da placenta ao miométrio (Figura 21.1).

A RM também pode auxiliar a USG no estudo da gestação ectópica, principalmente nas gestações abdominais avançadas, produzindo imagens com maior definição espacial do feto (Gressens & Luton, 2004).

A pelvimetria também pode ser realizada com excelente qualidade de imagem, quando toda a anatomia pélvica pode ser avaliada no final de 5 a 10 minutos de exame.

Uma aplicação promissora da RM é para avaliação da anatomia materna, como no estudo da hidronefrose, causa mais comum de dilatação do sistema urinário durante a gestação, e das massas anexiais.

RESSONÂNCIA MAGNÉTICA NO FETO

A RM oferece uma excelente imagem da anatomia fetal, principalmente quando realizada a partir da 22ª semana de gestação, auxiliando a USG na presença de limitações para realização de um bom estudo da anatomia fetal, como: sombra acústica da calota craniana no terceiro trimestre, a qual dificulta uma boa avaliação da anatomia cerebral; posição muitas vezes inadequada e viciosa do polo cefálico fetal; aumento da distância entre a sonda ecográfica e as estruturas cerebrais na vigência de hidrocefalia importante; presença de sombra acústica oriunda da mandíbula e da base do crânio fetal, dificultando um bom estudo ecográfico da região cervical; pequena diferença de ecogenicidade entre tecidos, como na diferenciação do esôfago; também nos casos de obesidade materna; e presença de polidrâmnio ou oligoidrâmnio acentuado (Santos et al., 2010).

Uma das principais indicações da RM é o estudo das malformações do sistema nervoso central do feto. No entanto, a RM vem ganhando importância na avaliação de

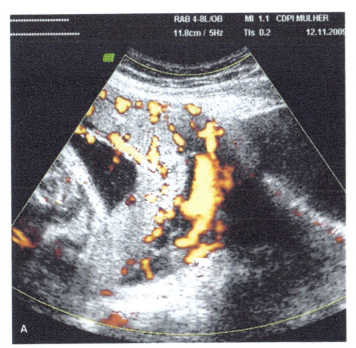
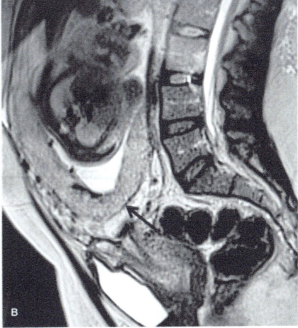

FIGURA 21.1 Ultrassonografia (**A**) e ressonância magnética (corte sagital T2) – (**B**) demonstrando placenta prévia. Note a integridade da placa basal, demonstrando não haver acretismo placentário (seta).

massas inespecíficas toracoabdominais, tumores e malformações do aparelho urinário (Barseghyan et al., 2008; Werner et al., 2011, 2013).

Sistema nervoso central

A RM é o método ideal para complementação da USG nos casos de lesões expansivas intracranianas por promover melhor caracterização da anatomia cerebral, da dilatação do sistema ventricular e das lesões expansivas (Salomon & Garel, 2007; Malinger et al., 2011) (Figuras 21.2 e 21.3).

O diagnóstico da agenesia do corpo caloso é uma das indicações da RM do sistema nervoso central (Prayer et al., 2006). O corpo caloso é uma importante comissura cerebral que conecta os hemisférios cerebrais, e sua ausência pode ser detectada à USG, porém a RM tem condições de avaliar melhor as malformações cerebrais associadas.

A detecção da esclerose tuberosa no pré-natal exemplifica o valor da RM. Essa doença se caracteriza pela presença de lesões hamartomatosas em muitos tecidos, especialmente cérebro, pele, coração e rins. Os rabdomiomas cardíacos constituem a principal anormalidade detectada pela USG. Entretanto, a confirmação do diagnóstico da esclerose tuberosa no feto é possível em virtude da visualização pela RM de hamartomas corticais e subependimários na parede dos ventrículos laterais cerebrais (Werner et al., 1994).

O uso da RM tem sido útil na avaliação de cérebros de fetos cujas mães são portadoras de infecções, como citomegalovírus e toxoplasmose. Nos casos de infecção por citomegalovírus, uma

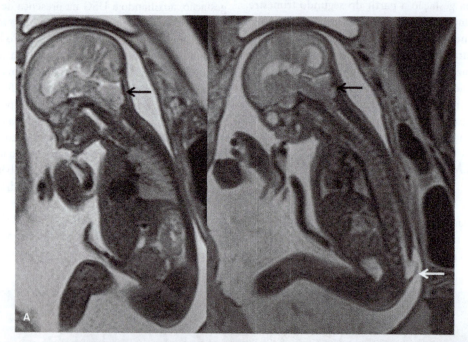

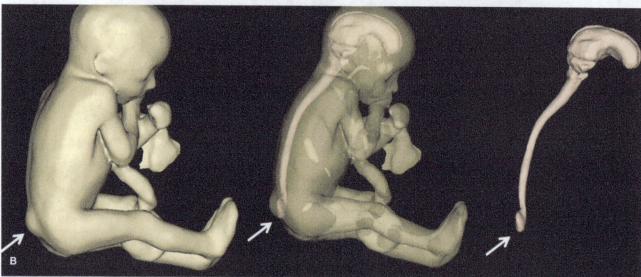

FIGURA 21.2A Imagem de ressonância magnética (RM) em corte sagital T2 de feto portador de malformação de Arnold-Chiari II (26ª semana). Note herniação cerebelar (*seta preta*) e mielomeningocele (*seta branca*). **B** Reconstrução 3D por RM demonstrando dilatação ventricular e mielomeningocele (*seta*).

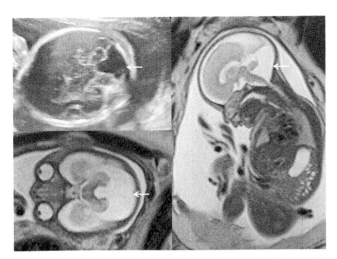

Figura 21.3 Ultrassonografia e ressonância magnética de feto na 25ª semana (axial e sagital T2) demonstrando cisto na fossa posterior (setas) e agenesia do vérmis cerebelar, configurando malformação de Dandy-Walker.

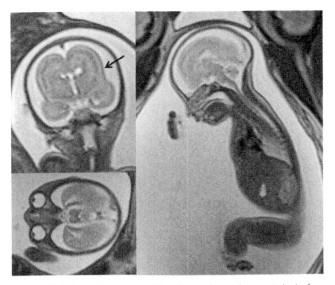

Figura 21.4 Ressonância magnética (coronal, axial e sagital) de feto na 34ª semana. Note o atraso significativo do processo de sulcação, compatível com lisencefalia.

infecção fetal precoce que acontece exatamente nas primeiras fases de migração neuronal, pode causar uma lisencefalia (Figura 21.4). A RM tem melhores condições de avaliar um possível retardo na formação dos giros cerebrais, além de uma displasia cortical e polimicrogíria (Malinger et al., 2011).

Anomalias cervicotoracoabdominais

Apesar de as principais indicações no feto estarem centradas nas malformações do sistema nervoso central, a RM vem ampliando sua contribuição também nas anomalias cervicais, toracoabdominais e urinárias, como tumores e massas toracoabdominais (Antunes et al., 2008; Daltro et al., 2010) (Figura 21.5).

Os pulmões do feto são estruturas bem visualizadas à RM, facilitando o estudo da hipoplasia pulmonar, muitas vezes difícil de ser avaliada à USG (Figura 21.6). As principais estruturas do coração fetal podem ser identificadas pela RM através de sequências específicas, evitando os artefatos de movimento (Saleem, 2008; Daltro et al., 2010).

O fígado é facilmente visto à RM. A composição química do hepatócito varia com a idade gestacional em razão do aumento do glicogênio fetal próximo ao termo. Assim, a intensidade de sinal pode sofrer alterações ao longo da gestação. As estruturas do aparelho digestório alto são bem visualizadas à RM devido ao líquido amniótico deglutido. As alças intestinais são identificadas como estruturas serpiginosas de alto sinal nas imagens em T2 e baixo sinal em T1. O cólon sigmoide e o reto têm sinais variáveis em virtude da presença ou não do mecônio (Werner et al., 2003; Wright et al., 2010).

Nos casos de hérnia diafragmática, a RM tem papel importante na avaliação de possível hipoplasia pulmonar, além de caracterizar melhor o conteúdo herniário (Amim et al., 2008). A RM demonstra claramente se há ou não a presença do fígado no interior do tórax (Figura 21.7), o que tem impacto muito grande na avaliação do prognóstico fetal. O volvo gástrico intratorácico também pode ser facilmente visualizado na presença de uma posição da maior curvatura superior à pequena curvatura gástrica (Jani et al., 2007).

Os rins e a bexiga são facilmente identificados na RM, o que facilita o diagnóstico de agenesia renal bilateral diante do quadro de oligoidrâmnio acentuado. Além disso, pode também ser usada para complementar a USG nos casos de ectopia renal, hipoplasia renal, rins multicísticos displásicos bilaterais, válvula de uretra posterior e doença renal policística recessiva (Figuras 21.8 e 21.9).

Na presença de gestação múltipla em que exista malformação de um dos gemelares, a USG do gemelar malformado pode ser extremamente difícil em período mais avançado. Assim, a RM seria uma boa opção para melhor avaliação do feto malformado, possibilitando melhor definição do prognóstico. Nos casos raros de gemelaridade imperfeita, a RM promove melhor identificação das estruturas toracoabdominais, tornando possível uma melhor avaliação do prognóstico, como na definição da viabilidade cirúrgica pós-natal.

A RM pode ser uma boa opção para o estudo de anomalias fetais, caso a necropsia não seja autorizada pelos familiares.

CONSIDERAÇÕES FINAIS

Ao longo dos últimos 20 anos a RM vem ocupando um lugar expressivo na exploração do feto. Ela não veio substituir a USG, mas se tornou um método complementar, oferecendo imagens adicionais da estrutura fetal. Trata-se de um exame usado para avaliação da morfologia fetal, podendo ser realizada sem contraindicações na gravidez. No entanto, cabe lembrar que seu uso deve ser restrito aos casos em que o resultado ultrassonográfico seja duvidoso. Sua acuidade diagnóstica melhora com o aumento da idade gestacional, não sendo influenciada por oligoidrâmnio acentuado, obesidade materna ou estática fetal.

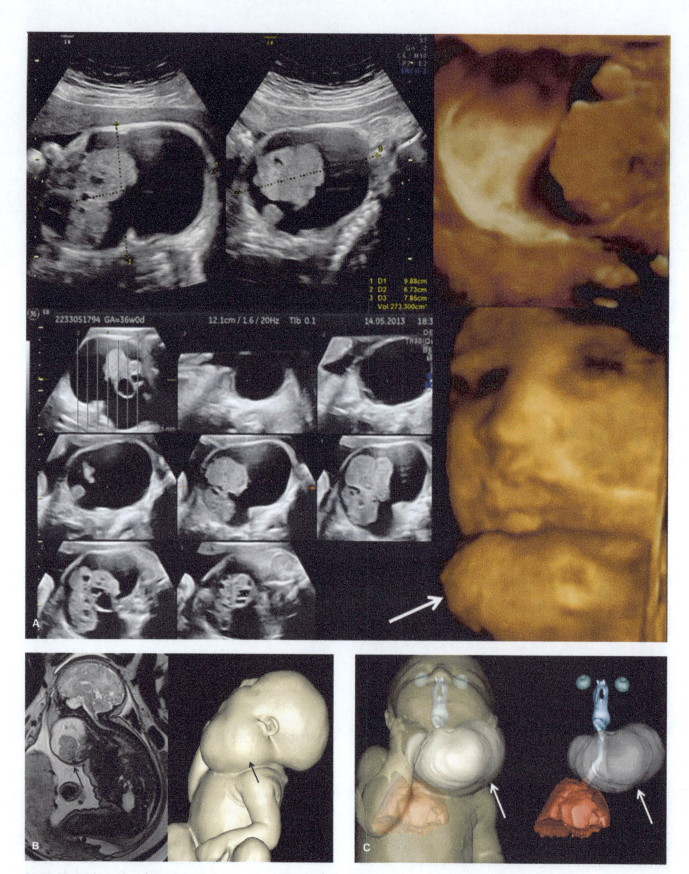

FIGURA 21.5A Ultrassonografia 2D e 3D de feto portador de teratoma cervical (36ª semana) (*seta*). **B** Imagem de ressonância magnética (RM) no corte sagital T2 e reconstrução 3D por RM demonstrando o teratoma (36ª semana) (*seta*). **C** Pós-processamento das imagens por RM, demonstrando com nitidez a relação do tumor (*setas*) com as vias aéreas.

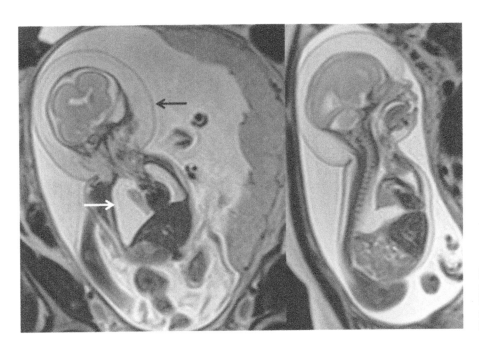

FIGURA 21.6 Imagem de ressonância magnética em cortes coronal e sagital T2 de feto hidrópico na 25ª semana. Note edema (*seta preta*) e grande hidrotórax bilateral (*seta branca*).

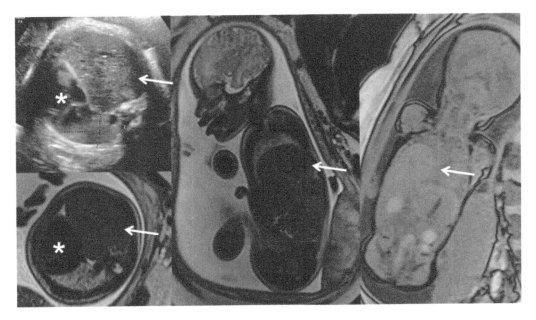

FIGURA 21.7 Ultrassonografia e ressonância magnética (axial, sagital T2 e coronal T1) de feto na 27ª semana portador de hérnia diafragmática direita. Note a presença do fígado ocupando o hemitórax direito (*setas*) e o coração desviado para a esquerda (*).

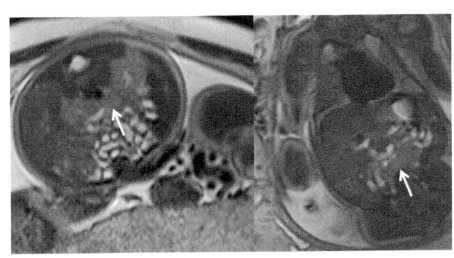

FIGURA 21.8 Imagem de ressonância magnética em cortes axial e coronal T2 de feto (28ª semana) portador de rim em ferradura (*setas*).

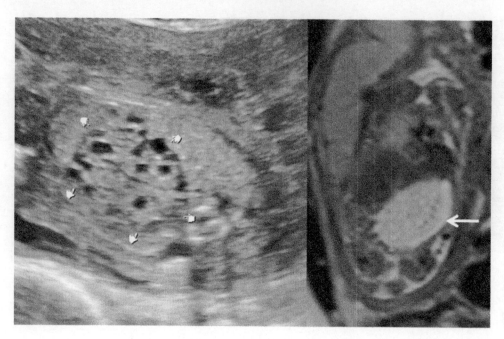

FIGURA 21.9 Ultrassonografia e imagem de ressonância magnética em cortes coronal T2 de feto na 26ª semana portador de rim único multicístico displásico (seta). Note oligoidrâmnio acentuado.

Leitura recomendada

Amim B, Werner Jr H, Daltro PA et al. O valor da ultra-sonografia e da ressonância magnética fetal na avaliação das hérnias diafragmáticas. Radiol Bras 2008; 41:1-6.

Antunes E, Werner Jr H, Daltro PA et al. Correlação entre os achados ultra-sonográficos e da ressonância magnética no teratoma sacrococcígeo fetal. Radiol Bras 2008; 41:163-6.

Barseghyan K, Jackson HA, Chmait R et al. Complementary roles of sonography and magnetic resonance imaging in the assessment of fetal urinary tract anomalies. J Ultrasound Med 2008; 27:1563-9.

Brugger PC, Stuhr F, Lindner C, Prayer D. Methods of fetal MR: beyond T2-weighted imaging. Eur J Radiol 2006; 57:172-81.

Daltro P, Werner H, Gasparetto TD et al. Congenital chest malformations: a multimodality approach with emphasis on fetal MR imaging. Radiographics 2010; 30:385-95.

Gressens P, Luton D. Fetal MRI: obstetrical and neurological perspectives. Pediatr Radiol 2004, 34:682-4.

Jani J, Cannie M, Done E et al. Relationship between lung area at ultrasound examination and lung volume assessment with magnetic resonance imaging in isolated congenital diaphragmatic hernia. Ultrasound Obstet Gynecol 2007; 30:855-60.

Malinger G, Werner H, Rodriguez Leonel JC et al. Prenatal brain imaging in congenital toxoplasmosis. Prenat Diagn 2011; 31:881-6.

Prayer D, Brugger PC, Kasprian G et al. MRI of fetal acquired brain lesions. Europ J Radiol 2006; 57:233-49.

Saleem SN. Feasibility of MRI of the fetal heart with balanced steady-state free precession sequence along fetal body and cardiac planes. AJR Am J Roentgenol 2008; 191:1208-15.

Salomon LJ, Garel C. Magnetic resonance imaging examination of the fetal brain. Ultrasound Obstet Gynecol 2007; 30:1019-32.

Santos XM, Papanna R, Johnson A et al. The use of combined ultrasound and magnetic resonance imaging in the detection of fetal anomalies. Prenat Diagn 2010; 30:402-7.

Smith FW, Adam AH, Phillips WD. NMR imaging in pregnancy. Lancet 1983; 1:61-2.

Werner H, dos Santos JRL, Fontes R et al. The use of rapid prototyping didactic models in the study of fetal malformations. Ultrasound Obstet Gynecol 2008; 32:955-6.

Werner H, dos Santos JRL, Fontes R et al. Virtual bronchoscopy for evaluating cervical tumors of the fetus. Ultrasound Obstet Gynecol 2013; 41:90-4.

Werner H, dos Santos JRL, Fontes R et al. Additive manufacturing models of fetuses built from three-dimensional ultrasound, magnetic resonance imaging and computed tomography scan data. Ultrasound Obstet Gynecol 2010; 36:355-61.

Werner H, dos Santos JRL, Fontes R et al. Virtual bronchoscopy in the fetus. Ultrasound Obstet Gynecol 2011; 37:113-5.

Werner H, Mirlesse V, Jacquemard F et al. Prenatal management of tuberous sclerosis. Use of magnetic resonance imaging and its implications for prognosis. Prenatal Diagnosis 1994; 14:1151-5.

Weston MJ. Magnetic resonance imaging in fetal medicine: a pictorial review of current and developing indications. Postgrad med J 2010; 86:42-51.

Wright C, Sibley CP, Baker PN. The role of fetal magnetic resonance imaging. Arch Dis Child Fetal Neonatal 2010; 95:137-41.

Fertilização in Vitro

CAPÍTULO 22

Altina Castelo Branco Almeida

INTRODUÇÃO

A fertilização *in vitro* (FIV) consiste na captação dos gametas do casal e na realização de fecundação extracorpórea, isto é, o encontro do óvulo com o espermatozoide, em vez de nas trompas, ocorrerá fora do corpo humano, no laboratório de reprodução humana.

Os espermatozoides são obtidos por masturbação e submetidos a uma lavagem com meio de cultura em diferentes gradientes de concentração com o objetivo de eliminar o líquido seminal e concentrar os espermatozoides com melhores motilidade e morfologia.

Nas mulheres, o tratamento consiste em três etapas: estimulação ovariana, punção dos óvulos e transferência dos embriões.

ESTIMULAÇÃO OVARIANA

Hiperestimulação ovariana controlada

A técnica de FIV ficou consagrada a partir do nascimento de Louise Brown, em 25 de julho de 1978, em Manchester, Inglaterra, mediante os esforços de Steptoe & Edwards, que, utilizando o folículo dominante produzido no ciclo menstrual natural, obtiveram um único embrião e o transferiram ao útero, resultando em uma gravidez (Steptoe & Edwards, 1978).

Em 1981 foi iniciada a técnica de hiperestimulação ovariana controlada (HOC), considerada mais eficiente (Jones et al., 1982). Por meio dessa técnica, deixava-se de obter apenas um óvulo para recrutar numerosos deles e consequentemente vários embriões, possibilitando a escolha dos melhores para a transferência embrionária. Disso resultou uma taxa de gravidez mais elevada, porém com aumento da frequência de gravidez múltipla (Arnot et al., 1995).

Na HOC são utilizados vários tipos de protocolo de estímulo. Um dos esquemas consiste na utilização das gonadotrofinas recombinantes (hormônio folículo-estimulante [FSH] ou hormônio luteinizante [LH]) ou gonadotrofinas urinárias altamente purificadas (gonadotrofina menopausal humana [HMG], composta de FSH e LH humano), todas na dose de uma a quatro ampolas diárias, sendo a ampola de 75UI de FSH e/ou LH associada ao antagonista na dose diária de 0,25mg/dia ou o agonista do hormônio liberador da gonadotrofina (GnRH) na dose diária de 0,05 a 0,1mg para bloquear a ovulação.

Em certos casos também são utilizados o citrato de clomifeno ou inibidores da aromatase, visando a um estímulo ovariano mais leve. A dose deve ser de 50 a 100mg/dia, iniciados no segundo ou terceiro dia até o sétimo ou oitavo dia do ciclo menstrual, respectivamente. Com o intuito de induzir a maturação dos óvulos, geralmente em torno de 36 horas antes da punção dos folículos dominantes associa-se o hormônio gonadotrofina coriônica (hCG) na dose de 250μg ou o análogo de GnRH na dose de 2mg, ambos em dose única (Stenbaek et al., 2014).

No entanto, a resposta ovariana à HOC das diversas mulheres inscritas em protocolos de tratamento de FIV não é uniforme. Algumas pacientes, como as portadoras da síndrome de ovário policístico (SOP), podem responder de maneira excessiva ao estímulo ovariano, ou seja, com a síndrome de hiperestimulação ovariana (SHO), que ocorre em 1% a 2% dos ciclos de FIV (Pride et al., 1990). Outras mulheres são baixas respondedoras, sendo responsáveis por uma taxa de cancelamento dos ciclos de FIV que varia de 9% a 24% em virtude de uma resposta insuficiente à HOC (Keay et al., 1997).

Esse grupo de baixas respondedoras constitui um desafio para os centros de reprodução assistida, pois apresenta maior prevalência que o de SHO. Enquanto ciclos de FIV ainda poderão ser aproveitados usando o congelamento de embriões para transferi-los posteriormente (D'Angelo & Amso, 2007) em caso de SHO, no caso dessa resposta ovariana insuficiente à HOC a alternativa é o cancelamento do ciclo de FIV (Keay et al., 1997).

Portanto, uma avaliação prévia da reserva ovariana por meio das dosagens hormonais (FSH, estradiol, hormônio antimülleriano [HAM] e inibina B) e da ultrassonografia para contagem de folículos antrais, ambas entre o segundo e o quarto dia do ciclo, é importante para melhor adequar o tipo de protocolo de estímulo à reserva ovariana da paciente (Fiçicioğlu et al., 2006; Fauser et al., 2008).

Protocolos de estimulação ovariana

O protocolo longo consiste em bloqueio da hipófise mediante a administração de doses diárias por via subcutânea do análogo do GnRH, iniciada na fase lútea do ciclo menstrual anterior. Isso porque o análogo do GnRH atua inicialmente causando a liberação de FSH e LH (*flare up*) e a seguir, na fase de bloqueio, promove uma queda dos níveis desses hormônios e consequentemente dos níveis de estradiol e progesterona, resultando na menstruação. Isso leva à homogeneização do tamanho dos folículos antrais ao menstruar por evitar a subida do FSH na fase folicular inicial, o que possibilita maior recrutamento de folículos ao mesmo tempo ao iniciar o estímulo ovariano com o FSH recombinante/urinário.

O início da HOC com o FSH exógeno só é possível após a realização de uma ultrassonografia endovaginal para descartar a existência de cisto funcional, pois este pode prejudicar o crescimento dos folículos antrais. Uma vez descartada a presença de cistos, prossegue-se com a administração diária de análogo do GnRH associada ao FSH e a realização de ultrassonografias seriadas: em média do sexto ao oitavo dia do estímulo ovariano (para reajuste da dose do FSH) e depois em torno do nono ou décimo dia do estímulo (para determinar o melhor momento de induzir a maturação dos folículos dominantes com hCG, 250µg em dose única, e marcar a punção dos folículos).

O protocolo curto tem por conceito iniciar o análogo do GnRH apenas após a menstruação espontânea. Desse modo, seria aproveitado o estímulo inicial do *flare up* do análogo do GnRH associado ao FSH exógeno para o estímulo ovariano. Ambos os medicamentos são iniciados com aplicações diárias por via subcutânea depois da ultrassonografia endovaginal entre o segundo e o terceiro dia do ciclo e descartada a presença de cisto ovariano.

Outra opção de protocolo curto consistiria em iniciar apenas o FSH exógeno, após a documentação de folículos pré-dominantes por ultrassonografia, com diâmetro > 14mm em média, ou se basear na estimativa de que os folículos surgem após o sexto dia de estímulo e já iniciar, juntamente ao FSH, o antagonista de GnRH diariamente. Essa opção, em razão de seu mecanismo de ação (bloqueio imediato da hipófise por impedir o pico do LH), pode ser utilizada no meio ou no fim da fase folicular.

Nas duas opções de protocolo curto, após documentado que a maioria dos folículos mede entre 15 e 20mm, aplicam-se 250µg de hCG em dose única para programar a punção folicular. Em casos de mulheres com grande quantidade de folículos dominantes e pré-dominantes (> 15mm), pode-se optar por desencadear a maturação dos folículos com análogo do GnRH, na dose de 2mg em dose única, mas isso só pode ser feito nas pacientes que se submeteram ao protocolo curto com antagonista de GnRH.

Esses são apenas os modelos padrões de HOC, havendo vários outros protocolos de estímulo usados nas diferentes clínicas de reprodução humana e que são aplicados em casos clínicos específicos. Por exemplo, para as pacientes com baixa reserva ovariana, as quais não têm boa quantidade de folículos dominantes, alguns autores optam por estímulos menos onerosos financeiramente com citrato de clomifeno ou inibidores de aromatase, pois a resposta ovariana dessas pacientes a esses agentes mais leves e a altas doses de FSH exógeno é semelhante. Outra possibilidade consiste no uso de estrógeno ou contraceptivos no ciclo menstrual anterior ao tratamento para programar o início dos estímulos das pacientes, sobretudo em serviços de reprodução humana que não dispõem diariamente de laboratório (Lainas et al., 2010; Lai et al., 2013; Mao et al., 2014).

PUNÇÃO FOLICULAR

A primeira captura de óvulos ocorreu em 1978 por videolaparoscopia, mas desde 1981 Lenz et al. faziam as punções guiadas por ultrassonografia transvesical e apenas em 1985, com Franco Jr & Serafini, foi realizada a aspiração do líquido dos folículos dominantes medindo, em média, 14 a 20mm por ultrassonografia transvaginal com agulha introduzida no guia acoplado à sonda endovaginal. O líquido é levado ao laboratório, onde, através de uma lupa, são procurados os óvulos maduros que serão fecundados com os espermatozoides após a capacitação do sêmen.

O procedimento deve ser realizado em bloco cirúrgico e sob sedação. A assepsia da vagina deve ser feita apenas com soro fisiológico, e os riscos do procedimento consistem em perfuração de intestino ou de vaso sanguíneo, como a artéria ilíaca. No entanto, quando se utiliza um bom aparelho de ultrassonografia por equipe experiente, os riscos são mínimos.

No mesmo dia o sêmen deve ser obtido por masturbação. Em casos de azoospermia obstrutiva (ausência de espermatozoides no ejaculado) pode ser realizada a punção do epidídimo ou dos testículos. Por outro lado, a biópsia testicular é a melhor opção em caso de azoospermia secretória. Nesses casos mais difíceis, em que uma porção dos túbulos seminíferos é obtida por biópsia e analisada, o objetivo é pelo menos a obtenção de espermátides (espermatozoides ainda imaturos) para injetar no citoplasma dos óvulos maduros pela técnica de injeção intracitoplasmática do espermatozoide no citoplasma da célula (ICSI). Há ainda a possibilidade de recorrer ao banco de sêmen nos casos de azoospermia sem sucesso na biópsia testicular ou em casos de produção independente ou de mulheres sem parceiros do sexo masculino.

TRANSFERÊNCIA EMBRIONÁRIA

Após a captura dos óvulos e sua fertilização com os espermatozoides, os embriões são cultivados em incubadoras por 2 a 5 dias. Posteriormente, seguindo parâmetros morfológicos e/ou genéticos, são selecionados os melhores embriões para serem depositados no útero através de um cateter guiado por ultrassonografia abdominal. A transferência embrionária guiada por ultrassonografia é utilizada na maioria dos serviços para melhor orientar o local no útero onde serão depositados os embriões.

O número máximo de embriões a serem depositados no útero deve basear-se na Resolução 2013/2013 do Conselho Federal de Medicina, que estabelece até dois embriões em mulheres com até 35 anos de idade, três embriões naquelas entre 36 e 39 anos e até quatro embriões naquelas com 40 anos ou mais. Contudo, o número de embriões que serão transferidos ao útero pode ser menor caso tenham boa qualidade e o casal concorde em congelar os embriões excedentes, diminuindo o risco de gestação múltipla.

SUPORTE LÚTEO

Faz-se necessário o uso de progesterona micronizada, na dose diária média de 600mg/dia via vaginal, em virtude da luteólise precoce dos vários corpos lúteos ocasionada pela HOC. Além disso, a aspiração folicular pode impedir a esteroidogênese lútea em razão da destruição das células da granulosa.

INDICAÇÕES

A indicação histórica da FIV é o fator tubário, isto é, mulheres que não conseguiram engravidar por apresentar trompas obstruídas. Contudo, outras indicações foram surgindo ao longo das décadas, entre as quais: fator masculino; endometriose; distúrbio ovariano; casais com risco elevado de ter bebês doentes por alteração genética em um dos parceiros ou pelo fator idade (em virtude do avanço das técnicas associadas à FIV, como o estudo genético dos embriões antes de serem depositados no útero); casais sorodiscordantes e homoafetivos; situações como produção independente; mulheres que entraram em falência ovariana e recorrem à ovodoação; ou mulheres submetidas a histerectomias ou que tenham malformação uterina, necessitando de "útero substituto".

REDUÇÃO EMBRIONÁRIA

Quando a gravidez múltipla é prejudicial à vida da mãe a ponto de deixá-la exposta a grande risco de morte, ela pode fazer a redução embrionária. A redução pode ser realizada em qualquer momento da gravidez, mas o ideal é que seja feita até a 20ª semana.

O procedimento é guiado por ultrassonografia, no qual o médico especializado encontra o embrião e o retira por aspiração do saco gestacional ou provoca o óbito fetal por meio de injeção de cloreto de potássio no coração do concepto.

Leitura recomendada

Arnot AM, Vandekerckhove P, DeBono MA, Rutherford AJ. Follicular volume and number during in vitro fertilization: association with oocyte developmental capacity and pregnancy rate. Hum Reprod 1995; 10:256-61.

D'Angelo A, Amso NN. Embryo freezing for preventing ovarian hyperstimulation syndrome. Cochrane Data base Syst Rev 2007 Jul 18; (3):CD002806.

Fauser BC, Diedrich K, Devroey P. Predictors of ovarian response: progress towards individualized treatment in ovulation induction and ovarian stimulation. Hum Reprod Update 2008; 14:1-14.

Fiçicioğlu C, Kutlu T, Baglam E, Bakacak Z. Early follicular antimullerian hormone as an indicator of ovarian. Fertil Steril 2006; 85:592-6.

Franco Jr JG, Serafini P. A ultra-sonografia como método guia da punção aspirativa dos foliculos ovarianos. Femina 1985; 13:271-2.

Jones Jr HW, Jones GS, Andrews MC et al. The program of in vitro fertilization at Norfolk. Fertil Steril 1982; 38:14-21.

Keay SD, Liversedge NH, Mathur RS, Jenkins JM. Assisted conception following poor ovarian response to gonadotrophin stimulation. Br J Obstet Gynaecol 1997; 104:521-7.

Lai Q, Zhang H, Zhu G et al. Comparison of the GnRH agonist and antagonist protocol on the same patients in assisted reproduction during controlled ovarian stimulation cycles. Int J Clin Exp Pathol 2013; 9:1903-10.

Lainas TG, Sfontouris IA, Zorovilisl Z et al. GnRH antagonist protocol versus GnRH agonist long protocol in patients with polycystic ovary syndrome treated for IVF: a prospective randomized controlled trial (RCT). Hum Reprod 2010; 3:683-9.

Lenz S, Lauritsen GJ, Kjellow M. Collection of human oocytefor in vitro fertilization by ultrasonically guided follicular puncture. Lancet 1981; 1:1163.

Mao GH, Feng Z, He Y, Huang YR. Comparisons of the effects of long-acting and short-acting GnRH agonists on embryo quality, endometrial thickness rate in human in vitro fertilization. Arch Med Sci 2014; 10:161-6.

Pride SM, James CSJ, Yuen BH. The ovarian hyperstimulation syndrome. Semin Reprod Endocrinol 1990; 8:247-60.

Stenbaek DS, Toftager M, Hjordt LV et al. Mental distress and personality in womwn undergoing GnRH agonist versus GnRH antagonist protocols for assisted reproductive technology. Hum Reprod 2014; 14:294-8.

Steptoe PC, Edwards RG. Birth after the reimplantation of a human embryo. Lancet 1978; 7:366.

Prevenção de Intercorrências Fetais

CAPÍTULO 23

Francisco Edson de Lucena Feitosa
Eugenia C. S. Batista
Carlos Augusto Alencar Júnior

INTRODUÇÃO

A medicina com base na prevenção de agravos vem representando um incentivo crescente às políticas de saúde pública nos últimos anos. Pesquisas na área de suplementação alimentícia têm alcançado grande expansão, mostrando a relação entre as deficiências nutricionais e as repercussões orgânicas. Na obstetrícia, esse tema tem fundamental relevância. O equilíbrio biopsicossocial, que define a saúde, também deve ser buscado por meio de uma alimentação suficiente e de qualidade, de acordo com a Organização Mundial da Saúde (OMS) (WHO, 2001, 2014).

A gravidez promove mudanças endocrinometabólicas orgânicas, necessitando da suplementação de micronutrientes e da introdução de fármacos que possam evitar ou minimizar riscos fetais e neonatais graves, prevenindo, principalmente, malformações fetais e baixo peso ao nascer.

Reveste-se de grande importância uma adequada condição nutricional e orgânica no ato da concepção. No entanto, não há uma cultura dietética adequada posta em prática habitualmente. Desse modo, é fundamental uma avaliação nutricional e metabólica prévia à concepção, além da detecção de fatores de risco para doenças e malformações, visando a um pré-natal com maior segurança e menos complicações mediante a introdução de fármacos e a complementação alimentar adequada.

FERRO

A anemia por deficiência de ferro é definida como anemia acompanhada de depleção de ferro armazenado e sinais de aporte inadequado de ferro aos tecidos, sendo a deficiência nutricional mais comum no período gravídico (WHO, 2001).

As causas de deficiência de ferro constituem dieta pobre em ferro, aumento do consumo de ferro pelo organismo, como na gravidez, ou depleção de ferro em decorrência de infecções ou perda sanguínea. Na evolução da gestação, muitas mulheres apresentam alterações hematológicas que resultam em deficiência de ferro. A hemoglobina e a concentração de ferro sérica caem e a capacidade de ligação total do ferro aumenta (Mahomed, 2006).

Durante a gravidez, a anemia é diagnosticada quando a concentração de hemoglobina (Hb) se encontra < 11,0g/L no primeiro e no terceiro trimestre ou < 10,5g/L no segundo trimestre. A dose de reposição de ferro durante a gravidez varia de 27 a 30mg/dia (CDC, 1998; IOM, 2001) para prevenção primária, com dose máxima de 45mg/dia embasada em efeitos colaterais gastrointestinais (IOM, 2001). Em 20 estudos avaliados pela Biblioteca Cochrane, os efeitos preventivos da suplementação férrica foram analisados em comparação com mulheres sem aporte adicional. Evidenciou-se que a administração de ferro com ou sem ácido fólico resultou em redução da prevalência de Hb < 10,0 e 10,5g/L próximo ao termo.

Instituições definiram que os indicadores mais eficientes para monitorar mudanças nas reservas de ferro após suplementação são a Hb e a ferritina (Mahomed, 2006).

O Ministério da Saúde recomenda a suplementação rotineira de ferro na gestação, na dose de 40mg/dia de ferro alimentar (200mg de sulfato ferroso), conforme o Programa Nacional de Suplementação de Ferro. Recomenda-se a administração até o terceiro mês de puerpério ou do abortamento (Ministério da Saúde, 2012).

Não há evidências de benefícios ou efeitos adversos na saúde materna e/ou fetal e em resultados perinatais com a suplementação de ferro isolado ou associado ao ácido fólico (Mahomed, 2006).

ÁCIDO FÓLICO

O ácido fólico é uma vitamina do complexo B que exerce função de coenzima no metabolismo de aminoácidos e ácido nucleico. O ácido fólico é a forma mais oxidada e estável do folato e é usado nos suplementos vitamínicos. A principal fonte natural de folato consiste em dieta diversificada à base de vegetais verdes, legumes, feijão, frutas cítricas e cereais, entre outros. Diferentes meios de preparo dos alimentos ou suplementos influenciam a estabilidade do ácido fólico e sua biodisponibilidade, variando de 25% a 50% para os alimentos, 85% para os alimentos enriquecidos e 100% para os suplementos (Banjari et al., 2014).

Há consenso de que a reposição de ácido fólico nos primeiros meses de gravidez previne defeitos de fechamento do tubo neural, sendo recomendada pela Federação Brasileira das Associações de Ginecologia e Obstetrícia (Febrasgo) (Banjari et al., 2014; Judith et al., 2014; Febrasgo, 2012). O fechamento do tubo neural ocorre, em média, 24 dias após a concepção. Desse modo, é importante que a reposição de ácido fólico esteja vigente nesse período. Resultados de estudos de intervenção demonstram redução de 72% no risco de defeito do tubo neural com a suplementação de ácido fólico isolado ou associado a multivitaminas (RR: 0,28; IC95%: 0,13 a 0,58) (Lumley et al., 2001).

Os fatores de risco para defeitos do tubo neural são neonato ou feto afetado anteriormente, ingesta materna inadequada de ácido fólico, diabetes, uso de ácido valproico ou carbamazepina, obesidade e deficiência de vitamina B_{12}.

Vários países, como Canadá, China e Austrália, recomendam a fortificação voluntária da alimentação com ácido fólico, evitando uma ingesta inadequada desse oligoelemento nas primeiras semanas de gestação, quando a mulher geralmente desconhece sua condição de gestante. Essa suplementação alimentar, porém, ainda não tem os riscos e benefícios comprovados. A revisão da Biblioteca Cochrane afirma haver benefício na fortificação alimentar com ácido fólico para prevenção de defeitos do tubo neural, mas os riscos e benefícios adicionais para toda a comunidade não foram avaliados (Lumley et al., 2001).

A complementação com ácido fólico sintético para mulheres que desejam engravidar e não apresentam fatores de risco para defeito aberto do tubo neural (DATN) é recomendada até a 12ª semana de gravidez na dose de 0,4mg/dia (Febrasgo, 2012). O uso isolado de multivitaminas não mostrou benefícios nem vantagens adicionais em associação ao ácido fólico (Lumley et al., 2001).

As mulheres cujos fetos ou recém-nascidos apresentam DATN devem ser orientadas quanto ao risco de recorrência em novas gestações, sendo determinado o uso contínuo de ácido fólico por no mínimo 30 dias antes da provável concepção até a 12ª semana de gestação, diariamente, na dose de 4mg/dia (Lumley et al., 2001; Febrasgo, 2012).

Atualmente, encontra-se em estudos a microcefalia fetal congênita causada pela infecção materna pelo vírus da Zika. Métodos de prevenção são necessários para diminuição de sua incidência. Estudo epidemiológico de caso-controle em gestantes com fetos portadores de microcefalia isolada de causa indeterminada sugeriu que a suplementação de ácido fólico diminuiu em 40% a 50% a frequência de microcefalia em comparação com o grupo sem suplementação de ácido fólico (Abdel-Salam & Czeizel, 2000). No entanto, ainda não existem evidências suficientes para recomendar o uso de ácido fólico para redução da incidência de microcefalia, seja por infecção materna pelo Zika vírus, seja por outras causas.

São de fundamental importância a divulgação e o esclarecimento para todos os programas de saúde, informações sobre a suplementação de ácido fólico e o benefício deste ato.

PROGESTERONA

O parto prematuro é a principal complicação da gravidez associada a morbidade e mortalidade perinatal (Jodie, 2014), sendo responsável por quase 35% da mortalidade infantil no primeiro ano de vida e por morbidade em curto e longo prazo. Mais de dois terços dos partos pré-termo ocorrem após o desencadeamento espontâneo do trabalho de parto prematuro (Jay & Iams, 2014).

Os fatores de risco para prematuridade em gestação única são: antecedente de parto pré-termo; mulheres de raça negra; gestação anterior com complicações; infecções geniturinárias; tabagismo; desnutrição; obesidade; baixas condições sociais; depressão materna; estresse; dieta limitada; fertilidade assistida, e doenças periodontais (Jay & Iams, 2014).

O estudo sobre o uso de progesterona foi iniciado com base na evidência de que o trabalho de parto começa quando o índice de atividade progestínica em relação à atividade estrogênica se inverte ou quando a ação da progesterona é bloqueada, resultando em amadurecimento cervical e contratilidade uterina. A progesterona é responsável por inibir o amadurecimento cervical e reduzir a contratilidade miometrial em virtude da supressão da síntese e função de receptores de ocitocina e modulação da inflamação (Iams & Jay, 2014). Além disso, a progesterona tem uma ação moduladora imunológica, possibilitando a formação do sistema imunológico do feto por inibir o desenvolvimento de linfócitos T maternos contra o concepto.

O uso da progesterona está indicado em gestações únicas com história prévia de prematuridade, entre 16 e 36 semanas mais 6 dias de gestação ou de natimorto antes da 24ª semana que apresentou contrações, rotura prematura de membranas ovulares e dilatação cervical acelerada. Em pacientes sem esses fatores de risco, mas que possam apresentar sinais de parto, como pressão pélvica persistente, cólicas, sangramentos ou secreções vaginais, e medida ultrassonográfica do colo uterino ≤ 25mm, também deve ser considerado o uso da progesterona (Iams & Jay, 2014).

Para mulheres com antecedente de parto prematuro espontâneo, o uso da progesterona reduz significativamente o risco de morte perinatal e parto prematuro antes da 34ª semana. Outros benefícios incluem redução do risco de peso ao nascer < 2.500g, ventilação assistida, enterocolite necrosante, morte neonatal, admissão em unidade de cuidados neonatais intensivos e parto antes da 37ª semana. Para pacientes com encurtamento do colo uterino identificado em exame ultrassonográfico, o uso da progesterona foi associado à redução no risco de parto prematuro antes da 28ª semana de gestação (Jodie, 2014).

É crescente o número de ensaios clínicos que avaliam a administração de progesterona para prevenir o trabalho de parto prematuro. No entanto, não há consenso sobre a via de administração, havendo estudos que citam a via intramuscular e outros que se referem à via vaginal. Estudos randomizados controlados são necessários para definir quando iniciar, o modo de administração e a dose de progesterona a ser prescrita (Dodd et al., 2013).

VITAMINA A

Vitamina lipossolúvel necessária para manutenção e funcionamento de muitos tecidos do corpo, especialmente para o crescimento e a proliferação de células endoteliais, a vitamina A pode ser obtida em sua forma ativa (retinol) através de fontes animais ou como provitamina na forma de pigmento contido em alguns vegetais, o caroteno. As fontes animais principais são fígado, óleos de peixe, sardinha e produtos derivados do leite. Os vegetais ricos em caroteno são cenoura, abóbora, vegetais folhosos escuros, milho, tomate, laranja, mamão e manga (WHO, 2014). Dentre as várias provitaminas carotenoides identificadas, a betacaroteno é a que tem o maior índice de conversão para retinol e propriedades antioxidantes adicionais.

A deficiência de vitamina A é considerada um grande problema de saúde pública, pois afeta cerca de 19 milhões de gestantes no mundo, a maioria na África e no Sudeste da Ásia, segundo a OMS (WHO, 2014).

A vitamina A é essencial para a saúde da mãe e do feto, atuando na divisão celular, no crescimento e maturação dos órgãos e esqueleto fetais, na manutenção do sistema imune e no desenvolvimento e saúde dos olhos do feto, além de prevenir a cegueira noturna materna. Desse modo, são necessários níveis adequados de vitamina A na gravidez para suprir o maior aporte de vitamina A no feto e na mulher, sendo maiores as necessidades do feto no terceiro trimestre da gestação. Recomenda-se a ingestão nutricional de 800µg de vitamina A ou em equivalentes de retinol (RE) por dia. Essas necessidades diárias são insuficientes apenas quando a dieta é pobre em vitamina A (Haider & Bhutta, 2014).

A cegueira noturna por deficiência de vitamina A afeta aproximadamente 9,8 milhões de gestantes no mundo. A OMS recomenda a suplementação de vitamina A em populações com prevalência de cegueira noturna de 5% ou mais em gestantes ou 5% ou mais em crianças de 24 a 59 meses de vida, na dose diária de até 10.000UI ou semanal até 25.000UI a partir da 12ª semana de gestação até o parto. Na rotina de cuidados pré-natais, a suplementação de vitamina A não é recomendada para prevenção de morbidade e mortalidade materna e infantil (WHO, 2014). A OMS ressalta que mesmo em áreas deficientes de vitamina A a suplementação no pós-parto mostrou benefícios limitados segundo a revisão disponível na Biblioteca Cochrane (Menegozzo et al., 2014).

No Brasil, um estudo encontrou uma prevalência de deficiência de vitamina A de 6,2% em gestantes do Nordeste, sendo classificada como um problema leve de saúde pública pela OMS (Maia et al., 2018).

A suplementação não é isenta de riscos, pois níveis elevados de vitamina A em sua forma ativa (ácido retinoico) têm sido associados a abortamento espontâneo e malformações envolvendo o sistema nervoso central e o desenvolvimento cardíaco (Vaju et al., 2002).

VITAMINA D

A vitamina D é um oligoelemento lipossolúvel cuja principal fonte é a síntese endógena de estoques epidérmicos de 7-deidrocolesterol, os quais são convertidos em pré-vitamina D_3 com a exposição da pele aos raios ultravioleta B e posteriormente transformados em vitamina D_3 (colecalciferol). Tem papel importante na homeostase do cálcio e do fósforo nos ossos, além de outros locais do organismo.

Embora a síntese e o metabolismo dessa vitamina sejam bem conhecidos na população em geral, seu metabolismo é pouco entendido na gestação. Apesar disso, é crescente o interesse na necessidade de reposição de vitamina D durante a gestação em virtude da difusão de relatos sobre a alta prevalência de hipovitaminose D nessas mulheres. Cabe ressaltar ainda que seus depósitos no neonato e na infância precoce dependem da concentração da vitamina D na mãe durante a gravidez e que níveis adequados de vitamina D na gravidez promovem níveis adequados dessa vitamina no feto, nos recém-nascidos e na infância precoce (Dawodu & Akimbi, 2013).

A alta prevalência da deficiência de vitamina D está relacionada com redução à exposição solar e ingesta insuficiente. Complicações esqueléticas graves da hipovitaminose D na gestação podem ocorrer na mãe, no feto e na infância, como restrição de crescimento intrauterino (RCIU) e aumento no risco de pré-eclâmpsia e diabetes gestacional (Dawodu & Akimbi, 2013).

Os critérios para reposição de vitamina D e as doses são controversos, pois ainda são insuficientes as evidências científicas sobre os efeitos da suplementação dessa vitamina na gestação (De-Regil et al., 2014).

VITAMINA E

A vitamina E é o nome genérico dado a oito componentes lipossolúveis e derivados de plantas, sendo quatro denominados tocoferois e quatro conhecidos como tocotrienois. São ricos em tocoferois: óleo de gérmen de trigo e outros óleos vegetais; frutos secos, como nozes e amendoim; cereais e alguns vegetais folhosos verdes. As fontes sintéticas de vitamina E têm menor atividade biológica (IOM, 2000).

A deficiência de vitamina E é rara no adulto saudável, sendo descrita com maior frequência em neonatos prematuros, nascidos com baixo peso e na presença de distúrbios de absorção alimentar (Rumbold & Crowther, 2014). A vitamina E, sinergicamente com a vitamina C, funciona como antioxidante, protegendo os fosfolípides de ácidos graxos dos radicais livres prejudiciais e estabilizando assim a membrana das células (Agudelo et al., 2011).

Durante a gravidez, acredita-se que seja mínima a necessidade fetal de vitamina E, não alterando a necessidade diária desse oligoelemento pela gestante. Há a suposição de que o estresse oxidativo imposto pela gravidez poderia implicar o desenvolvimento de pré-eclâmpsia, RCIU, rotura prematura de membranas ovulares e repercussões fetais negativas, principalmente neurológicas. No entanto, duas revisões sistemáticas avaliaram estudos realizados com a administração de vitamina E associada à vitamina C em gestantes e que não evidenciaram nenhum benefício (Agudelo et al., 2011; Rumbold & Crowther, 2014).

VITAMINA C

A vitamina C ou ácido ascórbico é um micronutriente hidrossolúvel envolvido na síntese do colágeno, componente essencial nos tecidos conjuntivos, e em mecanismos antioxidantes de defesa. Os humanos e os animais não são capazes de sintetizar vitamina C, necessitando de alimentos, como frutas e vegetais, que podem suprir suas necessidades (Rumbold & Crowther, 2014).

A deficiência de vitamina C raramente é observada em indivíduos com dieta saudável. A dose de vitamina C recomendada para adultos é de 30 a 70mg/dia. Durante a gravidez, a necessidade de vitamina C aumenta, uma vez que ela é transportada através da placenta, sendo recomendados, em média, 60mg/dia. Durante a lactação, a necessidade passa a ser de 75mg/dia em virtude da passagem de vitamina C para o leite materno (Rumbold & Crowther, 2014).

A suplementação de vitamina C pode teoricamente auxiliar a redução do risco de complicações na gravidez, como pré-eclâmpsia, RCIU e anemia materna (Rumbold & Crowther, 2014). Como antioxidante, essa vitamina é importante para manutenção da função celular em gravidez normal e age inibindo a peroxidação. Assim, em razão da redução do poder oxidante e da melhora da função endotelial vascular, estudos avaliaram o uso precoce de vitaminas antioxidantes, como as vitaminas C e E, na prevenção ou diminuição da gravidade da pré-eclâmpsia (Agudelo et al., 2011). As evidências, porém, não recomendam a suplementação de rotina de vitamina C isolada ou combinada com outros suplementos na gestação para todas as mulheres ou para as mulheres com alto risco de complicações gravídicas (Rumbold & Crowther, 2014).

CORTICOIDES

A síndrome de desconforto respiratório (SDR) é uma séria complicação associada à prematuridade, representando a principal causa de óbito neonatal precoce. Acomete mais de um quinto dos recém-nascidos com baixo peso ao nascer (< 2.500g) e dois terços dos neonatos com extremo baixo peso (< 1.500g). Essa falência respiratória decorre da deficiência de surfactante pulmonar em prematuros, desenvolvimento anatômico inadequado do pulmão e imaturidade de outros órgãos.

A maturação bioquímica pulmonar aumenta com a idade gestacional. Os corpos lamelares, que armazenam surfactante, surgem entre a 22ª e a 24ª semana. Portanto, a morbimortalidade neonatal diminui com o aumento da idade gestacional. Fetos extremamente prematuros que recebem cuidados neonatais estão sob risco alto de desenvolver deficiências neurológicas em longo prazo (Doyle & Casalaz, 2001).

Em 1972 foi realizado o primeiro estudo randomizado controlado com betametasona na prevenção da SDR (Liggins & Howie, 1972). Desde então muitos estudos foram desenvolvidos, avaliando benefícios e malefícios dos corticoides em prematuros, as repercussões maternas, o uso eletivo em gestações gemelares sem fatores de risco adicionais para trabalho de parto prematuro e a escolha, a dose e os benefícios das doses repetidas.

A primeira revisão estruturada sobre corticoides em gestantes sob risco de parto prematuro, publicada em 1990, já relatava os benefícios desses fármacos na prevenção da SDR, na mortalidade neonatal e na redução do risco de hemorragia intraventricular. No entanto, não foi observado efeito sobre a enterocolite necrosante ou a doença pulmonar crônica (Crowley et al., 1990).

Estudos realizados posteriormente demonstraram os benefícios do uso de corticoides na gestação comparados com placebo, evidenciando redução nas taxas de morte neonatal, síndrome do desconforto respiratório, hemorragia intraventricular, enterocolite necrosante e sepse neonatal precoce. Outros benefícios incluem aumento da eficácia da terapia neonatal com surfactante, facilitação da transição da vida fetal para a vida extrauterina e redução dos custos assistenciais (McKinlay et al., 2012).

Revisões recentes demonstram benefícios neonatais com o uso de corticoide em gestantes de alto risco para parto pré-termo na idade gestacional entre 26 e 34 semanas e 6 dias, inclusive em mulheres com rotura prematura de membranas ovulares e síndromes hipertensivas (Roberts & Dalziek, 2014), havendo também evidências de benefício a partir da 24ª semana (Wolniewicza et al., 2014).

Não há consenso sobre a escolha entre dexametasona e betametasona para gestantes com risco de parto prematuro. Ambas reduzem os riscos de morte perinatal. A dexametasona se mostra mais efetiva na queda da incidência de hemorragia intraventricular, enquanto a betametasona está menos frequentemente associada a resultados neurológicos adversos (Wolniewicza et al., 2014). A aplicação intramuscular supera os benefícios do veículo de administração oral (Roberts & Dalziek, 2014).

Os pesquisadores recomendam o regime de duas doses de 12mg a intervalos de 24 horas com base na secreção natural de hormônios esteroides em bebês prematuros tanto em gestações simples como em múltiplas. A dose de 24mg, embasada por estudos com animais, é suficiente para alcançar as concentrações de esteroides observadas em neonatos durante estresse fisiológico normal. Doses maiores podem causar anemia materna e aumento significativo dos leucócitos da gestante (Wolniewicza et al., 2014)

Quanto à repetição de doses do corticoide, os benefícios em curto prazo para o suporte do neonato justificam seu uso em mulheres que já tenham recebido o tratamento pré-natal com corticoides após 7 dias ou mais ou que apresentem risco de parto prematuro até a 34ª semana de gestação. Em mulheres com risco de parto prematuro nas quais foi repetida

IMUNOGLOBULINA ANTI-D

A doença hemolítica do feto e do recém-nascido se desenvolve quando há rápida e intensa destruição das hemácias. O contato entre o sangue fetal Rh-positivo e o sangue materno Rh-negativo pode levar à formação de anticorpos maternos contra hemácias fetais, fenômeno conhecido como aloimunização Rh. Essa sensibilização é mais provável durante o parto, mas pode acontecer na gestação. Esses anticorpos podem causar anemia e até a morte em fetos Rh-positivos em uma futura gravidez (Crowther & Middleton, 2014).

O risco de aloimunização durante a gravidez ou imediatamente após o parto é de 1% em mães com sangue com fator Rh negativo que geram filhos Rh-positivos (Crowther & Middleton, 2014). Na primeira gravidez, cerca de 60% das mães Rh-negativas gerarão fetos Rh-positivos.

A imunização com imunoglobulina anti-D é recomendada em mulheres Rh-negativas após o parto de neonato Rh-positivo, reduzindo os riscos da produção de anticorpos Rhesus. Desse modo, há proteção contra o ataque imunológico do feto em uma próxima gravidez, caso ele tenha sangue com fator Rh positivo. A aplicação da imunoglobulina anti-D deve ser realizada em até 72 horas após o parto (Crowther & Middleton, 2014).

A imunoglobulina anti-D também pode ser administrada entre 28 e 34 semanas de gestação. A aplicação durante a gestação é controversa, embora possa diminuir a incidência da formação de anticorpos maternos, reduzindo a probabilidade de aloimunização Rh. Um estudo evidenciou que a administração de 100µg (500UI) de imunoglobulina anti-D entre a 28ª e a 34ª semana de gestação em mulheres com fator Rh negativo em suas primeiras gravidezes reduziu o risco de aloimunização Rh de 1% para 0,2% durante ou imediatamente após a gestação, sem efeitos adversos. Os custos e os benefícios precisam ser mais bem avaliados para a adoção dessa conduta como rotina (Crowther & Middleton, 2014).

Antes da 28ª semana de gravidez não estaria indicada a administração de imunoglobulina, pois as hemorragias transplacentárias grandes o suficiente para gerar sensibilização só ocorrem no terceiro trimestre e os anticorpos Rhesus fetais só são desenvolvidos após esse período (Crowter & Middleton, 2014).

RUBÉOLA

A rubéola é uma doença viral aguda causada por vírus do gênero *Rubvirus* e da família Togaviridae. A infecção aguda durante a gravidez pode levar à transmissão vertical do vírus, o qual atravessa facilmente a placenta com risco de desenvolvimento da síndrome da rubéola congênita no feto, incluindo a tríade clássica de catarata, anormalidades cardíacas e déficit neurossensorial. Pode causar também abortamento e óbito fetal (Bouthry et al., 2014).

A idade gestacional no momento da infecção é o principal determinante da transmissão intrauterina e do acometimento fetal. No primeiro trimestre é mais alto o risco de infecção e maior a teratogenicidade (síndrome da rubéola congênita). Entre a 11ª e a 18ª semana o risco de transmissão vertical diminui e o feto pode ser acometido apenas por surdez.

Em 1996, no Brasil, a rubéola e a síndrome da rubéola congênita passaram a ser doenças de notificação compulsória. Os esforços para o controle da doença por meio de campanhas de vacinação têm alcançado resultados promissores e desde 2010 nenhum caso de rubéola foi registrado no país, segundo dados do Ministério da Saúde (2017).

O rastreamento para rubéola durante a gravidez tem como finalidade identificar as mulheres suscetíveis para que possa ser realizada a vacinação no puerpério. Desse modo, haveria um benefício para futuras gravidezes com a prevenção da infecção pelo vírus da rubéola, evitando as repercussões danosas ao feto. O Ministério da Saúde não inclui no fluxograma de exames no pré-natal de baixo risco o rastreamento sorológico de rubéola, mas recomenda que esse rastreamento seja oferecido às gestantes de risco para possibilitar a vacinação no puerpério.

Em alguns países desenvolvidos, o rastreamento da rubéola é solicitado desde a primeira consulta de pré-natal. Caso a gestante seja soronegativa para rubéola, nova sorologia é solicitada na 20ª semana de gestação. Caso ela permaneça soronegativa, a vacina é oferecida no puerpério (Bouthry et al., 2014).

A vacina contra rubéola tem como principal objetivo a prevenção da infecção congênita. Existe um risco teórico de teratogenicidade da vacina, por ser de cepa de vírus atenuado, sendo contraindicada durante a gravidez ou em mulheres que possam engravidar no mês seguinte à imunização. Entretanto, um estudo conduzido com mulheres vacinadas inadvertidamente na gestação ou 3 meses antes da concepção não evidenciou nenhum resultado de agravo pela vacina, embora alguns poucos recém-nascidos tenham apresentado imunoglobulina M específica para o vírus da rubéola, sugerindo infecção subclínica (Bouthry et al., 2014).

TÉTANO

O tétano é uma doença infecciosa aguda, frequentemente fatal, causada por uma exotoxina, a tetanospasmina, produzida pela bactéria *Clostridium tetani*. O tétano neonatal ocorre em recém-nascidos de mães que não têm anticorpos circulantes suficientes para atravessar passivamente a placenta e proporcionar a proteção fetal (Demicheli et al., 2014).

O tétano neonatal está associado à contaminação do cordão umbilical. Quase todos os casos em crianças ocorrem no primeiro mês de vida com sintomas que se iniciam após 3 a 14 dias de vida e se caracterizam por irritabilidade crescente e dificuldade em se alimentar. Os casos fatais variam entre 10% e 100%. Crianças que sobrevivem podem apresentar comprometimento neurológico residual. A letalidade no Brasil ainda é considerada alta (Ministério da Saúde, 2014).

A prevenção é possível com a vacinação de mulheres gestantes e não gestantes com toxoide tetânico, um antígeno proteico imunogênico que estimula a produção de antitoxina (Demicheli et al., 2014). A administração de pelo menos duas doses do toxoide tetânico em gestantes, aproximadamente 4 a 6 semanas antes do parto, estimula a formação da antitoxina que protege a mãe e atravessa a placenta, protegendo também o neonato. A resposta imune é alcançada em média 5 dias após a aplicação com pico de resposta em 2 semanas.

O Ministério da Saúde recomenda três doses da vacina, iniciadas o mais breve possível, com intervalo mínimo de 30 dias e máximo de 60 dias entre as doses. As gestantes com esquema vacinal completo há mais de 5 anos devem receber dose de reforço.

A partir de novembro de 2014 a vacina adsorvida de difteria, tétano e coqueluche (*pertussis* acelular) foi introduzida no calendário nacional de vacinação da gestante como reforço ou complementação ao esquema da vacina dupla (difteria e tétano). O objetivo é a redução da incidência e da mortalidade por coqueluche em recém-nascidos, visto que a doença vem sendo cada vez mais observada em crianças mais velhas, adolescentes e adultos. A vacina é indicada para gestantes a partir da 27ª à 36ª semana de gestação e preferencialmente administrada em até 20 dias antes do parto. Deve ser oferecida a cada gestação, pois os anticorpos têm curta duração, não existindo mais nas gravidezes subsequentes. Para proteção do recém-nascido é fundamental que, além das gestantes, os profissionais de saúde também sejam vacinados (Ministério da Saúde, 2014).

A revisão da Biblioteca Cochrane encontrou somente dois estudos experimentais que atestam a eficácia do toxoide tetânico. Concluiu-se que a vacinação pré-natal com toxoide tetânico previne o tétano neonatal e a morte especificamente causada por essa moléstia infecciosa, e a eficácia se mostrou mais elevada quando são administradas duas ou mais doses (Demicheli et al., 2014).

DOPPLERVELOCIMETRIA

A ultrassonografia com dopplervelocimetria é um método de imagem não invasivo que usa ondas sonoras que detectam o fluxo sanguíneo por alterações na frequência e reflexão do som. Durante a gravidez é utilizada para avaliar a circulação sanguínea do feto, útero e placenta. Em gravidezes de alto risco, particularmente na presença de RCIU e síndromes hipertensivas da gravidez, para avaliar a vitalidade fetal, o estudo dopplervelocimétrico mostrou redução na morbidade e mortalidade perinatal e a necessidade de intervenção no parto, como a realização de cirurgia cesariana (Alfirevic et al., 2017).

A utilização do Doppler em gestantes consideradas de baixo risco teria a finalidade de detectar precocemente alterações na resistência da artéria umbilical e circulação uterina antes da evidência clínica de comprometimento fetal.

Na prática, no entanto, conforme observado em revisão disponível na Biblioteca Cochrane, o uso rotineiro da dopplervelocimetria da artéria umbilical e/ou artéria uterina em populações de baixo risco não mostra benefícios nem para a mãe nem para o feto (Alfirevic et al., 2010).

A dopplervelocimetria também vem sendo utilizada na predição da anemia fetal, principalmente na aloimunização do sistema Rh, pela mensuração da velocidade de pico sistólico da artéria cerebral média fetal (Mari et al., 2000).

Leitura recomendada

Abdel-Salam G, Czeizel AE. A case-control etiologic study of microcephaly. Epidemiol 2000; 11(5):571-5.

Agudelo AC, Romero R, Kusanovic JP, Hassan S. Supplemenation with vitamins C and E during pregnancy for the prevention of preeclampsia and other adverse maternal and perinatal outcomes: a systematic review and metaanalysis. Am J Obstet Gynecol 2011; 204:503. e1-503.12.

Alfirevic Z, Stampalija T, Dowswell T. Fetal and umbilical Doppler ultrasound in high risk pregnancies (Cochrane Review). Cochrane Database Syst Rev 2017;(6):CD007529.

Alfirevic Z, Stampalija T, Gyte GML. Fetal and umbilical doppler ultrasound in normal pregnancy. Cochrane Database Syst Rev 2010; (8):CD001450.

Banjari I, Matokovic V, Skoro V. The question is whether intake of folic acid from diet alone during pregnancy is sufficient. Med Pregl 2014; 67: 313-21.

Bouthry E, Picone O, Hamdi G, Keros LG. Rubella and pregnancy: diagnosis, management and outcomes. Prenat Diagn 2014; 34:1246-53.

CDC. Recommendations to prevent and control iron deficiency in the United States. Morbidity and Mortality Weekly Report 1998; 47:1-29.

Crowley P, Chalmers I, Keirse M. The effects of corticosteroid administration before preterm delivery: an overview of the evidence from controlled trials. BJOG 1990; 97:11-25.

Crowther CA, McKinlay CJ, Middleton P, Harding JE. Repeat doses of prenatal corticosteroids for women at risk of preterm birth for improving neonatal health outcomes. Cochrane Database Syst Rev 2015;(7):CD003935.

Crowther CA, Middleton P. Anti-D administration after childbirth for preventing Rhesus alloimmunisation. Cochrane Database Syst Rev 2000;(2): CD000021.

Dawodu A, Akimbi H. Vitamin D nutrition in pregnancy: current opinion. Inter J Women's Health 2013; 5:333-43.

Demicheli V, Barale A, Rivetti A. Vaccines for women to prevent neonatal tetanus. The Cochrane Library. Issue 11. 2014.

De-Regil LM, Palacios C, Lombardo LK, Peña- Rosas JP. Vitamin D supplementation for women during pregnancy. Cochrane Database Syst Rev 2016;(1):CD008873.

Dodd JM, Jones L, Flenady V et al. Prenatal administration of progesterone for preventing preterm birth in women considered to be at risk of preterm birth. Cochrane Database Syst Rev 2013;(7): CD004947.

Doyle LW, Casalaz D. Victorian Infant Collaborative Study Group. Outcome at 14 years of extremely low birthweight infants: a regional study. Arch Diseases Childhood: Fetal Neonat Ed 2001; 85: F159-64.

Febrasgo. Recomendação sobre a suplementação periconcepcional de ácido fólico na prevenção de defeitos de fechamento do tubo neural (anencefalia e outros defeitos abertos do tubo neural). Guia Prático de Condutas. 2012.

Haider BA, Sharma R, Bhutta ZA. Neonatal vitamin A supplementation for the prevention of mortality and morbidity in term neonates in developing countries. Cochrane Database Syst Rev 2017;(2):CD006980.

Iams MD, Jay D. Identification of candidates for progesterone. Why, who, how, and when? Obstet Gynecol 2014; 123:1317-26.

IOM. Dietary reference intakes for vitamin C, vitamin E, selenium, and carotenoids Washington DC: National Academy Press, 2000.

IOM. Iron. In: Dietary reference intakes for vitamin A, vitamin K, arsenic, boron, chromium, copper, iodine, iron, manganese, molybdenum, nickel, silicon, vanadium, and zinc. Washington DC: National Academy Press, 2001:290-393.

Jay D, Iams MD. Prevention of preterm parturition. N Engl J Med 2014; 370:254-61.

Liggins GC, Howie RN. A controlled trial of antepartum glucocorticoid treatment for prevention of the respiratory distress syndrome in premature infants. Pediatr 1972; 50:515-25.

Lumley J, Watson L, Watson M, Bower C. Periconcepcional supplementation with folate and/or multivitamins for preventing neural tube defects. Cochrane Database Syst Rev 2001;(3):CD001056.

Mahomed K. Iron supplementation in pregnancy (Cochrane Review). Cochrane Database Syst Rev 2000;(3):CD000117.

Maia SB, Caminha MFC, Silva SL et al., The prevalence of vitamin A deficiency and associated factors in pregnant women receiving prenatal care at a reference maternity hospital in northeastern Brazil. Nutrients 2018; 10:E1271.

Mari G, Diter RL, Carpenter RL et al., Noninvassive diagnosis by Doppler ultrassonography of fetal anemia due to maternal red-cell alloimmunization. Collaborative Group for Doppler Assissment of the Blood Velocity in Anemic Fetuses. N Engl J Med 2000; 342:924.

McKinlay CJD, Crowther CA, Middleton P, Harding JE. Repeat antenatal glucocorticoids for women at risk of preterm birth: a Cochrane Systematic Review. Am J Obstet Gynecol 2012; 206:187-94.

Ministério da Saúde. Secretaria de Vigilância em Saúde, 2014. Disponível em: portalsaude.saude.gov.br/index.php/o-ministerio/principal/leia-mais-o-ministerio/761-secretaria-svs/vigilancia-de-a-a-z/rubeola/11443-situacao-epidemiologica-dados.

Ministério da Saúde. Secretaria de Vigilância em Saúde. Coordenação-Geral de Desenvolvimento da Epidemiologia em Serviços. Guia de Vigilância em Saúde: volume único [recurso eletrônico]/Ministério da Saúde, Secretaria de Vigilância em Saúde 2 ed. Brasília: Ministério da Saúde. 2017. 705p. Disponível em: http://portalarquivos.saude.gov.br/images/pdf/2017/outubro/06/Volume--Unico-2017.pdf.

Oliveira-Menegozzo, Bergamaschi DP, Middleton P, East CE. Vitamin A supplementation for postpartum women. Cochrane Database Syst Rev 2010;(10):CD005944.

Roberts D, Dalziek SR. Antenatal corticosteroids for accelerating fetal lung maturation for women at risk of preterm birth. Cochrane Database Syst Rev 2006;(3):CD004454.

Rumbold A, Crowther CA. Vitamin C supplementation in pregnancy. Cochrane Database Syst Rev 2005;(2):CD004072.

Rumbold A, Crowther CA. Vitamin E supplementation in pregnancy. Cochrane Database Syst Rev 2005;(2):CD004069.

Van DE, Kulier R, Gülmezoglu AM, Villar J. Vitamin A supplementation during pregnancy (Cochrane Review). In: Cochrane Database Syst Rev 2002;(4):CD001996.

WHO. Iron deficiency anemia assessment prevention and control: a guide for program managers Geneva: World Health Organization, 2001:132.

WHO. Vitamin A supplementation during pregnancy. E-Library of Evidence for Nutrition Actions, 2014.

Wolniewicza ER, Czajkowskab JT, Czajkowskia K. Antenatal steroids: can we optimize the dose? Curr Opin Obstet Gynecol 2014; 26: 77-82.

Terapêutica Clínica Fetal

CAPÍTULO 24

Marcílio Leite
Suzane Almeida Campos

INTRODUÇÃO

A medicina fetal representa um importante avanço na área da obstetrícia, tornando o feto, embora sem identidade jurídica, um paciente.

A terapêutica fetal, analisada de maneira ampla, varia desde condutas simples, como o decúbito lateral esquerdo materno para melhorar o retorno sanguíneo através da veia cava inferior, até medidas mais complexas, como a administração de fármacos via cordocentese e as cirurgias fetais.

Clinicamente, o feto pode ser abordado de modo preventivo, por exemplo, com a utilização do ácido fólico para evitar os defeitos de fechamento do tubo neural, ou de maneira terapêutica, como é o caso do tratamento das arritmias cardíacas mediante o uso de digitálicos.

Os agentes farmacológicos podem atingir o concepto através da via transplacentária, transamniótica, intramuscular e intravenosa (por punção direta do cordão umbilical).

A passagem dos medicamentos do organismo materno para o feto se faz por muitos mecanismos, como difusão simples (a maioria dos fármacos), difusão facilitada, transporte ativo, pinocitose e através das fissuras placentárias.

INDICAÇÕES

Diante de uma doença fetal passível de tratamento, o fetólogo deve considerar alguns tópicos importantes para definir se o feto é realmente um candidato à terapêutica proposta. São eles: precisão do diagnóstico, idade gestacional no momento do diagnóstico (terapêutica fetal *versus* parto prematuro terapêutico), história natural da doença, condições mórbidas coexistentes, chances de sobrevida, terapêutica proposta *versus* prognóstico fetal e os riscos maternos.

Decidido o tratamento, os pais devem ser informados sobre as possibilidades terapêuticas existentes, a técnica que será utilizada, os riscos maternos e fetais e o prognóstico fetal.

Várias doenças no feto são candidatas ao tratamento clínico, como distúrbios metabólicos (hiperplasia congênita da suprarrenal, acidemia metilmalônica, deficiência de carboxilases

e outros), tireoidopatias (hipertireoidismo e hipotireoidismo fetal), arritmias cardíacas fetais, trombofilias, malformação adenomatosa cística pulmonar (MACP) e infecções congênitas, entre outras.

HIPERPLASIA CONGÊNITA DA SUPRARRENAL

As glândulas (suprarrenais) compreendem tecidos endócrinos diferentes. O córtex se origina do mesoderma e é responsável pela biossíntese e secreção dos hormônios esteroides. A medula, por sua vez, diferencia-se de células da crista neural e é responsável pela produção e secreção das catecolaminas.

A hiperplasia congênita da suprarrenal (HCSR) ocorre em resposta à diminuição da produção de cortisol causada por uma deficiência enzimática na conversão do colesterol em esteroides sexuais e corticosteroides.

A causa mais frequente de HCSR é a deficiência da 21-hidroxilase (responsável por 95% dos casos), que leva a aumento da produção de 17-hidroxiprogesterona e consequentemente da androstenediona e dos andrógenos. A HCSR decorrente da deficiência de 21-hidroxilase é uma doença hereditária de caráter autossômico recessivo, e o gene responsável por essa condição, o CA21H, encontra-se no braço curto do cromossomo 6, muito próximo ao complexo antígeno leucocitário humano (HLA). O gene CA21H existe em duas cópias colocadas lado a lado, embora apenas uma delas seja funcionante. Por se tratar de uma doença autossômica recessiva, o risco de um feto ser afetado é de 1 para 4 (25%).

As outras deficiências enzimáticas que também podem levar à HCSR são as deficiências das 11-hidroxilase, 17-hidroxilase, 3-beta-hidroxiesteroide desidrogenase e colesterol desmolase. À exceção da deficiência de 11-hidroxilase, cujo gene se localiza no braço curto do cromossomo 8 e apresenta maior prevalência na população judaica, todas as outras deficiências enzimáticas são muito raras.

Sobre o concepto, em razão da concentração anormalmente elevada de andrógenos na fase de diferenciação dos órgãos sexuais do embrião, o efeito da HCSR é a virilização dos fetos do sexo feminino.

O diagnóstico pode ser suspeitado em duas situações: famílias previamente diagnosticadas (genotipadas) ou achado de genitália ambígua durante o exame morfológico de rotina (hipertrofia do clitóris ou hipospádia).

Os primeiros estudos de Evans et al. (1985) preconizavam a utilização da dexametasona a partir da nona semana de gestação e demonstraram resposta terapêutica satisfatória, porém incompleta, uma vez que quando a medicação era iniciada nessa idade gestacional alguns fetos ainda apresentavam algum grau de virilização ao nascimento. A partir dessas observações, estabeleceu-se que a corticoterapia deve ser iniciada o mais rapidamente possível, uma vez confirmado o diagnóstico de gestação, preferencialmente antes da sétima semana.

A glândula suprarrenal fetal pode ser suprimida mediante a administração de corticoide à mãe. O uso de dexametasona por via oral, na dose de $20\mu g/kg/dia$ (máximo de $1,5mg/dia$), dividida em três doses, deve ser feito tão logo seja diagnosticada a gravidez. Atualmente, pode-se lançar mão da sexagem fetal a partir da oitava semana de gestação. Caso o sexo seja masculino, encerra-se a terapêutica. Em casos de fetos do sexo feminino, realiza-se a biópsia de vilo corial na 11ª semana. O material é submetido a cariótipo e análise do DNA e, caso o resultado seja sexo feminino e afetado, a terapêutica é mantida até o parto. Caso contrário, o fármaco deve ser suspenso.

ACIDEMIA METILMALÔNICA

A acidemia metilmalônica está relacionada com a deficiência da vitamina B_{12}, que atua como cofator da metil-coenzima A, que transforma metilmalonil-coenzima A em succinil-coenzima A. Trata-se de uma doença autossômica recessiva caracterizada por grave acidose, hepatomegalia, vômitos, neutropenia e retardo neuropsicomotor.

A gestação de casal com filho anterior afetado por essa doença deve ser pesquisada por meio de amniocentese e dosagem de ácido metilmalônico em células do líquido amniótico.

A enzima defeituosa se encontra no cromossomo 6. Comprovada a deficiência enzimática, impõe-se o tratamento medicamentoso, que consiste na administração de cianocobalamina à mãe, $10mg/dia$ por via intravenosa, a partir da 32ª semana de gestação, durante 2 semanas. A dose é então reduzida para $5mg/dia$ e mantida até o nascimento. Esse esquema é capaz de elevar em até seis vezes o nível sérico da vitamina B_{12}, reduzindo a excreção urinária materna do ácido metilmalônico.

DEFICIÊNCIAS MÚLTIPLAS DE CARBOXILASES

Essas deficiências compreendem a redução de enzimas mitocondriais por um defeito autossômico recessivo, o qual diminui as enzimas biotina-dependentes: propionil-CoA carboxilase, piruvato carboxilase e beta-metilcrotonil-CoA carboxilase.

Os indivíduos afetados manifestam acidose metabólica grave, dermatite e excreção anormal de ácidos orgânicos, vômitos, hipertonia, irritabilidade e convulsões, podendo evoluir para óbito se o defeito não for diagnosticado e tratado a tempo.

O casal com filho anterior acometido deverá ser investigado por meio de biópsia de vilo corial ou amniocentese no início do segundo trimestre para o estudo das carboxilases em amniócitos confinados a meio com restrição de biotina.

O tratamento consiste na administração materna de altas doses de biotina, sendo preconizado o esquema de $10mg/dia$ por via oral a partir da 23ª semana até o término da prenhez.

TIREOIDOPATIAS

A glândula tireoide é a primeira glândula a se desenvolver no feto. Durante a quarta semana de gestação aparece como um espessamento medial do endoderma no assoalho da faringe primitiva.

Na vida intrauterina, a tireoide fetal sintetiza quantidades mínimas de T4 (tetraiodotironina ou tiroxina) até a 16ª semana de idade gestacional, quando passa a produzir quantidades crescentes desse hormônio. No final do primeiro trimestre de gestação, a glândula tireoide é capaz de concentrar iodo e sintetizar os hormônios. Nessa mesma época, a hipófise fetal já produz TSH (tireotropina). Então, o T4 e o TSH podem ser dosados, em baixas concentrações, no soro fetal. Quantidades significativas de hormônio da tireoide são produzidas a partir da 20ª semana de gestação. Os receptores de membrana para T3 (tri-iodotironina) já podem ser observados por volta da nona semana de gestação, tanto no cérebro como em tecido pulmonar fetal, com grande incremento entre a 10ª e a 18ª semana.

A tireoide fetal se torna responsiva às substâncias tireoide-estimulantes, como a IgG materna, somente a partir do segundo trimestre. Por isso, é muito pouco provável a detecção de bócio fetal antes da 20ª ou 24ª semana de gestação.

O bócio fetal ou tireomegalia consiste em aumento difuso da glândula tireoide, que pode integrar quadros de hipotireoidismo, hipertireoidismo ou eutireoidismo fetal. Na maioria dos casos está associado ao hipotireoidismo fetal.

Uma vez diagnosticado o bócio fetal, deve-se avaliar a função tireoidiana fetal por meio de amostra de sangue obtida do cordão umbilical (cordocentese).

Hipertireoidismo

O hipertireoidismo neonatal é raro, apresentando incidência de 1 em 4.000 a 40.000 nascimentos. Nesses casos, o bócio fetal tireotóxico geralmente é secundário à doença materna autoimune, principalmente doença de Graves ou tireoidite de Hashimoto. Estima-se que 1,5% a 12% das crianças de mães que apresentem história conhecida de doença de Graves serão afetadas pela tireotoxicose neonatal. Isso pode ocorrer independentemente de a mãe se apresentar com função tireoidiana normal no momento da gestação. Assim como no hipotireoidismo, o mecanismo descrito se constitui na passagem transplacentária de anticorpos do tipo IgG maternos. Nesse caso, os anticorpos conhecidos como TSI (imunoglobulina estimuladora da tireoide) são predominantemente direcionados aos receptores de TSH.

O hipertireoidismo fetal pode ser a causa de morbidade e mortalidade fetal em virtude do bócio e também pode causar restrição de crescimento intrauterino, taquicardia, hipermotilidade, hidropisia, craniossinostose, insuficiência cardíaca de alto débito e até mesmo o óbito intrauterino.

O trabalho de parto prematuro ocorre em mais de 90% dos casos de hipertireoidismo fetal. Uma avaliação morfológica fetal é recomendada a cada 4 semanas para rastrear o desenvolvimento de bócio, hidropisia e taquicardia.

As taxas de morbimortalidade fetal são maiores entre os recém-nascidos de mães que permanecem com hipertireoidismo sem tratamento durante a gestação. A mortalidade nos neonatos com hipertireoidismo não tratado pode chegar a 30%.

Em geral, a investigação de hipertireoidismo fetal se inicia apenas depois da descoberta do bócio fetal. Com frequência, o bócio é diagnosticado na ultrassonografia em pacientes com níveis elevados de anticorpos estimulantes da tireoide. Em alguns casos, o bócio fetal é descoberto em exame ecográfico de rotina. Outros podem ser descobertos em pacientes encaminhadas para avaliação ultrassonográfica motivada por altura uterina maior que a esperada para a idade gestacional. Uma vez identificado, a avaliação bioquímica é indicada e o tratamento planejado de acordo com os resultados.

Confirmado o diagnóstico do hipertireoidismo fetal, o tratamento deve ser iniciado, consistindo na administração materna de agentes antitiréoideos. O tratamento deve ser feito preferencialmente com propiltiouracil (PTU). Tem sido relatada a associação entre o metimazol e a aplasia de cútis no recém-nascido. Ambos os fármacos cruzam a placenta, devendo ser evitadas as complicações fetais em potencial, como hipotireoidismo e bócio, usando-se a menor dose necessária para alcançar o eutireoidismo.

A dose inicial recomendada do PTU é de 300 a 450mg/dia, dividida em três frações. A dose é aumentada o suficiente para reduzir o T4 livre até o limite superior do normal. A resposta a determinada dose é demonstrada após 3 ou 4 semanas. O efeito será observado concomitantemente à redução da frequência cardíaca fetal.

Cerca de 3% a 5% das pacientes apresentam efeitos colaterais leves, incluindo prurido, artralgias, febre ou exantema purpúrico. A agranulocitose é a complicação mais grave associada a esse tipo de medicamento, afetando 1 em cada 300 usuárias.

Hipotireoidismo

O hipotireoidismo congênito é uma condição grave que, se não tratada em tempo hábil, pode resultar em diversos graus de retardo mental.

A obstrução esofágica, secundária a um bócio, pode resultar em polidrâmnio e assim levar ao trabalho de parto

pré-termo. Além disso, o bócio fetal pode causar a extensão do pescoço fetal, resultando em distocia durante o trabalho de parto. A doença se tornou alvo de grande interesse entre os especialistas desde que se descobriu sua associação a retardo do desenvolvimento neuropsicomotor em recém-nascidos afetados. Como a terapêutica de reposição hormonal é simples e muito eficaz, o diagnóstico e tratamento perinatais do hipotireoidismo vêm sendo preconizados no sentido de evitar seus efeitos deletérios sobre o feto. O tratamento precoce pode evitar o desenvolvimento de retardo mental grave. No entanto, mesmo crianças adequadamente tratadas logo após o nascimento ainda podem evoluir com retardo mental leve e dificuldades de audição e de fala.

O sistema nervoso central começa a responder aos hormônios tireoidianos a partir da 30ª semana de gestação; portanto, os déficits neurológicos associados ao hipotireoidismo não podem ser corrigidos apenas com o tratamento pós-natal. Desse modo, se houver a capacidade de diagnosticar o hipotireoidismo ainda intraútero e se ele puder ser adequadamente tratado nessa fase, talvez esses déficits possam ser evitados.

O hipotireoidismo fetal pode ter etiologia variada: pode ser secundário à supressão da tireoide materna em razão da administração materna de PTU ou, de outro modo, pode ser decorrente da passagem materna de anticorpos bloqueadores. Esses tipos de anticorpos, conhecidos como TB1Ab, bloqueiam a ligação do TSH. Ocasionalmente, o hipotireoidismo fetal é resultado do uso inadvertido de iodo, da ingestão materna de amiodarona ou lítio e da ingestão excessiva de iodo (medicações expectorantes ou contrastes radiopacos).

O hipotireoidismo fetal causado por anomalias congênitas é raro, ocorrendo em 1 em cada 4.000 a 5.000 nascidos vivos. A forma mais comum desse tipo de hipotireoidismo em crianças é a disgenesia de tireoide, podendo incluir tireoide hipoplásica, ectópica ou ausência total de tecido tireóideo (atireose), que está associado a níveis indetectáveis de tireoglobulina. O hipotireoidismo congênito raramente está associado a erros da síntese de hormônio tireóideo, insensibilidade ao TSH ou ausência da glândula pituitária.

Em pacientes que apresentam história de doença da tireoide deve ser realizada a dosagem de rotina dos níveis hormonais tireóideos, bem como dos bloqueadores de imunoglobulina. Além disso, todas as mulheres com história de doença da tireoide são aconselhadas a realizar exame ultrassonográfico mensalmente para o rastreamento de bócio, polidrâmnio ou taquicardia fetal.

Inicialmente, o bócio fetal relacionado com o hipotireoidismo deve ser pesquisado no exame ultrassonográfico. A indicação mais frequente para o exame ecográfico é a altura uterina maior que a esperada para a idade gestacional. Nesses casos, o aumento uterino é causado por polidrâmnio resultante da obstrução esofágica, prejudicando assim a deglutição e, consequentemente, podendo resultar em trabalho de parto prematuro. A hiperflexão do pescoço causada pelo bócio pode levar à distocia. Algumas vezes o bócio fetal é descoberto acidentalmente em exame ecográfico de rotina. Finalmente, alguns casos são diagnosticados em exames ultrassonográficos seriados em fetos que antecipadamente provêm de gestantes com níveis elevados de imunoglobulinas tireoidianas ou tratamento materno com medicações antireóideas.

Antes do advento da cordocentese, os níveis fetais de TSH e T4 no líquido amniótico eram medidos como indicadores potenciais para avaliação da função tireóidea. Entretanto, isso se provou inconsistente. Atualmente, com a cordocentese a avaliação da função tireóidea pode ser direta e precisamente medida e a resposta fetal à terapia avaliada por meio da utilização dos nomogramas disponíveis. O hipotireoidismo fetal é diagnosticado a partir das medidas do T4 livre, T4 total, T3 livre e TSH.

O tratamento intrauterino preconizado atualmente consiste na administração intra-amniótica de levotiroxina em doses que variam de 300 a 500µg através de via intra-amniótica a cada semana até a normalização da função tireoidiana fetal. Essa terapia tem promovido a regressão do bócio fetal e normalizado os níveis fetais e neonatais de TSH.

ARRITMIAS CARDÍACAS

O diagnóstico e o tratamento de alterações do ritmo cardíaco fetal na fase intrauterina representam um grande avanço da medicina fetal. A importância clínica desse diagnóstico, ao contrário das cardiopatias congênitas, consiste no tratamento de fetos por vezes muito comprometidos e com potencial de vida normal após o nascimento. Os resultados são especialmente animadores nos casos de taquicardias fetais, que respondem bem ao tratamento pré-natal.

A suspeita de arritmia fetal ocorre quando se detecta ritmo cardíaco irregular com frequência cardíaca > 180bpm ou < 100bpm durante a ausculta do batimento cardíaco ou na ultrassonografia pré-natal. A análise dos distúrbios do ritmo é realizada pelo modo M e, quando associado ao Doppler, melhora consideravelmente o diagnóstico. O registro simultâneo da contração atrial e ventricular com análise da sequência e frequência da contração de cada cavidade possibilita o diagnóstico e a classificação das arritmias.

As arritmias fetais são encontradas em 1% a 2% das gestações e em 10% dos casos estão associadas a maiores morbidade e mortalidade fetais.

O sistema de condução do coração está funcionalmente maduro em torno da 16ª semana e é composto por nó sinusal, vias preferenciais atriais, ramos direito e esquerdo do feixe de His, fibras de Purkinje e miocárdio ventricular. O miocárdio pode desencadear os mecanismos de arritmia em decorrência de sua automaticidade, que deve ser entendida como uma propriedade apenas das fibras miocárdicas especializadas que formam o sistema de condução e não do miocárdio contrátil como um todo. A arritmia resulta, portanto, de automaticidade anormal, condução anormal ou de uma combinação de ambas, sendo classificada em sinusal, supraventricular, ventricular ou bloqueio atrioventricular.

A cardiopatia estrutural deve ser descartada, pois está presente em 1% a 5% dos fetos portadores de taquiarritmias.

A detecção de arritmia cardíaca fetal é indicação de realização de ecocardiografia fetal, para avaliação completa do coração fetal e exclusão de malformações cardíacas estruturais e/ou sinais de insuficiência cardíaca, e de ultrassonografia morfológica bidimensional, para o estudo dos outros órgãos fetais. As arritmias associadas a defeitos estruturais não são frequentes, porém os fetos que manifestam bloqueio cardíaco completo podem apresentar isomerismo atrial esquerdo ou transposição corrigida dos grandes vasos da base.

Os mecanismos eletrofisiológicos responsáveis pelo aparecimento das taquiarritmias são a reentrada, o foco automático e o movimento circular intra-atrial. A taquiarritmia atrial paroxística pelo mecanismo de reentrada está usualmente associada à presença de um feixe anômalo que desencadeia a pré-excitação ventricular e é caracterizada por uma relação entre a contração atrial e a ventricular de 1:1 com frequência cardíaca entre 240 e 260bpm, podendo muitas vezes ser observados início e término abruptos.

No *flutter* atrial, a segunda taquiarritmia em frequência, o mecanismo subjacente é um movimento circular no interior dos átrios, levando a uma frequência atrial de 300 a 500bpm. A condução atrioventricular sofre bloqueios variáveis, mais frequentemente com uma relação atrioventricular de 2:1, levando a um ritmo cardíaco que varia do limite superior da normalidade até 300bpm.

A taquicardia ventricular é muito rara, sendo diagnosticada quando a frequência ventricular excede a frequência atrial na presença de dissociação atrioventricular. A taquicardia sinusal secundária a outros fatores fetais, como sofrimento fetal, infecção fetal, hipertireoidismo e uso de agentes simpaticomiméticos, é caracterizada por frequência cardíaca ao redor de 180bpm, havendo variabilidade batimento a batimento, o que contrasta com a taquicardia atrial paroxística.

Modalidades de tratamento, como instilação intraperitoneal, injeção intramuscular e eletroconversão, já foram propostas, mas seus reais benefícios ainda não foram bem estabelecidos.

A via sistêmica materna, objetivando a passagem do fármaco pela placenta, é a preferida. O agente de escolha é a digoxina. As taquicardias constituem uma emergência em cardiologia fetal, pois, uma vez instalada a insuficiência cardíaca com hidropisia, o prognóstico é muito pobre. O esquema mais empregado é o que utiliza a monoterapia com digoxina, sendo a amiodarona e a flecainida consideradas a segunda opção terapêutica.

O esquema terapêutico consiste em uma dose de ataque de digoxina, 1,0 a 1,5g/dia (dividida em três doses – comprimidos de 0,25mg) durante 3 dias ou até o controle da taquicardia (desde que a digoxinemia materna não ultrapasse 2,5ng/mL ou não haja sintomas de intoxicação digitálica). Recomenda-se o esquema terapêutico conhecido como "esquema 6, 5, 4", que consiste em seis comprimidos de digoxina no primeiro dia (três comprimidos a cada 12 horas), cinco comprimidos no segundo dia (três comprimidos pela manhã e dois à noite) e quatro comprimidos no terceiro dia (dois comprimidos a cada 12 horas). Assim, é pouco provável que ocorra alguma forma de intoxicação digitálica e que os níveis séricos de digoxina na gestante na manhã do quarto dia estejam próximos de 2ng/mL. É importante coletar o sangue para medir a dosagem de digoxina sérica em jejum e em torno de 12 horas após a última dose (Lopes, 1995). A dose de manutenção deve ser de 0,50 a 0,75mg/dia, dividida em duas ou três tomadas até o parto.

Em caso de falha terapêutica, quando disponível, a flecainida é uma ótima opção. Também é uma importante opção terapêutica em fases precoces da gestação, pois o uso prolongado da amiodarona seria contraindicado em virtude do risco de causar hipotireoidismo fetal e neonatal. A dose de ataque da flecainida é de um comprimido a cada 8 horas com a manutenção de um comprimido ao dia. A monitoração com eletrocardiograma diário na fase de ataque é obrigatória, pois pode haver alargamento de QRS ou intervalo QT da gestante.

Outra opção terapêutica em caso de falta da flecainida é o esquema de impregnação com amiodarona. A dose de ataque é de 1.600mg por 4 dias (quatro comprimidos a cada 12 horas), seguidos de 1.200mg por 3 dias (três comprimidos a cada 12 horas). A dose de manutenção é de 800mg por 6 semanas ou até o parto (dois comprimidos a cada 12 horas). Convém manter um comprimido de digoxina associado. Cabe ressaltar que deve ser observado o aumento do intervalo QT da gestante. Eletrocardiograma diário é obrigatório na fase de ataque.

As pacientes rebeldes ao tratamento, decorridas 72 horas após o início do tratamento, quase sempre serão as que apresentam fetos hidrópicos. Nessas placentas edemaciadas, como a passagem de digoxina cai 40% a 50%, é recomendada a associação do verapamil, cuja transferência não parece ser afetada pela hidropisia.

Outra opção é a terapia fetal direta, preferencialmente por meio de cordocentese com controle ecocardiográfico. Vias alternativas de administração intraútero podem ser utilizadas, como intramuscular, intraperitoneal ou intra-amniótica. O primeiro fármaco a ser injetado é o digital, que teria a vantagem de ser mantido posteriormente mediante sua administração à mãe. A adenosina é uma opção em razão de sua capacidade de reverter a arritmia rapidamente com meia-vida curta e sem efeitos colaterais significativos, embora seu efeito não costume ser duradouro. Alternativas incluem a amiodarona e a procainamida. O tratamento medicamentoso dos fetos hidrópicos é preferível à interrupção da gestação principalmente nos prematuros, pois, após a cardioversão, ocorrem a resolução da hidropisia e a melhora importante do prognóstico pós-natal (Quadro 24.1).

A ausência de estudos multicêntricos reflete a ampla variedade de esquemas terapêuticos, fármacos e doses utilizados nos diferentes centros de medicina fetal (Quadro 24.1).

Durante o tratamento com agentes antiarrítmicos, os efeitos adversos potenciais no feto e na gestante devem ser constantemente avaliados, principalmente quando se utiliza uma associação de medicamentos. A gestante deve realizar avalia-

QUADRO 24.1 Fármacos utilizados na arritmia fetal

Fármaco	Dose materna	Via	Intervalo de dose
Digoxina	0,5 a 1,5g	Oral	8 a 12h
	0,025mg/kg	Intracordonal	
Verapamil	80 a 120mg	Oral	6 a 8h
Propranolol	80 a 160mg	Oral	6 a 8h
Sotalol	80 a 160mg	Oral	12h
Procainamida	0,5 a 1mg/kg	Intravenosa	
Lanatosídeo C	0,01mg/kg	Intracordonal	
Amiodarona	Ataque: 800 a 1.200mg/dia	Oral ou intravenosa	
	2,5mg/kg (máx. 10mg)	Intracordonal	
	9mg/kg	Intraperitoneal	
Quinidina	200 a 300mg	Oral	6 a 8h
Adenosina	100 a 200µg/kg	Intracordonal	

ção cardiológica e eletrocardiográfica antes do início da terapia com controles periódicos subsequentes. O tratamento deve ser iniciado em ambiente hospitalar, permanecendo a gestante internada até ser obtido o ajuste da terapêutica.

A digoxinemia materna deve ser monitorada a cada 2 dias na fase de dose de ataque, lembrando que a dose terapêutica fetal é alcançada quando a digoxinemia materna atinge 1,5 a 2,0ng/mL. Como a possibilidade de intoxicação digitálica materna é real, a internação hospitalar é importante na fase de ataque. Segundo alguns autores, a porcentagem de reversão da taquicardia e evolução fetal favorável é de 93% (Lopes, 1995).

Quanto ao bloqueio atrioventricular (BAV), geralmente se divide em de primeiro, segundo e terceiro graus. O BAV de primeiro grau, além de raramente observado em fetos, é de difícil comprovação em razão da impossibilidade técnica de se medir o intervalo P-R com a ecocardiografia fetal, o qual, no caso, se encontra aumentado. O BAV de segundo grau tem sido documentado com facilidade e algumas vezes representa um estágio evolutivo de uma colagenose materna que termina por provocar o BAV de terceiro grau parcial ou total.

Atenção maior tem sido dada ao BAV total por ser o mais frequente na vida fetal, podendo ocorrer isoladamente ou associado à cardiopatia. Quando isolado, a mãe frequentemente é portadora de doença do tecido conjuntivo, clínica ou laboratorial, havendo a presença de anticorpos anti-Ro, que atravessam a placenta e podem lesionar o sistema de condução fetal. Quando associado à cardiopatia, o prognóstico é muito grave, especialmente se existe hidropisia ou síndrome de isomerismo atrial esquerdo.

A conduta agressiva no feto com BAV total pode levar a um bom resultado perinatal, porém os casos com malformações cardíacas complexas apresentam prognóstico reservado.

A avaliação ecocardiográfica é realizada a intervalos de 2 semanas para análise da frequência atrial e ventricular e dos índices de função cardíaca. Se houver evidências de deterioração da função cardíaca ou hidropisia fetal, dexametasona (4 a 9mg/dia) é administrada à mãe no intuito de obter ação imunossupressora e anti-inflamatória sobre o tecido de condução e o miocárdio fetal e resolução da hidropisia. O uso de corticoide já foi relatado em gestantes com diagnóstico de doença do tecido conjuntivo cujo feto apresentava bloqueio incompleto (2:1), visando à não progressão para o BAV total. Os efeitos adversos da terapia com corticoides incluem o oligoidrâmnio e o risco aumentado de doenças infecciosas, necessitando observação constante.

A frequência cardíaca fetal costuma se manter constante durante a gestação. O desenvolvimento de insuficiência cardíaca está mais relacionado com frequências ventriculares < 55bpm. Fetos hidrópicos com disfunção miocárdica podem ocasionalmente ser tratados com digoxina e furosemida diretamente administradas através de cordocentese como alternativa terapêutica.

Nenhum tratamento tem sido eficaz para BAV total de baixa frequência, responsável por insuficiência cardíaca e hidropisia. Poucos estudos relatam o uso de simpaticomiméticos para aumentar a frequência cardíaca em fetos hidrópicos e sem maturidade pulmonar. A utilização do marca-passo diretamente no feto e a estimulação transabdominal aplicada no abdome materno não têm sido bem-sucedidas, embora esse campo de estudo venha atualmente desenvolvendo várias pesquisas.

A interrupção da gestação com tratamento pós-natal agressivo está indicada quando a perda fetal é iminente. Nos fetos hemodinamicamente estáveis é preferível a realização da cesariana com 36 a 37 semanas. A assistência neonatal e cardiológica especializada deve estar disponível na sala de parto, pois muitos desses recém-nascidos necessitam de suporte cardíaco e respiratório, incluindo o uso de isuprenalina e/ou implante de marca-passo para aumentar a frequência cardíaca.

Convém enfatizar que cada caso novo de taquicardia ou bradicardia exige atenção individual e a integração do obstetra, perinatologista e cardiologista perinatal. A idade gestacional para o parto deve ser indicada pela equipe multidisciplinar, que inclui o neonatologista e, quando a inserção imediata do marca-passo estiver indicada, a equipe cirúrgica. O aconselhamento genético apropriado é fundamental. O casal deve ser ativamente envolvido no processo de decisão, bem como em qualquer ação considerada a respeito da terapia fetal.

TROMBOFILIAS

As trombofilias são doenças hemostáticas que podem ser hereditárias ou adquiridas e que predispõem eventos tromboembólicos. A síndrome do anticorpo antifosfolípide (SAF) é a trombofilia adquirida mais comum, sendo diagnosticada em cerca de 2% das pacientes com trombose venosa profunda não traumática. Mulheres portadoras de SAF têm uma incidência de eventos tromboembólicos na gestação que varia de 5% a 24%.

O tratamento consiste em medidas gerais, como uso de meias elásticas compressivas, elevação dos membros inferiores e deambulação precoce no pós-parto. As pacientes em

uso de anticoagulantes orais devem modificar a terapêutica para a heparina não fracionada ou de baixo peso molecular.

As heparinas de baixo peso molecular são os agentes de escolha durante a gestação em virtude da menor incidência de efeitos colaterais (sangramento, plaquetopenia e osteoporose), da dispensa do controle por meio do coagulograma e da maior facilidade posológica (enoxaparina sódica 1 a 2mg/kg/dia [40mg/dia] ou dalteparina 200UI/kg/dia [5.000UI/dia]). O único inconveniente é o custo elevado.

A heparina não fracionada pode ser administrada na dose de 5.000UI, subcutânea, a cada 8 horas, sendo necessário o controle com o tempo de tromboplastina parcial ativada (TTPA) ajustado entre 1,5 e 2,5 do normal.

MALFORMAÇÃO ADENOMATOSA CÍSTICA PULMONAR

A malformação adenomatosa cística pulmonar (MACP) é uma lesão caracterizada pelo crescimento excessivo dos bronquíolos terminais.

Um índice pode ser obtido mediante a divisão do volume da MACP pela circunferência cefálica para correção de acordo com a idade gestacional, predizendo a possibilidade de hidropisia fetal nesses casos. O volume da MACP é calculado com base na fórmula de uma elipse (altura × profundidade × largura × $0,52cm^3$). Pacientes com índice > 1,6 têm aproximadamente 80% de risco de desenvolver hidropisia fetal, estando indicada a corticoterapia.

INFECÇÕES

Toxoplasmose

A toxoplasmose é causada pelo protozoário *Toxoplasma gondii*, e o diagnóstico de certeza da infecção fetal é estabelecido a partir da 18ª semana, via amniocentese ou cordocentese, com a identificação do parasita por meio da reação em cadeia da polimerase (PCR) ou do isolamento em cultura de células ou em camundongos.

Diante da suspeita de infecção materna aguda, deve-se utilizar a espiramicina 1,5mUI, 3g/dia (duas cápsulas de 500mg, via oral, a cada 8 horas) até o termo, o que diminui em até 80% a transmissão vertical. No caso de gestantes imunossuprimidas com contagem de CD4 < 200células/mm^3 preconiza-se a utilização do esquema terapêutico fetal (esquema tríplice, descrito a seguir, alternado com espiramicina) a partir da 17ª semana até o termo.

O tratamento da infecção fetal consiste na adoção do esquema tríplice: sulfadiazina 3g/dia (dois comprimidos de 500mg a cada 8 horas), pirimetamina 50mg/dia (um comprimido de 25mg a cada 12 horas) e ácido folínico 10mg/dia. Esse esquema é alternado a cada 3 semanas com espiramicina 3g/dia até o termo.

O hemograma materno deve ser realizado a cada 2 semanas em razão da possibilidade de anemia megaloblástica. Recomenda-se a suspensão do esquema tríplice nas últimas 3 semanas de gestação por causa do risco de hemorragia materna.

Sífilis

A sífilis é causada pelo *Treponema pallidum*. O fármaco de escolha é a penicilina benzatina, que atravessa a placenta e trata também o feto. As doses recomendadas são as mesmas para não gestantes (7.200.000UI, divididas em três doses por semana).

Nas pacientes alérgicas à penicilina deve ser tentada a dessensibilização para esse fármaco. Quando o risco de reação anafilática é alto, deve-se utilizar o estearato de eritromicina 500mg, via oral, a cada 6 horas por 15 dias nas fases recentes e por 30 dias nas fases tardias da doença. Como a eritromicina não alcança níveis séricos suficientes na circulação fetal, os recém-nascidos devem ser adequadamente avaliados e, se necessário, tratados.

DOENÇAS NUTRICIONAIS

Em algumas doenças fetais que ocorrem por falta ou excesso de compostos químicos, a restrição ou a adição desses compostos à dieta da gestante poderia evitar seus efeitos nocivos.

Nos casos de galactosemias fetais, poderia ser útil a restrição dietética de galactoses. O mesmo esquema poderia ser adotado nos fetos portadores da deficiência de glicose-6-fosfato desidrogenase (G6PD) mediante restrição da ingestão materna de quaisquer substâncias que pudessem piorar o quadro.

A restrição dietética materna poderia também ser adotada nos casos de doença de armazenamento de glicogênio IA (von Gierke) e na cistinose. Do mesmo modo, em mulheres portadoras de fenilcetonúria, uma dieta pobre em fenilalanina poderia melhorar o prognóstico de seus fetos.

POLIDRÂMNIO

Com uma frequência em torno de 1%, a importância do polidrâmnio reside no aumento da morbidade e mortalidade perinatais.

O diagnóstico de polidrâmnio é suspeitado clinicamente a partir do aumento do fundo uterino em relação à idade gestacional, do aumento do ganho ponderal materno, da sobredistensão uterina e da dificuldade de palpação das partes fetais e de ausculta dos batimentos cardiofetais. O diagnóstico de certeza é ultrassonográfico a partir do achado de índice de líquido amniótico maior que o percentil 95 para a idade gestacional.

Na presença do polidrâmnio, devem ser pesquisados sistematicamente o diabetes melito e a presença de malformações fetais.

Como terapia alternativa, no sentido de diminuir a formação de líquido amniótico, pode ser empregada a indometacina, um inibidor da síntese de prostaglandinas que potencializa o hormônio antidiurético, diminuindo a função renal fetal. Recomenda-se a dose de 25mg, via oral, a cada 6 horas por até 3 dias, não ultrapassando a 34ª semana e devendo ser feito o acompanhamento com ecocardiografia fetal. Esses cuidados são necessários para evitar uma das complicações mais temidas com o uso da indometacina na gestação: o fechamento precoce do ducto arterioso.

Leitura recomendada

Evans MI, Chrousos GP, Mann DL et al. Pharmacologic suppression of the fetal adrenal gland in utero: attempted prevention of abnormal external genital masculinization in suspected congenital adrenal hyperplasia. JAMA 1985; 253:1015.

Lopes LM. Taquiarritmias fetais. Tese (Doutorado). São Paulo: Faculdade de Medicina da Universidade de São Paulo, 1995.

Necropsia em Medicina Fetal

CAPÍTULO 25

Horácio Mário Fittipaldi Júnior

INTRODUÇÃO

Poucos procedimentos em anatomia patológica são solicitados com tanta expectativa quanto o exame necroscópico de um feto. O interesse é grande para o obstetra, que não compreende os motivos do óbito fetal em uma gestação que até então transcorria sem anormalidades. Para a família, inconformada com a perda de uma criança aguardada e festejada com tanta emoção, é marcante a ansiedade depositada à espera dos resultados obtidos a partir do exame necroscópico.

Todos alimentam a ideia de entender o que aconteceu com as informações esclarecedoras que por certo deveriam surgir com a execução do trabalho do patologista. Infelizmente, as conclusões da referida avaliação, em várias ocasiões, não são capazes de fornecer as respostas a todas as dúvidas e questionamentos formulados quando da constatação da morte do concepto. O óbito fetal com retenção intrauterina produz uma série de alterações involutivas transformativas, como a autólise e a maceração, que muitas vezes dificultam o reconhecimento e a interpretação dos achados morfológicos associados ao óbito da criança.

De qualquer maneira, a necropsia de fetos representa um procedimento de grande importância para a obstetrícia. Além da tentativa de determinar a causa da morte prematura do feto, ainda que nem sempre esclarecida, o exame também pode fornecer elementos significativos, como a detecção de malformações e quadros sindrômicos, muitas vezes geneticamente determinados.

Um estudo demonstrou que achados da necropsia fetal concordavam com o diagnóstico clínico em 28% a 90% dos casos e em 10% a 38% revelaram novo diagnóstico ou levaram à alteração da hipótese clínica, ou seja, a necropsia foi diagnóstica. Informações adicionais que não alteraram o diagnóstico clínico foram providas pela necropsia em 3,9% a 24% dos casos. No entanto, a causa de óbito permanecia inexplicada em até 40% dos casos. Quando acrescida do estudo anatomopatológico da placenta, havia concordância com achados clínicos e/ou da necropsia em até 75% dos casos e eram diagnósticas em 23% a 46% do total. O motivo do óbito permanecia não explicado em apenas 12% dos casos (Corabian et al., 2007).

Em outro estudo, a proporção de diagnósticos entre o exame anatomopatológico e a avaliação clínica não apresentou diferença significativa. Ambos encontraram potencial causa em 49% das análises. Entretanto, a associação do exame anatomopatológico identificou 20 motivos não detectados pela avaliação clínica (18%), a qual, em contrapartida, verificou 19 causas (17%) isoladamente. Dessa maneira, a associação de ambas as modalidades de avaliação possibilitou a redução dos casos indefinidos para 16,2% (Vieira et al., 2012).

A maior parte dos abortamentos que ocorrem no primeiro trimestre de gestação está associada a malformações fetais. Dessa maneira, os dados coletados a partir do exame necroscópico poderiam fundamentar o aconselhamento genético do casal, avaliando os riscos de repetição do evento adverso em uma nova gestação. Sabe-se que alguns defeitos genéticos podem se manifestar praticamente em todas as gestações, o que produziria quadros de aborto de repetição. Firmar um diagnóstico seguro sobre essa possibilidade representa um elemento de suma relevância na assistência à maternidade.

A necropsia fetal pode muitas vezes identificar a causa da interrupção da gravidez que ocorre nos últimos meses do período gestacional. Nesses casos, as infecções congênitas que levam à contaminação do feto por via ascendente ou hematogênica se apresentam como principal causa de morbidade e letalidade. As crianças que não evoluem para o óbito intrauterino comumente desenvolvem sequelas importantes, como cardiopatias, catarata, surdez e malformações do sistema nervoso central.

Em um país como o Brasil, onde o acompanhamento pré-natal nem sempre é realizado da maneira adequada, nem sempre é possível a identificação sorológica precoce desses quadros infecciosos, que muitas vezes apresentam manifestações clínicas vagas e não características. Lamentavelmente, o diagnóstico de uma infecção congênita só é efetivado por ocasião do exame necroscópico do feto. Ainda que o exame histológico das amostras retiradas das vísceras do feto e do tecido placentário não identifique com absoluta segurança o agente etiológico da infecção, o reconhecimento da existência de um processo inflamatório de natureza infecciosa determina a necessidade de dar prosseguimento à investigação da etiologia do processo por meio de exames microbiológicos e imunológicos.

Atualmente, a associação das técnicas histológicas convencionais a procedimentos mais especializados, como o uso de marcadores de imuno-histoquímica, ampliou de maneira significativa a possibilidade de definição diagnóstica da necropsia clínica.

O obstetra, ao constatar que a mãe é portadora de um processo infeccioso transmissível ao feto, tomará as medidas necessárias para garantir o tratamento adequado e a cura de sua doença. Desse modo, ele estará assegurando o direito a uma nova gestação com menos riscos e o provável nascimento de uma criança saudável.

O exame cadavérico do feto ainda poderia fornecer subsídios a respeito do tempo de morte e do grau de maturidade do concepto, comparando os achados morfológicos com os dados clínicos e obstétricos disponíveis. Além disso, torna possível o diagnóstico dos efeitos das doenças desenvolvidas pela mãe sobre o feto, como diabetes gestacional e pré-eclâmpsia. Essas doenças podem, muitas vezes, representar causas importantes da morte prematura fetal.

A necropsia de fetos demanda tempo e paciência do patologista. Constitui um exame delicado e rico em detalhes em virtude da miniaturização dos elementos a serem investigados. Exige do patologista conhecimento detalhado da anatomia e da embriologia, habilitando-o a reconhecer elementos de anormalidade que possam estar relacionados com o óbito fetal.

SOLICITAÇÃO DO EXAME NECROSCÓPICO

No caso de óbitos fetais com interrupção espontânea da gravidez, a solicitação da necropsia do feto deve ser precedida da autorização por escrito dos pais da criança. Essa é uma decisão difícil que precisa ser tomada em um momento especificamente doloroso. Além disso, em nossa região existe um preconceito cultural muito grande em conceder a autorização para a realização do exame cadavérico.

Difundiu-se a ideia incorreta de que o corpo da criança seria mutilado durante o exame ou que suas vísceras seriam removidas para transplantes. Todas essas crenças que misturam folclore e desinformação dificultam a obtenção da autorização para a realização da necropsia. Essa resistência deve ser combatida com diálogo franco e esclarecedor. O médico assistente precisa deixar clara a importância de dar prosseguimento à investigação do caso, mesmo que para além da morte da criança. Os pais devem ser conscientizados de que é seu direito buscar uma explicação para aquela situação inesperada. Além disso, é conveniente recordar que o exame necroscópico do feto pode ser de grande importância na orientação de uma possível gestação futura. Embora enfrentando as limitações mencionadas, o exame cadavérico representaria a única alternativa que possibilita a obtenção desses esclarecimentos.

Finalmente, ao solicitar a necropsia, o médico assistente precisa deixar claro para os pais que o exame não produzirá deformidades no corpo da criança e que os órgãos que porventura venham a ser retirados para a confecção de preparações histológicas não se prestam para doação. Não existe, portanto, nenhum motivo para temer a execução desse procedimento.

O patologista, por sua vez, deve procurar recompor o cadáver com o máximo de zelo, evitando abordagens desnecessárias e reconstituindo a incisão de abertura do tronco e da cabeça com precisão cirúrgica. Em respeito aos familiares que manifestarem seu desejo de realizar uma inumação formal, o especialista responsável pela condução do exame deve concluir seu trabalho com a maior brevidade possível, sem prejuízo na qualidade da investigação. Se nenhum desses argumentos se mostrar exitoso, o médico assistente pode realizar o exame histopatológico da placenta, que independe de autorização prévia da família e pode ser de grande significado na elucidação da causa do óbito.

O médico solicitante, além do documento de autorização, deve encaminhar ao patologista um histórico detalhado das condições da gravidez, incluindo a idade gestacional e qualquer intercorrência verificada durante esse período. Ele precisa enviar informações relacionadas com a mãe e com o parto, como idade, paridade, complicações na gravidez atual e em anteriores, tipo e duração do trabalho de parto, monitoração fetal, condições das membranas e problemas verificados durante o parto. Se possível, ele deve anexar suas suspeitas diagnósticas sobre o caso.

O exame cadavérico do feto poderá ser realizado pelos médicos patologistas do Serviço de Anatomia Patológica do próprio hospital, se essa atividade estiver disponível na instituição. Caso contrário, o corpo deverá ser encaminhado para ser submetido à necropsia pelos médicos do Serviço de Verificação de Óbitos (SVO), órgão ligado à Secretaria Estadual de Saúde.

Em caso de resultado adverso durante a prestação de assistência médica ao parto, com a morte do concepto, se existe a suspeita de erro profissional por imperícia, imprudência ou negligência, torna-se imprescindível a apuração minuciosa dos fatos para a definição das responsabilidades sobre o ocorrido.

Na investigação desses casos pode ser determinada a instauração de processo administrativo, civil e criminal. Dessa maneira, o exame pericial deve ser realizado por peritos oficiais, como os médicos-legistas. Será realizada a comunicação do fato em uma delegacia e a autoridade policial expedirá um ofício determinando a remoção do corpo para o Instituto de Medicina Legal (IML), órgão integrante da Secretaria de Defesa Social do Estado e local adequado à realização do exame pericial. Os médicos-legistas têm habilitação técnica e qualificação profissional para a execução da perícia tanatoscópica. Se necessário, os médicos especialistas em patologia que fazem parte do quadro de peritos daquela instituição poderão ser convocados para dar sua contribuição na investigação pericial, incluindo a realização de exames histopatológicos, no laboratório de patologia forense do próprio órgão.

O SVO realiza exames cadavéricos para definir a causa da morte em casos de processos mórbidos naturais em que não houve a participação de fatores externos para o êxito letal. Por esse motivo, se houver suspeita de erro profissional que tenha causado ou contribuído para a morte do paciente, os médicos do SVO não realizarão o exame do cadáver, devendo encaminhá-lo para perícia tanatoscópica no IML. O relatório elaborado pelo médico-legista após a conclusão de seu trabalho, bem como os laudos dos exames complementares porventura solicitados, como o exame toxicológico e o exame anatomopatológico, serão encaminhados e anexados às peças investigativas sobre o caso.

ACONDICIONAMENTO

Nos serviços dotados de necrotério com câmara frigorífica, os fetos podem ser encaminhados diretamente para aquele local sem a necessidade de acondicionamento especial. Quando não há a possibilidade de garantir a conservação do concepto mediante sua imediata refrigeração, é conveniente acondicioná-lo em recipiente adequado contendo solução de formalina na diluição correta e numa proporção que garanta a preservação do feto a ser examinado.

Como foi demonstrado em estudos retrospectivos, o exame histopatológico da placenta constitui uma etapa de grande relevância na investigação da causa da morte fetal. Por isso, o obstetra precisa encaminhar, junto com o pedido do exame necroscópico, a solicitação do exame da placenta. A placenta precisa ser enviada em recipiente que a contenha sem produzir deformidades e imersa inteiramente em solução de formalina.

A diluição da solução de formol empregada para a fixação dos espécimes é de 10%. Diluições inadequadas podem levar à autólise do material, inviabilizando a execução do exame pelo patologista.

EXAME EXTERNO

Para a execução do exame necroscópico o patologista precisa contar com um espaço físico apropriado, bem iluminado e com instrumental cirúrgico adequado. É conveniente que esteja disponível uma máquina fotográfica para o registro das imagens com as alterações observadas. Equipamentos de radiologia também podem ser necessários tanto para detectar malformações do esqueleto, presentes em muitas síndromes genéticas, como para identificar o comprimento dos ossos longos e os núcleos de ossificação, elementos úteis na determinação da idade do concepto. Devem estar disponíveis pinças, tesouras e cateteres com dimensões apropriadas ao tamanho do corpo a ser examinado. O emprego de uma lupa para melhor visualização das estruturas é muitas vezes necessário.

Inicialmente, o feto é pesado e submetido às medições necessárias. O patologista deve registrar o comprimento crânio--cóccix e crânio-calcâneo, além do perímetro cefálico e das circunferências do tórax e do abdome. Na inspeção do aspecto externo do feto, o especialista deve pesquisar a existência de malformações grosseiras nos membros e no tronco, proporcionalidade da cabeça com o tronco, forma do crânio, configuração e simetria na implantação dos pavilhões auriculares. Outras anormalidades da cabeça também devem ser avaliadas, como a existência de coleções hemáticas, edemas, soluções de continuidade e outros indícios de trauma.

Na investigação da idade gestacional, o patologista deve verificar a existência e a distribuição do lanugo, presença de vérnix caseoso, fechamento das pálpebras, pigmentação dos mamilos, presença e configuração dos fâneros nos dedos e as características da genitália externa, incluindo a presença ou não dos testículos na bolsa escrotal dos fetos.

Na busca de malformações do tubo digestório e do aparelho geniturinário, deve-se avaliar se ânus está permeável e se há eliminação de mecônio, o que poderia representar um indício de sofrimento fetal.

Nos casos de hipoxemia intrauterina verifica-se a existência de cianose, que pode envolver todo o concepto ou se manifestar por um tom violáceo nos lábios e nas extremidades digitais. A evidência de hipoxemia fetal torna imperativo o exame do cordão umbilical, incluindo a investigação da existência de setores de estenose, sobretudo próximo à inserção umbilical, e a identificação de nós verdadeiros e mesmo de cordões muito longos com formação de circulares. Neste último caso é comum o reconhecimento de um ou mais sulcos, de fundo escuro e apergaminhado, na região cervical dos fetos.

Incompatibilidade sanguínea materno-fetal e algumas infecções intrauterinas determinam o acúmulo de líquido, produzindo quadros de hidropisia fetal. Sua identificação representa um bom indicativo sobre a causa do óbito. A pesquisa de icterícia deve ser realizada sobretudo no nível da esclera.

Um achado comum no exame necroscópico de fetos com mais de 5 meses de gestação que permanecem imersos em meio líquido na intimidade do útero é representado pelo fenômeno da maceração. O feto retido já apresenta, poucas horas após a morte, menor aderência da epiderme, que pode ser facilmente descolada mediante pressão oblíqua exercida sobre sua superfície corporal. Caso a retenção persista por mais 3 a 5 dias, começam a se formar flictenas de conteúdo sanguinolento que tendem a confluir e, quando se rompem, produzem o desnudamento da derme. Esses achados corresponderiam à chamada maceração do primeiro grau. Em torno do oitavo dia de retenção o destacamento da epiderme é quase total e a derme exposta tem coloração pardo-avermelhada (maceração do segundo grau). Finalmente, por volta do 15º dia de retenção o feto apresenta perda da tonicidade com destacamento do couro cabeludo, hipermotilidade das articulações e cavalgamento dos ossos do crânio (maceração do terceiro grau). A identificação desses achados morfológicos tem grande relevância médico-legal, pois eles constituem uma evidência física de óbito fetal intrauterino com retenção prolongada.

EXAME INTERNO

O protocolo de padronização de necropsia perinatal foi definido em 1985 pelo Grupo de Estudos das Complicações dos Cuidados Perinatais, atendendo a uma solicitação do Instituto da Saúde da Criança e do Desenvolvimento Humano. Além da sequência de investigação a ser obedecida, foram organizadas tabelas padronizadas com o peso e as dimensões dos diversos órgãos. Essas tabelas possibilitam o estudo comparativo com os achados do exame necroscópico e a consequente avaliação do crescimento e desenvolvimento dos órgãos fetais, sua compatibilidade com a idade gestacional e a detecção de possíveis anomalias.

A abertura do tórax e do tronco é feita com a clássica incisão em Y, com o cuidado de desviar para a esquerda da linha média abdominal, na região da inserção do cordão umbilical, a fim de preservar as estruturas dessa área. Os vasos umbilicais, bem como o remanescente do úraco, são dissecados e isolados em conjunto com o cordão umbilical. A pele e o tecido celular subcutâneo são cuidadosamente separados da superfície do gradil costal. Com o bisturi é feita uma incisão nas porções cartilaginosas das costelas, medialmente à junção costocondral, a partir da articulação esternoclavicular, descendo até a margem costal. Remove-se o plastrão, incluindo esterno, manúbrio e arcos costais, com exposição dos órgãos torácicos e do mediastino. O líquido presente na cavidade torácica é coletado e quantificado, podendo ser encaminhado para a realização de cultura.

Após a inspeção dos sistemas orgânicos à procura de malformações estruturais e/ou topográficas, procede-se à retirada das vísceras para exame. As vísceras são removidas em monobloco desde a língua até o reto. As estruturas do pescoço são dissecadas, assim como os órgãos retroperitoneais. Deve-se tomar o cuidado de não separar as suprarrenais dos rins durante a dissecção. Os vasos e as demais estruturas do pescoço são ligados, assim como o reto distal, concluindo a secção dos tecidos e liberando o bloco de vísceras da porção posterior da parede do tronco. O bloco é então removido e lavado para ser examinado.

O coração e os pulmões são avaliados em conjunto. É conveniente que antes da dissecção o coração seja perfundido com formol de modo a facilitar a pesquisa de malformações. Verificam-se a distribuição e as características dos vasos da base e das artérias pulmonares, assim como a integridade dos septos e dos sistemas orovalvulares.

Do ponto de vista médico-legal, são comuns questionamentos se a morte da criança se deu antes ou depois do parto. Quando a dúvida existe, o patologista deve investigar a presença de indícios de vida extrauterina. Essa avaliação está vinculada à pesquisa de sinais de suposta respiração da criança e às modificações que esse fenômeno determina nas estruturas do corpo, sobretudo nos pulmões do concepto. Esses sinais são chamados de docimasias (do grego *"dokimos"*, que significa "eu provo").

Macroscopicamente, as docimasias mais empregadas são a diafragmática de Ploquet, a óptica de Bouchut e a hidrostática de Galeno. Crianças que respiraram apresentam diafragmas mais horizontalizados em relação ao gradil costal, pulmões expandidos de cor róseo-escura e com crepitação ao toque. Assim, quando imersos em meio líquido, os pulmões tendem a flutuar devido à presença de ar em seu interior. Quando não houve respiração, as hemicúpulas diafragmáticas são convexas e os pulmões têm aspecto pardo-vinhoso, são hepatizados e afundam quando imersos em meio líquido.

O exame histológico dos pulmões demonstra, no caso de ter havido respiração, espaços alveolares dilatados, expandidos com congestão dos capilares septais. Nos pulmões fetais onde não ocorreu respiração, os alvéolos se mostram colabados e retraídos. Essa avaliação é chamada de docimasia histológica de Balthazard & Lebrun.

O exame histológico do tecido pulmonar do feto também é importante na verificação microscópica de que houve sofrimento fetal mediante a identificação no interior dos sacos alveolares de células epiteliais descamadas e escamas córneas presentes no líquido amniótico aspirado e, sobretudo, de grânulos de mecônio eliminados pelo feto em casos de hipoxemia perinatal. Normalmente, há poucos restos celulares, como células epiteliais descamadas e escamas córneas no líquido amniótico, próximo ao termo. Isso contribui para o fato de que esses elementos não estejam presentes ou se achem em pequena quantidade em pulmões de crianças maduras.

O aumento da atividade fetal, estimulado pela anoxia, aumenta o número de partículas em suspensão no líquido amniótico. Se um feto é estimulado a aumentar os movimentos respiratórios por causa de um período de anoxia, ele aspira mais líquido do que o normal e os espaços aéreos se tornam dilatados. O fluido entrando nos pulmões por causa da atividade respiratória, que se traduz por movimentos de inspiração profunda, pode resultar em expansão alveolar maior que a normalmente produzida com a entrada de ar nas primeiras horas de vida extrauterina. Por isso, a identificação de um grande número de células epiteliais descamadas e de escamas córneas na luz dos alvéolos de crianças de termo que morreram durante ou pouco antes do parto indica anoxia perinatal. A presença de mecônio nos alvéolos constitui sinal indicativo de sofrimento fetal.

Em continuidade ao exame necroscópico, cada órgão é dissecado, pesado e medido, e suas características morfológicas, incluindo possíveis alterações, são registradas pelo patologista. Amostras de cada uma das estruturas fetais são separadas para exame histológico, devendo ser acondicionadas em recipiente contendo solução fixadora de formalina.

A abertura da cabeça se dá através de uma incisão bimastoidiana da pele com rebatimento do couro cabeludo para diante e para trás. Nos fetos, como não houve ossificação completa do crânio, é possível promover sua abertura a partir das suturas e fontanelas, afastando os ossos da calvária e expondo o conteúdo da cavidade craniana. Na remoção, o patologista procura manter a conformação regular do cérebro e do cerebelo, produzindo o menor número possível de artefatos.

Quando houve retenção intrauterina prolongada e se instalou o processo de autólise das vísceras, essa pode ser uma tarefa complexa. O tecido cerebral é naturalmente amolecida, e essa textura é ainda mais evidente no tecido fetal. Com a autólise, o cérebro pode se mostrar quase liquefeito, o que torna sua remoção um desafio para o executor da necropsia. Na inspeção do conteúdo da cavidade craniana, o patologista deve investigar a existência de coleções hemáticas subaracnoidianas e periventriculares, muito comuns nos casos de hipoxemia. Na pesquisa de sinais de trauma são verificados equimoses e hematomas em couro cabeludo, bem como sinais de fratura na calota craniana.

PERDA FETAL E PREENCHIMENTO DA DECLARAÇÃO DE ÓBITO

Denomina-se perda fetal ou óbito fetal a morte do produto da concepção antes da expulsão do corpo da mãe, independentemente da duração da gravidez. A morte do concepto é caracterizada pela inexistência, depois da separação, de qualquer sinal descrito para o nascido vivo, ou seja, respiração ou qualquer outra manifestação de vida, como batimentos cardíacos, pulsações do cordão umbilical ou movimentos efetivos dos músculos de contração voluntária, tenha ou não sido cortado o cordão umbilical e esteja ou não desprendida a placenta.

Ao contrário da morte de uma criança nascida viva, em que o preenchimento da Declaração de Óbito (DO) é obrigatório, no caso das perdas fetais nem sempre há a necessidade de fornecer uma DO.

O Conselho Federal de Medicina (CFM), por meio da Resolução 1.779/05, publicada no Diário Oficial da União de 5 de dezembro de 2005, regulamentou a responsabilidade médica pelo fornecimento da DO. No caso das perdas fetais, a resolução do CFM determina que "os médicos que prestaram assistência à mãe ficam obrigados a fornecer a Declaração de Óbito quando a gestação tiver duração igual ou superior a 20 semanas ou o feto tiver peso corporal igual ou superior a 500 gramas e/ou estatura igual ou superior a 25cm".

Quando há a solicitação de exame necroscópico, a obrigação de preenchimento e assinatura da DO é do patologista ou do médico legista responsável pelo exame cadavérico. Quando não houver sido determinada a realização de necropsia, a responsabilidade pelo fornecimento da DO será do obstetra ou do neonatologista.

EXAME HISTOPATOLÓGICO DA PLACENTA

Como mencionado previamente, o exame da placenta constitui uma etapa relevante da necropsia fetal. O disco placentário e seus anexos devem ser cuidadosamente avaliados pelo patologista na investigação de achados morfológicos indicativos de doença fetal ou materna.

Apesar de oferecer alguma proteção ao feto, a placenta pode permitir a passagem de vários microrganismos, como vírus, bactérias e protozoários, e de medicamentos com efeitos deletérios à criança. Além disso, ela sofre modificações, muitas de caráter de adaptação às alterações produzidas no organismo materno, como nos casos de anemia materna, diabetes gestacional e pré-eclâmpsia. Também os processos infecciosos que promovem a contaminação do feto por via ascendente através do líquido amniótico ou por meio do sangue materno levam à modificação na estrutura placentária. A identificação desses achados representa uma maneira segura de definir um diagnóstico preciso ou ao menos aproximado das condições da gestação e até mesmo da causa de sua interrupção.

No exame da placenta, o patologista deve remover o excesso de sangue para então pesá-la, medir seus diâmetros e sua espessura e verificar a forma. A relação entre o peso da placenta e o do feto é denominada índice fetoplacentário e constitui informação importante na avaliação do desenvolvimento intrauterino do concepto. O cordão umbilical deve ter registrados seu comprimento e diâmetro, bem como devem ser descritos o aspecto da geleia de Warthon, o número de vasos funiculares e a existência de qualquer anormalidade em sua estrutura, como nós, torção, estenose e hemorragias.

A face fetal da placenta mostra vasos sobrelevados que convergem na direção do cordão umbilical. A distribuição desses vasos pode fornecer dados sobre a idade da gestação. O local de inserção do cordão pode ter influência sobre o fluxo sanguíneo materno-fetal. No caso de sofrimento fetal, as membranas que recobrem a face fetal estão comumente impregnadas de mecônio. Essas membranas, normalmente transparentes, possibilitando a visualização dos vasos da superfície, tornam-se opacificadas e amareladas quando da ocorrência de infecções ascendentes com corioamnionite.

O exame da face materna também pode apresentar subsídios importantes para o entendimento das alterações intrauterinas. Hematomas retroplacentários volumosos são indicativos de descolamento prematuro da placenta, e a identificação de áreas extensas de enfarte que se apresentam na superfície de corte do tecido placentário como zonas mais consistentes, homogêneas e pardo-amareladas sugere redução da perfusão sanguínea placentária, como na hipertensão materna.

Os achados da inspeção macroscópica são complementados com o exame histológico de amostras retiradas do cordão umbilical, das membranas e do tecido placentário propriamente dito. Nesse exame podem ser analisados o grau de maturação placentária e sua compatibilidade com a idade gestacional referida pelo obstetra, alterações induzidas pela hipoxemia e achados indicativos de infecção intrauterina, incluindo a identificação, em alguns casos, do próprio agente etiológico.

Leitura recomendada

Corabian P, Scott NA, Lane C, Guyon G. Guidelines for investigating stillbirths: an update of a systematic review. J Obstet Gynaecol Can 2007; 29:560-7.

Vieira MSM, Siebert EC, Ceglio WQGW, Almeida MH, Batista TS, Freitas PF. Dificuldades para a identificação da causa do óbito fetal: como resolver? Rev Bras Ginecol Obstet 2012; 34:403-8.

Bioética em Medicina Fetal

CAPÍTULO **26**

Horácio Mário Fittipaldi Júnior

INTRODUÇÃO

Assim como em todas as áreas da atividade médica, as ações e condutas profissionais na assistência materno-infantil devem ser sempre realizadas sob a égide dos princípios bioeticos da beneficência, não maleficência, justiça e respeito à autonomia. Essa obrigação se torna ainda mais relevante no exercício da obstetrícia, quando se recorda que duas vidas se encontram sob os cuidados do médico assistente. Apesar de intrinsecamente ligadas, em uma relação única sob os aspectos biológico e afetivo, essas vidas guardam algumas particularidades no campo do direito e da moral.

O Estado brasileiro adotou em sua fundamentação jurídica o princípio naturalista, segundo o qual só é considerado como pessoa o ser humano dotado de personalidade civil e possuidor de direitos e obrigações. Personalidade civil é "a disposição genérica de exercer direitos e obrigações, como um indivíduo juridicamente capaz, adquiridos após o nascimento com vida, independentemente das condições de viabilidade e da qualidade de vida".

O ser humano que foi concebido e que se desenvolve no interior do organismo materno, mas que ainda não nasceu, é denominado nascituro. Embora seja considerado desprovido de personalidade civil, esse ser também se encontra sob a proteção da Justiça. O próprio Código Civil Brasileiro assegura textualmente que "a lei põe a salvo, desde a concepção, os direitos do nascituro". Embora se constitua apenas em esperança de nascimento, o feto humano se acha protegido pelo respeito ao mais inalienável dos direitos: o direito à vida.

Na maioria das vezes as intervenções médicas procuram sempre preservar os direitos do binômio mãe-feto, mas em algumas ocasiões haverá no exercício da prática obstétrica um conflito de interesses dos integrantes desse conjunto. Nesses casos, o obstetra terá de conciliar os interesses da gestante com os do feto, promovido à condição de paciente. Caberá ao médico tomar as decisões que mais se aproximem do ideal ético e jurídico, elegendo como referência a autonomia da gestante, as normas legais vigentes e os fundamentos de sua própria consciência.

ASSISTÊNCIA PRÉ-NATAL E INDICAÇÃO DE PROCEDIMENTOS OBSTÉTRICOS

Constitui ponto pacífico na prática obstétrica que para garantir um desenvolvimento adequado do feto no período de organogênese e de maturação dos órgãos e sistemas a gestante deve manter uma série de cuidados nutricionais, bem como abster-se de hábitos nocivos à criança em gestação, como o fumo e o consumo de drogas e álcool. Já foi amplamente demonstrado que malformações congênitas e mesmo quadros sindrômicos estão relacionados com a manutenção dessas práticas deletérias durante a gestação.

Por esse motivo, alguns juristas e bioeticistas advogam que o obstetra tem a obrigação de tomar medidas concretas ao verificar o descumprimento voluntário e consciente por parte da gestante dessas orientações e proibições. Os que defendem essa postura admitem o sacrifício do direito de autonomia da gestante em prol do princípio da beneficência para o feto, garantindo-lhe o direito a um desenvolvimento saudável. O médico deveria inicialmente procurar demover sua paciente da continuidade dessas práticas. Se essa conduta se revelar inexitosa, o profissional procuraria alertar o cônjuge ou companheiro e, na inexistência deste, algum parente próximo sobre os riscos que esse comportamento inadequado traria àquela gravidez. Em situações extremas, o médico assistente estaria autorizado a buscar o auxílio das autoridades públicas, como o Conselho Tutelar ou mesmo o Ministério Público, com o objetivo de proteger os interesses e o bem-estar dessa criança em desenvolvimento.

Essa recomendação é controversa, pois a Justiça só tem se manifestado por intervenções compulsórias, nos casos em que fique caracterizado o chamado perigo imediato de morte, fundamentado no estado de necessidade de terceiros, o que não estaria configurado na situação descrita. Afinal, estaria patente apenas uma possibilidade de danos ao feto e não uma certeza diagnóstica.

Uma questão de relevância e que sempre resulta em controvérsias diz respeito à indicação de partos cesarianos. A elevada indicação de partos cirúrgicos no Brasil constitui um problema médico e social. Apesar de reconhecer a relativa "segurança" desse procedimento em ambiente adequado e realizado por equipe qualificada, não se pode questionar sua maior morbidade quando comparado ao parto vaginal.

Naturalmente, situações clínicas, como alguns casos de gravidez de alto risco, exigem como conduta adequada e necessária a indicação do parto cesáreo. Entretanto, verifica-se que muitos dos partos cirúrgicos são determinados por acordo tácito entre o obstetra e sua paciente, sem vinculação com qualquer critério médico-científico. Nesse caso, ressalta-se que o Código de Ética Médica, em seu artigo 14, proíbe o médico de "praticar ou indicar atos médicos desnecessários ou proibidos pela legislação vigente no país". Em que pese tratar-se de um procedimento consagrado pela prática obstétrica, sem restrição legal para sua execução, no caso de ocorrerem complicações para a gestante ou para a criança em decorrência do parto cirúrgico, sua realização sem o amparo de uma necessidade clínica, mesmo com a conivência e a autorização da paciente, será levada em consideração na esfera administrativa e penal.

O obstetra não deve e não pode impor à sua paciente a via de parto mais conveniente à sua vontade, mas sim indicar-lhe a opção mais adequada às circunstâncias clínicas observadas. Naturalmente, em respeito ao princípio da autonomia, a paciente pode concordar ou não com a indicação de seu obstetra, o qual, com base no mesmo princípio, também não está obrigado a atender as exigências da gestante, sobretudo aquelas que se fundamentam em motivos fúteis. Sempre que as condições clínicas e obstétricas permitirem, o profissional deve procurar convencer a paciente da conveniência do parto vaginal. Por outro lado, não deve haver questionamentos quando existirem indicações seguras à realização do parto cirúrgico. Compete ao médico orientar e esclarecer sua paciente sobre essa questão, garantindo a edificação de uma relação fundamentada no respeito mútuo e na confiança recíproca.

Visando reduzir o número de partos cirúrgicos desnecessários, o Ministério da Saúde e a Agência Nacional de Saúde (ANS) colocaram em consulta pública, no período de 15 de outubro a 23 de novembro de 2014, duas resoluções. As medidas preveem, por exemplo, que as beneficiárias de planos de saúde possam solicitar as taxas de cesariana e de parto vaginal por estabelecimento e por médico independentemente de estarem grávidas. Além da transparência das informações, as resoluções incluem a apresentação do partograma, que deverá conter anotações sobre o desenvolvimento do trabalho de parto e as condições de saúde maternas e fetais. O documento será parte integrante do processo para pagamento do parto pelas operadoras. Outra novidade é a distribuição, pelos planos de saúde, do Cartão da Gestante e da Carta de Informação à Gestante para registro de consultas de pré-natal com orientações e dados de acompanhamento da gestação.

O Código de Ética Médica determina, em seu artigo 32, ser vedado ao médico "deixar de usar todos os meios disponíveis de diagnóstico e tratamento, cientificamente reconhecidos e a seu alcance, em favor do paciente". Por esse motivo,

durante a assistência pré-natal o profissional tem a obrigação de indicar a realização de procedimentos e exames necessários à avaliação do desenvolvimento do feto.

Atualmente, esses exames muitas vezes possibilitam a detecção precoce de anormalidades e mesmo de malformações fetais. Essa recomendação é ainda maior quando existem casos diagnosticados em gestações anteriores e em gestantes de idade avançada, nas quais a incidência de alterações cromossômicas fetais é reconhecidamente maior, e quando da ocorrência de malformações em parentes próximos. O exame ultrassonográfico constitui um procedimento de grande relevância.

Em casos específicos, quando há risco elevado de alterações cromossômicas, podem ser utilizadas técnicas mais sofisticadas, como a obtenção de células fetais para avaliação do cariótipo do feto. Esses métodos, contudo, são representados em sua maior parte por procedimentos invasivos. Nesse caso, é preciso definir o risco-benefício do procedimento tanto para a mãe como para o concepto.

A indicação de qualquer meio de diagnóstico invasivo só estaria justificada em caso de inquestionável importância para a assistência da criança em gestação, permitindo o diagnóstico precoce de alguma anormalidade e possibilitando uma intervenção imediata ou logo após o parto. Exames dessa natureza teriam por objetivo garantir o bem-estar da criança que vai nascer, oferecendo-lhe a perspectiva de melhor qualidade de vida.

Não se deve admitir a realização de um procedimento de risco apenas como instrumento de especulação ou simplesmente para satisfazer uma curiosidade. Cabe lembrar que, qualquer que seja a indicação do obstetra, sua realização deve ser necessariamente precedida da autorização da gestante. Nenhum exame ou intervenção médica pode ser executado sem o consentimento esclarecido da paciente e, no caso da impossibilidade de manifestar esse consentimento, de seu responsável legal.

Na indicação do método, o profissional deverá explicar detalhadamente as etapas de execução, seu objetivo e os riscos, dirimindo suas dúvidas, completando seu conhecimento e corrigindo informações incorretas sobre o fato.

O obstetra tem a responsabilidade de informar aos pais a possibilidade de um diagnóstico pré-natal de possíveis malformações congênitas. Afinal, todo casal tem o direito de tomar conhecimento das condições de desenvolvimento de seu filho, sobretudo no que diz respeito ao diagnóstico de anomalias congênitas. A possibilidade de intervir para corrigir ou ao menos minimizar os efeitos dessas anomalias é outra etapa da assistência médica associada a grandes dilemas éticos e legais.

INTERVENÇÕES FETAIS

A detecção de alterações no desenvolvimento fetal com a constatação de defeitos orgânicos capazes de levar à morte o concepto ou de prejudicar sua qualidade de vida após o parto criou um impasse em obstetrícia. A melhora da acuidade diagnóstica pré-natal tornou possível a identificação segura de anomalias fetais sem oferecer uma alternativa terapêutica para corrigir essa anomalia, representando para o obstetra uma situação de impotência e frustração. Aos pais restavam a decepção e a angústia diante da expectativa do óbito fetal ou do nascimento de uma criança com graves deformidades e todo o ônus afetivo e social que acompanha essa situação.

Nos últimos anos, técnicas cirúrgicas revolucionárias têm sido desenvolvidas, possibilitando a realização de intervenções intrauterinas. Esses procedimentos têm promovido, em alguns casos, a resolução completa desses problemas e, em outros, a melhoria das condições gerais do feto para que venha a sobreviver ao período gestacional, sendo submetido a uma cirurgia complementar e definitiva após seu nascimento.

Defeitos congênitos graves, como mielomeningocele, uropatias obstrutivas, hidrocefalia e hérnia diafragmática, podem ser corrigidos por cirurgia ainda durante a vida intrauterina. Entretanto, esse tratamento ainda não é uma prática rotineira. Todavia, essa possibilidade criou um novo paradigma: o gerenciamento do feto com defeito congênito corrigível, com o feto passando a ser considerado um paciente com *status* moral independente, um paciente que deve ser avaliado em condições especiais para que possa efetivamente ser beneficiado pelas intervenções propostas, realizadas em condições de segurança, no momento mais apropriado, com uma perspectiva razoável de sucesso e risco-benefício aceitável.

Muitas dessas técnicas cirúrgicas ainda apresentam caráter experimental, o que torna ainda mais difícil sua indicação. O médico assistente não pode tomar para si a responsabilidade exclusiva de indicar e realizar uma intervenção fetal intrauterina. Para sua realização são imprescindíveis o entendimento e a aceitação dos pais. Para isso, o médico assistente tem a obrigação de explicar exaustivamente ao casal a proposta terapêutica apresentada. Devem ser esclarecidos os objetivos e limites do tratamento, a maneira de execução, os riscos para a mãe e para o feto, as possíveis complicações e os efeitos secundários do processo.

Em 1982, em conferência patrocinada pela Fundação Kroc, profissionais de várias especialidades, como obstetras, pediatras, cirurgiões pediátricos, ultrassonografistas, geneticistas e bioeticistas, propuseram alguns critérios para orientar os médicos em caso de necessidade de realização de intervenções fetais:

- A assistência ao paciente fetal só pode ser realizada por equipes especializadas, multidisciplinares, que contem com um perinatologista com experiência em diagnóstico fetal e na coleta de amostras fetais ou transfusão intrauterina, um geneticista, um ultrassonografista com experiência em diagnóstico de malformações fetais, um cirurgião pediátrico e um neonatologista.
- O feto deve apresentar alterações morfológicas e funcionais diagnosticadas por exames ultrassonográficos e estudos genéticos.

- A família precisa ser devidamente esclarecida a respeito dos riscos e benefícios e deve estar de acordo com o tratamento, incluindo autorizar a continuidade do tratamento em longo prazo a fim de garantir sua eficácia.
- A instituição precisa contar com um serviço de obstetrícia de alto risco de cuidados terciários adequadamente aparelhado e com assistência de enfermagem especializada.
- Além desses cuidados, seria recomendável que a iniciativa fosse devidamente discutida, avaliada e aprovada pela Comissão de Ética da instituição hospitalar.

Deve-se ter sempre em mente que no momento uma intervenção desse porte é uma medida de exceção. Sua indicação deve ser estabelecida com muita prudência e quando as circunstâncias demonstrarem que é absolutamente necessária, não existindo alternativas terapêuticas. A intervenção médica só terá lugar diante de uma situação de extrema gravidade e quando os riscos para a mãe e o feto forem mínimos, sobretudo quando comparados aos benefícios pretendidos.

Em alguns casos, diante de malformações importantes, mas com possibilidade de tratamento pós-natal, o médico pode optar por um tratamento paliativo que garanta a vitalidade fetal e que possibilite que o parto se desenvolva em condições de maior segurança. De qualquer modo, permanecem sem solução adequada as situações em que, apesar do diagnóstico seguro de uma anormalidade fetal, não existem alternativas terapêuticas disponíveis para corrigi-la. Sem essa prerrogativa, os pais poderiam vir a considerar interromper a gestação. Essa conduta encerra graves conflitos éticos e ainda não dispõe de um respaldo jurídico, no Brasil, que garanta sua execução.

DILEMAS ÉTICOS NA REPRODUÇÃO HUMANA ASSISTIDA

Define-se como reprodução humana assistida o conjunto de técnicas empregadas para obtenção de uma gravidez e consequentemente o nascimento de uma criança, substituindo ou facilitando uma etapa defeituosa do processo reprodutivo natural. As técnicas de reprodução humana mais simples, como a fecundação artificial, são utilizadas com relativo sucesso desde o século XVIII. Os métodos mais modernos, como a fecundação extracorpórea com implante intrauterino de embriões, são empregados desde o início da década de 1980.

No Brasil, apesar da criação de um grande número de clínicas de reprodução assistida (RA) e do prestígio internacional dos profissionais, não existe uma legislação específica que regulamente essa atividade médica. O emprego das técnicas de reprodução assistida está normatizado por resoluções do Conselho Federal de Medicina (CFM). Uma resolução do CFM tem caráter impositivo para os médicos e seu descumprimento poderá acarretar a abertura de um processo ético-profissional. Apesar disso, alguns fatos têm demonstrado que os especialistas em reprodução humana não têm respeitado essas resoluções em sua integralidade.

O primeiro conjunto de normas consistiu na Resolução 1.358/1992, atualizada pela Resolução 1.957/2010, que foi revogada pela Resolução 2.013/2013. Entre as modificações mais significativas determinadas pela última resolução, no que diz respeito aos candidatos a usuários das técnicas de reprodução assistida, podem ser destacados o estabelecimento do limite de idade de 50 anos e a inclusão explícita de determinadas categorias, como casais homoafetivos e pessoas solteiras, respeitado o direito da objeção de consciência do médico. Foi ainda estabelecida a idade limite para doação: 35 anos para mulheres e 50 anos para os homens. Também foi autorizada a fecundação *post-mortem* de mulheres com gametas congelados dos maridos e companheiros falecidos e que haviam se manifestado em vida, autorizando a execução desse procedimento.

A resolução também determina que para não aumentar os riscos existentes de multiparidade o número máximo de oócitos e embriões a serem transferidos para a receptora não pode ser superior a quatro. Quanto ao número de embriões a serem transferidos, são formuladas as seguintes recomendações: mulheres com até 35 anos, até dois embriões; mulheres entre 36 e 39 anos, até três embriões; mulheres entre 40 e 50 anos, até quatro embriões; e nas situações de doação de óvulos e embriões se considera a idade da doadora no momento da coleta dos óvulos. A verificação do nascimento de quíntuplos ou mesmo de um número maior de crianças em um único parto de mulheres usuárias das técnicas de reprodução assistida, em algumas regiões do país, demonstra claramente que o número de pré-embriões implantados foi superior ao limite estabelecido.

A mesma resolução determina que em caso de gravidez múltipla, decorrente do uso de técnicas de reprodução assistida, é proibida a utilização de procedimentos que visem à redução embrionária. Reportagens publicadas por revistas leigas de circulação nacional deixam claro que, apesar do aspecto antiético e da antijuridicidade do procedimento, equipes médicas, no silêncio de suas clínicas, praticam essa modalidade de aborto ilegal para aumentar as chances de um nascimento saudável das crianças remanescentes.

A resolução proíbe também a seleção de sexo da criança gerada (sexagem), exceto para prevenir doenças genéticas ligadas ao sexo. O texto do CFM autoriza as clínicas de reprodução assistida a criopreservarem gametas e embriões, determinando que o número total de embriões produzidos em laboratório deverá ser comunicado aos pacientes para a decisão de quantos pré-embriões serão transferidos a fresco, devendo o excedente ser criopreservado. No momento da criopreservação, os pacientes devem expressar sua vontade, por escrito, quanto ao destino que será dado aos embriões criopreservados em caso de divórcio, doenças graves ou falecimento de um deles ou de ambos e quando desejam doá-los. Os embriões criopreservados com mais de 5 anos poderão ser descartados, se essa for a vontade dos pacientes, e não apenas disponibilizados para pesquisas de células-tronco, conforme previsto na Lei de Biossegurança aprovada pelo Congresso Nacional em 2005. Essa decisão se deve em parte ao custo elevado de manutenção dos embriões criopreservados em nitrogênio líquido e em parte à simples dificuldade de armazenar indefinidamente uma quantidade sempre crescente de embriões.

A discussão ética que se impõe em uma situação como essa repousa no reconhecimento do suposto direito à vida desses embriões. Os que advogam a tese da teoria concepcionista consideram o embrião uma pessoa cujos direitos devem ser protegidos e, dessa maneira, sua destruição intencional corresponderia a um verdadeiro crime. Os defensores da escola desenvolvimentista acreditam que, mesmo com a fecundação, o novo ser, para ser considerado uma pessoa e usufruir dos benefícios dessa condição, precisaria de certo grau de desenvolvimento, como a formação do tubo neural. Dessa maneira, para essas pessoas o descarte dos embriões congelados não teria nenhum reparo ético e moral.

O CFM determinou que toda intervenção sobre pré-embriões *in vitro* com fins diagnósticos não poderá ter outra finalidade que não a avaliação de sua viabilidade ou detecção de doenças hereditárias, sendo obrigatório o consentimento informado do casal. Além disso, a resolução definiu que toda intervenção com fins terapêuticos sobre pré-embriões *in vitro* não terá outra finalidade senão a de tratar uma doença ou impedir sua transmissão, com garantias reais de sucesso, sendo obrigatório o consentimento informado do casal e que o tempo máximo de desenvolvimento de pré-embriões *in vitro* seja de 14 dias.

As técnicas de RA podem ser acopladas à seleção de embriões submetidos ao diagnóstico de alterações genéticas causadoras de doenças. As técnicas de RA também podem ser utilizadas para tipagem do sistema HLA do embrião com o intuito de seleção de embriões HLA-compatíveis com algum(a) filho(a) do casal já afetado(a) por alguma doença que tenha como modalidade de tratamento efetivo o transplante de células-tronco ou de órgãos.

De qualquer maneira, a sociedade brasileira ainda se ressente de uma legislação efetiva sobre o tema, estabelecendo limites e regulamentando direitos e deveres, bem como definindo as sanções cabíveis àqueles que insistirem em transgredir esses limites.

CONFLITOS ÉTICOS E LEGAIS DO ABORTAMENTO

Nenhum tema é tão polêmico em obstetrícia quanto a indicação do abortamento. Ao contrário da maior parte dos países do Primeiro Mundo, o Brasil tem uma legislação muito restritiva com relação a essa questão. Fundamentado em valores éticos, morais, sociais e religiosos, o Código Penal Brasileiro, elaborado na década de 1940, só autoriza a realização do abortamento em situações muito específicas. O artigo 128 do Código Penal determina que não se pune o aborto praticado por médico quando a interrupção da gestação for o único meio para salvar a vida da gestante ou quando a gravidez é decorrente de crime de estupro.

A primeira forma da prática legal do abortamento, realizada para salvar a vida da gestante, é denominada aborto terapêutico. A autorização legal para a prática do aborto nessa perspectiva prevê uma condição clínica relativamente incomum: a gestante deveria estar apresentando perigo de morte; esse perigo estaria em dependência direta da gravidez; a interrupção da gravidez faria cessar o perigo de morte para a mãe; não existiria outro meio capaz de salvar a vida da gestante; e a decisão de interromper a gestação deveria ser acordada por dois médicos. Em nenhum momento é solicitada a participação da gestante nessa decisão.

Na verdade, o fato de a paciente se encontrar em condição de perigo de morte concedia aos médicos o direito de intervir para salvar-lhe a vida amparados no princípio do estado de necessidade de terceiro. O Direito brasileiro considera a vida da mãe um bem jurídico de maior relevância do que a vida do feto, sendo lícito, portanto, sacrificar a vida da criança não nascida para preservar a existência de sua mãe.

Com tantas restrições impostas pela interpretação da legislação, os casos de aborto terapêutico eram extremamente raros. Nos dias atuais, os médicos, juristas e bioeticistas têm modificado o entendimento do que se convencionou chamar de aborto terapêutico e ampliado as situações em que sua realização se torna necessária. Nos serviços onde se realiza o aborto legal, a vida da mãe não precisa mais estar direta e imediatamente ameaçada pela gravidez para sua indicação. Hoje, admite-se a realização dessa modalidade de abortamento quando existe risco de morte atual ou iminente para a gestante, devendo essa decisão ser consubstanciada pela apresentação de um diagnóstico por escrito da doença, elaborado pelo médico responsável e pela paciente. Mulheres portadoras de cardiopatias graves, nefropatias e neoplasias malignas que engravidaram podem ser beneficiadas com a adoção desse procedimento. Nos casos em que o perigo de morte imediato não estiver configurado e a gestante puder manifestar livremente sua posição, torna-se necessária sua concordância para a prática do abortamento.

Mesmo diante dos riscos inerentes à continuidade da gravidez, a mulher tem o direito de assumir esses riscos e de se decidir pela não interrupção da gestação. Nesses casos, a equipe médica tem a obrigação de ampará-la e de oferecer todos os cuidados necessários na tentativa de minimizar as consequências dessa decisão.

O aborto realizado para impedir o nascimento de crianças geradas com o emprego da violência, como ocorre nos casos de estupro, é denominado sentimental, piedoso ou moral. Apesar de a gravidez se desenvolver sem anormalidades, com feto viável e hígido, a legislação brasileira concede à mulher o direito de interrompê-la, evitando que seja obrigada a dar à luz, criar e educar uma criança que foi produto de um crime, gerada com o recurso da violência e da humilhação, contra a sua vontade, por um homem que ela não escolheu.

A Lei exige para sua realização a autorização da vítima ou, quando ela for menor e incapaz, a de seu representante legal. Apesar de sua regulamentação jurídica, essa modalidade de aborto legal não está livre de questionamentos e posições divergentes. Alguns autores consagrados condenam essa prática por julgarem que a criança gerada nessas circunstâncias também é uma vítima e que estaria sendo punida com uma pena capital muito maior do que aquela que é aplicada ao agressor, esse sim o verdadeiro culpado.

Na análise desse problema moral verifica-se a existência de conflito de valores. Afinal, o que é mais importante: a autonomia da mãe ou a vida do feto? A definição de prioridades, com a hierarquização desses princípios, passa necessariamente pelas nossas convicções mais profundas, fundamentadas nos valores de referência sobre os quais se edifica nossa consciência. Ao se definir favoravelmente pelo aborto, nesses casos, o legislador considerou como prioridade a autonomia materna para decidir não prosseguir com uma gestação que lhe foi imposta pela força. A Justiça brasileira consagrou o entendimento de todas as nações civilizadas e preservou o direito da mulher de não dar continuidade a uma situação do mais absoluto constrangimento, que estará sempre associada a uma condição de sofrimento e vergonha.

Mesmo sendo autorizada pela Lei, a mulher que decidia realizar o aborto piedoso dificilmente conseguia ter atendida sua pretensão. Sem uma normatização complementar, o entendimento da Lei em vigor criou interpretações equivocadas e produziu situações absurdas. A ignorância levava as equipes médicas a apresentarem os mais variados motivos para negar o atendimento à gestante. Dizia-se, por exemplo, que para sua prática seria necessária uma autorização judicial, o que não é verdade. Outros alegavam motivos morais e religiosos para a não realização do abortamento, o que é admissível do ponto de vista ético. Dessa maneira, as mulheres vítimas de violência sexual que engravidaram continuavam a buscar a solução de seus problemas em clínicas clandestinas com péssimas condições de higiene e segurança. Por esse motivo, alguns serviços de obstetrícia decidiram desenvolver um programa visando aparelhar e qualificar uma equipe multidisciplinar para garantir uma assistência integral à mulher, oferecendo as condições para a realização do abortamento nas circunstâncias previstas por Lei.

O Hospital Jabaquara, em São Paulo, foi o pioneiro na implantação do programa "Aborto Legal", em 1989. Em Pernambuco, a Portaria 070 da Secretaria Estadual de Saúde, publicada no Diário Oficial no dia 27 de maio de 1996, regulamentou a prática do aborto legal. Integraram o programa de aborto legal em Pernambuco os serviços do Hospital Agamenon Magalhães e do Centro Integrado de Saúde Amaury de Medeiros (CISAM).

Em agosto de 1997, a Comissão de Constituição e Justiça da Câmara Federal aprovou projeto de lei determinando que os hospitais do Sistema Único de Saúde (SUS) estariam obrigados a garantir o atendimento à população para a realização do aborto nos casos previstos pela Lei. No texto aprovado, bem como nos serviços onde o atendimento estava sendo realizado, para a realização do aborto havia a exigência da apresentação de uma autorização por escrito da gestante, como determina a Lei, e pelo menos do boletim de ocorrência policial com a queixa do crime de estupro. Essa última exigência representava uma maneira de as equipes garantirem que a violência teria ocorrido de fato, resguardando-se, assim, da possibilidade de prática de uma fraude para a realização do aborto.

Contudo, em 2005 o Ministério da Saúde publicou uma Norma Técnica, intitulada Atenção Humanizada ao Abortamento, em que se definia que a apresentação do boletim de ocorrência não era mais necessária para o atendimento da gestante e a realização do abortamento. Em 1º de setembro de 2005 o Ministério da Saúde publicou no Diário Oficial da União a Portaria 1.508, regulamentando em definitivo o Procedimento de Justificação e Autorização da Interrupção da Gravidez nos casos previstos em Lei com a adoção do chamado Termo de Relato Circunstanciado da gestante, que dispensa a apresentação do boletim de ocorrência, do Termo de Aprovação de Procedimento de Interrupção da Gestação, assinado por no mínimo três integrantes da equipe da saúde multiprofissional, do Termo de Responsabilidade, assinado pela gestante ou seu representante legal, e finalmente do Termo de Consentimento Livre e Esclarecido, também assinado pela gestante ou por seu representante legal, incluindo, se necessário, a autorização para a interrupção de uma gestação decorrente da violência.

Em 1º de agosto de 2013 a presidente da República, Dilma Rousseff, sancionou a Lei 12.845, que dispõe sobre o atendimento obrigatório e integral de pessoas em situação de violência sexual e entre outras deliberações determina que os hospitais do SUS devam oferecer atendimento emergencial e multidisciplinar às vítimas de violência sexual, incluindo: o diagnóstico e tratamento das lesões físicas; o amparo médico, psicológico e social; a facilitação do registro da ocorrência e encaminhamento ao Instituto de Medicina Legal (IML) e delegacias especializadas; a profilaxia da gravidez e de infecções sexualmente transmissíveis (IST); o exame de HIV e, se necessário, tratamento; e, finalmente, a orientação quanto aos direitos legais e sobre todos os serviços sanitários disponíveis.

O Código Penal brasileiro não previa até 2012 a possibilidade de interromper uma gestação quando do diagnóstico pré-natal de malformações graves, mesmo aquelas incompatíveis com a sobrevida extrauterina, como a anencefalia. Esse tipo de abortamento, comum na maioria dos países do hemisfério norte, é denominado aborto eugênico ou seletivo. Em nosso país, a interrupção da gravidez nessas circunstâncias só poderia ser realizada com uma autorização judicial. Entre 2004 e 2009 foram expedidos em todo o país 3.000 alvarás judiciais concedendo essa autorização.

Nos casos em que essa autorização fora concedida, os magistrados haviam se mostrado muito rigorosos e só manifestaram um juízo favorável quando ficou demonstrado que os fetos eram portadores de anomalias muito graves e letais. Ao se constatar com segurança que não há perspectiva de sobrevivência para o nascituro, os juízes, em sua maioria (95,06% dos casos), haviam deliberado pela interrupção da gravidez, cuja continuidade poderia colocar em risco a saúde física e psíquica da mãe.

Em todos esses casos seria necessária a autorização por escrito de ambos os pais, bem como a apresentação de um laudo médico inconteste, confirmando o diagnóstico de anencefalia pelos exames de ultrassonografia e dosagem de alfafetoproteína. Ao fundamentarem suas decisões, muitos dos magistrados registravam que o feto anencéfalo pode ser considerado portador de uma forma de morte cerebral, pois não possui a parte da estrutura cerebral responsável pela existência da consciência e que implica cognição, percepção, comunicação e afetividade. Essas, como se sabe, são as características definidoras da pessoa humana. Muito embora em alguns poucos casos a vida extrauterina seja possível por um curto período e dependente do suporte tecnológico disponível, jamais o feto anencéfalo se tornará uma pessoa humana. Se não existe viabilidade de vida humana, não há que se falar em dignidade sequer relativa.

Em 1º de julho de 2004 o ministro Marco Aurélio Mello, do Supremo Tribunal Federal, concedeu uma liminar reconhecendo o direito constitucional da gestante de submeter-se à operação terapêutica de parto de fetos anencefálicos a partir de laudo médico atestando a deformidade, autorizando, assim, a prática do aborto em casos de anencefalia sem a necessidade de prévia autorização judicial. Sob a pressão das autoridades religiosas, incluindo a Conferência Nacional dos Bispos do Brasil (CNBB), em 20 de outubro do mesmo ano o Supremo Tribunal Federal cassou a liminar do ministro, alegando que ele não poderia decidir isoladamente pelo tribunal diante de um tema tão relevante. Desse modo, a interrupção da gestação no Brasil em fetos incompatíveis com a vida continuou a ser realizada mediante solicitação e autorização judicial.

Em 12 de abril de 2012, em votação histórica, o Supremo Tribunal Federal decidiu por oito votos a dois que o abortamento de fetos com anencefalia não seria mais considerado um crime, sendo necessária para sua realização apenas a autorização dos pais, sem a necessidade prévia de autorização judicial. Logo em seguida, o CFM publicou a Resolução 1.989/2012, regulamentando aos médicos essa nova realidade jurídica do país. Nessa resolução o CFM determinou que:

Art. 1º – Na ocorrência do diagnóstico inequívoco de anencefalia o médico pode, a pedido da gestante, independente de autorização do Estado, interromper a gravidez.

Art. 2º – O diagnóstico de anencefalia é feito por exame ultrassonográfico realizado a partir da 12ª semana de gestação e deve conter duas fotografias, identificadas e datadas, uma com a face do feto em posição sagital e a outra com a visualização do polo cefálico no corte transversal, demonstrando a ausência da calota craniana e de parênquima cerebral identificável, e um laudo assinado por dois médicos, capacitados para tal diagnóstico.

Art. 3º – Concluído o diagnóstico de anencefalia, o médico deve prestar à gestante todo esclarecimento, garantindo a ela o direito de decidir livremente sobre a conduta a ser adotada, sem impor sua autoridade para induzi-la a tomar qualquer decisão ou para limitá-la naquilo que decidir. §1º É direito da gestante solicitar a realização de junta médica ou buscar outra opinião sobre o diagnóstico. §2º Ante o diagnóstico de anencefalia, a gestante tem o direito de manter a gravidez, interromper imediatamente a gravidez, independente do tempo de gestação, ou adiar essa decisão para outro momento. §3º Qualquer que seja a decisão da gestante, o médico deve informá-la das consequências, incluindo os riscos decorrentes ou associados de cada uma. §4º Se a gestante optar pela manutenção da gravidez, ser-lhe-á assegurada assistência médica pré-natal compatível com o diagnóstico. §5º Tanto a gestante que optar pela manutenção da gravidez quanto a que optar por sua interrupção receberão, se assim desejarem, assistência de equipe multiprofissional nos locais onde houver disponibilidade. §6º A antecipação terapêutica do parto pode ser realizada apenas em hospital que disponha de estrutura adequada ao tratamento de complicações eventuais inerentes aos respectivos procedimentos.

Art. 4º – Será lavrada ata da antecipação terapêutica do parto, na qual deve constar o consentimento da gestante e/ou, se for o caso, de seu representante legal. Parágrafo único. A ata, as fotografias e o laudo do exame referido no artigo 2º desta resolução integrarão o prontuário da paciente.

Art. 5º – Realizada a antecipação terapêutica do parto, o médico deve informar à paciente os riscos de recorrência da anencefalia e referenciá-la para programas de planejamento familiar com assistência à contracepção, enquanto essa for necessária, e à pré-concepção, quando for livremente desejada, garantindo-se, sempre, o direito de opção da mulher. Parágrafo único – A paciente deve ser informada expressamente que a assistência pré-concepcional tem por objetivo reduzir a recorrência da anencefalia.

Em setembro de 2004, o CFM publicou a Resolução 1.752/2004, autorizando a utilização de órgãos e/ou tecidos de fetos anencéfalos para transplantes, após seu nascimento e com a autorização formal dos pais, concedida em prazo de até 15 dias antes da data provável do nascimento. Essa decisão do CFM veio corroborar o parecer emitido em 2003 pelo conselheiro Marco Antônio Becker em que se reconhecia o direito da retirada de órgãos de anencéfalo, após sua expulsão ou retirada do útero materno, desde que previamente autorizada pelos pais.

Essa interpretação contrariava o parecer emitido em 1998 pelo conselheiro Sérgio Ibiapina, que entendia ser "moralmente inaceitável considerar o anencéfalo, logo após o nascimento, como uma pessoa em estado de morte encefálica, uma vez que o mesmo possuía o tronco encefálico funcionante". Por esse motivo, o conselheiro entendia que o anencéfalo deveria ser considerado "um ser humano morrente" e não poderia ser enquadrado nos critérios definidos pelo CFM para o diagnóstico de morte encefálica. Ele concluía seu parecer recomendando que a retirada dos órgãos do anencéfalo, mesmo que autorizada pelos pais, somente seria efetivada após a confirmação do diagnóstico de morte encefálica.

Por sua vez, o conselheiro Becker considerou que não existia a possibilidade de aplicação dos critérios dos exames complementares para o diagnóstico de morte encefálica, bem como não seria possível respeitar a idade mínima de 7 dias de vida para realizar esse diagnóstico por meio de critérios clínicos, uma vez que a maioria dos anencéfalos morre clinicamente durante a primeira semana de vida. O conselheiro propunha então para análise que o dilema ético a ser enfrentado estaria

entre o atendimento ao princípio da beneficência, em vista da necessidade imperiosa de salvar vidas humanas, e a impossibilidade legal de retirar órgãos de anencéfalos antes da constatação de sua morte clínica. Em vista desse impasse, o Dr. Becker considerou que "defender esta postura ortodoxa diante de uma situação atípica seria condenar à morte milhares de crianças que poderiam ser salvas com a realização de uma cirurgia de transplante". Por esse motivo, ele propunha a realização da retirada dos órgãos, precedida da autorização dos pais, por considerar a anencefalia um processo irreversível, mesmo que o tronco cerebral esteja ainda funcionando temporariamente. Assim entendeu o CFM ao publicar a resolução específica sobre o tema. Essa resolução foi revogada pela Resolução 1.949/2010, por considerar que para os anencéfalos, por sua inviabilidade vital em decorrência da ausência de cérebro, são inaplicáveis e desnecessários os critérios de morte encefálica, além dos precários resultados obtidos com os órgãos transplantados.

Conflitos éticos também são observados quanto à utilização de tecidos e células fetais com finalidades terapêuticas, ainda que em caráter experimental. Tecidos e células embrionárias humanas têm sido empregados há vários anos, sob a forma de culturas, no estudo da interação célula a célula e em estudos de expressão gênica. O desenvolvimento de vacinas como as da poliomielite e da rubéola ocorreu com o emprego de células fetais. Contudo, apenas recentemente se tem verificado o desenvolvimento de programas efetivos envolvendo o tratamento de doenças com o emprego de tecido fetal, como o de alguns tipos de imunodeficiências, da anemia aplástica, do diabetes, da doença de Parkinson e de muitas outras doenças.

Essas pesquisas têm gerado inúmeras discussões e questionamentos éticos. Alguns desses dilemas morais se revestem de maior gravidade quando se discute a possibilidade da utilização de tecidos fetais obtidos a partir de abortos provocados. Não parecem existir obstáculos éticos à utilização dos tecidos retirados de fetos abortados. Contudo, é imprescindível que se dissociem as duas práticas. Não pode existir um vínculo entre o abortamento voluntário e a obtenção de tecidos fetais para transplantes. Se essas situações passarem a ser consideradas de modo interligado, poderia ser criada a ideia de aumento e mesmo de estímulo do número de interrupções voluntárias da gestação apenas para se obter "matéria-prima" para transplantes de tecidos humanos. Não existe fundamento ético que dê sustentação a essa proposta intrinsecamente equivocada e moralmente reprovável.

Leitura recomendada

Conselho Federal de Medicina (CFM). Pareceres 1998-2003. Brasília: CFM, 2004.

Frigério MV, Salzo I, Pimentel S, Gollop TR. Aspectos bioéticos e jurídicos do abortamento seletivo no Brasil. Rev Soc Bras Med Fetal 2001; 7:12-8

Garção LB, Souza MFT. Resoluções Normativas – Março de 1957 a Dezembro de 2004. Conselho Federal de Medicina. Brasília, 2005.

Pontes MS. A anencefalia e o crime de aborto: atipicidade por ausência de lesividade. Jus Navigandi, Teresina, ano 10, n. 859, 9. http://jus.com.br/artigos/7538. Acesso em: 10 out 2018.

Segre M, Hosene WS. O aborto e o transplante de tecido fetal. Bioética. Conselho Federal de Medicina, v.2, f.1, Brasília, 1994.

SEÇÃO
III

Malformações Fetais

Anomalias do Sistema Nervoso Central

CAPÍTULO 27

Sistema Nervoso Central

Alvaro José Correia Pacheco

INTRODUÇÃO

Em abril de 2012, ao se posicionar a respeito da antecipação do parto de fetos anencefálicos, o Supremo Tribunal Federal do Brasil dimensionou a importância do sistema nervoso central (SNC) na conceituação da "vida" e também para o próprio ser humano.

Segundo o ministro relator do processo, Marco Aurélio Mello, "aborto é crime contra a vida. Tutela-se a vida em potencial. No caso do anencéfalo, repito, não existe vida possível". Continua o ministro: "O anencéfalo jamais se tornará uma pessoa. Em síntese, não se cuida da vida em potencial, mas de morte segura."

Além do conteúdo jurídico embutido nessa afirmação, o conhecimento sobre o SNC e suas atribuições demonstra sua relevância por estar presente explicitamente também em nossa classificação taxonômica como espécie (*Homo sapiens*) e, além disso, implicitamente associado ao plano afetivo da "maternagem/paternagem", pois suas alterações no período embrionário ou fetal podem promover limitações significativas no desenvolvimento pleno do indivíduo em formação e ter repercussões não positivas na expectativa dos casais quanto à criança idealizada.

EMBRIOLOGIA

O conhecimento da embriologia é fundamental para evitar diagnósticos errôneos que podem representar não uma anomalia, mas uma interpretação equivocada sobre um estágio normal do desenvolvimento do SNC.

O SNC começa a se formar por volta do 18º dia após a fertilização com o surgimento da placa neural, uma área do ectoderma embrionário proveniente do ectoderma cutâneo que se divide em sua porção medial por um sulco que dará origem a dois folhetos neurais. O tubo neural será formado da junção desses folhetos.

O tubo neural é uma formação cilíndrica, inicialmente aberta em suas duas extremidades, rostral e caudal, as quais se fecham por volta da quarta semana de concepção. A porção rostral dará origem ao encéfalo e a porção caudal à medula espinhal.

Com o fechamento da porção cefálica do tubo, esta se diferencia em três vesículas: prosencéfalo, mesencéfalo e rombencéfalo. Posteriormente a porção anterior do prosencéfalo se divide em duas vesículas cerebrais, as quais se comunicam com sua porção posterior através do forame de Monro (forame interventricular). A luz da vesícula mesencefálica, a vesícula intermediária, origina o aqueduto de Sylvius, o qual mantém a comunicação entre o terceiro e quarto ventrículos. O rombencéfalo, a vesícula mais caudal, originará o metencéfalo, que dará origem ao cerebelo, e o mielencéfalo.

A formação da coluna óssea se dá através de células mesodérmicas, as quais se alojam de cada lado da notocorda, formando os somitos que originarão as vértebras e costelas.

A formação dos ossos da calota craniana tem início por volta da 10ª semana de idade gestacional através dos núcleos de ossificação da calvária, sendo esse marco importante para a possibilidade do diagnóstico das anormalidades dessa estrutura.

ASPECTOS EPIDEMIOLÓGICOS

A maioria dos estudos mostra resultados divergentes em relação à incidência e à prevalência de malformações em fetos e recém-nascidos. Estudos sugerem que as anomalias cardíacas são as mais frequentes nos recém-nascidos, em contraste com os estudos intrauterinos, que observaram as anomalias do SNC.

Na casuística levantada por Noronha Neto et al. no Setor de Medicina Fetal do Instituto de Medicina Integral Prof. Fernando Figueira (IMP) no período entre março de 2002 e abril de 2004, as malformações do SNC corresponderam a 40,2% de todos os casos acompanhados naquele serviço, seguidas, em ordem decrescente, pelas anormalidades do sistema geniturinário (18,6%), múltiplas malformações (18,6%) e malformações cardíacas (5,6%). A hidrocefalia foi a anormalidade ultrassonográfica mais frequente (34,2%), seguida pela mielomeningocele (18,6%).

Em artigo publicado em 2014, Nasa et al. citam a incidência global de uma malformação do SNC para cada 1.000 nascidos vivos, sendo mais frequente em países em desenvolvimento.

RASTREAMENTO

A avaliação clínica materna com exame físico e anamnese detalhados permanece como o pilar essencial da assistência médica, porém, considerando a proposta de incluir o feto como um paciente, esses passos apresentam baixa sensibilidade na detecção de anomalias fetais.

Um histórico pessoal ou familiar de alguma malformação anterior, a exposição a substâncias potencialmente teratogênicas e as intercorrências da gestação atual, como o diagnóstico de infecções ou ameaças de abortamento ou a epidemiologia geográfica, podem fornecer dados que reforçam a atenção para uma abordagem mais acurada, mas não se mostram suficientes como ferramentas na seleção de pacientes de risco.

Para suprimir essa lacuna, na prática obstétrica atual foram incorporadas duas formas de rastreamento não invasivo das anormalidades do SNC: os marcadores bioquímicos, como a alfafetoproteína (AFP) plasmática materna, o estriol conjugado e a proteína plasmática A associada à gravidez (PAPP-A), e a avaliação ultrassonográfica fetal.

Marcadores bioquímicos

Quanto à dosagem sorológica para o rastreio de malformações do SNC, destaca-se principalmente a AFP. Os demais marcadores, apesar de utilizados no rastreio de outras alterações, como as cromossomopatias, por exemplo, correlacionam-se pouco com as malformações do SNC.

A AFP, proteína sérica dominante no início do desenvolvimento fetal, foi descoberta em 1956 por Bergstrand & Csar. Produzida no fígado e na vesícula vitelina do feto, encontra-se presente no líquido amniótico, alcançando a circulação materna por via transplacentária e transamniótica.

Nos defeitos abertos do tubo neural (DATN) existe aumento da área de contato entre a circulação fetal e o líquido amniótico, aumentando consequentemente a concentração de AFP no soro materno, sendo esse o motivo de seu uso no rastreio dessas anomalias.

O peso e a etnia maternos devem ser considerados na interpretação dos resultados encontrados, assim como a idade gestacional e a quantidade de fetos. A quantidade de AFP é 10% a 15% maior em mulheres negras do que em caucasianas. Mulheres com índice de massa corporal (IMC) mais baixo apresentam concentrações médias mais altas. As concentrações de AFP mostram-se diretamente proporcionais à quantidade de fetos.

Para múltiplos de mediana (MoM) da AFP com ponto de corte igual a dois é possível a detecção de 85% dos casos de espinha bífida e 91% das anencefalias, com uma taxa de falso-positivo de 7,2%, o que justifica seu emprego como método de rastreio dessas malformações.

Ultrassonografia

A introdução da ultrassonografia na prática obstétrica tem como marco inicial o diagnóstico de uma malformação do SNC, um caso de anencefalia. Assim como para os demais sistemas, o estudo ultrassonográfico sistematizado é uma maneira de diagnosticar alguma malformação. O primeiro momento do rastreio consiste na avaliação da morfologia fetal no primeiro trimestre, durante a translucência nucal, entre 11 e 14 semanas de gestação. Em estudo multicêntrico realizado por Nicolaides et al. em 1997 foi evidenciado que algumas anormalidades do SNC, como a anencefalia, são passíveis de diagnóstico durante esse período com alta sensibilidade.

O segundo momento do rastreamento ultrassonográfico é durante a avaliação morfológica realizada entre 20 e 22 semanas de gravidez, na qual as estruturas desse sistema se encontram desenvolvidas à semelhança do recém-nascido a termo.

Na avaliação ultrassonográfica inicial, alguns sinais inespecíficos podem alertar para a presença de anomalias, como alterações no volume do líquido amniótico (oligoidrâmnio ou polidrâmnio) ou diante de apresentações fetais anômalas.

Na avaliação da calota craniana, observa-se a presença de soluções de continuidade nos casos de encefalocele ou na sequência acrania/exencefalia/anencefalia. Qualquer alteração deve ser avaliada e registrada quanto à posição (p. ex., frontal, occipital ou parietal).

Quanto ao formato, além ser mensurado, deve ser incluída a descrição de qualquer conteúdo interno alterado. Alterações no formato elíptico habitual da calota pode conduzir ao diagnóstico de espinha bífida, principalmente no primeiro trimestre, quando se observa afunilamento de sua porção frontal, descrito como sinal do limão. Alterações cromossômicas podem apresentar configuração fenotípica característica, como o crânio em morango, evidenciado na síndrome de Edwards (trissomia do 18). Tumores intracranianos ou encefalocele também podem alterar o formato da calota craniana.

Na avaliação da coluna vertebral, o estudo dos três cortes (sagital, transversal e coronal) é considerado satisfatório para o diagnóstico das principais alterações. A inspeção deve ser minuciosa, sendo cada arco vertebral avaliado em todos os planos citados sob o risco de uma avaliação precipitada, negligenciando a presença de alguma disrafia. Devem ser também avaliadas as curvaturas fisiológicas da coluna, que podem estar fora de seu padrão habitual, como nos casos de iniencefalia.

As medidas da calota craniana fazem parte do rastreio, haja vista que, de acordo com o grau do desvio da normalidade, pode-se chegar ao diagnóstico de macrocrania ou microcefalia. Destaca-se a importância dessa avaliação em virtude do aumento da incidência de microcefalia associada às infecções congênitas, em especial ao vírus Zika.

A avaliação das estruturas intracranianas deve ser feita por meio de varredura do polo cefálico em três eixos (axial, coronal e sagital). Para os cortes axiais são realizadas as medidas obrigatórias das estruturas internas, sendo considerada um exame satisfatório a avaliação em três níveis: o primeiro, mais cranial, na porção mais rostral dos ventrículos cerebrais; o segundo é o corte ecográfico no plano da medida do diâmetro biparietal (DBP), quando são avaliados o cavo do septo pelúcido, a linha média (foice do cérebro), os tálamos, o terceiro ventrículo e o átrio posterior dos ventrículos laterais; e no terceiro plano, suboccipitobregmático, são avaliadas as estruturas da fossa posterior, o cerebelo e a cisterna magna.

A avaliação das estruturas internas é facilitada em grande parte pela observação das estruturas simétricas (aspecto em espelho), e qualquer anormalidade em relação ao padrão ecográfico habitual deve ser investigada.

CLASSIFICAÇÃO

Por motivos didáticos foi adotada a seguinte classificação:

- Defeitos abertos do tubo neural (veja a Parte B, mais adiante).
- Anormalidades de migração e proliferação neuronais.
- Anormalidades das estruturas da linha média.
- Anomalias da fossa posterior.
- Encefalopatias circulatórias.
- Tumores intracranianos.

ANORMALIDADES DE MIGRAÇÃO E PROLIFERAÇÃO NEURONAIS

Microcefalia

O aspecto que conceitua a microcefalia é a observação de uma circunferência craniana menor que dois desvios padrões (DP) para a referida idade gestacional e o sexo fetal. A microcefalia é, antes de um diagnóstico frequente *per se,* o resultado de uma alteração adjacente cuja etiologia pode variar desde anormalidades cromossômicas e erros inatos do metabolismo até as infecções congênitas.

Estima-se a incidência de 0,1 em 1.000 nascimentos em sua forma isolada. A microcefalia primária é uma desordem de proliferação neuronal que geralmente acontece entre o segundo e o quinto mês de gestação. A microcefalia secundária pode resultar de uma infecção pré-natal por rubéola, toxoplasmose ou, atualmente, pelo vírus da Zika, síndrome alcoólica fetal, síndromes cromossômicas, hipoxia ou erro inato do metabolismo, como na fenilcetonúria materna não tratada.

O achado ultrassonográfico que caracteriza essa condição é a circunferência cefálica 2DP abaixo do esperado para a idade gestacional com polo cefálico de aspecto reduzido e estruturas faciais desproporcionais. Outros parâmetros biométricos devem ser avaliados e comparados aos parâmetros biométricos cranianos para aumentar a acurácia do exame e evitar falsos diagnósticos. A avaliação ecográfica seriada com a manutenção da circunferência cefálica dentro do parâmetro diagnóstico (< 2DP) e crescimento abdominal e de ossos longos normal auxilia o diagnóstico. Há referências também à relação entre o DBP e o diâmetro abdominal transverso (DAT) < 0,8, assim como à dificuldade de identificação das estruturas intracranianas em razão da diminuição da transmissão dos ecos ultrassonográficos como sinais indicadores de microcefalia.

As anormalidades associadas são a agenesia do corpo caloso, a hidrocefalia e a encefalocele. O risco de recorrência é de 6% caso nenhum fator etiológico seja identificado. O diagnóstico diferencial deve ser realizado com anencefalia em virtude do aspecto desproporcional entre o polo cefálico e o restante do segmento corporal. O erro na data da última menstruação e a dolicocefalia também são citados como diagnósticos diferenciais. Cabe ressaltar que na atualidade a microcefalia cuja etiologia é o vírus da Zika está associada a outras alterações, como calcificações intracranianas, síndrome da acinesia fetal/artrogripose, agenesia do vérmis cerebelar, cisterna magna alargada, polidrâmnio e ventriculomegalia, entre outras.

Quanto ao prognóstico fetal, existe uma correlação entre o desvio do padrão da "normalidade" e a presença de retardo mental, porém o fator etiológico básico também deve ser levado em consideração. Em geral, alterações > 3DP estão relacionadas com retardo mental grave e prognóstico mais reservado. Na conduta obstétrica deve ser pesquisada a presença de malformações associadas, realizado cariótipo fetal e identificados outros fatores etiológicos possíveis (uso de fármacos, infecções perinatais e erros do metabolismo).

Megaencefalia

A megaencefalia é uma anomalia rara que se caracteriza pelo aumento do volume e do peso do encéfalo. Casos de megaencefalia são incomuns como achado isolado e geralmente a alteração surge em consequência de algumas síndromes, como a de Beckwith-Wiedemann, displasias esqueléticas e neurofibromatose. O diagnóstico é estabelecido a partir da constatação da circunferência craniana > 99º percentil para a idade gestacional e do sexo sem evidências de hidrocefalia ou tumorações associadas. A proporção entre os sexos é de 4:1, sendo mais frequente no masculino. O prognóstico para a condição isolada é bom, porém nas formas unilaterais está associado a retardo mental grave e convulsões de difícil controle.

Lisencefalia

As circunvoluções cerebrais com a subsequente formação dos giros é característica dos mamíferos superiores como uma maneira de aumentar a superfície cerebral sem o aumento associado da caixa craniana. A lisencefalia é uma desordem da proliferação e migração neuronais que pode ser generalizada ou restrita a pontos localizados do encéfalo. Os primeiros casos foram descritos em 1963 por Miller e em 1969 por Diecker. Também é conhecida como síndrome de cromossomo 17p13, síndrome de Miller-Diecker e agiria, sendo desconhecida sua prevalência.

O diagnóstico ultrassonográfico intrauterino é especialmente difícil nos primeiros dois trimestres da gravidez. A condição pode ser suspeitada quando se percebe a ausência dos giros cerebrais na avaliação ecográfica do terceiro trimestre. Algumas síndromes autossômicas recessivas apresentam a lisencefalia como um de seus achados proeminentes (síndromes de Neu-Laxova e de Walker-Walburg).

A lisencefalia pode ainda ser associada a hidrocefalia, microcefalia, microftalmia, malformação de Dandy-Walker, encefalocele e agenesia do corpo caloso. O risco de recorrência em casos isolados é de 10%. Seu prognóstico é reservado, apresentando retardo mental e déficit motor graves. Dois terços das crianças morrem no primeiro ano de vida.

ANORMALIDADES DE ESTRUTURA DA LINHA MÉDIA

Holoprosencefalia

O termo holoprosencefalia deriva do aspecto final apresentado pela condição, o qual nos remete ao formato original da vesícula prosencefálica, que não apresentou seu desenvolvimento normal, segmentando-se nos hemisférios cerebrais e no diencéfalo. Sua prevalência ao nascimento é de 0,06 a 0,02 em 1.000 nascidos vivos. A prevalência estimada em embriões é de 4 em 1.000, com maior predominância no sexo feminino (3:1). Sua etiopatogenia se refere à ausência de clivagem da vesícula prosencefálica. Essa anomalia está relacionada com alterações cromossômicas (mais frequentemente a trissomia do 13) e pacientes diabéticos do tipo 1.

O que inicialmente chama a atenção para o diagnóstico ultrassonográfico é o aumento da formação cística intracraniana com ventrículos cerebrais não segmentados, o que é designado por alguns autores como ventrículo em ferradura ou em formato de C em cortes coronais. Nesse mesmo plano não se observa o cavo do septo pelúcido, o que excluiria o diagnóstico se presente. A ausência do eco médio e os tálamos fundidos também são bastante característicos. No diagnóstico de holoprosencefalia, o examinador deve efetuar uma investigação detalhada da face fetal, uma vez que anomalias da face se encontram presentes concomitantemente em até 87% dos casos. A falha da segmentação do prosencéfalo pode ocorrer tanto no plano sagital (manifestada no aspecto do ventrículo único) como no axial (manifestada nas alterações do trato óptico e no trato olfativo, através do hipotelorismo, da probóscide ou da ciclopia, por exemplo).

A holoprosencefalia pode ser classificada em três tipos: alobar, semilobar e lobar. Essa classificação remete ao grau de diferenciação da vesícula prosencefálica e se associa ao prognóstico e ao número de anormalidades concomitantes encontradas em cada tipo, sendo mais grave e com apresentação fenotípica mais extrema no tipo alobar.

Dentre as anormalidades associadas se encontram as anomalias da face, incluindo a fenda palatina mediana. O diagnóstico diferencial deve ser realizado com hidrocefalia, hidranencefalia e agenesia do corpo caloso. Os tipos menos diferenciados (alobar e semilobar) tendem a apresentar prognóstico melhor, porém reservado no que se refere à sobrevida, assim como ao retardo mental.

Na conduta obstétrica é importante o acompanhamento em centro de referência de medicina fetal. O cariótipo fetal é uma opção para a confirmação do diagnóstico etiológico e o aconselhamento futuro para o casal. Para casos de transmissão por meio de anomalias autossômicas dominantes o risco de recorrência pode chegar a 18% e para os casos isolados o risco de recorrência empírico calculado é de 6%.

Agenesia do corpo caloso

O corpo caloso é uma estrutura encefálica mediana cujas fibras nervosas interconectam os hemisférios cerebrais, possibilitando a troca de informações e a divisão do aprendizado e da memória entre esses hemisférios. A agenesia do corpo caloso se desenvolve entre a 12ª e a 18ª semana de gestação e sua prevalência é estimada em até 1% da população.

Como o corpo caloso não costuma ser visualizado através dos cortes habituais da ultrassonografia, seu diagnóstico deve ser considerado diante de outros sinais ecográficos indiretos, como elevação do terceiro ventrículo e separação dos ventrículos laterais, configuração em lágrima dos ventrículos laterais (causada pelo aumento do diâmetro dos cornos posteriores) e ausência do *cavum* do septo pelúcido. Em cortes sagitais, o mapeamento Doppler para avaliação da artéria pericalosa pode auxiliar o diagnóstico.

Convém salientar que os sinais indiretos parecem se tornar mais frequentes na segunda metade da gestação, além da época habitual do exame morfológico de segundo trimestre, habitualmente programado até a 24ª semana. Em estudo publicado em 2014, Paladini et al. evidenciaram que um terço das pacientes não apresentou sinais ultrassonográficos indiretos da alteração.

A agenesia do corpo caloso pode estar associada à malformação de Dandy-Walker, tendo o prognóstico de assintomática quando isolada, em até 80% dos pacientes, ou apresentar discreto déficit neurológico. Os casos mais graves podem apresentar graus variados de psicose, epilepsia ou retardo mental.

ANOMALIAS DA FOSSA POSTERIOR

Malformação de Dandy-Walker

A malformação de Dandy-Walker é um defeito raro da fossa cerebral posterior de etiologia não específica e com prognóstico neurológico reservado. Classicamente, três critérios são descritos para seu diagnóstico: formação cística da fossa posterior, a qual representa o quarto ventrículo dilatado; defeito do vérmis cerebelar (agenesia ou hipoplasia); e hidrocefalia. Sua prevalência é de 0,04 em 1.000 nascimentos.

Metade dos casos apresenta algum tipo de malformação associada, 40% delas intracranianas. Destacam-se a agenesia do corpo caloso, as encefaloceles e os defeitos abertos do tubo neural. Dentre as síndromes, associa-se às de Aicardi, Walker-Warburg e Meckel-Grubber. O diagnóstico diferencial deve ser realizado com os cistos aracnoides e o aneurisma da veia de Galeno, devendo ser pesquisadas possíveis malformações associadas e fatores etiológicos com a realização do cariótipo fetal.

Malformação de Chiari

A malformação de Chiari se apresenta frequentemente associada à espinha bífida (veja a Parte B, mais adiante), principalmente na de topografia lombossacral, e é caracterizada pela herniação das estruturas da fossa posterior pelo forame magno. Ecograficamente, no segundo trimestre se manifesta por dois sinais característicos: o sinal do limão e o sinal da banana.

Agenesia do cerebelo

Condição rara, a agenesia do cerebelo pode se apresentar nas formas parcial e completa. Em geral, está associada a síndromes cromossômicas, como a de Joubert, porém pode surgir após processos infecciosos.

ENCEFALOPATIAS CIRCULATÓRIAS

Hidrocefalia

A hidrocefalia representa o aumento do líquido cefalorraquidiano (LCR) dentro dos ventrículos cerebrais e é causada por aumento de sua produção ou anormalidade de seu fluxo. Alguns autores usam o termo hidrocefalia especificamente quando o aumento dos ventrículos se associa a alterações do volume da calota craniana, reservando ventriculomegalia para designar as alterações específicas do volume ventricular sem outras repercussões ecograficamente demonstráveis.

A hidrocefalia pode ser classificada em duas formas: comunicante e não comunicante. Os dois tipos diferem porque na forma comunicante o fluxo de LCR entre o sistema ventricular e o espaço subaracnóideo permanece inalterado, enquanto na hidrocefalia não comunicante não há transmissão de líquido para o espaço subaracnóideo. Esta última é a forma mais comum, geralmente causada por estenose do aqueduto de Sylvius com etiologia genética, infecciosa (sífilis, citomegalovírus ou toxoplasmose) ou mesmo teratogênica.

Ultrassonograficamente, as duas formas se diferenciam por alguns sinais. Na hidrocefalia não comunicante há dilatação dos ventrículos laterais e do terceiro ventrículo, preservando o quarto ventrículo. Para avaliação ecográfica da dilatação ventricular costumam ser utilizados dois métodos. O primeiro, mais clássico, avalia a relação entre o ventrículo cerebral

(caliper inicial no eco médio e caliper final na extremidade lateral ventricular) e o hemisfério cerebral (caliper inicial na linha média e caliper final na calota craniana, internamente). Valores > 0,35 indicam dilatação ventricular.

O segundo método utiliza a medida do diâmetro transverso do corno posterior dos ventrículos laterais. Nesse caso, valores > 10mm sugerem a dilatação. Os plexos coroides costumam ser observados como estruturas hiperecogênicas pendentes no interior dos ventrículos aumentados. Cabe considerar a idade gestacional no momento da avaliação, haja vista que o desconhecimento do desenvolvimento fisiológico dos ventrículos pode levar a erros diagnósticos, principalmente em idades gestacionais mais precoces, quando os ventrículos são mais proeminentes e os plexos coroides se apresentam aumentados.

A presença de anormalidades associadas é bastante comum na hidrocefalia, principalmente as intracranianas (40%). O diagnóstico diferencial é realizado com hidranencefalia, holoprosencefalia e porencefalia.

Ainda não é possível estabelecer correlação entre o grau de dilatação ventricular e alterações ecográficas e o prognóstico neurológico fetal. Alguns autores tentaram associar a espessura do hemisfério cerebral ao prognóstico neurológico, porém esse ponto ainda necessita de maiores estudos. O acompanhamento dos pacientes deve ser realizado em centros especializados para investigação de fatores etiológicos e outras anormalidades associadas. Importante também que seja planejado o acompanhamento neurocirúrgico neonatal para intervenção por meio de derivação ventriculoabdominal, quando necessário.

Hidranencefalia

A hidranencefalia também é conhecida como hidroencefalodisplasia, cistoencefalia e anencefalia hidrocefálica. Sua prevalência está em torno de 0,1 em 1.000 nascimentos. Pode ser considerada o estágio final de um fenômeno vasoclusivo com reabsorção posterior do tecido acometido e formação de cavidade líquida residual cujo substrato inicial mais aceito é a obstrução do segmento supraclinóideo das carótidas internas ou das artérias cerebrais médias. A vasculite necrosante difusa secundária a processo infeccioso ou por confluência de múltiplas cavidades císticas, em uma forma maior de leucomalácia ou defeito primário na embriogênese, também pode fazer parte de sua fisiopatologia.

A imagem ultrassonográfica evidencia grande formação cística intracraniana sem identificação dos hemisférios cerebrais, porém com preservação do eco médio, o que ajuda no diagnóstico diferencial de uma condição com apresentação parecida, a holoprosencefalia. Na holoprosencefalia alobar são observados, além da comentada ausência do eco médio, os tálamos fundidos e o tecido cerebral circundando a cavidade. Outros diagnósticos diferenciais incluem hidrocefalia, porencefalia, atrofia cerebral e demais anomalias com formações císticas volumosas intracranianas. O prognóstico é reservado, e a maioria dos recém-nascidos morre no

SEÇÃO III ■ MALFORMAÇÕES FETAIS

primeiro ano de vida. Deve ser investigada a provável etiologia para orientação ao casal no intuito de auxiliar o planejamento para gestações futuras.

Porencefalia

A porencefalia se caracteriza como a presença de cistos múltiplos ou isolados no parênquima cerebral preenchidos por LCR. Os cistos são formados por falha primária na migração das células de formação (denominada esquizencefalia por alguns autores) ou por destruição e posterior reabsorção focal secundária a processo infeccioso, traumático ou acidente vascular. Sua incidência real é desconhecida.

O achado ultrassonográfico característico inclui formações císticas, anecoicas, de tamanho e distribuição variáveis (porém relacionados com o parênquima cerebral), com aspecto de dilatação ventricular focal. Em geral, não produzem efeito de massa. Realiza-se o diagnóstico diferencial com as demais malformações císticas do SNC. As apresentações clínicas são variadas a depender da localização e da extensão dos cistos, podendo incluir desde distúrbios motores graves e crises epilépticas a retardo no desenvolvimento neurológico.

TUMORES INTRACRANIANOS

Teratoma intracraniano

Os teratomas são tumores de células pluripotentes que podem conter os três tecidos embrionários originais (ectoderma, mesoderma e endoderma). Correspondem a 0,5% a 1% de todos os tumores pediátricos e representam aproximadamente 50% dos tumores congênitos intracranianos. Por serem bastante incomuns, sua incidência não pode ser estimada.

Os teratomas são evidenciados à ultrassonografia como tumorações complexas com áreas de diferente ecogenicidade, geralmente desorganizando a arquitetura cerebral. Dois terços dos casos estão localizados na região adjacente à glândula hipofisária. A depender da localização, podem causar efeito de massa com repercussão sobre o fluxo do LCR, levando à hidrocefalia e à assimetria das estruturas encefálicas.

Podem estar associados à hidrocefalia ou ao polidrâmnio. O diagnóstico diferencial é realizado com papiloma de plexo coroide, cistos aracnoides e hemorragias intracranianas. O prognóstico geralmente é reservado. A via de parto preferencial é a transpelviana, mas, em virtude do prognóstico mais reservado, é possível optar pela cefalocentese nos casos de macrocrania associada.

Aneurisma da veia de Galeno

O aneurisma da veia de Galeno é uma anormalidade rara do SNC descrita inicialmente por Jager, Forbes & Dandy em 1937. Consiste no envolvimento de vários ramos aferentes do sistema vertebrobasilar e das carótidas, drenando nas grandes veias cerebrais. A anomalia ocorre por dois mecanismos básicos: formação de fístula arteriovenosa ou defeito na embriogênese, resultando em malformação venoarterial com ectasia da veia.

O primeiro relato de diagnóstico ultrassonográfico intrauterino só foi possível em 1986 com a utilização do efeito Doppler na obstetrícia, o qual possibilitou diferenciar o aneurisma das demais anormalidades císticas intracranianas em localização semelhante. Caracteristicamente, o aneurisma de veia de Galeno se apresenta como tumoração cística ou tubular em linha média da fossa posterior.

O diagnóstico diferencial do aneurisma é estabelecido com as demais formações císticas intracranianas, como cistos aracnoides, porencefalia ou esquizencefalia e teratomas císticos. Nos aneurismas de maiores proporções (> 20mm), a fístula arteriovenosa pode causar sobrecarga no fluxo do sistema venoso, levando à cardiomegalia, insuficiência cardíaca e hidropisia fetal.

Cistos aracnoides

Os cistos aracnoides correspondem ao acúmulo anormal e localizado de líquido cefalorraquidiano entre a substância cerebral e a dura-máter causado por desenvolvimento anormal do tecido aracnóideo ou após traumas, infecções ou acidentes vasculares. O sexo masculino é o mais frequentemente acometido (64%).

O aspecto ultrassonográfico é de uma formação anecoica intracraniana de contornos bem definidos. Os cistos podem ser únicos ou múltiplos, geralmente aparecendo entre a 16ª e a 22ª semana. A presença dos cistos isoladamente não costuma ter significado patológico.

O diagnóstico diferencial é feito com porencefalia (principalmente nos cistos supratentoriais), aneurisma da veia de Galeno (o fluxo evidenciado ao Doppler ajuda a diferenciar as condições), agenesia do corpo caloso e malformação de Dandy-Walker. O prognóstico geralmente é bom, porém é difícil estabelecer a correlação entre o achado ultrassonográfico e a evolução após o nascimento. Em alguns casos, a depender da localização e do volume, podem causar efeito de massa, comprimindo ventrículos cerebrais e ocasionando hidrocefalia, epilepsia e anormalidades motoras e sensoriais leves, passíveis de tratamento cirúrgico no período neonatal. O acompanhamento seriado ultrassonográfico é sugerido pela possibilidade de detecção de possível evolução para hidrocefalia.

Outras tumorações

Dentre as possibilidades que devem ser lembradas no diagnóstico diferencial estão incluídos astrocitomas, lipoma de corpo caloso e papilomas e cistos de plexo coroide.

CONSIDERAÇÕES FINAIS

As anomalias do SNC estão entre as mais frequentes em recém-nascidos e na vida intrauterina. Sua presença pode ter repercussões significativas para a qualidade de vida do feto acometido e seus genitores.

Em virtude da complexidade de seu desenvolvimento e sua fisiologia, o SNC é suscetível às mais diversas alterações pelos mais diversos fatores etiológicos (genéticos, nutricionais e infecciosos), repercutindo em vastas apresentações clínicas possíveis com diferentes apresentações fenotípicas.

Muitas dessas anomalias são passíveis de diagnóstico ultrassonográfico e planejamento para tratamento intrauterino ou neonatal precoce, o que pode melhorar o resultado da assistência. Algumas anomalias desse sistema podem ser prevenidas até mesmo por políticas públicas de fácil execução e alta eficácia, como a administração do ácido fólico para prevenção dos defeitos abertos do tubo neural (Mosley et al., 2007).

Leitura recomendada

Adzick SN, Thom EA, Spong CY et al. A randomized trial of prenatal versus postnatal repair of myelomeningocele. N Engl J Med 2011; 364:993-1004.

Centers for Disease Control and Prevention (CDC). Morb Mortal Wkly Rep 2004; 53:362-5.

Khol T. Fetoscopic surgery for SBA: Part I. Ultrasound Obstet Gynecol 2014; 44:515-24.

Mosley BS, Hobbs CA, Flowers BS et al. Folic acid and the decline in neural tube defects in Arkansas. J Ark Med Soc 2007; 103:247-50.

Paladini D, Pastore G, Cavallaro A et al. Agenesis of the fetal corpos callosum: sonographic signs change with advancing gestational age. Ultrasound Obstet Gynecol 2013; 42:687-90.

Defeitos Abertos do Tubo Neural

Silvia Faquini • Igor Faquini • Alex Sandro Rolland Souza

INTRODUÇÃO

As malformações do sistema nervoso central (SNC) constituem o segundo grupo de anomalias mais frequentes, perdendo apenas para as cardíacas (Stevenson et al., 2004). Os defeitos abertos do tubo neural (DATN) incluem anencefalia, encefalocele e mielomeningocele e são os mais frequentes. A incidência dos DATN é muito variável e depende da etnia, fatores geográficos e nutricionais, suplementação de ácido fólico, programas de rastreamento pré-natal e do acesso à interrupção da gestação. Nos EUA, sua incidência é menor que 1 em cada 1.000 nascimentos. As maiores incidências são encontradas na China, Irlanda, Inglaterra, Paquistão, Índia e Egito. O risco de recorrência é de 2,5% (Papp et al., 1997). A anencefalia e a mielomeningocele apresentam incidências semelhantes e correspondem a 95% dos casos.

EMBRIOLOGIA

O SNC inicia sua formação a partir da terceira semana de vida embrionária como um espessamento do ectoderma chamado placa neural. As bordas laterais da placa neural se elevam para formar as pregas neurais. Essas pregas subsequentemente se tornam mais elevadas e acabam por se fusionar para formar o tubo neural. A fusão se inicia na região cervical e prossegue em ambas as direções, cranial e caudal (Colas & Schoenwolf, 2001). O neuróporo cranial se fecha no 25º dia após a concepção. O fechamento do neuróporo caudal ocorre posteriormente, no 27º dia. Esse processo é chamado de neurulação primária e a partir dele se desenvolve todo o sistema nervoso funcional (Muller & O'Rahilly, 1987).

Após o fechamento do neuróporo cranial, mas antes do fechamento do neuróporo caudal, a neurocele (canal embriológico central do cordão espinhal) se fecha em todo seu comprimento. Esse processo, denominado oclusão, isola as vesículas cranianas e previne a drenagem de seus fluidos, mantendo-as distendidas. Cerca de 2 dias após o fechamento do neuróporo caudal a neurocele reabre sem perda de líquido das vesículas cranianas. A manutenção das vesículas cerebrais distendidas é crítica para o desenvolvimento normal de todo o cérebro. Falha no fechamento do tubo neural, antes da reabertura da neurocele, leva ao colapso das vesículas cranianas, sendo esse o mecanismo de desenvolvimento da malformação de Chiari II (McLone & Dias, 2003).

A neurulação secundária corresponde à coalescência de células mesenquimais para formar uma haste neural, a qual sofre então cavitação para formar o tubo neural. Em embriões humanos, esse processo ocorre na massa de células caudal, formando a ponta do cone medular e do filo terminal. Como esse processo ocorre abaixo da superfície do ectoderma, anormalidades da neurulação secundária produzem lesões que são cobertas por pele.

ETIOLOGIA E FATORES DE RISCO

A maioria dos casos de DATN consiste em malformações isoladas ou de origem multifatorial (influenciada por fatores ambientais e genéticos). Em alguns casos, podem se apresentar como parte de uma síndrome (Meckel-Gruber, Roberts, Jarcho-Levin e trissomias do 13 e 18) ou relacionadas com extrofismo cloacal, teratoma sacrococcígeo ou banda amniótica.

Dentre os fatores ambientais está a deficiência de folato, que pode estar relacionada com ingesta inadequada, uso de antagonistas do folato (metotrexato) ou fatores genéticos. O uso de agentes anticonvulsivantes (ácido valproico e carbamazepina), diabetes melito descompensado no primeiro trimestre da gestação, obesidade, hipertermia no período da embriogênese e banda amniótica são outros fatores associados. Dentre os fatores genéticos, citam-se os polimorfismos em genes relacionados com as vias do folato e a homocisteína, como o polimorfismo no gene da metilenotetraidrofolato redutase (MTHFR).

PREVENÇÃO

Revisão sistemática disponibilizada na Biblioteca Cochrane incluiu quatro ensaios clínicos com 6.425 gestantes e constatou que a suplementação de ácido fólico no período periconcepcional reduziu significativamente a incidência de DATN (RR: 0,28; IC95%: 0,13 a 0,58), particularmente nas pacientes que apresentavam gestação anterior afetada (RR: 0,31; IC95%: 0,14 a 0,66) (Lumley et al., 2009).

No Brasil, o Ministério da Saúde regulamentou em 2002 o acréscimo de 0,15mg de ácido fólico nas farinhas de trigo e de milho comercializadas, o que se tornou obrigatório a partir de junho de 2004. Pesquisadores no Brasil têm apontado que a fortificação de farináceos pode não ser suficiente, considerando a diversidade dos hábitos alimentares regionais, sendo também recomendado o uso no período periconcepcional (Horovitz et al., 2005).

A posologia de 0,4mg de ácido fólico diariamente é recomendada a todas as mulheres que planejem engravidar. Essa estratégia está associada à redução de 50% a 70% na incidência de DATN. Altas doses de ácido fólico (4mg) estão indicadas quando há antecedente de DATN, sendo essa medida relacionada com a redução de 72% na recorrência. Com essa finalidade, recomenda-se seu uso 3 meses antes e até a 12ª semana de gestação.

ANENCEFALIA

O termo anencefalia significa, em tradução livre, "ausência de encéfalo". Anencefalia é o defeito de tubo neural mais comum, ocorrendo em aproximadamente 1 em cada 1.000 nascimentos. Mais comum no sexo feminino do que no masculino, em brancos do que em negros e nos casos de gestantes em extremos de idade, caracteriza-se pela ausência dos ossos da calota craniana (ossos frontais, parietais e occipitais) e da pele com exposição do tecido encefálico ao líquido amniótico, levando à gradativa degeneração cerebral secundária. A sinonímia sequência acrania-exencefalia tenta reproduzir o princípio fisiopatológico da condição.

Embriologicamente, ocorre em razão da falha no fechamento do neuróporo cranial entre o 24º e o 28º dia após a concepção. O risco de recorrência é de aproximadamente 2% a 4% quando há um irmão afetado e de 10% quando existem dois ou mais irmãos afetados. Quando a anencefalia é acompanhada por um defeito aberto de toda a coluna, o que ocorre em torno do 20º ao 22º dia após a concepção, tem-se um defeito de tubo neural conhecido como craniorraquisquise.

Diagnóstico pré-natal

O diagnóstico pré-natal é realizado mediante dosagem da alfafetoproteína (AFP) no soro materno e por ultrassonografia.

O diagnóstico ultrassonográfico é fundamentado na ausência dos ossos da calota craniana e do cérebro, pode ser definido a partir da 12ª semana de gestação e é facilmente realizado em uma rotina ecográfica de segundo e terceiro trimestres. Entretanto, em alguns casos pode ser suspeitado a partir da nona ou décima semana de gestação (Johnson et al., 1997). O tecido cerebral desorganizado é observado precocemente na gestação e desaparece mais tarde.

Dentre os sinais ultrassonográficos mais precoces se destacam a discrepância entre o comprimento cefalonádegas (CCN) e a idade gestacional sugerida pela cronologia menstrual ou ultrassonografia anterior e a desproporção entre o tamanho dos membros inferiores e do polo cefálico, promovendo o aspecto de "pernas aumentadas". Alguns autores citam o sinal do Mickey Mouse, que seria a representação ecográfica da acrania e subsequente aparência bilobulada do encéfalo livre no líquido amniótico.

A face fetal, dos olhos até o queixo, é usualmente normal, mas não há ossos do crânio acima das órbitas, anteriormente, e da coluna cervical, posteriormente. Nos cortes frontais ultrassonográficos é evidenciado um aspecto conhecido como "face de batráquio", representação da ausência do osso frontal associada à proeminência das órbitas. O polidrâmnio está presente em 50% dos casos durante o segundo e terceiro trimestres em virtude da diminuição da deglutição fetal.

O diagnóstico diferencial deve ser feito principalmente com encefalocele, iniencefalia e microcefalia.

Achados clínicos

Na anencefalia são acometidos o cérebro e parte variável do tronco encefálico. A exposição ao líquido amniótico leva à destruição do tecido neural, que se apresenta como uma massa hemorrágica, fibrótica e não funcionante. A maior parte do SNC está ausente ou malformada. Não se observam o hipotálamo e o cerebelo. O tronco, os nervos ópticos e o cordão espinhal são malformados. Pode ser encontrado ainda subdesenvolvimento ou ausência da hipófise. Os ossos frontais, parietais e occipitais são frequentemente afetados, levando à ausência da calota craniana.

Outras malformações podem estar associadas, como cardíacas, pulmonares, renais (hidronefrose) e musculoesqueléticas (hérnia diafragmática). Anomalias craniofaciais (fenda labial), oculares e outros DATN (espinha bífida) também podem ocorrer. Esses neonatos apresentam função do tronco encefálico e, desse modo, respiração espontânea. Entretanto, permanecem inconscientes.

Manejo

A anencefalia é um defeito extremamente grave e não compatível com a vida. O prognóstico é letal em 100% dos casos, e em aproximadamente 75% a morte ocorre intraútero ou durante o parto. A maior parte dos que vêm a nascer morre nas primeiras horas de vida, mas há exceções com sobrevida acima desse período.

Na maioria dos países onde o aborto é legalizado, essas gestações são interrompidas precocemente. No Brasil, o aborto era permitido por lei apenas em casos de gravidez resultante de estupro e risco de morte materna. Desde 2012 o Supremo Tribunal Federal incluiu a anencefalia como uma condição em que está justificado e autorizado o aborto. Em maio de 2012 o Conselho Federal de Medicina (CFM), por meio da Resolução 1989-2012, estabeleceu, dentre outros pontos, os critérios para o diagnóstico de anencefalia e a consequente permissão de aborto prevista em lei. Assim, o diagnóstico deve ser realizado por exame ultrassonográfico a partir da 12ª semana gestacional contendo:

- Duas fotografias identificadas e datadas, uma com a face do feto em posição sagital e a outra com a visualização do polo cefálico no corte transversal, demonstrando a ausência da calota craniana e de parênquima cerebral identificável.
- Laudo assinado por dois médicos capacitados para o diagnóstico.

EXENCEFALIA

Na exencefalia, a calota craniana está ausente, mas o tecido cerebral está presente. Apresenta-se como um antecessor embriológico da anencefalia. O diagnóstico pode ser feito a partir do primeiro trimestre da gestação, em torno da 19ª semana. O feto com exencefalia no primeiro trimestre apresenta formato anormal da cabeça com espaços sonolucentes dentro de um cérebro desorganizado. A cabeça é bilobulada, sendo esse aspecto chamado de cabeça de Mickey Mouse. No segundo trimestre, a aparência usual do cérebro é completamente perdida, tornando-se anencéfalo.

ENCEFALOCELE

Na encefalocele ocorre a protrusão do cérebro e das meninges através de um defeito da calota craniana, que é coberto por pele. As regiões occipital, frontal, parietal, orbital, nasal ou nasofaríngea podem estar envolvidas. Encefaloceles occipitais são as mais frequentes na América do Norte e na Europa (75%). No sudeste da Ásia, parte da Rússia e África Central, as encefaloceles anteriores são as mais frequentes. Sua prevalência tem sido estimada em 0,8 a 5 casos a cada 1.000 nascimentos. O mecanismo que causa a encefalocele é incerto, mas certamente envolve um defeito de fechamento do tubo neural anterior.

As lesões mais graves ocorrem embriologicamente antes do 26º dia após a concepção (Czeizel & Dudas, 1992). Encefaloceles isoladas, sem associação a outras malformações congênitas, não costumam estar associadas à herança familiar e apresentam risco de recorrência de 2%. Uma exceção é a forma autossômica dominante da encefalocele occipital com penetrância incompleta, descrita em famílias de vietnamitas (Bassuk et al., 2004). As encefaloceles podem ainda fazer parte de uma síndrome genética específica se houver anomalias associadas, como síndrome de Meckel-Gruber (encefalocele occipital, rins policísticos e polidactilia pós-axial). A herança nesses casos é usualmente autossômica recessiva, e o risco de recorrência em uma próxima gestação fica em torno de 25%.

O prognóstico fetal está relacionado com a presença (ou não) de outras malformações associadas e do volume do tecido herniado.

Diagnóstico pré-natal

A aparência típica à ultrassonografia é de um defeito dos ossos do crânio com protrusão de estrutura sacular. As imagens podem ser sonolucentes e contêm tecido cerebroespinhal (meningocele), tecido cerebral (encefalocele) ou uma combinação de ambos. As encefaloceles nasais podem se apresentar como uma massa no nariz ou não ser visíveis ou podem ser confundidas com um pólipo nasal ou tumor, quando recobertas por pele. Por causa da saída do tecido encefálico, a circunferência cefálica pode estar significativamente diminuída com microcefalia associada. As encefaloceles podem se apresentar isoladamente ou dentro do contexto de uma síndrome com outras malformações associadas.

O exame ultrassonográfico pré-natal detecta aproximadamente 80% dos casos. Nas encefaloceles occipitais, o diagnóstico pode ser estabelecido precocemente, a partir da décima semana de gestação, após o início da ossificação do crânio, podendo ser sugerido antes desse período mediante o aumento da cavidade rombencefálica por volta da nona semana.

A ressonância magnética (RM) tem sido realizada em casos de difícil avaliação pela ultrassonografia ou incertos ou de alto risco. A RM promove ainda melhor visualização de algumas malformações cerebrais associadas, como as anomalias de migração.

Achados clínicos

Os achados clínicos da encefalocele são variáveis e dependem da localização e da gravidade:

- **Encefalocele frontoetmoidal:** pode se apresentar como lesões ocultas ou deformidades craniofaciais importantes (hipertelorismo, distopia orbital e micro ou anoftalmia unilateral).
- **Encefalocele nasal:** podem se apresentar como uma ponte nasal ampla, hipertelorismo ou outras anomalias faciais. Após o nascimento é encontrada uma massa nasal ou epifaríngea com dificuldade respiratória, infecções recorrentes do trato superior, descarga nasal ou meningites de repetição.
- **Encefalocele occipital:** o tecido neural frequentemente é coberto por pele. As lesões relativamente grandes podem ser associadas a déficit de nervos cranianos, dificuldade para sucção e alimentação, espasticidade, cegueira, convulsões ou retardo de desenvolvimento. Também podem estar associadas a anomalias do tronco e herniação do cerebelo com distorção de estruturas da fossa posterior (malformação de Chiari III).

O tecido herniado na encefalocele pode consistir em cérebro normal ou tecido gliótico atrófico com pouca ou nenhuma função (David, 1993). Fetos com encefalocele frequentemente apresentam outras malformações associadas como parte de um quadro sindrômico. A síndrome mais comumente presente é a de Meckel-Gruber, a qual inclui encefalocele occipital, rins policísticos e polidactilia, entre outros achados. Outras malformações cerebrais associadas podem ser observadas, como deformidades do tentório, agenesia completa ou parcial do corpo caloso e mielomeningoceles. Os casos de encefaloceles occipitais usualmente se acompanham de hidrocefalia (30% a 50%), anomalias do corpo caloso (18%) e disgenesia cerebral (13%) (Lo et al., 2008).

Manejo

Na conduta obstétrica, a realização de cariótipo fetal está indicada em virtude da frequente associação a anomalias cromossômicas. O acompanhamento em hospital com serviços de medicina fetal e neurocirurgia pediátrica também está recomendado. Quando o diagnóstico é estabelecido no pré-natal, o parto normal pode ser realizado nos casos de encefaloceles pequenas. Em caso de lesões amplas, a cesariana é uma exigência.

Ao nascimento, é necessário o tratamento cirúrgico. Em geral, no interior da encefalocele o córtex cerebral do recém-nascido encontra-se desvitalizado, gliótico e não funcionante (Alterman et al., 1991), o qual pode ser retirado durante a cirurgia (encafalocele) para fechamento do defeito. É importante avaliar o local antes da cirurgia por meio de exame clínico e de imagem, preferencialmente uma combinação de tomografia com reconstrução óssea e angiorressonância (angio-RM) do encéfalo. Na maior parte dos casos as estruturas venosas da linha média tendem a estar lateralizadas e podem ser facilmente definidas por meio do exame de angio-RM.

O tamanho e a quantidade de tecido neural encontrados dentro do saco herniado se correlacionam com o prognóstico desses pacientes, ou seja, quanto maior o volume de tecido neural, pior o prognóstico (Martinez-Lage et al., 1996). O procedimento cirúrgico pode ser realizado eletivamente, excetuando-se os casos em que o saco herniado se encontra roto com consequente vazamento de liquor. O procedimento cirúrgico tem por objetivo remover ou reposicionar o tecido herniado extracraniano, fechar o espaço liquórico, prevenindo meningite, e reparar a falha óssea quando factível.

INIENCEFALIA

A iniencefalia é uma anomalia rara e letal com incidência estimada em 0,5 em 1.000 nascimentos e que se caracteriza por defeito occipital envolvendo o forame magno com retroflexão cervical e defeito aberto da coluna em graus variáveis, geralmente presente em mais de 50% dos casos. Resulta de uma parada do desenvolvimento do embrião durante a terceira semana de gravidez, o que leva à persistência da retroflexão cervical e à falha no fechamento do sulco neural na região cervical ou acima do tórax.

Malformações associadas ocorrem em mais de 84% dos casos e incluem hidrocefalia, microcefalia, atresia ventricular, holoprosencefalia, polimicrogíria, agenesia de vérmis cerebelar, encefalocele occipital, hérnia diafragmática, deformidades torácicas, anormalidades cardíacas e do trato urinário, fendas labiais e palatinas, onfalocele, artéria umbilical única, pés tortos e polidrâmnio.

O diagnóstico ecográfico tem sido realizado entre 12 e 13 semanas de gestação (Sherer et al., 1993). O diagnóstico diferencial é feito com anencefalia, síndrome de Klipell-Feil e mielomeningocele cervical. Na conduta obstétrica pode ser oferecida a cariotipagem fetal, além de interrupção da gestação, quando esse for o interesse do casal.

MIELOMENINGOCELE

A mielomeningocele é caracterizada por uma abertura da coluna vertebral associada a um defeito correspondente na pele, acarretando a exposição das meninges e da medula espinhal. Como o tecido neural se encontra exposto, essa malformação também é chamada de espinha bífida aberta. Sua incidência está em torno de 1 a 7 casos em cada 1.000 nascidos vivos, sendo mais prevalente em países como China, Irlanda, Grã-Bretanha, Paquistão, Índia, Egito e regiões latino-americanas (Frey & Hauser, 2003). No Brasil, estima-se uma incidência de 0,18 a 0,65 em 1.000 nascimentos. Trata-se do defeito do SNC compatível com a vida mais comum, acometendo frequentemente o sexo feminino. O risco de recorrência após uma gestação com mielomeningocele é de 2,5% (Papp et al., 1997).

Embriologicamente, a mielomeningocele é causada por uma falha na neurulação primária. Esse defeito no fechamento do tubo neural ocorre em torno do 28º dia após a concepção. A maioria dos casos se apresenta como malformações isoladas e de origem multifatorial, permanecendo com etiologia desconhecida. Também ocorre em determinadas síndromes, em associação a desordens cromossômicas ou resultante da exposição a agentes ambientais (Moretti et al., 2005). Em alguns grupos parece se relacionar com o uso de medicações, como anticonvulsivantes (valproato de sódio), e em outros há antecedente familiar.

A desnutrição materna e a deficiência do ácido fólico nas gestantes no período periconcepcional estão hoje implicadas como importantes fatores etiológicos dos defeitos abertos do tubo neural, o que torna a doença uma situação de interesse específico em razão da possibilidade de sua prevenção por meio de políticas públicas, como a suplementação de ácido fólico na farinha de trigo. Estudo evidenciou que a administração de ácido fólico reduz não somente a frequência dos defeitos abertos do tubo neural, mas também a incidência das formas graves dessa condição.

As espinhas bífidas podem ser classificadas em abertas, quando a falha de fechamento da parte óssea permite a saída das meninges (meningocele) ou das raízes nervosas e meninges (mielomeningocele), e fechadas, quando se mantém o revestimento cutâneo sem exteriorização do tecido nervoso. Estas últimas representam 10% dos casos e não apresentam alterações clínicas importantes, nem mesmo nos níveis da AFP.

Diagnóstico pré-natal

O diagnóstico ecográfico pode ser estabelecido a partir da 12ª semana de gestação, porém é mais frequentemente realizado durante o segundo trimestre. Antes da 12ª semana, a espinha bífida é suspeitada por irregularidade dos ossos da coluna ou por abaulamento no contorno do dorso fetal. Anormalidades da fossa posterior, como ausência da visualização da translucência intracraniana, não visualização da cisterna magna e herniação do tronco encefálico, são descritas como sinais precoces de espinha bífida. A presença de pelo menos um desses três critérios está associada à sensibilidade de 50% a 90% (Mangione et al., 2013). Estudos retrospectivos têm mostrado que a presença de translucência intracraniana tem alta especificidade para afastar espinha bífida (99%). Entretanto, ainda são necessários estudos prospectivos para definir o real valor desses marcadores precoces.

Após a 12ª semana, a vértebra fetal normal tem três centros de ossificação claramente identificados. Na exploração ultrassonográfica da coluna vertebral são observados três núcleos de ossificação das vértebras no corte transversal. O núcleo de ossificação mais central representa o corpo vertebral, e os dois mais lateralizados e posteriores, os arcos vertebrais. A espinha bífida se apresenta como um alargamento desses centros de ossificação no plano coronal com divergência dos centros de ossificação no plano transverso (vértebra em formato de U). Adicionalmente, pode ser observada uma formação sacular cística, correspondendo à herniação dos nervos e a meninges na topografia da falha óssea, assim como perda no contorno da pele.

Outros achados ecográficos no polo cefálico auxiliam o diagnóstico. O sinal do limão se refere ao formato do cérebro, algo achatado, na região frontal do polo cefálico. O sinal da banana, por sua vez, descreve a convexidade posterior do cerebelo. Esses achados resultam da malformação de Chiari II (herniação do cerebelo e do tronco através do forame magno). Outros achados sugestivos incluem ventriculomegalia, microcefalia e obliteração da cisterna magna. Por volta da 24ª semana, o sinal do limão está presente em mais de 98% dos casos e o sinal da banana em 72%. Anormalidades cerebelares são evidenciadas em muitos casos durante toda a gestação. No entanto, após a 24ª semana há dificuldade na visualização do cerebelo. A malformação de Chiari tipo II está presente em quase todos os casos de mielomeningocele, a hidrocefalia ocorre em 40% a 75% dos casos, e são frequentes as deformidades dos pés.

Achados clínicos

Os achados clínicos mais característicos estão relacionados com o déficit motor em membros inferiores e o distúrbio esfincteriano, comumente presentes na mielomeningocele. A avaliação do nível de função neurológica mais inferior é realizada por meio do estímulo doloroso. Apesar de alguns pacientes apresentarem clara delimitação entre os níveis normais e os afetados, pelo menos 50% exibem alguma função sobreposta motora, reflexa ou autônoma. Lesões acima do nível da terceira vértebra lombar (L3) têm pior prognóstico no que concerne à função motora.

Esses pacientes costumam nascer com hidrocefalia (25%) ou acabam por desenvolvê-la nos primeiros 6 meses de seguimento (80%) e necessitam de algum tipo de tratamento derivativo. Apesar de todas as crianças com mielomeningocele serem portadoras de malformação de Chiari II, apenas um pequeno percentual (20%) irá desenvolver sintomas (estridor, episódios de apneia e dificuldade de sugar). Dessas, a grande maioria apresentará resolução do quadro após derivação. No entanto, 8% desses pacientes poderão necessitar de cirurgias descompressivas da fossa posterior, uma vez que não evoluem com melhora após o implante da válvula. Outros achados incluem escoliose e deformidades em pés.

Manejo

Quando o diagnóstico é estabelecido durante o pré-natal, a paciente deve ser acompanhada em centro terciário com experiência nesses casos e com equipe multidisciplinar. Nos fetos que foram submetidos à correção cirúrgica da mielomeningocele intraútero, o parto deve ser obrigatoriamente por cesariana. Nos casos que serão corrigidos no período pós-natal, a via de parto é controversa. Segundo um estudo, os fetos que nasceram por cesariana eletiva, sem trabalho de parto, apresentaram melhor prognóstico em relação aos que nasceram por parto normal ou cesariana durante o trabalho de parto (Luthy et al., 1991). Todavia, esse estudo é um dado pontual, uma vez que outros estudos não evidenciaram diferenças significativas entre parto vaginal e cesariana. Assim, o parto normal poderia ser realizado em casos de fetos com polo cefálico de tamanho normal e mielomeningoceles pequenas. Entretanto, a via de parto ainda é controversa e tem sido definida de acordo com a experiência de cada centro.

Correção intrauterina

A condição clínica mais grave associada à mielomeningocele é a hidrocefalia (Osaka et al., 1978). Sua causa é multifatorial, estando estreitamente relacionada com a presença da malformação de Chiari tipo II. A hidrocefalia se encontra relacionada com o retardo do desenvolvimento neuropsicomotor, decorrente principalmente do aumento da pressão intracraniana, que se dissipa pelas estruturas adjacentes, promovendo lesões subcorticais. A hidrocefalia reduz a expectativa de vida dos pacientes para menos de 40 anos com perda considerável na qualidade de vida em razão dos múltiplos internamentos para revisões ou trocas de sistemas derivativos.

O objetivo primordial da correção precoce intraútero da mielomeningocele é reverter ou impedir o desenvolvimento da malformação de Chiari II e consequentemente limitar a progressão da hidrocefalia, promovendo assim a redução no número de pacientes que necessitariam de derivações e suas complicações (Sutton et al., 1999).

As primeiras tentativas de correção intrauterina em humanos ocorreram em dois centros de referência norte-americanos no final da década de 1990. Os primeiros critérios foram desenvolvidos e a técnica endoscópica inicialmente empregada foi abandonada principalmente em razão do tempo prolongado para sua realização (Bruner et al., 1997; Tulipan et al., 1999).

Em 2003 foi iniciado o maior estudo prospectivo randomizado e duplo-cego para avaliação da eficácia da terapêutica intrauterina pela técnica a céu aberto, denominado *Management of Myelomeningocele Study* (MOMS) (Adzick et al., 2011). Os critérios de inclusão no estudo foram gravidez não gemelar, mielomeningocele localizada entre T1 e S1, evidência de Chiari II, idade gestacional entre 19 e 25 semanas mais 6 dias, cariótipo normal e idade materna > 18 anos. O estudo foi interrompido após o recrutamento de 183 dos 200 pacientes previstos, uma vez que o grupo operado intraútero teve taxas mais baixas de implantação de válvulas (40%) quando comparado ao tratado no período pós-natal (82%).

A cirurgia pré-natal também resultou em melhora nos índices de desenvolvimento mental e função motora aos 30 meses de seguimento e melhora em diversos prognósticos secundários, incluindo redução de sinais da malformação de Chiari aos 12 meses e melhora na capacidade de deambulação aos 30 meses de seguimento. Entretanto, a cirurgia pré-natal esteve associada a aumento do risco de parto prematuro e deiscência uterina. Portanto, a realização desses tipos de procedimento deve ser conduzida em centros regionais de excelência em medicina fetal e neurocirurgia pediátrica (Adzick et al., 2011).

Cabe destacar que no Instituto de Medicina Integral Prof. Fernando Figueira (IMIP) a cirugia a céu aberto vem sendo realizada desde 2014 e novos estudos têm comparado a cirurgia a céu aberto à técnica endoscópica.

Tratamento cirúrgico pós-natal

A história da cirurgia para tratamento da mielomeningocele se caracteriza por ser longa e complexa. Inicialmente era realizada apenas a ligadura do defeito em sua base, esperando-se que com isso o defeito reduzisse de tamanho. A morte dos pacientes por hidrocefalia era frequente, assim como por graves problemas urinários associados. Com o desenvolvimento de novos métodos de tratamento, o resultado funcional e cosmético melhorou no decorrer dos anos.

Diversas técnicas têm sido descritas para a correção pós-natal da mielomeningocele, embora nenhuma tenha se estabelecido como a mais eficaz ou de aplicabilidade universal (Kobraei et al., 2014). A escolha de abordagens que minimizem a morbidade intraoperatória, as complicações pós-operatórias e a duração da hospitalização integra o cotidiano do neurocirurgião pediátrico e do cirurgião plástico. As técnicas descritas variam desde o fechamento direto de pequenos defeitos mediante o descolamento subcutâneo e o avanço do tecido local até o uso de grandes retalhos miocutâneos associados a extensa manipulação tecidual.

Cerca de 25% das mielomeningoceles não podem ser reparados diretamente e necessitam de alguma técnica complementar (Patterson, 1959). Um fator importante é o tempo para a realização da intervenção cirúrgica após o nascimento. Atualmente existe um consenso de que a maioria das lesões deve ser corrigida o mais precocemente possível, de preferência nas primeiras 24 horas. Excetuam-se situações muito particulares, como a presença de outras anomalias graves ou a falta de condições cardiopulmonares adequadas do recém-nascido. Os objetivos da cirurgia são fechar o espaço liquórico, prevenindo meningite, desancorar a medula espinhal, preservando a função neurológica, e melhorar a estética da coluna.

A avaliação pré-operatória é importante, uma vez que o neurocirurgião pode determinar a necessidade ou não de rotação de retalhos miocutâneos, a depender da extensão de pele acometida e do tamanho do defeito. Convém ressaltar a necessidade de cuidado na manipulação do feto por parte do obstetra durante sua retirada da cavidade uterina no momento do parto, evitando-se a compressão manual da mielomeningocele e sua consequente rotura. O recém-nascido deve então ser avaliado pelo neonatologista em busca de outras malformações associadas e estabilizado clinicamente. A antibioticoterapia deve ser iniciada e a espinha bífida coberta com curativo umedecido e protegida do contato com o leito, evitando-se assim maiores traumas ao tecido neural exposto.

As complicações pós-operatórias da mielomeningocele são bem conhecidas e ocorrem em cerca de 18% dos casos. Dentre as mais comuns se destacam fístulas liquóricas, meningites, seromas, hematomas, necroses cutâneas, deiscências e infecções de ferida (Kobraei et al., 2014).

SÍNDROME DA REGRESSÃO CAUDAL

A síndrome da regressão caudal é uma síndrome congênita rara que se caracteriza pela agenesia total ou parcial do osso sacral, associando-se a outras anormalidades da coluna lombar e de outros sistemas. Também conhecida como agenesia sacral, sua incidência é em torno de 0,05 em 1.000 nascimentos.

O defeito na diferenciação da porção caudal do tubo neural que ocorre em torno da quarta semana de idade gestacional é provavelmente sua etiopatogenia. Esse defeito é mais frequente em pacientes diabéticas não compensadas (aproximadamente 200 vezes), as quais correspondem a aproximadamente 1 em cada 5 pacientes com síndrome da regressão caudal.

Os achados ultrassonográficos são variáveis e dependem da extensão e da gravidade do defeito primário. Abrangem desde a agenesia do sacro com malformações da medula até alterações de extremidades inferiores e articulações, como pés tortos. Anormalidades de praticamente todos os demais sistemas podem estar associadas à síndrome.

O diagnóstico diferencial deve ser realizado principalmente com a sirenomelia. O prognóstico está relacionado com a presença das anormalidades de outros sistemas. Na conduta obstétrica, a pesquisa de anormalidades fetais associadas em serviço de medicina fetal e a investigação da condição materna de diabetes são os passos básicos da assistência obstétrica.

Leitura recomendada

Adzick NS, Thom EA, Spong CY et al. A randomized trial of prenatal versus postnatal repair of myelomeningocele. New Engl J Med 2011; 364:993-1004.

Alterman RL, Morrison RS, Goodrich JT, Papenhausen P, Moskal JR. A primary encephalocele culture yields a pure population of human astrocytes. Brain Research 1991; 550:319-23.

Bassuk AG, McLone D, Bowman R, Kessler JA. Autosomal dominant occipital cephalocele. Neurol 2004; 62:1888-90.

Bruner JP, Tulipan NE, Richards WO. Endoscopic coverage of fetal open myelomeningocele in utero. Am J Obstet Gynecol 1997; 176:256-7.

Colas JF, Schoenwolf GC. Towards a cellular and molecular understanding of neurulation. Developmental Dynamics 2001; 221:117-45.

Conselho Federal de Medicina (CFM) – Resolução 1989-2012. Dispõe sobre o diagnóstico de anencefalia para a antecipação terapêutica do parto e dá outras providências. Publicada no D.O.U. de 14 de maio de 2012, Seção I, p. 308 e 309.

Czeizel AE, Dudas I. Prevention of the first occurrence of neural-tube defects by periconceptional vitamin supplementation. New Engl J Med 1992; 327:1832-5.

David DJ. Cephaloceles: classification, pathology, and management – a review. J Craniofacial Surg 1993; 4:192-202.

Frey L, Hauser WA. Epidemiology of neural tube defects. Epilepsia 2003; 44:4S-13S.

Horovitz DD, Llerena JC Jr, Mattos RA. Birth defects and health strategies in Brazil: an overview. Cad Saude Public 2005; 21:1055-64.

Johnson SP, Sebire NJ, Snijders RJ, Tunkel S, Nicolaides KH. Ultrasound screening for anencephaly at 10-14 weeks of gestation. Ultrasound Obstet Gynecol 1997; 9:14-6.

Kobraei EM, Ricci JA, Vasconez HC, Rinker BD. A comparison of techniques for myelomeningocele defect closure in the neonatal period. Child's Nervous System 2014; 30:1535-41.

Lo BW, Kulkarni AV, Rutka JT et al. Clinical predictors of developmental outcome in patients with cephaloceles. J Neurosurg Pediatr 2008; 2:254-7.

Lumley J, Chamberlain C, Dowswell T, Oliver S, Oakley L, Watson L. Interventions for promoting smoking cessation during pregnancy. The Cochrane database of systematic reviews. 2009(3):CD001055.

Luthy DA, Wardinsky T, Shurtleff DB et al. Cesarean section before the onset of labor and subsequent motor function in infants with meningomyelocele diagnosed antenatally. New Engl J Med 1991; 324:662-6.

Mangione R, Dhombres F, Lelong N et al. Screening for fetal spina bifida at the 11-13-week scan using three anatomical features of the posterior brain. Ultrasound Obstet Gynecol 2013; 42:416-20.

Martinez-Lage JF, Poza M, Sola J et al. The child with a cephalocele: etiology, neuroimaging, and outcome. Child's Nervous System 1996; 12:540-50.

McLone DG, Dias MS. The Chiari II malformation: cause and impact. Child's Nervous System 2003; 19:540-50.

Moretti ME, Bar-Oz B, Fried S, Koren G. Maternal hyperthermia and the risk for neural tube defects in offspring: systematic review and meta-analysis. Epidemiol 2005; 16:216-9.

Muller F, O'Rahilly R. The development of the human brain, the closure of the caudal neuropore, and the beginning of secondary neurulation at stage 12. Anatomy Embryol 1987; 176:413-30.

Osaka K, Tanimura T, Hirayama A, Matsumoto S. Myelomeningocele before birth. J Neurosurg 1978; 49:711-24.

Papp C, Adam Z, Toth-Pal E, Torok O, Varadi V, Papp Z. Risk of recurrence of craniospinal anomalies. J Matern Fetal Med 1997; 6:53-7.

Patterson TJ. The use of rotation flaps following excision of lumbar myelomeningoceles: an aid to the closure of large defects. British J Surg 1959; 46:606-8.

Sherer DM, Hearn-Stebbins B, Harvey W, Metlay LA, Abramowicz JS. Endovaginal sonographic diagnosis of iniencephaly apertus and craniorachischisis at 13 weeks menstrual age. J Clin Ultrasound 1993; 21:124-7.

Stevenson RE, Seaver LH, Collins JS, Dean JH. Neural tube defects and associated anomalies in South Carolina. Birth defects research Part A. Clin Mol Teratol 2004; 70:554-8.

Sutton LN, Adzick NS, Bilaniuk LT, Johnson MP, Crombleholme TM, Flake AW. Improvement in hindbrain herniation demonstrated by serial fetal magnetic resonance imaging following fetal surgery for myelomeningocele. Jama 1999; 282:1826-31.

Tulipan N, Bruner JP, Hernanz-Schulman M et al. Effect of intrauterine myelomeningocele repair on central nervous system structure and function. Pediatr Neurosurg 1999; 31:183-8.

Anomalias da Face

CAPÍTULO 28

Adriana Suely de Oliveira Melo
Suelen Clementino

INTRODUÇÃO

As anomalias craniofaciais estão entre os defeitos congênitos humanos mais frequentes e demandam assistência multiprofissional, integral e especializada, a qual tem custo elevado. Dentre elas, as mais frequentes são as fissuras labiopalatinas.

EMBRIOLOGIA

O desenvolvimento craniofacial é um processo complexo que envolve a junção de vários tecidos, como crista neural, ectoderma, mesoderma e endoderma, responsáveis não apenas pela estrutura anatômica, mas também pela musculatura e o sistema nervoso. As principais estruturas se desenvolvem entre a quarta e a oitava semana de gestação. A mandíbula, o maxilar e a estrutura frontonasal são formadas a partir da migração das células da crista neural, determinando o formato da face. Alterações no crescimento e na fusão dessas estruturas darão origem às fendas faciais (fenda labial e/ou palatina).

Inicialmente as órbitas estão localizadas lateralmente e com o progredir da gestação migram para a linha média. Assim como as órbitas, as proeminências nasais migram para a região central, fundindo-se ao redor da sexta semana e formando o septo nasal. Ao final da sétima semana a ponta do nariz é elevada e surge o perfil, também ganhando forma nesse período o pavilhão auricular. A partir da oitava semana, o processo ocorre de maneira mais lenta, principalmente por alterações nas proporções e na posição das estruturas faciais. Durante esse período, os fatores genéticos são os principais responsáveis pelas malformações da face, ao passo que em fases mais tardias aumenta a influência dos fatores ambientais.

DIAGNÓSTICO PRÉ-NATAL

Atualmente, com a evolução tecnológica e a melhora na qualidade das imagens obtidas pela ultrassonografia, o diagnóstico das malformações de face é cada vez mais precoce. De acordo com as diversas recomendações existentes, a avaliação da face fetal foi dividida didaticamente em duas fases: primeiro

trimestre (entre 11 e 14 semanas) e segundo trimestre (entre 18 e 24 semanas). Para avaliação correta devem ser utilizados os cortes sagital, coronal e transverso.

ULTRASSONOGRAFIA DO PRIMEIRO TRIMESTRE

A avaliação do perfil fetal nesse período, incluindo testa, nariz e queixo, pode fornecer indícios de várias alterações congênitas ou cromossômicas. Estudos coordenados pela Fetal Medicine Foundation (FMF) sugerem que o osso nasal não é visível durante a ultrassonografia entre 11 e 13 semanas mais 6 dias em 60% a 70% dos fetos portadores de trissomia do cromossomo 21, além de 25% desses fetos apresentarem maxilar superior curto. Vale salientar que a não visualização do osso nasal pode ocorrer em 1% a 3% dos fetos sem alterações cromossômicas. Para avaliação adequada do osso nasal devem ser obedecidos os critérios da FMF.

Em relação à mensuração do comprimento do maxilar superior fetal, inicialmente deve ser realizado um corte longitudinal mediano do perfil fetal, sendo o transdutor ligeiramente inclinado, o que evidencia o maxilar superior e o ramo da mandíbula, incluindo também o processo condilar. O comprimento do maxilar superior aumenta linearmente com o progredir da gestação. Em fetos com trissomia do cromossomo 21, a mediana do comprimento do maxilar superior fica significativamente abaixo da mediana normal para o comprimento cefalonádegas (CCN), em cerca de 0,7mm. Entretanto, os estudos atuais não evidenciaram diferenças estatisticamente significativas entre fetos normais e portadores de cromossomopatias.

Vários estudos têm sido realizados com o objetivo de avaliar a inclusão do ângulo facial frontomaxilar como parte do rastreamento de fetos com cromossomopatias, sendo estabelecidas ainda curvas de normalidade para fetos euploides. Dentre as cromossomopatias, os portadores de trissomia do 18 apresentavam ângulo significativamente maior quando comparados a fetos normais.

As fendas labiais e palatinas constituem a malformação fetal não letal mais comum. A fenda labial decorre da falha na fusão do processo nasal medial e do maxilar, enquanto a fenda palatina é causada pela fusão incompleta do palato. O diagnóstico de fendas labial e palatina no primeiro trimestre tem sido objeto de vários estudos. Os novos recursos dos aparelhos ultrassonográficos, que incluem reconstrução tridimensional por meio de um programa específico, obtendo cortes ortogonais do palato primário e secundário em planos coronal e axial, facilitam a identificação precoce das fendas. Entretanto, deve ser ressaltado que a sensibilidade e a especificidade do método nessa idade gestacional ainda não justificam o rastreio nesse período.

A avaliação do queixo fetal no primeiro trimestre também tem sido alvo de estudos em virtude da marcante associação entre micrognatia e outras anormalidades. Um estudo inicial que incluiu 28.935 ultrassonografias com o objetivo de avaliar o ângulo frontal nasomento encontrou um ângulo médio de 123,3 graus. Um segundo estudo avaliou 204 fetos no primeiro trimestre com o objetivo de identificar o triângulo retronasal no corte ultrassonográfico no plano coronal da face, visualizando simultaneamente o palato primário e o processo frontal da maxila. A presença do triângulo retronasal pode ser útil para detectar micrognatia no primeiro trimestre.

ULTRASSONOGRAFIA DO SEGUNDO TRIMESTRE

O perfil da face fetal, assim como no primeiro trimestre, também é objeto de estudo nessa fase gestacional. Além de avaliar a proporção entre as estruturas, o comprimento do osso nasal tem sido analisado como uma maneira de rastreamento das cromossomopatias com curvas de normalidade de acordo com a idade gestacional. A avaliação deve obedecer a uma técnica adequada e ser realizada por meio do corte sagital.

As órbitas devem ser avaliadas pelos planos coronal e transverso, devendo ser analisados a quantidade, o tamanho e a distância entre elas, além da transparência do cristalino. Cristalinos opacos são característicos de catarata congênita, sendo indicativos de infecção congênita, anomalias cromossômicas e doenças sistêmicas. O hipertelorismo é caracterizado pelo aumento da distância entre as órbitas, enquanto no hipotelorismo ocorre redução na distância entre elas. Para o diagnóstico correto é realizada a medida das distâncias binocular e interorbital. Alterações na distância entre as órbitas geralmente estão associadas a outras anomalias graves.

Em relação ao número, pode ser observada órbita única. Apesar de se tratar de um evento raro, ciclopia pode ocorrer principalmente nos casos de holoprosencefalia, que podem cursar com defeitos da linha média da face. Essa anomalia é caracterizada por uma única fossa orbital com fusão de globo ocular, pálpebras e aparelho lacrimal em graus variados. Em geral, há um único olho ou o olho é parcialmente dividido. O nariz normal geralmente está ausente, e pode ser visualizada uma estrutura similar a uma tromba (probóscide) proveniente da raiz nasal.

A microftalmia é definida como redução no tamanho da órbita, ao passo que a anoftalmia é caracterizada pela ausência do olho. O diagnóstico da anoftalmia deve ser estabelecido apenas por meio do estudo anatomopatológico, que deve comprovar a ausência do olho e dos componentes nervosos, como o nervo óptico. Ambas podem ser unilaterais ou bilaterais.

As orelhas podem ser pequenas (microtia), de implantação baixa, malformadas ou até ausentes (anotia). Trabalhos têm sido realizados com o objetivo de avaliar o melhor período para visualização e estudo das orelhas do feto. Um estudo que incluiu 42.118 ultrassonografias realizadas entre 16 e 40 semanas de gestação concluiu que o melhor período para avaliação se encontra entre 20 e 24 semanas. As imagens ultrassonográficas devem ser obtidas em cortes transversos inclinados até o nível da mandíbula e em cortes parassagital e coronal até o nível da orelha externa. Cabe ressaltar que alterações na implantação e no tamanho das orelhas aumentam o risco de cromossomopatias. Alguns recursos vêm facilitando a avaliação das orelhas do feto, como a ultrassonografia tridimensional, com estudos incluindo intervalos de referência para determinar seu comprimento.

Na avaliação da língua devem ser observados sua presença e tamanho (macroglossia e microglossia), podendo haver um aumento real (geralmente associado a síndromes como a de Down) ou indireto, em consequência de tumores, abscessos, cistos e hemangiomas, entre outros. O estudo deve ser realizado por meio de cortes coronal e sagital.

Devem ser avaliados o tamanho do queixo (micrognatia e macrognatia) e sua relação com o restante da face (retrognatia e prognatia) (Figura 28.1). A micrognatia é um achado comum em várias alterações cromossômicas, podendo estar associada ao uso de agentes teratogênicos, como o metotrexato. A agnatia é caracterizada por grave hipoplasia da mandíbula. Um estudo estabeleceu a curva de normalidade para o queixo, que deve ser medido em corte sagital (ponto médio) entre o lábio inferior e o ápice do queixo. Deve ser avaliado em cortes sagital e coronal. A ultrassonografia tridimensional pode facilitar a visualização do queixo fetal (Figura 28.2).

FENDA LABIAL E PALATINA

A fenda labial consiste na malformação facial mais comum, podendo ocorrer de maneira isolada ou associada à fenda palatina e sendo decorrente da falha na fusão das proeminências nasais. A fenda palatina também pode ocorrer de modo isolado ou associado. As fendas podem ser classificadas de acordo com sua localização e gravidade. A fissura labial pode ser unilateral, bilateral ou central. A fenda palatina pode acometer apenas o palato duro (anterior) ou se estender até a região posterior ou palato mole e atingir a úvula. Na maioria dos casos, a fenda labial e palatina é unilateral, sendo mais frequente no lado esquerdo. A fenda labial central é menos frequente e geralmente está associada a outras anomalias faciais e cranianas.

As fendas labiais, com ou sem fenda palatina, são geralmente achados isolados e estão associadas a síndromes

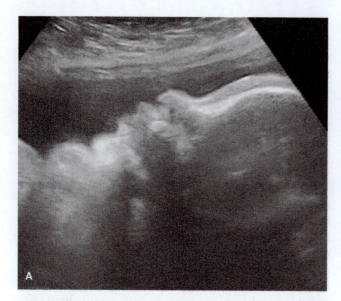
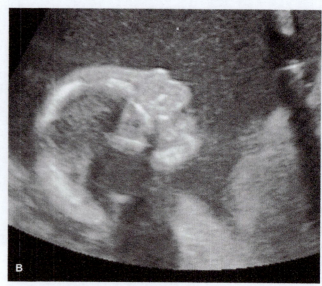

FIGURA 28.1 Perfil da face normal (**A**) e feto apresentando micrognatia/retrognatia (**B**).

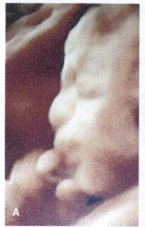
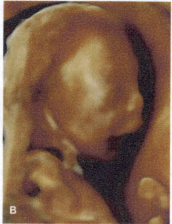

FIGURA 28.2 Perfil da face normal (**A**) e feto apresentando micrognatia/retrognatia (**B**).

genéticas em cerca de 20% dos casos. A avaliação dos lábios e do palato deve ser realizada em corte coronal e/ou transverso, o qual é obrigatório na diferenciação entre a fenda labial isolada e a associada à palatina. Apesar dos avanços no diagnóstico de malformações fetais, o diagnóstico da fenda palatina isolada nem sempre é possível.

Uma revisão sistemática foi realizada com o objetivo de avaliar a acurácia da ultrassonografia transabdominal na detecção de fenda labial e palatina, comparando as técnicas bidimensional e tridimensional. Após a seleção dos artigos, os autores dividiram as populações em de baixo e alto risco. Em gestantes de baixo risco, a taxa de detecção variou de 9% a 100% para fenda labial com ou sem fenda palatina, de zero a 22% para fenda palatina isolada e de zero a 73% para todos os tipos de fenda. A taxa de detecção aumentou quando foi utilizada a ultrassonografia tridimensional em gestantes de alto risco, resultando em taxa de detecção de 100% para fenda labial, de 86% a 90% para fenda labial com fenda palatina e de zero a 89% para fenda palatina isolada.

Estudo prospectivo avaliou 35.924 gestantes de baixo risco e 2.836 gestantes de alto risco durante ultrassonografias de rotina no segundo trimestre realizadas por ultrassonografistas bem treinados. A fenda labial com ou sem fenda palatina foi detectada em 38 dos 43 casos com sensibilidade de 88%. Dos 17 casos de fenda palatina isolada, nenhum foi diagnosticado no período pré-natal. Outro estudo, realizado entre 2006 e 2010 na Suécia, encontrou uma taxa de detecção de 31% em relação a todos os tipos de fendas. Essa taxa aumentou para 43% quando foram excluídas as fendas palatinas isoladas. Os autores concluíram que a taxa de detecção observada foi semelhante à de outros estudos e que as taxas de detecção e acurácia precisam ser melhoradas.

Em relação ao prognóstico, a fenda labiopalatina bilateral é a mais grave, principalmente na ausência completa do palato mole. Entretanto, o prognóstico depende da existência ou não de anomalias ou cromossomopatias associadas.

Leitura recomendada

Andresen C, Matias A, Merz E. Fetal face: the whole picture. Ultraschall Med 2012; 33:431-40.

Berggren H, Hansson E, Uvemark A, Svensson H, Sladkevicius P, Becker M. Prenatal ultrasound detection of cleft lip, or cleft palate, or both, in southern Sweden, 2006-2010. J Plast Surg Hand Surg 2012; 46:69-74.

Borenstein M, Persico N, Kagan KO, Gazzoni A, Nicolaides KH. Frontomaxillary facial angle in screening for trisomy 21 at 11 + 0 to 13 + 6 weeks. Ultrasound Obstet Gynecol 2008;32:5-11.

Hatanaka AR, Rolo LC, Mattar R, Araujo Júnior E, Nardozza LM, Moron AF. Reference intervals for fetal ear length between 19 and 24 weeks of pregnancy on 3-dimensional sonography. J Ultrasound Med 2011; 30:1185-90.

Hsiao CH, Liu WL, Chen RC, Cheng BJ, Tseng YJ, Chu WC. The fetal frontomaxillary facial angle in normal and trisomy 21 ultrasounds at 11-13(+6) weeks of gestation: findings among the ethnic Chinese compared with Caucasian. Prenat Diagn 2013; 33:711-5.

Luedders DW, Bohlmann MK, Germer U, Axt-Fliedner R, Gembruch U, Weichert J. Fetal micrognathia: objective assessment and associated anomalies on prenatal sonogram. Prenat Diagn 2011; 31:146-51.

Luquetti DV, Heike CL, Hing AV, Cunningham ML, Cox TC Microtia: epidemiology and genetics. Am J Med Genet A 2012; 158:124-39.

Maarse W, Bergé SJ, Pistorius L et al. Diagnostic accuracy of transabdominal ultrasound in detecting prenatal cleft lip and palate: a systematic review. Ultrasound Obstet Gynecol 2010; 35:495-502.

Maarse W, Pistorius LR, Van Eeten WK, Boogaard MJ, Mink van Der Molen AB. Prenatal ultrasound screening for orofacial clefts. Ultrasound Obstet Gynecol 2011; 38:434-9.

Moon NR, Min JY, Kim YH, Choi SK, Shin JC, Park IY. Prenatal diagnosis of epignathus with multiple malformations in one fetus of a twin pregnancy using three-dimensional ultrasonography and magnetic resonance imaging. Obstet Gynecol Sci 2015; 58:65-8.

Ramos GA, Ylagan MV, Romine LE, D'Agostini DA, Pretorius DH. Diagnostic evaluation of the fetal face using 3-dimensional ultrasound. Ultrasound Q 2008; 24:215-23.

Salama GS, Kaabneh MA, Al-Raqad MK, Al-Abdallah IM, Shakkoury AG, Halaseh RA. Cyclopia: a rare condition with unusual presentation – a case report. Clin Med Insights Pediatr 2015; 9: 19-23.

Sepulveda W, Cafici D, Bartholomew J, Wong AE, Martinez-Ten P. First-trimester assessment of the fetal palate: a novel application of the Volume NT algorithm. J Ultrasound Med 2012; 31:1443-8.

Sepulveda W, Wong AE, Viñals F, Andreeva E, Adzehova N, Martinez-Ten P. Absent mandibular gap in the retronasal triangle view: a clue to the diagnosis of micrognathia in the first trimester. Ultrasound Obstet Gynecol 2012; 39:152-6.

Sukonpan K, Phupong V. Fetal ocular distance in normal pregnancies. J Med Assoc Thai 2008; 91:1318-22.

Anomalias Cardíacas

CAPÍTULO 29

Karina Reis de Melo Lopes
Cleusa Cavalcanti Lapa Santos

INTRODUÇÃO

A avaliação do coração fetal e do sistema cardiovascular evoluiu consideravelmente nas últimas duas décadas, principalmente por conta dos avanços em tecnologia de imagem. Com o avanço tecnológico e o aumento da experiência e do interesse pela medicina fetal surgiu a especialidade multidisciplinar da cardiologia fetal, cujo paciente é o feto. Espera-se que a ultrassonografia seja capaz de detectar as anomalias cardíacas estruturais e funcionais, entendendo que a circulação fetal difere da pós-natal, que as anomalias estruturais podem progredir intraútero e que a função cardíaca e a estabilidade do sistema cardiovascular desempenham papel fundamental no bem-estar fetal. Os papéis do cardiologista fetal e do especialista em medicina fetal como cuidadores/colaboradores do feto com anomalia cardíaca são múltiplos e exigem treinamento e desenvolvimento contínuos.

As anomalias congênitas do coração são comuns, sendo encontradas em aproximadamente 8 a cada 1.000 nascidos vivos. No período fetal, sua incidência é ainda maior, chegando a 12 a cada 100 gestações. São 6,5 vezes mais frequentes do que as anomalias cromossômicas e quatro vezes mais do que os defeitos abertos do tubo neural, sendo responsáveis por 20% dos óbitos neonatais e 50% da mortalidade infantil por anomalias congênitas (Hyett et al., 1997).

Aproximadamente 50% das cardiopatias congênitas demandam tratamento na vida fetal ou no período neonatal imediato. Os outros 50% são tratados com cirurgia ou cateterismo cardíaco de maneira eletiva (Mitchell et al., 1971). Os avanços nos recursos diagnósticos e terapêuticos têm diminuído consideravelmente a mortalidade por cardiopatias congênitas.

ETIOLOGIA

A etiologia das malformações cardíacas é heterogênea. Fatores tanto familiares como maternos e fetais podem aumentar o risco de anomalias cardíacas fetais. O risco de recorrência de cardiopatias congênitas isoladas é duas vezes maior quando a mãe é acometida, comparada ao pai ou a um irmão. O risco varia com o tipo de cardiopatia, chegando a 18% nos casos de estenose aórtica. Na maioria dos casos, o risco de recorrência varia entre 3% e 7% quando a mãe é acometida, entre 2% e 3% quando o acometido é o pai e entre 2% e 6% quando é acometido um irmão (Burn et al., 1998).

Dentre os fatores maternos destacam-se diabetes melito pré-gestacional ou diagnosticado no primeiro trimestre (risco absoluto de 3% a 5%), fenilcetonúria não controlada (risco absoluto de 12% a 14%), doença autoimune com anticorpos anti-SSA/SSB positivos (risco absoluto de 1% a 5%), principalmente se houver uma criança acometida anteriormente (risco absoluto de 11% a 19%), uso de medicações, como ácido retinoico (risco absoluto de 8% a 20%), inibidores da enzima conversora da angiotensina (risco absoluto de 2,9%) e anti-inflamatórios não esteroides no terceiro trimestre (risco absoluto de 3% a 50%), e uso de reprodução assistida (risco absoluto de 1,1% a 3,3%) (Donofrio et al., 2014).

Cardiopatias congênitas podem estar presentes em fetos com malformações extracardíacas mesmo quando o cariótipo é normal. A incidência de cardiopatia estrutural na presença de malformação extracardíaca é estimada em 20% a 45%. O risco varia com o tipo de malformação e a população estudada (Quadro 29.1).

QUADRO 29.1 Alterações extracardíacas e risco de cardiopatias congênitas

Anomalia	Risco de cardiopatia (%)
Posição cardíaca	60
Onfalocele	30
Anomalia anorretal	22
Atresia de duodeno	17
Hidrocefalia	12
Hérnia diafragmática	15
Agenesia renal	43
Rim em ferradura	40
Gemelaridade	2
Polidactilia	40

Na presença de anomalias cromossômicas, o risco de cardiopatias congênitas é alto, podendo chegar a 90%. A probabilidade de um feto com cariótipo normal apresentar uma cardiopatia aumenta de 1% para aproximadamente 3% a 6% quando a translucência nucal (TN) está aumentada (> p95 e > p99, respectivamente) no primeiro trimestre da gestação. O risco aumenta exponencialmente com o aumento da medida da TN, sendo estimado em 24% se TN > 6mm e em 60% se TN > 8,5mm (Ghi et al., 2001). A ausência de fluxo ou a presença de fluxo reverso com a contração atrial no ducto venoso no primeiro trimestre da gestação também está associada a aumento do risco de cardiopatias fetais. Fetos euploides com TN > p95 e ducto venoso alterado apresentam incidência de 15% de cardiopatias, a qual aumenta para aproximadamente 20% em caso de TN > p99 (Maiz et al., 2008).

As cardiopatias congênitas são também um sinal de alerta para cromossomopatias ou síndromes genéticas. Aproximadamente 30% a 40% dos fetos com anomalia cardíaca são portadores de anomalias cromossômicas, aneuploidias em sua maioria, incluindo as trissomias do 13, 18 e 21 e a monossomia do X. Cardiopatias fetais também se associam a algumas trissomias que não são vistas no período pós-natal em razão da alta mortalidade intrauterina, como as trissomias do 8, 9 e 16, além de monossomias parciais dos cromossomos 4p, 5p, 8p, 10p, 11q e 20 (Pierpont et al., 2007).

Além das aneuploidias, alterações gênicas também se associam a cardiopatias, como, por exemplo, a microdeleção 22q11 e mutações específicas, como na síndrome de Noonan e na do QT longo. Cabe salientar, contudo, que cerca de 70% dos fetos com malformações cardiovasculares isoladas e 25% a 65% daqueles com malformação extracardíaca associada terão cariótipo e hibridização *in situ* normais. Esses fetos podem beneficiar-se da análise cromossômica por *microarray*, que tem demonstrado anormalidades em cerca de 5,2% desses casos (Hillman et al., 2011).

As comunicações interventriculares e os defeitos do septo atrioventricular são as cardiopatias mais frequentemente associadas a alterações no cariótipo, enquanto as heterotaxias, a transposição dos grandes vasos, a transposição corrigida e a atresia pulmonar com septo intacto raramente são associadas a aneuploidias. O tipo de malformação cardíaca também pode estar associado a determinada anomalia cromossômica. Por exemplo, até 70% dos fetos com defeito do septo atrioventricular e *situs solitus* apresentam trissomia do cromossomo 21. A monossomia do X é fortemente associada à coarctação da aorta. Defeitos cardíacos são encontrados em mais de 90% dos fetos com trissomia do 13 ou 18, em 50% dos fetos com trissomia do 21 e em 40% daqueles com síndrome de Turner. As anomalias cardíacas conotruncais podem estar associadas à microdeleção em 22q11.2 em até 80% das vezes, como é o caso da interrupção do arco aórtico tipo 2B (Mitchell et al., 1971).

Gestações gemelares apresentam taxas maiores de anomalias cardíacas fetais do que gestações únicas, e os gêmeos monocoriônicos têm risco ainda maior (2% a 9%). Além disso, a síndrome de transfusão feto-fetal, que acomete cerca de 10% das gestações monocoriônicas, pode ocasionar alterações miocárdicas e obstrução à via de saída do ventrículo direito (Donofrio et al., 2014).

Por fim, dentre os fatores de risco fetais para anomalias cardíacas, vale destacar a presença de hidropisia não imune, que se associa a cardiopatias estruturais, disfunção miocárdica de diversas causas ou arritmias em 15% a 25% dos casos.

Contudo, na maioria dos casos não é possível identificar um fator de risco associado ao diagnóstico de anomalia cardíaca fetal (Mitchell et al., 1971).

RASTREAMENTO DE CARDIOPATIAS CONGÊNITAS

Como mais de 90% dos fetos com defeitos cardíacos são provenientes de gestações sem nenhum fator de risco, a realização da ecocardiografia fetal apenas nas gestantes com fator de risco não é efetiva para diagnóstico de cardiopatias congênitas no nível populacional. Considerando ainda que 25% dos recém-nascidos com cardiopatia congênita (80% dos portadores de coarctação da aorta) recebem alta da maternidade sem diagnóstico (Mitchell et al., 1971), é evidente a importância do rastreamento de anomalias cardíacas por meio da ultrassonografia pré-natal.

Em 1985 foi introduzido na França o conceito de rastreamento de cardiopatias congênitas na população de baixo risco pela ultrassonografia obstétrica. O objetivo do rastreio é a detecção de cardiopatias em torno da 20ª semana de gravidez (época da realização da ultrassonografia morfológica). Assim, o trabalho do ultrassonografista é verificar a normalidade do coração fetal a fim de detectar, e não necessariamente diagnosticar, alguma alteração. Diante de alguma anomalia cardíaca, é interessante o ultrassonografista completar o exame morfológico em busca de sinais indicativos de síndromes ou associações.

Apesar da instituição do rastreio de cardiopatias pela ultrassonografia obstétrica, houve pouca melhora na detecção antenatal de anomalias congênitas do coração. A disponibilidade do exame ultrassonográfico no pré-natal é um dos principais fatores determinantes das baixas taxas de detecção. Nos EUA, o exame só passou a ser rotineiro em 2003 e, na Holanda, em 2007 (Clur & Bilardo, 2014). No Brasil, ainda não é considerado um exame obrigatório no pré-natal de baixo risco pelo Sistema Único de Saúde.

A sensibilidade do exame ultrassonográfico de rotina para diagnosticar anomalias cardíacas varia bastante, sendo as melhores taxas de detecção encontradas em centros terciários especializados (Clur & Bilardo, 2014). A avaliação tradicional do coração fetal com vários cortes em eixo longo e curto, incluindo o corte longitudinal do arco aórtico, exige experiência do examinador e, muitas vezes, para que sejam obtidas imagens satisfatórias prolonga-se bastante o tempo do exame ultrassonográfico. A posição fetal pode promover ótima visualização dos cortes de eixo curto, mas torna muito difícil ou até mesmo impossível a obtenção de cortes de eixo longo e vice-versa. Além disso, enquanto na vida pós-natal a detecção de cardiopatias é uma função dos cardiologistas, na vida antenatal a detecção das cardiopatias é realizada sistematicamente por não cardiologistas. Talvez por esses motivos, a taxa de detecção de cardiopatias se mantém abaixo dos 50% em diversos países (Clur & Bilardo, 2014).

Os protocolos de rastreio de cardiopatias e o treinamento dos ultrassonografistas e fetólogos não são universais nem uniformes. Em 2001 foi proposto um protocolo de exame sistemático do coração fetal, utilizando cinco cortes transversais e o Doppler colorido, a fim de tornar o rastreio do coração fetal mais rápido e efetivo (Yagel et al., 2001), tornando-se o protocolo recomendado pela International Society of Ultrasound in Obstetrics and Gynecology em 2013 e pela American Heart Association em 2014 (Donofrio et al., 2014).

A ecocardiografia fetal consiste em uma avaliação completa da anatomia, ritmo e função do coração fetal, que é realizada pelo cardiologista fetal, utilizando todos os recursos de imagem do coração (modo M, 2D, 3D/4D, Doppler pulsátil, contínuo, tissular, colorido e *speckle tracking*) (Lee et al., 2008). Como a ecocardiografia fetal tem sensibilidade bem mais alta do que o rastreio obstétrico para detectar anomalias cardíacas, alguns sugeriram que o ecocardiograma fetal deveria ser realizado em todas as gestantes. Entretanto, a aplicabilidade dessa recomendação é discutível (Diretriz da Sociedade Brasileira de Cardiologia, 2009). Em geral, quando testes de rastreio pré-natal estimam riscos de 2% a 3%, recomenda-se que sejam realizados testes adicionais. Desse modo, o ecocardiograma fetal deve ser realizado em toda gestante cujo risco de cardiopatia fetal seja maior do que 3% e deve ser considerado nas gestantes com risco entre 1% e 2%, embora o benefício nesse segundo grupo seja menos evidente. Nas gestantes com risco de cardiopatia fetal menor do que 1%, o ecocardiograma fetal não estaria indicado. Convém salientar que o ecocardiograma fetal deve ser realizado em todas as gestantes com suspeita de cardiopatia ou coração mal visualizado no rastreio obstétrico, já que cerca de 52% dos ecocardiogramas fetais são anormais nesses casos (Quadro 29.2).

O momento da realização do ecocardiograma fetal depende de vários fatores, incluindo o motivo de encaminhamento. A ecocardiografia fetal é idealmente realizada na mesma época da ultrassonografia morfológica, entre 18 e 22 semanas de gestação. A partir da 28ª semana, as sombras acústicas podem dificultar a obtenção de imagens adequadas. Pode ser realizada a partir da 10ª semana de gestação, quando a formação do coração está completa, com boas sensibilidade e especificidade em centros terciários especializados (Jansen et al., 2014). Entre a 10ª e a 14ª semana o coração fetal pode ser avaliado por via transvaginal ou transabdominal e a partir da 14ª semana por via transabdominal.

Além do diagnóstico da cardiopatia, o cardiologista fetal deve discutir com a gestante as possibilidades terapêuticas, o prognóstico e o risco de recorrência.

QUADRO 29.2 Recomendações da ecocardiografia fetal

Indicações com alto risco (risco absoluto estimado > 2%)
Diabetes melito pré-gestacional
Diabetes melito diagnosticado no primeiro trimestre
Fenilcetonúria materna não controlada
Autoanticorpos maternos (SSA/SSB)
Exposição a medicações (inibidores da enzima conversora da angiotensina, ácido retinoico, anti-inflamatórios não esteroides no terceiro trimestre)
Infecção materna por rubéola no primeiro trimestre
Infecção materna com suspeita de miocardite fetal
Reprodução assistida
Cardiopatia congênita em parente de primeiro grau
Suspeita de cardiopatia no ultrassom obstétrico
Suspeita de anomalia extracardíaca no ultrassom obstétrico
Anomalias cromossômicas
Arritmia fetal
Translucência nucal aumentada > p95 (> 3mm)
Gestação gemelar monocoriônica
Hidropisia fetal

Indicações com baixo risco (risco absoluto estimado > 1%, mas < 2%)
Exposição a medicações (anticonvulsivantes, lítio, vitamina A, inibidores da recaptação da serotonina – paroxetina, anti-inflamatórios não esteroides no primeiro ou segundo trimestre)
Cardiopatia congênita em parentes de segundo grau
Anomalia fetal do cordão umbilical ou da placenta
Anomalia venosa fetal intra-abdominal

Não indicado (risco absoluto estimado < 1%)
Diabetes gestacional com hemoglobina glicada < 6%
Exposição a medicações (inibidores da recaptação da serotonina – não paroxetina, antagonistas da vitamina K)
Cardiopatia congênita isolada em parentes de terceiro grau em diante

Fonte: Diretriz da Sociedade Brasileira de Cardiologia, 2009.

AVALIAÇÃO DO CORAÇÃO FETAL POR CINCO PLANOS TRANSVERSAIS

Inicialmente, deve ser estabelecida a posição fetal. A seguir, a aquisição das imagens é realizada por varredura do transdutor por cinco planos transversos, analisando-se as conexões e relações entre as estruturas cardíacas (Figura 29.1). O coração fetal normal é aquele em que os cinco planos foram visualizados e normais. A incapacidade de visualizar adequadamente algum dos planos deve ser motivo de encaminhamento para a ecocardiografia fetal.

A avaliação do coração fetal começa no abdome com a determinação do *situs*. O *situs* habitual é o *situs solitus*. No tórax, o coração fetal deve estar posicionado no quadrante anterior esquerdo com o ápice voltado para a esquerda. Ocupa aproximadamente um terço da área do tórax fetal. O tamanho das câmaras direita e esquerda é proporcional, e o ventrículo direito é aproximadamente igual em tamanho ao ventrículo esquerdo até a 30ª semana de gestação. No terceiro trimestre, o ventrículo direito é discretamente maior.

No corte das quatro câmaras devem ser evidenciados o átrio direito, que se conecta com o ventrículo direito através da válvula tricúspide, e, à esquerda, o átrio esquerdo, que se

Plano	Visualizar	
Situs	Posição da coluna, aorta descendente (AoD – à esquerda da coluna), veia cava inferior (V – anterior e à direita da aorta), estômago (EST) e veia umbilical (VU)	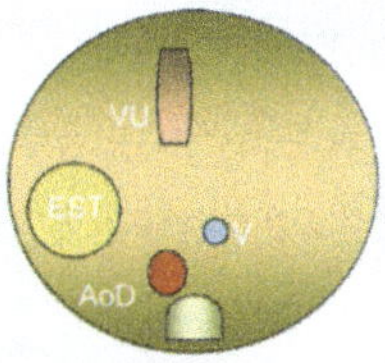
Quatro câmaras	Coração à esquerda (45 graus), ocupa um terço do tórax, frequência cardíaca fetal (FCF) 110 a 160bpm, função normal, simetria das cavidades, septos íntegros, membrana do forame oval para a esquerda, desnivelamento das válvulas atrioventriculares (tricúspide mais apical), banda moderadora no ventrículo direito (VD), ausência de derrame pericárdico e veias pulmonares (Doppler colorido)	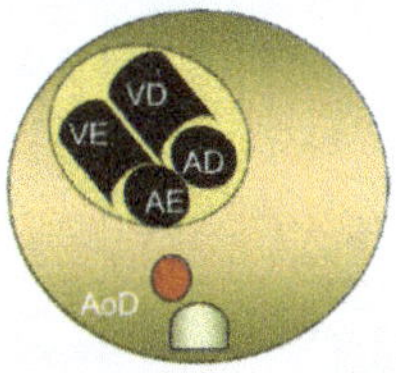
Cinco câmaras	Via de saída do ventrículo esquerdo (VE), conexão VE-aorta (AO), válvula aórtica, ventrículos, septo interventricular e continuidade septo-AO	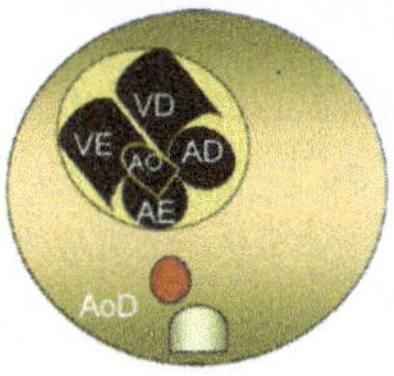
Três vasos (3VX)	Três vasos da esquerda para a direita: artéria pulmonar (P), aorta (AO) e veia cava superior (VCS). Tamanho dos vasos, angulação entre aorta e pulmonar, via de saída do VD, tronco e ramos pulmonares, aorta ascendente e descendente	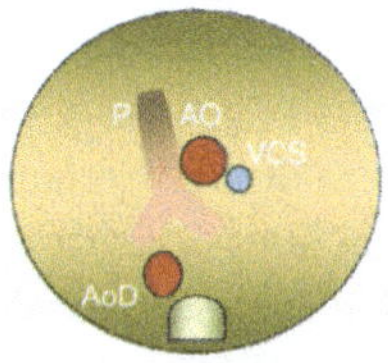
Três vasos e traqueia (3VT)	Posição e tamanho do arco ductal ou canal arterial (C), arco aórtico transverso e veia cava superior (VCS). Os arcos se dirigem para a esquerda da traqueia e são simétricos. Doppler colorido para verificar fluxo reverso	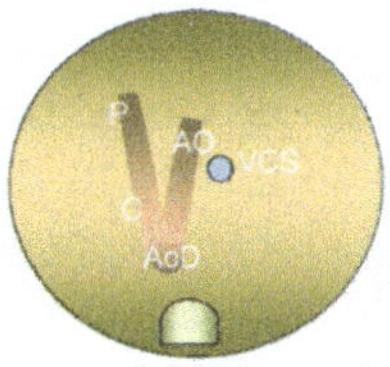

FIGURA 29.1 Lista de checagem da avaliação do coração fetal por cinco planos.

conecta com o ventrículo esquerdo através da válvula mitral. A válvula tricúspide é identificada por sua inserção mais apical em relação à mitral. O ventrículo direito difere do esquerdo em razão da presença de trabeculações mais grosseiras e da identificação da banda moderadora. É possível a visualização das veias pulmonares drenando para o átrio esquerdo através do Doppler colorido. É importante a visualização do septo interatrial, que apresenta pequena solução de continuidade no feto, o forame oval, cuja abertura se dá para o átrio esquerdo. O septo interventricular deve estar íntegro no exame ultrassonográfico.

Convém também evidenciar a saída dos grandes vasos. A artéria pulmonar origina-se do ventrículo direito e a aorta do ventrículo esquerdo. Os grandes vasos apresentam angulação de aproximadamente 45 graus entre si; por esse motivo, a pulmonar é vista longitudinalmente e a aorta transversalmente no corte dos três vasos. Por último, avaliam-se os arcos aórtico e ductal no corte de três vasos e traqueia (Yagel et al., 2001; Matsui & Gardiner, 2007). Com essa abordagem seria possível detectar até 95% das cardiopatias congênitas (Kovalchin & Silverman, 2004).

O diagnóstico antenatal de cardiopatias congênitas tem dois objetivos principais. O primeiro é direcionar o diagnóstico de uma cromossomopatia, síndrome ou associação. O segundo, geralmente nos casos de cardiopatias isoladas, visa melhorar o prognóstico desses fetos, especialmente quando se diagnosticam cardiopatias com repercussão na vida intrauterina e cardiopatias com repercussão neonatal.

CARDIOPATIAS COMO MARCADORES DE SÍNDROMES

Defeitos do septo atrioventricular (DSAV)

Os DSAV incluem um espectro de cardiopatias caracterizadas pela ausência do septo atrioventricular e pela presença de um anel atrioventricular único. A forma completa inclui uma comunicação interatrial (CIA), *ostium primum,* uma válvula atrioventricular única e uma comunicação interventricular (CIV) de via de entrada. A forma mais simples inclui apenas o anel atrioventricular único com válvulas atrioventriculares individualizadas e, eventualmente, uma fenda mitral. Entre

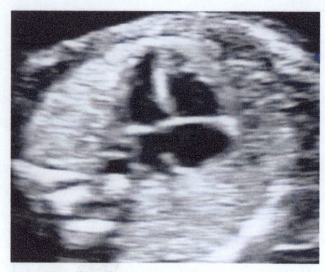

FIGURA 29.2 Defeito do septo atrioventricular. Observe as válvulas atrioventriculares que se inserem no septo interventricular no mesmo nível (corte de quatro câmaras).

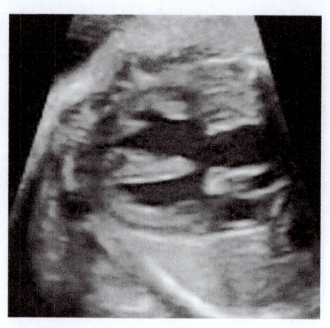

FIGURA 29.3 Comunicação interventricular por mau alinhamento e cavalgamento da aorta (corte de cinco câmaras).

essas duas formas extremas há várias apresentações intermediárias. O sinal em comum que identifica os DSAV é a ausência do desnivelamento normal entre as válvulas atrioventriculares no corte de quatro câmaras (Figura 29.2).

Diante desse achado, devem ser procurados sinais indicativos de trissomia do 21. Em até 50% a 75% dos DSAV completos diagnosticados na vida fetal há a coexistência da síndrome de Down. Há também uma associação com trissomia do 13 e do 18. Se o cariótipo for normal, devem ser procurados sinais indicativos de heterotaxia, da síndrome CHARGE (coloboma do olho, defeitos cardíacos [*heart*], atresia das coanas nasais, retardo no crescimento e/ou desenvolvimento, anormalidades genitais e/ou urinárias [*genital*] e anormalidades da orelha e surdez [*ear*]) e da associação VACTERL (anomalias da coluna vertebral, atresia anal, anomalias cardiovasculares, fístula traqueoesofágica, atresia esofágica, anomalias renais e defeitos nos membros [*limbs*]) (Langford et al., 2005).

Defeitos conotruncais

As cardiopatias conotruncais são decorrentes de uma falha na migração de células da crista neural para a septação das vias de saída do coração e representam um terço das cardiopatias não associadas a síndromes. Em 30% dos casos de cardiopatias conotruncais isoladas há uma microdeleção em 22q11.2, o que implica a presença de retardo mental moderado. Essa microdeleção está presente em 90% dos casos de cardiopatia conotruncal associados a alguma dismorfia facial e/ou agenesia do timo, características da síndrome de Di George ou síndrome velocardiofacial.

As cardiopatias conotruncais incluem tetralogia de Fallot, atresia pulmonar com CIV, *truncus arteriosus*, síndrome de coarctação da aorta e interrupção do arco aórtico. O sinal em comum, que deve levantar a suspeita de uma cardiopatia conotruncal, consiste na presença de uma CIV de via de saída por mau alinhamento (Figura 29.3). A presença de um arco aórtico à direita diante de uma cardiopatia conotruncal aumenta a chance de haver uma microdeleção (Boudjemline et al., 2001).

Miscelânea

De modo geral, as síndromes, cromossomopatias e associações podem cursar com cardiopatias diversas. No entanto, algumas são mais comuns (Quadro 29.3).

CARACTERIZAÇÃO DAS CARDIOPATIAS CONGÊNITAS

As cardiopatias congênitas são definidas pelas características anatômicas do coração; entretanto, um mesmo defeito pode apresentar um espectro de apresentação clínica de acordo com sua gravidade ou decorrente de anomalias associadas. O momento em que a cardiopatia apresenta repercussão funcional pode servir para estratificar seu risco e orientar o

QUADRO 29.3 Anomalias cardíacas mais frequentes segundo as cromossomopatias, síndromes e associações

Cromossomopatias, síndromes e associações	Cardiopatias
Trissomia 21	DSAV, tetralogia de Fallot
Trissomia 18	CIV, tetralogia de Fallot
Trissomia 13	DSAV, *truncus arteriosus*
Síndrome de Turner	Coarctação da aorta horizontal
Síndrome de Ellis van Creveld	Átrio único e DSAV
VACTERL	CIV
CHARGE	CIV, cardiopatias conotruncais e do arco aórtico

DSAV: defeitos do septo atrioventricular; CIV: comunicação interventricular.

planejamento terapêutico. De maneira didática, as cardiopatias foram divididas em três grandes grupos segundo sua apresentação clínica mais frequente: cardiopatias com repercussão na vida fetal, neonatal e tardia, além das alterações não estruturais e das arritmias fetais.

Cardiopatias com repercussão na vida fetal

Nesse grupo de cardiopatias, o comprometimento hemodinâmico acontece na vida fetal. Seu diagnóstico implica a necessidade de encaminhamento imediato ao cardiologista fetal. Esse grupo de cardiopatias é o que potencialmente mais se beneficiará com o avanço das técnicas invasivas de terapêutica fetal.

Anomalia de Ebstein

A anomalia de Ebstein é uma condição rara, representando 0,3% das anomalias cardíacas com diagnóstico antenatal. Caracteriza-se pela inserção anormal (mais apical) de folhetos da válvula tricúspide, levando a uma "atrialização" de parte do ventrículo direito. O ventrículo direito funcional e a válvula tricúspide são hipoplásicos. Em geral, há uma insuficiência tricúspide significativa com importante dilatação do átrio direito. A artéria pulmonar pode tornar-se hipoplásica, e pode ocorrer atresia pulmonar funcional. O diagnóstico das formas mais graves é facilmente estabelecido com o corte de quatro câmaras, que evidencia desnivelamento exagerado entre as válvulas atrioventriculares, um átrio direito dilatado e cardiomegalia.

Em geral, trata-se de uma cardiopatia isolada. Pode estar associada à trissomia do 13 ou do 21 ou às síndromes de Turner e de Marfan. A ingestão materna de lítio também tem sido descrita como fator causal.

A anomalia de Ebstein tem um espectro clínico muito amplo, sendo os casos mais leves diagnosticados apenas na vida adulta. As formas detectadas na vida fetal são as mais graves. O prognóstico será pior de acordo com a gravidade da insuficiência tricúspide, o comprometimento do ventrículo direito e a presença de atresia pulmonar funcional. Em 25% dos casos pode ocorrer taquicardia supraventricular, *flutter* ou fibrilação atrial com consequente hidropisia. Óbito fetal ocorre em até 25% dos casos graves no final da gestação (Mitchell et al., 1971). A monitoração fetal através do perfil biofísico fetal (PBF) pode ser útil para determinar o melhor momento para o parto.

Estenose aórtica crítica

Na estenose aórtica crítica (veja *Estenose aórtica* adiante), a circulação sistêmica depende do canal arterial na vida pós-natal. Os achados ultrassonográficos são os da estenose aórtica (veja adiante) com fluxo retrógrado no arco aórtico no corte de três vasos e traqueia (3VT) e fluxo esquerda-direita pelo forame oval.

A estenose aórtica geralmente progride durante a vida fetal. Nos casos graves, podem ocorrer hidropisia e óbito fetal. Um ventrículo esquerdo inicialmente normal pode tornar-se dilatado e hipocontrátil e evoluir para hipertrofia com cavidade hipoplásica, muitas vezes inviabilizando uma correção biventricular pós-natal. Deve-se, portanto, considerar a interrupção da gestação assim que houver maturidade pulmonar e, nos fetos imaturos, deve-se considerar a valvuloplastia fetal por cateter-balão como opção terapêutica (Mitchell et al., 1971).

Constrição do canal arterial

O canal arterial patente é fundamental para o bem-estar do feto, pois a maior parte do débito do ventrículo direito é desviada da artéria pulmonar pelo canal arterial para a aorta descendente. O fechamento intrauterino do canal arterial provoca insuficiência cardíaca e óbito fetal. A constrição do canal arterial pode ocorrer, especialmente no terceiro trimestre, após o uso de anti-inflamatórios não esteroides pela gestante ou na presença de dieta rica em polifenois (chá, café, chocolate, tomate, frutas vermelhas, uva e laranja). Felizmente, após a suspensão do fator de risco o canal arterial volta ao normal na maioria dos casos.

Convém suspeitar de constrição ductal diante de dilatação das cavidades direitas e da artéria pulmonar em gestante com fatores de risco. Nos casos mais graves há insuficiência pulmonar e tricúspide e hipertrofia ventricular direita, até hidropisia. O diagnóstico é estabelecido mediante visualização do estreitamento do canal arterial no corte 3VT e pelo aumento no padrão de fluxo característico (velocidade sistólica > 140cm/s, velocidade diastólica > 30cm/s e índice de pulsatilidade < 1,9) (Zielinsky et al., 2010) (Figura 29.4). A constrição do canal arterial pode explicar a hipertensão pulmonar persistente em alguns neonatos.

Arritmias fetais

Algumas arritmias causam insuficiência cardíaca no feto e precisam ser tratadas por via transplacentária ou por cordocentese. As arritmias fetais serão mais bem discutidas adiante.

Cardiopatias com repercussão neonatal

Essas cardiopatias geralmente são bem toleradas na vida fetal, mas apresentam descompensação hemodinâmica quando

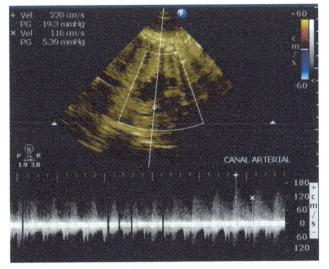

FIGURA 29.4 Doppler pulsátil fetal do canal arterial indicando constrição ductal. Velocidade sistólica máxima de 220cm/s e diastólica final de 116cm/s.

ocorre a transição da circulação fetal para a circulação pós-natal. A detecção desse tipo de cardiopatia deve resultar no encaminhamento para ecocardiograma fetal o mais rápido possível. O diagnóstico antenatal melhora consideravelmente o prognóstico dessas cardiopatias, uma vez que possibilita a programação do parto em centro terciário com equipe multidisciplinar para o manejo do recém-nascido cardiopata. Os recém-nascidos com cardiopatia canal-dependente devem receber infusão de prostaglandinas após o nascimento para manter o canal arterial patente até o momento do tratamento cirúrgico ou intervencionista.

Didaticamente, podem ser divididas em:

- Cardiopatias com circulação pulmonar dependente do canal arterial (estenose pulmonar crítica, atresia pulmonar e cardiopatias complexas com atresia pulmonar).
- Cardiopatias com circulação sistêmica dependente do canal arterial (síndrome de hipoplasia do coração esquerdo, coarctação da aorta e interrupção do arco aórtico).
- Cardiopatias com circulação em paralelo dependente de mistura (transposição dos grandes vasos).
- Cardiopatias com obstrução ao retorno venoso pulmonar (drenagem anômala total de veias pulmonares).

Estenose pulmonar crítica

A estenose pulmonar crítica é uma obstrução à via de saída do ventrículo direito suficiente para impedir um fluxo pulmonar anterógrado adequado para manter a circulação pulmonar. Mais comumente, a obstrução é valvular (veja *Estenose pulmonar* adiante).

No corte de quatro câmaras, o ventrículo direito costuma estar dilatado ou hipertrófico. No corte dos três vasos, o anel pulmonar geralmente é hipoplásico, mas pode ser de tamanho normal. A válvula pulmonar é espessada. O tronco pulmonar pode ser hipoplásico ou dilatado. No corte 3VT, o fluxo é retrógrado pelo canal arterial.

O tratamento pós-natal mais comum consiste em valvuloplastia por cateter-balão. O prognóstico depende do tamanho do anel pulmonar e do grau de comprometimento do ventrículo direito. A valvuloplastia intrauterina pode ser tentada em casos de insuficiência ventricular direita importante com risco de óbito fetal ou para evitar a progressão para um ventrículo direito hipoplásico que inviabilize um reparo biventricular pós-natal.

Atresia pulmonar (AP)

Há dois tipos de atresia pulmonar: com CIV e com septo íntegro (APSI). A atresia pulmonar com CIV seria o espectro mais extremo de uma tetralogia de Fallot. O ventrículo direito geralmente tem tamanho normal, há uma CIV por mau alinhamento, com a aorta cavalgando o septo interventricular, e o anel e o tronco pulmonar são hipoplásicos, com ausência de fluxo anterógrado ventrículo direito-artéria pulmonar. O fluxo no canal arterial é retrógrado no corte 3VT. Trata-se de uma cardiopatia conotruncal e pode estar associada à microdeleção 22q11.

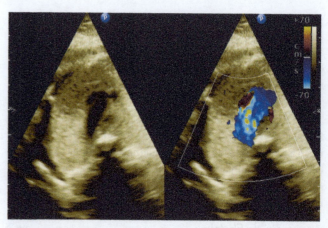

FIGURA 29.5 Corte dos três vasos e da traqueia na atresia pulmonar. Observe o arco pulmonar hipoplásico com enchimento retrógrado pelo canal arterial.

A APSI caracteriza-se por uma válvula pulmonar atrésica, um ventrículo direito hipoplásico e um tronco pulmonar de tamanho variável, podendo haver insuficiência tricúspide importante. Representa menos de 1% das cardiopatias congênitas e apresenta pouca associação a alterações cromossômicas.

O corte de quatro câmaras é anormal com um ventrículo direito hipoplásico e, eventualmente, dilatação do átrio direito. O tronco pulmonar pode ser normal ou bastante hipoplásico no corte dos três vasos. No corte 3VT, o fluxo é retrógrado pelo canal arterial (Figura 29.5).

Em geral, essa condição é bem tolerada na vida fetal; entretanto, a abertura valvar intrauterina pode ser tentada para evitar a progressão da hipoplasia do ventrículo direito a ponto de inviabilizar um reparo biventricular pós-natal. O prognóstico e o tratamento dependem do tamanho da artéria pulmonar e do grau de comprometimento do ventrículo direito.

Síndrome de hipoplasia do ventrículo esquerdo (SHVE)

Na SHVE, que representa 2,8% das anomalias cardíacas diagnosticadas no pré-natal, o ventrículo esquerdo é pequeno e está acompanhado de atresia ou hipoplasia mitral e aórtica. A maioria dos casos de SHVE ocorre de maneira isolada, mas pode estar associada à síndrome de Turner.

O diagnóstico é facilmente estabelecido pela constatação de desproporção entre os ventrículos no corte de quatro câmaras. O fluxo pelo forame oval é invertido (esquerda-direita). No corte dos três vasos, a pulmonar é proeminente e a aorta hipoplásica. No corte 3VT, o fluxo é retrógrado no arco aórtico.

Essa malformação geralmente é bem tolerada pelo feto, mas, nos casos em que o forame oval é restritivo ou com septo interatrial intacto, pode haver descompensação. Essa condição é responsável por 25% das mortes por anomalias cardíacas na primeira semana de vida, e quase todos os afetados morrem dentro de 6 semanas se não tratados. O tratamento cirúrgico é paliativo e inclui pelo menos três cirurgias até a idade pré-escolar. O transplante cardíaco é uma alternativa terapêutica, mas é raro em muitos países.

Coarctação da aorta (CoAo)

A CoAo representa 8% a 10% das cardiopatias congênitas com predominância no sexo masculino. Há três formas clínicas, dependendo da idade de apresentação: neonatal, infantil e adulta. A forma neonatal é a mais provavelmente diagnosticada na vida fetal; mesmo assim, o diagnóstico é difícil, uma vez que na maioria dos casos a coarctação só se estabelece completamente após o fechamento do canal arterial, que ocorre após o nascimento. A CoAo caracteriza-se por estreitamento da aorta logo após a saída da artéria subclávia esquerda. Há uma CIV associada em 25% dos casos, caracterizando a síndrome de coarctação da aorta.

O diagnóstico pode ser suspeitado diante da assimetria entre os ventrículos (corte de quatro câmaras), entre os grandes vasos (corte dos três vasos) e entre o istmo e o canal arterial (corte 3VT), com predominância das estruturas direitas, a partir da 20ª semana de gestação. O arco aórtico pode ser hipoplásico (3VT) (Figura 29.6).

Cerca de 30% dos portadores da síndrome de Turner têm CoAo, a qual, no entanto, pode não ser de apresentação neonatal. Na coarctação neonatal pode ser necessário manter o canal arterial patente com infusão de prostaglandinas. O tratamento é cirúrgico e obtém ótimos resultados.

Interrupção do arco aórtico

Presente em 1% dos recém-nascidos graves, a interrupção do arco aórtico é classificada de acordo com o local da interrupção. Uma CIV, geralmente por mau alinhamento, pode estar associada. A circulação do arco aórtico distal à interrupção depende do canal arterial.

Suspeita-se do diagnóstico diante de assimetria direita-esquerda de ventrículos e grandes vasos associada à impossibilidade de demonstrar completamente o arco aórtico. O fluxo do arco aórtico distal é retrógrado. Apresenta importante associação à microdeleção em 22q11.2, principalmente na interrupção tipo 2B (Boudjemline et al., 2001).

Transposição dos grandes vasos (TGV)

Na TGV ocorre uma discordância ventrículo-arterial. A aorta emerge do ventrículo direito e a artéria pulmonar do ventrículo esquerdo. Após o nascimento, criam-se dois circuitos em paralelo. Essa situação é incompatível com a vida se não houver um *shunt*, como uma CIV, CIA e persistência do canal arterial (PCA), que possibilite a mistura entre as duas circulações. Pode ser necessária a realização da atriosseptostomia por cateter-balão logo após o nascimento, se o forame oval for restritivo.

A cardiopatia cianogênica mais comum no primeiro ano de vida, a TGV é encontrada em 1 a cada 5.000 nascimentos com predominância no sexo masculino. Ainda é responsável por 20% dos óbitos por cardiopatias congênitas em recém-nascidos. Em geral, é uma condição isolada e está classicamente associada ao diabetes materno insulino-dependente.

Na TGV, o corte de quatro câmaras é normal. Para o diagnóstico é necessária a demonstração de dois grandes vasos que não se cruzam, mas que emergem em paralelo da base do coração. No corte de cinco câmaras, pode-se ver um vaso que bifurca originado do ventrículo esquerdo. No corte dos três vasos, a disposição dos vasos é anormal, a aorta é normalmente mais anterior que a pulmonar e há perda da angulação normal entre os grandes vasos (Figura 29.7). No corte 3VT, apenas dois vasos são visualizados: a veia cava superior e o arco aórtico (Viñals et al., 2006) (Figura 29.8). Pode haver associação com CIV, CoAo, estenose pulmonar (EP) e estenose aórtica (EAo).

O prognóstico é bom quando a cirurgia corretiva é realizada precocemente após o nascimento. Na ausência do tratamento cirúrgico, 85% dos casos evoluem para óbito nos primeiros 6 meses de vida.

Drenagem anômala total das veias pulmonares (DATVP)

A DATVP representa cerca de 1% das cardiopatias congênitas com predominância no sexo masculino. Na DATVP, as veias pulmonares não drenam para o átrio esquerdo. De acordo com o local de drenagem, é classificada como supracardíaca

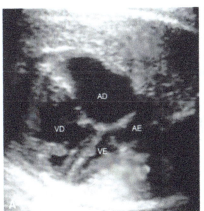
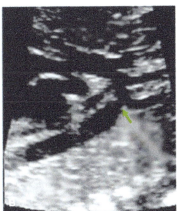
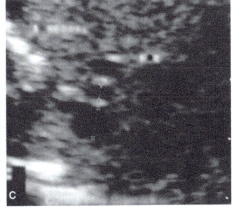

FIGURA 29.6 Achados sugestivos de coarctação da aorta. **A** Corte de quatro câmaras com assimetria direita-esquerda de cavidades (AD: átrio direito; VD: ventrículo direito; AE: átrio esquerdo; VE: ventrículo esquerdo). **B** Estreitamento na região ístmica do arco aórtico. **C** Corte dos três vasos com assimetria direita-esquerda dos grandes vasos.

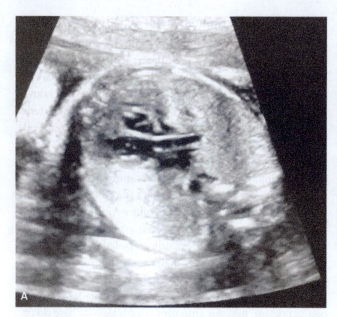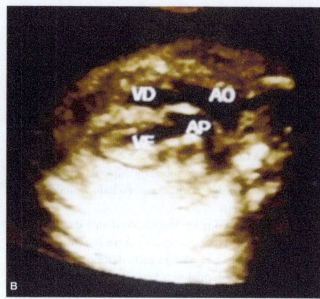

FIGURA 29.7 Transposição dos grandes vasos. A No corte dos três vasos, observe uma má posição vascular. A disposição dos três vasos é anormal, sendo a aorta mais anterior que a pulmonar. B Corte de vias de saída. É possível a visualização das válvulas aórtica e pulmonar ao mesmo tempo e da aorta e do tronco pulmonar em paralelo. (VD: ventrículo direito; AO: aorta; VE: ventrículo esquerdo; AP: artéria pulmonar.)

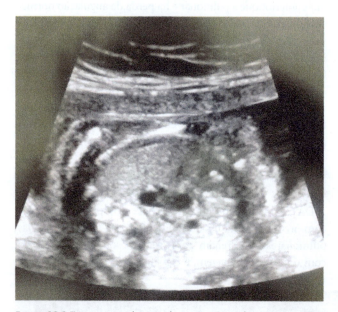

FIGURA 29.8 Transposição dos grandes vasos. Corte dos três vasos e traqueia. Visualização da veia cava superior e apenas de um arco vascular.

(50%), cardíaca (20%), infracardíaca (20%) ou mista (10%). Em geral, a drenagem se faz para um coletor que direciona o fluxo para o local de drenagem. Quando há obstrução em algum ponto do circuito, há necessidade de correção cirúrgica urgente após o nascimento. Quando não há obstrução, se houver um bom *shunt* direita-esquerda pelo septo interatrial, não há descompensação imediata. A DATVP pode estar presente nos isomerismos e associada a cardiopatias complexas.

O diagnóstico antenatal é difícil. As estruturas cardíacas esquerdas podem ser menores que as direitas. No corte de quatro câmaras, não é possível demonstrar nenhuma veia pulmonar drenando para o átrio esquerdo. É possível visualizar o coletor atrás do átrio esquerdo e um vaso extra, anormal, nos cortes de quatro câmaras, três vasos ou 3VT, correspondendo a um vaso do circuito de drenagem.

Cardiopatias com repercussão tardia

Essas cardiopatias geralmente necessitam de tratamento cirúrgico ou intervencionista após o terceiro mês de vida. Os fetos portadores dessas cardiopatias são os que menos se beneficiam com o diagnóstico pré-natal, já que o diagnóstico prévio não modifica a conduta obstétrica. A detecção desse tipo de cardiopatia deve resultar em encaminhamento para ecocardiografia fetal para confirmação diagnóstica e procura de lesões associadas. Como esse grupo de cardiopatias normalmente não apresenta descompensação hemodinâmica no período neonatal, o recém-nascido deve ser avaliado eletivamente por um cardiologista pediátrico, o que pode ser feito após a alta da maternidade.

Comunicação interatrial

A CIA mais comum é a do tipo *ostium secundum* (CIA OII), localizada nos limites da fossa oval e que corresponde aproximadamente a 10% a 12% de todas as cardiopatias congênitas e a 80% das CIA. Como descrito previamente, uma comunicação interatrial, o forame oval, é visualizada no feto normal, o que torna difícil o diagnóstico pré-natal de CIA OII. Já a CIA tipo *ostium primum* (CIA OI), localizada na porção inferior do septo interatrial, pode ser diagnosticada mais facilmente na vida fetal. Como a CIA OI é um componente dos DSAV, seu diagnóstico antenatal é importante em virtude da possibilidade de outros defeitos cardíacos associados e de trissomia do 21. A falha do septo interatrial das CIA OI e OII é visualizada no corte de quatro câmaras. A membrana do forame oval pode ser redundante em alguns fetos, o que não representa uma anormalidade, mas pode associar-se a extrassístoles supraventriculares.

Comunicação interventricular

A cardiopatia estrutural mais comum, correspondendo a 25% das cardiopatias congênitas, a CIV é definida como a presença de solução de continuidade no septo interventricular. As comunicações interventriculares de tamanho moderado a grande são facilmente identificadas; entretanto, defeitos septais pequenos, isolados, são de difícil detecção no pré-natal. O Doppler colorido aumenta a sensibilidade diagnóstica.

De acordo com sua localização no septo interventricular, a CIV é classificada como: perimembranosa, a mais comum; via de entrada, que pode ser um componente do DSAV; via de saída, geralmente por mau alinhamento, causando cavalgamento do vaso sobre o septo interventricular, comum nas cardiopatias conotruncais; e muscular, que pode ser vista em associação a todo tipo de cardiopatia estrutural. As CIV de via de entrada e as musculares podem ser diagnosticadas no corte de quatro câmaras, enquanto as perimembranosas e de via de saída não costumam ser visualizadas nas quatro câmaras, mas são bem visualizadas no corte de cinco câmaras (Figura 29.9).

As CIV podem ocorrer de maneira isolada (50%) ou podem estar presentes em defeitos cardíacos complexos. Mais de 90% dos pequenos defeitos isolados se fecham espontaneamente no primeiro ano de vida. Defeitos maiores podem cursar com insuficiência cardíaca congestiva nos primeiros meses e necessitam de fechamento cirúrgico ou percutâneo.

Defeito de septo atrioventricular

Já descritos neste capítulo, os DSAV caracterizam-se pela ausência do septo atrioventricular, de modo que as válvulas atrioventriculares se inserem no mesmo nível no septo interventricular. Na forma total, há uma válvula atrioventricular única,

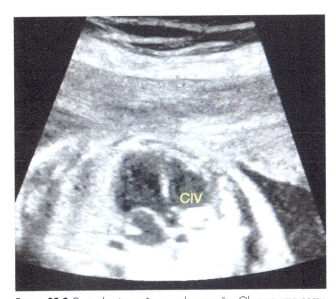

FIGURA 29.9 Corte de cinco câmaras do coração. Observe uma comunicação interventricular subaórtica (CIV).

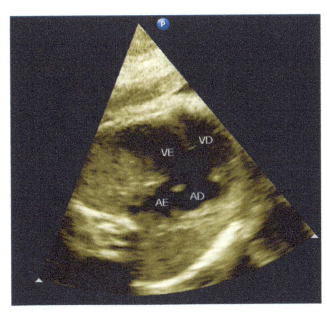

FIGURA 29.10 Defeito de septo atrioventricular total. Corte de quatro câmaras. Observe comunicação interatrial *ostium primum*, comunicação interventricular de via de entrada e válvula atrioventricular única. (VE: ventrículo esquerdo; VD: ventrículo direito; AE: átrio esquerdo; AD: átrio direito.)

uma CIA OI e uma CIV de via de entrada (Figura 29.10). Nas formas intermediárias pode haver apenas a CIA OI, apenas a CIV de via de entrada ou apenas uma fenda mitral. A presença de insuficiência da válvula atrioventricular é comum.

Os DSAV representam cerca de 7% de todas as cardiopatias congênitas, sendo encontrados em 1 a cada 3.000 nascimentos. O prognóstico é pobre quando o defeito é detectado intraútero em razão de sua alta associação a outras anomalias. Em geral, são bem tolerados na vida fetal, mas podem ocorrer hidropisia e óbito fetal, principalmente quando o cariótipo é anormal, e muitas vezes na presença de insuficiência importante da válvula atrioventricular. Cerca de 50% das crianças não tratadas morrem até o primeiro ano de vida (Langford et al., 2005).

Coração univentricular

O coração univentricular é caracterizado pela presença de dois átrios conectados com um único ventrículo. Desse modo, inclui os casos em que duas câmaras atriais com duas válvulas atrioventriculares ou com uma válvula comum estão ligadas a uma câmara ventricular principal e também os casos em que se observa uma cavidade ventricular maior (dominante) e outra reduzida (rudimentar) em virtude da ausência de uma conexão atrioventricular (atresia mitral ou tricúspide) (Figura 29.11). O diagnóstico é facilmente estabelecido a partir do corte de quatro câmaras. A conexão ventriculoarterial pode variar bastante.

Trata-se de uma anomalia rara, representando em torno de 1,5% de todas as cardiopatias congênitas. No pós-natal são realizadas cirurgias para estabelecer uma circulação tipo Fontan, que consiste na anastomose das veias cavas superior e inferior diretamente na artéria pulmonar, alcançando a sobrevida de 70% em 5 anos. Raramente se associa a síndromes genéticas ou anomalias cromossômicas.

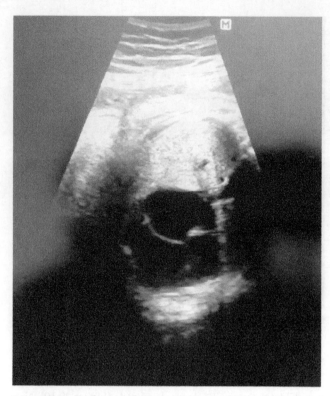

FIGURA 29.11 Coração univentricular. Corte de quatro câmaras em uma atresia mitral. Observe atresia da válvula atrioventricular esquerda com hipoplasia ventricular esquerda e uma pequena comunicação interventricular.

Dupla via de saída do ventrículo direito (DVSVD)

Na DVSVD, pelo menos 50% da artéria pulmonar e da aorta se originam do ventrículo direito. Em geral, está associada a uma CIV. Dependendo do tipo de CIV, da posição dos grandes vasos e da presença ou não de estenose pulmonar, pode comportar-se clinicamente como uma grande CIV, uma tetralogia de Fallot ou uma transposição dos grandes vasos com CIV.

Trata-se de uma cardiopatia rara, com incidência em torno de 1% de todas as cardiopatias congênitas, sendo encontrada em 1 a cada 10.000 nascimentos. É comumente associada com anomalias extracardíacas e/ou cromossomopatias.

Truncus arteriosus (TA)

O TA se caracteriza pela presença de um vaso único que geralmente cavalga o septo interventricular sobre uma ampla CIV de via de saída e dele se originam as circulações coronária, sistêmica e pulmonar. Contém uma única válvula, que pode ter uma, duas ou três cúspides, e geralmente é displásica e insuficiente. O corte de quatro câmaras pode ser normal. O corte dos três vasos é sempre anormal.

Encontrado em 1 a cada 10.000 nascimentos, está associado a malformações extracardíacas em 30% dos casos. Como se trata de uma cardiopatia conotruncal, deve ser considerada a possibilidade de microdeleção em 22q11.2. Menos comumente, pode associar-se às trissomias do 13, 18 e 21.

Muitos pacientes portadores de TA apresentam insuficiência cardíaca na primeira ou segunda semana de vida. A cirurgia é geralmente realizada até o sexto mês de vida e apresenta taxa de sobrevida de 90%.

Tetralogia de Fallot (T4F)

A T4F corresponde a 10% de todas as cardiopatias congênitas e é a cardiopatia congênita cianótica mais frequente após o primeiro ano de vida. Os defeitos da T4F consistem na presença de obstrução da via de saída do ventrículo direito (VSVD) por estenose infundibulovalvular pulmonar em graus variáveis, associada a uma CIV por mau alinhamento, com a aorta cavalgando o septo interventricular. A hipertrofia de ventrículo direito é observada apenas no pós-natal. Todos esses defeitos resultam do desvio anterossuperior do septo infundibular durante a divisão do tronco conal em aorta e artéria pulmonar.

Encontrada em 1 a cada 3.000 nascimentos, em 60% dos casos está associada a anomalias extracardíacas e/ou cromossomopatias. Como também consiste em uma cardiopatia conotruncal, deve ser considerada a possibilidade de microdeleção em 22q11.2. Pode ainda associar-se às trissomias do 13, 18 e 21, à síndrome de Alagille e às associações VACTERL e CHARGE.

O corte de quatro câmaras pode ser normal, mas há desvio do eixo cardíaco em alguns casos. O diagnóstico é realizado mediante a visualização da aorta cavalgando o septo interventricular no corte de cinco câmaras e da desproporção entre a aorta e a artéria pulmonar no corte dos três vasos. O Doppler evidencia aceleração do fluxo na VSVD.

Uma minoria dos casos de T4F é canal-dependente, necessitando de intervenção neonatal. A sobrevida, após correção cirúrgica completa, é maior que 90%.

Estenose aórtica (EAo)

A EAo pode ser valvular (mais comum), subvalvular (associada a outras anomalias) e supravalvular (raramente detectada na vida fetal e fortemente associada à síndrome de Williams). A EAo pode estar associada às síndromes de Turner ou Noonan.

A EAo valvular representa de 3% a 6% das cardiopatias congênitas e predomina no sexo masculino. Pode estar associada a outras lesões do lado esquerdo do coração, como coarctação da aorta, ou ser um componente de uma cardiopatia mais complexa.

As EAo leves podem não ser detectadas na vida fetal. O corte de quatro câmaras pode ser normal. Nos casos mais graves, o ventrículo esquerdo pode ser dilatado ou hipertrófico/hipoplásico e o anel aórtico é hipoplásico. A válvula aórtica pode ser espessada no corte de cinco câmaras. No corte dos três vasos, a aorta pode ser hipoplásica ou dilatada (lesão de jato). O Doppler evidencia a aceleração do fluxo na VSVE. O fluxo no arco aórtico é normal no corte 3VT.

A EAo geralmente evolui para piora do quadro, podendo desenvolver-se até EAo crítica ou atresia aórtica. O prognóstico e o tratamento pós-natal dependem do grau de estenose e do comprometimento do ventrículo esquerdo.

Estenose pulmonar (EP)

A EP acomete de 5% a 8% das cardiopatias congênitas e geralmente é um componente de uma cardiopatia mais complexa. Pode ser valvular (90%), subvalvular (infundibular) ou supravalvular. Na EP valvular, as cúspides pulmonares geralmente são displásicas.

As EP leves podem não ser detectadas na vida fetal. O corte de quatro câmaras pode ser normal. No corte dos três vasos, a artéria pulmonar poderá ser menor que a aorta ou maior, ocorrendo dilatação por lesão de jato nos casos mais graves. O Doppler evidenciará a aceleração do fluxo na VSVD, sendo o fluxo no canal arterial normal no corte 3VT.

A EP geralmente evolui para piora do quadro, podendo chegar a uma EP crítica ou atresia pulmonar ainda na vida fetal e estar associada às síndromes de Noonan, Leopard e Alagille. O tratamento pós-natal costuma consistir em uma valvuloplastia por cateter-balão com resultados favoráveis.

Alterações cardíacas não estruturais

Golf ball

O *golf ball* ou foco ecogênico cardíaco é definido como discreto ponto hiperecogênico não aderido à parede ventricular e que se move simultaneamente com as válvulas atrioventriculares. Pode corresponder ao espessamento ou à presença de microcalcificações na cordoalha tendínea ou no músculo papilar, sendo mais frequentemente observado no músculo papilar da válvula mitral (60%), seguido do ventrículo esquerdo (16%), ventrículo direto (7%) e de ambos os ventrículos (16%). A função ventricular é normal, e as válvulas atrioventriculares, competentes.

Quando encontrado em 4% das gestações e em 28% dos fetos com trissomia do 21, sua presença aumenta em cinco a sete vezes o risco de síndrome de Down. Quando isolado, é geralmente benigno, sem significado clínico-patológico, e tende a desaparecer após o nascimento (Wax et al., 2000; Sotiriadis et al., 2003).

Derrame pericárdico (DP)

O DP é definido como uma coleção líquida ao redor do coração > 2mm. As principais causas são cardiopatias estruturais, arritmias, tumores, insuficiência cardíaca, hidropisia, cromossomopatia, anemia fetal, infecção viral fetal, doença metabólica e doença autoimune materna. Se todas essas causas forem afastadas, é dito isolado. O DP isolado geralmente é transitório e não tem maiores repercussões perinatais, ao passo que o diagnóstico do derrame associado a hidropisia e cromossomopatia é sombrio.

Tumores cardíacos

Os tumores cardíacos costumam ser histologicamente benignos. Sua repercussão é decorrente do tamanho e da localização da massa, que pode causar disfunção valvular, obstrução ao fluxo ou insuficiência cardíaca. A associação a arritmias é comum.

O tipo histológico mais comumente detectado na vida fetal é o rabdomioma, representando 80% dos tumores cardíacos fetais. São massas hiperecogênicas homogêneas, geralmente múltiplas e localizadas nas paredes ventriculares ou no septo interventricular. Tendem a crescer durante a gestação, mas regridem no período pós-natal, raramente necessitando de cirurgia. Há associação à esclerose tuberosa em 80% dos casos (Isaacs, 2004).

Arritmias fetais

As arritmias fetais acometem aproximadamente 2% das gestações (Api & Carvalho, 2008). A maior parte dessas arritmias corresponde a extrassístoles supraventriculares sem maior significado clínico. Entretanto, algumas arritmias fetais apresentam-se de maneira grave, podendo facilmente conduzir à insuficiência cardíaca e ao consequente óbito fetal. Felizmente, as arritmias fetais mais comuns apresentam boa resposta à terapia medicamentosa antiarrítmica transplacentária.

Diante da suspeita de alteração do ritmo cardíaco, o encaminhamento para o cardiologista fetal deve ser imediato para que o diagnóstico seja precoce, tornando possível a instituição de uma terapia adequada. Ressalta-se a importância de uma unidade hospitalar de alta complexidade com equipe multidisciplinar (fetólogo, obstetra, neonatologista, cardiologista fetal e cirurgião cardiovascular).

O sistema de condução do coração fetal está funcionalmente maduro ao redor da 16ª semana e é composto por nó sinusal, vias preferenciais atriais, nó atrioventricular, bifurcação dos ramos do feixe de His em direito e esquerdo, rede ou fibras de Purkinje e miocárdio ventricular. O ritmo sinusal normal caracteriza-se pela frequência entre 100 e 180bpm com variabilidade e condução atrioventricular 1:1 (cada batimento atrial corresponde a um batimento ventricular).

A suspeita de arritmia fetal ocorre quando se detecta ritmo cardíaco irregular, ritmo cardíaco rápido ou ritmo lento durante a ausculta do batimento cardíaco ou à ultrassonografia obstétrica. A análise do distúrbio do ritmo cardíaco deve ser realizada pelo modo-M e Doppler no coração e nos vasos periféricos, observando a frequência e a relação entre os eventos atriais e ventriculares.

Ritmo cardíaco irregular

O ritmo cardíaco irregular é a arritmia fetal mais comum, especialmente no final da gestação. Na maioria dos casos, corresponde a extrassístoles e tem bom prognóstico.

Extrassístoles

Esse tipo de arritmia é uma das mais frequentes anormalidades cardíacas observadas durante a vida fetal. Acomete 1,7% das gestações entre a 36ª e a 41ª semana de amenorreia. Na maioria dos casos, trata-se de um evento benigno e autolimitado, que não necessita de tratamento e não inspira cuidados específicos. O risco de desencadear uma arritmia mais grave é menor que 5% quando as extrassístoles são isoladas (Api & Carvalho, 2008).

As extrassístoles podem ter origem na imaturidade do sistema de condução cardíaco e ser classificadas em supraventriculares e ventriculares. A primeira é mais frequente no período pré-natal e seu reconhecimento é simples com base na identificação de um batimento precoce seguido por uma pausa compensatória em razão do estado refratário do sistema de condução (Figura 29.12). A atividade precoce atrial é seguida por uma atividade ventricular na situação mais comum de extrassístole conduzida. Na situação mais rara de extrassístoles atriais bloqueadas, o batimento atrial prematuro não é seguido por uma atividade ventricular. Quando frequentes, pode ocorrer bradicardia, que chama a atenção do obstetra durante a avaliação ultrassonográfica ou cardiotocográfica. O diagnóstico diferencial com o bloqueio atrioventricular é importante por razões prognósticas. As ventriculares, por sua vez, são reconhecidas pela identificação de um batimento ventricular prematuro sem atividade atrial com elas relacionadas.

As extrassístoles podem ocorrer por estímulo simpático, medicamentoso ou mecânico. Gestantes fumantes ou em uso de vasoconstritores nasais ou outros simpaticomiméticos, como agentes tocolíticos (salbutamol), estão mais predispostas a apresentar fetos com extrassístoles. A presença de cardiopatias estruturais com sobrecarga volumétrica dos átrios, como, por exemplo, a anomalia de Ebstein, pode ser precursora de extrassístole fetal (Api & Carvalho, 2008).

Um feto com ritmo cardíaco irregular deve ser submetido a uma ecocardiografia a fim de confirmar o diagnóstico da arritmia e afastar a presença de cardiopatias estruturais. Se forem diagnosticadas extrassístoles isoladas, o risco de cardiopatias associadas é baixo. Recomenda-se o registro do ritmo dos batimentos cardíacos fetais (BCF) a cada 2 a 4 semanas. Caso o ritmo seja caótico e com bigeminismo, o ritmo e os BCF devem ser registrados semanalmente e a hemodinâmica fetal deve ser reavaliada por ecocardiografia fetal.

Taquiarritmias

As taquirritmias são definidas como ritmos cardíacos fetais com frequência > 180bpm. A morbimortalidade é significativa, mas a terapia transplacentária é efetiva na maior parte dos casos. Há associação a cardiopatias estruturais em 1% a 5% dos casos, principalmente em caso de anomalia de Ebstein, coarctação da aorta e tumores cardíacos (Api & Carvalho, 2008).

As taquiarritmias fetais mais comuns são a taquicardia supraventricular (TSV – 60% a 90%) e o *flutter* atrial (10% a 30%) (Isaacs, 2004). O *flutter* é um tipo de TSV; entretanto, é o único que pode ser facilmente diferenciado dos outros tipos de TSV ao modo bidimensional. Por esse motivo, alguns autores não o incluem no grupo das TSV.

Taquicardia supraventricular

As TSV incluem uma variedade de arritmias e podem ser sustentadas ou intermitentes. O reconhecimento do tipo de TSV pode ser feito por modo-M e Doppler.

Taquicardia por reentrada atrioventricular

A taquicardia por reentrada atrioventricular é o tipo mais comum de TSV (90%) (Api & Carvalho, 2008). O mecanismo da arritmia é usualmente um circuito de reentrada atrioventricular (AV) com a presença de um feixe anômalo. Apresenta um intervalo ventriculoarterial (VA) curto. Quando sustentada, leva à insuficiência cardíaca fetal dentro de alguns dias, mas geralmente apresenta boa resposta à terapia antiarrítmica transplacentária. A frequência cardíaca fetal fica em torno de 220 a 240bpm, sem variabilidade e com condução AV 1:1. Apresenta início e fim súbitos, sendo comum a recorrência dos episódios.

Taquicardias com intervalo VA longo

Esse grupo inclui a taquicardia atrial ectópica e a taquicardia juncional recíproca permanente. Distinguem-se da TSV por reentrada por apresentarem intervalo VA longo. Tendem a ser mais sustentadas que as TSV por reentrada, e a frequência cardíaca fetal é um pouco mais baixa (80 a 240bpm). São menos responsivas ao tratamento antiarrítmico transplacentário e, com frequência, exigem tratamento pós-natal prolongado.

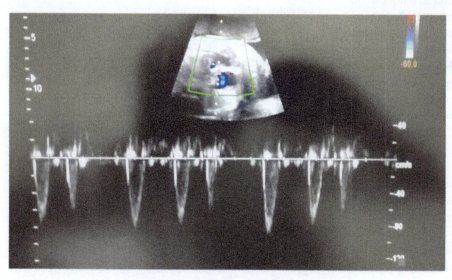

Figura 29.12 Doppler pulsátil da aorta. Ritmo cardíaco irregular com a presença de extrassístole a cada duas sístoles normais (trigeminismo). Observe o maior intervalo entre o batimento prematuro e o próximo batimento normal (pausa compensatória).

Flutter atrial

O *flutter* atrial é decorrente de um macrocircuito de reentrada nos átrios. A condução atrioventricular é geralmente bloqueada (2:1 ou 3:1). A frequência atrial varia entre 350 e 500bpm e a ventricular entre 180 e 250bpm, de acordo com o grau de bloqueio AV. Ocasionalmente, associa-se a anomalia cardíaca estrutural, principalmente ao DSAV (3% a 4%) e à miocardiopatia familiar. Após restabelecimento do ritmo sinusal, a recorrência é rara.

Fibrilação atrial

Ritmo raro na vida fetal. A atividade elétrica atrial é caótica com frequência atrial > 400bpm e ritmo ventricular completamente irregular.

Taquicardia sinusal

A taquicardia sinusal é reconhecida pela presença de um ritmo com condução AV 1:1, mas com frequência cardíaca variável (> 180bpm). Entre as causas estão falência cardíaca, aumento do débito cardíaco, hipovolemia, hipoxia fetal inicial, hipertireoidismo, ansiedade, febre materna e exposição a certas medicações, como atropina e escopolamina. Isoladamente, não tem significado clínico.

Taquicardia ventricular

A taquicardia ventricular é uma arritmia fetal extremamente rara. A frequência ventricular varia entre 180 e 300bpm com atividade atrial independente (dissociação AV), sendo a frequência atrial menor que a ventricular. Quando a frequência ventricular é < 200bpm, a arritmia é bem tolerada. Pode associar-se a miocardiopatia hipertrófica, tumor cardíaco e síndrome do QT longo.

Conduta em caso de TSV e *flutter* atrial

Quando a taquicardia é intermitente e sem sinais de insuficiência cardíaca fetal, a conduta é expectante com vigilância da hemodinâmica fetal por ecocardiografia fetal. Na presença de taquicardia sustentada ou de insuficiência cardíaca, e se houver maturidade fetal, está indicada a interrupção da gestação. Se o feto for imaturo, está indicado o tratamento transplacentário. Em casos muito graves, com hidropisia e edema placentário importante, pode ser necessário o tratamento direto por cordocentese intramuscular fetal. A mortalidade por taquiarritmias sem hidropisia varia de zero a 4% e aumenta para 27% quando a hidropisia se estabelece. O tratamento farmacológico reduz a mortalidade para 10% (Martin, 2014).

O tratamento deve ser iniciado em ambiente hospitalar, após avaliação materna com eletrocardiograma, ionograma, função renal e hepática. A escolha do medicamento depende do tipo de arritmia e da presença de hidropisia. As drogas de primeira escolha para o tratamento das TSV são a digoxina e o sotalol. A amiodarona pode ser usada como alternativa.

Para o *flutter* atrial, a droga de escolha é o sotalol, sendo a digoxina e a amiodarona uma segunda opção terapêutica (Donofrio et al., 2014).

Bradiarritmias

As bradiarritmias são definidas como ritmos cardíacos fetais com frequência < 100bpm. Episódios de bradicardia fetal curtos e transitórios são comuns nos dois primeiros trimestres e são benignos. As bradiarritmias fetais mais comuns são a bradicardia sinusal e o ritmo ventricular lento por extrassístoles bloqueadas.

Bradicardia sinusal

A bradicardia sinusal, usualmente secundária a modificações do tônus vagal por hipoxia ou compressão do cordão umbilical, manifesta-se por um ritmo com condução AV 1:1 e frequência cardíaca < 100bpm. Quando transitória, o curso é geralmente benigno e não inspira preocupações. Quando persistente, pode ser um sinal de alerta e indicar comprometimento da vitalidade fetal. Pode ainda ser um sinal de síndrome do QT longo. Deve ser considerada a possibilidade de hipotireoidismo materno ou de ingestão de drogas e afastada a presença de cardiopatias estruturais; além disso, deve ser vigiado o bem-estar fetal.

Ritmo ventricular lento por extrassístoles bloqueadas

Na presença de extrassístoles supraventriculares bloqueadas constantes, a frequência ventricular pode variar em torno de 70 a 80bpm. Em geral, esse ritmo é bem tolerado, apesar do risco de 10% de associação à TSV. Deve ser realizado diagnóstico diferencial com bloqueio atrioventricular e mantida a vigilância da hemodinâmica fetal.

Bloqueio atrioventricular (BAV)

Trata-se de uma condição rara (1 a cada 15.000 a 22.000 nascimentos), porém é uma das mais graves anormalidades cardíacas fetais, com elevado índice de letalidade nas formas graves. Associa-se a cardiopatias estruturais, principalmente isomerismo esquerdo e dupla discordância. Na ausência de cardiopatias estruturais, é secundário à presença de colagenose materna em 80% dos casos com ou sem expressão clínica. Na maioria das vezes, existe positividade para a presença de anticorpos anti-La ou anti-Ro. Diante desses anticorpos, o risco de o feto desenvolver BAV é de 2% a 7,5% e o risco de recorrência é de 16% a 25% (Api & Carvalho, 2008; Martin, 2014). Não é raro que a primeira manifestação de lúpus, artrite reumatoide, síndrome de Sjögren ou esclerose múltipla na gestação seja o diagnóstico de um BAV total no feto.

A mortalidade fetal por bloqueio atrioventricular total (BAVT) situa-se ao redor de 40%, mas quando ocorre em fetos com lesões estruturais, especialmente isomerismo esquerdo e DSAV, o índice é > 80% (Mitchell, 1971). A presença de hidropisia fetal é praticamente uma constante nas formas graves, sendo um marcador de mau prognóstico, assim como a frequência ventricular < 55bpm.

O BAV pode ser de primeiro grau, em que há aumento do intervalo AV com frequência cardíaca fetal normal, condição geralmente não diagnosticada na ultrassonografia pré-natal rotineira. No BAV de segundo grau, o prolongamento do intervalo AV é maior e a frequência cardíaca fetal pode ser normal com ritmo irregular. No de terceiro grau ou total, há completa dissociação AV. O diagnóstico do BAVT fetal é extremamente simples, bastando a detecção da dissociação completa entre a atividade atrial e a ventricular com frequência ventricular menor que a atrial (Figura 29.13).

Conduta no BAV sem cardiopatia estrutural
O BAV costuma ser uma arritmia progressiva, inicialmente se manifestando como um BAV de primeiro grau e evoluindo até o BAVT. Nos casos autoimunes, a terapia com corticoide fluorado e/ou gamaglobulina é mais efetiva nas formas iniciais. Uma vez instalado, o BAVT geralmente é irreversível. Usualmente se estabelece entre a 18ª e a 24ª semana de amenorreia, em 82% dos casos acontecendo até a 30ª semana. Portanto, as gestantes portadoras de doença autoimune devem ser acompanhadas pelo cardiologista fetal a partir da 16ª semana para detecção do BAV em suas formas iniciais, possibilitando a instituição de uma terapia oportuna (Api & Carvalho, 2008; Martin, 2014).

Quando o BAVT está estabelecido, o uso de corticoide fluorado é controverso. No feto com BAVT bem tolerado e sem insuficiência cardíaca é suficiente o acompanhamento atento com monitoração ecocardiográfica periódica e frequente. No feto com insuficiência cardíaca, a gestação deve ser interrompida assim que ele apresentar maturidade. No feto imaturo, caso a frequência ventricular seja < 55bpm, pode-se usar um agente simpaticomimético, como o salbutamol, na tentativa de elevar um pouco a frequência cardíaca fetal e manter o feto hemodinamicamente estável até a maturidade.

A implantação de um marca-passo fetal é possível de maneira experimental em alguns centros, inclusive no Brasil. Existe extensa experimentação animal em desenvolvimento em busca de métodos de implante intrauterino de marca-passo fetal. Até então, o BAVT no feto hidrópico imaturo deverá ser considerado de mau prognóstico, restando tentativas "heroicas" de estimulação intrauterina ou de interrupção precoce da gestação.

CONSIDERAÇÕES FINAIS

A suspeita de uma cardiopatia fetal pode surgir durante a consulta pré-natal de rotina (ausculta arrítmica dos batimentos cardíacos fetais) ou, na maioria dos casos, durante a realização de exame ecográfico de rotina obstétrico ou especializado (morfológico). Em qualquer circunstância, o casal deverá ser orientado quanto à confirmação da suspeita, que apenas poderá ser realizada pelo especialista em ecocardiografia fetal.

O diagnóstico de uma cardiopatia na vida fetal tem por objetivo otimizar o tratamento do feto e aconselhar os pais durante a gestação e no período neonatal imediato. O acompanhamento interdisciplinar, envolvendo obstetra, fetólogo, cardiologista fetal, neonatologista, cirurgião, hemodinamicista e psicólogo, deve fazer parte da rotina no pré-natal desses pacientes. O casal deve estar constantemente informado e participar das decisões.

Aproximadamente 15% dos fetos com cardiopatia isolada e 40% dos com cardiopatia e outra malformação associada são portadores de anomalia cromossômica, o que modifica o manejo e o prognóstico do feto. Portanto, a cariotipagem fetal está indicada e deve ser oferecida ao casal. Na presença de anomalias conotruncais está indicada pesquisa da microdeleção em 22q11.2. Nos casos em que o cariótipo é normal pode ser considerada a análise cromossômica por *microarray*. A ultrassonografia morfológica, que deverá buscar atentamente sinais

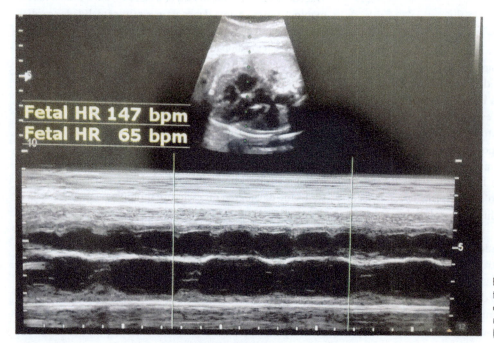

FIGURA 29.13 Bloqueio atrioventricular total. Observe no modo-M a dissociação entre a atividade atrial (*acima*), mais rápida, e a atividade ventricular (*abaixo*), mais lenta.

sugestivos de cromossomopatias, síndromes ou associações, também faz parte da propedêutica básica de acompanhamento, devendo ser realizada de rotina.

Cardiopatias consideradas graves podem cursar sem qualquer repercussão hemodinâmica durante a fase intrauterina, como, por exemplo, as cardiopatias obstrutivas canal-dependentes e a transposição das grandes artérias. Outras cardiopatias têm potencial para progressão ou descompensação hemodinâmica intraútero e precisam de monitoração intensiva. Em poucos casos poderá ser necessária alguma forma de terapia fetal.

Na maioria das situações, diante do diagnóstico de uma cardiopatia com descompensação tardia, o tratamento e o acompanhamento serão realizados no período pós-natal, sem interferir no manejo da gestação. O neonato será avaliado de maneira eletiva pela equipe de cardiologia pediátrica, o que pode inclusive ser feito após a alta da maternidade.

Nas cardiopatias com descompensação neonatal, independentemente do caráter do tratamento neonatal (cirúrgico e clínico ou ambos), recomenda-se o nascimento após a 38ª semana de gestação, evitando assim adicionar a morbidade e a mortalidade da prematuridade.

O parto deverá ser planejado segundo as indicações obstétricas. O parto programado deve ser considerado nas situações que demandam imediata intervenção neonatal. Nesses casos, o parto deverá ocorrer em centro terciário com unidade de terapia intensiva neonatal.

Nas cardiopatias com descompensação intrauterina poderá ser considerada a antecipação do parto assim que houver maturidade fetal. A monitoração fetal com PBF pode ajudar a decidir o melhor momento para o parto nesses casos. A maioria dos fetos com cardiopatia tolera bem o trabalho de parto e o parto. As possíveis exceções seriam os fetos com insuficiência cardíaca e hidropisia, embora não exista evidência do benefício da cesariana. No caso das arritmias sustentadas, pode ser difícil o acompanhamento da vitalidade fetal mediante a monitoração dos batimentos cardíacos durante o trabalho de parto, sendo indicada a cesariana.

Nas situações de incompatibilidade com a vida extrauterina (malformações associadas e/ou cromossomopatias), o parto vaginal deve ser escolhido, explicitando os benefícios do parto transpelviano e esclarecendo as eventuais dúvidas do casal.

O prognóstico das cardiopatias congênitas depende do trabalho interdisciplinar e colaborativo da equipe assistente para modificar de maneira positiva a evolução desses fetos malformados.

Leitura recomendada

Api O, Carvalho JS. Fetal dysrhythmias. Best Pract Res Clin Obstet Gynaecol 2008; 22:31-48.

Boudjemline Y, Fermont L, Le Bidois J, Lyonnet S, Sidi D, Bonnet D. Prevalence of 22q11 deletion in fetuses with conotruncal cardiac defects: a 6-year prospective study. J Pediatr 2001; 138:520-4.

Burn J, Brennan P, Little J. Recurrence risks in offspring of adults with major heart defects: results from first cohort of British collaborative study. Lancet 1998; 351:311-6.

Clur SAB, Bilardo CM. Second trimester cardiac diagnosis: screening standards and outcomes. Cardiology in the Young 2014; 24:19-25.

Donofrio MT, Moon-Grady AJ, Hornberger LK, Copel JA et al. Diagnosis and treatment of fetal cardiac disease: a scientific statement from the American heart Association. Circulation 2014; 129: 00-00.

Ghi T, Huggon IC, Zosmer N, Nicolaides KH. Incidence of major cardiac defects associated with increased nuchal translucency but normal karyotype. Ultrasound Obstet Gynecol 2001; 18:610-4.

Hillman SC, Pretlove S, Coomarasamy A et al. Additional information from array comparative genomic hybridization technology over conventional karyotyping in prenatal diagnosis: a systematic review and meta-analysis. Ultrasound Obstet Gynecol 2011; 37:6-14.

Hyett JA, Perdu M, Sharland GK, Snijders RSM, Nicolaides KH. Increased nuchal translucency at 10-14 weeks of gestation as a marker for major cardiac defects. Ultrasound Obstet Gynecol 1997; 10.

International Society of Ultrasound in obstetrics and gynecology. In: Carvalho JS, Allan LD, Chaoui R et al. ISUOG practice guidelines (updated): sonographic screening examination of the fetal heart. Ultrasound Obstet Gynecol 2013; 41:348-59.

Isaacs Jr H. Fetal and neonatal cardiac tumors. Pediatr Cardiol 2004; 25:252-73.

Jansen FA, Calkoen EE, Jong-Bloed MR et al. Imaging the first trimester heart: ultrasound correlation with morphology. Cardiol Young 2014; 24:3-12.

Kovalchin JP, Silverman NH. The impact of fetal echocardiography. Pediatr Cardiol. 2004; 25(3):299-306.

Langford K, Sharland G, Simpson J. Relative risk of abnormal karyotype in fetuses found to have an atrioventricular septal defect (AVSD) on fetal echocardiography. Prenat Diagn 2005; 25:137-9.

Lee W, Allan L, Carvalho JS et al. ISUOG consensus statement: what constitutes a fetal echocardiogram? Ultrasound Obstet Gynecol 2008; 32:239-42.

Maiz N, Plasencia W, Dagklis T, Faros E, Nicolaides KH. Ductus venosus Doppler in fetuses with cardiac defects and increased nuchal translucency thickness. Ultrasound Obstet Gynecol 2008; 31:256-60.

Martin TA. Congenital heart block: current thoughts on management, morphologic spectrum, and role of intervention. Cardiology in the Young 2014; 24:41-6.

Matsui H, Gardiner HM. Examination of the fetal heart: making a diagnosis and avoiding pitfalls. Ultrasound 2007; 15(2):62-7.

Mitchell SC, Sellmann AH, Westphal MC, Park J. Etiologic correlates in a study of congenital heart disease in 56,109 births. Am J Cardiol 1971; 28:653-7.

Pierpont ME, Basson CT, Benson DW Jr et al. Genetic basis for congenital heart defects: current knowledge: a scientific statement from the American Heart Association Congenital Cardiac Defects Committee, Council on Cardiovascular Disease in the Young. Circulation 2007; 115:3015-38.

Sotiriadis A, Makrydimas G, Ioannidis JP. Diagnostic performance of intracardiac echogenic foci for Down syndrome: a meta-analysis. Obstet Gynecol 2003; 101:1009-16.

Viñals F, Ascenzo R, Poblete P, Comas C, Vargas G, Giuliano A. Simple approach to prenatal diagnosis of transposition of the great arteries. Ultrasound Obstet Gynecol 2006; 28:22-5.

Wax JR, Mather J, Steinfeld JD, Ingardia CJ. Fetal intracardiac echogenic foci: current understanding and clinical significance. Obstet Gynecol Surv 2000; 55:303-11.

Yagel S, Cohen SM, Achiron R. Examination of the fetal heart by five short-axis views: a proposed screening method for comprehensive cardiac evaluation. Ultrasound Obstet Gynecol 2001; 17:367-9.

Zielinsky P, Piccoli AL, Manica JLL, Nicoloso LHS. New insights on fetal ductal constriction: role of maternal ingestion of polyphenol-rich foods. Exp Rev Cardiovascular Ther 2010; 8:291-8.

Anomalias Torácicas

CAPÍTULO 30

Jorge de Rezende Filho
Marcos Nakamura Pereira
Fernando Maia Peixoto Filho
Carlos Antonio Barbosa Montenegro

INTRODUÇÃO

As malformações torácicas fetais representam importante e heterogêneo grupo de alterações anatômicas do tórax fetal. A ultrassonografia muitas vezes tem a função não apenas de detectar as malformações, mas também de estabelecer o prognóstico e orientar a decisão terapêutica.

Por meio da ultrassonografia é possível visualizar bem o tórax já no final do primeiro trimestre. Os pulmões se apresentam como imagens homogeneamente ecogênicas envolvendo o coração. Crescem com velocidade similar à do coração e do tórax, de modo que a razão entre o diâmetro cardíaco e a circunferência torácica permanece constante ao longo do segundo e terceiro trimestres.

Normalmente, a posição e o eixo cardíacos permanecem constantes após o segundo trimestre. Caso haja uma lesão intratorácica, ela habitualmente desloca o coração ou o mediastino, podendo ocasionar hipoplasia pulmonar por compressão ou substituição do parênquima pulmonar. Portanto, a posição e o eixo cardíacos podem fornecer informações úteis para o diagnóstico das malformações torácicas.

MALFORMAÇÃO ADENOMATOIDE CÍSTICA PULMONAR

A malformação adenomatoide cística congênita dos pulmões (MACP) se apresenta como uma massa multicística de tecido pulmonar com proliferação de estruturas brônquicas (Stocker et al., 1977). Sua incidência é estimada em 1 a cada 25.000 a 35.000 nascidos vivos (Laberge et al., 2001). A lesão é mais comum nos fetos do sexo masculino e em 95% dos casos acomete apenas um dos lóbulos. Não há risco de recorrência.

A MACP é resultado de uma alteração no desenvolvimento pulmonar durante o período pseudoglandular, aproximadamente na quinta ou sexta semana de gestação (Stocker et al., 1977). Caracteriza-se histologicamente por interrupção na maturação brônquica e crescimento desordenado dos elementos mesenquimais, os quais conferem uma aparência adenomatoide aos tecidos (Shanmugam et al., 2005). Os cistos que compõem a massa podem ser pequenos ou grandes, e a massa pode ser predominantemente cística, sólida ou mista.

A história natural da MACP é extremamente variável. Lesões volumosas geralmente causam complicações mais graves, algumas vezes necessitando de tratamento ainda na vida intrauterina. Entretanto, grande parte das lesões diminui de tamanho ou desaparece no período neonatal e pode se tornar assintomática.

Classificação

Com base na apresentação microscópica e macroscópica, são sugeridos três tipos (Stocker et al., 1977) (Figura 30.1):

- **Tipo 1:** há um cisto maior predominante (2 a 10cm) comprimindo o parênquima normal adjacente, correspondendo a 50% dos casos.
- **Tipo 2:** composto por múltiplos cistos de tamanhos variados (0,5 a 2,0cm) dispersos no parênquima. Corresponde a 40% dos casos e apresenta elevada associação a anomalias congênitas.
- **Tipo 3:** composto por pequenos cistos < 0,5cm, que se apresentam sonograficamente como uma massa ecogênica e sólida em virtude das várias interfaces acústicas entre os cistos. Corresponde a 10% dos casos.

A despeito de ser histológica, essa classificação é muito utilizada no diagnóstico pré-natal.

Diagnóstico

O diagnóstico pré-natal da MACP é fundamentalmente ultrassonográfico. A lesão se apresenta como tumoração pulmonar sólida ou cística sem irrigação vascular sistêmica detectável ao mapeamento Doppler. A aparência e o tamanho da lesão são muito variáveis e ela costuma ser visualizada no segundo trimestre. Autores relatam sensibilidade de 81% e valor preditivo positivo de 57% para o diagnóstico pré-natal dessa condição pela ultrassonografia (Gornall et al., 2003).

Uma vez detectada uma massa pulmonar por meio da ultrassonografia, devem ser avaliados sua localização, volume,

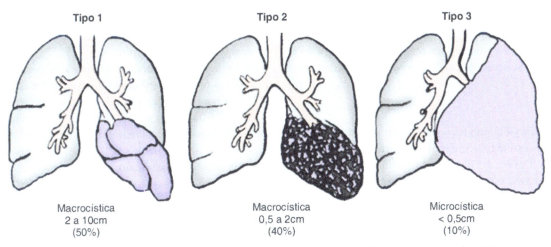

FIGURA 30.1 Tipos de malformação adenomatóidea cística pulmonar (MACP). (Montenegro et al., 2013.)

aparência (microcística ou macrocística) e o suprimento vascular pelo Doppler (Mann et al., 2007). Este último é importante para excluir a presença de irrigação da massa por vaso sistêmico, o que indicaria a possibilidade de sequestro broncopulmonar.

As MACP dos tipos 1 e 2 se apresentam como massa cística anecoica no parênquima pulmonar (Figura 30.2), enquanto as do tipo 3 se mostram como uma grande lesão hiperecogênica, algumas vezes associada a desvio do mediastino e hidropisia (Bianchi et al., 2010). O polidrâmnio está presente em 70% dos casos (Adzick et al., 1998).

Aparentemente, as lesões crescem até a 28ª semana e depois tendem a se estabilizar ou começam a diminuir de tamanho. Cerca de 15% das MACP regridem durante a gestação (Adzick, 2003; Mann et al., 2007). Na maioria das vezes, principalmente quando a massa é muito grande, torna-se difícil distinguir qual o lobo ou até mesmo o lado pulmonar comprometido.

As grandes massas podem causar desvio do mediastino e compressão do esôfago e das estruturas vasculares adjacentes. Em alguns casos, esses fetos podem evoluir com hidropisia, que está frequentemente associada às lesões do tipo 3. A hidropisia é uma evidência importante de descompensação fetal e está associada a péssimo prognóstico para esses fetos se não houver intervenção terapêutica. A mortalidade perinatal global em várias séries de caso se situa entre 28% e 29% (Bunducki et al., 2000).

As malformações extrapulmonares associadas à MACP são raras, sendo encontradas mais frequentemente quando a lesão é bilateral e nas lesões do tipo 2. As principais malformações associadas são as do sistema geniturinário (agenesias e displasias renais), cardíacas (tronco arterioso e tetralogia de Fallot), atresia de jejuno, hérnia diafragmática, hidrocefalia e anomalias esqueléticas (Stocker et al., 1977).

As MACP predominantemente císticas fazem diagnóstico diferencial com hérnia diafragmática congênita, cisto broncogênico, encefalocele de mediastino, efusões pleurais ou pericárdicas e com as lesões híbridas, enquanto nas MACP predominantemente sólidas o diagnóstico diferencial principal é estabelecido com o sequestro pulmonar. Convém ressaltar que o sequestro pulmonar recebe suprimento vascular da circulação sistêmica e muitas vezes esse vaso pode ser

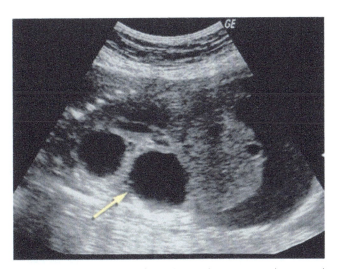
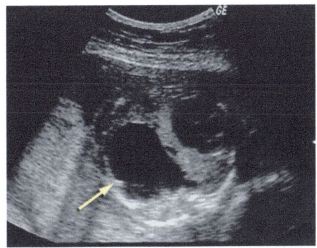

FIGURA 30.2 Ultrassonografia evidenciando a presença de cistos pulmonares característicos de malformação adenomatóidea cística do tipo I.

SEÇÃO III ■ MALFORMAÇÕES FETAIS

demonstrado pelo estudo com Doppler colorido. Também devem ser considerados outros diagnósticos, como enfisema lobar congênito, tumorações sólidas (neuroblastoma) e obstrução lobar causada por atresia brônquica ou cisto broncogênico.

Conduta

A avaliação inicial de um feto com suspeita de MACP inclui o exame ultrassonográfico detalhado para confirmação do diagnóstico. Devem ser observados o tamanho dos cistos e suas localizações, assim como a presença de hidropisia ou desvio do mediastino. A ecocardiografia deve ser recomendada em todos os casos em razão da associação da MACP às malformações cardíacas. Como não há forte associação entre a MACP e as aneuploidias, é questionável a realização do cariótipo fetal.

O feto com MACP deve receber acompanhamento ultrassonográfico seriado, sempre à procura de sinais de hidropisia. Ocasionalmente, a lesão pode desaparecer completamente antes do nascimento.

O nascimento deve ser programado para um centro de referência terciário com todo o suporte de cirurgião pediátrico, neonatologista e unidade de terapia intensiva (UTI) neonatal. Não há necessidade de cesariana nos casos de MACP, e a indicação da via de parto é obstétrica.

A intervenção fetal está indicada nos fetos com hidropisia e deve ser considerada quando há desvio de mediastino ou polidrâmnio antes da 32ª semana. Nas lesões císticas, a drenagem percutânea do tórax fetal e a introdução de um cateter para promover derivação toracoamniótica são as melhores opções. A derivação está indicada quando o conteúdo se refaz rapidamente em caso de drenagem percutânea e pode ser considerada em fetos não hidrópicos com desvio mediastinal importante.

No caso de lesões microcísticas que evoluíram com hidropisia, o prognóstico é ruim. Alguns estudos propuseram a ressecção da lesão a céu aberto, mas os resultados não foram bons, com mortalidade de 40%, acrescidos de todas as complicações da cirurgia (Adzick et al., 1993).

Outra opção, não invasiva, para o tratamento de fetos hidrópicos com MACP seria o uso materno intramuscular do corticoide (betametasona 12mg/dia por 2 dias). Estudo descreveu a reversão pelo corticoide da hidropisia fetal por lesão microcística em 77,8% dos casos e sobrevida de 85% (Curran et al., 2010). Esses achados, somados aos de outras experiências, sugerem que o uso de corticoide deve ser o tratamento de primeira linha para os casos de MACP grande com hidropisia (Witlox et al., 2011).

Prognóstico

A taxa de sobrevida de fetos com MACP varia entre 70% e 85%. Entre os fetos não hidrópicos, os resultados são ainda melhores, aproximando-se dos 100% (Stocker et al., 1977).

Lesões predominantemente sólidas têm prognóstico menos favorável, assim como o tamanho das massas também

parece influenciar o prognóstico. Descartadas outras malformações associadas, o principal fator prognóstico é a presença ou a ausência de hidropisia.

Entre os fetos hidrópicos, mais de 90% dos casos evoluirão para o óbito se nenhuma intervenção for adotada antes do nascimento. Alguns estudos mostram que essa conduta pode aumentar para 50% as chances de sobrevivência desses fetos. Entretanto, na maioria dos fetos com diagnóstico pré-natal de MACP, nenhuma intervenção terapêutica é necessária antes do nascimento.

SEQUESTRO PULMONAR

O sequestro pulmonar é uma massa de tecido pulmonar não funcionante que não apresenta conexão normal com a árvore traqueobrônquica e recebe seu aporte sanguíneo de vasos sistêmicos anômalos (Carter, 1969). A teoria mais aceita sobre a origem embriológica do sequestro pulmonar é a de que um broto pulmonar supranumerário tenha se desenvolvido caudalmente ao broto pulmonar principal e migrado com o esôfago. Se esse broto se formou antes da formação da pleura, acaba sendo revestido por ela, tornando-se um sequestro intralobar. Se esse broto apareceu depois do desenvolvimento da pleura, crescerá separadamente e formará sua própria pleura, dando origem ao sequestro extralobar.

O sequestro pulmonar é observado em 0,8% a 1,4% de todas as ressecções pulmonares (Carter, 1969). Entretanto, apesar de não ser frequente, corresponde a uma proporção considerável de massas torácicas com diagnóstico pré-natal, representando 23% das massas torácicas diagnosticadas no feto (Adzick et al., 1998).

O sequestro pulmonar pode ser classificado como intralobar ou extralobar. O intralobar é o mais frequente em infantes e crianças, sendo responsável por aproximadamente 75% dos casos (Savic et al., 1979). O sequestro pulmonar extralobar (25% dos casos) é revestido por sua própria pleura, enquanto o intralobar compartilha seu revestimento pleural com o pulmão normal.

O sequestro extralobar está usualmente localizado na porção posteroinferior do tórax e em 90% dos casos é encontrado no lado esquerdo. Até 15% dos sequestros extralobares podem ser encontrados dentro ou abaixo do diafragma (Berrocal et al., 2004).

O suprimento arterial é sempre proveniente da aorta torácica ou abdominal. Entretanto, a drenagem venosa difere entre os dois tipos. No sequestro intralobar, a drenagem geralmente é feita para as veias pulmonares, e no extralobar, pelo sistema ázigos, hemiázigos ou veia cava inferior.

Diagnóstico

O sequestro pulmonar extralobar se apresenta sonograficamente como uma massa ecogênica bem delimitada e triangular geralmente localizada na base do tórax fetal (Figura 30.3). Pode ser de vários tamanhos, mas tende a ser pequena ou média. Os grandes sequestros podem causar desvio de

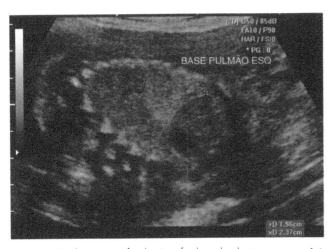

FIGURA 30.3 Ultrassonografia do tórax fetal revelando imagem ecogênica triangular na base do pulmão esquerdo característica do sequestro pulmonar. (Setor de Medicina Fetal do Instituto Fernandes Figueira.)

mediastino ou hidropisia. A aparência sonográfica hiperecogênica do sequestro é o resultado de várias interfaces acústicas provenientes de numerosos bronquíolos primitivos dilatados (Jaffe et al., 1982). A diferenciação entre sequestro intralobar e extralobar na maioria das vezes não pode ser feita por meio da ultrassonografia (Bianchi et al., 2010).

A visualização de uma artéria proveniente da aorta suprindo a massa habitualmente confirma o diagnóstico, diferenciando-a de outras massas torácicas (MACP, enfisema lobar e atresia brônquica) que recebem suprimento vascular das artérias pulmonares.

Achados sonográficos adicionais habitualmente encontrados nos casos de sequestro pulmonar incluem derrame pleural, desvio mediastinal, hidropisia e polidrâmnio (Bianchi et al., 2010). A hidropisia também pode resultar do efeito compressivo do sequestro na veia cava inferior e geralmente determina desfecho letal caso nenhuma medida terapêutica seja estabelecida. A presença de hidrotórax ipsilateral à lesão é observada em aproximadamente 5% a 10% dos casos e também fortalece a hipótese diagnóstica de sequestro pulmonar, pois o hidrotórax é raramente observado na MACP.

Os principais diagnósticos diferenciais do sequestro intratorácico são a MACP tipo 3, o teratoma de mediastino e a hérnia diafragmática congênita. A aparência cística dos tipos 1 e 2 os diferencia do sequestro. O teratoma de mediastino é geralmente mais denso que o sequestro e é acompanhado de sombra acústica posterior. O sequestro intra-abdominal extralobar deve ser diferenciado do neuroblastoma e do nefroma mesoblástico.

A associação a outras malformações é elevada, especialmente nos sequestros extralobares, em que atinge 60% dos casos. Nos sequestros intralobares, anomalias associadas são encontradas em aproximadamente 10% dos infantes. As malformações mais comuns são a hérnia diafragmática congênita e as malformações cardíacas (Laje & Liechty, 2008). Outras malformações descritas em associação ao sequestro são a comunicação do sequestro com esôfago ou estômago, cisto broncogênico, MACP, duplicação intestinal, pâncreas ectópico e anomalias vertebrais.

Conduta

Após o diagnóstico ultrassonográfico do sequestro pulmonar, avaliação pormenorizada em busca de outras malformações associadas. A ecocardiografia também é recomendada, tendo em vista o relato de associação do sequestro broncopulmonar a malformações cardíacas. A princípio, o cariótipo fetal deverá ser pesquisado somente quando estiver indicada alguma intervenção terapêutica intraútero, tendo em vista ser incomum a associação do sequestro broncopulmonar a aneuploidias.

A intervenção terapêutica no sequestro pulmonar depende da presença de hidropisia, das características da lesão e da idade gestacional em que se desenvolveu. Nos fetos hidrópicos com desvio mediastinal, placentomegalia ou derrame pleural acima da 32ª semana, o ideal é que o parto seja antecipado e a lesão ressecada após o nascimento (Bianchi et al., 2010). Nos fetos hidrópicos com menos de 32 semanas, alguma medida terapêutica está indicada, pois, se nenhuma intervenção for adotada, o desfecho será invariavelmente o óbito fetal. No caso de hidropisia associada ao hidrotórax com desvio do mediastino deve ser considerada a descompressão torácica com toracocentese ou derivação toracoamniótica (Witlox et al., 2011). Em geral, após essas medidas, a hidropisia, o derrame pleural, o desvio de mediastino e o polidrâmnio regridem. A ressecção da lesão por cirurgia fetal aberta também é uma opção terapêutica. Entretanto, os bons resultados obtidos por terapias menos invasivas desaconselham seu uso.

O parto deve ocorrer em unidade terciária com suporte de UTI neonatal e cirurgião pediátrico. A cesariana deve ser reservada para os casos com indicação obstétrica.

Prognóstico

O prognóstico do sequestro pulmonar depende se a lesão é intralobar ou extralobar e se está associada à hidropisia ou a outras malformações. Autores mostraram que 95% dos fetos com esse diagnóstico sobreviveram. Entretanto, na presença de hidropisia, o desfecho foi uniformemente letal. Quando associado ao derrame pleural, a sobrevida foi de 22% e só sobreviveram os fetos submetidos à descompressão torácica pela derivação toracoamniótica. A taxa de sobrevida dos fetos que desenvolveram polidrâmnio foi de apenas 30%. Esse estudo mostrou que 75% dos sequestros com diagnóstico pré-natal involuíram espontaneamente. O mecanismo fisiopatológico responsável por essa resolução espontânea ainda não é bem conhecido (Adzick et al., 1998).

DERRAME PLEURAL

O derrame pleural consiste no acúmulo de líquido no espaço pleural. Os derrames pleurais podem ser primários ou secundários às condições que promovam o extravasamento de líquido para o interior do espaço pleural, como ocorre nos casos de hidropisia imune e não imune. No feto, as causas secundárias são as mais comuns, enquanto nos neonatos esse cenário se inverte. O derrame primário apresenta conteúdo quiloso (quilotórax), enquanto no secundário o conteúdo é seroso (hidrotórax) (Bianchi et al., 2010).

No caso dos derrames quilosos, acredita-se que a causa esteja relacionada com uma possível fístula ou atresia do ducto torácico, enquanto nos secundários pode decorrer de uma série de problemas maternos e fetais, como anomalias genéticas, malformações torácicas, cardiovasculares, gastrointestinais, placentárias e cordão umbilical, desordens hematológicas, infecções e neoplasias.

O derrame pleural primário ocorre com a frequência de 1 a cada 12.000 nascimentos (Longaker et al., 1989). Estima-se que a incidência seja ainda maior quando se consideram os casos que regridem espontaneamente ou que evoluem para óbito antes do diagnóstico. O derrame pleural secundário ocorre em 1 a cada 1.500 nascidos vivos (Castillo et al., 1986).

Diagnóstico

O diagnóstico pré-natal do derrame pleural é essencialmente ultrassonográfico. O líquido se acumula no espaço pleural de um ou dos dois lados do tórax. Observa-se a presença de espaço anecoico localizado entre a parede torácica, o diafragma e os pulmões (Figura 30.4).

Na presença de grande acúmulo de líquido nessa região, muitas vezes é possível observar desvio do mediastino ou eversão da cúpula diafragmática, reproduzindo a tensão gerada no interior do tórax. Esses casos podem se complicar com o desenvolvimento de hidropisia em razão da compressão da veia cava inferior e da dificuldade do retorno venoso. Outras vezes, o derrame pleural pode ser o primeiro sinal de uma hidropisia não imune.

A associação do derrame pleural ao polidrâmnio é frequente, podendo ocorrer em até 70% dos casos (Bianchi et al., 2010). Alguns autores atribuem essa associação à dificuldade de deglutição do líquido amniótico causada pela compressão esofágica na presença de desvio do mediastino, mas sua etiologia ainda é incerta.

O mais importante para o diagnóstico diferencial do derrame pleural é estabelecer se o derrame é primário ou secundário. Para isso deve ser realizado exame ultrassonográfico pormenorizado à procura de malformações associadas. Muitas vezes, essa diferenciação só é possível após a retirada de amostra do líquido pleural por toracocentese. A presença de mais de 80% de linfócitos é considerada patognomônica de quilotórax (Bianchi et al., 2010). Apesar disso, algumas vezes o quilotórax pode estar associado a determinadas anomalias fetais, como linfangiomatose congênita difusa, linfedema congênito, linfangiectasia pulmonar e sequestro pulmonar. No entanto, a causa do quilotórax não pode ser invariavelmente determinada.

A avaliação cardíaca do feto deve ser realizada para afastar a presença de insuficiência cardíaca como causa do derrame pleural. Entretanto, na presença de desvio do mediastino, pode estar dificultado o estudo da anatomia cardíaca.

O derrame pleural está frequentemente associado a malformações extratorácicas e aneuploidias. Estudo que avaliou 56 fetos com derrame pleural encontrou associação de anomalias estruturais ou cromossômicas em 75% dos casos, com 34% apresentando malformações com cariótipo normal e 41% com cariótipo alterado. As principais malformações associadas foram linfangioma cístico, defeitos cardíacos, hérnia diafragmática congênita e displasia renal. Entre os fetos com aneuploidia houve predominância da síndrome de Turner (65%) e da síndrome de Down (22%) (Ruano et al., 2011).

Conduta

Diante do diagnóstico de derrame pleural, está indicada a análise do cariótipo fetal, tendo em vista sua frequente associação às aneuploidias. A avaliação ecocardiográfica também está recomendada.

Caso se opte pela conduta expectante, seguimento ultrassonográfico rigoroso deve ser realizado visando à detecção precoce de sinais de hidropisia, desvio de mediastino e polidrâmnio. Recomenda-se que o intervalo entre cada exame não ultrapasse o período de 15 dias.

Algumas avaliações adicionais devem ser realizadas no sangue materno, como hemograma completo, grupo sanguíneo, pesquisa de anticorpos irregulares, sorologia para infecções congênitas e rastreamento para diabetes.

Existem várias maneiras de conduzir os casos de derrame pleural fetal, dependendo da idade gestacional, da gravidade do derrame, da evidência de progressão e da presença ou não de hidropisia, desvio do mediastino ou polidrâmnio (Bianchi et al., 2010).

Quando a quantidade de líquido acumulado é pequena e o derrame pleural é unilateral, recomenda-se conduta expectante com observação em virtude da possibilidade de resolução espontânea. Caso contrário, quando o diagnóstico é realizado após a 32ª semana, recomendam-se toracocentese após o nascimento e, se necessário, a antecipação do parto

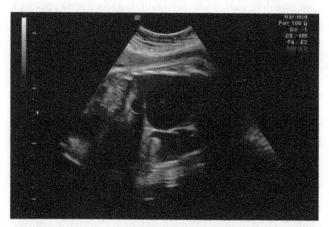

Figura 30.4 Ultrassonografia do tórax fetal com grande derrame pleural durante toracocentese. (Setor de Medicina Fetal do Instituto Fernandes Figueira.)

após corticoterapia. Se o diagnóstico é realizado antes da 32ª semana, duas formas de tratamento se encontram disponíveis: toracocentese e derivação toracoamniótica.

Inicialmente, opta-se pela toracocentese para obtenção de líquido pleural para o diagnóstico. Algumas vezes, após a toracocentese, o derrame não se refaz, não sendo mais necessária nenhuma intervenção. Além disso, após o procedimento é possível uma melhor visualização da área cardíaca para investigação de alterações estruturais, principalmente nos casos que cursam com desvio do mediastino.

Quando o líquido pleural volta a se acumular após a toracocentese, evoluindo com hidropisia ou desvio do mediastino, opta-se pela derivação toracoamniótica, que possibilita a drenagem persistente do líquido pleural para a cavidade amniótica, promovendo a expansão pulmonar e diminuindo o risco de desenvolvimento de hipoplasia pulmonar (Bianchi et al., 2010; Witlox et al., 2011). Após a introdução do cateter, ultrassonografias seriadas devem ser realizadas semanalmente para monitoração do posicionamento e da funcionalidade do cateter.

Tanto a toracocentese como a derivação toracoamniótica podem evoluir com algumas complicações, como reposicionamento ou obstrução do cateter, rotura prematura das membranas ovulares, infecção, hemorragia e parto prematuro. Entretanto, são descritos poucos casos de complicações, e o risco dessas intervenções para a mãe e para o feto é considerado baixo. Apesar disso, ainda não existe consenso com relação às suas indicações.

A via de parto não é influenciada pela presença do derrame pleural e a indicação é obstétrica. O parto deve ser programado para um hospital terciário com suporte de UTI neonatal, cirurgião pediátrico e neonatologista.

Prognóstico

A mortalidade associada ao derrame pleural no feto é elevada, variando de 22% a 53%. Entretanto, no Brasil há registro de 75% de mortalidade perinatal, sendo 68% de óbitos fetais (Ruano et al., 2011).

Algumas características dos derrames pleurais primários se associam a prognóstico mais favorável. Os derrames unilaterais que não cursam com desvio de mediastino ou eversão diafragmática se associam a 100% de sobrevivência (Longaker et al., 1989), e cerca de 5% dos casos podem regredir espontaneamente.

Quando os derrames são bilaterais ou cursam com hidropisia, há elevada associação à mortalidade perinatal (Ruano et al., 2011; Longaker et al., 1989). Na presença de derrame bilateral, a sobrevida cai para 52% e a mortalidade dos fetos hidrópicos é elevada, chegando a 52% nos derrames primários e 98% nos secundários (Longaker et al., 1989). A colocação de derivação toracoamniótica melhora ligeiramente o prognóstico com sobrevida de 67% (Wilson et al., 2004).

A principal complicação do derrame pleural é também a principal causa de morte neonatal nos casos isolados, ou seja, o desenvolvimento de hipoplasia pulmonar em virtude da compressão do parênquima pela efusão pleural. Sabe-se então que, quanto maior o derrame e quanto mais precocemente ele se desenvolver, maior o risco de evoluir com essa complicação.

HÉRNIA DIAFRAGMÁTICA CONGÊNITA (HDC)

A HDC é um defeito do diafragma decorrente da falha no fechamento do canal pleuroperitoneal entre a nona e a décima semana de gravidez e resulta em graus variados de hipoplasia pulmonar devido à compressão dos pulmões pelas vísceras herniadas (Bianchi et al., 2010). O pulmão ipsilateral é mais afetado que o contralateral. Os pulmões de fetos com HDC têm poucos alvéolos, paredes alveolares espessadas, aumento do tecido intersticial, acentuada diminuição do espaço aéreo alveolar e da superfície de trocas gasosas e vasculatura anormal. Essas alterações morfológicas determinam impacto notável no período pós-natal: hipoplasia pulmonar com insuficiência ventilatória precoce e, nos sobreviventes, hipertensão pulmonar persistente (Montenegro et al., 2013).

A incidência é de 1 em cada 2.500 a 5.000 recém-nascidos (Deprest et al., 2006), sendo 84% dos casos localizados à esquerda, 13% à direita e 2% bilaterais (Deprest et al., 2009). Menos de 2% dos casos apresentam herança familiar, e a taxa de recorrência é de 2%.

O defeito embrionário pode resultar nos seguintes tipos de hérnias (Clugston & Greer, 2007):

- Hérnia de Bochdalek: defeito posterolateral resultante da fusão incompleta da membrana pleuroperitoneal, sendo o tipo mais frequente (95%).
- Hérnia de Morgagni: defeito anterior, retroesternal ou paraesternal, decorrente da fusão incompleta entre os elementos esternal e costal do diafragma.
- Hérnias decorrentes de defeitos do tendão central.
- Eventração do diafragma.

Diagnóstico

O diagnóstico ultrassonográfico da HDC esquerda não é difícil e costuma ser realizado por ocasião do exame morfológico. Em geral, ao ser acessado o plano torácico das quatro câmaras cardíacas se observam dextrocardia e presença do estômago e alças intestinais no tórax (Figura 30.5). O diagnóstico da HDC direita é dificultado pela ecogenicidade similar do fígado e dos pulmões (Montenegro et al., 2013). Em caso de dúvida quanto à herniação do fígado, pode-se recorrer ao Doppler colorido com identificação da vascularização hepática e da veia umbilical. Aproximadamente 60% a 90% dos casos são detectados no pré-natal, seja pela ultrassonografia, seja por ressonância magnética (RM).

Polidrâmnio é observado em 75% dos casos após a 25ª semana (Pilu et al., 2002) e geralmente decorre do desvio mediastinal, comprometendo a deglutição (Bianchi et al., 2010).

Anomalias estruturais e/ou cromossômicas associadas estão presentes em aproximadamente 40% dos casos. Cerca de 16% dos fetos apresentam cardiopatias congênitas e 16% a 37% dos casos estão associados a cromossomopatias,

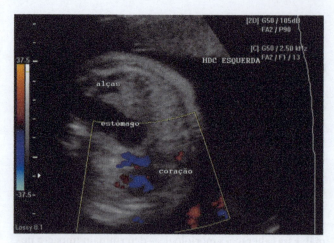

FIGURA 30.5 Ultrassonografia mostrando a presença de alças intestinais e estômago no tórax fetal, desviando o coração, compatível com diagnóstico de hérnia diafragmática congênita. (Setor de Medicina Fetal do Instituto Fernandes Figueira.)

principalmente trissomia do 18, tetrassomia do 12p (síndrome de Pallister-Killian) e trissomia do 21 (Bianchi et al., 2010).

Conduta

Uma vez diagnosticada a HDC, a ecocardiografia e o cariótipo fetal são indispensáveis por tornarem possível a definição do prognóstico fetal, e a RM tem grande aplicação nessa malformação por favorecer a medição do volume dos pulmões e excluir outras anomalias (Doné et al., 2008).

Nos fetos portadores de hérnia isolada, o prognóstico perinatal depende da gravidade da hipoplasia pulmonar e da hipertensão arterial pulmonar. Vários marcadores ultrassonográficos foram extensamente propostos para essa avaliação. Os mais utilizados são a presença de herniação hepática ("fígado alto") e a relação pulmão-cabeça (RPC).

O valor prognóstico da presença do fígado herniado foi analisado em metanálise que evidenciou sobrevida de 45,4% em comparação com 73,9% dos fetos sem essa alteração (Mullassery et al., 2010). Mais recentemente, tem sido utilizada a quantificação volumétrica de herniação hepática por meio da RM (Benachi et al., 2014).

A RPC foi inicialmente introduzida como uma medida que poderia ser utilizada independentemente da idade gestacional. Contudo, foi verificado posteriormente que os pulmões crescem mais rapidamente que a circunferência cefálica, tornando inapropriado um mesmo parâmetro para avaliação da RPC em qualquer idade gestacional. Desse modo, a RPC observada/esperada foi introduzida como medida a ser utilizada independentemente da idade gestacional (Benachi et al., 2014).

De acordo com a RPC observada/esperada, o prognóstico dos casos de hérnia diafragmática esquerda isolada é o seguinte (Doné et al., 2008):

- **Fetos com RPC observada/esperada < 15%:** têm hipoplasia pulmonar extremamente grave e virtualmente não há possibilidade de sobrevida.

- **Fetos com RPC observada/esperada entre 15% e 25%:** têm hipoplasia pulmonar grave, e a sobrevida está em torno de 15%.
- **Fetos com RPC observada/esperada entre 26% e 45%:** têm hipoplasia pulmonar moderada e taxa de sobrevida de 30% a 60%.
- **Fetos com RPC observada/esperada > 45%:** têm hipoplasia pulmonar leve e, nesses casos, a sobrevida é alta.

O tratamento *in utero* é feito através da fetoscopia pela técnica *fetal endoluminal tracheal occlusion* (FETO), que consiste na colocação de um balão na traqueia fetal que a seguir é inflado (Figura 30.6). Esse tratamento tem sido proposto, até o momento, para os fetos com hipoplasia pulmonar grave ou com presença de fígado alto entre a 26ª e a 28ª semana e posterior reversão (retirada do balão) na 34ª semana. Nesses casos, a oclusão pelo balão na traqueia apresenta taxa de sobrevida de 50% a 70%, pois o acúmulo de líquido determinado pela obstrução temporária impede a hipoplasia pulmonar e redireciona as vísceras herniadas de volta para o abdome com melhora da função pulmonar ao nascimento (Montenegro et al., 2014).

As principais complicações relacionadas com o procedimento são a rotura prematura das membranas ovulares pré-termo (RPMPT) e a ocorrência de parto prematuro. No estudo clínico FETO, que realizou a intervenção em 210 fetos, a RPMPT ocorreu em 16,7% dos casos 3 semanas após o procedimento, sendo de 25% a taxa de rotura antes da 34ª

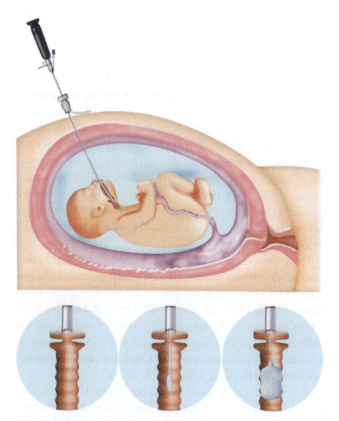

FIGURA 30.6 Tratamento intrauterino da hérnia diafragmática congênita com balão endotraqueal por fetoscopia. (Montenegro et al., 2013.)

semana. A idade gestacional média para o parto foi de 35,3 semanas em 30,9% dos casos antes da 34ª semana, o que tornou necessária a retirada emergencial do balão traqueal (DeKoninck et al., 2011).

A morbidade em curto prazo foi melhor que o esperado, sendo similar aos casos moderados conduzidos apenas de modo expectante. Os fetos submetidos a esse procedimento obviamente ainda precisam de tratamento pós-natal definitivo para correção do defeito diafragmático. Ainda não há evidências para a recomendação da FETO em casos de hipoplasia pulmonar moderada e leve. Está em curso um estudo clínico randomizado para os casos de hipoplasia moderada.

A via de parto não tem relação com o desfecho neonatal e não há indicação de cesariana nos casos de HDC.

Prognóstico

A despeito de o diagnóstico pré-natal da HDC viabilizar o planejamento do nascimento em centro terciário com suporte de ventilação de alta frequência e oxigenação de membrana extracorpórea (ECMO), a mortalidade é elevada, atingindo 76% a 80%.

Vários fatores influenciam o prognóstico dos fetos com hérnia diafragmática congênita. A associação a outras anomalias e/ou cromossomopatia tem péssimo prognóstico. No entanto, mesmo quando há hérnia isolada, a mortalidade é elevada, podendo chegar a 58% (Shue et al., 2012). A presença do fígado herniado e a RPC observada/esperada são dois parâmetros importantes que se correlacionam com o prognóstico.

Os primeiros resultados com a utilização da FETO para casos com prognóstico ruim (fígado herniado e RPC observada/esperada < 1) são animadores. O tratamento aumenta a sobrevida de 24,1% para 49,1% na hérnia esquerda e de zero para 35,3% na direita (Jani et al., 2009).

Leitura recomendada

Adzick NS. Management of fetal lung lesions. Clin Perinatol 2003; 30:481-92.

Adzick NS, Harrison MR, Crombleholme TM, Flake AW, Howell LJ. Fetal lung lesions: management and outcome. Am J Obstet Gynecol 1998; 179:884-9.

Adzick NS, Harrison MR, Flake AW, Howell LJ, Golbus MS, Filly RA. Fetal surgery for cystic adenomatoid malformation of the lung. J Pediatr Surg 1993; 28:806-12.

Benachi A, Cordier AG, Cannie M, Jani J. Advances in prenatal diagnosis of congenital diaphragmatic hernia. Semin Fetal Neonatal Med 2014; 165:75-4.

Berrocal T, Madrid C, Novo S, Gutiérrez J, Arjonilla A, Gómez-León N. Congenital anomalies of the tracheobronchial tree, lung, and mediastinum: embryology, radiology, and pathology. Radiographics 2004; 24:e17.

Bianchi DW, Crombleholme TM, D'Alton ME, Malone FD. Fetology: diagnosis and management of the fetal patient. 2. ed. New York: McGraw-Hill, 2010.

Carter R. Pulmonary sequestration. Ann Thorac Surg 1969; 7:68-88.

Castillo RA, Devoe LD, Hadi HA, Martin S, Geist D. Nonimmune hydrops fetalis: clinical experience and factors related to a poor outcome. Am J Obstet Gynecol 1986; 155:812-6.

Clugston RD, Greer JJ. Diaphragm development and congenital diaphragmatic hernia. Semin Pediatr Surg 2007; 16:94-100.

Curran PF, Jelin EB, Rand L et al. Prenatal steroids for microcystic congenital cystic adenomatoid malformations. Pediatr Surg 2010; 45:145-50.

Dekoninck P, Gratacos E, Van Mieghem T et al. Results of fetal endoscopic tracheal occlusion for congenital diaphragmatic hernia and the set up of the randomized controlled TOTAL trial. Early Hum Dev 2011; 87:619-24.

Deprest J, Jani J, Cannie M et al. Prenatal intervention for isolated congenital diaphragmatic hernia. Curr Opin Obstet Gynecol 2006; 18: 203.

Deprest JA, Flemmer AW, Gratacos E, Nicolaides K. Antenatal prediction of lung volume and in-utero treatment by fetal endoscopic tracheal occlusion in severe isolated congenital diaphragmatic hernia. Semin Fetal Neonatal Med 2009; 14:8-13.

Doné E, Gucciardo L, Van Mieghem T et al. Prenatal diagnosis, prediction of outcome and in utero therapy of isolated congenital diaphragmatic hernia. Pren Diag 2008; 28:581.

Gornall AS, Budd JL, Draper ES, Konje JC, Kurinczuk JJ. Congenital cystic adenomatoid malformation: accuracy of prenatal diagnosis, prevalence and outcome in a general population. Prenat Diagn 2003; 23:997-1002.

Jaffe MH, Bank ER, Silver TM, Bowerman RA. Pulmonary sequestration: ultrasonic appearance. J Clin Ultrasound 1982; 10:294-6.

Laberge JM, Flageole H, Pugash D et al. Outcome of the prenatally diagnosed congenital cystic adenomatoid lung malformation: a Canadian experience. Fetal Diagn Ther 2001; 16:178-86.

Laje P, Liechty KW. Postnatal management and outcome of prenatally diagnosed lung lesions. Prenat Diagn 2008; 28:612-8.

Longaker MT, Laberge JM, Dansereau J et al. Primary fetal hydrothorax: natural history and management. J Pediatr Surg 1989; 24:573-6.

Mann S, Wilson RD, Bebbington MW, Adzick NS, Johnson MP. Antenatal diagnosis and management of congenital cystic adenomatoid malformation. Semin Fetal Neonatal Med 2007; 12:477-81.

Montenegro CAB, Nakamura-Pereira M, Peixoto Filho FM, Rezende Filho J, Moraes VP. Malformações fetais. In: Montenegro CA, Rezende Filho J. Rezende Obstetrícia. 12. ed. Rio de Janeiro: Guanabara Koogan, 2013:1160-91.

Mullassery D, Ba'ath ME, Jesudason EC, Losty PD. Value of liver herniation in prediction of outcome in fetal congenital diaphragmatic hernia: a systematic review and meta-analysis. Ultrasound Obstet Gynecol 2010; 35:609-14.

Pilu G, Nicolaides K, Ximenes R, Jeanty P. Diagnosis of fetal abnormalities – the 18-23 weeks scan. In: Diploma in fetal medicine & ISUOG educational series. London: ISUOG & Fetal Medicine Foundation, 2002.

Ruano R, Ramalho AS, Cardoso AK, Moise K Jr, Zugaib M. Prenatal diagnosis and natural history of fetuses presenting with pleural effusion. Prenat Diagn 2011; 31:496-9.

Savic B, Birtel FJ, Tholen W, Funke HD, Knoche R. Lung sequestration: report of seven cases and review of 540 published cases. Thorax 1979; 34:96-101.

Shanmugam G, MacArthur K, Pollock JC. Congenital lung malformations – antenatal and postnatal evaluation and management. Eur J Cardiothorac Surg 2005; 27:45-52.

Shue EH, Miniati D, Lee H. Advances in prenatal diagnosis and treatment of congenital diaphragmatic hernia. Clin Perinatol 2012; 39:289-300.

Stocker JT, Madewell JE, Drake RM. Congenital cystic adenomatoid malformation of the lung. Classification and morphologic spectrum. Hum Pathol 1977; 8:155-71.

Wilson RD, Baxter JK, Johnson MP et al. Thoracoamniotic shunts: fetal treatment of pleural effusions and congenital cystic adenomatoid malformations. Fetal Diagn Ther 2004; 19:413-20.

Witlox RS, Lopriore E, Oepkes D. Prenatal interventions for fetal lung lesions. Prenat Diagn 2011; 31:628-36.

Anomalias do Trato Digestório

CAPÍTULO 31

Carolina Prado Diniz
Marcelo Marques de Souza Lima

INTRODUÇÃO

As anormalidades do trato gastrointestinal correspondem aproximadamente a 15% das anomalias congênitas identificáveis pela ultrassonografia.

No estado de Pernambuco, as anomalias congênitas do trato digestório foram responsáveis por 10% dos óbitos por malformações em menores de 1 ano no período de 1979 a 2003, sendo consideradas a terceira causa de mortalidade por malformações, atrás das anomalias cardiovasculares e do sistema nervoso central. No Instituto de Medicina Integral Prof. Fernando Figueira (IMIP), no período de março de 2002 a agosto de 2004, foi encontrada alguma alteração do sistema digestório em aproximadamente 7% das gestantes que realizaram ultrassonografia morfológica, sendo a quinta malformação mais evidenciada (Noronha Neto et al., 2009).

EMBRIOLOGIA

O tubo digestório tem origem no endoderma e seus componentes musculares e conectivos no mesoderma. Na sexta semana de gravidez o embrião apresenta uma cavidade bucal separada do restante do tubo digestório pela membrana bucofaríngea, uma faringe primitiva e uma porção reta que termina na membrana cloacal. O tubo digestório nessa fase e seus correspondentes no adulto são:

- Intestino superior – boca até saco vitelino → boca até parte do duodeno.
- Intestino médio – porção comunicante com o saco vitelino → jejuno até parte do transverso.
- Intestino inferior – borda caudal do saco vitelino até membrana cloacal → cólon descendente, sigmoide e reto.

Após a sexta semana acontece a rotura das membranas bucofaríngea e cloacal, promovendo a comunicação do trato digestório com o meio exterior. Nas duas extremidades, o revestimento é de origem ectodérmica. As glândulas intestinais, o fígado e o pâncreas são derivados da invaginação do endoderma. O estômago migra para a cavidade abdominal em torno da oitava/nona semana de gravidez e entre a 12ª e a 13ª semana o trato digestório já se encontra formado.

ACHADOS ULTRASSONOGRÁFICOS NORMAIS

O intestino não costuma ser muito bem visualizado na ultrassonografia, exceto quando apresenta alterações morfológicas. Na 20ª semana de gravidez é importante estabelecer se o estômago está presente e localizado na porção abdominal superior esquerda, abaixo do coração. Seu tamanho não é significativo, mas é necessário que ele seja visualizado.

Em 40% dos fetos o intestino delgado pode ser visualizado com até 20 semanas de gestação e em 100% após essa idade gestacional, mas não deve aparecer ecogênico. Segmentos do intestino grosso são vistos em todos os casos após a 25ª semana. À medida que o feto cresce, o conteúdo intestinal se torna mais ecogênico, mas o intestino não apresenta dilatações.

Ondas peristálticas podem ser visualizadas a partir da 25ª semana no intestino delgado e após a 30ª semana no cólon. O diâmetro normal do intestino delgado no terceiro trimestre não ultrapassa os 8mm, e o do cólon, 18mm.

As haustrações do intestino grosso são detectáveis na ultrassonografia pela primeira vez entre a 20ª e a 25ª semana de gestação e podem ser observadas em todos os fetos a partir da 31ª semana. O mecônio é formado no segundo trimestre, sendo constituído de líquido amniótico deglutido, vérmix caseoso, secreções glandulares e bile. Depois da 20ª semana de gestação, a maturação do esfíncter anal determina o acúmulo de mecônio no ceco. O mecônio é inicialmente hipoecoico e sua ecogenicidade aumenta com o avançar da gravidez.

Outras estruturas abdominais, como fígado, baço e vesícula biliar (estrutura cística localizada no hipocôndrio direito), são identificadas após a 20ª semana.

Algumas vezes, o intestino pode aparecer com ecogenicidade aumentada na ultrassonografia, o que não representa necessariamente uma alteração. Na maioria dos casos, a depender da idade gestacional, pode refletir a maturidade e o desenvolvimento do sistema intestinal fetal. No primeiro trimestre é considerado marcador de cromossomopatia menor, porém, caso seja isolado, recomenda-se apenas observar.

Apesar de bem descritas na literatura, nem todas as alterações morfológicas do sistema digestório são detectadas pela ultrassonografia pré-natal de rotina, apresentando sensibilidade de detecção de 50% a 87%. Um estudo evidenciou sensibilidade de 100% e especificidade de 97% na detecção de anomalias do trato digestório (Noronha Neto et al., 2009). Essa grande divergência pode estar relacionada com alguns fatores, como seleção de pacientes de risco por ser um serviço de referência, qualidade do exame, idade gestacional, treinamento dos profissionais e número de ultrassonografias realizadas, além dos fatores inerentes às malformações digestórias que mais habitualmente têm expressão na segunda metade da gestação, podendo, em determinados casos, não ser percebidas à época da realização do morfológico do segundo trimestre.

ATRESIA DE ESÔFAGO

Definição

A atresia de esôfago se caracteriza pela formação incompleta do esôfago, estando associada à fístula traqueoesofágica em aproximadamente 90% dos fetos. Sua incidência é de 1 em 800 a 2 em 10.000 nascidos vivos e resulta da divisão parcial do intestino superior em esôfago e traqueia entre a quinta e a sétima semana de gestação.

Dentre as inúmeras variações anatômicas da atresia de esôfago, os principais tipos são (Figura 31.1):

- **Tipo I:** atresia isolada sem fístula traqueoesofágica – 8% a 10%.
- **Tipo II:** atresia com fístula traqueoesofágica proximal – 1% a 2%.
- **Tipo III:** atresia com fístula traqueoesofágica distal – mais comum – 88% a 99%.
- **Tipo IV:** atresia com dupla fístula traqueoesofágica, proximal e distal – 1% a 2%.
- **Tipo V:** fístula traqueoesofágica sem atresia esofágica – fístula em H – 1% a 2%.

Malformações associadas

Caso seja possível o diagnóstico de atresia esofágica, devem ser sempre pesquisadas outras malformações associadas, as quais podem estar presentes em 50% a 70% dos casos. As anomalias cardíacas são as mais frequentes (11% a 49%). Também podem ser evidenciadas anomalias geniturinárias (13%), gastrointestinais (28%), musculoesqueléticas (11%) e de face (6%). Em aproximadamente 10% das crianças com atresia de esôfago há associação com a síndrome VACTERL (defeito nas vértebras, malformações anorretais, defeitos cardíacos, fístula traqueoesofágica, anomalias renais e dos membros [*limbs*]). A associação a anomalias cromossômicas ocorre em 8% a 27% dos casos, principalmente as trissomias do 18 e 21.

Diagnóstico

O diagnóstico pré-natal por meio da ultrassonografia é geralmente tardio, entre a 26ª e a 30ª semana de gestação, e suspeitado na presença de polidrâmnio e da não visualização do estômago após exames repetidos e prolongados. O polidrâmnio está presente em aproximadamente 85% dos casos com atresia isolada e em apenas 32% a 35% quando há fístula traqueoesofágica.

A demonstração do esôfago com o local da atresia é excepcional. Entretanto, a identificação do estômago não afasta essa possibilidade. Nos casos de atresia com fístula traqueoesofágica se observa uma discordância entre o volume do líquido amniótico e a imagem gástrica pequena (Figura 31.2). Mesmo nos casos sem fístula traqueoesofágica é possível visualizar pequena imagem gástrica em virtude do acúmulo de secreções produzidas por sua mucosa.

O diagnóstico diferencial deve ser feito com outras anomalias em que o estômago não é visualizado no abdome, como na hérnia diafragmática congênita em que o estômago se encontra no tórax, e anomalias que causem polidrâmnio, como infecções, anomalias do sistema nervoso central e síndromes neuromotoras, por depressão do mecanismo de deglutição. Fenda palatina que dificulta a deglutição, massas torácicas por obstrução do esôfago e *situs inversus* também fazem parte do diagnóstico diferencial.

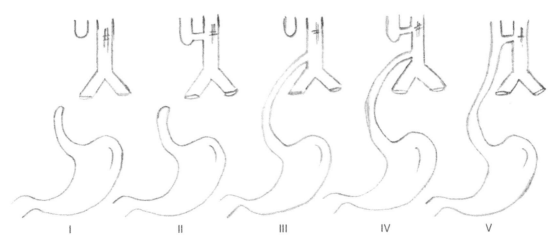

FIGURA 31.1 Classificação esquemática da atresia de esôfago.

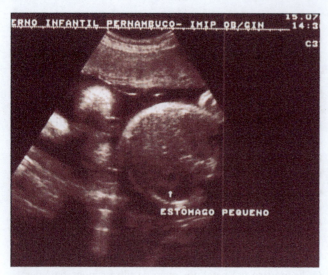

Figura 31.2 Pequena imagem gástrica associada a polidrâmnio em caso de atresia de esôfago.

Um estudo alcançou sensibilidade de 100% e especificidade de 98% no diagnóstico pré-natal de atresia esofágica (Noronha Neto et al., 2009).

Conduta

Na suspeita de atresia esofágica intraútero é necessária a realização de exame ultrassonográfico detalhado para a pesquisa de outras malformações associadas, ecocardiografia e cariótipo fetal.

Em casos de aberrações cromossômicas ou outra anomalia sem prognóstico, a preferência deve ser dada ao parto transvaginal. Na ausência de outras malformações, o prognóstico pode ser favorável com 80% de sobrevida. Nesses casos, o parto deve ocorrer por via obstétrica o mais próximo possível do termo.

O prognóstico neonatal depende principalmente da presença ou não de malformações associadas ou cromossomopatias, complicações respiratórias, idade gestacional e peso ao nascimento. Sua forma de recorrência é geralmente esporádica.

ATRESIA GÁSTRICA/ESTENOSE DE PILORO

A atresia gástrica/estenose de piloro corresponde à obstrução completa da saída do estômago (piloro). Essa anomalia representa menos de 1% de todas as obstruções intestinais congênitas. Sua incidência é estimada em 1 a cada 100.000 nascidos vivos. Acredita-se que seja decorrente de uma interrupção no desenvolvimento do órgão entre a quinta e a 12ª semana de gestação por falha no processo de recanalização. Pode ser classificada em três variações anatômicas (Al-Salem et al., 2002; Bass, 2002; Twná et al., 2002):

- **Tipo I:** diafragma (membrana) pré-pilórica (57%).
- **Tipo II:** atresia sem intervalo entre os segmentos – presença de cordão fibroso na região do piloro (34%).
- **Tipo III:** atresia com intervalo entre o estômago e o duodeno (9%).

A estenose pilórica pode ocorrer como condição isolada ou associada a outras malformações. A mais comum é a epidermólise bolhosa, doença rara que afeta pele e mucosa. Também pode estar associada à síndrome de atresias intestinais múltiplas.

O diagnóstico ultrassonográfico pré-natal é suspeitado na presença de polidrâmnio e estômago distendido.

OBSTRUÇÃO DUODENAL

Definição

A obstrução duodenal pode ser total (atresia) ou parcial (estenose). A atresia é a causa mais importante de obstrução duodenal e o tipo mais comum de obstrução congênita do intestino delgado. Em 80% dos casos, a obstrução é distal à ampola de Vater.

Decorrente de falha na recanalização desse órgão entre a nona e a 11ª semana de gestação, tem incidência de 1 a cada 7.500 a 10.000 nascimentos. Os casos de estenose duodenal ocorrem geralmente em virtude da compressão extrínseca (pâncreas anular, má rotação e bridas) ou intrínseca.

A obstrução duodenal pode ser dividida em (Grosfeld et al., 1993) (Figura 31.3):

- **Tipo I:** diafragma (membrana) mucoso obliterando a luz intestinal (30% a 40%).
- **Tipo II:** duas extremidades cegas ligadas por cordão fibroso.
- **Tipo III:** completa separação das extremidades do duodeno atrésico.

Malformações associadas

Aproximadamente metade (48% a 84%) dos fetos com atresia duodenal apresenta outra anomalia associada. A mais frequente é a anomalia esquelética (37%), como redução do número de costelas, agenesia sacral, anomalias de rádio e fusão de vértebras cervicais. Outras anomalias gastrointestinais ocorrem em 20% a 26% dos pacientes e se manifestam como atresia de esôfago, má rotação intestinal, atresia jejunoileal, divertículo de Meckel, atresia anorretal e duplicação duodenal. Os defeitos cardíacos congênitos estão presentes em 20% a 30% dos casos, principalmente defeitos do coxim endocárdico e do septo atrioventricular. Anomalias renais também podem estar associadas em uma frequência de 8%.

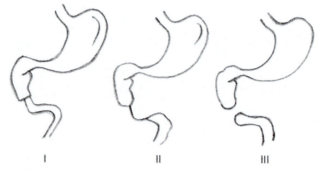

Figura 31.3 Classificação esquemática das atresias duodenais.

Alterações cromossômicas estão associadas em um terço dos casos, especialmente a trissomia do 21. Em seis séries de casos com fetos apresentando diagnóstico pré-natal de atresia duodenal, a associação a anomalias cromossômicas foi de 56% (em 90% desses casos à trissomia do 21) (Rizzo et al., 1990; Gagnon et al., 1992; Hsie et al., 1992; Nicolaides et al., 1992; Wilson et al., 1992; Heydanus et al., 1994).

Diagnóstico

O diagnóstico de obstrução duodenal é relativamente tardio, em geral a partir da 26ª à 28ª semana de gestação, e consiste na visualização da imagem clássica da "dupla bolha" associada a polidrâmnio (Figura 31.4). Essa imagem ultrassonográfica característica foi descrita inicialmente por Houlton et al. (1979) e consiste em uma bolha maior à esquerda que corresponde ao estômago e outra menor à direita que corresponde ao bulbo duodenal, sendo possível demonstrar a conexão entre as duas bolhas.

O polidrâmnio está presente em 45% a 47% dos casos e ocorre quando o líquido deglutido excede a capacidade de absorção do estômago e duodeno. O diagnóstico diferencial deve ser feito com cisto de colédoco, cisto hepático, duplicação intestinal, cisto de omento, cisto renal e cisto de ovário, entre outros.

Conduta

Diante do diagnóstico de atresia de duodeno é importante investigar outras malformações e realizar ecocardiografia e cariótipo fetal. A associação de atresia duodenal a alterações cromossômicas ou outras malformações graves deve conduzir o obstetra a uma atitude conservadora. Entretanto, o prognóstico pediátrico é favorável em casos de atresia duodenal isolada, devendo ser evitada a prematuridade e tentada a condução da gestação o mais próximo do termo.

Enfatiza-se a importância do parto em centros terciários com condição adequada para a assistência ao recém-nascido. A correção cirúrgica é realizada logo após a estabilização do recém-nascido. A sobrevida após o tratamento cirúrgico é esperada em cerca de 95% dos casos isolados. Causas comuns de óbito são a prematuridade e a associação a anomalias graves, principalmente cardíacas.

OBSTRUÇÃO INTESTINAL

Definição

As atresias intestinais ocorrem em 95% dos casos, enquanto as estenoses estão presentes em 5% a 10% dos relatos. Distribuem-se regularmente por todo o intestino, sendo o jejuno proximal (31%) e o íleo distal (36%) os locais mais comumente atingidos. Acontecem em uma frequência de 1 a cada 3.000 a 5.000 nascimentos.

As atresias jejunais e ileais são consideradas resultantes da falha de recanalização do estágio sólido do tubo intestinal ou de insulto vascular. Essas alterações vasculares são incidentais ou consequência de volvo, intussuscepção, invaginação, estrangulamento e gastrosquise, levando à reabsorção e à atresia da luz intestinal. Existem descrições de obstrução intestinal como complicação de amniocenteses (Therkelsen & Rehder, 1981; Therkelsen et al., 2000).

As atresias intestinais são classificadas em quatro tipos (Grosfeld et al., 1979) (Figura 31.5):

- **Tipo I:** diafragma (membrana) intraluminal em contiguidade com as camadas musculares dos segmentos distal e proximal. Esse é o tipo mais frequente, responsável por 20% dos casos.
- **Tipo II:** atresia com segmento em forma de cordão fibroso entre as extremidades em fundo cego.

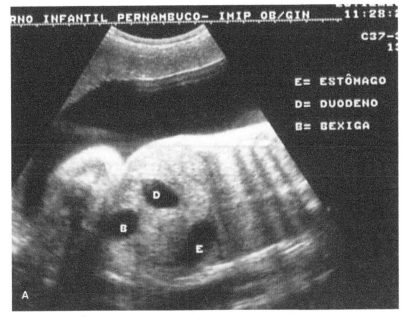
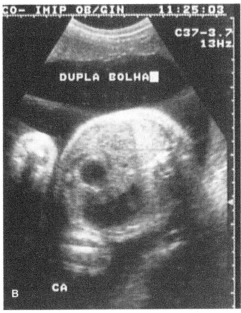

FIGURA 31.4 Imagem ultrassonográfica da "dupla bolha". Corte longitudinal (**A**) e corte transversal do abdome (**B**).

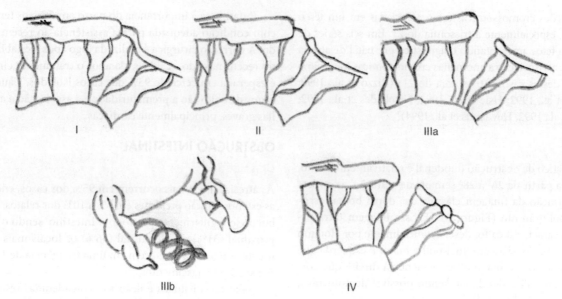

FIGURA 31.5 Classificação esquemática das atresias intestinais (veja o texto).

- **Tipo IIIa:** completa separação das extremidades em fundo cego associada a defeito (*gap*) mesentérico em forma de V.
- **Tipo IIIb:** extenso defeito mesentérico. O intestino distal se enrola em torno dos vasos mesentéricos com aspecto de casca de maçã, saca-rolha e rabo de porco. O intestino é extremamente curto, incompatível com a vida normal.
- **Tipo IV:** atresias múltiplas de intestino delgado.

Malformações associadas

A trissomia do 21 está presente em 0,8% a 1,6% dos casos. As anomalias gastrointestinais podem estar presentes em 45% dos casos. Entre elas, encontram-se má rotação intestinal (23%), duplicação intestinal, volvo, íleo meconial, gastrosquise, peritonite meconial (6%), microcólon, atresia anorretal e atresia de esôfago.

Diagnóstico

O diagnóstico das atresias jejunoileais em geral é estabelecido tardiamente, após a 24ª semana de gestação. O polidrâmnio está presente em 24% a 25% dos casos e é mais frequente nas atresias proximais (altas).

Os achados característicos à ultrassonografia correspondem a imagens anecoicas ou hipoecogênicas, múltiplas, contíguas, circunscritas e dispersas no abdome fetal. O número de alças intestinais distendidas depende do nível da obstrução. Pode ser observado peristaltismo aumentado com partículas flutuantes na luz intestinal.

O diagnóstico diferencial deve incluir condições capazes de produzir imagens hipoecogênicas no abdome fetal, como atresia duodenal, hidroureter, cisto de ovário ou de mesentério, atresia colônica e doença de Hirschsprung.

Conduta

O estudo completo da morfologia fetal está sempre indicado, e pode ser realizado o estudo do cariótipo. A via de parto não tem indicação obstétrica, devendo o parto ser sempre realizado em centro terciário com condições adequadas para os cuidados neonatais necessários.

O diagnóstico pré-natal das atresias intestinais modificou sensivelmente a evolução dessas crianças, oferecendo a oportunidade de um tratamento mais precoce e em melhores condições clínicas. A correção cirúrgica depende do tipo, da localização e do comprimento total do intestino viável.

O prognóstico depende do local da obstrução, da conservação ou não da válvula ileocecal, da extensão e função do intestino não comprometido, da presença de outras anomalias ou cromossomopatias associadas, do peso fetal e da presença de peritonite meconial. Quanto mais baixa a obstrução, melhor o prognóstico. Ressecção intestinal cirúrgica, deixando menos de 40cm de íleo funcional, está associada a consequências funcionais graves. A sobrevida pode variar de 33% a 88% nas atresias jejunais e de 55% a 100% nos casos de comprometimento ileal.

ATRESIA DO CÓLON

Definição

A atresia de cólon é causa rara de obstrução intestinal, representando 5% a 15% das atresias do tubo digestório com a frequência de 1 a cada 40.000 nascimentos. O insulto vascular decorrente de volvo, intussuscepção ou estrangulamento de gastrosquise/onfalocele tem sido universalmente aceito como a principal causa de atresia colônica. As variedades anatômicas são idênticas àquelas do jejuno e do íleo. Entretanto, as formas múltiplas são extremamente raras.

Malformações associadas

Raramente a atresia colônica está associada a outras malformações. Entre essas, a gastrosquise e as atresias intestinais múltiplas são as mais comuns e ocorrem em 10% e 22% dos casos, respectivamente.

Diagnóstico

As imagens ultrassonográficas não são características, sendo extremamente difícil o diagnóstico pré-natal. Visualizam-se dilatações intestinais múltiplas, semelhantes àquelas da atresia ileal e do íleo meconial. Pode haver peristaltismo importante, e a presença de polidrâmnio não é a regra. O local da atresia pode ser suspeitado em virtude da forma da dilatação colônica e da presença de entalhes que correspondem a haustrações. Em geral, uma importante quantidade de casos permanece sem diagnóstico pré-natal.

Caso não tenha sido suspeitado no período pré-natal, após o nascimento, na maioria dos casos, o diagnóstico é tardio, o que compromete o prognóstico. Em geral, o prognóstico é bom em razão do não comprometimento do intestino delgado.

ÍLEO MECONIAL

Definição

Trata-se de uma obstrução intestinal ocasionada pela presença de mecônio espesso no íleo distal. Essa condição é usualmente uma manifestação de fibrose cística (FC), doença hereditária autossômica recessiva, também conhecida como mucoviscidose, cujo gene mutante está localizado no braço longo do cromossomo 7.

As alterações hidroeletrolíticas e o aumento da secreção do trato gastrointestinal em fetos com FC provocam espessamento do mecônio (contém menos água e mais proteínas que o normal) e, consequentemente, impactação no íleo distal.

A incidência é variável de acordo com as etnias, respondendo por 1 em 2.000 a 5.000 caucasianos nascidos vivos na Europa, nos EUA e no Canadá, 1 em 15.000 negros americanos e 1 em 40.000 na Finlândia. No Brasil, a incidência estimada para a região Sul está mais próxima da população caucasiana centro-europeia, diminuindo para aproximadamente 1 em 10.000 nascidos vivos em outras regiões.

O íleo meconial está presente em 15% a 20% dos recém--nascidos com FC. Inversamente, a quase totalidade dos neonatos com fibrose cística apresenta íleo meconial.

Malformações associadas

O íleo meconial está associado a outras malformações do trato gastrointestinal em aproximadamente 50% dos fetos, como atresias, volvos, perfurações ou peritonite meconial.

Diagnóstico

O diagnóstico ultrassonográfico do íleo meconial costuma ser estabelecido após a 26ª semana de gestação a partir dos seguintes achados:

- Alças intestinais dilatadas com conteúdo hiperecogênico em virtude da impactação do mecônio espesso. Em gestações normais, antes da 20ª semana, pode ser observado aumento da ecogenicidade intestinal. A persistência da hiperecogenicidade após a segunda metade da gestação é fortemente su-

gestiva de íleo meconial, principalmente quando associado a polidrâmnio e dilatação intestinal.
- Polidrâmnio frequentemente está presente.

O diagnóstico diferencial deve ser realizado com anormalidades peritoneais (peritonite meconial e hidrometrocolpose), tumores (hemangioma, teratoma e neuroblastoma) e infecções congênitas.

Conduta

Diante de um achado ultrassonográfico suspeito de íleo meconial, recomendam-se a pesquisa do cariótipo fetal, o rastreamento de infecções congênitas e a investigação da condição de portador de FC para o casal. Ao nascimento, a criança nasce com distensão abdominal. À palpação, notam-se alças intestinais de consistência pastosa. A radiografia de abdome é característica, mostrando alças dilatadas, sem ar e com aspecto de vidro fosco.

O íleo meconial não complicado pode ser tratado por meio de enema, utilizando-se contraste hidrossolúvel e hidratação intravenosa. A taxa de sucesso do tratamento clínico é de 16% a 50%. Nos demais casos, faz-se necessária a irrigação intestinal cirúrgica para eliminação do mecônio. Na presença de complicações, a cirurgia deve ser imediata com ressecção intestinal seguida de anastomose ou derivações.

VOLVO CONGÊNITO

Definição

O volvo é ocasionado por rotação anormal do intestino intraútero. Na rotação intestinal incompleta, o mesentério se fixa a uma base estreita, podendo iniciar a torção sobre o eixo da artéria mesentérica superior e, desse modo, levar ao volvo intestinal agudo. Como o suprimento sanguíneo do intestino médio se situa no pedículo do mesentério, isquemia e necrose se instalam rapidamente. O prognóstico é pobre com mortalidade de aproximadamente 80%.

Os vícios de rotação intestinal têm prevalência de 1 caso em cada 500 nascidos vivos. Estima-se que 50% sejam sintomáticos no período neonatal, sendo o vômito bilioso a manifestação predominante.

Diagnóstico

O exame ultrassonográfico mostra a presença de massa complexa intra-abdominal. O intestino se torna distendido e sonolucente conforme a luz é preenchida com o fluido. Pode-se observar ascite ou hemoperitônio.

Conduta

Há poucas perspectivas de bons resultados. Se a doença aparecer antes da 37ª semana, não há indicação de resolução obstétrica imediata, mas sua presença após essa idade gestacional deve ser seguida da interrupção da gestação, embora o prognóstico ainda seja reservado.

O diagnóstico neonatal pode ser confirmado por radiografia contrastada mostrando imagem em hélice ou saca-rolhas na região da obstrução. O enema opaco é útil para mostrar o ceco mal posicionado, alto e deslocado para o meio do abdome. O tratamento cirúrgico está sempre indicado e deve ser realizado antes da isquemia intestinal de modo a possibilitar a correção da torção e o reposicionamento do mesentério.

ATRESIA ANORRETAL

Definição

O reto e o ânus se desenvolvem a partir da divisão da cloaca pelo septo urorretal, o qual avança caudalmente em direção à membrana cloacal com a fusão ocorrendo no final da sexta semana de gestação. A atresia anorretal é decorrente da falha no desenvolvimento do septo urorretal, levando à separação incompleta da cloaca nas porções urogenital e anorretal e à formação de conexões fistulosas entre o aparelho gastrointestinal em desenvolvimento e as vias geniturinárias.

A incidência varia de 1 a cada 4.000 a 5.000 nascimentos, sendo mais comum no sexo masculino. Pais com filho com anomalia anorretal apresentam 1% de chance de ter outro filho com esse defeito congênito. A atresia anorretal é dividida em dois grupos:

- **Forma alta (40% dos casos):** a parte terminal do reto se encontra acima do músculo elevador do ânus com ausência de orifício anal, reto e esfíncter interno. O sexo feminino apresenta fístula retovaginal e o masculino tem fístula retouretral.
- **Forma baixa (60% dos casos):** a extremidade cega do reto se encontra abaixo do músculo elevador do ânus com ausência de orifício anal, podendo apresentar fístula perineal e/ou vulvar.

Malformações associadas

A associação a outras malformações está presente em mais de 70% dos neonatos, como urogenitais (mais frequentes), esqueléticas, gastrointestinais, cardiovasculares, do sistema nervoso central e alterações cromossômicas (trissomias do 18 e 21).

A atresia anorretal integra a síndrome VACTERL (anomalias vertebrais, atresia anorretal, malformações cardíacas, fístula traqueoesofágica, anomalias renais e malformações dos membros).

Diagnóstico

O diagnóstico antenatal de atresia anorretal é difícil, uma vez que frequentemente o exame ultrassonográfico da cavidade abdominal do feto não apresenta qualquer elemento suspeito. Imagem de distensão do intestino grosso na região inferior do abdome ou de alças intestinais localizadas na parte mais externa, correspondendo à dilatação do cólon, pode levar à suspeita de atresia anorretal. Se houver sinais compatíveis com a síndrome VACTERL, recomenda-se a avaliação cuidadosa da pelve fetal.

O diagnóstico diferencial deve ser realizado com malformações urogenitais, megacólon congênito, atresia colônica e cisto septado de ovário ou de mesentério.

Conduta

O diagnóstico pré-natal de atresia anorretal é raro em virtude dos marcadores ultrassonográficos, que são pobres. O polidrâmnio não está associado a essa condição.

Com o nascimento, se o exame clínico confirmar a obstrução, está indicada a colostomia funcional ou a correção anatômica imediata com anastomose primária. O prognóstico é bom para lesões baixas e menos favorável para lesões mais altas, quando se observa risco maior de complicações associadas.

MEGACÓLON CONGÊNITO

Definição

O megacólon congênito ou doença de Hirschsprung se caracteriza pela ausência congênita dos gânglios mioentéricos intramurais parassimpáticos no intestino distal, particularmente no reto e no sigmoide. A doença se deve à parada de migração dos neuroblastos da crista neural em direção aos segmentos intestinais, o que normalmente acontece entre a sexta e a 12ª semana de gestação.

A incidência global do megacólon congênito é de 1 caso para cada 4.000 nascidos vivos. Responde por 20% a 25% das causas de obstrução intestinal neonatal. A taxa de mortalidade neonatal é de aproximadamente 20%. O sexo masculino é duas a quatro vezes mais acometido que o feminino. Essa é uma doença considerada esporádica, embora fator hereditário esteja presente em 5% dos casos. A doença de Hirschsprung está associada a anomalias cromossômicas em 2% dos casos, especialmente à trissomia do 21.

Malformações associadas

As malformações associadas mais frequentes são tumores neurais (neuroblastoma e feocromocitoma), atresia de cólon e ânus imperfurado.

Diagnóstico

Como o segmento intestinal desprovido de gânglios é incapaz de transmitir a onda peristáltica, ocorrem acúmulo de mecônio e dilatação intestinal. Mesmo diante do achado ultrassonográfico de polidrâmnio ou dilatações múltiplas das alças intestinais, o diagnóstico intraútero de megacólon é raramente suspeitado.

O diagnóstico diferencial deve ser estabelecido com anomalia anorretal e atresia de cólon.

Conduta

O diagnóstico pré-natal de megacólon congênito só pode ser confirmado após o nascimento por meio de biópsia da camada muscular do íleo terminal e do sigmoide. O parto deve ser realizado de acordo com as indicações obstétricas próximo ao termo.

Nos neonatos, a apresentação clínica mais comum é de obstrução distal com o toque retal revelando saída explosiva de gases e fezes. A radiografia simples de abdome pode evidenciar distensão de alças com ausência de ar nos segmentos distais, sendo necessária a cirurgia para remoção do segmento intestinal agangliônico. Na maioria dos neonatos é realizada colostomia no segmento normal para descompressão, seguida da cirurgia definitiva em 3 a 6 meses. Mais recentemente, abaixamento de colo endoanal tem sido realizado como procedimento primário no período neonatal.

PERITONITE MECONIAL

Definição

A peritonite meconial é uma reação inflamatória do peritônio de origem química e asséptica secundária à perfuração intestinal, mais comumente na região ileal. Sua incidência é estimada em 1 a cada 30.000 a 35.000 nascimentos. Entretanto, pode ser ainda mais elevada, pois não são consideradas as síndromes letais (óbitos intraútero) e as formas assintomáticas ao nascimento.

Em geral, considera-se que a agressão primitiva esteja relacionada com uma perfuração digestiva (principalmente ileal). Pode ser consequente tanto a uma obstrução orgânica do trato digestório como ao obstáculo ligado a uma alteração funcional (mucoviscidose). Em 66% dos casos é consequente a obstrução digestiva, como atresia intestinal, volvo ou íleo meconial. Entre outras causas, destacam-se estenoses e duplicações digestivas, hérnia inguinal, perfuração do divertículo de Meckel ou de apêndice ou, ainda, são consequentes a lesões digestivas provenientes de intervenções intraútero. Alguns casos evocam etiologia viral (hepatite ou varicela congênita) como causa provável.

Diagnóstico

O diagnóstico pré-natal dessa afecção é, em geral, realizado no terceiro trimestre. No entanto, existem relatos de seu estabelecimento na 26ª semana. Deve ser suspeitado sempre que houver massa hiperecogênica no abdome fetal. Entretanto, o diagnóstico da peritonite meconial deve ser evocado diante da visualização, por meio da ultrassonografia, de ascite (54% a 70%), calcificações (83%), dilatações digestivas (26%) e polidrâmnio (50% a 54%).

Com frequência, a ascite é o primeiro sinal a se manifestar. Em seu interior há elementos agressivos que provocam a reação inflamatória (peritonite meconial). Às vezes, o achado é de uma ascite bloqueada como uma imagem cística com paredes espessas, conteúdo líquido hipoecogênico e estruturas hiperdensas em seu interior.

O polidrâmnio parece estar mais relacionado com a etiologia dessa afecção (viral ou obstrução intestinal). As calcificações não são encontradas constantemente, não sendo apropriada a utilização desse termo, pois nem sempre existe sombra acústica. São mais adequados o termo densidade ou a expressão opacidade radiológica. A opacificação pode ser encontrada em toda a cavidade abdominal, até mesmo na periferia do fígado.

O diagnóstico diferencial pode ser estabelecido, por meio de ultrassonografia seriada e dopplervelocimetria, com: hidrometrocolpos associado à hidronefrose e peritonite adesiva em virtude da difusão das secreções através das trompas; calcificações peritoneais durante o percurso de uma ascite urinosa; hemangioma hepático calcificado com insuficiência cardíaca; ascite biliar com litíase e perfuração; ascite, hepatomegalia e calcificações intra-hepáticas nas infecções congênitas (toxoplasmose e citomegalovirose); e com tumores (hemangioendotelioma, hepatoblastoma, neuroblastoma metastático e teratoma cístico ovariano).

Conduta

No período pré-natal devem ser realizados ultrassonografia morfológica, cariótipo fetal, rastreamento de infecções congênitas (toxoplasmose, citomegalovirose, hepatite e varicela), análise enzimática do líquido amniótico e/ou biologia molecular na suspeita de mucoviscidose e paracentese fetal para análise bioquímica, citológica e pesquisa viral no líquido seroso. Em caso de peritonite meconial devem ser encontrados mecônio e reação inflamatória intensa (citologia rica em polimorfonucleares).

Recomenda-se que o parto aconteça em centro terciário com serviço de cirurgia pediátrica. O diagnóstico pós-natal é fundamentado na radiografia de abdome sem preparo, na qual se observam sinais de oclusão e calcificações disseminadas na cavidade. No sexo masculino, calcificações na região escrotal levantam fortemente a suspeita dessa afecção. A cirurgia consiste em laparotomia para limpeza do conteúdo, ressecção da região perfurada e anastomose. Atualmente, a sobrevida não ultrapassa 50%. Os fatores desfavoráveis são baixo peso ao nascimento, presença de íleo meconial, cisto gigante e diagnóstico tardio.

DIARREIA CLORADA

Nessa condição extremamente rara ocorre exsudação de íons cloro para a luz intestinal, ocasionando grave dilatação do íleo terminal e do cólon. Trata-se de uma doença autossômica recessiva em que se observam diarreia intraútero com polidrâmnio e aumento da bilirrubina, da alfafetoproteína e do cloro no líquido amniótico.

Na ultrassonografia é observado aumento do volume abdominal fetal em virtude das alças dilatadas. O diagnóstico é suspeitado quando existem imagens hipoecogênicas e circulares, de 3 a 5mm de diâmetro, ocupando quase toda a cavidade abdominal e apresentando ondas peristálticas.

O parto prematuro pode ocorrer em virtude do polidrâmnio. Após o parto, a diarreia profusa leva a uma rápida desidratação com alcalose metabólica, hipocalemia, hipocloremia e hiponatremia, além de hiperperistaltismo secundário. A sobrevida dessas crianças está diretamente relacionada com a reposição das perdas de água e eletrólitos durante a vida.

SÍNDROME DE MEGABEXIGA-MICROCÓLON-HIPOPERISTALSE INTESTINAL

Essa anormalidade está associada a casos de obstrução funcional do intestino delgado, má rotação intestinal, microcólon e bexiga anormalmente dilatada sem obstrução do trato urinário. A condição é usualmente fetal e acomete predominantemente o sexo feminino.

O diagnóstico pré-natal é caracterizado por megabexiga com hidronefrose bilateral dentro de um contexto de polidrâmnio em vez de oligoidrâmnio. Soma-se a esse quadro o fato de o feto ser do sexo feminino.

O quadro clínico é caracterizado por vômitos e distensão abdominal ligados não somente à dilatação vesical (megabexiga), mas também à dilatação intestinal provocada pelo hipoperistaltismo, o qual pode ser evidenciado por meio de um exame contrastado do trânsito intestinal. Acredita-se que essa afecção seja secundária a uma doença degenerativa da musculatura lisa, resultando na ausência de peristaltismo. O prognóstico em longo prazo é reservado com 11% de sobrevida.

DUPLICAÇÃO DIGESTIVA

Essa anomalia rara apresenta um grande número de diagnósticos diferenciais possíveis. Existem duas variedades anatômicas:

- **Forma cística:** massa arredondada, cística, isolada, intra-abdominal, não específica e de tamanho variável. Corresponde a 94% dos casos.
- **Forma tubular:** frequentemente se comunica através de sua extremidade distal com o aparelho digestório. Representa 6% dos casos.

O diagnóstico pré-natal das formas císticas é possível intraútero, mas as tubulares são mais difíceis em razão da comunicação com a luz digestiva. Ocasionalmente pode ocorrer acúmulo de secreções ou mesmo de hemorragia em seu interior, tornando suas imagens mais ecogênicas. O local da duplicação é variável, podendo ser encontrados em todo o trato digestório, da língua ao ânus:

- **Duplicação esofagiana:** responde por 15% a 17% dos casos de duplicação digestiva com 60% ocorrendo na parte baixa do esôfago. Nenhum caso de diagnóstico pré-natal foi descrito na literatura mundial. Como não são compressivas, não provocam polidrâmnio. Diante do diagnóstico de dilatação cística localizada no mediastino, deve-se pensar em duplicação esofagiana, porém pode também se referir a cisto broncogênico ou pericárdico.
- **Duplicação gástrica:** acomete 5% a 7% dos casos e se apresenta como imagem de dilatação cística na parte superior do abdome fetal. O diagnóstico diferencial é estabelecido com obstrução digestiva, cisto de mesentério, cisto de colédoco, duplicação duodenal e, por vezes, anomalia renal.

- **Duplicação duodenal:** anomalia rara, difícil de ser diferenciada da atresia duodenal, acompanha-se frequentemente de polidrâmnio. Qualquer imagem cística intra-abdominal, em particular a duplicação do delgado, também deve fazer parte do diagnóstico diferencial.
- **Duplicação do intestino delgado:** representa em média 30% das duplicações digestivas, sendo a ileal a mais comum. O diagnóstico diferencial deve ser realizado com cisto de mesentério, anomalia das vias excretoras renais, cisto de ovário e, diante de múltiplas imagens, com atresia intestinal e, por vezes, com linfangioma cístico.
- **Duplicação de cólon e reto:** apresenta-se com as mesmas dificuldades diagnósticas que as duplicações do intestino delgado e acomete aproximadamente 15% das duplicações digestivas. Um caso de duplicação retossigmoidiana foi descrito por Avni et al. (1986), no qual se observou volumosa imagem cística na região abdominopélvica fetal, apresentando nível líquido em seu interior.

O diagnóstico das duplicações digestivas, que já é difícil intraútero, torna-se ainda mais delicado na vigência de complicações, como obstrução parcial ou total do tubo digestório, hemorragia digestiva, perfuração ou fistulização. Em muitos casos, o diagnóstico é tardio, sendo realizado apenas na primeira infância na vigência de alguma sintomatologia.

O tratamento da forma cística é cirúrgico. O prognóstico é excelente com sobrevida em 99% dos casos. A forma tubular se acompanha frequentemente de malformações geniturinárias ou de imperfuração ou ectopia anal. Logo, o prognóstico é mais reservado.

LESÕES CÍSTICAS ABDOMINAIS

Entre as lesões císticas abdominais, a mais comum é o cisto hepático, que geralmente surge de anomalias dos ductos biliares, é mais frequente no sexo feminino e não se comunica com o trato biliar. A maioria tem resolução espontânea no pós-natal.

Os cistos esplênicos, os de duplicação entérica, dos quais o mais comum é o de jejuno, e os pancreáticos também podem ser causas de lesões císticas abdominais. Os últimos podem integrar a síndrome de Beckwith-Wiedemann.

Em decorrência da baixa associação a cromossomopatias, o cariótipo não é formalmente indicado. O acompanhamento deve ser ecográfico para averiguar o desenvolvimento da lesão, crescimento e eventual aumento do volume de líquido amniótico. Procedimento de drenagem é raramente necessário. A via de parto deve ser obstétrica e o parto deve ocorrer no termo, de preferência em centro de referência que ofereça a avaliação da cirurgia pediátrica. Em alguns casos, a ressonância magnética (RM) pode ser útil para a elucidação da etiologia.

CALCIFICAÇÕES HEPÁTICAS E ABDOMINAIS

As calcificações hepáticas mais comuns podem ser peritoneais, parenquimatosas e vasculares. As peritoneais costumam resultar de peritonite meconial causada por rotura intestinal. As calcificações parenquimatosas são originadas de infecção ou de tumores. As infecções mais frequentemente associadas são as TORCHS (toxoplasmose, rubéola, citomegalovírus, herpes e sífilis) e varicela. As calcificações de origem vascular são raras e têm correlação com coágulos e calcificações do sistema porta hepático.

Nas calcificações intestinais, as causas mais frequentes são peritonite meconial, litíase entérica, colelitíase e o gemelar parasita (*fetus in fetu*).

Nas calcificações hepáticas é muito importante o rastreamento sorológico das TORCHS, incluindo a varicela. A avaliação ecográfica morfológica é etapa essencial para investigação etiológica e para descartar anomalias associadas. Caso essas estejam presentes, o cariótipo fetal está indicado. A amniocentese poderá ser necessária para investigação fetal de infecções congênitas. Caso essas sejam identificadas, o manejo mais próximo é recomendado em virtude do risco maior de parto prematuro, devendo ser alertada a equipe de neonatologia.

A via de parto deve ser obstétrica a termo e o parto realizado em centro de referência para continuidade da investigação e acompanhamento.

Leitura recomendada

Al-Salem A, Nawaz A, Matta H, Jacobsz A. Congenital pyloric atresia: the spectrum. Int Surg 2002; 87:147-51.

Bass J. Pyloric atresia associated with multiple intestinal atresias and immune deficiency. J Pediatr Surg 2002; 37:941-2.

Gagnon S, Fraser W, Fouquette B et al. Nature and frequency of chromosomal abnormalities in pregnancies with abnormal ultrasound findings: an analysis 117 cases with review of the literature. Prenat Diagn 1992; 12:9-18.

Grosfeld JL, Ballantine TVN, Shoemaker R. Operative management of intestinal atresia and stenosis based on pathologic findings. J Pediatr Surg 1979; 14:368-75.

Grosfeld JL, Rescorla FJ. Duodenal atresia and stenosis: reassessment of treatment and outcome based on antenatal diagnosis, pathologic variance, and long-term follow-up. World J Surg 1993; 17:301-9.

Heydanus R, Spaargaren MC, Wladimiroff JW, Prenatal ultrasound diagnosis of obstructive bowel disease: a retrospective analysis. Prenatal Diagn 1994; 14:1035-41.

Hsie FJ, Ko TM, Tseng LH et al. Prenatal cytogenetic diagnosis in amniocentesis. J Formosan Assoc 1992; 91:276-82.

Nicolaides KH, Snijders RJM, Cheng HH, Gosden C. Fetal gastrointestinal and abdominal wall defects: associated malformations and chromosomal abnormalities. Fetal Diagn Ther 1992; 7:102-15.

Noronha Neto C, Souza ASR, Moraes O, Noronha AMB. Validação do diagnóstico ultrassonográfico de anomalias fetais em centro de referência. Rev Assoc Med Bras 2009; 55:541-6.

Rizzo N, Pitalis MC, Pilu G, Orsini LF, Perolo A, Bovicelli L. Prenatal karyotyping in malformed fetuses. Prenat Diagn 1990; 10:17-23.

Therkelsen AJ, Rehder H. Intestinal atresia caused by second trimester amniocentesis. Case report. Br J Obstet Gynecol 1981; 88:559-62.

Twná P, Mengozzi E, Dell'Acqua A, Mattioli G, Pieroni G, Fabrizzi G. Pyloric atresia: report of two cases (one associated with epidermolysis bullosa and one associated with multiple intestinal atresias). Pediatr Radiol 2002; 32:552-5.

Wilson RD, Chitayat D, Mc Gillivray BC. Fetal ultrasound abnormalities: correlation with fetal karyotyping, autopsy findings, and postnatal outcome – five-year prospective study. Am J Med Genet 1992; 44:586-90.

Anomalias Congênitas da Parede Abdominal

CAPÍTULO 32

Carlos Noronha Neto
Alex Sandro Rolland Souza

INTRODUÇÃO

As alterações congênitas da parede abdominal podem ser detectadas em diversas situações pela ultrassonografia. Pacientes durante os exames de rotina e portadoras de síndromes polimalformativas, assim como antecedentes familiares e/ou pessoais de anomalias fetais, além de alterações cromossômicas (trissomia do 18), deverão ser investigadas de maneira sistemática.

Em virtude dos grandes avanços e da disseminação da ultrassonografia na propedêutica da gestação, nas duas últimas décadas o diagnóstico de defeitos abertos do abdome fetal tornou-se possível ainda no período pré-natal. Essa possibilidade despertou o interesse dos obstetras que, em conjunto com outros profissionais (fetólogos, cirurgiões pediátricos e neonatologistas), passaram a intervir na história natural dessas anomalias de modo a garantir melhores prognósticos perinatais.

A formação da parede abdominal durante o período embrionário acontece mediante a fusão de quatro dobras do tecido ectomesodérmico (duas laterais, uma superior e uma caudal). O desenvolvimento dessas dobras estará completo entre a quinta e a sexta semana de gestação, quando ocorre sua migração em direção central, terminando na região umbilical. Algumas anomalias são dependentes da falha de migração e da dobra afetada. As dobras laterais falam a favor da onfalocele, a superior do desenvolvimento da ectopia córdis e a caudal da extrofia vesical.

A demonstração da inserção do cordão umbilical e da bexiga, assim como a integridade da parede abdominal anterior, faz parte da avaliação ultrassonográfica exigida pelo American Institute of Ultrasound in Medicine e do American College of Radiology para o correto diagnóstico das anomalias da parede abdominal fetal.

ONFALOCELE

Definição

A onfalocele apresenta incidência de 1 a 2,5 a cada 5.000 nascimentos e acomete mais o sexo masculino. Origina-se de um defeito no desenvolvimento embriológico da parede abdominal. Em torno da décima semana de gestação os músculos retos abdominais deveriam estar próximos um do outro, mantendo o conteúdo abdominal dentro da cavidade com posterior rotação das vísceras. Em razão de um desarranjo no momento da aproximação muscular e da parede lateral, as estruturas abdominais herniadas tendem a permanecer fora do abdome fetal e envolvidas por uma membrana avascular formada por peritônio e âmnio.

A etiologia permanece desconhecida; no entanto, várias teorias foram sugeridas. Em casos de onfaloceles extensas, nas quais há herniação do fígado e das alças intestinais, o defeito pode resultar da interrupção no desenvolvimento dos folhetos laterais e de falha no fechamento da parede por volta da terceira ou quarta semana de vida embrionária. No entanto, nas onfaloceles pequenas, em que somente as alças intestinais são herniadas, o defeito pode ser resultante de uma falha nos estágios finais de fechamento dos folhetos laterais secundária à exposição a agentes teratogênicos ou alterações genéticas.

Diagnóstico

- Defeito na linha média da parede abdominal.
- Presença de saco herniário com conteúdo visceral na inserção do cordão umbilical de tamanho variável (2 a 12cm), podendo ou não conter fígado em seu interior (Figura 32.1).
- Vinte por cento dos fetos podem apresentar suspeita diagnóstica a partir da 11ª semana de gestação (descartar a herniação fisiológica que pode ocorrer até a 12ª semana).
- Redução relativamente importante do diâmetro abdominal transverso.
- Polidrâmnio ocorre com maior frequência (um terço dos casos de onfalocele).
- Investigar outras malformações (pequenos defeitos podem estar mais associados a anomalias cromossômicas).
- Conceitua-se como lesão maior aquela com mais de 5cm de diâmetro ao termo.
- A alfafetoproteína está elevada no soro materno em cerca de dois terços dos casos de onfalocele.

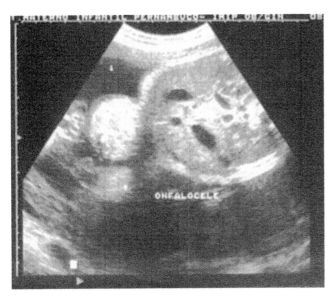

FIGURA 32.1 Corte transversal do abdome fetal no nível do cordão umbilical. Observe solução de continuidade no abdome fetal com presença de saco herniário (seta).

Diagnóstico diferencial

O diagnóstico diferencial deve ser realizado com gastrosquise, hérnia umbilical, teratoma sacrococcígeo (fetos com agenesia de membros inferiores associada a cifoescoliose com massa herniada em situação inferior), cistos de alantoide do cordão umbilical e pseudo-onfaloceles (compressão do abdome fetal pela sonda ultrassonográfica).

Malformações associadas

- **Cromossômicas:** variam em torno de 8% a 67%, sendo a trissomia do 18 a mais comum, seguida das trissomias do 13 e do 21, da monossomia X e da triploidia.
- **Cardíacas:** apresentam incidência de 30% a 50% (defeito septal atrial e ventricular e tetralogia de Fallot).
- **Outras malformações:** ocorrem em 54% dos casos, principalmente osteoarticulares, renais, do sistema nervoso central (espinha bífida e hidrocefalia) e as cloacais, que são de difícil diagnóstico.
- **Pentalogia de Cantrell:** onfalocele, hérnia diafragmática anterior, defeito esternal, ectopia córdis e malformações cardiovasculares.
- **Síndrome de Beckwith-Wiedemann:** onfalocele, macroglossia e gigantismo, podendo também incluir nefromegalia, *nevus* facial, hepatomegalia, anomalias do lobo auricular, hemi-hipertrofia e policitemia neonatal.

Prognóstico

Em fetos com onfalocele isolada, a sobrevida pode chegar a 94%. Entretanto, prematuridade e feto pequeno para a idade gestacional (PIG) são complicações frequentes e que podem aumentar a taxa de mortalidade. A cromossomopatia é outro fator que piora o prognóstico, sendo associada a idade materna avançada, fetos masculinos, ausência de tecido hepático no saco herniário (onfalocele pequena) e outros defeitos associados (cardiopatias congênitas, higroma cístico, holoprosencefalia, fenda labial e hipoplasia cerebelar).

Em caso de risco de mortalidade fetal, devem ser consideradas outras condições associadas, como síndrome de Beckwith-Wiedemann, pentalogia de Cantrell e ausência de bexiga nos casos de extrofia cloacal e de defeitos da linha média inferior. O risco de recorrência é inferior a 1%.

Conduta

O seguimento ultrassonográfico deve ser realizado a cada 15 a 30 dias, em centros especializados, para avaliação do crescimento fetal, índice de líquido amniótico e possível rotura do saco herniário (condição rara). O cariótipo e a ecocardiografia, além do aconselhamento genético, deverão fazer parte do manejo obstétrico.

Quanto à via de parto, a cesariana programada será oportuna para os casos de termo com defeitos isolados grandes (a partir de 5cm de diâmetro). O parto normal poderá ser proposto quando o feto apresentar, além do defeito abdominal menor, cariótipo anormal e/ou ecocardiografia alterada com outras malformações associadas. O parto deve ser programado para o mais próximo possível do termo e com apoio de equipe multidisciplinar (obstetrícia, neonatologia e cirurgia pediátrica), além da estrutura de unidade de terapia intensiva (UTI) neonatal.

GASTROSQUISE

Definição

A gastrosquise é uma fenda que acomete toda a espessura da parede abdominal sem envolver o cordão umbilical. Sua ocorrência é registrada em torno de 1 em cada 10.000 a 15.000 partos, sendo mais frequente em gestantes jovens e em conceptos do sexo masculino.

A gastrosquise surge a partir de uma alteração embrionária do vaso vitelínico direito (oclusão da artéria onfalomesentérica direita) com fechamento incompleto dos folhetos laterais associada a intestino curto com rotação deficiente. A protrusão das alças e dos demais órgãos intra-abdominais, sem a proteção do peritônio, tem início após a sexta semana de gestação. Outra teoria proposta aponta para o comprometimento vascular da parede abdominal resultante da involução anormal da veia umbilical direita, levando à isquemia e ao defeito no ectoderma e no mesoderma.

Sua etiologia pode estar relacionada com tabagismo, uso excessivo de drogas e idade materna inferior a 20 anos. Na maioria dos casos não há associação a outras anomalias, porém são frequentes as malformações intestinais (atresias).

Diagnóstico

- Protrusão de alças e dos demais órgãos intra-abdominais sem a proteção do peritônio recobrindo o conteúdo exteriorizado (o intestino flutua livremente na cavidade amniótica) (Figura 32.2).

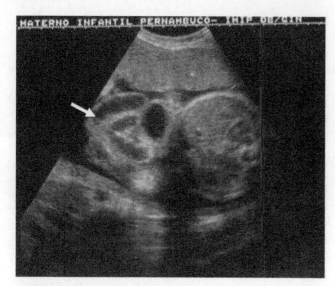

FIGURA 32.2 Exteriorização das alças intestinais flutuando livremente no líquido amniótico (seta).

- Diagnosticado a partir da 12ª semana.
- Mais frequentemente, o defeito está localizado no lado direito do cordão umbilical e mede de 2 a 5cm.
- Toda a cavidade amniótica deverá ser investigada em virtude da exteriorização das estruturas intra-abdominais.
- A hiperecogenicidade e o aumento das alças intestinais poderão traduzir uma peritonite química em decorrência da exposição ao líquido amniótico com urina fetal.
- O líquido amniótico pode estar aumentado ou diminuído.
- Há elevação dos níveis séricos maternos de alfafetoproteína em 100% dos casos.

Diagnóstico diferencial

- Onfalocele – convém diferenciar onfalocele rota de gastrosquise.
- Síndrome da banda amniótica.

Anomalias associadas

- As anomalias cromossômicas são raras, ocorrendo em aproximadamente 5% dos casos.
- Outras alterações do trato gastrointestinal podem estar associadas em 20% a 40% dos casos (distúrbios de rotação, hipoperistaltismo e atresias intestinais).
- Perfuração intestinal e peritonite meconial são consequências de um processo de isquemia resultante de torção das alças evisceradas sobre o eixo mesentérico.
- Cardíacas: defeitos do septo atrial e ectopia córdis.
- Face: fendas labiopalatinas.
- Outras: escoliose, sindactilia, hérnias diafragmáticas e bandas amnióticas.

Prognóstico

O prognóstico depende do peso ao nascer, da prematuridade e de outras condições associadas. Fetos com gastrosquise tendem a ser pequenos para a idade gestacional (23% a 77%). Trabalho de parto prematuro pode ocorrer em um terço das gravidezes, e anomalias cromossômicas e outras malformações pioram o prognóstico, assim como malformações intestinais.

Conduta

A ultrassonografia morfológica deve ser realizada para afastar malformações associadas, seguida de avaliação do aspecto das alças intestinais a cada semana a partir da 30ª semana. As alças intestinais podem se apresentar com aumento no calibre e na espessura, síndrome de luta, hiperecogenicidade e com ecos em suspensão no líquido amniótico de origem meconial, sugerindo complicações.

A amnioinfusão poderá ser realizada quando associada ao oligoidrâmnio para prevenir dano intestinal. Convém orientar os pais durante as consultas obstétricas e sugerir a realização de ecocardiografia fetal e cariótipo nos casos com anomalias associadas.

Uma vez indicada a resolução obstétrica, não há evidências na literatura que comprovem as vantagens do parto vaginal sobre a cesariana. Estudos sugerem não haver benefícios com a cesariana, porém a interrupção programada a termo com a realização de cirurgia pediátrica corretiva logo após a estabilização do recém-nascido ainda carece de estudos. O apoio da equipe multidisciplinar (obstetrícia, neonatologia e cirurgia pediátrica) com estrutura de UTI neonatal é fundamental. Cabe ressaltar que a correção cirúrgica pós-natal deverá ser realizada o mais rápido possível.

Svetliza et al. (2011) propuseram o índice de redutibilidade, calculado mediante a multiplicação do maior diâmetro pela maior espessura da alça sentinela (definida como a alça intestinal e a alça extra-abdominal com a maior dilatação), dividido pela maior medida do defeito da parede abdominal anterior (incluindo o cordão umbilical). Em caso de valores ≤ 1,5, a correção por *EXIT-like* foi considerada aplicável e provável; para valores > 1,5 e < 2,5, a correção *EXIT-like* foi considerada aplicável e possível; para valores ≥ 2,5, a correção *EXIT-like* foi considerada pouco provável.

HÉRNIA UMBILICAL

Definição

Trata-se de um defeito no fechamento da parede abdominal discreto, geralmente < 4cm, que se origina entre a oitava e a décima semana de gestação.

Diagnóstico

- Orifício herniário pequeno, em geral medindo < 4cm de diâmetro.
- Pode conter uma porção de saco peritoneal ou uma pequena alça intestinal em seu interior revestida por tecido celular subcutâneo e pele.

Diagnóstico diferencial

O diagnóstico diferencial deve ser estabelecido com cisto alantoide do cordão umbilical, cordão umbilical anormalmente largo, curvatura de parede abdominal na inserção funicular e defeitos de fechamento da parede abdominal quando a herniação apresenta tamanho considerável.

Anomalias associadas

Não há na literatura relatos de anomalias associadas à hérnia umbilical.

Prognóstico

O prognóstico é excelente com raríssimas complicações.

Conduta

O parto deve ser realizado por via obstétrica e o tratamento cirúrgico deve ser postergado por 3 anos nos casos de hérnias apresentando anel < 2cm (possibilidade de fechamento espontâneo).

SÍNDROME DE *BODY STALK*

Definição

Síndrome conhecida por apresentar ausência ou diminuição excessiva do comprimento do cordão umbilical (cordão curto) associada a defeito na parede abdominal, apresenta incidência de aproximadamente 1 a cada 14.000 nascimentos com ocorrência crescente em gestações gemelares.

Algumas etiologias foram aventadas; no entanto, a falta do anel umbilical e do funículo no processo de formação da parede abdominal pode estar relacionada com o uso excessivo de cocaína (Viscarello et al., 1992). Outra possível explicação para o surgimento do defeito estaria no comprometimento vascular embrionário (isquemia e necrose) de algumas áreas em detrimento de outras entre a quarta e a sexta semana de gestação, o que poderia favorecer a aderência do âmnio, a persistência do celoma extraembrionário (cavidade coriônica) e a falha no fechamento do celoma intraembrionário (cavidade peritoneal).

Diagnóstico

- Os órgãos abdominais aparecem fora da cavidade envolvidos pelo âmnio e a placenta.
- Cordão umbilical curto ou ausente (Figura 32.3).
- Feto acolado à placenta e à parede uterina (Figura 32.4).

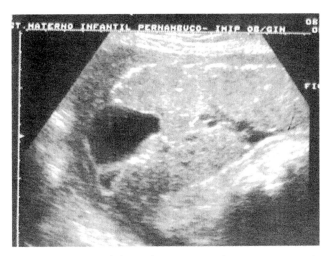

FIGURA 32.4 Feto acolado à placenta. Massa hepática exteriorizada justaposta à placenta.

- Extenso defeito da parede abdominal do feto.
- A alfafetoproteína pode servir para o rastreamento dessa anomalia fetal.

Diagnóstico diferencial

O diagnóstico diferencial deve ser realizado com onfalocele complexa, extrofia vesical e ânus imperfurado, espinha bífida com alterações posturais da coluna (cifose e escoliose exagerada) e síndrome da banda amniótica.

Anomalias associadas

As anomalias associadas são: escoliose, toracoabdominoesquise, anormalidades ou ausência dos membros (pé torto, artrogripose e alterações das extremidades), exencefalia, fendas labiopalatinas, encefalocele, brida amniótica, atresia anal, agenesia de cólon, extrofia cloacal, atresia intestinal, atresia vaginal, agenesia de útero e gônadas, ausência de genitália externa, hipoplasia renal, ausência de diafragma, espinha bífida e displasia torácica.

Prognóstico

Anomalia letal.

Conduta

O aconselhamento genético deverá integrar a consulta obstétrica, podendo ser sugerida aos pais a interrupção médica da gestação após autorização judicial. Descolamento prematuro de placenta e apresentações anômalas são intercorrências obstétricas frequentes. A via de parto é obstétrica.

SÍNDROME DE BECKWITH-WIEDEMANN

Definição

Essa síndrome é caracterizada por onfalocele, macroglossia com visceromegalia esporádica e gigantismo por alteração no braço curto do cromossomo 11. Acomete 1 em 12.000 a 17.000 nascidos vivos, sendo mais frequente no sexo

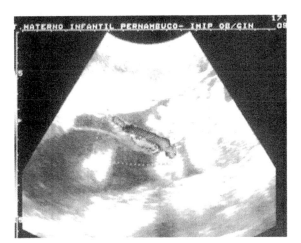

FIGURA 32.3 Cordão umbilical curto.

feminino. Responde por 5% a 10% dos casos de onfalocele, apresenta-se como condição esporádica em 85% dos casos e os restantes têm padrão de herança autossômica dominante de transmissão variável.

Essa síndrome é decorrente de uma disfunção endócrina placentária, ocasionando níveis aumentados do hormônio do crescimento e fatores de crescimento insulina-símiles. Hiperplasia pancreática pode estar presente em virtude de profunda hiperglicemia.

Diagnóstico

A descoberta de uma grande onfalocele por meio de ultrassonografia morfológica é o principal achado. A macroglossia é mais bem visualizada com o feto em perfil, o que facilita a observação da língua. A visceromegalia pode se apresentar como uma hepatoesplenomegalia, e em alguns casos a nefromegalia é o principal achado no abdome fetal.

Diagnóstico diferencial

- Síndromes relacionadas com infecções congênitas.
- Trissomia do 11p.
- Outras situações: corioangiomas, clitoromegalia, cistos renais e tumores renais.

Anomalias associadas

Dentre as principais anomalias que compõem a síndrome estão onfalocele (75%), macroglossia (97%), gigantismo (32%), hemi-hipertrofia ou hepatoesplenomegalia (32%) e nefromegalia (23%). As anomalias cardíacas podem ocorrer em 15% dos casos, sendo possível encontrar ainda hipoglicemia neonatal, microcefalia, tumores (hemangiomas), hipoplasia maxilar, sulcos anormais nos lóbulos das orelhas e exoftalmia, entre outros achados.

Prognóstico

Os lactentes afetados têm incidência aumentada de tumores renais (nefroblastomas, sarcomas e tumores da suprarrenal), o que piora consideravelmente o prognóstico, assim como a associação a múltiplas anomalias. O risco de recorrência é difícil de ser avaliado, pois a síndrome ocorre esporadicamente. O prognóstico é reservado em virtude das complicações metabólicas (hipoglicemia) e da sufocação.

Conduta

O aconselhamento genético deverá ser realizado na consulta obstétrica e o estudo do cariótipo e a ecocardiografia fetal deverão ser solicitados para melhor avaliação.

O tratamento cirúrgico deve ser realizado e é semelhante ao da onfalocele simples. Cabe lembrar de uma possível intubação com dificuldade em razão da macroglossia, no caso de insuficiência respiratória do recém-nascido, e do controle da hipoglicemia no pós-natal.

SÍNDROME DE BANDA AMNIÓTICA

Definição

Encontra-se na literatura uma incidência de 7,8 a 178 a cada 10.000 nascimentos. Não há prevalência de um sexo em relação ao outro. A síndrome de banda amniótica agrupa uma série de outras anormalidades referentes a prisão, torção e rotura de partes fetais por bandas amnióticas formadas por anéis constritivos dos mais variados tamanhos. Esses anéis podem envolver dígitos e extremidades, ocasionando linfedema ou amputação.

A etiologia é desconhecida, mas traumas maternos sucessivos, uso de dispositivos intrauterinos (DIU), procedimentos invasivos, como amniocentese, cirurgias durante a gravidez, doenças do colágeno, gemelaridade monozigótica e uso de fármacos (metadona e derivado de opiáceo) podem ser a explicação para a formação da brida amniótica por rotura do âmnio. Outra teoria, descrita como endógena, sugere um erro focal do desenvolvimento na formação do tecido conjuntivo dos membros. Quando o surgimento é precoce, ocorrem graves defeitos craniofaciais e malformações internas.

Diagnóstico

O diagnóstico é ultrassonográfico, podendo ser visualizadas constrições em várias localizações anatômicas (77%). A restrição significativa da movimentação fetal em algumas áreas, em decorrência de bandas amnióticas em contato direto com partes fetais, é um sinal precoce da síndrome, podendo ocorrer uma variedade de deformidades, a depender da localização da banda amniótica (Figura 32.5).

Diagnóstico diferencial

- Quaisquer anomalias relacionadas com amputação, malformação e constrição de partes fetais.
- Síndrome do cordão curto ou *body stalk*.

Anomalias associadas

- **Crânio e pescoço:** anencefalia, cefaloceles simétricas, fendas faciais, deformidades do nariz, microftalmia e ossificação craniana defeituosa.

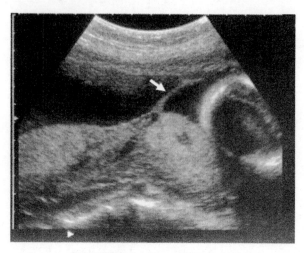

Figura 32.5. Banda amniótica (seta).

- **Tronco:** fendas nas costelas, escoliose espinhal, defeitos da parede abdominal, genitália ambígua e ânus imperfurado.
- **Extremidades:** constrições dos membros, pé torto, sulcos dérmicos e prega simiana.
- Não há registro de anormalidades cromossômicas associadas.

Prognóstico

A anomalia é esporádica e sem risco de recorrência. O prognóstico dependerá do estado de comprometimento fetal. Constrições em partes fetais demonstram bom prognóstico, ao contrário das amputações, que podem não dispensar cirurgias reparadoras.

Conduta

O aconselhamento genético deverá ser realizado na consulta obstétrica. O tratamento depende do grau de envolvimento do feto, sendo necessário o apoio de equipe multidisciplinar (obstetrícia, neonatologia, cirurgia pediátrica e cirurgia plástica) com estrutura de UTI neonatal.

PENTALOGIA DE CANTREL

Definição

A anormalidade ocorre em torno do 14º ao 18º dia após a concepção com a falha na migração ventromedial das estruturas mesodérmicas pareadas em detrimento da ausência do septo transverso que dá origem ao diafragma. A pentalogia de Cantrel apresenta cinco características comuns: defeitos da parede abdominal, terço inferior do esterno, diafragma, pericárdio e coração, associados à ectopia córdis, podendo acometer outras partes do feto, como a face e o crânio.

Diagnóstico

O diagnóstico é estabelecido por meio da ultrassonografia com alterações que podem variar de uma simples diástase a uma enorme onfalocele. A presença de ectopia córdis associada a defeitos na parede anterior do abdome (gastrosquises ou onfalocele) é a principal alteração (Figura 32.6). A onfalocele associada à síndrome se localiza geralmente em posição mais cefálica. O derrame pleural ou pericárdico pode ser facilmente visualizado. O diagnóstico pode ser realizado a partir da 17ª semana de gestação.

Diagnóstico diferencial

- Síndrome da banda amniótica.
- Onfalocele.
- Cardiopatias complexas fetais (coração ectópico).

Anomalias associadas

- Onfalocele.
- Anomalias cardiovasculares: comunicação interatrial (50%), comunicação interventricular (20%) e tetralogia de Fallot (10%).
- Craniofaciais: lábio leporino e orelhas de implantação baixa.
- Outras: cifoescoliose, anomalias vertebrais, clinodactilia, cordão umbilical com dois vasos e ascite.
- Cromossômicas: trissomias do 13 e do 18.

Prognóstico

O prognóstico é extremamente grave, na maioria das vezes evoluindo para óbito.

Conduta

O aconselhamento genético deverá ser realizado na consulta obstétrica. O estudo cariotípico e a ecocardiografia deverão ser solicitados para melhor avaliação fetal. A cesariana não melhora o prognóstico, sendo eleita a via de parto obstétrica. No pós-natal, o reparo cirúrgico de todas as anomalias passíveis de correção pode ser realizado ao mesmo tempo.

EXTROFIA CLOACAL E VESICAL

Definição

A extrofia cloacal e vesical representa um defeito no desenvolvimento da parede abdominal anterior em sua porção caudal associada à parede vesical anterior ausente e à posterior exposta. Os tratos urinário e intestinal podem estar envolvidos de modo complexo na extrofia cloacal.

Alguns casos familiares de extrofia vesical foram descritos com surgimento esporádico e risco de recorrência estimado em 1%, enquanto na extrofia cloacal a herança familiar parece não ter importância, já que os indivíduos acometidos não se reproduzem.

A extrofia de bexiga está presente em torno de 1 a cada 40.000 a 50.000 nascimentos com predomínio do sexo masculino (2,3:1). A extrofia cloacal é um evento raro, ocorrendo em 1 a cada 200.000 nascimentos, sem nenhuma relação com o sexo.

Diagnóstico

A extrofia vesical apresenta algumas características ultrassonográficas: presença de massa ecogênica, ovoide, com ausência de imagem vesical; observa-se a bexiga como parte integrante da parede abdominal, apresentando-se ao nascimento como uma placa avermelhada e lisa, totalmente aberta

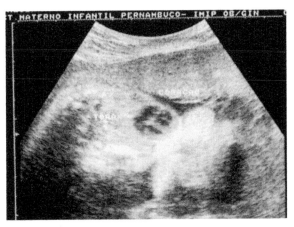

FIGURA 32.6 Coração fora da cavidade torácica.

e incontinente, com ausência da parede anterior; pode haver a presença de região escrotal junto à massa, associada a um micropênis (a presença de pênis com características normais praticamente exclui o diagnóstico); convém suspeitar sempre que a bexiga fetal não for visualizada na presença de loja renal normal e líquido amniótico dentro dos padrões de normalidade; por último, acredita-se que a administração de furosemida à gestante favoreça a visualização da bexiga fetal.

Na extrofia cloacal, as características ultrassonográficas são as seguintes: presença de defeito na parede abdominal anterior infraumbilical, exibindo duas hemibexigas situadas de cada lado da placa intestinal mediana extrofiada; o defeito na parede abdominal anterior (no nível infraumbilical) pode ser identificado; o diagnóstico poderá ser sugerido quando não for possível evidenciar a bexiga urinária juntamente com outros achados específicos de extrofia cloacal (defeito da parede abdominal anterior infraumbilical, massa abdominal composta por tecido mole); e frequentemente vem acompanhada de ascite.

Diagnóstico diferencial

- Onfalocele.
- Gastrosquise.
- O diagnóstico diferencial entre a extrofia de bexiga e a de cloaca pode ser difícil.

Anomalias associadas

Na extrofia vesical e cloacal, o diagnóstico de malformações associadas é raro. Na vesical podem ser citados clitóris fendido e introito vaginal estreito no sexo feminino e pênis curto e retraído sobre a parede abdominal no sexo masculino.

Na extrofia cloacal, as principais anomalias associadas são: renais (60%), como agenesia renal, hidronefrose, rim multicístico e atresia ureteral; onfalocele (87%); defeitos esqueléticos (72%); espinha bífida; cardiovasculares (16%); e gastrointestinais (10,5%).

Prognóstico

O prognóstico dos pacientes com extrofia vesical é favorável, apesar dos problemas associados. As principais consequências são incontinência urinária (ambos os sexos), presença de ano-

malia da parede abdominal e problemas estéticos para a genitália masculina. A fertilidade se encontra diminuída nos dois sexos, porém a gravidez é possível.

A extrofia cloacal apresenta pior prognóstico que a vesical em virtude da associação a outras anomalias com alto índice de mortalidade (55%).

Conduta

Recomenda-se ultrassonografia de terceiro nível. A cariotipagem fetal deverá ser realizada em todos os casos, mesmo sendo uma anomalia isolada. Não há evidências científicas quanto à melhor via de parto. No entanto, o parto deve ser realizado em local com apoio de equipe multidisciplinar (obstetrícia, neonatologia e cirurgia pediátrica) com estrutura de UTI neonatal.

Cirurgias como reconstrução da bexiga primária e do colo vesical e correção de epispádia, assim como derivação urinária com cistectomia, não são as alternativas ideais, mas podem ser realizadas. A conversão sexual dos fetos masculinos com extrofia cloacal deverá ser realizada, tendo em vista a dificuldade técnica para a cirurgia peniana (micropênis). A reconstrução da vagina, no sexo feminino, deverá ser realizada por volta dos 14 aos 18 anos.

Leitura recomendada

Amorim MMR, Vilela PC, Santos LC et al. Gastrosquise: diagnóstico pré-natal x prognóstico neonatal. Rev Bras Ginecol Obstet 2000; 22:191-9.

Guajardo GH, Lépez GA, Bustos MA et al. Pentalogia de Cantrell: diagnóstico ecográfico com Doppler color e 3D-4D no primeiro trimestre da gestação. Rev Chil Ultrason 2006; 9:51-3.

Mustafá AS, Brizot ML, Carvalho MHB et al. Onfalocele: prognóstico fetal em 51 casos com diagnóstico pré-natal. Rev Bras Ginecol Obstet 2001; 23:31-7.

Patroni L, Brizot ML, Mustafá AS. Gastrosquise: avaliação pré-natal dos fatores prognósticos para sobrevida pós-natal. Rev Bras Ginecol Obstet 2000; 22:421-8.

Rodrigues OFC, Molina JFC, Meneses VVP et al. Pentalogia de Cantrell, apresentacíon de un caso. Cuad Hosp Clín 2005; 50:65-8.

Svetliza J, Espinosa AM, Gallo M, Vélez MA. New perinatal management by the procedure Simil-EXIT. Rev Colomb Salud Libre 2011; 10:11-22.

Viscarello RR, Ferguson DD, Nores J, Hobbins JC et al. Limb-body complex associated with cocaine abuse: further evidence of cocaine's teratogenicity. Obstet Gynecol 1992; 80:523-6.

Anomalias do Sistema Musculoesquelético

CAPÍTULO 33

Alexandre Silva Cardoso

INTRODUÇÃO

A ultrassonografia pré-natal é um método muito importante para o diagnóstico das malformações esqueléticas, sendo considerado o meio mais sensível para detecção dessas alterações.

As malformações esqueléticas consistem em um grupo de alterações que podem variar desde anomalias menores até o óbito fetal ou pós-natal. Os fetos acometidos geralmente têm baixa estatura e as deformidades variam em intensidade.

EMBRIOLOGIA

A formação do sistema esquelético ocorre em torno da terceira semana de gestação a partir dos somitos que se diferenciam em esclerótomo e dermomiótomo. No final da quarta semana, as células do esclerótomo formam o mesênquima, que por sua vez irá se diferenciar em fibroblastos, condroblastos e osteoblastos. Através dos osteoblastos, os ossos podem ser formados por ossificação intracartilaginosa. O mesênquima dá origem à cartilagem hialina, que se ossifica pelo processo endocondral. Esse processo ocorre em grande parte nos ossos. Em alguns ossos chatos, como o do crânio, o mesênquima se condensa e vasculariza, formando membranas que recebem osteoblastos e sintetizam o tecido osteoide. Esse é o processo que caracteriza a ossificação membranosa (Figura 33.1).

FISIOPATOLOGIA

Existem dois grupos principais de deformidades esqueléticas: o das osteocondrodisplasias ou displasias esqueléticas e o das disostoses. Nas displasias esqueléticas ocorre um defeito na formação óssea ou na cartilagem, ou seja, a matriz óssea está comprometida. Entretanto, nas disostoses a matriz óssea é normal.

A maioria das displasias esqueléticas está associada a uma mutação gênica, a qual determina uma alteração no processo de ossificação endocondral, apresentando-se com caráter de transmissão autossômico, recessivo ou dominante.

As disostoses, apesar de fatores genéticos e cromossômicos poderem estar envolvidos em sua gênese, são decorrentes

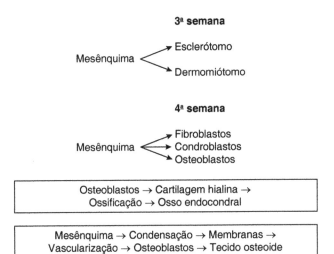

Figura 33.1 Formação do sistema esquelético.

também da exposição a substâncias de caráter teratogênico no primeiro trimestre de gestação, como a talidomida e a fenitoína, ou de algumas doenças maternas, como o diabetes, que se associa à displasia sacral. Dentre as doenças com fatores genéticos envolvidos se destaca a anemia de Falconi, e dentre as doenças cromossômicas é possível citar as trissomias dos cromossomos 13, 18 e 21, as quais podem cursar com encurtamento do membro.

DIAGNÓSTICO

Deve-se proceder a uma anamnese dirigida, pois muitas dessas anomalias apresentam caráter de transmissão autossômico e também podem ser associadas ao uso de medicamentos teratogênicos.

O período do diagnóstico é imprescindível e varia conforme a alteração envolvida. De modo geral, as displasias letais são diagnosticadas mais precocemente e as não letais mais tardiamente ou passam despercebidas. A época ideal para a avaliação esquelética fetal é entre a 16ª e a 24ª semana de gestação.

F → Face
E → Espinha (coluna)
T → Tórax
O → Ossificação
C → Crânio
E → Extremidades
L → Líquido amniótico

FIGURA 33.2 Representação didática do exame morfológico do sistema esquelético.

O exame ultrassonográfico morfológico do sistema esquelético deve seguir a apreciação de determinados fatores, os quais são representados didaticamente pela sigla FETO CEL (Figura 33.2).

Muitas malformações esqueléticas cursam com alterações da face, com bossa frontal, ponte nasal baixa e fenda labial e/ou palatina. Na apreciação da coluna vertebral deverão ser avaliados sua ecogenicidade (grau de mineralização), a simetria entre os espaços intervertebrais, o tamanho dos corpos vertebrais e o contorno usual normal da coluna. A avaliação do tórax é muito importante nas displasias esqueléticas, pois a diminuição do tamanho do tórax, além de comum, está associada à hipoplasia pulmonar. O diagnóstico do tórax pequeno é realizado com a mensuração de sua circunferência no nível do corte ecográfico das quatro câmaras do coração em relação ao percentil esperado para a idade gestacional e em comparação com a circunferência do abdome fetal (Figura 33.3).

A ossificação (grau de ossificação) é avaliada pela ecogenicidade dos ossos longos, crânio e coluna vertebral. Pode-se ainda realizar a compressão, com o transdutor, da calota craniana nos casos de suspeita de diminuição da ossificação (Figura 33.4).

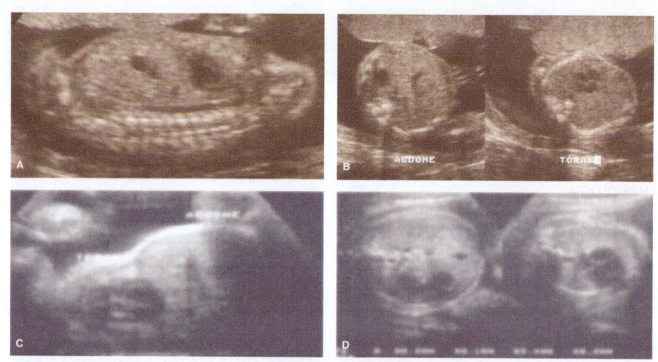

FIGURA 33.3 Diagnóstico de tórax pequeno (estreito). **A** e **B** Comparação do tamanho do tórax normal com o abdome fetal. **C** e **D** Diagnóstico de tórax pequeno (estreito).

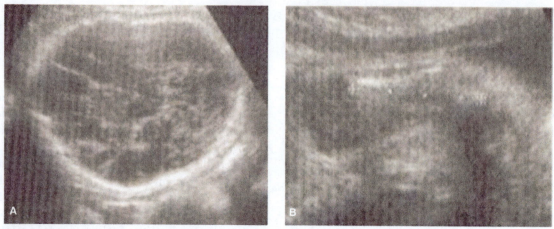

FIGURA 33.4 Diagnóstico de diminuição da ossificação (grau de mineralização). **A** Compressão da calota craniana em caso de diminuição da ossificação óssea. **B** Osso longo com fratura e diminuição da ossificação óssea (diminuição da ecogenicidade óssea).

O contorno do crânio pode estar alterado nas malformações esqueléticas, como nas craniossinostoses, caracterizadas pelo fechamento precoce parcial ou completo das fissuras cranianas, bem como na displasia tanatofórica, onde ocorre o "crânio em trevo". Na apreciação das extremidades deverão ser avaliados os segmentos e mensurados os ossos longos com a identificação de fraturas, encurvamentos, encurtamentos e diminuição do grau de ossificação, bem como o grau de distribuição. Convém realizar a pesquisa de alterações apendiculares e pé torto congênito.

Diante das malformações esqueléticas deve ser realizado também o seguimento ecográfico seriado em razão da associação entre essas anomalias e o aumento do volume de líquido amniótico, principalmente nos dois últimos trimestres de gestação.

De acordo com o grau de acometimento do membro, as disostoses se caracterizam como:

- **Ectromelia:** ausência congênita parcial ou completa dos membros superiores ou inferiores.
- **Amelia:** ausência de uma ou duas extremidades (Figura 33.5).
- **Meromelia:** presença apenas de mãos e pés.
- **Hemimelia:** quando os membros terminam em um coto (Figura 33.5).

Nas displasias esqueléticas, a anomalia é denominada de acordo com a localização do membro atingido:

- **Rizomelia:** deformidade predominantemente no segmento proximal.
- **Mesomelia:** deformidade predominantemente no segmento intermediário.
- **Acromelia:** deformidade predominantemente no segmento distal.
- **Micromelia:** deformidade dos três segmentos.

As alterações apendiculares acontecem nos segmentos distais dos membros, sendo classificadas em polidactilia, sindactilia e clinodactilia.

A polidactilia consiste na presença de dedo extranumerário, geralmente com herança de transmissão autossômica dominante, mas podendo fazer parte de uma síndrome, como a de Meckel-Gruber. Pode ser classificada como: pré-axial: dedo extranumerário na borda radial das mãos ou do lado tibial dos pés; central: dedo extranumerário entre os dedos, em especial entre o terceiro e o quarto; e pós-axial, dedo extranumerário na borda cubital das mãos ou do lado fibular dos pés (Figura 33.6).

A sindactilia consiste na união dos dedos, podendo ocorrer apenas nas partes moles ou até a fusão óssea, ao passo que a clinodactilia se caracteriza pelo desvio do eixo dos dedos.

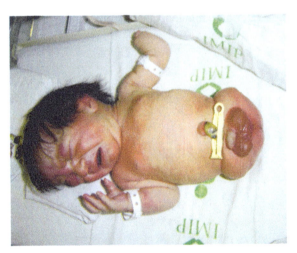
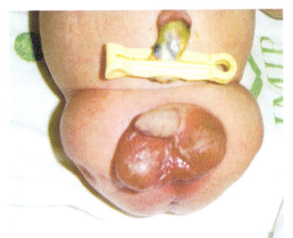

FIGURA 33.5 Amelia dos membros inferiores (**A**) e hemimelia do membro superior esquerdo (**B**).

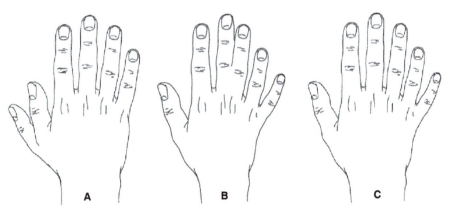

FIGURA 33.6 Aspecto típico da polidactilia. **A** Pré-axial. **B** Central. **C** Pós-axial.

O pé torto congênito consiste no desvio medial e na inversão da face plantar do pé, podendo ser decorrente, entre outras causas, da restrição de movimentos fetais por oligoidrâmnio ou espinha bífida. Quando é um achado isolado, apresenta excelente prognóstico, mas pode estar associado a algumas síndromes, como a trissomia do cromossomo 18.

A visualização adequada da angulação perna-pé é importante para descartar a possibilidade de pé torto congênito. Nos casos em que a visualização é difícil, como em movimentações excessivas do feto ou em idade gestacional avançada, poderá ser realizada a avaliação indireta da angulação perna-pé. Assim, percorre-se progressivamente a perna no sentido caudal, no plano transversal, até encontrar a imagem característica da planta do pé, o que descarta a possibilidade de pés tortos. Quando não é possível a visualização da planta do pé, não se descarta a possibilidade de angulação normal da perna-pé (Figura 33.7).

Durante a avaliação ultrassonográfica morfológica dos ossos longos, vários aspectos ecográficos básicos devem ser cuidadosamente pesquisados. As principais alterações dos ossos longos são encurvamento, fraturas e alargamento (Figura 33.8).

DIAGNÓSTICO DIFERENCIAL

Como as malformações esqueléticas estão relacionadas com alterações do crescimento fetal, o principal diagnóstico diferencial é com a restrição de crescimento intrauterino (RCIU). No entanto, a RCIU se associa a oligoidrâmnio, desproporção entre a circunferência cefálica e a abdominal, alterações à dopplervelocimetria e doenças bem determinadas, como pré-eclâmpsia e desnutrição materna grave, enquanto nas displasias esqueléticas é comum a presença de polidrâmnio, alterações de ossos longos, em especial do fêmur, e modificação da relação perna-pé, podendo ocorrer hidropisia.

Outras doenças intrínsecas do feto podem determinar alterações no crescimento fetal, como as deficiências hormonais. No entanto, nas displasias esqueléticas o encurtamento é desproporcional, ao passo que nas outras anomalias é proporcional.

PROGNÓSTICO

O prognóstico das malformações esqueléticas fetais depende do tipo da anomalia. Muitas vezes, a avaliação de um geneticista é importante para nortear a classificação diagnóstica e a avaliação de probabilidades de recorrência, o que é relevante para a orientação dos pais. Todos os fatores envolvidos no prognóstico, como o grau de comprometimento fetal e a conformidade torácica, deverão ser avaliados para que seja tomada a decisão quanto à melhor via de parto. As alterações da conformidade torácica, como tórax estreito, estão relacionadas com a hipoplasia pulmonar e muitas vezes são o principal fator determinante do óbito pós-natal.

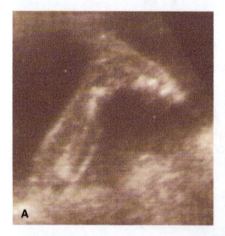
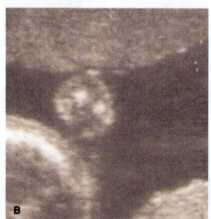
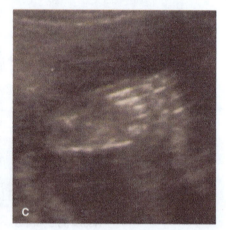
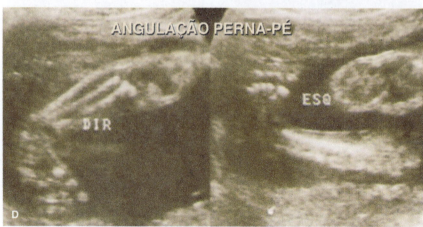

FIGURA 33.7 Aspectos ecográficos para identificação do pé torto congênito. **A** Imagem ecográfica padrão-ouro para avaliação da angulação perna-pé. **B** e **C** Pesquisa indireta do posicionamento adequado da planta do pé em relação à perna – avaliação transversal. **D** Diagnóstico ecográfico de pé torto congênito bilateral.

Aspecto ecográfico	Descrição do achado
Normal	Osso longo normal: notar seu contorno usual e sua ecogenicidade preservada (grau de mineralização)
Encurtamento	Encurtamento, mas com preservação de sua ecogenicidade (grau de mineralização)
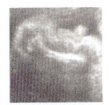 Fratura	Fratura, diminuição de sua ecogenicidade (grau de mineralização) e encurtamento do segmento envolvido
Alargamento	Alargamento, diminuição de sua ecogenicidade (grau de mineralização), encurtamento do segmento envolvido e redundância de partes moles adjacentes

FIGURA 33.8 Aspectos ultrassonográficos na avaliação da morfologia dos ossos longos.

OUTROS MÉTODOS DIAGNÓSTICOS

Radiografia pré-natal (estudo radiográfico do abdome materno)

A complementação radiográfica pode ser utilizada quando a avaliação ultrassonográfica não é considerada suficiente para o diagnóstico preciso da displasia esquelética, sendo rotineiramente realizada a partir da 32ª semana de gestação e comparada com o estudo radiológico pós-natal (Bundunki et al., 2001). Atualmente, deixou de ser utilizada em virtude da melhor qualidade das imagens da ultrassonografia e da ressonância magnética (RM).

A avaliação pós-natal com estudo radiográfico pode ser realizada academicamente em todos os casos com diagnóstico ou suspeita de displasias esqueléticas congênitas, principalmente nas anomalias com acometimento grave. O estudo radiológico objetiva a avaliação e o acompanhamento evolutivo da alteração. Assim, a associação a dados clínicos e a análise em consulta de avaliação genética melhoram a sensibilidade diagnóstica e determinam a herança genética. Esse é um aspecto importante do aconselhamento genético do casal, uma vez que muitas doenças esqueléticas apresentam caráter de herança autossômico dominante ou recessivo.

Na avaliação radiológica pós-natal podem ser realizadas radiografias do corpo inteiro nas incidências anteroposterior e perfil. No entanto, quando o objetivo é a avaliação de todo o membro, pode ser solicitada radiografia do membro específico em incidências anteroposterior e oblíqua. A avaliação radiográfica de determinado segmento obedece ao seguinte esquema:

- **Crânio:** incidências anteroposterior e perfil.
- **Tórax:** incidências posteroanterior e perfil.
- **Coluna vertebral** – especificar quais (cervicotorácica ou lombossacral): incidências anteroposterior e oblíqua.
- **Braços e coxas:** incidências anteroposterior e perfil.
- **Antebraços, mãos, pernas e mãos:** incidências anteroposterior e oblíqua.

Alguns aspectos radiográficos importantes e específicos de determinadas displasias esqueléticas congênitas devem ser pesquisados, como:

- **Fraturas e encurvamentos:** avaliar o grau de acometimento, sua distribuição e a presença de calos ósseos no período pós-parto inicial, o que pode não estar relacionado com o parto em questão (em especial o parto transpelviano).
- **Grau de ossificação óssea:** avaliado através do grau de transparência dos ossos longos, da calota craniana e da coluna (Figura 33.9).

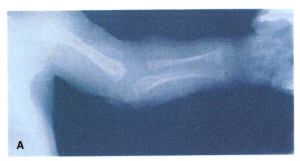 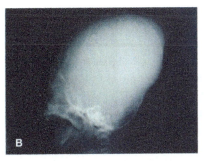 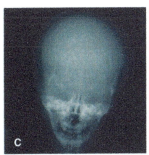

FIGURA 33.9 Achados radiológicos pós-natais em recém-nascido com diagnóstico pré-natal de osteogênese imperfeita. **A** Aspecto usual da avaliação radiográfica de determinado membro, sendo evidenciado encurtamento de ossos longos com diminuição da mineralização óssea. **B** e **C** Incidências usuais da avaliação radiográfica do crânio demonstrando alterações do contorno craniano associadas à diminuição da mineralização óssea.

SEÇÃO III ■ MALFORMAÇÕES FETAIS

- **Alterações da coluna vertebral:** avaliar achatamento de corpos vertebrais, alterações de espaços intervertebrais e desvios da coluna, principalmente diante de suspeita ultrassonográfica pré-natal, como a possibilidade de platispondilias.
- **Agenesia parcial ou total de determinado osso longo.**
- **Conformação da caixa torácica e do crânio.**

Tomografia computadorizada e ressonância magnética

Algumas deformidades cerebrais podem ser avaliadas concomitantemente à anomalia esquelética por meio da análise pós-natal pela tomografia computadorizada (TC) ou ressonância magnética (RM), a qual também pode ser realizada durante a gestação para complementação diagnóstica.

As displasias esqueléticas apresentam alterações na movimentação, contraturas e polidrâmnio. Por isso, o aumento do volume de líquido amniótico associado ao excesso de movimentação fetal limita a realização da RM no período pré-natal, aliado ao custo elevado e à dificuldade na aquisição de experiência do profissional para o diagnóstico pré-natal com esse método. Desse modo, a RM não supera a ultrassonografia no diagnóstico e acompanhamento das displasias esqueléticas.

Por meio desses métodos podem ser estabelecidos diagnósticos de alterações como estenose do forame magno, que pode ocorrer na acondroplasia, e instabilidade atlantoaxial, encontrada no nanismo metatrópico, na displasia de Kniest e na síndrome de Down (Bunduki et al., 2001).

Dosagens enzimáticas

Apesar de algumas displasias esqueléticas apresentarem alterações ecográficas muito semelhantes, deve ser lembrada a possibilidade de realização de dosagens enzimáticas quando da suspeita de doenças de caráter metabólico, como as mucopolissacaridoses.

Amniocentese e biópsia de vilo corial

Algumas displasias esqueléticas podem ter seu diagnóstico firmado por meio de estudo citogenético, como a osteogênese imperfeita. Cabe lembrar a possibilidade de realização de cariótipo diante das malformações fetais, em especial para programação de aconselhamento genético.

Ultrassonografia tridimensional

A ultrassonografia tridimensional tem sensibilidade maior para detecção de malformações de extremidades do que a técnica convencional (Montenegro et al., 2001), pois promove uma avaliação óssea mais precoce com análise mais adequada do comprimento e da largura óssea.

Nos fetos com risco elevado de malformação, o diagnóstico ultrassonográfico bidimensional e tridimensional se iguala. As alterações da angulação perna-pé são muito bem analisadas no plano sagital por meio da avaliação tridimensional.

A técnica tridimensional possibilita a avaliação do esqueleto fetal como imagem complexa, promovendo o diagnóstico de anormalidades de suturas cranianas, das fontanelas e da coluna vertebral e analisando os desvios da coluna, bem como as alterações do tórax, as quais estão relacionadas com a hipoplasia pulmonar (Baba & Okai, 2004).

A ultrassonografia virtual é realizada com a aquisição do bloco de imagens volumétricas, o qual pode ser enviado a outras instituições para apreciação e comentários de profissionais especializados.

Provavelmente surgirão muitos marcadores com o desenvolvimento e o aprimoramento da técnica tridimensional.

DISPLASIAS ESQUELÉTICAS

As malformações esqueléticas representam 1% a 3,5% das alterações fetais diagnosticadas no período pré-natal e têm incidência global de 0,075% a 0,1%.

A incidência real específica de cada malformação esquelética é controversa na literatura, provavelmente por se tratar de doenças pouco comuns. Entretanto, existe consenso quanto à ordem de prevalência das displasias (Quadro 33.1).

Displasia tanatofórica

A displasia tanatofórica é a displasia esquelética letal mais frequente, com herança autossômica dominante, podendo ser classificada nos tipos I (mais comum) e II, ambos apresentando achados comuns, mas se diferenciando quanto à anatomia e radiograficamente.

Os achados comuns são: ossos longos curvos e muitos curtos; costelas estreitas e curtas com tórax pequeno; platispondilia, corpos vertebrais de altura diminuída e achatados; face pequena com ponte nasal deprimida e fronte longa; macrocrania; e polidrâmnio no final do segundo e terceiro trimestres.

O tipo I apresenta curvatura femoral e corpos vertebrais achatados. O tipo II evidencia fêmur retilíneo e corpos vertebrais mais altos, com ou sem crânio em "folha de trevo" (Wilcox et al., 1998). A deformidade do crânio em formato de trevo, segundo alguns autores, está relacionada com transmissão autossômica recessiva, ocorrendo em aproximadamente 14% dos casos, ao passo que os demais tipos estão relacionados com transmissão esporádica.

QUADRO 33.1 Prevalência das displasias esqueléticas ao nascimento

Letais	Não letais
Displasia tanatofórica: 1/10.000	Acondroplasia heterozigótica: 1/30.000
Acondrogênese: 1/40.000	Osteogênese imperfeita tipo I: 1/30.000
Osteogênese imperfeita tipo II: 1/60.000	Displasia torácica asfixiante: 1/70.000
Hipofostatasia congênita: 1/100.000	
Condrodisplasia *puncta* tipo rizomélica: 1/110.000	
Displasia camptomélica: 1/150.000	

Os critérios radiológicos que auxiliam a definição são: anormalidades ósseas axiais; platispondilia e largos espaços intervertebrais; asas pélvicas diminuídas; sinostose leve a moderada do crânio; crânio com formato de trevo; encurtamento de extremidades; achatamento metafisário de ossos longos; e conformação femoral com formato de telefone (Ho et al., 1984).

O diagnóstico ultrassonográfico pode ser realizado a partir da 14ª ou 15ª semana de gestação, mas os casos relatados na literatura são descritos entre a 16ª e a 36ª semana. Essa displasia é considerada uma anomalia letal em virtude da hipoplasia pulmonar, mas alguns estudos demonstram também alterações neuropatológicas, como polimicrogíria, agenesia hipocampal e heterotopia neuroglial no espaço subaracnóideo (Noronha et al., 2002).

Acondrogênese

A acondrogênese é a segunda displasia esquelética letal mais frequente com herança autossômica recessiva, podendo ser classificada em dois tipos: tipo I ou de Parenti-Fraccaro, com herança autossômica recessiva, e tipo II ou de Langer-Saldino, que ocorre de modo esporádico.

Na acondrogênese ocorre a falta de produção de matriz cartilaginosa, o que determina grave prejuízo na ossificação, acarretando hipoplasia extrema dos ossos com micromelia acentuada, crânio extremamente grande e ossificação reduzida dos ossos.

O diagnóstico ultrassonográfico pré-natal pode ser realizado mesmo em idades gestacionais precoces, identificando a falta de ossificação da coluna vertebral, encurtamento grave dos membros e macrocrania, características ultrassonográficas importantes da doença. Os achados ecográficos mais comuns são: encurtamento grave dos membros com encurvamento e ossificação diminuída; costelas curtas e afiladas; ossos ilíacos, coluna vertebral e crânio pouco ossificados; macrocrania; micrognatia; polidrâmnio e hidropisia. A acondrogênese do tipo II, além das alterações descritas, pode ser caracterizada por ossificação relativamente normal do crânio, encurtamento variável dos membros e ausência completa de ossificação da coluna vertebral.

Os principais diagnósticos diferenciais são com atelosteogênese, hipofosfatasia e osteogênese imperfeita. A acondrogênese pode determinar a morte intraútero ou nas primeiras 24 horas de vida em virtude da hipoplasia pulmonar.

Osteogênese imperfeita

A osteogênese imperfeita consiste em um grupo de doenças do tecido conjuntivo de acometimento generalizado que ocasionam alteração do colágeno tipo I (proteína mais abundante do osso), responsável por 90% do colágeno do corpo (Cozzolino et al., 2016).

As características clínicas são variáveis de acordo com o tipo da doença, mas a fragilidade óssea é a característica predominante, responsável por arqueamento e fraturas ósseas. Fraturas precoces e múltiplas determinam deformidades dos ossos longos, baixa estatura e, em alguns casos, incapacidade de andar. Outras características clínicas são: escleras azuladas em virtude da camada de colágeno fina, o que possibilita a visibilização do pigmento intraocular; surdez (42% a 58% dos casos) em razão do colabamento do conduto auditivo; equimoses ou hematomas decorrentes da pele fina; dentes quebradiços com dentinogênese imperfeita; baixa estatura em decorrência das deformidades ósseas; e rosto com formato triangular.

Apesar da descrição de novos tipos da doença, a classificação mais utilizada é a de Sillence (1979), que divide a osteogênese imperfeita em quatro tipos (Quadro 33.2).

O tipo I é a forma mais comum, mais branda, com osteopenia relativamente leve e pequena frequência de fraturas. Não causa comprometimento da estatura final e, portanto, muitas vezes não é diagnosticado no período pré-natal.

O tipo II, a forma mais grave da doença, apresenta fraturas e deformidades ósseas intrauterinas, sendo mais diagnosticado no período pré-natal e evoluindo para o óbito por complicações respiratórias nos primeiros dias a semanas de vida. Pode ser subdividido em três subtipos de acordo com estudo radiográfico, sendo o tipo IIa letal antes do nascimento ou no período neonatal.

O tipo III, compatível com a vida, apresenta fraturas recorrentes que se associam às deformidades ósseas e à baixa estatura, mas é possível a deambulação. Os tipos II e III podem ocorrer como novas mutações dominantes.

O tipo IV, também compatível com a vida, apresenta características clínicas semelhantes às do tipo I, porém com esclera normal. Pode ser dividido em pelo menos cinco subtipos, conforme a utilização de critérios clínicos e histomorfométricos.

Para o diagnóstico pré-natal da osteogênese imperfeita podem ser realizados o exame radiográfico do abdome

QUADRO 33.2 Classificação da osteogênese imperfeita

Tipo	Fragilidade óssea	Escleras azuis	Dentinogênese imperfeita	Surdez	Herança	Incidência (NV)
I	Leve	Presente	Ia – Presente Ib – Ausente	30%	AD	1:28.500
II	Extrema	Presente	Alguns casos	Desconhecido	AR/E	1:62.000
III	Grave	Ao nascer	Alguns casos	Alta incidência	AR/E	1:68.000
IV	Variável	Ausente	Usualmente não ocorre	Alta incidência	AD ou AR	Não relatada

AD: autossômico dominante; AR: autossômico recessivo; E: esporádico (novas mutações dominantes); NV: nascidos vivos.

materno, a RM e procedimentos invasivos, como a análise de DNA através da biópsia de vilo corial ou a análise da síntese do procolágeno em células do líquido amniótico. A avaliação radiográfica pós-natal possibilita a melhor avaliação clínica do tipo da doença, tendo importância na avaliação genética e prognóstica.

Quanto à via de parto, apesar das controvérsias, existem estudos de casos sugerindo que a cesariana não diminui as taxas de fratura ao nascimento nem prolonga a sobrevida (Cubert et al., 2001; Souza et al., 2006; Cozzolino et al., 2016).

Displasia camptomélica

Doença com frequência aproximada de 1 a cada 150.000 nascimentos e com herança genética não esclarecida. Embora se acredite que seja autossômica recessiva, na displasia camptomélica ocorre encurtamento da musculatura responsável pelo encurvamento extremo dos ossos longos, principalmente em membros inferiores e especialmente da tíbia.

O diagnóstico ultrassonográfico pré-natal pode ser realizado entre a 17ª e a 18ª semana de gestação. Os achados mais comuns são: ossos longos curtos com arqueamento acentuado; ausência parcial da fíbula; hipertelorismo; fenda palatina; ventriculomegalia; e tórax estreito ou em formato de sino. Pode estar relacionada com outras alterações, como hidrocefalia, aumento do diâmetro biparietal, nariz achatado, micrognatia, rins volumosos, hidronefrose, pés tortos, genitália ambígua, escoliose, cardiopatias estruturais, laringotraqueomalacia, onfalocele e polidrâmnio ou oligoidrâmnio.

A displasia camptomélica geralmente tem evolução letal, com o óbito neonatal ocorrendo devido à insuficiência respiratória. Aqueles com sobrevida maior geralmente não resistem mais do que 1 ano de vida em virtude das falhas no desenvolvimento.

Condrodisplasia *puntacta*

A condrodisplasia *puntacta* se divide em dois tipos: tipo não rizomélico (síndrome de Conradi-Hünermann), que consiste em encurtamento assimétrico dos membros, e tipo rizomélico, caracterizado pelo encurtamento de úmeros e fêmures. O padrão de herança no tipo não rizomélico é autossômico dominante ligado ao X, enquanto no tipo rizomélico é autossômico recessivo.

No tipo não rizomélico observam-se calcificação anormal precoce das epífises proximais e distais do úmero e do fêmur, encurtamento assimétrico dos membros, cifoescoliose espinhal e ponte nasal deprimida. No tipo rizomélico, evidenciam-se ventriculomegalia, braquicefalia, hipertelorismo, catarata, ecogenicidade epifisária anormal e encurtamento proximal simétrico do úmero e do fêmur. O diagnóstico é facilitado nos casos de risco para essa anomalia ou que tenham um familiar acometido.

A evolução e o prognóstico dependem do tipo da doença. No tipo não rizomélico, o prognóstico é favorável nos casos em que o indivíduo sobrevive no primeiro ano, apresentando inteligência normal. No tipo rizomélico, geralmente a evolução é letal com o óbito decorrente de infecções recorrentes, e nos que sobrevivem mais de 1 ano há a associação a retardo mental grave e incapacitações.

Hipofosfatasia congênita

Nessa condição com padrão de herança autossômica recessiva ocorre erro inato do metabolismo, caracterizado por baixa atividade da fosfatase alcalina, determinando a mineralização anormal dos ossos longos.

Em geral, o diagnóstico ultrassonográfico é estabelecido no terceiro trimestre, podendo a pesquisa de fosfatase alcalina por meio de biópsia de vilo corial ser realizada no primeiro semestre. Os achados ecográficos são: hipomineralização óssea difusa com ossos longos adelgaçados, arqueados e com micromelia, má definição do polo cefálico com aspecto amolecido (apresentando melhor visualização do cérebro dentro do crânio), oligoidrâmnio e, ocasionalmente, presença de fraturas.

O prognóstico é reservado, ocorrendo óbito neonatal em razão da insuficiência respiratória.

Síndrome da costela curta e polidactilia

Essa síndrome é classificada em três tipos: tipo I ou de Saldino-Noonam, tipo II ou de Majensti e tipo III ou de Ver-Naumorff. O padrão de herança é autossômico recessivo. Os achados ecográficos básicos são costelas curtas, polidactilia pós-axial e membros curtos. O tipo II difere dos demais por apresentar fenda labial e/ou palatina. No tipo I são observados ossos longos com metáfises estreitas, enquanto no tipo II as metáfises estão alargadas com espículas, base do crânio curto e bossa frontal associada à ponte nasal baixa. Pode associar-se a anomalias dos sistemas cardiovascular, urogenital e gastrointestinal, além de polidrâmnio e hidropisia.

Os tipos I e III são letais, e o óbito ocorre logo após o nascimento em decorrência da hipoplasia pulmonar.

Acondroplasia

A acondroplasia é a malformação esquelética não letal mais comum e a mais frequente. Apresenta-se com padrão de herança autossômico dominante. Pode ser heterozigótica (forma mais frequente), decorrente de mutação no gene mapeado no lócus 4p16.3, a qual inibe o crescimento cartilaginoso na placa de crescimento. A forma homozigótica não mutacional geralmente ocorre quando os pais são heterozigóticos (afetados).

Em geral, o diagnóstico da forma heterozigótica é estabelecido no final do terceiro trimestre, às vezes não sendo realizado intraútero. O achado ecográfico mais comum é a discrepância entre a medida do diâmetro biparietal e o comprimento do fêmur no último trimestre (rizomelia), podendo ser encontradas ainda bossa frontal, ponte nasal baixa, cifose toracolombar, ventriculomegalia, macrocefalia e mãos pequenas com aspecto de tridente. O diagnóstico da forma homozigótica é mais precoce, entre a 13ª e a 15ª semana de gestação, em virtude do aparecimento precoce e importante do comprometimento fetal. A reação em cadeia da polimerase (PCR) pode ser utilizada para o diagnóstico.

A forma homozigótica é letal, ao contrário da heterozigótica, que apresenta boa expectativa de vida e desenvolvimento normais e pode exibir hidrocefalia e distúrbios nervosos decorrentes de compressões causadas pelas alterações da cifoescoliose ou estenose do forame magno.

Displasia torácica asfixiante (síndrome de Jeune)

Anomalia com padrão autossômico recessivo, a síndrome de Jeune se caracteriza pela presença de costelas curtas (que não alcançam mais da metade do trajeto ao redor do tórax), tórax estreito (em suas duas medidas) e ossos longos encurtados (principalmente no fim do segundo trimestre). Podem ocorrer polidactilia pós-axial, fenda labial e/ou palatina e oligoidrâmnio.

A detecção ecográfica ocorre entre a 16ª e a 19ª semana, e a história familiar positiva em gestação anterior é importante para o diagnóstico. Em geral, o óbito ocorre no período pós-natal em virtude de insuficiência respiratória grave, mas os casos mais brandos podem sobreviver e apresentar insuficiência renal ou hepática.

Displasia condroectodérmica (síndrome de Ellin van Crevelo)

Doença com padrão de herança autossômica recessiva caracterizada por membros curtos e desproporcionais (rizomelia moderada), polidactilia pós-axial de mãos e pés, defeitos cardíacos (septais e atriais), tórax estreito com costelas curtas e epispádia ou hipospádia. Os pacientes apresentam ainda algumas anomalias ectodérmicas, como de unhas, dentes e orais.

Cerca de um terço dos pacientes morre em virtude de complicações pulmonares, mas os que sobrevivem apresentam baixa estatura e inteligência normal na vida adulta.

Displasia diastrófica

Malformação esquelética com padrão de herança autossômica recessiva caracterizada por micromelia acentuada, torções de partes dos membros, pés tortos, escoliose e o característico "dedo de caroneiro". O diagnóstico pré-natal geralmente ocorre no segundo trimestre e pode estar associado a micrognatia, fenda labial, defeitos cardíacos, desvio ulnar do punho e polidrâmnio.

Em geral, as taxas de mortalidade são altas com óbito neonatal decorrente de micrognatia, estenose de laringe e cifoescoliose. Os sobreviventes apresentam inteligência normal, mas podem ter complicações decorrentes da artropatia e da cifoescoliose.

Displasia acromesomélica

Malformação esquelética de padrão de herança autossômica recessiva caracterizada pelo encurtamento dos segmentos médio e distal dos membros, ou seja, ulna, rádio, mãos, tíbia, fíbula e pés.

Displasia de Kniest

Nessa condição com padrão de herança autossômica recessiva decorrente de um defeito no gene do colágeno tipo II, o diagnóstico pode ser realizado a partir da 16ª semana de gestação, sendo observados arqueamento e irregularidades das epífises e cifoescoliose lombar com platispondilia. A catarata é ocasional, mas podem ser encontrados olhos proeminentes e face achatada. Trata-se de uma anomalia compatível com a vida, porém com complicações para os indivíduos afetados, como surdez, alterações de retina, miopia e distúrbios ortopédicos decorrentes da cifoescoliose.

Displasia mesomélica

A displasia mesomélica pode ser classificada em cinco tipos: Nievengelt, Langer, Robinow, Rheinhardt-Pfeiffer e Werner, todas caracterizadas pela redução do segmento médio das extremidades (mesomelia), ou seja, pelo comprometimento de rádio, ulna, tíbia e fíbula. O desenvolvimento mental geralmente é normal, exceto na displasia do tipo Robinow. Todos os tipos apresentam transmissão autossômica dominante, exceto o tipo Langer, que é autossômico recessivo.

Craniossinostoses

As craniossinostoses consistem em um grupo de alterações caracterizadas pelo fechamento precoce, completo ou parcial, das suturas cranianas. Destacam-se a síndrome de Apert, ou acrocefalossindactilia tipo I, a síndrome de Carpenter, ou acrocefalossindactilia tipo II, e a síndrome de Pfeiffer, ou disostose acrofacial. Os principais achados de suspeita de craniossinostose são a braquicefalia e a acrocefalia (crânio com formato pontiagudo ou cônico). São comuns outros achados ecográficos, como ponte nasal baixa, sindactilia, polegar ou hálux longos e hipertelorismo.

A síndrome de Apert apresenta herança autossômica dominante compatível com a vida e está relacionada com idade paterna avançada. A síndrome de Carpenter apresenta padrão de herança autossômica recessiva e é considerada não letal com inteligência normal ou déficit mental, podendo apresentar surdez e obesidade. A síndrome de Pfeiffer é subdividida em três tipos: o tipo I é autossômico dominante e os demais ocorrem de maneira esporádica. O prognóstico da síndrome de Pfeiffer é variável, sendo o tipo I não letal e com inteligência normal e os tipos II e III apresentam comprometimento do sistema nervoso central.

Artrogripose (síndrome de acinesia fetal)

A artrogripose representa uma sequência de alterações envolvendo tecidos neurológicos, musculares e conjuntivos, ocasionando limitação da mobilidade articular, contratura e rigidez das articulações fetais. Está associada a várias etiologias: distúrbios neurológicos, como distrofia miotônica congênita e miastenia congênita; distúrbios do tecido conjuntivo, como distrofia do tecido conjuntivo articular e muscular;

e, atualmente, síndrome congênita do vírus da Zika (Oliveira Melo et al., 2016).

O diagnóstico ecográfico pode ser realizado a partir da 17ª semana de gestação com membros fixos, braços flexionados, hiperextensão do joelho, pés tortos, mãos cerradas, imobilidade fetal, alterações do líquido amniótico e alterações do sistema nervoso central, como agenesia do corpo caloso, ventriculomegalia e agenesia do vérmis cerebelar. O prognóstico é variável conforme os distúrbios associados e as limitações envolvidas.

Leitura recomendada

Cozzolino M, Perelli F, Maggio L et al. Management of osteogenesis imperfecta type I in pregnancy; a review of literature applied to clinical practice. Arch Gynecol Obstet 2016; 293:1153-9.

Cubert R, Cheng EY, Mack S et al. Osteogenesis imperfecta: mode of delivery and neonatal outcome. Obstet Gynecol 2001; 97:66-9.

Ho KL, Chang CH, Yang SS, Chason JL. Neuropathological findings in thanatophoric dysplasia. Acta Neuropathol (Berl) 1984; 63: 218-28.

Noronha L, Prevedello LMS, Maggio EM et al. Displasia tanatofórica: relato de casos com estudo neuropatológico. Arq Neuropsiquiatria 2002; 60:133-7.

Oliveira Melo AS, Malinger G, Ximenes R, Szejnfeld PO, Alves Sampaio S, Bispo de Filippis AM. Zika virus intrauterine infection causes fetal brain abnormality and microcephaly: tip of the iceberg? Ultrasound Obstet Gynecol 2016; 47:6-7.

Souza ASR, Cardoso AS, Lima MMS, Guerra GVQL. Diagnóstico pré-natal e parto transpelviano na osteogênese imperfeita: relato de caso. Rev Bras Ginecol Obstet 2006; 28:244-50.

Wilcox WR, Tavormina PL, Krakow D et al. Molecular, radiologic and histopathologic correlations in thanatophoric dysplasia. Am J Med Genet 1998; 78:274-81.

Anomalias de Partes Moles

CAPÍTULO 34

Patrícia Chagas Pessôa de Mello Morais Moriel
Thaís Valéria e Silva Maciel Monteiro
Thaynara Soares Lima
Alex Sandro Rolland Souza

INTRODUÇÃO

Os tumores de partes moles são malformações de ocorrência rara, mas com grandes implicações na saúde fetal. Podem ser malignos e ocasionam comprometimento hemodinâmico, ventilatório e distocias de parto, provocando um impacto relevante na morbimortalidade fetal. O reconhecimento precoce dessas tumorações se reveste de grande importância, uma vez que altera a conduta pré-natal e a via de parto e facilita o tratamento pós-natal imediato com melhora do prognóstico do recém-nascido. Neste capítulo serão abordadas as malformações de partes moles fetais mais frequentes: teratoma cervical, teratoma sacrococcígeo, bócio congênito, hemangiomas e linfangiomas.

TERATOMA CERVICAL

Os teratomas são tumores formados a partir de células totipotentes, apresentando, portanto, elementos dos três folhetos embrionários (ectoderma, endoderma e mesoderma). Econtrados mais comumente na região sacrococcígea, são extremamente raros na região cervical. Os principais sinais e sintomas são atribuídos principalmente ao efeito de massa dessas lesões, tornando esses tumores potencialmente letais. Desse modo, a avaliação ultrassonográfica do pescoço fetal é obrigatória, uma vez que essa região abriga órgãos dos sistemas digestório e respiratório, sendo este último imprescindível para a adaptação à vida extrauterina. A identificação de massas nessa região pode causar problemas obstrutivos em vias aéreas e digestórias, trazendo complicações à gravidez e ao recém-nascido.

Esses casos exigem, portanto, diagnóstico ultrassonográfico e seguimento adequados e precoces, acompanhados de ressonância magnética (RM), que contribuirá principalmente para o diagnóstico diferencial.

Quando detectados, é necessário acompanhamento intensivo da evolução fetal, das possíveis repercussões do tumor e de seu crescimento, o que viabilizará a programação quanto ao melhor momento do parto e da assistência neonatal e cirúrgica.

Definição

Esse tumor de células germinativas surge no pescoço fetal, tipicamente na região anterior (Figura 34.1).

Incidência

Teratomas congênitos são relatados em 1 em cada 20.000 a 40.000 nascidos vivos (Teal et al., 1988), 3% dos quais estão localizados na região cervical (Lim et al., 2003; Hirose et al., 2003). Portanto, trata-se de um tumor de rara incidência.

Diagnóstico

Os tumores podem ser detectados tão precocemente quanto na 16ª semana de idade gestacional. As seguintes características ultrassonográficas sugerem a presença de teratoma cervical:

- Tumoração unilateral e bem definida.
- Componente sólido, misto ou multiloculado.

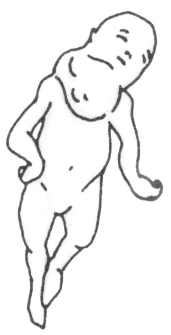

FIGURA 34.1 Teratoma cervical. (Ilustração de Aderval Viana.)

- Presença de calcificações em 50% dos casos.
- Pescoço fetal hiperestendido (em caso de grandes tumorações).
- Identificação de bolha gástrica pouco repleta ou mesmo vazia.
- Polidrâmnio em 30% dos casos.

As duas últimas características podem ser consequência da obstrução esofágica pelo teratoma, prejudicando a deglutição fetal de líquido amniótico. Apesar de o diagnóstico ser comumente realizado por meio de ultrassonografia, a RM também pode ser usada para avaliação, contribuindo para o manejo operatório do tumor nos casos em que a programação cirúrgica é eletiva e auxiliando a verificação dos planos de dissecção e separação das estruturas vitais.

Diagnóstico diferencial

A diferenciação de outras massas cervicais não costuma ser difícil, sendo os principais diagnósticos diferenciais estabelecidos com linfangioma, hemangioma e bócio congênito, que terão suas características abordadas posteriormente.

Anomalias associadas

Teratomas cervicais geralmente se apresentam de maneira isolada, sem associação a anomalias cromossômicas ou outras malformações congênitas (Bleggi-Torres et al., 1998), mas podem contribuir para o subdesenvolvimento do pulmão fetal e a insuficiência pulmonar por efeito de massa intraútero.

Complicações e prognóstico

Embora na maioria dos casos os teratomas cervicais sejam considerados neoplasias benignas, evoluem para o óbito em até 80% dos casos quando não tratados, principalmente em virtude da insuficiência respiratória obstrutiva (Nicolaides et al., 2002; Bianchi et al., 2010). A presença de polidrâmnio, em razão da distensão uterina que provoca, pode precipitar trabalho de parto, parto prematuro e consequente morte perinatal, relatados em 25%, 17% e 43% dos casos, respectivamente. A presença de hidropisia fetal foi relatada por Hirose et al. (2003) em conceptos portadores de teratoma cervical.

O período realmente crítico é o pós-parto, quando há a compressão traqueal pelo tumor e o surgimento de asfixia aguda. A morte neonatal pode advir caso não haja o reconhecimento prévio do tumor e não sejam adotadas condutas invasivas imediatas para desobstrução das vias aéreas. Uma dessas abordagens consiste na realização do procedimento EXIT (*ex utero intrapartum treatment*), técnica que possibilita o desprendimento parcial do feto durante a cesariana com estabilização de via aérea segura, usando traqueostomia, máscara laríngea ou intubação, enquanto a oxigenação fetal é mantida pela circulação uteroplacentária. Caso a via aérea seja estabilizada em tempo hábil e o tumor ressecado, o prognóstico é bom.

Cabe lembrar que em razão da grande dimensão que esses tumores podem alcançar, chegando a dissecar estruturas do pescoço, muitos procedimentos cirúrgicos podem ser necessários para a ressecção completa e a obtenção de bom resultado estético e funcional. A sobrevivência após a cirurgia é de 80%. Quanto ao risco de recorrência do teratoma cervical, esse percentual ainda é desconhecido.

Manejo obstétrico e neonatal

Após o diagnóstico pré-natal é necessária cuidadosa monitoração da mãe e do feto com ultrassonografia obstétrica para acompanhamento do tamanho do tumor e seu crescimento e do volume do líquido amniótico e avaliação da saúde geral do concepto. Em caso de polidrâmnio grave que comprometa a qualidade de vida materna (dificuldade respiratória) e aumente o risco de parto prematuro, pode ser realizada a amniodrenagem.

O momento e a via do parto dependerão do tamanho do tumor e de suas repercussões sobre o feto e a gestação, podendo ser indicada a interrupção depois de atingida a maturidade pulmonar fetal, evitando maior crescimento do teratoma, o que dificultaria ainda mais sua ressecção. Em caso de tumores grandes que causem hiperextensão cervical, má apresentação e distocia de parto, a cesariana está indicada. Com o diagnóstico prévio da doença é programada a interrupção da gestação em centro terciário com toda a equipe especializada para assistência imediata.

A obtenção de via aérea definitiva intraoperatória será realizada em casos de grave obstrução de vias aéreas para garantir a viabilidade extrauterina. Caso o neonato não demonstre sinais de insuficiência respiratória logo ao nascimento, a intubação orotraqueal deverá ser realizada de maneira eletiva e o mais precocemente possível.

No período neonatal, o tratamento de todo o tumor por meio de ressecção cirúrgica precoce constitui a abordagem mais adequada, pois ocorre degeneração maligna em até 90% dos casos não tratados até a adolescência ou a vida adulta, e a excisão cirúrgica geralmente é curativa, com uma taxa de sobrevivência > 85% (Miele et al., 2011).

TERATOMA SACROCOCCÍGEO

O teratoma sacrococcígeo (TSC), a neoplasia fetal mais frequentemente diagnosticada, origina-se das células totipotenciais que migraram no período embrionário para o nodo de Hensen, na região posterior e caudal do embrião. A não regressão desse nodo tornará possível o crescimento do tumor, geralmente limitado ao cóccix, mas que pode se estender para dentro das cavidades pélvica e abdominal ou se desenvolver externamente em direção ao períneo ou às nádegas.

Em virtude da acurácia da tecnologia ultrassonográfica, o TSC pode ser diagnosticado precocemente, o que é fundamental para um acompanhamento rigoroso e o reconhecimento de suas complicações. Essas complicações estão associadas a altas taxas de morbidade e mortalidade, pois o feto está sob risco de desenvolver insuficiência cardíaca congestiva e hidropisia, necessitando de assistência especializada ao nascer.

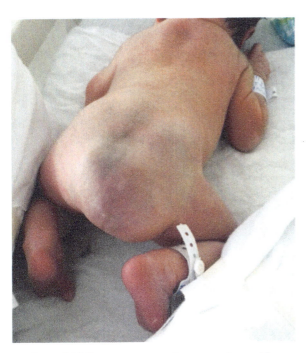

FIGURA 34.2 Teratoma sacrococcígeo em recém-nascido.

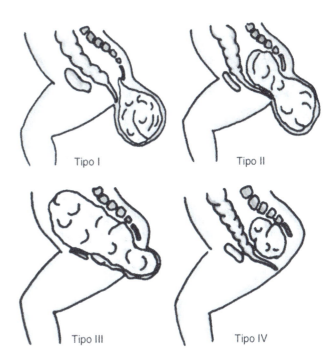

FIGURA 34.3 Tipos de teratoma sacrococcígeo (Altman et al., 1973 – ilustração de Aderval Viana.)

Definição

O TSC é um tumor de células germinativas com origem na área pré-sacral (Figura 34.2).

Incidência

A incidência de TSC é de 1 a cada 40.000 nascimentos (Krushin et al., 2000; Hamilton et al., 2002), mais comumente em meninas, com relação de 4:1, mas com maior chance de malignidade nos meninos (Altman et al., 1974; Nicolaides et al., 2002).

Classificação

Os teratomas sacrococcígeos podem ser classificados de acordo com a anatomia e a histologia. Em 1973, Altman et al., da American Academy of Pediatrics Surgical Section, classificaram esses tumores em quatro tipos segundo a localização anatômica (Figura 34.3):

- **Tipo I:** lesão predominantemente externa com crescimento caudal e coberta por pele. O componente intrapélvico é mínimo. Essa característica facilita sua detecção (clínica e ultrassonográfica) e ressecção. Trata-se do tipo mais comum, responsável por aproximadamente 47% dos casos.
- **Tipo II:** predominantemente externo, mas com importante componente pré-sacral – presente em 34% dos casos.
- **Tipo III:** predominância de elementos pré-sacrais com extensão tumoral intra-abdominal e pequeno componente externo (9% dos casos).
- **Tipo IV:** é inteiramente pré-sacral, sem componente externo, o que torna mais difícil sua detecção – ocorre em 10% dos casos.

A classificação histológica divide esses teratomas em três tipos de acordo com o grau de diferenciação:

- **Maduros:** são benignos e formados por tecidos totalmente diferenciados, similares aos normais e com estruturas bem desenvolvidas, podendo ser encontrados em pele, osso, tecido intestinal, pancreático etc. Há o relato de um teratoma maduro que consistia em um membro inferior totalmente desenvolvido ligado à região sacrococcígea tamanha sua diferenciação (Legbo et al., 2008). A presença de plexo coroide, tecido responsável pela produção de fluidos que ocupam o tumor, forma os teratomas císticos. Felizmente, é o tipo mais comum de TSC (55% a 75% dos casos).
- **Imaturos:** formados por tecidos embrionários pouco diferenciados, geralmente de origem neuroepitelial ou renal.
- **Malignos:** o elemento maligno mais comum é o tumor do seio endodérmico, o qual produz alfafetoproteína. Outros elementos malignos podem incluir carcinoma embrionário e tumor neuroectodérmico primitivo. São predominantemente sólidos e com componente vascular importante. Apresentam o maior percentual de recorrência (média de 33%).

Apesar de a maioria dos TSC (83% a 90%) ser benigna, todos apresentam potencial de malignização (Holcroft et al., 2008).

Diagnóstico

Os teratomas sacrococcígeos podem ser identificados a partir da 13ª semana de gestação, sendo o diagnóstico mais frequente entre a 17ª e a 20ª semana (Holcroft et al., 2008; Wilson et al., 2009).

São características do TSC:

- Tumoração de conteúdo sólido, cístico ou misto (Figuras 34.4 e 34.5).
- Presença de calcificações em aproximadamente 30% dos casos, sendo esse um sinal de bom prognóstico (benignidade).
- Vascularização rica e bem demonstrada ao Doppler colorido.

Quanto mais vascularizado, maior a morbidade associada ao TSC, uma vez que a alta demanda sanguínea pelo tumor pode provocar insuficiência cardíaca fetal e hidropisia. A circulação hiperdinâmica intratumoral promove poliúria fetal e, consequentemente, polidrâmnio. Caso a tumoração seja muito extensa, pode haver compressão do sistema urinário fetal, culminando com hidronefrose e oligoidrâmnio (Figura 34.6).

Apesar de toda a acurácia ultrassonográfica, a RM produz informações adicionais com melhor estimativa do componente intrapélvico do tumor e suas relações com órgãos adjacentes, contribuindo para melhor avaliação pré-cirúrgica.

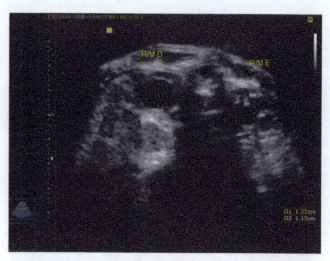

FIGURA 34.6 Hidronefrose bilateral secundária à obstrução mecânica de vias urinárias pelo teratoma sacrococcígeo em feto na 34ª semana.

Diagnóstico diferencial

O diagnóstico diferencial deve ser feito com outras massas, principalmente as císticas, que atingem a mesma região. Os defeitos distais do tubo neural são os principais a serem afastados. Portanto, a mielomeningocele sacral deve ser sempre lembrada, uma vez que consiste em uma massa cística exofítica muito frequente. Para esse diagnóstico diferencial é preciso avaliar rigorosamente a integridade da coluna lombossacra e a ausência de alterações intracranianas características (ventriculomegalia e obliteração de fossa posterior).

Outros diagnósticos, menos frequentes, são:

- Lipomas.
- Gêmeo acárdico, que pode estar aderido no nível pélvico, simulando um teratoma nessa região.
- Teratomas de ovário (por apresentarem a mesma topografia do tipo IV do TSC).

Anomalias associadas

Quinze por cento dos casos de TSC se associam a anomalias congênitas, como ânus imperfurado, defeitos ósseos sacrais, duplicação de útero ou vagina, espinha bífida e meningomielocele. Cromossomopatias estão presentes em 5% a 40% dos casos.

Prognóstico e complicações

O prognóstico dos fetos portadores do TSC depende dos seguintes fatores:

- Tamanho do tumor.
- Tipo histológico.
- Reconhecimento precoce das complicações.
- Bom manejo obstétrico.
- Manejo cirúrgico adequado.

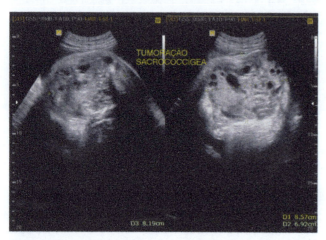

FIGURA 34.4 Corte coronal mostrando teratoma sacrococcígeo de conteúdo misto com cistos de tamanhos variados.

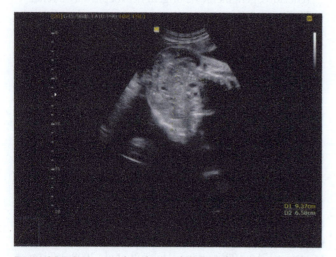

FIGURA 34.5 Corte sagital evidenciando topografia pré-sacral da tumoração sacrococcígea.

O pior prognóstico é reservado aos casos de grandes tumores (> 10cm), pois, apesar de não predizerem malignidade, estão mais associados às seguintes situações: compressão de órgãos do sistema urinário, originando oligoidrâmnio; risco cirúrgico elevado, podendo causar danos nervosos e incontinência urinária; e anemia por hemorragia tumoral, mais comum nos sólidos que nos císticos.

A necessidade de irrigação de um grande tumor vascularizado conduz à falência cardíaca de alto débito, podendo resultar em hidropisia, quadro grave e muito associado à morte perinatal e neonatal. O polidrâmnio, em razão da sobredistensão uterina que provoca, é fator de risco para parto prematuro, além de aumentar a morbidade materna.

Em relação ao manejo cirúrgico, a excisão incompleta do TSC pode resultar em transformação maligna de um tumor. O atraso no diagnóstico é outro fator que aumenta o risco de malignidade, corroborando a importância de uma detalhada avaliação ultrassonográfica pré-natal. Com esse raciocínio verifica-se que o tipo I do TSC é raramente maligno e um dos motivos é sua detecção mais fácil com diagnóstico mais precoce por se tratar de tumoração predominantemente externa. Os tipos II a IV causam metástase em 6%, 20% e 76% dos casos, respectivamente, sendo os tumores malignos quase sempre fatais.

Em geral, os TSC apresentam desenvolvimento rápido, mas as lesões císticas com vascularização ausente ou leve tendem a apresentar crescimento lento e demonstrar resultado favorável mesmo quando grandes. Assim, o melhor prognóstico está reservado aos casos diagnosticados no pré-natal, corretamente monitorados e de pequeno tamanho, como massa cística externa e avascular. Caso contrário, a mortalidade perinatal é alta, alcançando 50%.

Intervenção pré-natal

Uma variedade de técnicas intrauterinas tem sido tentada com o intuito de melhorar a qualidade de vida materna e o prognóstico perinatal. São elas:

- **Amniodrenagem:** para aliviar o desconforto materno causado pelo polidrâmnio, sendo esse o procedimento mais frequentemente realizado em razão de sua baixa morbidade e da facilidade técnica.
- **Amnioinfusão:** em casos de oligoidrâmnio secundário à compressão das vias urinárias pelo tumor. A amnioinfusão garante melhor qualidade ultrassonográfica para que seja realizado o monitoramento fetal adequado.
- **Aspiração da área cística, ablação por *laser*, ligadura dos vasos sacrais que nutrem o teratoma e cirurgia a céu aberto ou endoscópica para ressecção tumoral:** esses procedimentos podem ser realizados na tentativa de reduzir o impacto da massa tumoral sobre o sistema cardiovascular fetal. Essas técnicas são ainda experimentais e apresentam complicações, como trabalho de parto prematuro, corioamnionite, rotura prematura de membranas, rotura uterina, perfuração de bexiga, eventos tromboembólicos etc. Apesar dos riscos, podem ser adotados em casos criteriosamente selecionados que se beneficiariam do procedimento: fetos com idade gestacional < 26ª semana e evidência de

hidropisia, ou seja, fetos com prognóstico bastante reservado (Wilson et al., 2009).

Conduta obstétrica

Após o diagnóstico de TSC, é importante manter o monitoramento ultrassonográfico rigoroso no decorrer da gestação. Serão avaliados, pelo menos a cada 15 dias, o crescimento tumoral e suas repercussões sobre o concepto. Esse acompanhamento orienta a programação do parto e a interrupção terapêutica da gestação. Em fetos com sinais de hidropisia, a cesariana está indicada mesmo que a gestação curse com menos de 30 semanas, pois é alto o risco de morte intrauterina.

A ecocardiografia fetal é recomendada em casos de fetos com tumores predominantemente sólidos e/ou vasculares, pois identifica precocemente a falência cardíaca, condição que precede o início da hidropisia. Quanto à via de parto, a cesariana está indicada nos casos de tumores > 750cm^3 de volume ou > 5cm de diâmetro em virtude do risco de distocia e de rotura com hemorragia tumoral. A incisão uterina clássica é preferida à cesariana segmentar transversa para tentar diminuir o trauma sobre a lesão. Em casos de tumores pequenos pode ser tentado o parto transpelviano.

Tratamento pós-natal

O tratamento principal do TSC, independentemente do tipo histológico, é o cirúrgico para excisão completa do tumor, a qual muitas vezes é bastante extensa, devendo incluir a remoção do cóccix para ser considerada completa. Ressecções incompletas estão associadas a uma taxa significativamente maior de recorrência. Portanto, após o procedimento, são preconizados seguimento e vigilância rigorosos do paciente por pelo menos 3 anos (Wei Yao et al., 2014).

Apesar do controle bem-sucedido do tumor na maioria dos pacientes, são comuns sequelas funcionais, como incontinência fecal e urinária e disfunção dos membros inferiores, que prejudicam a qualidade de vida. Os pacientes com tumoração recorrente são tratados com nova cirurgia ou quimioterapia, dependendo da classificação do tumor e de sua extensão. Essa recorrência não está relacionada com o tamanho do tumor primário, mas com a ressecção incompleta, o tipo histológico e a composição tumoral, com os tumores heterogêneos recorrendo em 83% dos casos.

BÓCIO CONGÊNITO

O bócio congênito (BC) é uma condição rara e grave. Sua identificação no pré-natal por meio da ultrassonografia pode alterar o prognóstico do recém-nascido, uma vez que a produção normal de hormônios tireoidianos se inicia na 12ª semana de gestação e esses são imprescindíveis para o desenvolvimento mental e motor normal. Esses motivos reafirmam a importância do diagnóstico precoce, tornando possível o tratamento hormonal adequado.

Definição

O BC consiste no aumento da glândula tireoide em consequência de alterações hormonais (hipotireoidismo ou hipertireoidismo), podendo ocorrer também em casos de eutireoidismo (Figura 34.7).

Incidência

O hipotireoidismo congênito primário detectado ao nascimento ocorre em torno de 1 a cada 3.000 a 4.000 nascimentos (Machia et al.,1999) e é uma das causas tratáveis mais comuns de retardo mental. A disgenesia tireoidiana é a condição mais frequentemente associada, podendo haver agenesia, hipoplasia ou ectopia da glândula. Em segundo lugar está a disormonogênese, que resulta de mutações nos genes envolvidos na produção do hormônio tireoidiano e que responde por aproximadamente 15% dos casos (Brown et al., 2002). Vale lembrar que é muito rara a associação de hipotireoidismo congênito e bócio (1:40.000).

Etiopatogenia

O BC pode ser causado por várias condições distintas, sendo as principais:

- **Disgenesia tireoidiana:** principal causa de hipotireoidismo congênito, responsável por 80% dos casos (Göktolga et al., 2008).
- **Disormonogênese:** erro inato na síntese dos hormônios T3 e T4, podendo resultar em hipotireoidismo e bócio em virtude do aumento da estimulação da glândula pelo hormônio liberador de tireotrofina (TSH). Apesar de causarem BC, muitos casos se manifestam tardiamente. Esse defeito tem incidência de 1 a cada 40.000 nascimentos e é herdado de forma autossômica recessiva (LaFranchi et al., 2014). Responde por 10% a 20% de todos os casos de hipotireoidismo congênito, sendo uma das principais causas quando a gestante apresenta função tireoidiana normal e suficiente ingestão de iodo (Perrotin et al., 2001).
- **Exposição a medicações antitireoidianas e dieta:** responsável por 10% dos bócios congênitos. Dentre as mães expostas ao propiltiouracil (PTU), cerca de 1% apresenta fetos com hipotireoidismo. Os agentes indutores do BC são as preparações iodadas (antitussígenos, contrastes iodados e antissépticos com iodo) e PTU. Cabe lembrar que a ingestão materna < 12mg/dia de iodo também pode causar hipotireoidismo congênito e bócio, além da dieta rica em frutos do mar.
- **Passagem transplacentária de anticorpos maternos:** mulheres com tireoidite crônica autoimune ou doença de Graves podem produzir anticorpos que atravessam a placenta, resultando em bócio e/ou disfunção tireoidiana fetal. Caso o anticorpo transmitido seja um bloqueador do receptor de TSH, há o risco de hipotireoidismo fetal com ou sem bócio. Esses anticorpos são detectados em aproximadamente 1 em cada 100.000 recém-nascidos (Brown et al., 1993). Outro tipo de anticorpo é aquele capaz de estimular o receptor de TSH, provocando hipertireoidismo e bócio fetal. Essas alterações decorrentes da passagem de anticorpos maternos são geralmente transitórias, resolvendo-se em 3 a 6 meses, mas a tireotoxicose neonatal ocorrerá em aproximadamente 1% dos filhos de mulheres com doença de Graves (Huel et al., 2009).

Diagnóstico pré-natal

O diagnóstico ultrassonográfico pode ser estabelecido por meio de sinais diretos ou indiretos. São sugestivos de bócio fetal:

- Massa na região anterior do pescoço, correspondendo à tireoide visivelmente alargada.
- Aspecto sólido, hipoecoico e simétrico, podendo apresentar componentes císticos.
- Hiperextensão do pescoço por causa de massa situada em sua região anterior.
- Hipervascularização central ou periférica ao *Power Doppler*.
- Redução da bolha gástrica e polidrâmnio por obstrução no nível esofágico (sinal não específico, podendo estar relacionado com várias outras condições).

Huel et al. (2009) propuseram um método de avaliação ultrassonográfico para diferenciar o BC hipertireóideo do hipotireóideo. Foram avaliados quatro sinais inespecíficos: vascularização do bócio, ritmo cardíaco fetal, maturação óssea e movimentação fetal. Com base nesses sinais foi criado um escore para guiar o diagnóstico: pontuação total ≥ 2 sugere hipertireoidismo; quando < 2, hipotireoidismo (Quadro 34.1).

A propedêutica invasiva é capaz de dosar os hormônios no líquido amniótico ou no sangue fetal para o diagnóstico do *status* tireoidiano, sendo a cordocentese o padrão-ouro

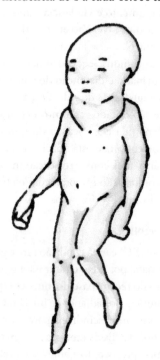

Figura 34.7 Bócio congênito. (Ilustração de Aderval Viana.)

QUADRO 34.1 Escore ultrassonográfico para diferenciação entre hipertireoidismo e hipotireoidismo fetal

Achados ultrassonográficos		Escore
Vascularização da glândula	Periférica	0
	Central	1
Ritmo cardíaco fetal	Normal	0
	Taquicardia (> 160bpm)	1
	Retardada	−1
Maturação óssea	Normal	0
	Acelerada	1
Movimentação fetal	Normal	1
	Acelerada	0

Fonte: Huel et al., 2009.

para avaliação da função tireoidiana fetal, pois a medida do TSH e do T4 no líquido amniótico fornece uma avaliação indireta e não confiável (Göktolga et al., 2008; Huel et al., 2009; Stoppa-Vaucher et al., 2010). Por ser um procedimento invasivo, a cordocentese é aceita quando os dados biológicos, clínicos e ultrassonográficos não fornecem informações suficientes para que se possa identificar o tipo de transtorno da tireoide, uma vez que a taxa de complicações fica em torno de 1%. Após firmado o diagnóstico fetal e iniciado o tratamento, recomenda-se o seguimento com monitoração ultrassonográfica do bócio, evitando-se os riscos das cordocenteses seriadas, mas sem prejuízos significativos ao prognóstico neonatal (Perrotin et al., 2001).

Diagnóstico diferencial

O diagnóstico diferencial deve ser estabelecido principalmente com:

- **Teratoma cervical:** massa mista sólida/cística na região anterior do pescoço, que também pode estar associada ao polidrâmnio.
- **Hemangioma e linfangioma:** massas cervicais císticas ou sólidas, assimétricas, que se originam da região lateral do pescoço.
- **Higroma anterior:** predominantemente cístico.
- **Cisto branquial:** massa anecoica localizada na borda anterior do músculo esternocleidomastóideo.

Conduta pré-natal

Após o diagnóstico ultrassonográfico do bócio, é preciso verificar a função da tireoide fetal, e o tratamento não deve ser postergado para o período neonatal. Tanto o hipotireoidismo como o hipertireoidismo intraútero comprometem o metabolismo, o desenvolvimento e o amadurecimento de órgãos fetais. Assim, a conduta ativa antenatal é importante para melhorar o prognóstico dos recém-nascidos, principalmente em relação ao desenvolvimento do sistema nervoso central, que é tireoide-dependente a partir da 32ª/34ª semana até o termo.

Hipertireoidismo

A prevalência de hipertireoidismo na gravidez é de 0,1% a 0,4%, tendo a doença de Graves como principal etiologia, responsável por 95% dos casos (Mestman et al., 2004). Caso seja mal controlada durante a gravidez, essa doença autoimune pode causar sérias complicações para a mãe, como hipertensão e insuficiência cardíaca, e para o feto, como natimortalidade, restrição do crescimento intrauterino, parto prematuro, insuficiência cardíaca, hidropisia e disfunção tireoidiana com ou sem bócio.

O hipertireoidismo fetal será corrigido indiretamente mediante a administração de agentes antitireoidianos à mãe, como PTU e metimazol, que apresentam cinéticas similares de transferência transplacentária. No entanto, o uso de PTU é preferido ao de metimazol durante a gravidez, uma vez que este último foi associado à aplasia cutânea congênita e a outras anomalias.

Podem ser necessárias 6 a 8 semanas para a melhora clínica, devendo ser realizada mensalmente a monitoração ultrassonográfica fetal e laboratorial dos níveis de T4 livre. Convém lembrar a necessidade de administração cuidadosa dos antitireoidianos, tendo em vista que as superdosagens também podem induzir bócio fetal e hipotireoidismo.

Hipotireoidismo

Sabe-se que a exposição aos agentes antitireoidianos pode suprimir a função da tireoide fetal após a 11ª semana de gravidez, mas o efeito é mais proeminente na segunda metade da gravidez em virtude do aumento na produção de hormônios da tireoide do feto (Burrow et al., 1994). Clinicamente, o estado de hipotireoidismo fetal pode ser observado como bócio, sendo os bócios geralmente pequenos após a exposição ao PTU. No entanto, também têm sido descritos grandes bócios que podem causar comprometimento respiratório no recém-nascido. A terapia fetal nesses casos consiste na redução da dosagem dos medicamentos antitireoidianos maternos.

Em casos de hipotireoidismo fetal por disgenesia tireoidiana, procede-se à administração intra-amniótica de levotiroxina, uma vez que a placenta é relativamente impermeável à tiroxina do sangue materno. O objetivo principal desse tratamento é prevenir as complicações do polidrâmnio, da compressão esofágica e traqueal pelo bócio e da hiperextensão da cabeça fetal que resultaria em má apresentação.

Quanto à disormonogênese, ocasionalmente é identificada no pré-natal quando o feto apresenta bócio por hipotireoidismo não imune e a mãe é eutireóidea. Relatos de caso descrevem o tratamento pré-natal por meio da injeção de T4 no líquido amniótico. No maior estudo, o bócio fetal diminuiu durante o tratamento e não houve eventos adversos (Ribault et al., 2009). No entanto, as crianças ainda nasceram com função tireoidiana diminuída, o que sugere que o tratamento não corrige totalmente o hipotireoidismo. Não há dados suficientes na literatura para atestar que o tratamento pré-natal melhore os resultados cognitivos de recém-nascido ou qual seria o melhor regime de dosagem terapêutica (LaFranchi et al., 2014).

Conduta obstétrica

A realização do parto em centros terciários deve ser recomendada, prevendo-se:

- Distocia durante o trabalho de parto por hiperextensão da cabeça fetal.
- Trabalho de parto prematuro.
- Insuficiência respiratória aguda do recém-nascido em razão da compressão das vias aéreas pelo bócio volumoso, podendo ser necessário o procedimento EXIT.

Caso o hipotireoidismo fetal não seja identificado no pré-natal, o teste de triagem conhecido como "teste do pezinho" estabelecerá o diagnóstico nos primeiros dias de vida, sendo então instituído o tratamento com ótimos resultados, inclusive com desenvolvimento motor e intelectual normal.

LINFANGIOMAS

Os linfangiomas são malformações que respondem por 5% a 6% de todas as lesões benignas da infância (Koeller et al., 1999). Ocorrem mais comumente na cabeça, no pescoço ou na axila, embora possam acometer qualquer local do sistema linfático em desenvolvimento. Eles são cervicofaciais em 75% dos casos e geralmente alcançam grandes proporções (Woodward et al., 2005). Essas lesões congênitas, apesar de císticas e benignas, podem provocar graves deformidades estéticas, bem como comprometimento das vias aéreas e digestórias em casos mais graves. Sua detecção antenatal precoce é relevante para melhores orientação e tratamento.

Definição

Linfangiomas são malformações congênitas dos vasos linfáticos que resultam em acúmulo de linfa principalmente na região cervical.

Incidência

Os linfangiomas acontecem em 1 a cada 900 gestações, mas, em virtude de sua elevada ocorrência em abortamentos espontâneos, sua incidência cai para 1 a cada 6.000 nascimentos (DeCou et al., 1998). Não têm predileção por raça ou sexo.

Etiopatogenia

Os linfangiomas surgem a partir da falha na drenagem do saco linfático primordial, cuja comunicação com as veias jugulares internas deve estar efetivada desde os primeiros 40 dias de vida intrauterina. A oclusão que se estabelece leva à estase da linfa com consequente dilatação dos vasos, principalmente nas regiões cervicais de menor resistência tissular. Os vasos linfáticos dilatados formam massas cheias de líquido, iniciando a sequência de obstrução linfática. Essa é a teoria mais aceita e explica o higroma cístico, o tipo mais frequente de linfangioma.

Classificação

Os tipos histológicos de linfangioma são:

- **Higroma cístico:** compreende múltiplos cistos que variam de alguns milímetros a vários centímetros. Ocupa o espaço cervical posterior em 70% dos casos, e 63% estão localizados do lado esquerdo. A revisão da literatura mostra que 42% das crianças com essa lesão são 45, XO, 38% têm cariótipo normal e 18% apresentam trissomias (Lo Magno et al., 2009).
- **Linfangioma cavernoso:** formado por vasos linfáticos maiores com uma adventícia fibrosa.
- **Linfangioma simples:** formado por capilares linfáticos.

Todos os tipos histológicos podem coexistir dentro da mesma lesão, pois são considerados um espectro de um mesmo processo patológico.

Diagnóstico pré-natal

O feto será inicialmente avaliado por meio de ultrassonografia obstétrica, método bastante difundido, de baixo custo e não invasivo. A complementação do estudo pode ser feita com a RM, principalmente para melhor avaliação pré-cirúrgica da lesão.

Os achados ultrassonográficos mais frequentes são massas císticas, únicas ou múltiplas, de paredes finas, multisseptadas ou não. Raramente apresentam componente sólido. Como já referido, na grande maioria dos casos acometem a cabeça ou o pescoço fetal.

Os fetos com linfangiomas septados são mais propensos a aneuploidias e pior prognóstico do que os portadores de lesões não septadas. A aneuploidia mais comum é a monossomia do X, sendo característica do higroma cístico, que tem taxa de mortalidade intrauterina elevada.

Diagnóstico diferencial

O diagnóstico diferencial deve ser estabelecido principalmente com lesões cervicais, como encefalocele, mielomeningocele cervical, teratoma, hemangioma e bócio, anomalias que apresentam diferentes tratamentos e prognósticos.

Anomalias associadas

Linfangiomas são conhecidos por sua associação às trissomias do 13, 18 e 21, à síndrome de Turner, à síndrome de Noonan, à hidropisia e a anomalias estruturais, sendo recomendada, portanto, a realização de cariótipo fetal.

Tratamento

Um grande linfangioma cervical pode produzir obstrução das vias aéreas do neonato, sendo imprescindível o diagnóstico ultrassonográfico pré-natal dessas lesões para a antecipação das complicações e o desenvolvimento de estratégias de tratamento para manutenção eficaz das vias aéreas no período perinatal (procedimento EXIT).

O tratamento clássico dos linfangiomas acontece no período pós-natal e consiste em ressecção cirúrgica da massa. Contudo, nem sempre é possível a remoção completa dessas lesões. Em virtude de seu caráter infiltrativo, que não respeita os limites de tecidos ou estruturas, a dificuldade na remoção completa da lesão favorece sua recidiva, além de frequentemente resultar em sequelas funcionais e estéticas.

São complicações associadas à cirurgia de ressecção: paralisia do nervo facial, alteração do desenvolvimento mandibular, má oclusão, erupção anormal dos dentes e dificuldade de fala.

Conduta obstétrica

Convém aguardar o termo para melhor maturação pulmonar e optar pela resolução da gravidez em centro terciário, sendo a via de parto dependente da extensão da lesão, da topografia e do prognóstico fetal. Uma grande massa cervical ou torácica pode provocar importante distocia intraparto, levando à indicação de resolução por via alta, como já relatado por Mondal et al. (2010), quando grande linfangioma não diagnosticado previamente causou o óbito fetal intraparto e a rotura uterina por distocia grave.

Prognóstico

A mortalidade fetal em casos de linfangioma diagnosticado durante o período pré-natal varia de 50% a 100%. O prognóstico depende do cariótipo e das anomalias associadas. Anomalidades do cariótipo e diversas síndromes com malformações estão presentes em 50% a 80% dos pacientes afetados pelo higroma cístico. Quando o cariótipo é normal, pode haver resolução espontânea da lesão e bom prognóstico.

HEMANGIOMAS CONGÊNITOS

O hemangioma congênito (HC) é um subtipo raro de tumor vascular benigno da pele, tecidos moles e outros tecidos. Prolifera no período fetal é está plenamente desenvolvido ao nascimento, quando se apresentará como placas rebaixadas ou massas exofíticas. Essa lesão se diferencia do hemangioma infantil por suas características clínicas e pelo marcador GLUT-1 negativo em suas células endoteliais (North et al., 2001; Frieden et al., 2014).

Incidência

A incidência precisa do HC é desconhecida. Em um estudo prospectivo, o hemangioma congênito rapidamente involutivo ocorreu em 2 de 594 recém-nascidos (0,3%), sendo, portanto, uma tumoração rara (Kanada et al., 2012).

Classificação

Com base em sua história natural, foram reconhecidos dois grandes subtipos de hemangiomas congênitos:

- **Hemangioma congênito de involução rápida (HCIR):** sua involução geralmente começa alguns dias ou semanas após o nascimento e se completa em 6 a 14 meses, mas deixando alterações na textura e na cor da pele, podendo haver telangiectasias e alopecia permanente. Em casos raros pode ocorrer a involução intraútero do hemangioma (Ozcan et al., 2010).
- **Hemangioma congênito não involutivo (HCNI):** nunca regride, mas cresce proporcionalmente com o desenvolvimento da criança e pode exigir eventual excisão.

Ambos são compostos por acúmulo de células endoteliais com alto índice de vasos sanguíneos e sinusoides, sendo histologicamente classificados em:

- **Hemangiomas capilares:** compostos de vasos de pequeno diâmetro revestidos por células endoteliais.
- **Hemangiomas cavernosos:** caracterizados pela presença de células musculares lisas bem diferenciadas.
- **Hemangiomas arteriovenosos ou mistos.**

Diagnóstico

Na maioria dos casos, o diagnóstico de HC é estabelecido clinicamente em recém-nascido que se apresenta com massa de tecido mole totalmente crescida. Idealmente, o diagnóstico dessa anomalia deve ser realizado no pré-natal por meio de ultrassonografia morfológica. O caso mais precocemente reportado apresentava 14 semanas de gestação (Viora et al., 2000). A RM poderá ser recomendada para definir melhor as características do tumor e determinar a extensão anatômica e o comprometimento de tecidos e estruturas adjacentes.

Os aspectos ultrassonográficos dos hemangiomas incluem:

- Aparência sólida homogênea ou heterogênea.
- Contornos regulares e bem delimitados.
- Presença de lagos venosos (secundários à degeneração), formando espaços císticos dentro da lesão.
- Pequenas calcificações que conferem pontos de ecogenicidade.
- Sinais de fluxo pulsátil, geralmente presentes nos hemangiomas cavernosos.

Diagnóstico diferencial

O diagnóstico diferencial de hemangiomas congênitos inclui outros tumores benignos vasculares, malformações vasculares e tumores não vasculares benignos e malignos (p. ex., bócio fetal, encefaloceles e teratomas cervicais).

Complicações

Os hemangiomas podem causar complicações que podem ser evidenciadas por avaliação pré-natal com ultrassonografia ou por cordocentese, como:

- Anemia hemolítica microangiopática.
- Polidrâmnio em razão da compressão esofágica causada por grandes tumores cervicais.
- Ulceração com pequeno sangramento: complicação pós-natal frequente durante a fase de involução. Sangramento

SEÇÃO III ■ MALFORMAÇÕES FETAIS

grave em virtude da ulceração de grandes vasos ou trauma é de ocorrência rara e pode exigir excisão cirúrgica precoce.

- Trombocitopenia e coagulopatia transitória.
- Insuficiência cardíaca de alto débito: rara, pode ocorrer no período antenatal em caso de grandes tumorações.
- Hidropisia fetal.

Cuidados antenatais

Durante a gravidez devem ser realizadas ecografias fetais periódicas para avaliação do crescimento do tumor e do surgimento de sinais de sobrecarga cardíaca fetal (ecocardiografia fetal). O parto deve ser realizado preferencialmente no termo, em centro terciário e com a disponibilidade de cirurgiões pediátricos prontos para tratar as complicações emergentes no recém-nascido. Em relação à via de parto, a conduta individualizada apontará a necessidade ou não da via alta. A existência de complicações sistêmicas fetais e de grandes tumores localizados em sua superfície corporal pode contraindicar a via vaginal em virtude do risco aumentado de distocia, trauma e consequente sangramento do hemangioma.

Tratamento pós-natal

O tratamento de hemangiomas persistentes inclui a administração de corticoides ou interferon e, em alguns casos, embolização tumoral ou ressecção cirúrgica.

Prognóstico

O prognóstico é reservado para crianças com hemorragia grave e neonatos que desenvolveram insuficiência cardíaca.

Leitura recomendada

Altman RP, Randolph JG, Lilly JR. Sacrococcygeal teratoma: American Academy of Pediatrics Surgical Section Survey 1973. J Pediatric Surg 1974; 9:389-98.

Bianchi B, Ferri A, Silini EM, Magnani C, Sesenna E. Congenital cervical teratoma: a case report. J Oral Maxillofac Surg 2010; 68:667-70.

Bleggi-Torres LF, Dellê LA, Urban C de A, Araki LT. Cervicofacial teratoma in neonates. J Pediatr (Rio J) 1998; 74:149-52.

Brown RS, Bellisario RL, Mitchell E, Keating P, Botero D. Detection of thyrotropin binding inhibitory activity in neonatal blood spots. J Clin Endocrinol Metab 1993; 77:1005.

Brown RS, Demmer LA. The etiology of thyroid dysgenesis – still an enigma after all these years. J Clin Endocrinol Metab 2002; 87:4069-71.

Burrow GN, Fisher DA, Larsen PRN. Maternal and fetal thyroid function. Engl J Med 1994; 331(16):1072-8.

DeCou JM, Jones DC, Jacobs HD, Touloukian RJ. Successful ex utero intrapartum treatment (EXIT) procedure for congenital high airway obstruction syndrome (CHAOS) owing to laryngeal atresia. J Pediatr Surg 1998; 33:1563-5.

Göktolga U, Karasahin E, Gezginç K et al. Intrauterine Fetal Goiter: Diagnosis and Management. J Obstet Gynecol 2008; 47:87-90.

Hamilton C. Teratoma cystic excerpt. 2002 eMedicine.com.Inc 2002; Jul10.

Hamilton CA. Cystic teratoma. 2018 [acessado em 27/11/2018]. Disponível em: https://emedicine.medscape.com/article/281890_print.

Hirose S, Sydorak RM, Tsao K et al. Spectrum of intrapartum management strategies for giant fetal cervical teratoma. J Pediatric Surg 2003; 38:446-50.

Holcroft CJ, Blakemore KJ, Gurewitsch ED et al. Large fetal sacrococcygeal teratomas: could early delivery improve outcomes? Fetal Diagn Ther 2008; 24:55-60.

Huel C, Guibourdenche J, Vuillard E et al. Use of ultrasound to distinguish between fetal hyperthyroidism and hypothyroidism on discovery of a goiter. Ultrasound Obstet Gynecol 2009; 33:412-40.

Ilona J Frieden, MD. Congenital hemangiomas: rapidly involuting congenital hemangioma (RICH) and noninvoluting congenital hemangioma (NICH). Uptodate Literature review current through: Oct 2014.

Kanada KN, Merin MR, Munden A, Friedlander SF. A prospective study of cutaneous findings in newborns in the United States: correlation with race, ethnicity, and gestational status using updated classification and nomenclature. J Pediatr 2012; 161:240.

Krushin B, Visnjic A, Gzmic A et al. DNA ploydy analysis and cell proliferation in congenital sacroccygeal teratoma. Cancer 2000; 89:932-7.

LaFranchi S, Ross DS, Geffner ME et al. Congenital and acquired goiter in children. 2017. [Acessado em 27/11/2018]. Disponível em: https//www.uptodate.com/contents/congenital_and_alquired_goiter_in_chilodren.

Legbo JN , WEk Opara. Mature sacrococcygeal teratoma: case report. Afr Health Sci 2008; 8:54-7.

Lim FY, Crombleholme TM, Hedrick HL et al. Congenital high airway obstruction syndrome: natural history and management. J Pediatric Surg 2003; 38(6):940-5.

Lo Magno E, Ermito S, Dinatale et al. Fetal cystic lymphangioma of the neck: a case report. J Prenat Med 2009; 3:12-4.

Macchia PE, De Felice M, Di Lauro R. Molecular genetics of congenital hypothyroidism. Curr Opin Genet Dev 1999; 9:289-94.

Mestman JH. Hyperthyroidism in pregnancy. Best Pract Res Clin Endocrinol Metab 2004; 18:267-88.

Miele CF, Metolina C, Guinsburg R. Teratoma cervical congênito gigante: relato de caso e revisão quanto às opções terapêuticas. Rev Paul Pediatr 2011; 29.

Mondal PC, Ghosh D, Mondal A, Majhi AK. Congenital fetal lymphangioma causing shoulder dystocia and uterine rupture. Department of Gynecology and Obstetrics, Bankura Sammilani Medical College, Bankura, India; 2010.

Nicolaides K, Pilu G, Ximenes R , Jeanty P. Diagnosis of fetal abnormalities – The 18-23 weeks scan; ISUOG and Fetal Medicine Foundation, London 2002.

North PE, Waner M, Mizeracki A et al. A unique microvascular phenotype shared by juvenile hemangiomas and human placenta. Arch Dermatol 2001; 137:559-70.

Ozcan UA. Rapidly involuting congenital hemangioma: a case of complete prenatal involution. J Clin Ultrasound 2010; 38:85.

Perrotin F, Sembely-Taveau C, Haddad G, Lyonnais C, Lansac J, Body G. Prenatal diagnosis and early in utero management of fetal dyshormonogenetic goiter. Eur J Obstet Gynecol Reprod Biol 2001; 94:309-14.

Ribault V, Castanet M, Bertrand AM et al. Experience with intraamniotic thyroxine treatment in nonimmune fetal goitrous hypothyroidism in 12 cases. J Clin Endocrinol Metab 2009; 94:3731.

Stoppa-Vaucher S, Francouer D, Grignon A et al. Non-imune goiter and hypothyroidism in a 19-week fetus: a plea for conservative treatment. J Pediatr 2010; 156:1026-9.

Teal LN, Antuaco TL, Jimenez JF et al. Fetal teratomas: antenatal diagnosis and clinical management. J Clin Ultrasound 1988; 16:329-36.

Viora E, Grassi Pirrone P, Comoglio F, Bastonero S, Campogrande M. Ultrasonographic detection of fetal craniofacial hemangiomas: case report and review of the literature. Ultrasound Obstet Gynecol 2000; 15:431-4.

Wei Y, Kai L, Shan Z, Kuiran D, Xianmin X. Analysis of recurrence risks for sacrococcygeal teratoma in children. J Pediatric Surg 2014; 49:1839-42.

Wilson RD, Hedrick H, Flake AW et al. Sacrococcygeal teratomas: prenatal surveillance, growth and pregnancy outcome. Fetal Diag Ther 2009; 25:15-20.

Anomalias do Sistema Urogenital

CAPÍTULO 35

Thaís Valéria e Silva Maciel Monteiro
Patrícia Chagas Pessôa de Mello Morais Moriel
Thaynara Soares Lima
Alex Sandro Rolland Souza

INTRODUÇÃO

Estima-se que 1% a 3% de todas as gestações apresentem algum tipo de anomalia congênita e que aproximadamente 20% a 30% tenham origem no trato geniturinário. Além da alta prevalência, 10% dos óbitos fetais têm como causa uma lesão renal bilateral grave (Scott, 1993). No Instituto de Medicina Integral Prof. Fernando Figueira (IMIP), no período de 2002 a 2004, foi registrada a frequência de 18,6% de fetos com distúrbio do sistema urinário (Noronha et al., 2009).

Diferentemente de outros sistemas orgânicos, muitos achados anormais do trato geniturinário só serão visibilizados à ultrassonografia em gestações mais avançadas, entre o segundo e o terceiro trimestre, sendo consideradas anormalidades tardias. Assim, é importante que o examinador esteja ciente da necessidade de manter um olhar detalhado para o trato urinário mesmo após um exame ultrassonográfico morfológico normal. Cabe ressaltar a alta taxa de diagnósticos falso-positivos principalmente em razão do achado de hidronefrose leve que se resolve espontaneamente ainda na gestação ou no período neonatal.

As doenças renais dificilmente estão associadas a fatores extrínsecos, como agentes teratogênicos ou infecciosos. Na maioria das vezes são de origem multifatorial. Algumas, entretanto, apresentam padrão de herança familiar com risco de recorrência de acordo com sua etiologia, na maioria das vezes esporadicamente (Pereira et al., 2000). Um fator que sabidamente aumenta o risco de malformação do sistema geniturinário é o diabetes materno. Estima-se que uma anormalidade renal isolada curse com 12% de cariótipo alterado, representando um aumento de três vezes no risco relativo ajustado para a idade de cromossomopatia. Se associada a outras malformações, o risco aumenta 30 vezes (Nicolaides et al., 1992).

O prognóstico da gestação dependerá diretamente de o acometimento ser uni ou bilateral, da função renal remanescente e do volume do líquido amniótico, que pode causar a hipoplasia pulmonar. Com os avanços da medicina fetal é possível diagnosticar mais precocemente essas alterações por meio da avaliação ultrassonográfica minuciosa e conduzir cada caso da maneira mais adequada.

EMBRIOLOGIA E DESENVOLVIMENTO DO SISTEMA URINÁRIO

Os rins se originam do mesoderma intermediário. A partir da quarta semana de gestação o mesoderma intermediário que se encontra de cada lado da parede dorsal do embrião se diferencia em pronefros e mesonefros, rins primitivos temporários. Posteriormente, os rins primitivos regridem ao mesmo tempo que o metanefro ou o blastema metanéfrico, situados na região sacral do embrião, e se desenvolvem os rins definitivos. Os pronefros não são funcionantes, enquanto os mesonefros têm função e atuam como rins até que os metanefros assumam essa função.

Os metanefros começam a se desenvolver a partir da quinta semana de gestação e se tornam funcionantes ao final da nona semana, quando começam a produzir urina, a qual passará a fazer parte da constituição do líquido amniótico. O desenvolvimento dos metanefros se origina a partir de duas fontes: o divertículo metanéfrico ou broto ureteral e o mesoderma metanéfrico ou blastema metanéfrico.

O broto ureteral é um órgão tubular, o primórdio do ureter, e penetra no blastema metanéfrico, induzindo seu desenvolvimento. Ramifica-se e dá origem à pelve renal, aos cálices e aos túbulos coletores. Cada túbulo coletor induz a formação, no blastema metanéfrico circunjacente, do néfron. Quando não há o desenvolvimento do metanefro, o rim definitivo não se forma e ocorre a agenesia renal (uni ou bilateral). Caso o broto ureteral não penetre no blastema metanéfrico, não haverá comunicação entre o sistema coletor e o rim, dando origem a rins policísticos ou displásicos.

Ao mesmo tempo que se desenvolvem, os rins definitivos sofrem ascensão. Entre a sexta e a nona semana de gestação os rins ascendem, saindo da região pélvica, e assumem a localização lombar. Diferentemente de sua posição pélvica, em que estão mais mediais e próximos entre si, na região lombar os rins se distanciam e sofrem rotação em seu hilo de quase 90 graus, assumindo posição anteromedial. A falha desse processo de ascensão é a origem dos rins ectópicos.

Na 20ª semana de gestação, todo o sistema coletor se encontra formado e um terço dos néfrons está presente.

A nefrogênese continua em crescimento exponencial até a 36ª semana de gestação.

A bexiga se origina a partir da cloaca. Entre a quarta e a sexta semana de gestação, o septo urorretal divide a cloaca anteriormente no seio urogenital e posteriormente no reto. A parte superior do seio urogenital dará origem à bexiga, que se continua com o alantoide. A porção do seio urogenital logo abaixo da bexiga dará origem à uretra. O seio urogenital definitivo dará origem à uretra peniana, no sexo masculino, e ao vestíbulo da vagina, no feminino. Com o desenvolvimento da bexiga, os ureteres originados do broto ureteral se implantam em sua parede posterior.

ULTRASSONOGRAFIA DO SISTEMA URINÁRIO

O exame ultrassonográfico do sistema urinário inclui a avaliação de rins, bexiga e líquido amniótico. Em condições normais, os ureteres e a uretra não são visibilizados. Os rins devem ser avaliados quanto a formato, contorno, regularidade, localização, volume e situação.

Os rins são visíveis a partir da nona semana de gestação, apresentando-se como um órgão hiperecogênico e fazendo limite em sua porção superior com as suprarrenais, que se apresentam mais hipoecogênicas. Caso a loja renal esteja vazia, deve-se pensar na possibilidade de ectopia ou agenesia renal. A bexiga deve ser visibilizada no exame morfológico ultrassonográfico do primeiro trimestre. Sua ausência é sinal de anomalia no sistema urinário.

No exame ultrassonográfico de rotina, os rins devem ser avaliados nos cortes transversal, longitudinal e coronal:

- **Corte transversal (Figura 35.1):** com o dorso fetal anterior ou posterior em relação à gestante, os rins se apresentam lateralmente à coluna vertebral. Nesse corte é possível mensurar a pelve renal traçando-se uma linha reta anteroposterior na maior medida visível da pelve. Nesse corte, ainda é possível medir a circunferência renal. Essa medida é importante para diagnosticar rins aumentados a partir da relação entre a circunferência renal e a abdominal. Quando > 0,3, os rins estarão com tamanho maior que o habitual.
- **Corte longitudinal:** possibilita a mensuração longitudinal do rim e a melhor avaliação da relação corticomedular e da ecogenicidade renal. Os rins são habitualmente hipoecogênicos. O diagnóstico de hiperecogenicidade do rim fetal é dado em comparação com o fígado ou o baço adjacente, sendo sua caracterização facilitada após a 28ª semana, quando o córtex renal deve estar sempre hipoecogênico.
- **Corte coronal (Figura 35.2):** torna possível avaliar a simetria no posicionamento renal. Nesse corte, usando a dopplervelocimetria, é possível visualizar as artérias renais. A ausência de uma ou de ambas as artérias renais ajuda no diagnóstico diferencial de agenesia renal.

A bexiga se apresenta como uma imagem anecoica arredondada na pelve fetal, relacionando-se lateralmente com as artérias umbilicais. Suas paredes podem ser medidas na altura desse corte com valor de normalidade de até 3mm. Acima desse valor, a parede vesical se encontra espessada, o que pode sugerir maior esforço muscular para o esvaziamento vesical em razão de uma possível obstrução (bexiga de luta).

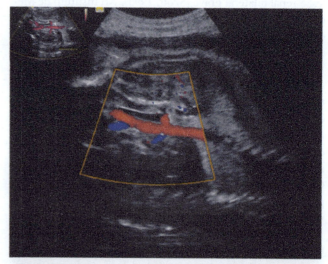

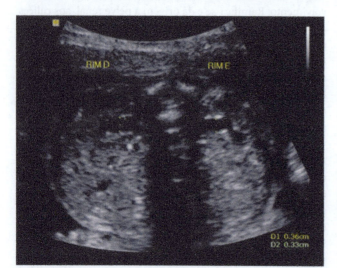

FIGURA 35.1 Corte transversal do rim fetal. Observe a mensuração da pelve renal normal.

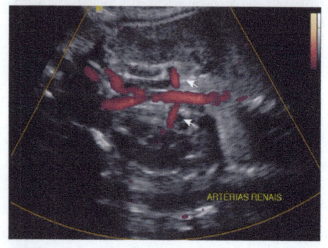

FIGURA 35.2 Corte coronal do rim fetal. Observe a avaliação das artérias renais.

Os ureteres visibilizados frequentemente indicam anomalia. Nesse caso, costumam se apresentar como formações císticas tortuosas na pelve fetal.

MALFORMAÇÕES DO SISTEMA URINÁRIO

As malformações do sistema urinário podem ser divididas em:

- Malformações urológicas não obstrutivas.
- Malformações urológicas obstrutivas.

Malformações urológicas não obstrutivas

Agenesia renal

A agenesia renal consiste na ausência de um ou de ambos os rins. Enquanto a agenesia renal unilateral incide em 1 a cada 1.000 nascimentos, a bilateral ocorre em 1 a cada 4.000 nascimentos e é mais frequente no sexo masculino. A etiologia ainda é desconhecida. Embriologicamente, o rim definitivo se origina da indução do blastema metanéfrico pelo broto ureteral e quando ocorre uma falha nessa indução se dá a agenesia renal.

A agenesia renal bilateral cursa com anidrâmnio, ausência dos rins e não visibilização da bexiga e das artérias renais. Como consequência do anidrâmnio, o feto apresenta fácies de Potter com nariz achatado, face plana e queixo recuado, associada a deformidade nos membros e hipoplasia pulmonar. É possível encontrar líquido amniótico até a idade gestacional em que os rins assumem majoritariamente sua produção. As lojas renais ficam ocupadas com as glândulas suprarrenais. O anidrâmnio dificulta tecnicamente o exame ultrassonográfico e consequentemente o diagnóstico. Outro instrumento utilizado para auxílio no diagnóstico é o Doppler colorido, o qual ajuda na identificação ou não das artérias renais.

A agenesia renal unilateral cursa com a produção de líquido amniótico e bexiga visível (Figura 35.3). Quando se visibiliza apenas um rim em região habitual, deve-se inicialmente procurar por um rim pélvico ou cruzado.

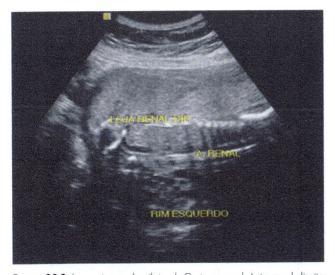

FIGURA 35.3 Agenesia renal unilateral. Corte coronal. Loja renal direita vazia. Rim esquerdo visibilizado.

O diagnóstico diferencial é estabelecido com as demais causas de oligoidrâmnio no segundo trimestre, como rotura prematura de membranas ovulares, insuficiência placentária e outras doenças renais graves.

A agenesia renal bilateral cursa com outras malformações associadas em 50% dos casos, em sua maioria cardíacas. Não está associada a cromossomopatias, não havendo indicação de estudo de cariótipo, e é incompatível com a vida. O risco de recorrência é de 3% a 6%.

Ectopia renal

Os rins ectópicos se encontram fora das lojas renais e são classificados, de acordo com sua localização, em rins pélvicos (mais comuns), cruzados e raramente torácicos.

Rins em ferradura

Os rins em ferradura estão fundidos em seu polo fetal inferior e sua incidência é de 1 a cada 400 nascimentos. Têm origem embriológica a partir da proximidade dos blasfemas metanéfricos do embrião, que se fundiriam antes de ascender para as lojas renais definitivas. Na ultrassonografia, são mais bem visibilizados no plano coronal ou transverso, o que torna possível a visualização da continuidade entre os polos inferiores renais. Costumam estar associados a várias outras anomalias, principalmente urogenitais, com 50% dos casos apresentando refluxo vesicoureteral ou cromossomopatias (trissomia do 18 e 21). Quando isolados, têm bom prognóstico, mas necessitam de avaliação pós-natal.

Doença renal cística

A doença renal cística é composta por um grupo de doenças diferentes em sua origem embriológica, herança e desenvolvimento. Para um estudo mais aprofundado foram classificadas por Osathamondh & Potter em 1964 e subdivididas em quatro tipos (classificação de Potter). Essa classificação, embora incompleta, inclui os casos mais importantes encontrados no pré-natal.

Doença renal policística autossômica recessiva (Potter tipo I – infantil)

Essa doença é ocasionada por dilatação e hiperplasia dos túbulos coletores, formando cistos que medem 1 a 2mm e ocasionam aumento simétrico dos rins bilateralmente. Associa-se a graus variados de fibrose hepática e ectasia biliar. Sua incidência é de 1 em cada 40.000 a 50.000 nascidos vivos. A etiologia é desconhecida, e o gene ligado à doença se localiza no cromossomo 6p. Clinicamente é classificada em quatro tipos, a depender de sua apresentação ou do acometimento hepático. Quanto mais precoce a doença (forma perinatal), maior o acometimento renal e pior o prognóstico. Quanto mais tardio o aparecimento (forma juvenil), maiores o acometimento hepático e a sobrevida (Quadro 35.1).

Na prática, a forma perinatal é diagnosticada por exame ultrassonográfico pré-natal. Os achados serão: rins aumentados de volume e ecogenicidade apresentando cistos (os

QUADRO 35.1 Manifestações da doença policística autossômica recessiva de acordo com a classificação de Blythe & Ockenden

Tipo	Túbulos renais dilatados	Extensão da fibrose hepática	Sobrevida
Perinatal	90%	Mínima	Horas
Neonatal	60%	Leve	Meses
Infantil	20%	Moderada	10 anos
Juvenil	< 10%	Grave	50 anos

Fonte: adaptado de Nyberg et al., 1990.

maiores em sua periferia), associados a bexiga pequena ou não visibilizada e oligoidrâmnio.

A doença pode estar associada à síndrome de Meckel-Gruber, à síndrome de Roberts e às cromossomopatias. Apresenta risco de recorrência de 25%.

Doença multicística renal (Potter tipo II)

Essa doença se apresenta como um rim multicístico e displásico com cistos de formato e tamanho variáveis. Pouco ou quase nenhum parênquima sadio é encontrado. Tem como causa uma construção completa ou atresia do broto ureteral, impedindo que este induza no metanefro a formação dos túbulos coletores em torno da décima semana de gestação. Cursa com pelve renal atrésica e artéria renal ausente ou de pequeno calibre. A doença multicística renal não tem caráter hereditário e frequentemente é unilateral, podendo o outro rim apresentar alterações em 40% dos casos. Quando bilateral, cursa com oligoidrâmnio e não visibilização da bexiga. As alterações mais comuns associadas são hipoplasia renal, rim policístico e obstrução da junção ureteropélvica. As anomalias não urinárias estão associadas em 16% dos casos, sendo mais comuns as malformações cardíacas.

Doença renal policística autossômica dominante (Potter tipo III – adulto)

Esse tipo se apresenta como rins aumentados de volume com cistos de dimensões variadas. Raramente é encontrado no feto, sendo causado por mutação no cromossomo 16 em 90% dos casos e apresentando risco de recorrência de 50%. Trata-se de uma desordem sistêmica e, portanto, é possível encontrar cistos em outros órgãos, como fígado, baço, pâncreas e sistema nervoso central, geralmente no adulto. À ultrassonografia, as alterações são comuns no terceiro trimestre e o rim tem aspecto similar ao Potter tipo I, porém a bexiga costuma ser visível e o líquido amniótico pode estar normal. A história familiar é muito importante no diagnóstico diferencial. Clinicamente, os casos costumam ser assintomáticos, passando a apresentar sintomas na vida adulta, com hipertensão e falência renal.

Hidronefrose ou displasia cística obstrutiva (Potter tipo IV)

A displasia cística tem incidência de 1 a cada 8.000 nascimentos e ocorre por obstrução do trato urinário grave em longo prazo, levando à destruição do parênquima renal. Quanto mais cedo a obstrução acontece (primeiro e segundo trimestres), mais o rim é lesionado. Os principais fatores são obstrução do trato urinário uni ou bilateral, megabexiga e megaureter, refluxo vesicoureteral e massas pélvicas.

O diagnóstico é estabelecido a partir da medida da pelve renal. Na ultrassonografia pré-natal, visualiza-se um rim pequeno e ecogênico com a pelve renal dilatada e possível visibilização do ureter também dilatado.

O prognóstico depende de o acometimento ser uni ou bilateral. Quando bilateral, o oligoidrâmnio levará à hipoplasia pulmonar, muitas vezes ocasionando o óbito neonatal. A ocorrência é esporádica.

Cisto renal simples

A incidência de cisto renal simples como achado ultrassonográfico diminui conforme aumenta a idade gestacional, pois na maior parte dos casos ele é absorvido entre a 20ª e a 24ª semana de gestação. Tem etiologia incerta. Em geral único, unilocular, não se comunica com a pelve renal e o restante do parênquima renal se apresenta intacto (Figura 35.4). Varia de 2 a 4mm de diâmetro. Não se associa a outras anormalidades e

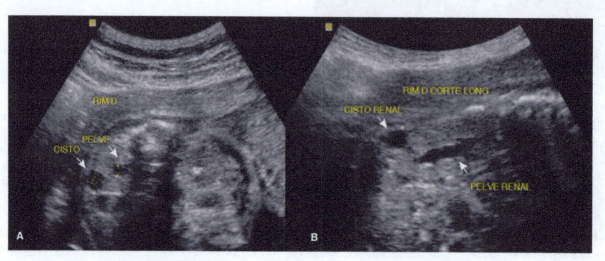

FIGURA 35.4 Cisto renal simples. Cortes transversal (**A**) e longitudinal (**B**).

costuma ser assintomático e de excelente prognóstico ao nascimento.

Malformações urológicas obstrutivas

O rim fetal responde de maneiras diferentes à obstrução, dependendo da idade gestacional. Quando muito precoce, produz uma disfunção renal multicística plástica. Quando mais tardiamente, pode produzir hidronefrose. Definida como dilatação da pelve, a hidronefrose é a alteração mais frequentemente encontrada no trato urinário fetal por meio da ecografia obstétrica.

Sabe-se que a ultrassonografia realizada entre a 11ª e a 14ª semana de gravidez fornece importantes informações sobre a anatomia fetal, além de promover o rastreamento de anomalias cromossômicas. Alguns autores demonstram que aproximadamente 35% das malformações fetais identificáveis no pré-natal podem ser diagnosticados nesse período, inclusive que algumas podem se beneficiar de intervenções intraútero, como as uropatias obstrutivas (Peralta et al., 2009).

Liao et al. (2003), avaliando 145 fetos com bexigas distendidas entre a 10ª e a 14ª semana de gravidez, relataram que, quando a bexiga tem diâmetro longitudinal > 15mm, a ocorrência de uropatias obstrutivas baixas é de 100%. Esses dados reforçam a importância do exame ultrassonográfico entre a 11ª e a 14ª semana de gravidez, o que levanta a suspeita da uropatia obstrutiva e possibilita o seguimento adequado da gestante (Liao et al., 2003; Peralta et al., 2009). A essa paciente com alteração no exame ultrassonográfico precoce, em momento oportuno, pode ser oferecido o prosseguimento da investigação da malformação das vias urinárias, que pode incluir a avaliação da função renal ou mesmo a análise histológica do parênquima. A complementação da investigação na maioria dos casos é realizada com a avaliação bioquímica da urina fetal, o que torna possível a seleção dos fetos para terapêutica intraútero (Peralta et al., 2009).

Em caso de suspeita de obstrução do trato urinário, são necessários exames ultrassonográficos de seguimento no terceiro trimestre. Destaca-se a elevada taxa de falso-positivo das uropatias obstrutivas, estimada entre 36% e 81%, o que se deve à chamada hidronefrose transitória leve com resolução no final da gravidez ou no período neonatal. Para superar esse problema muitos pesquisadores têm definido os valores de corte do diâmetro anteroposterior da pelve renal (Nicolaides et al., 1992).

O diagnóstico pré-natal de obstrução renal pode ser difícil. Diâmetros da pelve renal > 10mm são normalmente pielectasias e necessitam de exames de acompanhamento em útero e avaliação pós-natal. Fetos com diâmetros da pelve renal entre 5 e 10mm podem ter pielectasias e exigir mais exames de acompanhamento no terceiro trimestre. No pós-natal também estão recomendadas avaliações precoces de 3 a 6 meses. Nicolaides et al. (1992) classificam as uropatias obstrutivas de acordo com o diâmetro da pelve renal – normal: < 4mm; dilatação piélica: de 4 a 10mm; hidronefrose: > 10mm – e também segundo a idade gestacional (Quadro 35.2).

QUADRO 35.2 Classificação das uropatias de acordo com o diâmetro da pelve renal

Idade gestacional (semanas)	Dilatação piélica (mm)	Hidronefrose (mm)
15 a 19	4 a 8	≥ 8
20 a 29	5 a 10	≥ 10
30 a 40	7 a 14	≥ 14

Segundo Peralta et al. (2009), a predição das possíveis complicações pós-natais em casos de uropatias obstrutivas bilaterais fetais pode se apoiar inicialmente em aspectos ultrassonográficos no pré-natal, como a quantidade de líquido amniótico, a ecogenicidade do parênquima e a presença de cistos corticais renais, os quais parecem estar mais associados ao prognóstico pós-natal. A avaliação bioquímica da urina fetal, importante complemento do exame de imagem, tem como principais objetivos contribuir para a predição dos desfechos pós-natais e promover melhor seleção dos candidatos à terapêutica intraútero.

Outros autores sugeriram um sistema de classificação da dilatação do trato urinário com base em parâmetros ultrassonográficos (Quadro 35.3), além dos critérios de normalidade (Quadro 35.4) (Nguyen et al., 2014).

Importante também é a associação de hidronefrose a doença cromossômica, e na maioria dos casos outras anomalidades morfológicas estão presentes. As ectasias moderadas

QUADRO 35.3 Parâmetros ultrassonográficos do sistema de classificação da dilatação do trato urinário

Parâmetro ultrassonográfico	Mensuração/ achados	Observação
Diâmetro anteroposterior da pelve renal	Milímetros	Mensurado o maior diâmetro da pelve intrarrenal no corte transversal
Dilatação calicial: Central (cálice maior) Periférica (cálice menor)	Sim/não Sim/não	
Espessura do parênquima	Normal/ anormal	Avaliação subjetiva
Aparência do parênquima	Normal/ anormal	Avaliar ecogenicidade, diferenciação corticomedular e cistos corticais
Ureter	Normal/ anormal	A dilatação do ureter é considerada anormal. No entanto, a visualização transitória é normal
Bexiga	Normal/ anormal	Avaliar espessura da parede da bexiga, presença de ureterocele e uretra posterior dilatada

Fonte: Nguyen et al., 2014.

QUADRO 35.4 Valor de normalidade para o sistema de classificação de dilatação do trato urinário

Achados ultrassonográficos	Tempo de apresentação		
	16 a 27 semanas	> 28 semanas	Pós-natal (> 48 horas)
Diâmetro anteroposterior da pelve renal	4mm	7mm	10mm
Dilatação calicial: Central Periférica	Não Não	Não Não	Não Não
Espessura do parênquima	Normal	Normal	Normal
Aparência do parênquima	Normal	Normal	Normal
Ureter(es)	Normal	Normal	Normal
Bexiga	Normal	Normal	Normal
Oligoidrâmnio inexplicado	Não	Não	–

Fonte: Nguyen et al., 2014.

da pelve renal podem estar associadas a cromossomopatias em 25% dos casos, especialmente à síndrome de Down. A incidência de pielectasia entre os fetos com síndrome de Down foi de 17% *versus* 2% nos fetos normais, segundo o estudo de Corteville et al. (1992).

As principais causas da hidronefrose são: obstrução da junção ureteropélvica (JUP) uni ou bilateral; obstrução da junção vesicoureteral (JVU) uni ou bilateral; refluxo vesicoureteral; síndrome da megabexiga-megaureter; válvula de uretra posterior; atresia uretral; ureterocele; síndrome da megabexiga-microcólon-hipoperistalse; megauretra congênita; persistência cloacal; hidrometrocolpos; e rim dúplex com ureterocele.

Obstrução da junção ureteropélvica (JUP)

Na obstrução da JUP, o rim é obstruído na junção entre a pelve renal e o ureter. Essa obstrução é a forma mais comum, com incidência de aproximadamente 1 em cada 2.000 nascidos vivos, sendo mais frequente em meninos e unilateral em 90% dos casos. Na maioria dos casos, a junção é anatomicamente patente e o problema é provavelmente de natureza funcional. O desenvolvimento anormal dos músculos entrelaçados do ureter pode prejudicar a formação e a propulsão de urina, predispondo à obstrução.

A aparência clássica é de uma dilatação da pelve renal e do sistema pielocalicial sem obstrução ureteral ou dilatação da bexiga. A obstrução grave leva ao apagamento dos cálices e ao afinamento do córtex sobrejacente. Em raras ocasiões, a pelve renal pode alcançar proporções enormes e produzir um cisto abdominal ou pode se romper com o desenvolvimento de um urinoma perineal. O volume de líquido amniótico é geralmente normal, mas pode ser aumentado mesmo com obstrução bilateral, pois a obstrução prejudica a capacidade renal de concentração, resultando em um estado de débito urinário aumentado.

O diagnóstico diferencial inclui outras causas de obstrução renal, como obstrução vesicoureteral e, na doença bilateral, obstrução da saída da bexiga e refluxo vesicoureteral. Na obstrução baixa, os ureteres são geralmente dilatados, o que não é o caso da obstrução da JUP e da doença renal multicística.

As anomalias associadas podem ser renais ou extrarrenais. As anomalias renais no rim contralateral ocorrem em até 25% dos casos, principalmente agenesia renal, displasia renal multicística e refluxo vesicoureteral. As extrarrenais não têm padrão específico e estão presentes em aproximadamente 12% dos fetos.

O prognóstico pós-natal de fetos com obstrução da junção JUP unilateral ou bilateral é geralmente bom. O grau de insuficiência renal de um rim afetado está até certo ponto relacionado com o grau de dilatação do sistema urinário observado por meio da ultrassonografia pré-natal. Quanto mais grave a hidronefrose, mais pobre a função renal média observada no período neonatal.

Exames de acompanhamento no terceiro trimestre são usualmente realizados para a avaliação do grau de hidronefrose e do volume do líquido amniótico. Ao nascimento, geralmente é indicada antibioticoprofilaxia, sendo necessária uma avaliação completa do recém-nascido. A maioria dos casos é acompanhada de maneira conservadora, a menos que haja uma crescente hidronefrose ou má função renal. A pieloplastia é a cirurgia de escolha para evitar maior deterioração da função. O risco de recorrência é baixo.

Obstrução da junção ureterovesical

A obstrução da JUV é causada pela obstrução do ureter dentro da porção justa ou intravesical decorrente da duplicação do sistema coletor. Predomina em pacientes do sexo masculino (3,5 a 5 vezes). A estenose de válvulas ureterais, decorrente de fibrose ou de arranjo anormal da musculatura do segmento ureteral, pode estar associada e é mais frequente em mulheres com diabetes melito. À ultrassonografia, o ureter apresenta aspecto em cascata, *major*, cilíndrico e retilíneo (Figura 35.5).

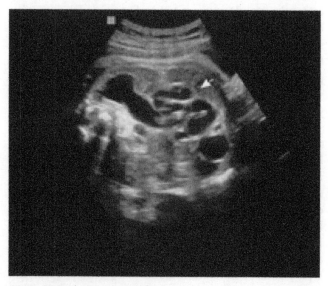

FIGURA 35.5 Dilatação ureteral fetal à esquerda com ureter em cascata.

O diagnóstico diferencial é essencialmente estabelecido com alças intestinais, sendo necessário o controle ultrassonográfico seriado e indicado o cariótipo.

Refluxo vesicoureteral

O refluxo pode ser consequente à alteração do desenvolvimento do orifício uretral distal ou ao trígono vesical hiperdesenvolvido. Sua incidência é desconhecida, e a associação a outras anomalias renais fetais é frequente.

Megaureter

O megaureter ocorre quando há dilatação uretral sem dilatação vesical. As principais causas são estenose da JUV, refluxo vesicoureteral, megaureter primário e obstruções baixas.

Ureterocele

A ureterocele consiste na dilatação cística do ureter terminal em virtude de seu posicionamento anômalo.

Válvula de uretra posterior (VUP)

A obstrução é decorrente da permanência da membrana diafragmática na junção bulbomembranosa uretral. A verdadeira natureza da obstrução parece ser uma membrana diafragmática com pequena abertura excêntrica no interior da uretra posterior. Ocorre quase que exclusivamente no sexo masculino, correspondendo a 5% das malformações renais fetais. Embora de caráter multifatorial, é possível uma base genética. As malformações associadas podem ser adjacentes ou não adjacentes. As adjacentes são megabexiga, megaureter e divertículo parauretral. As não adjacentes são hipoplasia traqueal, hérnia diafragmática congênita, persistência do ducto arterioso, escolioses, microcólon, anormalidades esqueléticas, ânus imperfurado e higroma cístico.

Os achados característicos são de uma bexiga distendida de paredes espessas com uretra posterior dilatada (bexiga em raquete). Os rins também estão dilatados com hidronefrose bilateral. O volume do líquido é variável, porém é geralmente associado a oligoidrâmnio. O aumento da ecogenicidade cortical com ou sem cistos sempre levanta a possibilidade de displasia renal e prognóstico sombrio (Figura 35.6).

A condição também pode ser uma das causas da síndrome de *prune belly*, uma tríade composta por músculos hipoplásicos ou ausentes da parede abdominal, criptorquidia e defeitos do trato urinário. Existem muitas outras alterações associadas à síndrome de *prune belly*, incluindo refluxo vesicoureteral, atresia uretral, ascite, visceromegalias da síndrome de Beckwith-Wiedemann e doença renal policística.

O prognóstico é variável e depende da gravidade da obstrução. A mortalidade geral em estudos de pós-natal é de aproximadamente 8%. No entanto, os estudos de pré-natal revelam uma mortalidade mais alta, variando entre 23% e 54%.

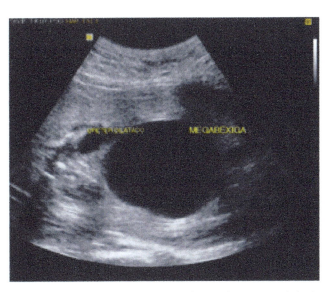

FIGURA 35.6 Corte longitudinal apresentando megabexiga por válvula de uretra posterior (VUP).

AVALIAÇÃO BIOQUÍMICA DA URINA FETAL

A avaliação da função renal torna possível predizer o grau de lesão renal, sendo fundamental para a determinação do prognóstico fetal, orientando a necessidade de conduta ativa tanto para a terapia fetal como para indicar o melhor momento da interrupção da gestação. Essa avaliação é realizada por meio de um procedimento invasivo, o qual está indicado em doenças renais bilaterais associadas à alteração do líquido amniótico. A urina fetal deve ser coletada dentro do sistema geniturinário fetal, de preferência na pelve renal, onde se obtém um valor mais real da função renal (rim mais comprometido). A função renal fetal pode ser avaliada por meio da dosagem de eletrólitos e da osmolaridade urinária, além da β_2-microglobulina.

No feto, os rins começam a se desenvolver a partir da quinta semana e a urina a partir da 12ª semana. A produção de urina pelo feto apresenta um volume alto, sendo hipotônica quando comparada aos soros materno e fetal devido à função de reabsorção dos túbulos renais. Após a 16ª semana, o volume de líquido amniótico é mantido pela produção constante de urina fetal. Cabe ressaltar que a lesão renal leva à produção de urina isotônica.

A uropatia obstrutiva fetal pode ser leve ou grave. Quando leve, o volume do líquido amniótico é normal ou discretamente diminuído e o prognóstico é favorável. Estão nesse grupo as obstruções urinárias supravesicais. Nos casos graves há oligoidrâmnio grave, causando sérias deformações fetais, hipoplasia pulmonar e displasia renal. Nesse grupo são incluídas as obstruções infravesicais. Nesses casos, acredita-se que a desobstrução precoce, recompondo o volume do líquido amniótico, poderia evitar as complicações.

A urina fetal (função renal), obtida por punção vesical, foi estudada para a determinação dos fatores prognósticos (Quadro 35.5). Johnson et al. (1994) descreveram os valores da função renal relacionados com bom prognóstico fetal (Quadro 35.6).

QUADRO 35.5 Dosagens na urina fetal relacionadas com boa evolução perinatal

Fatores prognósticos	Bom prognóstico	Mau prognóstico
Líquido amniótico	Normal ou pouco diminuído	Oligoidrâmnio
Parênquima renal	Normal	Hiperecogênico Presença de cistos
Sódio	< 100mEq/mL	> 100mEq/mL
Cloro	< 90mEq/mL	> 90mEq/mL
Osmolaridade	< 210mOsm	> 210mOsm
Diurese	> 2mL/h	< 2mL/h
β_2-microglobulina	< 4mg/dL	> 4mg/dL

QUADRO 35.6 Dosagens na urina fetal relacionadas com prognóstico fetal favorável

Parâmetro bioquímico	Valor
Sódio	< 100mEq/mL
Cálcio	< 8mg/dL
Cloreto	< 90mEq/mL
Osmolaridade	< 210mOsm
β_2-microglobulina	< 4mg/dL
Proteínas totais	< 20mg/dL

Atualmente, a concentração de creatinina representa o marcador de maior acurácia para a função renal na gestação, e a determinação do sódio e da osmolaridade da urina fetal é aceita como exame secundário, mas confiável, para a avaliação da anormalidade renal.

INTERVENÇÃO INTRAUTERINA

A cirurgia fetal em casos de obstrução urinária tem como objetivos promover o alívio da obstrução, evitar a deterioração renal e restaurar o volume adequado do líquido amniótico, garantindo o desenvolvimento pulmonar do feto.

O processo de seleção do candidato à cirurgia é complexo e o risco perioperatório para a mãe é aceitável. O principal problema é o controle das contrações uterinas pós-histerotomia, o que determina, com frequência, parto prematuro.

Atualmente, admite-se a possibilidade de intervenção apenas em fetos masculinos com obstrução infravesical, dosagens urinárias compatíveis com bom prognóstico renal e oligoidrâmnio. Nesse caso, são possíveis quatro condutas:

1. Observação e planejamento pós-natal.
2. Interrupção da gestação para correção precoce da anomalia.
3. Cirurgia intraútero: aberta – vesicostomia e pielostomia – que não tem sido mais utilizada em virtude dos altos índices de complicações e perda fetal; percutânea – derivação vesicoamniótica – e tratamento endoscópico de válvula de uretra posterior.
4. Interrupção da gestação (onde for legalmente possível).

O tratamento endoscópico com o uso do *laser* ainda é pouco eficaz por ser tecnicamente muito difícil, o que deve melhorar com a evolução do instrumental endoscópico. A ablação com *laser* da válvula uretral por fetoscopia está indicada nos casos precoces de perda da função renal (Sbragia, 2010). Para a correção da anomalia é utilizada uma pinça extremamente fina que, guiada por endoscópio com *laser* na ponta, punciona a bexiga do feto e segue até a uretra para diagnóstico e tratamento. Se o problema for a válvula uretral do feto, desobstrui-se a válvula com *laser* para o esvaziamento da bexiga. Os casos de agenesia de uretra ainda não têm tratamento.

A derivação vesicoamniótica ou pieloamniótica ainda é a cirurgia fetal mais realizada. O procedimento consiste na colocação intrauterina do cateter de polietileno (*pig tail*) no processo obstrutivo guiada por visão ultrassonográfica após rigorosa antissepsia da pele. Sob anestesia local é realizada a introdução do cateter, com auxílio de um mandril, após punção do abdome materno com agulha de Silvius calibre 16F. Ao atingir o local desejado (pelve renal ou bexiga fetal), o cateter é retirado da agulha com a ajuda do mandril, permanecendo uma extremidade na estrutura a ser drenada e a outra na cavidade amniótica. As pacientes submetidas à derivação devem ser avaliadas clínica e ultrassonograficamente até a resolução da gestação. A literatura relata taxa de 24% a 51% de mortalidade neonatal.

A interrupção prematura da gestação só pode ser considerada na presença de oligoidrâmnio grave no terceiro trimestre, objetivando a desobstrução urinária mais precoce possível, apesar de faltarem evidências clínicas que comprovem os benefícios dessa conduta.

EMBRIOLOGIA E DESENVOLVIMENTO DO SISTEMA GENITAL

O desenvolvimento embrionário genital passa por etapas comuns aos sexos, denominadas estágios indiferenciados do desenvolvimento sexual. Na quinta semana de vida embrionária ocorre a formação de um espessamento mediano do mesonefro denominado saliência genital. Entre a quarta e a sexta semana as células sexuais primitivas, denominadas células germinativas primordiais, migram para a saliência genital, formando os cordões sexuais primitivos, que têm uma região cortical e uma medular.

Nos embriões do sexo masculino ocorrerão a regressão da porção cortical e a diferenciação da porção medular dos ductos primitivos em túbulos seminíferos, formando assim os testículos. Esse processo se deve à ação de um gene localizado no braço curto do cromossomo Y denominado antígeno H-Y ou SRY, indutor do fator testicular, bem como de genes localizados no cromossomo X (DAX-1) e autossomos. Nas gestações em que não existe o antígeno H-Y há a diferenciação da porção cortical e a regressão da porção medular, formando os ovários.

Assim, o sexo gonadal é determinado após a sétima semana. Os embriões apresentam dois conjuntos de ductos genitais ou sexuais, denominados ductos mesonéfricos ou de Wolff e ductos paramesonéfricos ou de Müller, e a genitália externa indiferenciada.

Nos testículos, as células de Leydig produzem a testosterona e as células de Sertoli produzem o hormônio antimülleriano (AMH), que atuará promovendo a apoptose das células dos ductos de Müller e o desenvolvimento dos ductos de Wolff, que darão origem aos ductos deferentes, ao epidídimo, às vesículas seminais, aos ductos ejaculatórios e à porção central da próstata. Nos ovários, a falta na produção de AMH possibilita que os ductos de Müller se desenvolvam, originando fímbrias, trompas, útero e o terço proximal da vagina. Na ausência de testosterona, os ductos de Wolff não se desenvolvem e sofrem atrofia.

O desenvolvimento da genitália externa se inicia por volta da nona semana e termina em torno da 12ª semana. Na quarta semana da embriogênese ocorre em ambos os sexos a formação dos tubérculos genitais na extremidade cefálica da membrana cloacal. Em cada lado da membrana se desenvolvem as intumescências labioescrotais e as pregas urogenitais.

O falo primordial é proveniente do alongamento do tubérculo genital e divide a membrana cloacal em membrana anal dorsal e membrana urogenital ventral, as quais formam o ânus e o orifício urogenital, respectivamente.

No sexo masculino, as células de Leydig do testículo irão produzir testosterona, que será convertida em di-hidrotestosterona (DHT) pela enzima 5α-redutase II, a qual, por intermédio de receptores androgênicos nas pregas urogenitais, irá promover o processo de virilização. Alterações nessa etapa de desenvolvimento podem causar ambiguidade sexual.

Na genitália externa masculina, o falo se alonga para formar o pênis e as pregas laterais formam as paredes laterais do sulco uretral. As pregas urogenitais se fundem para formar a uretra esponjosa, que se une ao cordão ectodérmico celular proveniente de uma invaginação da extremidade da glande. Os corpos cavernosos e o corpo esponjoso do pênis são provenientes do mesênquima do falo. As intumescências labioescrotais crescem uma em direção à outra e se fundem, formando o escroto.

No sexo feminino, a ausência de testosterona e andrógenos determinará a formação da genitália externa feminina com o seio urogenital originando as estruturas vulvares e a porção inferior da vagina. Na genitália externa feminina, o crescimento do falo cessa gradualmente, tornando-se o clitóris. As partes não fusionadas das pregas urogenitais formam os pequenos lábios e as fusionadas formam seu frênulo. A maior parte das pregas labioescrotais não se funde, formando os grandes lábios.

Quando ocorre falha na virilização da genitália externa por deficiência ou ausência de testosterona ou DHT, há o desenvolvimento de fenótipo feminino em embriões XY ou ambiguidade genital, resultando em pseudo-hermafroditismo masculino.

Quando o mesonefro degenera, um ligamento chamado gubernáculo desce em cada lado do abdome, do polo inferior da gônada, e se prende caudalmente à superfície interna das intumescências labioescrotais. O processo vaginal é uma evaginação do peritônio que se desenvolve ventralmente ao gubernáculo e leva extensões das camadas da parede abdominal que formam as paredes do canal inguinal. Nos homens, formam as paredes do cordão espermático e do testículo.

A descida dos testículos está associada a seu aumento e à atrofia dos ductos mesonéfricos e paramesonéfricos, além do aumento do processo vaginal que guia os testículos pelos canais inguinais até o escroto. Na 26ª semana, os testículos já desceram retroperitonealmente até os canais inguinais. Depois de 3 dias, aproximadamente, chegam ao escroto. A ausência da descida dos testículos causa a criptorquidia.

Os ovários também descem pela parede abdominal posterior até a região inferior da borda da pelve. A parte cranial do gubernáculo, que se prende ao útero, torna-se o ligamento ovariano e a parte caudal forma o ligamento redondo do útero. O processo vaginal regride antes do nascimento.

A ultrassonografia é fundamental na identificação da genitália externa em função de anomalias genéticas e malformações associadas ao sexo. Malformações genitais podem ocorrer de maneira isolada, mas com frequência estão associadas a malformações urinárias e musculoesqueléticas em virtude da origem mesodérmica comum.

MALFORMAÇÕES GENITAIS

Genitália ambígua

A presença de genitália com características sexuais diferentes do habitual para o sexo durante o exame ultrassonográfico é definida como genitália ambígua. A genitália ambígua é rara, com incidência de 1 em cada 50.000 a 70.000 nascidos vivos, constituindo uma causa de grande preocupação dos familiares e com repercussões psicológicas importantes.

As genitálias ambíguas podem ser classificadas em quatro grupos principais:

- Pseudo-hermafroditismo masculino (46XY com os testículos íntegros).
- Pseudo-hermafroditismo feminino (46XX com ovários).
- Hermafroditismo verdadeiro (com *ovotestis*).
- Disgenesia gonodal simétrica.

A etiologia da ambiguidade sexual pode ser decorrente de vários fatores (Damiani, 1997):

- **Distúrbios da determinação gonadal:**
  - Hermafroditismo verdadeiro.
  - Disgenesia gonadal mista.
  - Disgenesia gonadal pura XY, XX.
  - Disgenesia testicular.
  - Síndrome da regressão testicular.
  - Agenesia ou hipogenesia de células de Leydig.
- **Distúrbios da função testicular:** deficiência ou anormalidade do hormônio luteinizante (LH) ou da síntese de testosterona (enzimática ou ingestão hormonal materna).
- **Distúrbios dos tecidos-alvo dependentes de andrógenos:**
  - Deficiência de 5α-redutase tipo II.
  - Síndrome da insensibilidade androgênica.
- **Distúrbios da diferenciação sexual feminina**
  - Hiperplasia congênita da suprarrenal (HCSR).
  - Deficiência de aromatase.
  - Andrógenos maternos ingeridos e/ou produzidos.

SEÇÃO III ■ MALFORMAÇÕES FETAIS

- **Mosaicismo:**
  - Hermafroditismo verdadeiro.
  - Disgenesia gonadal mista.
- **Aneuploidias:**
  - Síndrome de Klinefelter.
  - Síndrome de Turner.

A determinação do sexo fetal é possível por meio da ultrassonografia a partir do primeiro trimestre, com sensibilidade de aproximadamente 85%. A partir do segundo trimestre é possível uma revisão global dos órgãos genitais externos, e a abordagem do sexo fetal tem sensibilidade de 100% para o diagnóstico. O diagnóstico da genitália ambígua é estabelecido durante o exame ultrassonográfico e pode estar associado a malformações anorretais e da coluna lombossacra.

A avaliação da medida da distância em um plano sagital entre a bexiga e o reto fetal a fim de estimar a presença ou não do útero fetal identificou corretamente os fetos do sexo feminino em 98,8% e os do masculino em 100% dos casos. No segundo trimestre, as distâncias medidas entre a bexiga e o reto fetal foram < 3,3mm em 100% dos fetos do sexo masculino e > 3,3mm em 94% dos fetos do sexo feminino (Abu-Rustum & Chaaban, 2009). No terceiro trimestre, as medidas foram < 4,7mm em 96% dos fetos do sexo masculino e > 4,7mm em 100% dos fetos do sexo feminino (Glanc et al., 2007).

Nos casos de genitália ambígua se encontram duas prováveis categorias sindrômicas:

- **Pseudo-hermafroditismo masculino (PHM):** cariótipo 46XY com presença de testículos e vários graus de feminização das genitálias interna e externa. Em algumas situações, os testículos se encontram na região inguinal, no abdome ou nos grandes lábios.
- **Pseudo-hermafroditismo feminino (PHF):** cariótipo 46XX com ovários e graus variáveis de masculinização da genitália externa decorrentes da produção excessiva de andrógenos, cujo principal responsável é a HCSR.

A presença de genitália ambígua exige avaliação morfológica fetal detalhada em virtude da possibilidade de malformações associadas. Reveste-se de grande importância oferecer ao casal o cariótipo fetal para a avaliação de anomalias cromossômicas e o diagnóstico do sexo genético. Além disso, podem ser realizados estudos bioquímicos no líquido amniótico para dosagem de 17-hidroxiprogesterona e testosterona.

Nos casos de história familiar de HCSR, pode ser realizado o tratamento prévio com dexametasona na dosagem de 20mg/kg/dia, com base no peso materno fetal, a partir da sexta semana de gestação, com o objetivo de suprimir o eixo hipotálamo-hipófise-suprarrenal, evitando assim a virilização da genitália externa de fetos femininos (Miller, 1999).

Síndrome de insensibilidade aos andrógenos

A síndrome de insensibilidade aos andrógenos (AIS) é uma doença com herança ligada ao cromossomo X que atinge fetos com cariótipo 46XY. A partir de uma alteração nos receptores de andrógenos (AR), localizados na genitália externa fetal, pode ocorrer o comprometimento total ou parcial do processo de virilização intraútero decorrente de uma mutação no gene do AR.

A síndrome pode ser classificada como completa ou parcial (Melo et al., 2005). A completa é rara, com prevalência de 1 em cada 20.400 nascidos do sexo masculino. Alguns pacientes são diagnosticados antes do nascimento, no período pré-natal, ou logo após o nascimento devido à discordância entre o cariótipo fetal e a presença de genitália feminina. Na parcial é observada uma variabilidade na expressão clínica com formas atípicas que podem variar de clitoromegalia e fusão parcial dos pequenos lábios até ambiguidade genital ao nascimento (Kupfer et al., 1992).

Essa doença é associada a anomalias cromossômicas e malformações fetais. As malformações mais comumente encontradas são hipospádia posterior, curvamento peniano e anomalias escrotais, podendo ou não estar associadas à criptorquidia. Na presença de malformações de genitália devem ser sugeridos aos pais cariótipo fetal e estudos bioquímicos do líquido amniótico para dosagem de testosterona e da 17-hidroxiprogesterona.

Criptorquidia

A criptorquidia consiste na ausência dos testículos na bolsa testicular em consequência da falha da migração normal a partir de sua posição intra-abdominal, podendo ser unilateral ou bilateral. O diagnóstico ultrassonográfico é estabelecido a partir da ausência dos testículos na bolsa testicular. O quadro pode ocorrer de maneira isolada ou associado a doenças endócrinas, alterações da diferenciação sexual e síndromes malformativas ou gênicas. As principais síndromes associadas à criptorquidia são as de Kallman, Klinefelter, Noonan e *prune belly*.

Cabe destacar que, quanto maior o tempo de permanência dos testículos fora da bolsa testicular, maior o risco de diminuição da qualidade e do número de espermatozoides, bem como o de transformação maligna.

A ocorrência familiar é de 1,5% a 4% em fetos cujo pai foi acometido e de 6,2% quando um irmão também foi acometido. A criptorquidia isolada é a anomalia mais comum ao nascimento. Nos recém-nascidos de termo, a incidência é de 3,4%, enquanto nos prematuros esse índice chega a 30,3%. No primeiro ano de vida, a incidência de criptorquidia é de 0,8%.

A criptorquidia pode ser classificada como: abdominal, quando o testículo permanece na cavidade abdominal; canalicular, quando o testículo se localiza entre o anel inguinal superficial e o profundo; ectópica, quando o testículo está localizado fora da cavidade abdominal e do canal inguinal; e retrátil, quando desce até o escroto, porém não se fixa, subindo novamente.

A partir da 26ª semana, pelo menos um dos testículos já se encontra na bolsa testicular; entre a 28ª e a 32ª semana, aproximadamente 50% a 62% dos fetos apresentam os testículos na bolsa; entre a 32ª e a 33ª semana, 93% a 95% dos fetos já apresentam os testículos na posição correta.

A confirmação diagnóstica é feita pelo neonatologista e em aproximadamente 70% a 77% dos casos a descida testicular ocorre até o terceiro mês de vida. Raramente há descida testicular após o primeiro ano. O tratamento deve ser iniciado a partir do sexto mês e completado ao término do segundo ano de vida. Os principais objetivos do tratamento são: prevenção de lesões histológicas testiculares; possibilidade de controle de malignidade; tratamento da hérnia inguinal associada (frequente em 90% dos casos); recolocação testicular na bolsa escrotal; diminuição do risco de torção e trauma testicular; e prevenção de problemas psicológicos (Denes et al., 2006).

A conduta terapêutica pode ser hormonal e/ou cirúrgica. O tratamento hormonal consiste no uso de gonadotrofina coriônica humana (hCG) e hormônio liberador da gonadotrofina coriônica (GnRH). A hCG atua estimulando diretamente as células de Leydig, enquanto o GnRH promove a produção do hormônio luteinizante (LH) e, em consequência, a produção testicular de testosterona.

A elevação dos níveis de testosterona nos primeiros meses de vida estimula a descida espontânea dos testículos para a bolsa testicular. O tratamento hormonal está indicado nas seguintes situações: testículos criptorquídicos baixos, testículos retráteis e afecções bilaterais. O tratamento cirúrgico pode ser realizado com o tratamento hormonal ou após seu fracasso, preferencialmente entre o 12º e o 18º mês de vida.

Hipospádias

Malformações decorrentes de abertura anômala do meato uretral, onde se observa uma curvatura ventral do pênis, as hipospádias são classificadas, de acordo com a posição do meato uretral, em anteriores (75%), divididas em glandulares, coronal e peniana anterior; médias (7,5%), do tipo peniana média; e posteriores (17,5%), tipo peniana posterior, escrotal e perineal.

A etiologia é multifatorial, podendo ser decorrente de fatores hereditários. Aproximadamente 8% dos pacientes acometidos têm pai com hipospádia. Outros fatores podem estar relacionados, como baixa produção de testosterona ao estímulo da hCG, deficiência na função da 5α-redutase, diminuição dos níveis de DHT, alterações nos receptores periféricos dos andrógenos e exposição fetal a níveis elevados de progesterona, bem como fungicidas e pesticidas com ação antiandrogênica.

A hipospádia é a anomalia de genitália externa mais frequente, com incidência de 0,2 a 4,1 em cada 1.000 nascidos vivos. O risco de recorrência pode atingir 14% dos casos, quando um irmão é acometido, e 8%, em caso de comprometimento do pai.

As anomalias cromossômicas podem estar presentes em 7% dos casos, principalmente se outras malformações estiverem associadas. A associação a outras anomalias ocorre em 2% a 12%, mais comumente as urinárias (12% a 50%), assim

como ânus imperfurado (46%), mielomeningocele (33%), criptorquidia (9%), hérnia inguinal (9%) e intersexo. Nos casos de hipospádias posteriores associadas à criptorquidia, a incidência de intersexo pode chegar a 27%.

O diagnóstico pré-natal pode ser suspeitado nos casos em que se observa ao exame ultrassonográfico uma alteração na curvatura do pênis, direcionando-o para a região caudal. Alguns autores relatam a visualização de alteração na direção do fluxo miccional. A literatura refere ainda o "sinal da tulipa", comum no caso de hipospádia grave, que corresponde ao pênis curto e encurvado entre as duas pequenas dobras da bolsa testicular (Meizner, 2002).

Diante de um diagnóstico de hipospádia é importante a realização de ultrassonografia morfológica para pesquisa de outras malformações associadas. Autores recomendam a pesquisa do cariótipo fetal, além do monitoramento ultrassonográfico do líquido amniótico, em razão de sua associação a anomalias do trato urinário.

A via de parto é de indicação obstétrica. O prognóstico é na maioria das vezes favorável e depende do tipo de hipospádia, bem como das anomalias associadas. O tratamento é cirúrgico no pós-natal e tem como principal objetivo o restabelecimento de uma micção adequada, assim como uma vida reprodutiva e sexual dentro da normalidade. O melhor momento para o procedimento cirúrgico é entre o primeiro e o quinto ano de vida, a fim de minimizar os efeitos psicológicos da malformação (Denes et al., 2016).

Hidrocele

A hidrocele consiste no acúmulo de líquido peritoneal ao redor dos testículos no interior da túnica vaginal. Essa alteração acomete aproximadamente 6% dos recém-nascidos masculinos a termo, sendo uma condição comum no terceiro trimestre da gestação.

O acúmulo de líquido na túnica vaginal é decorrente de uma alteração na relação produção/absorção de líquido testicular ou da permanência parcial ou total do processo vaginal que acompanha o testículo em sua migração para a bolsa testicular.

A resolução das hidroceles ocorre de maneira espontânea com o fechamento fisiológico do canal inguinoescrotal até o segundo ano de vida. A associação de hidrocele a malformações ou anomalias cromossômicas é rara.

O diagnóstico ultrassonográfico é estabelecido mediante a identificação de imagem anecoica e homogênea no interior da bolsa testicular, que pode ser uni ou bilateral. Podem ser observados ainda deslocamentos ou achatamentos testiculares em caso de grandes hidroceles.

A conduta é expectante no período fetal e no pós-natal. O prognóstico é favorável, não havendo relatos de alterações na fertilidade ou outras intercorrências.

Hidrocolpo/hidrometrocolpo

Hidrocolpo/hidrometrocolpo consistem no acúmulo de secreções no útero e na vagina associado à obstrução do trato genital em consequência de uma fístula uterovaginal, levando à retenção de fluidos na vagina ou na cavidade uterina. Quando o acúmulo é de sangue, denomina-se hidrometrocolpo, e quando de secreções limitadas à vagina, hidrocolpo. Representam 15% das causas de massas abdominais em recém-nascidos do sexo feminino, com incidência de 1 em cada 16.000 fetos do sexo feminino. O defeito no desenvolvimento do seio urogenital ou da cloaca pode estar associado a defeitos cromossômicos ou gênicos. Desde 1940 há evidências de que hímen imperfurado é a principal causa de hidrometrocolpo, sendo a anomalia genital mais frequente. Outras anomalias genitais podem estar associadas, como atresias vaginais, as quais são geralmente acompanhadas de alterações do trato urinário, polidactilia e ânus imperfurado.

Algumas síndromes podem se associar ao hidrometrocolpo, como a de McKusick-Kaufman, uma doença autossômica recessiva em que se observam hidrometrocolpo, polidactilia e anomalias cardíacas no sexo feminino. No entanto, quando a síndrome acomete o sexo masculino, cursa apenas com polidactilia ou sindactilia pós-axial. Há ainda a associação a anomalias esqueléticas de membros inferiores, hipoplasia sacral e atresia de esôfago.

O diagnóstico costuma ser estabelecido no terceiro trimestre. À ultrassonografia, observa-se imagem anecoica ou mista, em fetos femininos, na topografia retrovesical. Em caso de suspeita do diagnóstico de anomalia cloacal, é recomendada a RM fetal.

A conduta é expectante com controle ultrassonográfico seriado do líquido amniótico em virtude do risco de oligoidrâmnio e realização de ultrassonografia morfológica e ecocardiografia fetal para exclusão de síndromes. A via de parto é obstétrica.

Na assistência ao recém-nascido deve ser realizado cateterismo vaginal e vesical intermitente. O diagnóstico pós-natal é elucidado por RM, ultrassonografia pélvica, genitografia e cistografia. O tratamento cirúrgico geralmente é realizado a partir do sexto mês de vida nos casos de hímen imperfurado. A himenotomia reverte o quadro, enquanto naquelas situações em que a causa é atresia vaginal ou cervical a correção cirúrgica se torna mais complexa.

O prognóstico é reservado, com taxa de mortalidade podendo chegar a 50% a 70%, dependendo das anomalias associadas e do risco aumentado de infecções em virtude das cirurgias reparadoras.

Cisto ovariano

O cisto ovariano fetal é decorrente do acúmulo de líquido ou sangue no interior do folículo por ação hormonal que ultrapassa a barreira placentária. O ambiente fetal é rico em gonadotrofinas hipofisárias, representadas por hormônio folículo-estimulante (FSH) e LH, gonadotrofinas placentárias (hCG) e estrógenos fetoplacentários, que estimulam os folículos fetais, levando à formação do cisto ovariano. Ao nascimento, com a diminuição dos estímulos hormonais maternos, ocorre diminuição acentuada do volume do cisto com posterior regressão.

Essa anomalia é mais frequente em gestantes hipertensas, diabéticas e com aloimunização Rh por aumento na produção local de hCG ou por facilidade na permeabilidade placentária da hCG. A associação a anomalias cromossômicas é rara.

À ultrassonografia, os cistos ovarianos podem ser classificados como simples ou complexos e, com relação a seu tamanho, como grandes ou pequenos. O diagnóstico é basicamente ultrassonográfico, observando-se uma ou mais estruturas císticas na pelve fetal com conteúdo anecoico e homogêneo e com paredes finas e regulares em fetos do sexo feminino. O diagnóstico pode ser realizado durante a 19ª semana de gestação, sendo a maioria dos cistos detectada no final do segundo trimestre, mais precisamente após a 28ª semana. Nos casos em que ocorre sangramento ou torção, observam-se alterações na ecogenicidade do parênquima, apresentando debris em seu interior e espessamento de parede.

O diagnóstico diferencial deve ser feito com cisto mesentérico, cisto intestinal, cisto de úraco, meningocele anterior, teratoma sacrococcígeo cístico intrapélvico, hidrometrocolpo, pseudocisto meconial e bexigoma.

A conduta nos casos de cistos ovarianos é expectante, devendo ser monitorado o tamanho, bem como a ecogenicidade do cisto, pois nos casos de torção ou sangramento do cisto é comum haver alterações em sua ecogenicidade. Quando os cistos atingem dimensões importantes, acarretando a compressão do trato urinário ou digestório, podem ocorrer alterações no volume do líquido amniótico (Meizner et al., 1991). O diagnóstico intraútero de hemorragia intracística, torção ovariana ou cistos bilaterais é indicação de parto prematuro depois de assegurada a maturidade pulmonar fetal.

A abordagem pré-natal e pós-natal dos cistos ovarianos ainda é controversa, mas tem como principal objetivo a preservação do tecido ovariano. As medidas conservadoras salientam a importância de um controle seriado do tamanho do cisto ovariano, excluindo sinais de torção ou outras complicações.

Quando ocorre comprometimento das estruturas adjacentes por processo expansivo, é possível proceder à punção esvaziadora intraútero, principalmente nos casos de cistos com diâmetros > 40mm, nos casos em que há aumento rápido do volume (> 10mm/semana) e quando acontecem desvios de estruturas abdominais adjacentes. A aspiração intrauterina é um procedimento eficaz e seguro nos cistos simples e parece reduzir de 86% para 14% os riscos de complicações, principalmente de torções, as quais ocorrem especialmente no período pré-natal e intraparto. Nos cistos complexos, a literatura ressalta a importância da exploração cirúrgica, sempre que possível minimamente invasiva, com o objetivo de preservar o ovário e a fertilidade (Moreira et al., 2011).

A escolha da via de parto dependerá do comprometimento da circunferência abdominal fetal. Quando não houver comprometimento, poderá ser escolhido o parto vaginal. Nos casos em que ocorre comprometimento ou receio de rotura traumática na passagem do canal de parto, pode-se optar pela cesariana.

Segundo a literatura, nos casos abordados por meio de conduta conservadora, a regressão ocorre em um período médio de 8 meses. Quando se opta pela conduta cirúrgica, a laparoscopia é um bom método diagnóstico e terapêutico e possibilita a revisão do anexo contralateral e das estruturas pélvicas.

Leitura recomendada

Abu-Rustum RS, Chaaban M. Is 3-dimensional sonography useful in the prenatal diagnosis of ambiguous genitália. J Ultrasound Med 2009; 28:95-7.

Corteville JE, Dicke JM, Crane JP. Fetal pyeloectasys and Down syndrome: is genetic amniocentesis warranted? Obstet Gynecol 1992; 79:770-2.

Damiani D. Estados intersexuais. Pediatria Moderna 1997; 31:945-80.

Denes FT, Souza NGLB, Souza AS. Sociedade Brasileira de Urologia, Colégio Brasileiro de Radiologia. Afecções testiculares: diagnóstico e tratamento. Associação Médica Brasileira. Conselho Federal de Medicina; 2016:10.

Glanc P, Umranikar S, Koff D, Tomlinson G, Chitayat D. Fetal sex assignment by sonographic evaluation of the pelvic organs in the second and third trimesters of pregnancy. J Ultrasound Med 2007; 26:563-9.

Johnson MP, Bukowski TP, Reitleman C, Isada NB, Pryde PG, Evans MI. In utero surgical treatment of fetal obstructive uropathy: a new comprehensive approach to identify appropriate candidates forvesicoamniotic shunt therapy. Am J Obstet Gynecol 1994; 170:1770-9.

Kupfer SR, Quigley CAE, French FS. Male pseudohermafrodism. Semin Perinatol 1992; 16:319-31.

Liao AW, Sebire NJ, Geerts L, Cicero S, Nicolaides KH. Megacystis at 10-14 weeks of gestation: chromosomal defects and outcome according to bladder length. Ultrasound Obstet Gynecol 2003; 21:338-41.

Meizner I, Levy A, Katz M, Maresh AJ, Glezermam M. Fetal ovarian cysts: prenatal ultrasonographic detection and postnatal evaluation and treatment. Am J Obstet Gynecol 1991; 168:874-8.

Meizner I. The "tulip sign": a sonografic clue for in-utero diagnosis of severe hypospadias. Ultrasound Obstet Gynecol 2002; 19:250-3.

Melo KFS, Mendonça BB, Billerbeck AEC, Costa EMF, Latronico AC, Arnhold IJP. Síndrome de insensibilidade aos andrógenos: análise clínica, hormonal e molecular de 33 casos. Arq Bras Endocrinol Metab 2005; 49:87-97.

Miller WL. Dexamethasone treatment of congenital adrenal hyperplasia in utero: an experimental therapy of unproven safety. J Urol 1999; 162:537-40.

Moreira M, Almeida P, Jardim O, Guerra N, Moura P. Quisto do ovário fetal: a propósito de um caso clínico abordado por aspiração intra-útero. Diagn Prenat 2011; 22:100-3.

Nguyen HT, Benson CB, Bromley B et al. Multidisciplinary consensus on the classification of prenatal and postnatal urinary tract dilation (UTD classification system). J Pediatr Urol 2014; 10:982e-99.

Nicolaides KH, Cheng HH, Abbas A, Snijders RJ, Gosden C. Fetal renal defects: associated malfromations and chromosomal defects. Fetal Diagn Ther 1992; 7:1-11.

Noronha Neto C, Souza ASR, Moraes Filho OB, Noronha AMB. Validação do diagnóstico ultrassonográfico de anomalias fetais em centro de referência. Rev Assoc Med Bras 2009; 55:541-6.

Nyberg DA, Mahony BS, Pretorius DH et al. Diagnostic ultrasound of fetal anomalies: text and atlas. Chicago: Year Book Publishers, 1990.

Peralta CFA, Figueiredo Neto M, Hidalgo SR et al. Uropatias obstrutivas bilaterais fetais: sinais ultrassonográficos durante a gravidez e evolução pós-natal. Rev Bras Ginecol Obstet 2009; 31: 540-6.

Pereira A, Oliveira EA, Leite HV, Cabral ACV. Correlação entre o diagnóstico morfológico pré e pós-natal das nefrouropatias fetais. Rev Bras Ginecol Obstet 2000; 22:365-71.

Sbragia L. Tratamento das malformações fetais intraútero. Rev Bras Ginecol Obstet 2010; 32:47-54.

Scott JE, Renwick M. Urological anomalies in the northern region fetal abnormality survey. Arch Dis Child 1993; 68:22-6.

Anomalias da Placenta e do Cordão Umbilical

CAPÍTULO 36

Marcílio Leite
Suzane Almeida Campos

INTRODUÇÃO

O advento da ultrassonografia ofereceu aos obstetras a possibilidade de obtenção de informações não apenas sobre o feto, mas também a respeito do ambiente intrauterino, mediante a avaliação do líquido amniótico, das membranas, do cordão umbilical e da placenta. O bem-estar fetal depende do adequado suprimento uteroplacentário proveniente desse ambiente, o que justifica a importância de seu estudo.

Até o final do quarto mês a placenta cresce substancialmente em espessura e circunferência. Depois desse período não há aumento apreciável na espessura, mas o crescimento em circunferência se mantém durante quase toda a gravidez. O crescimento da placenta está subordinado ao desenvolvimento dos cotilédones, e entre a 12ª e a 40ª semana cada cotilédone aumenta aproximadamente 500 vezes de volume.

A placenta se origina da decídua basal materna e do vilo corial fetal. Na oitava semana, o saco gestacional é coberto pelos vilos coriais, visíveis à ultrassonografia como uma área hiperecogênica circundando o saco gestacional. Com aproximadamente 5 semanas as vilosidades do lado oposto ao da implantação começam a regredir, originando o cório liso. A proliferação das vilosidades em contato com a decídua forma a placenta inicial. Com 10 a 12 semanas a ecotextura glandular difusa do cório frondoso e da decídua pode ser identificada ao exame ultrassonográfico. No início da gestação, a placenta é homogênea e discretamente hiperecogênica em relação ao endométrio. Essa textura é produzida por ecos que emanam das vilosidades banhadas por sangue materno.

ALTERAÇÕES PLACENTÁRIAS

Ao estudo ultrassonográfico, a placenta pode ser visibilizada em 100% dos casos, não havendo, portanto, maior dificuldade em sua localização. Suas alterações podem ser classificadas quanto a formato, grau de maturidade, implantação, espessura, hemorragias, infartos e neoplasias.

Placenta bi ou multilobulada (lobo acessório)

Oito a 10% das placentas apresentam um ou mais lobos acessórios. A placenta sucenturiada consiste em massa de tecido placentário separada da placenta e interconectada por vasos que percorrem o interior das membranas, diferentemente da placenta espúria, que não tem conexões vasculares comunicando os lobos acessórios. Seu diagnóstico pré-natal é importante em razão das possíveis complicações, como retenção placentária, *vasa* prévia ou rotura dos vasos que comunicam as massas placentárias durante o trabalho de parto, causando hemorragia fetal.

Placenta extracorial

Na placenta normal, a transição entre o cório frondoso (placenta) e as membranas se dá na borda placentária, ou seja, a placa basal apresenta tamanho semelhante ao da placa corial. Na denominada placenta extracorial, a borda placentária se encontra introduzida na decídua materna. A borda placentária permanece desprotegida com as membranas se inserindo medialmente à margem e produzindo uma dobra elevada de membranas na borda placentária. Essa configuração permite que uma porção do tecido placentário permaneça fora dos limites da placa corial, daí a denominação de placenta extracorial. Acredita-se que se origine da implantação muito profunda da placenta na decídua. Nessa situação, a placa corial é menor do que a placa basal.

Há dois tipos de placenta extracorial: a circunvalada e a circum-marginada. A circum-marginada não apresenta a dobra de membrana na borda e não tem implicação clínica significativa. Na placenta circunvalada, na transição do cório frondoso para as membranas é produzido um pregueamento das membranas ao longo do contorno da placenta por uma porção de decídua. Sua presença deve ser aventada nos sangramentos de segundo trimestre com placenta normalmente inserida. Pode estar associada a aumento na incidência de parto prematuro, descolamento prematuro de placenta, ameaça de abortamento e aumento da mortalidade perinatal.

O diagnóstico ultrassonográfico pré-natal é difícil. Pode-se suspeitar de placenta circunvalada no exame ecográfico que registra a presença de saliência (dobra) se projetando na cavidade amniótica, sendo a placenta a base desta. O diagnóstico diferencial do achado ultrassonográfico intrauterino de saliência livre na borda placentária deve incluir placenta circunvalada, útero septado, síndrome da banda amniótica e sinéquia uterina.

Placenta membranácea ou difusa

Trata-se de uma condição rara, na qual toda a superfície das membranas fetais é coberta por vilosidades coriais funcionais e a placenta se desenvolve como uma fina camada de tecido, ocupando toda a periferia do cório. Ecograficamente, é observado tecido placentário fino (10 a 20mm de espessura) em toda a superfície do saco gestacional com um disco placentário principal pouco desenvolvido.

Clinicamente, pode funcionar como placenta prévia, causando hemorragias anteparto. Há aumento da incidência de parto pré-termo e acretismo, que, por sua vez, pode causar hemorragia puerperal.

Grau de maturidade – ecotextura placentária – calcificação placentária

O depósito de cálcio na placenta é um processo fisiológico normal que ocorre ao longo de toda a gestação. Durante os primeiros 6 meses a calcificação é microscópica. O parênquima placentário sofre deposição de cálcio e fibrina principalmente na camada basal e nos septos que separam os cotilédones. Alguns fatores podem favorecer esse processo, como dieta rica em cálcio, hipoxia materna crônica, doenças maternas e uso de tabaco. Placas de cálcio são detectadas à ultrassonografia como focos ecogênicos que não produzem sombras acústicas significativas.

A correlação entre o grau de calcificação e a maturidade fetal foi descrita por vários autores, sendo a classificação mais largamente utilizada a de Grannum et al. (1979), em quatro graus, variando de zero a três a depender da ecogenicidade da camada basal, coriônica e transição dos cotilédones (Figura 36.1). Cabe ressaltar que apenas 15% a 20% das gestações de termo chegam ao grau máximo de maturação placentária. A presença de grau III antes da 34ª semana pode contribuir para identificar gestações com risco maior de complicações perinatais, como hipertensão, baixo peso e parto pré-termo.

Atualmente, não se considera a associação entre a gradação placentária e a maturidade pulmonar, já que vários fatores estão relacionados com o aumento da calcificação da placenta, como baixa paridade, alto nível de cálcio sérico, doenças vasculares e tabagismo materno. De modo semelhante, não foi

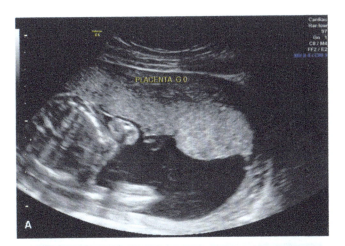
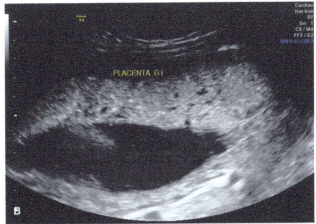
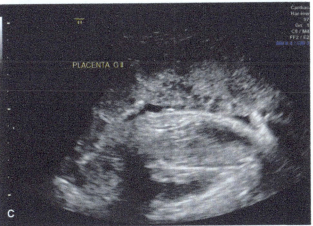
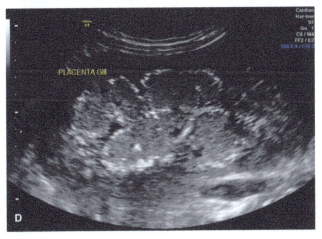

FIGURA 36.1A a **D** Aspecto ultrassonográfico dos graus placentários.

demonstrada a associação entre o grau de calcificação e eventos perinatais adversos, como sofrimento fetal e baixo peso ao nascer, sendo a gradação placentária considerada então de valor limitado em gestações de baixo risco.

Queiroz & Costa, em estudo nacional, avaliaram 146 pacientes com amadurecimento placentário precoce (grau II antes da 32ª semana ou grau III antes da 35ª semana) e concluíram que o prognóstico perinatal não depende do amadurecimento precoce da placenta, mas da presença de complicações clínico-obstétricas maternas. Assim, não é necessária a realização de exames ultrassonográficos seriados com ou sem dopplervelocimetria e antecipação do parto, pois a principal avaliação nesses casos se dá pelo perfil de crescimento fetal e pelo volume do líquido amniótico.

Lagos placentários

Lagos placentários são áreas hipoecogênicas, em geral com mais de 10mm, visibilizadas abaixo da placa coriônica ou no interior do parênquima. Do ponto de vista anatomopatológico, representam áreas de trombose intervilosa ou depósito subcoriônico de fibrina, sendo observados em aproximadamente 2% das gestações, e não apresentam significado clínico para a mãe ou para o feto.

Infarto placentário

O infarto placentário é o resultado da interrupção do suprimento sanguíneo materno na placenta, levando à coagulação e à necrose do vilo corial. Ocorre mais frequentemente na base placentária, variando de alguns milímetros até vários centímetros em tamanho, e geralmente não tem significado clínico. Embora os infartos pequenos possam ser encontrados em 25% das placentas de gestações não complicadas, são mais frequentes nas gestações complicadas com pré-eclâmpsia e hipertensão arterial crônica. Áreas extensas de infarto podem estar associadas ao aparecimento de restrição do crescimento intrauterino.

Os infartos são pobremente documentados pela ultrassonografia, já que a maioria (86%) tem a mesma ecogenicidade da placenta. O diagnóstico ecográfico só é bem estabelecido na fase aguda, quando a região do infarto é caracterizada por uma área ampla, irregular e hiperecogênica ou quando o infarto é complicado por hemorragia. Na evolução do infarto, o vilo corial se torna necrótico com aspecto isoecogênico.

Placenta *jelly-like*

Entidade caracterizada por uma placenta espessada, contendo áreas hipoecogênicas em seu interior, tem uma textura não usual, de modo que uma leve pressão do transdutor da ultrassonografia sobre o abdome materno produz um estremecimento da placenta, semelhante ao movimento de uma gelatina. A anatomopatologia parece envolver depósitos extensos de fibrina perivilosa e trombose intervilosa e subcoriônica. Foi demonstrada a associação dessa alteração a eventos adversos, como restrição do crescimento fetal, pré-eclâmpsia e morte perinatal.

Espessura placentária

Estudos sugerem haver uma correlação entre o tamanho da placenta e o peso fetal ao nascer, o que tem sido demonstrado, atualmente, pelo cálculo de volume placentário por meio da ultrassonografia tridimensional. Entretanto, na prática diária o modo mais simples e mais empregado para avaliação do tamanho e do desenvolvimento placentário é a medida da espessura, geralmente realizada na região central, próximo à inserção do cordão ou ainda em sua porção mais espessa.

Em geral, a espessura placentária em milímetros corresponde à idade gestacional em semanas, variando de 20 a 40mm, aproximadamente. O aumento da espessura é gradual até a 36ª semana, ocorrendo, então, redução lenta e progressiva. Medidas > 45 a 50mm, em qualquer período da gestação, significam espessura aumentada. A placentomegalia é associada a várias entidades, incluindo diabetes, anemia materna, hidropisia fetal imune ou não imune, infecções fetais, gravidez molar e aneuploidia (Figura 36.2).

Placenta prévia

A placenta prévia é definida como a placenta que recobre total ou parcialmente o orifício cervical interno (OCI) do útero. Incide em 1 a cada 250 gestações, e a apresentação clínica clássica consiste em sangramento indolor a partir do segundo trimestre. Gestantes com idade avançada, tabagistas, com multiparidade e submetidas a cirurgias anteriores, como cesarianas e curetagens, apresentam risco maior.

O diagnóstico de inserção baixa de placenta é definido pela relação da placenta com o OCI. Essa relação é difícil de ser estabelecida pela via transabdominal, sobretudo em placentas de implantação posterior. A via transvaginal é a de escolha para avaliação e diagnóstico.

A história natural da placenta prévia mostra o dinamismo do útero gravídico, do colo e da placenta, já que placentas prévias diagnosticadas no segundo trimestre raramente persistem até o termo. O fenômeno de "migração placentária" se refere ao afastamento, ao longo da gestação, entre a borda placentária e o OCI. Não se trata de um movimento verdadeiro

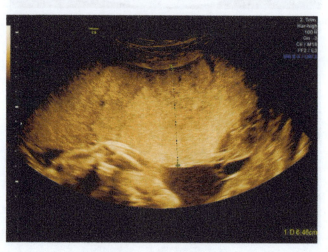

FIGURA 36.2 Espessura aumentada da placenta.

da placenta para uma posição mais alta, mas é sugerido no mecanismo o envolvimento tanto da degeneração de tecido placentário na borda inferior como da distensão do segmento inferior do útero. Gallagher, em estudo com 1.239 pacientes, classificou 51 placentas prévias no segundo trimestre e, dessas, apenas quatro foram confirmadas no terceiro trimestre.

De acordo com sua relação com o OCI, a placenta prévia (Figura 36.3) pode ser classificada em:

- **Placenta de inserção baixa:** ocorre quando a borda placentária se encontra a menos de 20mm do OCI.
- **Placenta prévia marginal:** quando a borda placentária se encontra na margem do OCI, mas sem recobri-lo.
- **Placenta prévia parcial:** quando a borda placentária cobre uma parte do OCI sem oclui-lo por completo.
- **Placenta prévia total:** ocorre quando a borda placentária cobre totalmente o OCI.

O risco de recorrência está aumentado em 10 vezes. O diagnóstico definitivo deve ser estabelecido no terceiro trimestre em virtude do fenômeno de "migração placentária". A probabilidade de que a placenta prévia de primeiro ou segundo trimestre persista como tal aumenta se ela ultrapassar o OCI em mais de 15mm.

Acretismo placentário

O acretismo placentário consiste em uma aderência anormal da placenta à parede uterina causada pela decidualização inadequada do leito placentário em um endométrio hipoplásico. Pode afetar toda a superfície de implantação (total) ou apenas um ou mais cotilédones (parcial). Em geral, o acretismo está associado à implantação baixa da placenta, sendo mais frequente em multíparas e em pacientes com cirurgia uterina prévia, principalmente cesariana.

O diagnóstico ultrassonográfico não é fácil, mas pode ser sugerido quando há ausência ou irregularidade da imagem hipoecogênica ou anecogênica do espaço retroplacentário, sendo substituído por uma imagem hiperecogênica. Outro sinal que pode ser sugerido é o aumento do número de lagos placentários. O acretismo placentário é mais facilmente identificado quando a placenta está inserida na parede anterior do útero. O mapeamento com Doppler colorido e ressonância magnética (RM) é um método complementar de auxílio nos casos em que a ultrassonografia é inconclusiva, além de a RM também oferecer informações topográficas úteis ao planejamento cirúrgico.

De acordo com a profundidade da invasão, a placenta pode ser classificada como:

- **Placenta acreta:** as vilosidades coriônicas entram em contato com o miométrio, mas não chegam a invadi-lo. O diagnóstico ecográfico pode ser muito difícil, principalmente nas formas parciais.
- **Placenta increta:** as vilosidades coriônicas invadem o miométrio, mas não toda sua espessura.
- **Placenta percreta:** as vilosidades coriônicas invadem toda a espessura do miométrio, chegando à camada serosa e ao peritônio visceral uterino. Em alguns casos graves pode chegar a invadir órgãos vizinhos, em especial a bexiga.

A expressão placenta acreta é utilizada de maneira genérica para fazer alusão aos três tipos de acretismo. Em geral, 78% são acretas, 17% incretas e 5% percretas.

Descolamento prematuro da placenta (DPP)

O DPP é definido como a separação prematura da placenta de seu leito de implantação e consiste em uma das principais causas de sangramento na segunda metade da gestação. Ocorre após a 22ª semana e antes do terceiro estágio do parto. Constitui uma importante causa de mortalidade perinatal (17% a 60%) e sua incidência varia de 0,5% a 1,5%. Fatores de risco incluem DPP em gestação anterior, síndromes hipertensivas, idade materna avançada, tabagismo, uso de cocaína, trauma, anomalias uterinas, gestação múltipla, corioamnionite e rotura prolongada das membranas ovulares.

O diagnóstico clínico é fundamentado na tríade clássica de dor abdominal, sangramento vaginal e hipertonia uterina. A ultrassonografia tem baixa sensibilidade, uma vez que em apenas 50% dos casos pode ser detectado o hematoma retroplacentário. Entretanto, nos casos em que as manifestações clínicas não são evidentes pode ser necessária a realização do exame ecográfico. A ecografia pode ser importante para descartar a possibilidade de placenta prévia. O hematoma retroplacentário por vezes não é visibilizado ao exame de ultrassonografia, pois dependerá do grau de organização do coágulo sanguíneo ou quando o descolamento ocorre em região marginal da placenta com extravasamento de sangue pelo canal cervical sem provocar acúmulo retroplacentário. De modo geral, as hemorragias agudas mostram áreas hiperecogênicas ou isoecogênicas em relação ao trofoblasto. Se houver acúmulo líquido de sangue não coagulado, a imagem será hipo ou anecoica. Com o passar do tempo, a organização do coágulo proporciona uma imagem mais ou menos heterogênea, mas com tendência à hipoecogenicidade (resolução), em geral 2 semanas após o sangramento. Às vezes, observa-se apenas uma placenta mais espessa que o habitual.

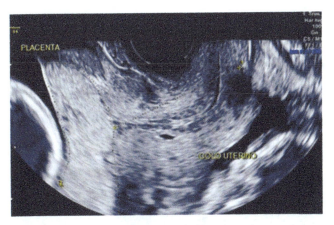

FIGURA 36.3 Placenta prévia centro-total. Observe a placenta ultrapassando todo o orifício cervical interno.

Tumores placentários

Os tumores trofoblásticos são causados por uma variedade de doenças trofoblásticas gestacionais. Os principais são: mola hidatiforme, que se caracteriza por degeneração hidrópica das vilosidades coriônicas, na maioria dos casos sem componente vascular; e coriocarcinoma, que se caracteriza por uma neoplasia maligna composta de trofoblasto e estroma vascular. São associados a restrição de crescimento intrauterino, pré-eclâmpsia de início precoce e anomalias cromossômicas (triploidias).

O corioangioma é um tumor placentário formado por capilares ou sinusoides de dimensões variadas, únicos ou múltiplos, que se localizam com mais frequência na placa corial, projetando-se para a cavidade amniótica. Em geral, são pequenos e não causam alterações maternas e/ou fetais; quando grandes, entretanto, comprometem a função placentária, podendo provocar restrição de crescimento intrauterino, malformação fetal, hidropisia fetal não imune e parto pré-termo. A ultrassonografia possibilita a sua detecção precoce e a dopplervelocimetria pode ajudar no diagnóstico diferencial, no qual se evidencia aumento da vascularização em seu interior.

CORDÃO UMBILICAL

O cordão umbilical consiste em um anexo encontrado exclusivamente nos mamíferos que torna possível a comunicação entre o feto e a placenta. A avaliação do cordão umbilical é parte obrigatória do exame ultrassonográfico obstétrico/morfológico, uma vez que várias anomalias do cordão podem afetar diretamente o feto.

Durante o exame ultrassonográfico gestacional devem ser avaliados:

- Os locais de implantação do cordão umbilical tanto na placenta como na parede abdominal fetal (para afastar as implantações anômalas do cordão e onfalocele).
- A porção livre do cordão umbilical (alça livre de cordão) à procura de cistos, nós ou circulares.
- A quantidade de vasos do cordão (o cordão deve conter duas artérias e uma veia). Essa avaliação é bastante simples e consiste na utilização do Doppler colorido em corte transversal da bexiga fetal, o que possibilita a visualização de ambas as artérias umbilicais contornando a cúpula vesical fetal. Também pode ser avaliada por meio de um corte transversal na alça livre do cordão (Figura 36.4).
- O fluxo sanguíneo na artéria umbilical (um dos dados na avaliação da vitalidade fetal).
- Outros parâmetros, como grau de espiralamento e comprimento do cordão umbilical, são dados mais subjetivos, porém, em algumas situações, podem auxiliar a elucidação diagnóstica.

Artéria umbilical única

O cordão umbilical normal é composto por duas artérias e uma veia. A visualização das artérias é facilmente obtida por meio do Doppler colorido através de um corte transversal da bexiga fetal (Figura 36.4). A artéria umbilical única (AUU) é um dos achados mais frequentes na ultrassonografia obstétrica, com incidência aproximadamente de 1% de todas as gestações. A artéria umbilical esquerda é a mais acometida (em cerca de 70% dos casos) (Figura 36.5).

Quando a AUU é um achado isolado, não exige pesquisa de cariótipo fetal, sendo sugerida apenas a realização de ecocardiografia fetal para complementação diagnóstica. Se outras anomalias estiverem presentes, deve-se realizar o cariótipo fetal, sendo a trissomia do 18 a aneuploidia mais comumente associada.

Implantação anômala do cordão umbilical

A implantação do cordão na placenta, na maioria das vezes, se dá em localização intermediária (paracentral). O local de inserção pode variar, definindo as seguintes implantações:

- Inserção na borda (placenta em raquete).
- Inserção extraplacentária (velamentosa): o cordão umbilical se insere na membrana antes de penetrar o leito placentário.
- *Vasa* prévia: os vasos do cordão se tornam "prévios" em relação ao feto e pode ocorrer laceração durante a rotura de membranas amnióticas, o que causa sangramento fetal com alta mortalidade.

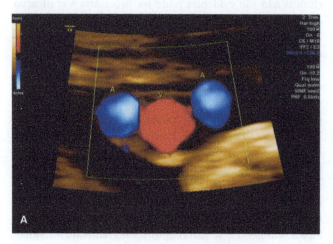 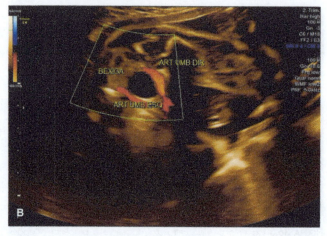

FIGURA 36.4A e B Artérias umbilicais direita e esquerda.

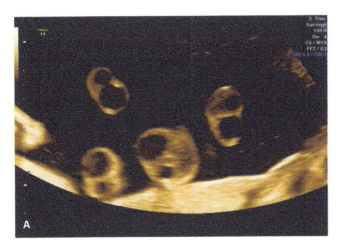 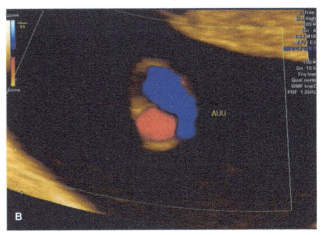

FIGURA 36.5A e B Artéria umbilical única (AUU).

Circular de cordão

Encontra-se presente em 25% de todas as gestações. Não se trata de uma anomalia propriamente dita, porém pode contribuir para apresentações distócicas, anoxia e óbito fetal, principalmente durante o período expulsivo. Na maioria das vezes, as circulares de cordão são cervicais, mas podem ocorrer em qualquer parte do corpo fetal. Algumas condições propiciam as circulares, como cordões longos, polidrâmnio e aumento da mobilidade fetal.

Nó de cordão

Os nós de cordão são classificados como verdadeiros ou falsos. Os falsos consistem em aumentos localizados na geleia de Wharton que acompanham os fenômenos hidrópicos, as varizes, os hematomas e os trajetos anômalos dos vasos umbilicais. O diagnóstico é bastante difícil, sendo descrito o sinal do "enovelamento". A utilização da tecnologia tridimensional pode facilitar o diagnóstico pré-natal.

Cistos de cordão

O cordão umbilical pode apresentar imagem cística em seu trajeto com várias etiologias possíveis, como cistos onfalomesentéricos ou alantoides, degeneração e cistos da geleia de Wharton e hematomas, entre outras. Na maioria das vezes, quando os cistos são diagnosticados no início da gestação, a resolução ocorre espontaneamente.

Hematoma

Os hematomas de cordão umbilical na maioria das vezes decorrem de complicações de procedimentos invasivos, como amniocentese e cordocentese.

Miscelânea

Outras anomalias mais raras podem acometer o cordão umbilical, como é o caso dos hemangiomas, teratomas, aneurismas e varizes.

A ausência de espiralamento dos vasos do cordão umbilical é associada a casos de restrição de crescimento fetal, oligoidrâmnio e parto pré-termo.

Na presença de cordão curto (brevidade de cordão) deve ser avaliada detalhadamente a possibilidade das seguintes anomalias: oligoidrâmnio, banda amniótica, defeito de fechamento de parede abdominal, anomalias neuromusculares e artrogripose.

Leitura recomendada

Quinlan RW, Cruz AL, Buhi WC, Martin M, Changes in placental ultrasonic appearance, II Pathologic significance of grade III placental changes. Am J Obstet 1982; 144:471.

Índice Remissivo

A
Abdome fetal, ultrassonografia, 123
- morfológica, 139
Abortos
- conflitos éticos e legais, 244
- recorrente, 82
- - causas
  - - - anatômicas, 82
  - - - fatores aloimunes, 85
  - - - fatores autoimunes, 84
  - - - genéticas, 82
  - - - hormonais, 82
  - - - infecciosas, 82
  - - - trombofilias, 83
Acidemia metilmalônica, 230
Ácido fólico, 222
- prematuridade, 71
Acondrogênese, 315
Aconselhamento genético, 112
- indicações, 112
- orientação antes da realização de testes genéticos e após seus resultados, 114
- questões críticas, 114
Acretismo placentário, 345
Acrondroplasia, 316
Agenesia
- cerebelo, 255
- corpo caloso, 254
- renal, 331
Álcool, suspensão, 22
Alfafetoproteína, 115
Aloimunização Rh, cordocentese, 205
Altura de fundo uterino (AFU), 12
- estimativa do peso fetal, 13
Amniocentese, 200
- aspectos bioquímicos e citogenéticos, 201
- aspectos técnicos, 201
- complicações, 202
- espectrofotometria do líquido amniótico, 74
- estudo do cariótipo, 200
- gestação múltipla, 203
- precoce, 202
- recomendações, 203

Anemia, edema fetal, 90
Anencefalia, 258
- achados clínicos, 258
- diagnóstico pré-natal, 258
- manejo, 258
Aneuploidias, marcadores bioquímicos, 115
- alfafetoproteína, 115
- associação, 117
- avanços na pesquisa, 117
- estriol livre, 116
- gonadotrofina coriônica humana, 116
- outros marcadores, 116
- proteína A plasmática associada à gestação, 116
Aneurisma da veia de Galeno, 256
Ângulo facial frontomaxilar, 134
Anomalias fetais
- cardíacas, 268-283
- cervicotoracoabdominais, ressonância magnética, 215
- congênitas da parede abdominal, 302-308
- cordão umbilical, 346
- defeitos abertos do tubo neural, 257
- Ebstein, 273
- face, 264-266
- partes moles, 319-328
- placenta, 342-346
- sistema
  - - musculoesquelético, 309-318
  - - nervoso central, 251-256
  - -urogenital, 329-341
- torácicas, 284-291
- trato digestório, 292-301
Aorta fetal, 178
Arboviroses, 48
Arritmias cardíacas, 232
- fetais, 273, 279
Artérias
- cerebral média fetal, 178
- hepática, 135
- umbilicais, 178, 346
- uterinas, 177
Artrogripose, 317

Assistência pré-natal
- indicação de procedimentos obstétricos, 241
- rotina ultrassonográfica, 3
Atresia
- anorretal, 298
- cólon, 296
- - definição, 296
- - diagnóstico, 297
- - malformações associadas, 296
- gástrica/estenose de piloro, 294
- pulmonar, 274
Avaliação cardíaca fetal, 150

B
Batimentos cardioembrionários, 125
Bioética em medicina fetal, 241-247
- assistência pré-natal e indicação de procedimentos obstétricos, 241
- conflitos éticos e legais do abortamento, 244
- dilemas éticos na reprodução humana assistida, 243
- intervenções fetais, 242
Biometria fetal, 16
Biópsia de vilos coriais, 196
- considerações, 199
- contraindicações, 199
- indicações, 197
- protocolo, 198
- técnica, 198
Bócio congênito, 323
Bradiarritmias, 281
Bradicardia fetal, 162

C
Cabeça fetal, ultrassonografia, 121
Calcificações hepáticas e abdominais, 300
Cardiopatias congênitas, 187
- caracterização, 272
- marcadores de síndromes, 271
- rastreamento, 269
Cardiotocografia fetal, 77
- anteparto, 161
- - computadorizada, 165

350 ÍNDICE REMISSIVO

- - estimulada – teste da estimulação sônica, 165
- - fatores controladores da frequência cardíaca fetal, 161
- - interpretação dos resultados, 164
- - parâmetros da frequência cardíaca fetal, 162
- - repouso, 161
- intraparto, 167
- - conceito, 167
- - etiologia, 168
Catapora, 47
Células
- citotrofoblásticas, 80
- NK, 81
- trofoblásticas, 80
Circulação umbilical, 183
Circunferência
- abdominal, 15
- cefálica, 15
Cistos
- aracnoides, 256
- ovariano, 340
- renal simples, 332
Citomegalovirose, 33
- aconselhamento pré-natal, 38
- agente etiológico, 33
- conduta, 38
- diagnóstico
- - laboratorial, 36, 37
- - neonatal, 40
- epidemiologia, 34
- modo de transmissão, 33
- período de incubação, 34
- prevenção, 39
- quadro clínico, 34
- repercussões na gestação, 34
Coarctação da aorta, 275
Coluna fetal, ultrassonografia, 122
- morfológica, 139
Comprimento
- cefalonádegas (CCN), 14
- colo uterino, avaliação, 68
Comunicação
- interatrial, 276
- interventricular, 277
Condrodisplasia puntacta, 316
Constrição do canal arterial, 273
Consultas
- medicina fetal, 108
- - amniocentese diagnóstica, 110
- - biópsia
- - - hepática, 111
- - - músculo, 111
- - - pele, 111
- - - vilo corial, 110
- - cordocentese, 111
- - entrevista com o especialista, 109
- - exame ultrassonográfico, 108
- - fetoscopia, 111
- pré-concepcional, 105
- - álcool, 107

- - anemia, 106
- - estresse, 107
- - exercício físico, 107
- - idade materna, 106
- - peso, 107
- - rubéola, 107
- - tabaco, 107
- - toxoplasmose, 107
- - vitaminas, 106
Contrações uterinas, monitoração, 68
Coração fetal
- ultrassonografia, 123
- univentricular, 277
Cordão umbilical, 346
- anomalias, 346
- artéria única, 346
- circular de cordão, 347
- cistos, 347
- hematoma, 347
- implantação anômala, 346
- nó, 347
- ultrassonografia, 124
- - morfológica, 140
Cordocentese, 75, 205
- administração de medicamentos, 207
- aloimunização Rh, 205
- coagulopatias, 205
- complicações, 210
- coriótipo fetal, 206
- dificuldades, 210
- gemelaridade, 207
- hemoglobinopatias, 205
- indicações, 205
- infecções intrauterinas, 206
- restrição de crescimento intrauterino e hipoxia, 206
- técnica, 207
- transfusão intravascular, 207
- trombocitopenias, 205
Corpo lúteo gravídico, avaliação do fluxo, 125
Corticoides, 225
Crânio, ultrassonografia morfológica, 139
Craniossinostose, 317
Crescimento fetal, 12
- considerações diagnósticas, 16
- feto pequeno para a idade gestacional/restrição do crescimento intrauterino, 18
- - classificação, 18
- - complicações perinatais, 21
- - conceito, 18
- - conduta, 21
- - diagnóstico, 20
- - etiologia, 19
- - fatores de risco, 20
- - incidência, 18
- fluxograma de avaliação do crescimento fetal, 17
- propedêutica clínica, 12
- - altura de fundo uterino e estimativa do peso fetal, 13

- - curva de crescimento uterino (altura de fundo uterino), 12
- - curva e nomograma de Rosso, 13
- - ganho ponderal materno, 13
- - índice de massa corporal, 13
- propedêutica ultrassonográfica, 14
- - circunferência abdominal, 15
- - circunferência cefálica, 15
- - comprimento cefalonádegas, 14
- - considerações diagnósticas, 16
- - diâmetro biparietal, 14
- - diâmetro transverso do cerebelo, 15
- - ossos longos, 15
Criptorquidia, 338

D

Defeitos
- abertos do tubo neural, 257
- - anencefalia, 258
- - embriologia, 257
- -encefalocele, 259
- - etiologia, 257
- - exencefalia, 259
- - fatores de risco, 257
- - iniencefalia, 260
- - mielomeningocele, 260
- - prevenção, 258
- - síndrome da regressão caudal, 262
- conotruncais, 272
- septo atrioventricular, 271, 277
Deficiências múltiplas de carboxilases, 230
Derrames
- pericárdico, 279
- pleural, 287
- serosos, 90
Descolamento prematuro da placenta, 345
Diabetes, 94
Diâmetro
- biparietal (DBP), 14
- transverso do cerebelo (DTC), 15
Diarreia clorada, 299
Displasias esqueléticas, 314
- acondrogênese, 315
- acondroplasia, 316
- acromesomélica, 317
- artrogripose, 317
- camptomélica, 316
- condrodisplasia puntacta, 316
- condroectodérmica, 317
- craniossinostose, 317
- diastrófica, 317
- hipofosfatasia congênita, 316
- Kniest, 317
- mesomélica, 317
- osteogênese imperfeita, 315
- torácica asfixiante, 317
- síndrome da costela curta e polidactilia, 316
- tanatofórica, 314

INDICE REMISSIVO **351**

Doença
- hemolítica perinatal, 73-79
- - conduta na gestante
- - - aloimunizada, 74
- - - pré-natal na gestante não aloimunizada, 74
- - epidemiologia, 73
- -etiopatogenia, 73
- - interrupção da gestação, 78
- - manifestações clínicas, 74
- - medidas preventivas na gestação e no parto, 79
- - profilaxia, 78
- - terapêutica fetal, 77
- nutricional, 235
- renal cística, 331
Doppler de amplitude tridimensional (Power Doppler 3D), 154
Dopplervelocimetria obstétrica, 76, 174-185, 227
- aloimunização Rh, 184
- anormalidades cromossômicas, 183
- aorta fetal, 178
- aplicação clínica, 180
- artérias
- - cerebral média fetal, 178
- - umbilicais, 178
- - uterinas, 177
- conduta, 182
- insuficiência placentária e resposta fetal diante de hipoxemia, 180
- interpretação das ondas de velocidade de fluxo, 176
- principais territórios avaliados, 177
- técnica do exame, 174
- tipos de Doppler, 174
- veia
- - cava inferior, 179
- - umbilical, 179
Drenagem anômala total das veias pulmonares, 275
Ducto venoso, 133, 179, 179
Dupla via de saída do ventrículo direito, 278
Duplicação digestiva, 300

E
Ecocardiografia fetal, 187
Ectopia renal, 331
Edema
- fetal, 90
- placentário, 90
Encefalocele, 259
Equação Doppler, 174
Espessura placentária, 344
Estenose
- pulmonar, 274, 279
- aórtica, 273, 278
Estimativa do peso fetal, 16
Exencefalia, 259
Extrassístoles, 279
Extrofia cloacal e vesical, 307

F
Face fetal
- anomalias, 264
- ultrassonografia, 122
- - morfológica, 139
Fenda labial e palatina, 265
Ferro, 222
Fertilização *in vitro*, 219
- estimulação ovariana, 219
- indicações, 221
- punção folicular, 220
- redução embrionária, 221
- suporte lúteo, 221
- transferência embrionária, 220
Feto
- pequeno para a idade gestacional/restrição do crescimento intrauterino, 18
- - classificação, 18
- - complicações perinatais, 21
- - conceito, 18
- - conduta, 21
- - diagnóstico, 20
- - etiologia, 19
- - fatores de risco, 20
- - incidência, 18
- ressonância magnética, 213
Fibrilação atrial, 281
Flutter atrial, 281
Fluxograma de avaliação do crescimento fetal (CAM-IMIP), 17
Frequência cardíaca fetal, 131, 158
Fumo, suspensão, 22

G
Ganho ponderal materno, 13
Gastrosquise, 303
Genitália fetal
- ambígua, 337
- ultrassonografia, 124
Genotipagem RhD fetal, 77
Gestação múltipla, 11, 57-65
- amniocentese, 203
- classificação, 57
- complicações, 59
- - específicas dos monocoriônicos, 61
- - gestação monoamniótica, 65
- - óbito de um dos gemelares, 59
- - restrição do crescimento intrauterino seletiva, 60
- - sequência anemia-policitemia (TAPS), 64
- - síndrome de transfusão feto-fetal, 61
- - transfusão arterial reversa (sequência TRAP), 63
- cordocentese, 207
- diagnóstico, 58
- fatores de risco, 57
- pré-natal, 58
- redução seletiva, 65
Golf ball, 279
Gonadotrofina coriônica humana, 116

H
Hemangiomas congênitos, 327
Hemoglobinopatias, cordocentese, 205
Hepatite
- A, 53
- B, 53
- C, 54
Hérnia
- diafragmática congênita, 289
- umbilical, 304
Herpes, 45
- agente etiológico, 45
- assistência neonatal, 47
- catapora, 47
- classificação, 45
- diagnóstico, 46
- fisiopatologia, 45
- manifestações clínicas, 45
- tratamento, 46
- via de parto, 46
- zoster, 48
Hidranencefalia, 255
Hidratação materna, 22
Hidrocefalia, 255
Hidrocele, 339
Hidrocolpo/hidrometrocolpo, 339
Hidropisia fetal não imune, 89-100
- causas
- - anexiais, 93
- - fetais, 91
- - - anomalias cromossômicas, 91
- - - cardiovasculares, 91
- - - hematológicas, 91
- - - infecciosas, 92
- - - pulmonares, 91
- - - síndromes genéticas, 92
- - - sistema endócrino, 93
- - - sistema nervoso central, 93
- - - sistema renal e retroperitônio, 92
- - - trato gastrointestinal, 92
- - - tumorais, 92
- - maternas e gestacionais, 93
- complicações maternas, 94
- conduta
- - obstétrica, 100
- - pré-natal, 98
- definição, 89
- diagnóstico diferencial, 98
- epidemiologia, 89
- fisiopatogenia, 90
- prognóstico, 100
- propedêutica diagnóstica, 94
Hiperplasia congênita da suprarrenal, 229
Hipertireoidismo, 230
Hipofosfatasia congênita, 316
Hipoproteinemia, edema fetal, 90
Hipospádias, 339
Hipotireoidismo, 231
HIV (Aids), 52
Holoprosencefalia, 254
HPV (papilomavírus humano), 55

352 ÍNDICE REMISSIVO

I

Idade gestacional, determinação, 16, 141
Íleo meconial, 297
Implantação anômala do cordão umbilical, 346
Imunoglobulina anti-D, 226
Imunologia da reprodução, 80-88
- aborto recorrente, 82
- análise crítica dos estudos, 87
- mecanismos, 80
- protocolo de investigação imunológica, 85
- tratamento, 85
Incompatibilidade
- ABO, 74
- outros grupos sanguíneos, 74
- RhD, 73
Índice da massa corporal (IMC), 13
Infarto placentário, 344
Infecções congênitas, 11, 27-55
- arboviroses, 48
- citomegalovirose, 33-41
- cordocentese, 206
- hepatites virais, 53
- herpes, 45-48
- listeriose, 51
- papilomavírus humano (HPV), 55
- parvovírus B19, 49
- rubéola, 31-33
- sífilis, 41-44
- toxoplasmose, 27-31
- vírus da imunodeficiência humana (HIV-AIDS), 52
Iniencefalia, 260
Insuficiência cardiocirculatória, edema fetal, 90
Intercorrências fetais, prevenção, 222-227
- ácido fólico, 222
- corticoides, 225
- dopplervelocimetria, 227
- ferro, 222
- imunoglobulina anti-D, 226
- progesterona, 223
- rubéola, 226
- tétano, 226
- vitaminas
- - A, 224
- - C, 225
- - D, 224
- - E, 224
Interrupção
- arco aórtico, 275
- gestação, 24
- - doença hemolítica perinatal, 78
Intervenções fetais, 242

L

Lagos placentários, 344
Lesões císticas abdominais, 300
Linfangiomas, 326
Líquido amniótico, 9
- volume, 159

- alterações de volume, 10
- fisiologia, 9
- propedêutica ultrassonográfica, 10
Lisencefalia, 253
Listeriose, 51

M

Malformações fetais
- adenomatosa cística pulmonar, 234, 284
- - classificação, 284
- - conduta, 286
- - diagnóstico, 284
- - prognóstico, 286
- anomalias
- - cardíacas, 268-283
- - congênitas da parede abdominal, 302-308
- - cordão umbilical, 346
- - face, 264-266
- - partes moles, 319-328
- - placenta, 342
- - sistema musculoesquelético, 309-318
- - sistema nervoso central, 251-257
- - sistema urogenital, 329-341
- - torácicas, 284-291
- - trato digestório, 292-301
- Chiari, 255
- congênitas, 11
- Dandy-Walker, 254
- defeitos abertos do tubo neural, 257-262
Marcadores bioquímicos das aneuploidias, 115
- alfafetoproteína, 115
- associação dos marcadores, 117
- avanços na pesquisa, 117
- estriol livre, 116
- gonadotrofina coriônica humana, 116
- outros marcadores, 116
- proteína A plasmática associada à gestação, 116
Maturidade pulmonar fetal, 23
Megacólon congênito, 298
Megaencefalia, 253
Megaureter, 335
Membro fetal, ultrassonografia, 123
- morfológica, 140
Microcefalia, 253
Mielomeningocele, 260
Molécula HLA-G, 81
Monitoração das contrações uterinas, 68
Movimentos ativos fetais, 159

N

Necropsia em medicina fetal, 236
- acondicionamento, 238
- exame
- - externo, 238
- - interno, 239
- - histopatológico da placenta, 240
- perda fetal e preenchimento da declaração de óbito, 240
- solicitação do exame, 237

Neurossonografia fetal, 149
Nó de cordão umbilical, 347
Núcleos de ossificação, 16
Nutrição materna adequada, 22

O

Obstrução
- duodenal, 294
- - conduta, 295
- - definição, 294
- - diagnóstico, 295
- - malformações associadas, 294
- intestinal, 295
- - conduta, 296
- - definição, 295
- - diagnóstico, 296
- - malformações associadas, 296
- junção ureteropélvica, 334
- junção ureterovesical, 334
Oligoidrâmnio, 10
- anexiais, 10
- fetais, 10
- maternas, 10
- placentárias, 10
Onfalocele, 302
Ossos
- longos, 15
- nasal fetal, 132
Osteogênese imperfeita, 315
Oxigenação materna, 22

P

Papilomavírus humano (HPV), 55
Parede abdominal, anomalias congênitas, 302
- extrofia cloacal e vesical, 307
- gastrosquise, 303
- hérnia umbilical, 304
- onfalocele, 302
- pentalogia de Cantrel, 307
- síndrome
- - banda amniótica, 306
- - Beckwith-Wiedemann, 305
- - *body stalky*, 305
Partes moles, anomalias, 319
- bócio congênito, 323
- hemangiomas congênitos, 327
- linfangiomas, 326
- teratoma
- - cervical, 319
- - sacrococcígeo, 320
Parvovírus B19, 49
- diagnóstico, 50
- epidemiologia, 49
- quadro clínico materno e fetal, 50
- seguimento, 51
- tratamento, 51
Perfil biofísico
- embrionário, 124
- - avaliação embrionária, 125
- - fluxo do corpo lúteo gravídico, 125

Índice Remissivo — 351

Doença
- hemolítica perinatal, 73-79
- - conduta na gestante
- - - aloimunizada, 74
- - - pré-natal na gestante não aloimunizada, 74
- - epidemiologia, 73
- -etiopatogenia, 73
- - interrupção da gestação, 78
- - manifestações clínicas, 74
- - medidas preventivas na gestação e no parto, 79
- - profilaxia, 78
- - terapêutica fetal, 77
- nutricional, 235
- renal cística, 331
Doppler de amplitude tridimensional (Power Doppler 3D), 154
Dopplervelocimetria obstétrica, 76, 174-185, 227
- aloimunização Rh, 184
- anormalidades cromossômicas, 183
- aorta fetal, 178
- aplicação clínica, 180
- artérias
- - cerebral média fetal, 178
- - umbilicais, 178
- - uterinas, 177
- conduta, 182
- insuficiência placentária e resposta fetal diante de hipoxemia, 180
- interpretação das ondas de velocidade de fluxo, 176
- principais territórios avaliados, 177
- técnica do exame, 174
- tipos de Doppler, 174
- veia
- - cava inferior, 179
- - umbilical, 179
Drenagem anômala total das veias pulmonares, 275
Ducto venoso, 133, 179, 179
Dupla via de saída do ventrículo direito, 278
Duplicação digestiva, 300

E

Ecocardiografia fetal, 187
Ectopia renal, 331
Edema
- fetal, 90
- placentário, 90
Encefalocele, 259
Equação Doppler, 174
Espessura placentária, 344
Estenose
- pulmonar, 274, 279
- aórtica, 273, 278
Estimativa do peso fetal, 16
Exencefalia, 259
Extrassístoles, 279
Extrofia cloacal e vesical, 307

F

Face fetal
- anomalias, 264
- ultrassonografia, 122
- - morfológica, 139
Fenda labial e palatina, 265
Ferro, 222
Fertilização *in vitro*, 219
- estimulação ovariana, 219
- indicações, 221
- punção folicular, 220
- redução embrionária, 221
- suporte lúteo, 221
- transferência embrionária, 220
Feto
- pequeno para a idade gestacional/restrição do crescimento intrauterino, 18
- - classificação, 18
- - complicações perinatais, 21
- - conceito, 18
- - conduta, 21
- - diagnóstico, 20
- - etiologia, 19
- - fatores de risco, 20
- - incidência, 18
- ressonância magnética, 213
Fibrilação atrial, 281
Flutter atrial, 281
Fluxograma de avaliação do crescimento fetal (CAM-IMIP), 17
Frequência cardíaca fetal, 131, 158
Fumo, suspensão, 22

G

Ganho ponderal materno, 13
Gastrosquise, 303
Genitália fetal
- ambígua, 337
- ultrassonografia, 124
Genotipagem RhD fetal, 77
Gestação múltipla, 11, 57-65
- amniocentese, 203
- classificação, 57
- complicações, 59
- - específicas dos monocoriônicos, 61
- - gestação monoamniótica, 65
- - óbito de um dos gemelares, 59
- - restrição do crescimento intrauterino seletiva, 60
- - sequência anemia-policitemia (TAPS), 64
- - síndrome de transfusão feto-fetal, 61
- - transfusão arterial reversa (sequência TRAP), 63
- cordocentese, 207
- diagnóstico, 58
- fatores de risco, 57
- pré-natal, 58
- redução seletiva, 65
Golf ball, 279
Gonadotrofina coriônica humana, 116

H

Hemangiomas congênitos, 327
Hemoglobinopatias, cordocentese, 205
Hepatite
- A, 53
- B, 53
- C, 54
Hérnia
- diafragmática congênita, 289
- umbilical, 304
Herpes, 45
- agente etiológico, 45
- assistência neonatal, 47
- catapora, 47
- classificação, 45
- diagnóstico, 46
- fisiopatologia, 45
- manifestações clínicas, 45
- tratamento, 46
- via de parto, 46
- zoster, 48
Hidranencefalia, 255
Hidratação materna, 22
Hidrocefalia, 255
Hidrocele, 339
Hidrocolpo/hidrometrocolpo, 339
Hidropisia fetal não imune, 89-100
- causas
- - anexiais, 93
- - fetais, 91
- - - anomalias cromossômicas, 91
- - - cardiovasculares, 91
- - - hematológicas, 91
- - - infecciosas, 92
- - - pulmonares, 91
- - - síndromes genéticas, 92
- - - sistema endócrino, 93
- - - sistema nervoso central, 93
- - - sistema renal e retroperitônio, 92
- - - trato gastrointestinal, 92
- - - tumorais, 92
- - maternas e gestacionais, 93
- complicações maternas, 94
- conduta
- - obstétrica, 100
- - pré-natal, 98
- definição, 89
- diagnóstico diferencial, 98
- epidemiologia, 89
- fisiopatogenia, 90
- prognóstico, 100
- propedêutica diagnóstica, 94
Hiperplasia congênita da suprarrenal, 229
Hipertireoidismo, 230
Hipofosfatasia congênita, 316
Hipoproteinemia, edema fetal, 90
Hipospádias, 339
Hipotireoidismo, 231
HIV (Aids), 52
Holoprosencefalia, 254
HPV (papilomavírus humano), 55

352 ÍNDICE REMISSIVO

I

Idade gestacional, determinação, 16, 141
Íleo meconial, 297
Implantação anômala do cordão umbilical, 346
Imunoglobulina anti-D, 226
Imunologia da reprodução, 80-88
- aborto recorrente, 82
- análise crítica dos estudos, 87
- mecanismos, 80
- protocolo de investigação imunológica, 85
- tratamento, 85
Incompatibilidade
- ABO, 74
- outros grupos sanguíneos, 74
- RhD, 73
Índice da massa corporal (IMC), 13
Infarto placentário, 344
Infecções congênitas, 11, 27-55
- arboviroses, 48
- citomegalovirose, 33-41
- cordocentese, 206
- hepatites virais, 53
- herpes, 45-48
- listeriose, 51
- papilomavírus humano (HPV), 55
- parvovírus B19, 49
- rubéola, 31-33
- sífilis, 41-44
- toxoplasmose, 27-31
- vírus da imunodeficiência humana (HIV-AIDS), 52
Iniencefalia, 260
Insuficiência cardiocirculatória, edema fetal, 90
Intercorrências fetais, prevenção, 222-227
- ácido fólico, 222
- corticoides, 225
- dopplervelocimetria, 227
- ferro, 222
- imunoglobulina anti-D, 226
- progesterona, 223
- rubéola, 226
- tétano, 226
- vitaminas
- - A, 224
- - C, 225
- - D, 224
- - E, 224
Interrupção
- arco aórtico, 275
- gestação, 24
- - doença hemolítica perinatal, 78
Intervenções fetais, 242

L

Lagos placentários, 344
Lesões císticas abdominais, 300
Linfangiomas, 326
Líquido amniótico, 9
- volume, 159

- alterações de volume, 10
- fisiologia, 9
- propedêutica ultrassonográfica, 10
Lisencefalia, 253
Listeriose, 51

M

Malformações fetais
- adenomatosa cística pulmonar, 234, 284
- - classificação, 284
- - conduta, 286
- - diagnóstico, 284
- - prognóstico, 286
- anomalias
- - cardíacas, 268-283
- - congênitas da parede abdominal, 302-308
- - cordão umbilical, 346
- - face, 264-266
- - partes moles, 319-328
- - placenta, 342
- - sistema musculoesquelético, 309-318
- - sistema nervoso central, 251-257
- - sistema urogenital, 329-341
- - torácicas, 284-291
- - trato digestório, 292-301
- Chiari, 255
- congênitas, 11
- Dandy-Walker, 254
- defeitos abertos do tubo neural, 257-262
Marcadores bioquímicos das aneuploidias, 115
- alfafetoproteína, 115
- associação dos marcadores, 117
- avanços na pesquisa, 117
- estriol livre, 116
- gonadotrofina coriônica humana, 116
- outros marcadores, 116
- proteína A plasmática associada à gestação, 116
Maturidade pulmonar fetal, 23
Megacólon congênito, 298
Megaencefalia, 253
Megaureter, 335
Membro fetal, ultrassonografia, 123
- morfológica, 140
Microcefalia, 253
Mielomeningocele, 260
Molécula HLA-G, 81
Monitoração das contrações uterinas, 68
Movimentos ativos fetais, 159

N

Necropsia em medicina fetal, 236
- acondicionamento, 238
- exame
- - externo, 238
- - interno, 239
- - histopatológico da placenta, 240
- perda fetal e preenchimento da declaração de óbito, 240
- solicitação do exame, 237

Neurossonografia fetal, 149
Nó de cordão umbilical, 347
Núcleos de ossificação, 16
Nutrição materna adequada, 22

O

Obstrução
- duodenal, 294
- - conduta, 295
- - definição, 294
- - diagnóstico, 295
- - malformações associadas, 294
- intestinal, 295
- - conduta, 296
- - definição, 295
- - diagnóstico, 296
- - malformações associadas, 296
- junção ureteropélvica, 334
- junção ureterovesical, 334
Oligoidrâmnio, 10
- anexiais, 10
- fetais, 10
- maternas, 10
- placentárias, 10
Onfalocele, 302
Ossos
- longos, 15
- nasal fetal, 132
Osteogênese imperfeita, 315
Oxigenação materna, 22

P

Papilomavírus humano (HPV), 55
Parede abdominal, anomalias congênitas, 302
- extrofia cloacal e vesical, 307
- gastrosquise, 303
- hérnia umbilical, 304
- onfalocele, 302
- pentalogia de Cantrel, 307
- síndrome
- - banda amniótica, 306
- - Beckwith-Wiedemann, 305
- - *body stalky*, 305
Partes moles, anomalias, 319
- bócio congênito, 323
- hemangiomas congênitos, 327
- linfangiomas, 326
- teratoma
- - cervical, 319
- - sacrococcígeo, 320
Parvovírus B19, 49
- diagnóstico, 50
- epidemiologia, 49
- quadro clínico materno e fetal, 50
- seguimento, 51
- tratamento, 51
Perfil biofísico
- embrionário, 124
- - avaliação embrionária, 125
- - fluxo do corpo lúteo gravídico, 125

- - saco gestacional, avaliação, 124
- - vesícula vitelina, avaliação, 125
- fetal, 157
- - indicações, 157
- - interpretação, 159
- - marcadores agudos e crônicos do estado de hipoxia fetal, 158
- - metodologia do exame, 157
- - parâmetros, 158
Peritonite meconial, 299
Pescoço fetal, ultrassonografia, 122
- morfológica, 139
Peso fetal, cálculo, 141
- estimativa, 16
- regra de Johnson, 13
Pessário, prematuridade, 71
Placenta, anomalias, 342
- acretismo placentário, 345
- bi ou multilobulada, 342
- descolamento prematuro, 345
- espessura placentária, 344
- extracorial, 342
- grau de maturidade, 343
- infartos placentários, 344
- *jelly-like*, 344
- lagos placentários, 344
- membranácea ou difusa, 343
- prévia, 344
- tumor, 346
Polidrâmnio, 11, 91, 235
Porencefalia, 256
Pré-eclâmpsia, 94
Prematuridade, 67
- fatores de risco, 67
- prevenção, 67-72
- - estratégias, 69
- - novas evidências, 71
- - testes de rastreamento, 68
Pré-natal na gestação gemelar, 58
Progesterona, 223
Proteína A plasmática associada à gestação, 116

R
Refluxo vesicoureteral, 335
Regurgitação tricúspide, 134
Repouso em decúbito lateral esquerdo, 22
Reprodução humana assistida, dilemas éticos, 243
Ressonância nuclear magnética aplicada à medicina fetal, 212
- feto, 213
- prática obstétrica, 213
- segurança, 212
- técnica, 212
Restrição de crescimento intrauterino, cordocentese, 206
Rins em ferradura, 331
Rubéola, 31, 226
- conduta, 32
- diagnóstico, 31
- epidemiologia, 31

- incidência, 31
- investigação fetal, 32
- profilaxia, 32
- quadro clínico, 31
- rastreamento pré-natal, 31

S
Saco gestacional, 124
Sequestro pulmonar, 286
- conduta, 287
- diagnóstico, 286
- prognóstico, 287
Sífilis, 41, 235
- classificação, 41
- congênita, 42
- diagnóstico laboratorial, 42
- gestação, 42
- latente, 42
- óbito fetal, 42
- primária (cancro duro), 41
- prognóstico, 44
- secundária, 41
- seguimento, 44
- terciária, 42
- tratamento, 43
Sinciciotrofoblasto, 80
Síndrome
- banda amniótica, 306
- Beckwith-Wiedemann, 305
- *body stalk*, 305
- costela curta e polidactilia, 316
  - Ellin Van Crevelo, 317
- hipoplasia do ventrículo esquerdo, 274
- insensibilidade aos andrógenos, 338
- Jeune, 317
- megabexiga-microcólon-hipoperistalse intestinal, 300
- regressão caudal, 262
- transfusão feto-fetal (STFF), 93
Sistema
- genital
- - desenvolvimento, 336
- - embriologia, 336
- - malformações, 336
- musculoesquelético, anomalias, 309
- - diagnóstico, 309
- - displasias esqueléticas, 314
- - embriologia, 309
- - fisiopatologia, 309
- - prognóstico, 312
- nervoso
- - central do feto, anomalias, 251-256
- - ressonância magnética, 214
- - parassimpático, 161
- - simpático, 161
- urinário
- - desenvolvimento, 329
- - embriologia, 329
- - malformações, 331
- - ultrassonografia, 330
- urogenital, anomalias, 329
Sulfato de magnésio, prematuridade, 71

T
Taquiarritmias, 280
Taquicardia fetal, 162
- sinusal, 281
- supraventricular, 280
Terapêutica clínica fetal, 229-235
- acidemia metilmalônica, 230
- arritmias cardíacas, 232
- deficiências múltiplas de carboxilases, 231
- doenças nutricionais, 235
- hiperplasia congênita da suprarrenal, 229
- indicações, 229
- malformação adenomatosa cística pulmonar, 234
- polidrâmnio, 235
- sífilis, 235
- tireoidopatias, 230
- toxoplasmose, 234
- trombofilias, 234
Teratoma
- cervical, 319
- intracraniano, 256
- sacrococcígeo, 320
Testes
- rastreamento da prematuridade, 68
Tétano, 226
Tetralogia de Fallot, 278
Tireoidopatias, 230
Tônus fetal, 159
Tórax fetal, ultrassonografia, 122
- morfológica, 139
Toxoplasmose, 27-31, 234
- fontes de infecção, 27
- infecção fetal, 29
- - diagnóstico, 29
- - incidência, 29
- - sequelas fetais, 29
- infecção materna, 28
- - diagnóstico, 28
- - incidência, 28
- - manifestações clínicas, 28
- - rastreamento, 29
- patogênese, 27
- prevenção, 30
- transmissão materno-fetal, 29
- tratamento, 30
Transfusão
- feto-materna, 94
- intravascular, cordocentese, 207
Translucência nucal, 126
- aumentada e cariótipo normal, 129
- gestações gemelares, 129
- marcadores bioquímicos, 129
- técnica de medida, 128
Transposição dos grandes vasos, 275
Trato digestório, anomalias, 292
- achados ultrassonográficos normais, 292
- atresia
- calcificações hepáticas e abdominais, 300
- - anorretal, 298

354 ÍNDICE REMISSIVO

- - colón, 296
- - esôfago, 293
- - gástrica/estenose do piloro, 294
- diarreia clorada, 299
- duplicação digestiva, 300
- embriologia, 292
- íleo meconial, 297
- lesões císticas abdominais, 300
- megacólon congênito, 298
- obstrução
- - duodenal, 294
- - intestinal, 295
- peritonite meconial, 299
- síndrome de megabexiga-microcólon-
  -hipoperistalse intestinal, 300
- volvo congênito, 297
Trombocitopenias, cordocentese, 205
Trombofilias, 234
Truncus arteriosus, 278
Tumores
- cardíacos, 279
- intracranianos, 256
- placentários, 346

U
Ultrassonografia, 3
- obstétrica, 3
- - endovaginal, 69
- - líquido amniótico, 9
- - marcadores adicionais, 131
- - - ângulo facial frontomaxilar, 134

- - - artéria hepática, 135
- - - ducto venoso, 133
- - - frequência cardíaca fetal, 131
- - - osso nasal, 132
- - - regurgitação tricúspide, 134
- - morfológica, 137
- - - alcance, 138
- - - época de realização, 138
- - - indicações, 138
- - - limitações, 138
- - - objetivos, 137
- - - técnica do exame, 139
- - perfil embrionário fetal, 119
- - - dez semanas, 121
- - - nove semanas, 121
- - - oito semanas, 121
- - - onze a 14 semanas, 121
- - - perfil biofísico embrionário, 124
- - - quatro a cinco semanas, 119
- - - seis semanas, 120
- - - sete semanas, 120
- - primeiro trimestre, 119-136
- - rotina ultrassonográfica na assistência
  pré-natal, 3
- - - época de realizar o exame, 5
- - - indicações, 5
- - - primeiro trimestre, 8
- - - segundo e terceiro trimestres, 5
- - translucência nucal, 126
- - - aumentada e cariótipo normal, 129
- - - gestações gemelares, 129

- - - marcadores bioquímicos
  maternos, 129
- - - técnica de medida, 128
- - tridimensional, 142
- - - aspectos técnicos, 142
- - - avaliação cardíaca fetal, 150
- - - Doppler de amplitude
  tridimensional, 154
- - - malformações fetais, 145
- - - neurossonografia fetal, 149
- - - volumetria, 145
Ureterocele, 335
Urina fetal, avaliação bioquímica, 335

V
Válvula da uretra posterior, 335
Varicela zoster, 48
Veia
- cava inferior, 179
- umbilical, 179
Vesícula vitelina, avaliação, 125
Vírus da imunodeficiência
  humana (HIV-AIDS), 52
Vitalidade fetal, avaliação, 23
Vitaminas
- A, 224
- C, 225
- D, 224
- E, 224
Volume do líquido amniótico, 159
Volvo congênito, 297